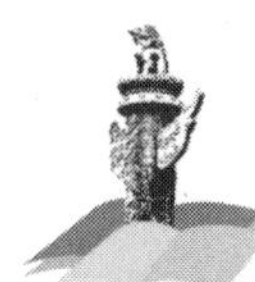

“十四五”时期国家重点出版物出版专项规划项目
国家古籍工作规划重点出版项目

苏派中医珍稀未刊医籍集粹

吴门医派卷

WUMEN YIPAIJUAN

主编 —— 陈仁寿

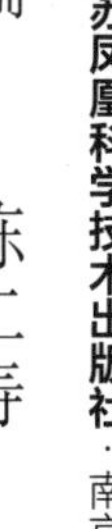

图书在版编目(CIP)数据

苏派中医珍稀未刊医籍集粹. 吴门医派卷. 一 / 陈仁寿主编. -- 南京 : 江苏凤凰科学技术出版社, 2024. 8

ISBN 978-7-5713-4304-0

Ⅰ. ①苏… Ⅱ. ①陈… Ⅲ. ①中国医药学—古籍—汇编 Ⅳ. ①R2-52

中国国家版本馆 CIP 数据核字(2024)第 058283 号

苏派中医珍稀未刊医籍集粹. 吴门医派卷　一

主　　编	陈仁寿
责任编辑	傅永红　钱新艳
责任设计	赵　清
责任校对	仲　敏
责任监制	刘文洋
出版发行	江苏凤凰科学技术出版社
出版社地址	南京市湖南路 1 号 A 楼,邮编: 210009
出版社网址	http://www.pspress.cn
照　　排	南京新洲印刷有限公司
印　　刷	南京爱德印刷有限公司
开　　本	889 mm×1 194 mm　1/16
印　　张	61.5
字　　数	1 390 000
版　　次	2024 年 8 月第 1 版
印　　次	2024 年 8 月第 1 次印刷
标准书号	ISBN 978-7-5713-4304-0
定　　价	450.00 元(精)

图书如有印装质量问题,可随时向我社印务部调换。

本卷编委会

主　编

陈仁寿

副主编

薛　昊　顾珂溢

编　委（按姓氏笔画排序）

于雯倩　马东瑞　王　畅　王一竹　王家豪　王露凝
龙佳瑜　代秀娟　吉　冬　刘师言　刘昊辉　关　洁
李　煜　吴纪东　张承坤　陆　跃　陈　韵　陈仁寿
陈杞然　陈志强　范茜茜　范崇峰　林怡冰　赵君谊
赵雅琛　顾珂溢　倪圣懿　奚飞飞　高加欣　郭江延
郭家兴　常　城　薛　昊　薛文轩

鸣谢

感谢马一平、华润龄、江旦新、肖继贤、沈澍农、陶启涵、戴祖铭等专家在本卷编纂过程中给予的指导、支持和帮助！

夏桂成序

在浩瀚的中医药发展长河中，古籍作为传承知识的载体，始终闪烁着独特而耀眼的光芒，其不仅记录着古代医者们的临床经验与智慧结晶，更是中华医学宝库中的瑰宝。然而，我们不得不正视一个事实：在这片广袤的古籍海洋中，仍有一部分不为世人所知的未刊古籍，它们如同沉睡的珍珠，等待着我们去发掘和整理。

江苏，素为人文荟萃之地，历来名医辈出，其人物之众、学说之丰均属难得。江苏中医流派纷呈，吴门医派、孟河医派、龙砂医派、金陵医派、山阳医派等各具特色。江苏医籍数以万卷，蔚然大观，在全国各省市名列前茅。我的故友朱良春先生概括上述事实，曾有“苏派中医”的提法，我深以为然。在卷帙浩繁的医籍之中，不少名家名著具有真知灼见，在实践中积累了许多独特的临床经验，形成了各有师承的地方流派。抢救、整理苏派中医珍稀未刊医籍，是保护中医药传承的“源头活水”，为挖掘中医药学术精华、开展中医药守正创新提供丰富的文献资源。

但发掘、整理这些未刊医著并不容易，甚至可以说难度很大，然而其意义深远。江苏中医药古籍浩如烟海，除公私刊行者外，有相当的部分是以手稿抄本的形式或由家族秘传，或由弟子私传，流行范围有限，故凝聚医家一生所长的学术精髓难以发扬。加之古医籍有的保存不善，有的散落民间，有的流失海外，幸存的孤本一旦毁损则永不可再生，这不仅是祖国医学的损失，也是中华文化的损失。因此，对存世的珍稀未刊医籍进行调查并甄选整理，就是对文化遗产的保护；对于赓续中华文脉、弘扬民族精神、提升国家文化软实力具有重要意义。

如今，江苏省中医流派研究院执行院长、南京中医药大学中医药文献研究院陈仁寿研究员率团队诸位同仁编纂的《苏派中医珍稀未刊医籍集粹》即将付梓，我心中感慨万千又满怀喜悦。据了解，该丛书已被列入“‘十四五’时期国家重点出版物出版专项规划项目”和“2021—2035 年国家古籍工作规划重点出版项目（第一批）”，并获得国家出版基金的资助，足见其具有很高的学术价值。他们耗费巨大的精力，吃尽千辛万苦，走遍乡野村落，收集江苏地区具有高价值的珍本未刊古医籍；又殚精竭虑，详加整理，把晦涩难懂的繁体草书手抄稿本录为简体横排本，令其重现于世，大放光彩！要知道，高质量的中医古籍校勘本十分有利于当代学人读古籍、学经典、做临床，把古代医家的学术经验应用到当今临床疾病的防治中，开展有效的中医临床应用具有现实意义。此诚杏林之幸！

翻看样稿，我非常乐意为广大读者推荐这套书，其出版极大补充了现有中医药文献，是全面了解江苏中医流派独到的学术思想和临床经验不可或缺的宝贵资料。他们的事业抢救性保护了江苏的未刊古医籍，使其充分发挥了文献价值、学术研究价值、临床参考价值以及收藏价值，可谓功在当代，利在千秋！

是为序。

国医大师 夏桂成

2024 年 5 月

前言

中医药是中华民族原创的医学科学，是中华文明的杰出代表，数千年来为中华民族的繁衍昌盛做出了重要贡献。中医古籍是中医药传承精华的源头活水，也是中医药守正创新的核心资源。当前，国家对中医药古籍整理工作高度重视。2022年4月，中共中央办公厅、国务院办公厅印发《关于推进新时代古籍工作的意见》，其中明确指出要"梳理挖掘古典医籍精华，推动中医药传承创新发展，增进人民健康福祉"。对中医药古籍进行系统整理、修复、挖掘和利用，重视活态传承，建立与知识产权制度相互衔接、相互补充的中医药传统知识保护制度，已成为目前中医药工作的重要组成部分。

尽管近年来全国各地陆续整理出版了大量中医药古籍，在中医药临床、教学和科研中发挥着重要作用，但由于我国中医药发展历史悠久，历代医家众多，区域分布广泛，古籍被分散收藏于各地的图书馆、民间医生和收藏家手中，或流失海外，使得我国古医籍"家底"始终不能完全明晰；且有的由于保存不善，这些稀世珍品或有损毁，这不仅是祖国医学的损失，也是中华文化的损失。因此，收集整理中医未刊古籍，把这些宝贵的文化遗产保护好、传承好、利用好，对于进一步赓续中华文脉、发扬中医药文化具有十分重要的意义。

"一源多流、流派纷呈"是中医临床与学术传承创新的基本特征，是贯穿于中医发展史的一个突出现象。江苏地区历来名医辈出，人物之众、学说之丰均居全国之冠；其流派纷呈、源远流长、学术底蕴深厚、临床疗效显著、特色优势鲜明，如吴门医派、孟河医派、山阳医派以及温病学派、外科学派等，无不兴盛于杏林，扬名于华夏，凝聚成颇具特色的"苏派中医"，数千年来为广大人民群众的健康保驾护航。

有资料统计显示，从后汉到民国的两千余年间，江苏医家见于著录的有4150人，而各种医学专著达3715部，数以万卷，在全国各省市名列前茅，其中不少名家名著具有真知灼见。尤其是明清时期，江苏医家对温病的发展规律和治疗方法取得了新的认识，相继出现了吴有性、叶天士、薛生白、吴鞠通等温病学家，并逐渐形成温病学派，苏吴地区几乎成为温病学派的发祥地，为指导后世直至当代防治疫病（即各种急性传染病）提供了丰富的文献资源。

降及近世，江苏医家继温病学派等余绪，在实践中积累了许多独特的临床经验，出现了各有师承的地方流派。这些都反映了江苏医家的贡献及其在中医学发展史中的影响。研究江苏中医流派及其医家名著，对于挖掘中医药学术精华、开展中医守正创新研究具有重要的价值和意义。

江苏省丰富的中医药文献资源大多数已为国内各图书馆收藏，其中大部分已被当代学者重新整理出版，但也有的至今未刊，仅见古籍版本；更有一部分江苏中医古籍散落民间，为个人收藏。有鉴于此，我们一直在开展未刊医籍的调研工作，并编纂了这套《苏派中医珍稀未刊医籍集粹》丛书。

本套丛书在对江苏中医历代名家医籍进行全面考察的基础上，选取学术价值高、版本珍贵、文献价值大却未曾刊行的珍稀文献，对其进行校注勘误。内容按医派分类，分为吴门医派、孟河医派、山阳医派、金陵医派，分卷纂集出版古籍校勘简体横排本；每种医派中再按古籍作者的出生年代排序；并根据人物撰写校记，阐明作者生平、医书内容提要以及版本等最新研究成果，便于读者了解和学习，为广大的中医药工作者和爱好者提供丰富的文献资料。

在整理的过程中，我们也遇到了前所未有的困难，医籍形式多样，体例各异，又以稿抄本为主，故常见原始医案散乱、书写字迹难以辨识、写法随意等现象。幸得各地前辈学者指点襄助，团队成员精诚合作，终得完稿。在此一并向该丛书编纂过程中对我们提供帮助的前辈们致以诚挚的感谢！

由于整理者能力有限，本丛书所收录医书种类仅是江苏中医未刊古籍的一部分；且限于学术水平，在校勘方面，不足之处也在所难免，敬请读者予以指正！

陈仁寿

2024 年 5 月

整理说明

1. 本丛书按江苏地区中医地域流派进行分卷，每卷下医籍按作者出生年代时间排序，其门人弟子著作则次第附于其后。

2. 原书底本皆为竖排稿抄本或铅印本，今整理后均改为横排本加现代标点。按自然段落划分，原则上尊重原貌，个别风格不一者，酌情调整。

3. 全书标点采用国家颁布的《标点符号用法》（GB/T15834—2011）等有关规定执行，总以医理正确、文理通达、医文兼顾为原则。原书引用其他著作文献时，原原本本引用及摘录部分原文引用者，用引号，仅举称大意者，不加引号。

4. 原书中的繁体字、异体字、俗字、古字等，原则上依国家颁布的标准简化汉字律齐，如：四肢与四支（用四肢），痞满与否满（用痞满），杏人即杏仁等。原书中存在个别不合现今规范的音义相近字混用现象，依据文义进行了改正，不出注，如："症"表示疾病过程中的病理概括时，径改为"证"。错字属明显的笔画之误则径改，如"茯芩"改作"茯苓"，"胸膈不决"改作"胸膈不快"，"密丸"改作"蜜丸"等。若引起文义两可或疑惑者，则出注说明。

5. 凡属难字、僻字、异读字，需注明字音者，注音采用汉语拼音加同音字法，如：鼽（qiú，音求）。凡属通假字、冷僻费解或具有特定含义的字、词、古证名、古药名及部分专有名词或术语等，均予以训释，主要包括释通假、正字形、解词义、明句意及发义理等。

6. 原书引录他书文献多有省减，属一般性词语而无损文义者，则保留原书文字不改。若有疑误者，据所引文献改正或不改，均出注说明。

7. 原书引用书名常为省称，如《局方》（即《太平惠民和剂局方》）、《外台》（即《外台秘要》）等，或前后书名不一致者，保留原貌不改。

8. 每种古籍的药名考虑到医家不同及地方特色，原则上保持原貌，不做统一规范。原书药名所用异名者，保留原样不改；显属错字者，则改正。部分医家行文中使用多味药物时，单字连用简称，如"参术"（即人参、白术）、"青陈"（即青皮、陈皮）、"苓术"（即茯苓、白术），此类不添加顿号分开，保留原貌。

9. 原书中部分药名因方言、当时书写习惯等因素被写同音字或近音字，如白夕利（白蒺藜）、全福花（即旋复花）、鸡距子（即枳椇子）等，原则上在不影响辨识的基础上不做修改，冷僻、罕见者予以注释。

10. 原书药物剂量保留原貌，不作古今换算。

11. 原书处方单独成段时，药名之间留空，不加标点。药名后剂量、炮制等附注的字号小于药名。

12. 原书有批注者，依其原书中的具体作用进行调整。

13. 原书中版蚀、文字模糊难认者，或据他书补之，或用"□"表示；若字数难以统计者则以"▨"表示。

14. 原书目录编排有错漏之处，今据校订后正文补入。原书无目录者，据正文实际内容提取。

书目

目录

沈颋医书一种

沈时誉医书一种

缪宜亭医书二种

顾西畴医书二种

高丙叔及门人曹存心医书三种

陈莘田医书四种

杨寿山医书一种

张大爔及门人凤在元医书三种

严惕安医书二种

◎沈颋医书一种

病机指归总论

校记

沈颋(约1600—1671年)，字朗仲，沈周之后，沈颢之弟，为云间李中梓弟子，曾任太医院吏目。《苏州府志》曰其："以医擅名，品行高雅，士论重之。"据《太医院吏目沈君传》载，沈氏自幼喜医，术业高明，于明清鼎革前即居于苏州，与同时期苏州城中另一名医刘默齐名。康熙九年(1670年)十一月，沈颋于苏州灵岩山出家，次年正月即卒，年六十有九。其存世著作有《病机汇论》，参与校订其师李中梓《删补颐生微论》。

《病机指归总论》(以下简称"《总论》")一册，光绪辛丑(1901年)抄本，作者题为明末清初李士材弟子沈颋(朗仲)。红格本抄写，板框有花草纹饰，可见"吕德顺"三字，应为纸行名。据目录页"光绪辛丑桂月陈国桢君英手钞"可知抄写者为陈国桢，字君英，生平不详，本书抄成于1901年农历八月。目录前有序言一篇，作序者姓名及生平皆不详。序言写于1934年春，详述了获得此书的原委："一九三三年春，余寓妙桥间，有陈姓妇人售藏书，余往观焉，书籍浩浩，大都经史子集及诗古文辞之类，非余所需。旋在破书堆中捡出红格纸抄本一册，字甚秀丽，词亦典雅可诵，视其签曰'病机指归总论'，著作者为吴郡沈朗仲先生，乃购之而归。展阅之，不忍释手，大喜过望……乃于无意间得之，诚厚幸哉！虽然，使是书不遇余，或遇余而余不知医，则沈先生开示后学之苦心，终亦淹没耳。今乃得其传焉，岂特余与后学之幸？沈先生之道得行于世，抑亦大幸矣！爰为之序其端，以待热心医学者采择也。"据其中信息合理推测，抄者陈国桢或为鬻书之陈姓妇人之祖辈。

全书包括58个病门，其中4个病门后附共五症，总计63个病症。书末附《用药总论》一篇，与清初罗美《古今名医汇粹》所收录者相同。

与沈朗仲另一著作《病机汇论》(以下简称"《汇论》")比较，从目录上看，二者病门及顺序基本一致，病名称谓不同。例如，《总论》"中风""中寒""劳倦""噎膈""痢疾"在《汇论》称"中风门""中寒门""劳倦内伤""膈证门""滞下门"。在收载病种的差异上，《总论》较之《汇论》主要缺少了较多《汇论》病门后附的病症，也有一些病门整体未被收入：中恶(附中风门后)、哮症(附喘症门后)、嗳气(附呃逆门后)、关格门、眉棱骨痛(附头痛门后)、面痛(附头痛门后)、大便闭结门(包括后附交肠、脱肛、谷道痒痛三症)、小便不禁与前阴九症(附于小便不通门后)、攀附(附痹症门后)、颤振(附痉症门后)、疠风门、喜笑不休(附癫狂门后)、善悲(附惊恐门后)。同时《总论》比《汇论》多出"时疫"。

具体内容上，《总论》每一病症的正文皆为《汇论》各病门后沈氏自书之医论按语；有些正文后有若干小篇目，大多为《汇论》原文转录，或节录，或合并，如《总论》霍乱中的"治霍乱大法"为《汇论》"霍乱属风湿暍三气"与"治霍乱大法"的合并。亦有新增者，如《总论·霍乱·霍乱门方》仅列"四逆汤"一首，及下所列加减法，未见于《汇论》。又如《总论·积聚·治诸积法》亦未见于《汇论》。另有部分条目内容虽两书皆有，但《总论》较《汇论》为详，如

《总论·腹痛》治寒之剂中的“理中汤”，指出白术当用“半生半炭，各五分”，而《汇论》则无此备注。

要之，本书所收主要为《汇论》中沈朗仲之言，可称《汇论》的节略本，果如序言中所称“能提纲挈领、简而明、约而精”。读之能知病之大要及朗仲所思，最宜与《汇论》互参研读。

本次以此陈国桢抄本为底本，观成堂本《病机汇论》、道光本《古今名医汇粹》为参校本整理校注，以求为沈朗仲《病机汇论》的版本系统又补一阙。抄本中原有眉批，或为补充，或为按语评述，标“【眉】”以为标注。

病机指归总论

琴川北庙桥后学陈国桢君英手钞
吴郡沈朗仲撰
门人马元仪校正
原著　清·沈颋
点校　王畅　薛昊

序

尝谓医书贵能提纲挈领，简而明，约而精，指示后学以光明大道，不致误入歧途。斯善矣！然医书汗牛充栋，而欲求一能提纲挈领、简而明、约而精者，实如凤毛麟角，何其少也！一九三三年春，余寓妙桥间，有陈姓妇人售藏书，余往观焉，书籍浩浩，大都经史子集及诗古文辞之类，非余所需。旋在破书堆中捡出红格纸抄本一册，字甚秀丽，词亦典雅可诵，视其签曰“病机指归总论”，著作者为吴郡沈朗仲先生，乃购之而归。展阅之，不忍释手，大喜过望，盖是书内容辨证论治皆切实用，即余所谓能提纲挈领、简而明、约而精，使后学读之一过，便能认识虚实标本阴阳寒热之证，补泻温凉缓急逆从之法，而指示后学以光明大道，不致误入歧途者也。余向在汗牛充栋医书中，求之而不可得者，乃于无意间得之，诚厚幸哉！虽然，使是书不遇余，或遇余而余不知医，则沈先生开示后学之苦心，终亦淹没耳。今乃得其传焉，岂特余与后学之幸？沈先生之道得行于世，抑亦大幸矣！爰为之序其端，以待热心医学者采择也。

一九三四年春日写于妙桥寓所

中风

◉ 总论

朗仲曰：中风之病，本非外感风邪，实因元气积伤，内虚猝暴斯然。故其为病，忽然汗出者，营卫之气脱也。或为遗尿者，风门之气脱也。或口开不合、口角流涎者，脾胃之气脱也。或四末不收、四肢瘫痪者，肝脾之气败也。或昏仆无知、语言不出者，神败于心，精败于肾也。凡此诸症，皆属虚脱之候，而古人多以中风目之，遂令后学误认风邪所中，例用发表攻下等法，因而夭札者无几矣。迨后河间，起而辩之曰：中风有瘫痪者，非谓肝木之风，实甚而卒之也。亦非外中于风，良由将息失宜，而心火暴甚，肾水虚衰不能制之也。东垣云：中风者，非外来风邪，乃本气自病也，气衰者多有此疾。丹溪云：东南之人，有中风者，多是湿生痰，痰生热，热生风耳。此三子者，皆稀世之大儒，故其论议迥越时流，而中风之病，其非外入之风，又昭然矣。至其为症，则有浅深微甚之异。岐伯约而为四条：一曰偏枯，半身不遂；二曰风痱，于身无痛，四肢不收；三曰风懿，奄忽不知人；四曰风痹，诸痹类风状，后世咸宗其说，而惜无治法。至汉时张仲景，又分之曰：邪在于络，肌肤不仁；邪在于经，即重不胜；邪入于腑，即不识；邪入于脏，舌即难言、口吐涎沫，故自唐宋以来，渐有中经、中血脉、中腑、中脏之说，而又有汗、下、调养之法。但仲景有经络脏腑之说，亦是外邪所中，由浅及深之病，后世以内伤经脉痿废，神魂不守等症，认为中腑中脏，而用续命疏风，强发其汗；麻仁七宣，强攻其里，则误之甚矣。盖本无风邪，汗之则伤其卫，本无实邪，下之则损其营，以内虚暴脱之体，而复伤其营卫，如人既入井而又下之石也。且夫偏枯之症，《内经》有曰：汗出偏沮，使人偏枯。曰阳盛阴亏，曰心脉小坚急，曰肾水虚，初未尝指定为风也。即丹溪之论，以左属死血，右属湿痰，亦非确论。独王肯堂谓偏枯之病，未有不因真气不周而致者，斯言深中病情。盖气非血不行，血非气不化，真气不周，有如树木之衰，一枝津液不到，即一枝枯槁，人之偏废亦犹是也。故治此者，只宜养气和血，使充泽周身，而自愈矣。又风痱之症，《内经》有曰：内夺而厥，则为瘖痱，心肾败而舌强，神志离失，此肾虚也。夫肾藏精而主骨，肾之子为肝，藏血而养筋，肾肝亏损，不能荣养百骸，而筋骨痿弱之病起矣。故治此者，只当养血以润燥，则真阴自复。若用风药，则风能胜湿，血必愈燥，非所宜也。又风懿者，即卒倒昏聩之候。夫神志不乱，何由昏聩？根本不伤，何由卒倒？根本者何？即真阴也，如阴中之水虚，则病在精血，而多燥多干宜六味地黄汤。阴中之火虚，则病在神气，而多寒多滞宜地黄饮子。若水火俱伤，则形神俱败，难为力矣。又风痹者，即麻痹不仁之属，因其气血不至，所以不知痛痒。经曰：营气虚则不仁，卫气虚则不用，营卫俱虚，则不仁且不用，肉如故也，人身与志不相有，曰死者是也。故治此者，只宜培养气血，若误认为痰而再行消散，则元气日索而偏枯痿废之候渐至矣。故《内经》曰：不能治其虚，安问其余？中风之病，虽有风邪痰气，亦皆因虚所致，故当以补养为主，而微兼治标可也。若但治其标，而不知其本，吾见有邪气未清而元气先脱者矣，而况绝无外邪者乎？呜呼！医虽小道，动观生死，若不于古人之书取裁有素，妄执浅习之见，以临病施治，吾未见其能十全者也。

◉ 四肢不举有虚有实

四肢不举，皆属脾土，膏粱太过，积热内壅者，为脾土瘀实，宜泻以开其壅搜风顺气丸或三化汤。食少体羸，怠惰嗜卧者，为脾土虚衰，宜补以健其运加味六君汤，即麦冬、竹沥。

◉ 偏枯不可执左血右痰

大经之道路，左有十二经，右有十二经，背由督脉所分，腹由任脉所界，全赖宗营二气。运行导引，血脉得以流通，则机关便捷。若营卫之气偏闭于左，则左废；偏闭于右，则右废。盖气虚则气滞在血脉，不能运动，尽可为死血。气虚则气闭在津液，不能分布，尽可为湿痰。酌而治之，其可执乎？

◉ 治风先顺气

中风卒然晕倒时，初无经络可分，但以祛痰顺气为急。及俟其苏，始可分虚实阴阳而治之。戴复庵曰：治风之法，初得之即当顺气，及其久也，即当活血。久患风痰，四物汤吞活络丹，正是此义。

中寒

中寒之病，寒邪直中三阴，非同伤寒之邪，有经络传变之别也。盖人之生，所以捍卫周身者，卫外之阳也；所以健运不息者，胃中之阳也；所以凝藏不露，默主一身者，肾中之阳也。若诸阳既虚，则阴气始盛；阴气始盛，则寒从内生。而外寒之气得以乘机直入，其衰微之阳又不能驱逐阴邪，反为阴邪所遏，而浮游于上，则为面赤戴阳。消亡于下，则为厥逆泄泻；散失于外，则为汗出身冷。若不急救，顷刻危亡。此中寒之病所以为最危最急者也。

而救之之法，亦自不同。如胃中阳虚，因口食寒物，鼻吸冷气，而为中寒腹痛泄泻者，其病为轻，当用理中汤或五积散，温胃祛寒之法也。若肾中阳虚，为外寒之气，乘虚袭入，而为厥逆汗出蜷卧者，其病为重，当用四逆散或白通汤回阳抑阴之法也。若阴寒之气挟其水饮上逆，而为呕吐头疼者，此寒饮合邪，当用真武汤复阳敛液之法也。若阴寒之邪逼其虚阳上浮，而为面赤戴阳者，此下寒上热，虽用附子、干姜，必有格拒不入之势。必用人尿、猪胆汁引之下行，庶克有济也。若用附子干姜回阳等法，虚阳乍复之后，必培中气以护之，必滋阴气以留之，以肾中真阳得土则蛰藏不露，得水则留恋不行也。虽丹溪之言中寒之病，惟以温补自解，而温补之中又有轻重逆从先后不同。若不详症施治，罕能奏效。学者欲为深造，不可不急讲也。

◉ 中寒宜兼理其营

用附子、干姜，即须首加归桂兼理其营。以寒邪中人，先伤营血故也。不尔，药偏于卫，不及于营，与病不当。邪不肯服，必非胜算。

◉ 中寒必温补兼行

用附姜即当加入参草调元，转饷收功帷幄。不尔，姜附之猛，亦将犯上无等矣。

◉ 邪退阳回有善后法

用姜附二三剂后，觉清明在躬，运动颇轻，神情颇悦，更加芪术、五味、白芍，大队阴阳平补，庶无后患。

暑症

暑者，夏月天令之热气也。人感之者，每有头疼、壮热、自汗、烦渴、倦怠等症。轻则为伤暑，重则为中暑。《内经》云：凡病伤寒而成温者，先夏至日者为温，后夏至日者为病暑。是暑病亦伤寒之属，以其病发于夏，故名“伤暑”“中暑”，犹病发于冬，而为“伤寒”“中寒”也。伤寒有六经传变之不同，暑病亦有阴阳表里之各异。洁古、东垣，皆以动而得之为中热，静而得之为中暑。然暑病即热病也，亦何所分乎？惟张介宾有言曰：有中暑而病者为阳暑，有因暑而致病者为阴暑。阳暑者，夏月受热，如奔走道路田间、力役之类，为外感天日之暑热，法当清解，如六和汤、竹叶石膏汤。阴暑者，夏月受寒，如纳凉广厦、饮啖生冷之类，此因避天日之暑热，而反受阴冷风寒，法当温散，如香薷饮、冷香饮子。然阴暑虽系阴邪，为邪感于外，而火盛于内，或阳明热盛者，此又阴中之阳，惟当解表与清热并行者也。阳者虽为阳症，为内本无热，而因热伤气，但气虚于中者，便有伏阴之象。或脉虚恶寒，或呕恶腹痛，或泄泻倦怠之类，皆阳中之阴症。但当专顾元气，虽在夏月，温补之法在所必用，切不可因暑热之名而执用寒凉之剂再戕阳气，则其变幻有不可测者矣。

湿症

湿者，地之气也。故《内经》曰：伤于暑者，下先受之。又曰：清湿袭虚，病起于下是也。然湿有出乎天气者，雨露之属也，多伤人脏气。有由乎饮食者，酒酪之属也，多伤人六腑。有由乎汗液者，以大汗沾衣，不遑解换之属也，多伤人肤腠。若其为症，在下则为胕肿，为痿弱，为痹厥；在上则为发热，为恶寒，为头重而痛；在脏腑则为胀满，为泄泻，为腹痛，为后重；在肤腠则为疮疡，为麻痹，为肿痛等症。治之之法，湿从外入者，以汗散之；湿在上者，亦微汗之羌活胜湿汤等；在中下二焦者，宜分利之，或淡渗之四苓、五苓等。如此表里分治，可谓尽矣。然而尤有要折，其辨惟一，盖湿从土化，而分旺四季。故土近东南则火土合气，而湿从热化则为湿热。土近西北，则水土合德，而湿从寒化则为寒湿。湿热之病，宜清宜利桂苓甘露饮、清热渗湿汤，热去湿亦去也。寒湿之病，宜燥宜温肾着汤、除湿汤，非温不能燥也。奈何今之医者，动辄便言疏下，湿而热者宜矣，湿而寒者阳气必虚，而利多伤气，则阳必更虚，能无害乎？即湿热之症，而阴气既伤，如汗多而渴，热燥而炊，小溲赤涩之类，亦不可利下以重损其津液。惟清肺之燥则湿邪自行，益肾之阴，积热自退。此治法之妙也。

【眉】**湿症必温其脾**

脾恶湿，湿从下入而伤其脾，是以身重足软，小便窒塞，大便反快。不温其脾，湿无由去，宜除湿汤，即二术二陈、藿朴赤苓、防己姜枣等。盖以脾能健运，湿自不留，从水道出耳。

燥症

燥者，天之气也。其时为秋，其政为肃杀，其变为枯萎，故其为病，多属燥金之化。《内经》云：诸湿枯涸，干劲皴揭，皆属于燥是也。然燥虽一，而有内伤外感之分。外感之燥，风热所成，多伤人肺胃，故为鼻干，为咽燥，为咳嗽、烦渴等症。内伤之燥，精血枯竭，多由乎肝肾，故为筋燥，为骨酸，为消渴，为大便秘结等症。外感之燥，辛凉以达其表，甘寒以滋其内。经云：风淫所胜，平以辛凉；又曰：风淫于内，治以甘寒；如清燥救肺汤是也。内伤之燥，爪枯筋燥者，宜养其营滋燥养营汤；骨酸痿躄者，宜益其精史国公酒；大便秘结者，宜辛以润之。经云：损其肝者，缓其中；损其肾者，益其精；又曰：肾恶燥，急食辛以润之；如大补地黄丸归芍、二地、知柏、萸苁、元药、枸杞是也。此表里分治之法，大略如此。今之医者，全不达此，有指燥病为火病，而执用寒凉者矣，即有一二知者，亦不过例行湿润而已。讵知外感之燥多伤其气，地黄、归芍适足以滞气而约津液。内伤之燥必戕其血，苦寒之味反足以化火而助病邪。噫！此理甚微，不可不亟讲也。

滋燥养营：两地黄各一钱、芩酒炒一钱、甘五分、归酒炒二钱、芍炒一钱，及芃一钱、防五分。

爪枯肤燥兼风秘，火烁金伤血液亡。

【眉】

清凉饮子

薄荷　元参　当归　白芍　黄芩　黄连　炙草

丹溪大补丸

熟地　龟板　知母　黄柏　猪脊髓

和蜜丸，淡盐汤下。

火症

经云：壮火之气衰，少火之气壮，壮火食气，气食少火。壮火散气，少火生气。是知火得其正，则足以温养三焦，而生发元气。火失其正，则足以损伤五脏，而戕贼元气。故东垣云：火与元气不两立，一胜则一负者是也。然又有虚实之别，实火者，有形之火，多由天气所感而为病，其在外者，必见于皮肉筋骨。其在内者，必见于脏腑九窍，所谓有形者其化实此也。虚火者，无形之火，多由调养失宜，真气自伤而为病，或浮散于肌表，或升越于头目，所谓无形者其化虚此也。然而虚实之中，又有阴阳之别。如内热既盛，复受外火，此表里俱热，微则凉而和之加减凉膈散，甚则寒而除之大金花汤。如邪束于外，而火郁于内，此表寒里热，宜以辛凉之剂散而解之葛根橘皮汤，即葛橘知芩杏麻草。若真阴亏损，水不制火，即阴虚生热之证，宜以甘凉地龟知柏之剂平而解之，如丹溪大补丸。若元阳衰竭，火不归原，即阴盛格阳之证，宜以辛凉辛温合剂从而治之加减八味丸。若中气不足，而阳陷于下，即劳倦内伤之症，宜以甘温之剂升而补之补中益气汤。假令不分虚实，不辨阴阳，而一概以苦寒从事者，吾未见其能十全也。

劳倦

劳倦之证，绝与外感相似，以其亦有头痛、发热、恶寒、烦躁、喘息之类也。东垣先生所以特加“内伤”二字。正名详治，功莫大焉。但世风日下，饥馑洊[①]至，证从内发恒多，从外发者恒少，故内伤外感之辨，尤为今日首务。云：或曰内伤则补，外感则泻，夫人尽知之矣。使内伤而兼外感，将从补乎？抑从泻乎？曰：是在分别邪正多寡而酌其治焉。如内伤稍重，而外感稍轻者，但补其虚则邪自解曲麦枳术木香丸。若外感颇重，而内伤颇轻者，非兼治表，则邪不服枳实栀豉大黄汤。若内伤重，而外感亦重者，先以甘温建其中，而后治其邪。外感轻而内伤亦轻者，先以轻清彻其表，而后补其内。此又东垣先生所未露之旨也。学者能于虚实之间，而酌其有无微甚，以尽其治者，术斯神矣。

饮食

饮食劳倦，东垣已具一门，一皆本于内伤不足之论，而用补养之法矣。然其后又发饮食过伤之论，谓伤于食者，当损其谷，其次莫如消导。伤于饮者，当发其汗，其次莫如利水。则其隶于劳倦中者，盖谓平素饥饱失时、损伤脾胃之病，而非谓暴受饮食、胸满中痞者明矣。饥饱伤者，胃气积亏，补之则气自复。饮食伤者，中有停积，胃气不行，若非攻克，病何由除？然有寒伤热伤，暂病久病，虚证实证之别，寒者非热不行，热者得寒乃解。新食而实在上则吐之，在中则消之，其虚者必补益与消导兼行，如橘半枳术丸之类是也。久伤而实者，在中则和之，在下则减之，其虚者必纯与甘温快脾壮气，如理中养胃汤之类是也。余恐世人执内伤之论，而概行温补，或但知消克者，又过于峻利而不知返。故体东垣之遗愿，而于内伤之后，又另立一门，以详其治焉。

◉ 附：不能食

余于脾胃，分别阴阳水火而调之。如人不思饮食，此属阳明胃土受病，须补少阴心火，如

① 洊（jiàn，音荐）：再，屡次，接连。

归脾汤，补心火以生胃土也。能食不化，此属太阴脾土受病，须补少阳相火，如八味丸，补相火以生脾土也。理中汤内有干姜，所以制土中之水也。建中汤内有白芍，所以制土中之火也。黄芪汤所以益土之子也，六味丸所以壮水之主也。

【眉】**治脾则然，治胃未是**

土无定位，寄旺四季，总以补为主，不用克伐。脾气下陷，补中益气。肝火乘脾，如左金丸。脾虚不能摄痰，六君子汤。命火不生脾土，附桂八味丸。先天之气足而后天之气不足者，补中气为主。后天之气足而先天之气不足者，补元气为主治脾当宗东垣，治胃当宗天士，此篇治胃一法尚欠讲究。

此六语，纽合脾肾，争奇扼要，可见补中益气汤总要肾水足者可用，六味汤丸总要脾阳健者可用。不然只见其害，未见其利也。

气症

凡人有生之后，所以运行三焦，生化血脉，充泽皮肤者，皆气之用也。乃有百病生气之说者，非气之病于人，人自病其气耳。凡六淫七气，饥饱房室劳伤，皆能戕其气而为病，故气虽一，而病不同。寒气、热气、结气、散气、逆气、陷气、虚气、实气、乱气、郁气，诸气不同，不可不辨。或过于焦烦，或勤于工作，则五火内动，而气以生热。或饮啖生冷，或房室冒寒，则脾肾内伤，而气以生寒。若所求不遂，情志悒郁，则肺胃不行，而气为之结。若劳倦所伤，或故贵脱势，则精神不守，而气为之散。至于暴怒，则气逆，多恐则气下，受邪则气实，内夺则气虚，暴惊猝恐，则气必乱。风寒外束，则气多郁。气之为病，种种不同如此。及乎治法，《内经》主治九气之法最为精要，抑犹有未显者，试举一二以详辨之。曰高者抑之，夫肾气内脱，气浮于上者，宜以重镇之剂补之导之养正丹。若肝暴受怒者，气逆于上，治宜疏降沉香化气丸，即大黄、黄芩、参术、沉香，加竹沥、姜汁，设行镇坠，则肝不受制而躁扰辄热。曰下者举之，夫劳役能所伤，气虚下陷者，宜以辛甘之剂升之补之补中益气汤。若沉思积虑，气郁于下者，治宜开发沉香降气汤，即香附、沉香、砂仁、甘草。若用升提，则郁火内动，而燔灼何堪。夫暴怒所加，其气乍闭，宜以香燥之剂散而开之。若忧思不解，其气久郁者，治宜清润。若加辛散，则津液益伤，而祈祷愈塞。外如以寒治热、以热治寒之类，各有未尽。在智者自能变通，毋劳枚举也。又自河间以来，咸谓木香槟榔可以调气，又曰气无补法。由是治气病者，专守香燥一途。实而滞者，非不取效，虚而滞者，得之愈甚。丹溪先生先得我心，已为辨正而举世尤然。岂其于古人之书，有未读耶？抑读而不加察耶？医道尚可问哉！

◉ 治气大法

张三锡云：气郁久则中气伤，不宜克伐，以补中益气，佐舒郁药，如川芎、香附之属。又云：血主濡之，气主煦之，一切气病，用气药不效，稍佐芎归，使血流通，而即愈矣。

◉ 治气当寻痰火

肥人气滞，必有痰，宜燥以开之。瘦人气滞，必有火，宜润以降之。

郁症

丹溪云：百病皆生于郁。此一语足开千古之法门。至其论治，虽有六郁之分，然究不出香燥一途。以施之暴病则可，而施之久病者，非徒无益，而反害之矣。又云：开郁必先行气，行气则用香燥。然用香燥过多，而窍不滑润，气终不行，郁终不开者。宜养血以润其窍，利其经。妙哉言乎！岂非聪明独见乎？抑犹有未尽者，曷不观《内经》曰：诸气膹郁，皆属于肺。夫肺气清润，禀令下行矣。何郁之有哉？皆因燥火太甚，则气道不泽，而郁病遂成。则所谓诸气膹郁，之属于肺者，盖属于肺之燥也。燥则不特香燥之药，在所必禁。即养血一法，亦迂缓而不切，以肺属气，气病治血，不亦远乎？然则奈何曰治肺必先清气，清气必先滋燥，燥释而气行，行而郁解矣。有中焦之郁，宜养血以润燥，肺金之郁，宜滋燥以行气。郁病虽一，治法不同，不可不详辨也。

◎ 升散之剂

加味逍遥散

柴胡五分　薄荷三分　当归　川芎各三钱　白术　陈皮各一钱

丹皮　黑栀各三钱　炙草五分　茯苓二钱

痰饮

《内经》云：饮入于胃，游溢精气，上输于脾，脾气散精，上归于肺，通调水道，下输膀胱，水精四布，五经并行，以为常人。盖其气血流行，经脉调畅，饮食变化之精微，即为奉养生身之津液。何痰饮之有哉？迨乎六气外侵，七情内乱，或肥甘酒湿损伤脾胃，则气道壅滞，脉络不通，津液凝聚，转为败浊，此为痰为饮之端也。至其为病，最多最变，以津液无处不到，则痰饮无处不有。故入于脾，则身重少气；入于肾，则心下悸动；入于肺，则喘急咳嗽；入于心，则恍惚惊悸；入于肝，则眩晕不仁，胁肋胀痛；入于胃，则呕吐嘈杂，吞酸嗳气；入于大肠，则泄泻腹痛，漉漉有声；入于四肢，则疼酸痿躄；入于胁下，则咳吐引痛。古人所云：百病生于痰者，良有以也。而其治法，必求其本，则痰无不清。故凡因火动者，宜治火为先；痰因寒生者，宜温中为主温中化痰丸，即青陈皮、良姜、干姜、茯苓。风痰宜散之青州白丸子，即星半、天麻、白面，非卒温不可也，湿痰宜燥之半夏汤，即二陈加芎术、青皮、枳壳，非渗利不除也。郁痰有虚实，郁兼怒者，宜抑肝邪，郁兼忧者，宜培肝肺。饮食之痰，亦有寒热，酒湿伤脾者，宜清而燥，寒饮留中者，宜温而利。又如脾虚不能制湿，肾虚不能约水，此即寒痰之属，非温补脾肾。何恃为复阳敛液之基？或以脾阴干烁，而液化为胶，或以金水偏枯，而痰本于血，此为热痰之属，惟滋养真阴，斯足为沃焦救焚之计。若不揣其痰从何生，而日用峻利之剂，攻之不已，吾恐脾肾愈亏，则痰饮愈甚。其能免者，盖亦幸已。

◉ 治痰饮法

张三锡云：有潮热似虚，胸膈痞塞，背心疼痛，服补剂不效，此乃痰症。随气而潮，故热亦随饮而潮，宜于痰饮门中求之。

◉ 治痰先理气

庞安常曰：人身无倒上之痰，天下无逆凉之水，故善治痰者，不治痰而治气，气顺则一身之津液亦随气而顺矣。并宜苏子降气合导痰汤各半和煎，或小半夏茯苓汤加枳实杏仁五分，吞五套丸即星夏、陈皮、白术、木香、丁香、青皮、茯苓、神曲、麦芽。

◎ 降气

沉香降气汤

香附三钱　沉香四分　砂仁五分　炙草一钱

苏子降气汤

苏子炒，三钱　法半夏三钱　降香屑　肉桂各五分　前胡三钱

川朴一钱　橘红一钱　当归三钱　甘草五分　姜一片

◎ 攻下

蠲饮枳实丸

枳实三钱　陈皮一钱　半夏二钱半　黑丑炒，取头末，一钱

半夏茯苓汤

即二陈加蒌仁或黄芩。

◎ 治寒痰

枳术丸加干姜、茯苓。

失血

失血之症，有因火热太甚，逼血妄行；有因风热拂郁，血动而溢者；有因气逆于脏，血随气乱者；有因脉络受损，营气不守者；有因元气积伤，血随气脱者；有因真阳衰弱，血气离根者。故失血虽一，而所因各异，不可不详辨也。

火盛者，必有口渴、咽痛、烦躁、喜冷、脉滑、便实、小溲赤涩等症，宜察火之微甚而清之降之，或用釜底抽薪之法，降火最捷。若阴虚水亏之火，尤宜补益阴气，使水生则火自熄也。风热者，必有口干、鼻燥、头晕，或微恶寒发热等症，宜以辛凉之剂清之散之。若阴气素虚，内热生风者，必兼以甘寒之剂，滋其燥气，使热退风清而已也。气逆者，必有胸胁痛胀，气逆喘满，或尺寸弦强者，此当以顺气为先，盖气顺则血自安也。其有病虽因怒而气逆已散者，不得再行辛散以伤真气，但当理其中气，使土厚则木不摇，且肝木为邪，每多侮土故也。

劳损者，必有色疲、神枯、气弱、脉静或微弦无力等症，大忌用寒凉以伐生气，又忌用辛燥以动其阳气，但宜纯甘至静之品培之养之，使损伤完固，则营气自然宁静。不待治血而血自止矣。阳虚者，必有脉微、厥逆、小水清利，大便不实等症，速宜引火归原，则血自已。若格阳于上，面赤烦躁者，必以热因寒用之法，以从治之，不然则格拒不入，切忌寒凉犯之则死。气虚者，火必不盛，气必不逆，但见脉弱倦怠，气短气怯，形色憔悴，或神魂不守等症，宜大补中州，使脾气盛则自能统血。若兼阳虚者，以温暖之剂补之。若暴吐暴衄，失血如涌，血脱气亦脱者，亦宜以大补元气为主。盖有形之血不能速生，几微之气所当急固；但使气不尽脱，则命犹可保，血可渐生。此血脱益气，阳生阴长之道也。以上诸症，所因不同，治法亦异，医者体认既确，用法亦当，何患血病之不易治哉?

◉ 论归脾汤并加减法

凡治血症，前后调理须按心脾肝三经用药。四明高鼓峰谓木香一味，本以嘘吸归经，然其性香燥，反动肝火而干津液，故其用每去木香而加白芍，以追已散之真阴。且肺受火刑，白术燥烈，恐增咳嗽，得白芍以为佐，则太阴为养荣之用，又配合黄芪建中，龙性乃驯。惟脾虚泄泻者，方留木香以醒脾，脾虚挟寒者，方加桂附以通真阴之阳，而外此则皆出入于参芪、远志、枣仁、苓草三经之药。诸生之法，始无遗意，古人复起，不易其说矣。予特表而出之。

咳嗽

咳嗽一症，人之患此者最多，医之治此者寡效。古人之论此者，非不既详且尽，然而议论太繁，竟无成法可师。惟明季张景岳云咳嗽之要，只有二症，一曰外感，一曰内伤，而尽之矣。此语争奇扼要，后人显然有径可求矣。抑犹有未尽者，试为言之。如曰外感之嗽，治宜辛温。夫风寒所伤，辛温可也小青龙汤，或加减麻黄汤、华盖散。倘风而兼热，则宜用辛凉金沸草散，或宁嗽化痰汤、消风散。风而兼燥，则宜用辛润矣。如曰内伤之嗽，治宜清润补肺阿胶散，或紫菀散、六味地黄汤。夫水涸金枯，清润可也，若脾湿所传，则宜行温燥。肾水上逆，则宜行温降矣。又外感之证有表里，寒郁其热，寒为表而热为里也；先以辛温解其寒，后以甘寒除其热。内伤之证有标本，上热下寒，寒为本而热为标也；必以重剂补其下，微以轻剂滋其上。外感之咳，其来暴，其治为易，但不宜遽用收敛以留其邪。内伤之咳，其来渐，其治为难，尤不宜更行发散，以伤其正。外感之咳，其重在肺，以皮毛为肺之合，皮毛受邪，必传于肺也，故解表之必当清肺为急。内伤之咳，其重在肾，以肾为肺之子，水涸金乃枯，子能令母虚也，故治肺之中，尤当以补肾为主。此内伤外感之中，又有阴阳标本新久之辨也。

喘症

气喘之症，有实而喘者，邪之实也，有虚而喘者，气之虚也。实喘者，多起乎暴，虚喘者，积渐乃成。实喘者，气长而有余，虚喘者，气短而不续。实喘者，息粗气满，呼出则快，虚喘者，息微气怯，劳动则甚。实喘者，脉滑数而有力，虚喘者，脉微弱而无神。此脉症之不同，虚实之攸分，不可不知也。再审其因，则实喘之症有四。一曰风寒，夫肺之合也，其荣毛也，风寒之邪，受自皮毛，故得以入肺而为喘；其治则宜辛散，如三拗汤、小青龙汤之类也。一曰火热，夫肺属金，其畏火，火热炽盛，金气必伤，故亦病肺而为喘；其治宜用寒凉，如泻白散、桑皮汤之类是也。一曰气逆，夫肺居上焦，而司气化，若暴怒所加，上焦闭郁，则呼吸奔迫而为其喘；其治则宜开散或润降之，如四磨、四七、苏子降气之类是也。一曰水饮，夫肺气清虚，不容一物，若痰饮水气，上乘于肺，则气逆壅塞而为喘；其治则宜消导，如神秘、导痰、小半夏加茯苓之类是也。

虚喘之症有二。一者出乎脾肺，夫肺为气之主，脾则肺之母也。脾肺有亏，则气化不足，不足则短促而喘。此病在上中二焦，而根蒂未伤。其病犹浅，但补益其气，则喘自止。有热者，参麦散，无热者，独参汤之类也。一者由乎肝肾，夫肾为气之根，肝则肾之子也。有损则气道不纳，不纳则浮散而喘，此病出乎下焦，而本末俱病，则深非速救其根则气不复。轻者，八味肾气丸，重者，黑锡丹、养正丹之类是也。总之实而喘者，犹未有害，治亦无难；虚而喘者，最为危候，治亦不易；其有久病、新产、亡气、失血损伤之后，肢冷面浮，自汗，两脉浮空，或弦或强而喘者，此为孤阳无阴，必死不治，慎不可为也。

喉痹

咽喉者，呼吸之门，水谷之道，乃一身之津要也，为任脉所经之地，又足少阴肾、足厥阴肝之脉皆会于此。是咽喉虽处于上，而反为诸阴所聚之处。故善养者，使水升火降，则咽嗌清宁而升降自如；若不善养之人，恣以厚味，纵以房劳，则阴中之火自动。火性炎上，必伤上焦清净之府，则喉痹咽痛之症生焉，故古人皆云：喉痹多由火热所生也。然有兼风兼寒、属虚属实之辨，如火热既盛，又为外风所鼓，或为外寒所束，必有憎寒发热之候，宜以辛凉解散为主，邪解则火自清。经云：火郁发之，是也。若外无邪气，而但火浮于上者，则宜清降，切不可用散风升阳等剂；盖此火由中，得升则愈炽也。若阳明火盛，面赤烦渴，必大剂甘寒以清胃热。若大便秘结者，尤宜“釜底抽薪”之法，通其便而火自降也。若真阴亏损，水不制火，内热口干，唇红颊赤，六脉细数而无加，必大剂六味汤、补阴丸之类，壮水之主以正[1]阳光。若阴虚于下，阳浮于上，头热如火，足冷如冰，六脉微弱者，急以附桂八味汤浸冷服之，则真阴自生，虚阳自敛。切忌寒凉，犯之必死。若以喉痹多由火热，而概用寒凉，岂十全之上工哉？

① 正：使之复正。

瘖症

经云：内夺而厥，则为瘖痱，此肾虚也。又曰：肝脉惊暴，有所惊骇，脉不通，若瘖，不治自已。又曰：阳盛已衰，故为瘖也。又曰：寒气客于厌，则厌不能发，发不能下，至其开合不致，故无音。即经言而观之，瘖病虽有多因，究不出乎虚实两途而已。实者，邪闭肺窍，如寒客、气逆、痰壅，经络阻塞者是也。虚者，内夺所致，如七情、饥饱、房室，伤其脏气，经络失养者是也。治实之法，寒客者散之，气逆者顺之，痰壅者清之，此其来暴，其治亦不足虑也。治虚之法，色欲过度者，伤其肾，饥饱劳役者，病在脾，火惊卒恐，病在肝胆，当各求其属而调补之。此其来渐，其治亦难，非久不获效也。外如极力叫喊歌唱、悲哭而致失音者，但能养息，虽勿药可愈。若久病不语，或虚劳久嗽，咽痛声哑者，此其元气大伤，肺肾俱败，良工所不为也。

虚劳

虚劳之候，由渐而成也。虚而不调则成损，损而不调则成劳。凡伤寒伏暑，新产亡血之后，调养失宜，多成此症。人身气血有限，能经几番断丧？故虚劳之候，调治尤难。古人论治，以阴虚阳虚为两大纲，辨其阳虚，则温补之，宜四君子；辨其阴虚，则滋养之，宜六味汤。岂非开示后学之法门耶？然余阅历多年，会心先觉，审知阳虚有二，而阴虚有三，试为拈出，以示来学。

夫所谓阳虚有二：有胃中之阳，后天所生者也；有肾中之阳，先天所基者也。胃中之阳喜升浮，虚则反陷于下，再行敛降则生气遏抑不伸。肾中之阳贵凝降，劳则反游于上，若行升发，则真气消亡，立毙。此阳虚之治有不同也。所谓阴虚有三者，如肺胃之阴则津液也，心脾之阴则血脉也，肾肝之阴则真精也。液生于气，惟清润之品可以生之；精生于味，非黏腻之物不能填之；血生于水谷，非调补中州不能化之。此阴虚之治有不同也。

故四物虽能补阴，而津枯火炎者，犹忌芎归之辛窜，八味虽能补阳，尤忌地黄之凝滞，此阴阳之辨，与证治之分，不为不详尽矣。学者若不讲求有素，临症焉能洞达尽知？呜呼！深造之功，岂易言哉！

【眉】附李师治五脏虚方

伤中汤

主思虑伤脾，腹痛，食不化。

白术　当归　白芍　香附　陈皮　茯苓　甘草　菖蒲　姜枣

东伤汤

主怒伤肝木，筋脉拘急，小腹胁痛。

生地　白芍　柴胡　茄皮　青皮　木香　甘草

北伤汤

主恐惧伤肾，房劳伤精，骨痿不能起床。

归地　龟板　牛膝　肉苁蓉　菟丝子　远志　白蒺藜去刺

西伤汤

悲哀伤肺，皮槁而毛落。

天冬　紫菀　桑皮　参地　茯苓

南伤汤

大喜伤心，脉虚而血耗。

归地　丹参　党参　枸杞　柏子仁　龙眼肉

发热

发热之候，有表有里，有虚有实，有真有假，不可不详辨也。如外来之热，由风寒之外感，内发之热，由脏气之内伤，此表里之不可不辨也。又阳盛生外热者，外入之邪多有余，阴虚生内热者，内出之邪多不足，此虚实之不可不辨也。虽曰阳盛多热，然阴极反能发躁。虽曰热者多实，然阳虚最易外浮，此真假之不可不辨也。惟是实热易愈，而虚热难医，真热易识，而假热难参。若不参脉合症，细心体认，鲜有不误者矣，试详言之。

热在表者，多头疼身痛，而脉来浮大，热在里者，多口干舌燥，而脉来沉实。热而实者，必气盛脉大，声音宏亮，热而虚者，必气馁脉弱，语言懒怯。真热之脉，必滑数有力，且烦渴喜冷，小尿赤涩，大便秘结，或气促咽痛等症。假热之脉，必沉细迟弱，或虽浮大而无力无神，口必不渴；或虽渴而不喜冷，饮亦不多；或便溏尿利，气怯懒言等症。凡见此症，急以四逆汤、理中汤多加参附，使气旺阳回，则虚热自退。故东垣云：凡将面目俱赤，烦躁引饮，脉七八至，按之则散，此无根之火也，以姜附汤加参主之。又《外台秘要》云：阴盛发躁，欲坐井中，宜以热药冷服是也。若不知此，而概用寒凉，则真气消亡于内，或再行发散，则虚阳散越于外，何异杀人以刀乎？

◉ 瘀血发热治法

病人脉涩，必有漱水之症，必有呕恶痰涎之症，必有两脚厥冷之症，必有小腹结急之症，或吐红，或鼻衄，此皆滞血作热之明验也。用药不外乎柴芩、归芎、芷桃、灵脂、甘草，大便秘结者，更加大黄、蜜，使滞血一通，黑物流利，则热不复作矣。

◉ 潮热有虚实

潮热有虚实，实者，大便艰涩，喜冷，畏热，睡卧不着者，轻则小柴胡汤，重则大柴胡汤。虚者精神憔悴，若气稍乏而五心常有余热，宜参苓白术散。有潮热似虚，胸膈痞塞，背心疼痛，服补剂而不效，乃为饮症。外有每遇夜，身发微热，日间如常，只是血虚，宜当归补血汤。若脉滑有宿食者，多暮发热，于伤饮食门求之。

恶寒

恶寒之症，有风寒外感者，有痰饮内留者，有阴盛阳微、寒从中生者，有阴虚阳盛、格阴于外者，有卫气虚衰、不能温分肉而实腠理者，有脾胃素虚、时值秋凉而阳气不伸者，所因不同，症治亦异。

风寒所感，多头痛脊强，其脉必紧，宜辛温以达其邪；痰饮内留，多背寒如水，其脉必弦，宜甘淡以蠲其饮。卫气虚衰者，寒起于上而身寒汗出，宜补脾肺之气，芪附建中汤；肾阳内弱者，寒生于下而厥逆便泄，宜壮命门之阳，附子理中汤；热极生寒者，阴为阳格，宜降宜清，芩连大黄汤；阳气不伸者，阳为阴束，宜升宜散，升阳益胃汤。此症治法大略如此，至于病有轻重，药有缓急，则在医者临症时权宜耳。

时疫

时疫一症，须知有来路者二，有去路者四。何为来路者二？其有天时者，有人染者，如非其时而有其气，自人受之，从经络而入，为头痛、为发热、颈肿发颐、大头瘟之类，此乃天时之疫。若病气秽气，互相传染，其气从口鼻而入，为憎寒、壮热、胸膈饱闷、口吐黄涎之类，此乃人染之疫。所谓来路二者是也。

何谓去路者四？夫天时之疫，则邪从经络而入，寒多者治以辛温，宜香苏散，热多者治以辛凉，宜银翘散。若发颐及大头瘟症，是风火相乘而为毒，宜普济消毒饮加减，俾邪从经络而入者，仍从经络而出，此以发散为去路也。至于人染之疫，则邪从口鼻而入，用神术散加葛根葱豉，或藿香正气散之类，俾邪从口鼻入者，仍从口鼻而出，此解秽为去路也。又有经络口鼻所受之邪，传于阳明胃经则为自汗、大渴、大热、斑、黄等症，宜甘露饮生其津液，以为胜邪回生之本；甚者必用人参白虎汤以清阳明散漫之热，此清火为去路也。如入于胃腑，则为谵语、发狂、便秘、少腹拒按等症，宜以三一承气汤下之；或内有实热，外有实邪，宜以防风通圣散两解之，此攻下为去路也。以上四法惟发散为治疫关，头有汗则生，无汗则死，倘涸其汗源，或强逼汗出，是枉其死也，可不慎欤？

疟疾

经云：夏伤于暑，秋必痎疟。此一语亦只引其端，而未究其详。夫夏月天气炎蒸，腠理疏豁，人受暑热之气，即为头疼身热、烦渴多汗等症。乃有不即发病，至秋始为疟者，何哉？及读《疟论》云：此皆得之汗出遇风及得之以浴，水气合于皮肤之内。又云：夏暑汗不出者，秋成风疟，然后知感而即发者为伤于暑，乃阳邪也。至秋后成疟者，乃因暑而受寒，即阴邪也。阳邪易泄，故随感随发，阴邪多伏，故邪留于营卫，迨乎秋令，辛凉外束，腠理乍密，邪气不能泄越，入而与阴遇则寒，出而与阳遇则热。阴阳相薄[①]，而痎疟之病成矣。

然人感于阴邪，至其病变则有寒有热，人气亦有虚有实，最当详别阴阳虚实而治之。若初起之时，热多寒少，烦渴便闭，脉洪而数者，阳邪之胜也，宜以辛凉之剂解其热，白虎加桂枝汤。若寒多热少，便调不渴，脉迟而小者，阴邪之胜也，宜以辛温之剂散其寒，柴胡桂枝汤。及发之既久，而便泄腹膨，倦怠脉微者，此病在阳气，惟温补肺则虚寒自退，五味异功散。若二便秘少，口干烦热者，此病在阴血，惟滋养肝肾则自敛，六味地黄汤。至于痰多者清其膈，食滞者和其中，湿胜者利其下，疟症虽多，不出虚实寒热四端，要在临症权宜，不可胶于一见，乃执脾寒者例行辛热，认暑热者混用苦寒，抑可疏耶？又有病者苦夫疟疾，医者急于取效，假令邪未及尽，便用劫法，卒至元气益虚，邪气愈甚，因而夭枉者，可胜数哉！

◉ 治疟大法

疟疾以小柴胡汤为主方，渴者去半夏，加膏冬，肺热去参加知母，有痰不渴加贝母、白术、茯苓、生姜。若病人阴虚而有热者，忌用夏姜，宜加陈皮、茯苓、竹茹。邪在三阳经，宜辛寒如柴胡、膏知，甘寒如葛冬、竹叶，苦寒如黄芩之类为君，若寒甚者，间用辛温，如桂枝、生姜以为向导，以伏气邪则病易退。

凡寒甚因虚或作劳因虚，皆宜甘温，以芪术为君，佐以辛甘，如桂枝、生姜之类。若脾胃虚弱，饮食不消者，则以当归、牛膝为君，佐以姜桂。如热甚而渴，去姜桂，加鳖甲、知母、花粉、竹叶。若在厥阴经，其症先寒后热，宜先服三黄石膏汤，加柴胡、鳖甲、陈皮，以祛暑邪后，用当归、鳖甲、牛膝、柴胡。如见溏泄，去归加参。若足太阴见症，亦先寒后热，或寒多者，名曰“脾疟”，必寒从中起，善呕，呕已乃衰，然后转热，热过汗出乃已。热甚或渴或不渴，喜火，宜服桂枝建中汤，虚者加参姜各一钱。有痰加夏陈。足少阴见症，寒热俱甚，腰痛脊强，口渴寒从下起，小水短赤，宜先服人参白虎汤加桂枝，以祛暑邪，后用牛膝、鳖甲。热甚加知冬，寒甚加桂枝，呕加姜皮。如热甚而呕，去桂姜，加橘皮、竹茹。

夫疟病多挟痰，以故热痰须用川贝为君，陈皮、茯苓、竹茹佐之；如寒痰发热，不渴者，用半陈为君，再加姜皮。疟病又多挟风，若有风者，必用首乌为君，枳壳、陈皮为臣，葛根、姜皮佐之，头痛加羌活。劳疟，或作劳，或房劳，病人阴虚不足发于阴分，或间日，或三日一发，为疟最深；以鳖血拌柴胡、首乌、牛膝为君，陈皮为佐，发于夜者，加粉当归，如脾虚弱者勿加。然此乃治疟之大略，凡此不兼阴阳日夜，皆宜补中益气汤加鹿角，此不截之截也。

◉ 似疟必审阴阳

经云：阳虚则恶寒，阴虚则发热。阴气上入于阳中则恶寒，阳气下陷于阴中则发热。凡伤寒大病后、产后痨瘵等症，俱是往来寒热，似疟非疟，或一日发二三度，并作虚治，但是阳虚阴虚之别。阳虚者补阳，如理中汤、六君汤、补中汤加姜桂，甚则加附子。诸方中必用升柴，

---

① 薄：通“搏”。

提出阴中之阳，水升火降而愈。阴虚者，其寒热亦与正疟无异，而阴虚中又有真阴真阳之分，人所不知。经曰：昼见夜伏，夜见昼伏，按时而发，是无水也。日见夜伏，夜见日止，倏忽往来，时止时作，是无火也。无水者，六味丸；无火者，八味丸。丹溪曰：夜发者，邪入阴分，宜用血药引出阳分，归芎地柏红花治之，亦未真阴真阳之理。遍考诸疟论，并未露出其意，且余尝试有神验，故转表而出之。

霍乱

霍乱之候，卒然心腹绞痛，呕吐泄泻，眩运闷乱，转筋，皆得之冷热不调，饮食失节，以致脾胃之气壅遏不行，因而上奔则吐，下迫则泻，挥霍缭乱，愦愦无奈也。大法分表里寒热而治之，若伤风袭冷，头痛发热者，宜散其邪，如六和汤、藿香正气散之类。若肥甘过度，脾湿不行者，宜和其中，如保和丸、平胃散、治中汤之属。若饮冷冒寒，伤动胃气，吐泻不止，足寒转筋者，宜温其胃，如理中汤、吴萸桂枝汤吴萸、木瓜、食盐各三钱，桂枝四分，白芍二钱，半生半炒。但调治既宜无使差谬，症虽危急，亦易愈者。特有一种，欲吐不吐，欲泻不泻，心腹绞痛，遍体转筋者，为干霍乱。此症多死，急用盐熬调以童便，非特用以其降阴，必兼用行血药，而后取效更捷。盖阴既不通，其血亦不行也。此诚良法，足为处方者比类矣。乃世人罕有用者，惜哉！

◉ 治霍乱大法

按张子和云：暍湿风三气合而成霍乱转筋，盖脾湿土为风木所克，郁则热乃发，发则心火上炎，故呕吐，呕吐者，暍也。脾湿下注，故注泄，注泄者，湿也。风急甚，故筋转，转筋者，风也。戴氏曰：人于夏月多食瓜果及饮冷乘风，以致食留不化，因食成痞，隔绝上下，遂成霍乱，宜六和汤，倍藿香，煎调苏合香丸。霍乱转筋，吐泻不止，头目昏眩，须臾不捄[①]者，宜吴茱萸汤吴萸、木瓜、食盐。霍乱多寒，肉冷脉诀，宜通脉四逆汤。吐利不止，元气耗散，病势危笃，或水粒不入，或口渴喜冷，或恶寒战掉，手足逆冷，或发热烦躁，欲去衣被，此盖内虚阴盛，却不可以其喜冷欲去衣被而热，宜附子理中汤，不效则四逆汤，并宜十分冷服。霍乱吐泻后，胸膈高起，痞塞欲绝者，理中汤加枳实二钱、茯苓三钱，吐泻已愈，而力怯弱，精神未复者，宜十补散。

◉ 霍乱门方

四逆汤，又名通脉四逆汤。

附子　干姜　炙草

泻多加苍术、茯苓；下利甚者加升麻、陈壁土、熟艾、木通、灯心；面赤加葱白九茎；呕吐不止加姜汁、夏曲、陈皮；胃寒呕不止，加丁香；咽喉痛、不利，加桔梗；腹痛甚者加延

① 捄：同“救”。

胡、砂仁、炙艾炭；如脉不出，加猪胆汁合参脉散，脉渐渐出者、生不出者、非暴出者亦非，手足不温暖者亦非。如面赤者，下虚也，加葱白九茎；身热者，里寒也，加桂枝八分；烦躁不安者，阴盛也，加远志、朱神；此药放冷服下，须臾汗出得睡，躁止乃愈。

呕吐

丹溪云：河间谓呕者，火气炎上，此特一端耳。有痰气阻于中焦者，有寒气郁于胃口者，有食停心肺间，新食下而反出者，有胃中有火与痰而呕出者，有气逆者，有胃虚者。丹溪之论，较河间为加详矣。而又云：久病呕者，胃虚不纳谷也。故呕吐一症，最当详辨虚实者，有邪如痰火食积，寒凝气滞之类，惟去其邪则愈，虚者无邪，全由胃气之虚也，非补其正不可。然不有以辨之，能不攻补误施耶？大抵胃脘胀满者，多食滞胸胁；作痛者，多气逆；内多热躁者，为火邪；外有寒热者，多表邪；眩运痰多者，属支饮，凡此皆为实病。若食无所停，而闻食则呕者，胃虚也；气无所逆，而闻气则呕者，肺虚也。或因病妄用克伐寒凉，本无呕吐，而致呕者，脾胃之气伤也。或身背与食饮微寒，而即呕者，胃中之阳弱也。或朝食暮吐，暮食朝吐，完谷不化者，肾中之阳衰也。要之实者多热，虚者多寒，故治虚之法，补必兼温，以胃虽属土，非火不能生物，肾虽属水，非阳无以化气，故东垣、立斋特于温补一法尤加意焉。若河间谓呕属火，概用寒凉，岂通论哉？

◉ 论呕吐分上中下三焦

洁古云：吐症有三气积寒也，皆从三焦论之。上焦在胃口，其治在膻中，上通于天气，主纳而不出；中焦在中脘，其治在脐旁，上通于天，下通于地，主腐熟水谷；下焦在脐旁，其治在脐下一寸，下通于地气，主出而不纳。是故上焦吐者，皆从乎气，上冲胸而发痛，其治当降气和中；中焦吐者，皆从乎积，有阴有阳，食与气相假为积而痛，其脉浮而弦，其症或先痛而后吐，或先吐而后痛，法当以小毒药去其积，槟榔木香行其气；下焦吐者，皆从乎地道也，其脉大而迟，其症朝食暮吐，暮食朝吐，小便清利，大便秘结，治法宜以毒药通其闭塞，温其寒气，大便渐通，复以中焦药和之，不令大便秘结而自愈也。赵以德云：夫阴阳气血，随处有定分，独脾胃得之则发天地人而三才之道备，故胃有上中下三脘。上脘法天为阳，下脘法地为阴，中脘法气交之分。阳清而阴浊，阳所司者，气也，阴所司者，血也。若邪在上脘之阳，则气停，则水积，故饮之清浊混乱，则为痰、为饮、为涎、为唾，变而成呕。邪在下脘之阴，则血滞，血滞则谷不消，故食之清浊不分，而为噎塞、为痞满、为痛、为胀，变而成吐。邪在中脘之气交者，尽有二脘之病，是故呕从气病，法天之阳动，而有声与饮俱出，犹雷震之必雨注也。吐从血病，法地之阴，静而无声，与物皆出，象万物之吐出于地也。气血俱病，法阴阳之气交，则呕吐并作，饮食皆出也。

◉ 治呕吐诸法

寒而呕吐，则喜热恶寒，四肢清冷，脉来弱小而滑，因胃虚伤寒饮食，或伤寒汗下过多，胃中虚冷所致，当以刚剂温之，宜二陈汤加丁香五只，或理中汤加枳实一钱，不效则温中或治中汤加丁香并须冷服为妙。

热呕食少则出，喜冷恶热，烦渴引饮，脉洪而数，宜二陈汤加川连、葛根、生姜、竹茹、芦根、枇杷叶。

气逆呕吐胸满膈胀，关格不通，不食常饱，食则常气逆而吐，此因盛怒中饮食使然，宜二陈加枳实二钱，或加沉香、木香各五分亦妙。

中脘伏痰遇冷即发，宜橘皮半夏生姜汤；外有热痰而呕者，小半夏加茯苓汤，再加竹茹一钱。若呕痰而致厥者，谓之痰厥，宜姜附汤，以生附代熟附。呕吐诸药不效，又别无痰气等症，乃蛔在胸膈作呕，宜治呕药中加川椒十粒。

呃逆

呃逆之候，冗冗[①]作声，连续不止，俗名“呃忒”是也。《内经》云：谷入于胃，胃气上注于肺。今有故寒气与新谷气，俱还于胃，新故相乱，真邪相攻，气并相逆，复出于胃，此言呃逆由乎寒也。而丹溪云：呃病者，气逆也。《三因方》云：呃逆多因吐利之后，胃中虚寒，遂成此疾。亦有胃中虚膈上热者。刘宗厚云：呃逆一症，有虚有实，有火有痰，有水气，不可专作寒治。何所言不同耶？要之《内经》所言者，举其常，诸家所言者，尽其变，不可守此而废彼也。但能谨察病机，毋失虚实，毋妄攻补，斯为上工矣。大抵无病而暴呃者多实，病久而乍呃者多虚。前后不利者多实，清便自调者多虚。寒而呃者必喜热，热而呃者必喜寒。停痰多心下痞悸，气逆必胸中喘满。虚则补之，实则泻之，热则清之，寒则温之，痰凝者利之，气逆者顺之。贵在随症变通，不可胶于一见，乃执中寒者，以丁香柿蒂为神丹，泥火炎者，以竹茹、黄连为上药。噫嘻！其术固已疏矣！

噎膈

噎膈之症，详考古人方论，虽有五噎十膈之名，然其立方不出辛香燥烈之剂，余窃以为不然。夫噎膈之因，多成乎郁结，郁结之候，必伤其肺胃，肺主气化而胃藏津液，气结则津液亦为之不布，津枯则气道亦为之不泽。由是饮食下咽则不能入胃，譬之舟楫无水则不能行也。若用香燥等味，未免转伤元气，而益劫烁津液，其获愈者鲜矣。独丹溪先生深得此旨，谓噎膈之病，多有液干槁，又谓过服辛香多成膈症，其治亦皆用四物、桃仁、韭汁、牛乳、驴尿之类。夫四物补而生血，牛乳、驴尿、润而生津，韭汁、桃仁辛能散结，宜其病之无不效也。况乎噎膈之候，久必大便不通，此其肺胃之燥传入大肠所致，斯不亦血液枯槁之一征乎？余每治此

① 冗冗：参《病机汇论·呃逆》，或应作“兀兀”。

症，先以辛苦解其郁，继以甘寒养其阴，解郁则紫菀、桔梗、杏仁、苏子、川贝之属，其豆蔻、砂仁一概不用，养阴则首乌、石斛、生地、芦根、梨藕、蔗浆之属。若火易动者，虽四物亦在所禁，以芎归亦气辛味温，非津枯血槁者所宜也。如此获效颇多，故不惜详辨以开示后学，愿毋执香燥一法也。

痞满

痞满之症，有因伤寒误下、胃虚邪结者，有因积劳伤中、气虚不运者，有因形寒饮冷、胃阳不化者，有因津枯血槁、气道不泽者。原非寔有停滞而然，故痞之为病，心下满而不痛，其治亦与胀满有积者不同。海藏云：治痞独益中州脾土，此为不易之论。故误下成痞者，治以辛甘，佐以苦寒，如仲景诸泻心汤方，擅益虚散结之长者也。劳倦伤中者，补以甘温，佐以辛平，如东垣升阳顺气汤，兼清升浊降之妙者也。胃中虚寒者，法宜温补，使五阳敷布而阴凝立散。血虚气涩者，法宜清润，使津液流通，而大气自转。世医不加详辨，辄用开结行气等药，不知气已虚而痞愈攻愈虚，虽取效目前，而隐损正气，即有一二知用补者，又不知补中更有轻灵之妙，未免过于凝滞，因而愈增其满，乃咎于补法。噫！是岂前贤之过欤？

◉ 治痞大法

痞有虚实不同，实痞能食而大便闭，川连枳朴，苦以泄之。虚痞不能食而大便溏，白芍陈皮，酸以收之。有湿则肢重，小溲少，苍半茯苓以渗之，郁滞不降，食难运化，枳朴香附以开之。脾胃虚而转运不舒者，参苓白术炙草以扶之。饮食过伤痞塞者，青朴内金、麦芽神曲以消之。

【眉】补虚

平补枳术丸

调中补益气血，消痞清热。

枳实炭二钱　勞白术土炒，各五分　陈广皮炒，一钱半　川连姜汁炒，六分

党参土炒，二钱　广木香二分　白芍酒炒，二钱

或加枳壳、桔梗各五分，青皮一钱半、砂仁五分。

胀满

胀满之症，有因寒而得者，经云：胃中寒则胀满是也。有因热而得者，经云：诸腹胀大，皆属于热是也。有因虚而致者，经云：足太阴虚则臌胀是也。有因实而生者，经云：脾气实则腹胀，又胃气实则胀是也。要在辨其脉症而分治之。

如小便清白，大便稀溏，脉迟而微，得热则减者，寒也，宜五积散、理中汤之属，以扶其胃阳。若口干，便闭，烦躁闷乱，脉滑而数，得热转甚者，热也，宜中满分消丸之属，以清其

气化。如年壮力强，素无损伤、虚弱等症，而忽然胀满，脉来紧实者，非外邪所薄，即饮食留中，邪则解之，食则和之。若坚实而痛者，宜承气汤之属下之，则胀已也。若年高气弱，及素多劳伤，或因病后气衰而尖成胀满，脉弦而虚，声短色悴者，此因元气式微，不能运行，使非速扶根本，则轻者重而重者危矣。若兼寒者，必补而兼温，庶克有济也。

又有单腹胀者，名为“鼓胀”，以其外虽坚满，中空无物，有似乎鼓，故名“鼓胀”。且肢体无恙，独胀于腹，故名“单腹胀”。此其病在脾胃，盖脾胃为中土之脏，为仓廪之官，其藏受水谷，则有坤顺之德。其化生血气，则有乾健之功，使果脾胃治健，则随食随化，何胀之有？惟不善调摄，而凡七情劳倦，饥饱房室，一有过伤，皆能戕败脏气，以致脾胃受亏，转输失职正气不行，清浊相混，而胀乃生矣。治之者，当以调理脾胃为主，若兼下元虚者，必补养命门使火旺而土亦旺也。若果气道否塞，难于纯补，则补养之中佐以快脾利气。若或水道不利，湿气不行，则当助脾行湿，佐以淡渗，此治法之大略也。然病程单腹，最为危候。使非尽尘务，加意调理，未有或免者矣。

◉ 胀满诸方

◎ 补养

参术健脾汤

党参三钱　制川朴一钱　冬术一钱　半夏一钱半　陈皮一钱半

茯苓四钱　砂仁五分　生炙草各三分　水姜一片

煎服加采芸曲[①]三钱、麦芽三钱、楂炭三钱。

消胀尤利。

◎ 攻下

治三焦痞寒，气不升降。

枳实二钱　冬术五分，仝炒　槟榔一钱半　淡苓一钱半　大黄一钱半　陈皮一钱半

海金沙三钱包　茯苓三钱　黑丑末一钱　姜一片　枣一枚

煎服。

水肿

水肿之病，水气不行，而留积脏腑，浸淫肌肉，甚而精气皆化为水也。而所以水气不行者，则在脾肺肾三脏。盖水为至阴，故其本在肾；水化于气，故其末在肺；水性畏土，故其制在脾。所以古人论治，皆不外此三脏。但未详辨虚实阴阳，为未备耳，余试言之。

凡郁结太甚，则肺气实而气化不行，损伤过度则肺气虚而气化不及，此肺病之有虚有实也。膏粱太过，则脾气壅而湿热内生，藜藿不充，则脾气弱而运行失职，此脾病之有虚有实

① 采芸曲：即六曲加桔梗、白术、紫苏、陈皮、芍药、谷芽、青皮、山楂、白芷、藿香、苍术、厚朴、茯苓、檀香、槟榔、枳壳、薄荷、明矾、甘草、木香、半夏、草果、羌活、官桂、姜黄、干姜而制成。适用于感冒食滞等症。

也。独肾之为病，有虚无实，惟当分别阴阳。盖肾虽一脏，而水火位焉。水失其位，则不能分泌，而湿热以留。火失其位，则无以制阴，而水道泛溢，此肾病之有阴有阳也。

大抵实而肿者，其来必暴，其脉必盛，其症必二便不通，口渴引饮，此当逐去湿热，微则防己、木通、猪苓、泽泻之类，甚则禹功、导水之类下之。所谓中满者，泻之于内是也。虚而肿者，其成也渐，其脉多虚，其症必倦怠，泄泻声怯，色悴，此当用补；肺虚者补其上，脾虚者补其中，肾虚者暖其下，而三脏尤以肾脏为急。盖脾土非命门之火，不能生肺金，非肾脏之水无以养人。知土能制水，而不知阳实制阴，人知气化为精而不知精能化气。噫！医中元妙，岂易言哉！

◉ 治肿诸法

感湿而肿者，其身虽肿，而自腰下至脚尤重，但宜通利小便为佳，五苓散吞木瓜丸，间进除湿汤加木瓜、腹皮、菔子。因气而肿者，其脉沉伏，腹胀喘急，宜分气香苏饮。饮食所伤而肿者，胸满嗳气，宜消导宽中汤。不服水土而肿者，胃苓汤、加味五皮汤。有患生疮用干疮药太早，致遍身浮肿，宜消风散、败毒散。若大便不通，宜升麻和气饮。大病后浮肿，此系脾虚，宜六君子汤加芪一钱半、芎一钱半、腹皮一钱半、针砂绢包三钱、姜、枣。小便利，间进五苓散。脾肺虚弱，不能通调水道者，补中益气汤。心火刑金，不能生肾水，以致小便涩而肿，人参平肺散以治肺，滋阴丸以利水。肾经阴虚，虚火烁金而不小便，六味丸以补肾，益气汤以补脾。脾肾既虚，渐成水肿，又误用行气分利药，以致小便不利，喘急痰盛，宜加减金匮肾气丸。

【眉】

攻下

神助散

治十种水气。

黑丑末一钱半　甜葶苈一钱　飞滑石绢包，三钱　猪苓

茯苓各三钱　泽泻一钱半　川椒目五分　葱白头二个

水煎入酒服。

补脾燥湿法

五苓散入平胃散。

加姜、枣煎，空心服。至于加防己一钱半、芪一钱，亦洁净府法。

开鬼门法

越婢汤

治风水虚风一身悉肿。

麻黄五分　石膏三钱　生姜一片　红枣三枚　益元散包，四钱

加白术五分亦可。

积聚

积者，积垒之谓，坚硬不移，本有形也，故有形者曰积聚者，聚散之谓；出没无定，本无形也，故无形者曰聚。有形者或以饮食之滞，或以脓血之留，凡汁沫凝聚，渐成癥块者，皆积之类，其病多在五脏。五脏属阴，阴沉而伏故也。无形者或胀或不胀，或痛或不痛，凡随触随发，时来时往者，皆聚之类。其病多出六腑，六腑属阳，阳浮而动故也。《难经》以积者阴气，聚者阳气，非此之谓欤？

至其成积之由，考之《内经》，凡风雨清湿，饮食起居不时，皆能致之。要之饮食之滞，非寒未必成积，风寒之邪，非食无以成形，必以食遇寒，以寒遇食或气上投食，食后动怒，邪食相搏，而积斯成矣。若其论治，《内经》所云坚者削之，留者攻之，结者散之，客者除之，上之下之，摩之浴之，劫之开之发之，适事为故，可谓尽矣。然欲总其要，其法有三，曰攻、曰消、曰补而已。攻者，攻击之谓，凡积坚气实者，非攻不能去之，如强敌悍横，非雄入九军，单刀直入之将，必不能破其坚垒也。消者，消摩之谓，凡积聚不任攻击者，当消而去之，如宵小群丑，即微加警斥而已，足褫其魄矣。补者，调养之谓，凡脾胃不足，虚邪留滞者，但当养其正气，如小民饥寒，相率为寇，但招之以德，抚之以恩，而奸宄尽为良民矣。此治积之要法也。

然尤有要者，则在攻补之中，又分缓急之辨。如积聚未久，而正气未损者，当以积为急速攻可也，缓之适足以滋蔓而难图。若积聚既久，而元气受伤者，当以元气为急，缓图可也，急之则足以喜功而生事。此缓急之机，即万全之策也。而可不急讲哉？

◉ 治诸积法

方约之云：凡积聚痞块之症，人之气血营卫，一身上下，周流不息。一旦七情感动五志之火，火性炎上，有升无降，以致气液水谷不能顺序，稽留而为积也，必矣。丹溪以为，气不能成块，成聚块必痰与死血食积而成，在中为痰饮，在右为食积，在左为血块。诚哉是言也！夫左为肝胆之位，藏血液，右为脾胃之位，藏饮食，所以左边有积为血块，右边有积为食积，中间则为水谷出入之路。五志之火熏蒸水谷，而为痰饮也。治法顺气破血，消食豁痰是也。如木香、槟榔去气积，山棱、莪术去血积，麦芽、神曲去酒积，香附、枳实去食积，牵牛、甘遂去水积，山楂、阿魏去肉积，海蛤、礞石去痰积，雄黄、白矾去涎积，干姜、巴豆去寒积，黄连、大黄去热积，各从其类也。大抵种种，初因为寒而成积，积久则为热矣。予分辛温、辛平、辛凉三例，正欲人知新久之义耳。然其脉浮洪者易治，沉涩者难愈也。

今又以通用药味加减，以槟枳、青陈、木香、棱莪之类主之。如因风寒外束，气滞不行，加麻黄、姜桂、吴萸之类；七情内伤，气郁不散，加香附、芎苍、苏梗之类；如肝积左胁，呕逆，倍用青皮，加柴芍、芎防之类；心积脐上，至心烦闷，加炒川连、芎归、青附、菖蒲之类；脾积中脘，其人黄瘦，加苍白术、曲麦、山楂之类；肺积右胁，喘咳，加葶苈、苏子、前胡、桑皮之类；肾积脐下，奔筑，加细辛、官桂、香附之类；如手足太阳经聚，加羌活；少阳经聚，加柴胡；阳明经聚，加白芷。若治痞块以培养脾胃为主，而兼消化之剂得矣。

头痛

头痛一症，东垣分三阴三阳，及血虚、气虚、痰厥、风温、湿热之异，可谓尽矣。第其辨症用药，略而不详，所以后学未能晓畅，余试言之。外感头痛，当察三阳厥阴，盖三阳之脉，俱上于头，厥阴之脉，亦会于巅，故仲景《伤寒论》中，则惟三阳有头痛、厥阴有头痛，而太阴少阴则无之。其辨之之法，则太阳在后，阳明在前，少阳在侧，厥阴在巅，各有所主也。至于内伤头痛，则不得以三阳为拘。《内经》厥阴篇所论，凡足六经及手少阴少阳皆有之。此三阴三阳内伤外感之异也。血虚头痛，必有烦躁发渴身热等候，其脉必涩而虚，产后、金创、失血者多有之；虽宜补血，又必兼养其气，以血非气不生也。若阴虚水亏火动而痛者，宜沉阴至静之品补水，以制其火，尤不宜过用芎归，助其升散也。气虚头痛，必有倦怠少食，或畏寒，或羞明等候，其脉必微而细，或大而空，惟久病年高者有之；必于补气之中，兼用姜桂以扶其阳，稍佐芎辛以达其气也。痰厥头痛，必有呕恶脘满，咳嗽气逆多痰等症，其脉必弦而滑；兼热者，二陈汤加黄芩花粉；兼虚者，六君子加芎辛之类主之。湿气头痛，必有头重眩运，其脉必濡，以苦瓜蒂吐之，所以发其邪也，否则以汗解之。又有火邪头痛者，虽诸经解能为害，而惟阳明为最，以阳明胃火盛于头面，而直达头维；故其痛必甚，其脉必洪，其症必口渴烦热；宜知地、麦冬、花粉、甘草之类，以抑阳而生阴，甚则白虎汤以迎秋气而却炎威，其效最速。此皆东垣所未及之旨，余特表而出之，以示后学云辨症最悉，惜门类尚有未尽。

肩背

经云：西风生于秋，病在肺，俞在肩背，故秋气者，病在肩背。然则肩背之痛，当责之肺无疑矣。但有风寒、风热、气盛、气虚、痰饮之别。盖肺主皮毛，皮毛受邪以传于肺，郁遏经络，因而作痛，当以辛温之药散之。或风热乘其肺，使肺气郁甚者，当泻风热，以辛凉之药解之。又肺主气化而治节一身，或气盛有余，则壅而不行，阻塞经络，肩背作痛。或气虚不足，则少气不足以息，亦令肩背作痛。盛则苦辛泄之，虚则甘温补之。又肺为储痰之器，肺中有积痰，随气流注经络，以致隧道壅遏为痛，此当理其痰，尤必兼调其气，盖气清则痰自化也。外此则有肾气上逆作痛一症，此逆气即阴气也。肾中阳虚，则浊阴之气始得上攻清阳之位，此当甘辛温药峻补其阳，而驱逐阴气。弱专理肺气，反为诛伐无过，又不可不知也。

◉ 附：臂痛

戴氏云：臂为风寒湿所抟，或饮液流入，或因提挈重物，皆致臂痛。有肿者，有不肿者，若痰饮流入四肢，令人肩背酸痛，两手软痹，宜导痰汤加木香、姜黄各五分，如不效，轻者指迷茯苓丸，重者控涎丹。

有血虚不荣于筋，而致臂痛，宜蠲痹合四物汤各半，和匀煎服。有气血凝滞经络不行所致，宜舒筋汤。

凡手臂痛，惟桂枝、姜黄能行手臂，引他药致痛处，本草言桑枝亦妙。

心痛

心者，君主之官，神明之舍也，深居九五，统御百官，下有膈膜，蔽浊气之上逆，外有包络，阻邪气之内侵。故心之为脏，不易受邪，亦不可受邪，受邪则精神离决，百骸无主而死矣。今人之屡发屡止，时减时痛者，非包络受邪，即《内经》胃脘当心而痛之症，故《灵枢·厥病篇》有厥心痛、真心痛之辨。真心痛者，心脏自受邪气，必手足冷至节，爪甲青，旦发夕死，夕发旦死，不可治也。厥心痛者，他脏之气厥而至心之分，虽痛而实非心痛，为可治也。而其致痛之由，有寒客者，有火郁者，有痰凝者，有食滞者，有气结者，有血瘀者，有中恶者，不可不详辨而治。

若痛而唇黑甲青，便溏不渴，喜暖恶寒者，寒也，宜四逆汤或理中汤加吴萸、川朴、枳壳、豆蔻之属温之。若烦躁额汗身热脉数者，火也，宜芩连、山栀之类清之。若胸膈迷闷，作酸呕恶，或痛连胁背者，膈有停痰也，宜二陈汤或星半安中汤之类主之。若痛而兼胀，嗳腐吞酸，饱则甚，饥则减者，食停中脘也，宜香砂枳术丸加神曲、麦芽之属消之，甚则煮黄丸利之。若脉沉胸满，得怒辄痛者，气逆而滞也，宜乌药、香附、枳实、砂仁之属行之。气挟痰食者，二陈汤合越鞠丸服尤妙。若脉涩口干迷满，按之辄痛者，胃脘有死血也，宜延胡、桃仁、苏木、红花、当归、蒲黄、五灵脂、韭汁、童便之属和之。挟寒者加干姜、肉桂以温之。若心腹绞痛，或吐或泻，语言错乱，躁扰不安者，中恶也，宜藿香正气散或六和汤之属主之。今人不审其因，辄以香燥开结之药，合成丸散，概行施治，其获愈者，亦偶中耳，岂通源达本之治哉？

◉ 附：胃痛

胃脘痛者，多由痰饮食积郁于中，七情九气触于内。是以清阳不升，浊阴不降，妨碍升降，故痛也。胃脘痛即心脾疼也，胃脘当在心下，禀冲和之气，为水谷之海。胃气强者不受邪，虚者邪乘而犯。如心痛之有多端，但胃脘痛必与胃家本病参杂而见，如胀满，如痞闷，或呕吐吞酸，或便难、泻利，或面色浮黄等症。实者宜平胃散，虚者宜四君汤，各审其因，而为之加减，如心痛例。

◉ 附：嘈杂

嘈杂者，似痛非痛，似饥非饥，由冲和之气索然，水谷之精不奉，浊液归攒为痰为饮，是以中州之地扰攘不安，神情困苦。法当补土为君，扶金为臣，伐木为佐，泻心为使。若不补土，务攻其邪，久而为虚必变，反胃胀泻矣。

◉ 心痛门诸方

◎ 治寒之剂

栝蒌薤白半夏汤

栝蒌实三钱　薤白头一钱半　制半夏一钱半　白酒一杯，冲

麻黄桂枝汤

治外因心痛，拘急不得转侧，恶寒发热。

麻黄五分　赤芍二钱　半夏一钱半　香附二钱　干姜五分　桂枝三分　细辛二分　甘草三分

◎ 治热之剂

金铃子散

治热厥心痛或发或止，久不愈者。

金铃子三钱　延胡二钱

清中汤

治火痛。

半夏一钱半　陈皮一钱　川连五分　黑栀三钱　草果五分　茯苓三钱　生姜一片

◎ 理气之剂

加味七气汤

半夏一钱半　延胡二钱　参一钱　桂五分　炙乳香五分　生草三分　生姜一片

立应散

治心腹急痛。

良姜二分　香附三钱

◎ 和血之剂

失笑散

生蒲黄一钱　五灵脂三钱

丹溪方

治死血胃脘痛。

延胡二钱　红花一钱　桃仁三钱　红曲二钱　飞滑石三钱　桂五分

◎ 理痰之剂

星半安中汤

治痰积作痛。

南星二分　半夏一钱半　青陈皮各一钱　枳壳一钱半　香附二钱　木香八分

苍术八分　黑栀一钱半　滑石三钱　茯苓三钱　西砂仁五分　炙草四分

◎ 治食之剂

煮黄丸

治饮食过多，心腹胀满刺痛如神。

雄黄一两　巴豆五钱，去皮心，研如泥

上药再入白面一两五钱，研末滴水糊丸，如桐子大，开水下十二丸，以微利为度，利后服藁本汤。

藁本汤

治大实心痛，大便已利，宜以撤其痛也。

藁本三钱　苍术一两五钱

上用长流水煎服。

感应丸

治食积、酒积、痰积为患，心腹绞痛。

丁香　木香　巴豆　杏仁　干姜　蔻壳　百草霜

上药酌用，入巴豆十粒，去壳，研成膏，再用乌梅三个，研极细匀，如绿豆大，每三四丸开水送下。

◎ 杂方

集录方

刘寄奴三钱　炒延胡一钱半

上用淡姜水同热酒调服。

腰痛

腰痛之症，人皆以为肾虚所致，余甚非之。盖尝详考《内经》，凡足少阴、足厥阴及督脉为病，皆足令人腰痛，又有六经腰痛形症之别，故其病有表里、虚实之不同。如《内经》所云：六经为病，大都皆是表邪，太阳少阴多中寒，少阳厥阴多中风，阳明太阴多中湿，凡此病在于经，邪自外入者也。若足少阴、厥阴、督脉为病，大都皆属内伤，或以年衰，或以劳苦，或以酒色断丧，或以七情郁结所致。凡此病在于脏，损成乎内者也。外此又有跌仆闪挫，以致血脉阻滞，筋骨不和，发为腰痛者，此其病在经脉，又与表里之病不同。辨之之法，凡悠悠戚戚屡发不已者，肾之虚也。遇阴雨或久坐，痛而重者，湿也。遇诸寒而痛，或喜暖而恶寒者，寒也。遇诸热而痛，即喜寒而恶热者，热也。郁怒而痛者，气之滞也。劳动即痛者，肝肾之虚也。当辨其所因，然后分别施治。寒则温之，热则清之，风则散之，湿则利之，气逆则调之，血竭则和之，精枯则补之。若其病虽在表，而涉内虚者，治邪之中，又当顾虑其虚。若内既大虚，而挟微邪者，但当补正为主，而微兼治邪。夫病有虚实，治有补泻，岂可胶于一见哉？

◉ 附：胁痛

《准绳》云：胁痛固属肝，然宜分虚实。肝病故能胁痛，然心肺包络胆之病亦然。故胁痛须识各经气变，然后可以施治。且夫左右者，阴阳之道路也。肝生于左，肺藏于右，故左胁多因留血，右胁悉是痰饮积，其两胁止痛，又不可一概而言也。若言致病之由，凡六淫七情，劳役饮食，皆足以壅气凝痰积血为痛。夫痰气固有流注于左者，然必与血相搏而痛，不似右胁之痛，无关于血也。只是胁痛别为杂症，左为肝邪，芎芷、甘草；右为肝移邪于肺，郁金、姜黄、枳壳、桂心、甘草；盖枳壳乃胁痛的[①]药，所以诸方中皆不可少也。

◉ 腰痛门诸方

◎ 治风之剂

牛膝酒

治肾伤风毒，攻刺腰痛，不可忍者。

牛膝　川芎　生地　羌活　地骨　五加皮　海桐皮　米仁[②]　甘草

上药以袋盛之，置烧酒内，浸二七日，夏三五日。每服半盏，日三五次一方加炒杜仲一两。

独活寄生汤

小续命汤加光桃仁最妙。

◎ 治寒之剂

姜附汤

治感寒腰痛，本方加杜仲、桂心炒。

◎ 治寒湿之剂

生附汤

治寒湿腰痛。

生附子五分　白术一钱　牛膝三钱　杜仲炒，三钱　川朴姜炒，八分

干姜五分　苍术八分　炙草五分　茯苓四钱

引　生姜三片　红枣二枚

芎归汤

羌活八分　柴胡五分　归尾酒炒，二钱　苍术八分　独活一钱　防风一钱

汉防己一钱半　川芎八分　桃仁三钱　肉桂三分

上药，水酒各半煎。

◎ 治湿热之剂

苍术汤

治湿热腰腿疼痛。

苍术三钱　柴胡一钱半　防风一钱半　川柏三钱

独活汤

治因劳役，湿热自甚，腰痛如折，沉重如山。

羌活一钱　独活七分　防风一钱半　大黄制　当归　连翘各三钱　光桃仁三钱

---

① 的（dí，音迪）：确实、实在。

② 米仁：即薏苡仁。

川柏三钱　汉防己一钱半　泽泻一钱半　甘草　桂心各五分

酒水各半煎。

◎ 治热之剂

甘豆汤

治风热入肾腰痛，大小便不通。

稆豆皮三钱　甘草三分　加川断炒，三钱　天麻炒，一钱

间服败毒散。

◎ 理气之剂

乌药顺气散

◎ 和血之剂

加味四物汤

治瘀血腰痛，本方加桃仁三钱、红花(炒)三钱。

调荣活络散

治失力腰痛，或跌仆瘀血及大便不通而腰痛。

广箱黄一钱半　生地砂仁炒，三钱　川芎八分　赤芍酒炒，三钱　归尾酒炒，二钱

牛膝炒，三钱　桃仁三钱　川羌活八分　红花酒炒，一钱半　桂枝五分

上药，水一钟，煎八分服。

◎ 补阳之剂

青娥丸

治肾虚腰痛。

厚杜仲姜炒，二两　补骨脂炒，三两　核桃廿一个

上为末，蒜四两为膏和丸如梧子大，每服钱半，温酒送下。

◎ 补阴之剂

补阴丸

败龟板酒炙，五两　甘杞子三两　杜仲姜汁炒，三两　川柏酒炒，三两

知母一两五钱　五味子三钱　甘草五钱　侧柏叶三钱

上，猪脊髓加地黄膏为丸。

◎ 调肝之剂

调肝散

制半夏一钱半　川芎八分　当归二钱　牛膝二钱　木瓜一钱　枣仁炒，研，三钱

细辛三分　石菖蒲一钱　肉桂五分　炙草五分　姜二片　枣一枚

腹痛

腹痛之病，其因有三，曰寒凝、气结、食滞而已。盖腹中为至阴之地，脾胃大肠小肠居

之。胃主盛受，而脾主运行，小肠熟腐水谷，而大肠传化糟粕。一或形寒饮冷，绝食太甚，忧思过度，皆足以阻其四运之轴。于是三焦否[①]塞，升降无权，六腑不行，出入斯阻，而腹痛之症作矣。然虽因寒、因气、因食，而所关总在乎气。盖食停则气亦滞，寒客则气亦凝，故治之者，当以理气为主。食滞者兼乎消导，寒凝者兼乎温中，若只因气逆，则但理其气，病自愈矣。

然而犹未尽也，亦有肝脾血弱，不能荣养者，每致腹痛，其痛并无增减，连绵不已，喜得揉按者是也。凡积劳积损，忧思不遂者多有之。此非甘温养血补胃和中不可也。又有肾阳衰弱，阴寒内抟，亦能作痛，察无形迹，而喜得温熨者是也。惟房室劳伤，真阳素弱者多有之。亟宜温补元阳，使阴寒消散，其痛立止。

今人但知有实而不知有虚，知用泻而不知用补，虽贤如丹溪，尚云诸痛不可补气，又安问其他乎？

◉ 附：诸痛治法

寒痛，香砂理中汤，不效，神保丸微利之。虚者，藿香正气散加木香、枳壳、官桂，吞来复丹。热痛，平胃散加橘半知芩连，或解毒汤加枳朴、木香、黑栀。痰积作痛，二陈加行气药及星半安中汤。食积作痛，二陈平胃加楂曲、麦芽、砂仁。酒积作痛，宜苍术、朴槟、葛根、陈皮、木香、蓬术、茯苓、砂仁、蔻仁，加败田螺壳煅存性，研尤妙。死血作痛，宜桃仁承气汤。虚者，加归地，蜜丸服，以缓除之。气滞作痛，通则腹胀，其脉必沉，宜木香顺气散。腹痛有时作时止者，有块梗起往来者，有吐清水者，皆是虫痛，宜泡川椒汤送乌梅丸安之。

◎ 治寒之剂

理中汤

干姜五分　白术半生半炭，各五分　党参一钱半　炙草五分　加藿香一钱　砂仁五分

厚朴汤

川朴一钱　广皮一钱　葛根一钱　茯苓三钱　炙草五分

苦楝丸

治奔豚少腹。

延胡五钱　川楝五钱　茴香一钱　附子炒，一钱　全虫酒洗，炒四只　丁香四只

一方加当归三钱。

◉ 论痛宜温散

丹溪曰：心腹痛者，必用温散。此是郁结不散，阻气不运故也。

泄泻

泄泻之候，有因湿胜者，以水土相乱，并归大肠也；有因寒胜者，以命门火衰，气化无权

① 否：通“痞”。

也；有因脾虚者，以土不制水，清浊不分也；有因肾虚者，以火不生土，寒湿内生也；有因食滞者，以运化不及，中气受困也；有因风胜者，以风邪干胃，木能胜土也。大法湿则利之，寒则温之，风则平之，虚则补之，食则和之，所因不同，故其治亦不一。乃丹溪云：泻多由湿，惟分利小水最为上策。此惟酒湿肥甘之辈而为暴泄之病，少腹胀满，水道痛急者为宜。若病久阴虚脉弱气怯，口干水渴而不喜冷者，不可利也。盖本非水有余，实因火不足，本非水不利，实因气不行。夫病不因水而利则亡阴，泻因火虚而利复伤气。倘不察其所病之本，则未有不愈。利愈虚，而速其危矣。

◉ 治泻诸法

泄泻有湿、火、气、痰、食五者之分。湿用四苓散加白术，甚者苍白二术同加，燥湿并渗泄也。火亦用四苓散加黄芩、木香，伐火邪也。气虚用四君子加白芍、升麻。痰积用黛蛤散合二陈汤，加内金、神曲。食积亦二陈汤加楂曲、川芎、麦芽、泽泻，兼吞保和丸。水泻仍用五苓散，如久病大伤。气泄用熟地炭、白芍、知母、升麻、干姜、炙草。脾泄当用白术、神曲、白芍、肉果之类；如脾泄已久，大肠不禁，以赤石脂、肉果、炮姜、甘草，或附桂八味丸以温补之。

痢疾

痢疾一症，即《内经》所谓“肠辟”也。古人又谓之“滞下”，其实皆一症也。至于病本，从来议论纷纭不一。河间丹溪则以为热为实，东垣景岳则以为寒为虚，而要皆非也。《内经》云：食饮不节，起居不时者，阴受之，阴受之则入五脏，入五脏则䐜满闭塞。下为飧泄，久为肠辟，是痢疾之候。无非邪气外搏，饮食内凝，脏器受伤所致。然至其病程，则有寒有热，或虚或实，不可一概而论。何也？人之脏气，有阴有阳，元气有弱有强，脏寒则热，亦生寒。气弱则实，亦成虚。必须审察病者气之强弱，体质厚薄，病之新久，脉之虚实，曾无通泻及用攻击苦寒之药，以知其正气邪气孰多孰少，阴邪阳邪或偏或驳。然后对症用药，斯为万全。凡痢症初起，形气尚强，胀实坚痛者，可速去其积大承气汤，积去则痢自止。此通因通用，痛随利减之法也。若烦热喜冷，脉实腹满，或下多纯红鲜血者，此为湿热内盛，而宜清利者也白头翁汤。若痢疾经久，未有不伤其正者，但有伤阴伤阳之两途。伤阴者，精血脂膏悉从利去，多有烦躁热渴之候，此宜亟行清润芩葛汤以养其阴。伤阳者，脾肾元阳悉从利散，多有滑脱厥逆之候，此宜急行温补四神丸以回其阳。总之暴病则多实，久病则多虚，滑脱者多寒，涩滞者多热，参之脉症，合之形气，百无一失矣。

◉ 治痢大法

痢用芩连白芍三味为主，而以木香枳槟佐之。若腹痛加延胡、砂仁；若后重加滑石、甘草。倘若白痢，加术陈、茯苓；初虽下之，加酒大黄；兼食积，加山楂、神曲。如红痢，加归芎、桃仁以理血，苍术、陈皮以理气。设白痢久，胃弱气虚，或下后未愈，减芩连白芍，加术芪橘苓、砂仁，再加炮姜。若红痢久，胃弱血虚，或下后未愈，减芩连，加芎归、熟地、陈皮、白术，再加桂心以反佐之。若红黑相杂，此湿热胜也，以故小水赤涩短少，加木通、黑栀、泽苓之类以分利之。若久痢后重，此大肠下坠，宜去槟枳，加条芩、升麻以提之，或加御米壳以止之。若热利呕吐，食不得下，加石膏、橘栀，另入姜汁缓缓呷之。若气血虚而利，宜参术苓连、阿胶陈皮之类以补之。若寒利，用香连丸加芍桂朴砂、炮姜之类。如虚寒滑脱，宜用温补，更加龙骨、赤脂、乌梅等收涩之。

◉ 后重分虚实法

后重本因邪压大肠坠下，故大肠不能升上而重。是以用大黄、槟榔辈，泻其所压之邪，此实也。若邪已泻，其重仍在者，知大肠虚滑，不能自收而重，是以用罂粟壳等涩剂，固其滑，收其气而愈也。然邪压大肠之重，其重至圊后不减；大肠虚滑不收之重，其重至圊后随减；以此辨之，百不失一。

癃闭

癃闭之候，小便不通也。详考《内经》，有曰三焦并太阳之正，入络膀胱，约下焦，实则癃闭，又足少阴实则闭癃，是言癃闭为实也。又曰：胞移热于膀胱则癃，是言癃闭为热也。实则宜利，热则宜清，病自已矣。然有利之而水不行，清之而闭益甚者，其义何居？盖尝读《内经》，而得其旨，试为言之。《内经》曰：膀胱者，州都之官，津液藏焉，气化则能出矣。又曰：饮入于胃，游溢精气，上输于脾，脾气散精，上归于肺，通调水道，下输膀胱，水精四布，五经并行。夫所谓气化者，肺金之气化也，所谓通调水道者，肺气通调而能使水道下行也。是水虽处于膀胱，而实关乎肺气，肾虽主水之藏，而肺实生水之源。古云：水出高源；又云：黄河之水天上来者，非耶？而癃闭之关乎肺者，亦有二端。有肺郁而闭者，有肺燥而闭者。肺郁则气不下行，膀胱之水无气以化，肺燥则金不清肃，肾脏之水失其化源。若此者，虽清之而不能清，利之而不能利者也。盖源既塞矣，而强责其下流，其能行乎？泉之竭矣。而犹不云自中庸何益乎？惟宜通肺气则郁解，而泉流自达；滋养肺金则燥释，而肾水自生。经云：病在上，取之下，此之谓也。嗟乎！此中元妙，岂可与浅学者语哉？

淋症

经云：脾受积湿之气，小便黄赤，甚则淋。又云：风入郁于上而热，其病淋。夫积湿则能生热，而热郁又能成湿，湿热交蒸，气道不清，而淋病生焉。治法湿积则利之，热甚则清之，火郁则发之，风胜则平之。乃今之治淋者，专以苦寒通利为主，不知通利太过则中州气弱，而脾湿愈以不行，苦寒太甚则风邪内郁，而火热为之益炽。是何贵乎医耶？况乎劳倦伤中，而气虚下陷者有之，纵恣嗜欲，而肾阴不固者有之。二者皆能令人小便淋漓不快，时时窘迫。此则似淋而实非淋也。若再行通利，则气愈陷而阴益伤，贻患非浅矣。医者最宜识此，不可概以治淋之法治之也。

◉ 淋症门诸方

◎ 理气

石韦去毛，一钱半　赤白芍炒，各二钱　广木香五分　橘红炒，一钱　木通五分　六一散四钱

引　葵子一钱半　朱灯心卅寸

◎ 凉血

五苓散

治膀胱有热，水道淋涩不出，或尿如豆汁，或成砂石，或如膏，或热拂尿血。

全归　赤芍　赤茯苓　益元散

入灯心五十寸，水煎。

火府丹

治小便赤少，五淋涩痛。

细生地五钱　淡竹叶一钱　淡黄芩一钱半　木通一钱半　黑山栀三钱　朱灯心卅寸

◎ 清气

茯苓琥珀汤

治小便数而少，淋涩，脉沉缓，时时带数。

五苓散加血珀一钱，研　灯心　六一散　海金沙三钱，研，包　通草五分

长流水煎。

赤白浊

经云：思想无穷，所求不得，意淫于外，入房太甚，宗筋弛纵，发为筋痿，及为白淫。噫！此即白浊之谓耶？夫意淫于外，则精离其位，宗筋弛纵，则阴挺不收，以离位之精，而当不收之挺，有不时时自下者耶？古人谓：败精为损伤而成者，良有以也。

其浊亦有赤者，血之属也。由心火炽盛，血从内动。古云：浊去太多，精化不及，赤未变白，乃虚甚也。又有湿热为浊者，此因肥甘酒湿太过，酿成湿热，亦随水谷之气暗输于肾，使精气浊而不清，则淫溢而下。丹溪谓浊主湿热，又云：浊症皆是湿痰为病，宜燥中宫之湿是也。大都赤者多热，白者多湿，涩痛者多火，滑脱者多虚，腥秽者多湿热。若浊症初起，而兼涩痛之甚者，宜先清其火，有湿者先去其湿，然后再安精气。及其稍久，痛涩俱去，惟淋漓不止，则有脾气下陷，土不制湿，而水道不清者，有相火已杀，心肾不交而精滑不固者。脾虚者宜举其气，肾虚者宜固其精，治浊之法，无出此矣。

◉ 治浊大法

白浊当理脾肾之阴，法在滋阴降火。先用导赤散加知柏以清之，继用六味丸加五味以收

之，而精自藏矣。赤浊当理脾肝之阴，发在肾阳降火，先用逍遥散加丹皮以清之，继用补中益气加白芍以收之，而血自藏矣。夫下者举之，白浊用补中益气汤而不应，是阴虚，不宜升，助阳则阴益虚也。赤浊用六味汤而平复者，是虚则补母，乙癸同源之治也。至于脾虚不能散精归肺，以致湿热下流而然，所谓中气不足，水便为之变也，小儿患此最多，宜四君子倍茯苓，加升麻、砂仁主之。

遗精

人之生也，非精无以立其基，非神无以善其用。神非精则无以养，精非神则无以附。心者，神之变也，肾者，精之处也。故精之藏受虽在肾，而精之主宰则在心。予每见少年多欲之人，日有所睹，心有所慕，志乱于中，神游于外，遂有精滑梦遗之症者，此无他，心动而神摇，神摇而精自走也。故治此者，当以清心安神为主，而固精次之。患此者，尤以恬静寡欲为亟，庶无虚损尪羸之虑也。非此又有劳倦即遗者，此筋力有不胜，肝脾之气弱也。有因思虑过度即遗者，此中气有不足，心脾之虚陷也。有无故滑而不禁者，此下元之虚，肾脏之不固也。而总以有梦无梦为别耳，有梦者，沉思妄想之所成也，其病多在心脾。无梦者，作劳纵欲之所致也，其病躲在肾肝。此二者为辨证之大纲，而二者之治，则又有辨。大抵沉思者气郁于内，妄想者神游于外，郁则宜扬，而散则宜收也。作劳者，肝热而伤阴，纵欲者，肾虚而阳脱。阴伤宜补而兼滋，阳脱宜温而兼涩也。夫既审其心脾肝肾何脏所伤，滋补固温何法所宜，治斯美矣。然非病者惜命全形，清心寡欲，亦未能取效于眉睫间也。

【眉】

镇固

玉华丹

清上实下，助养本元，最治二便不固，梦遗精滑等。

钟乳粉炼成者一两　白石脂放瓦上煅红，研飞水飞　阳起石煅，酒淬，各五钱

左牡蛎七钱，洗，用韭汁盐泥固，煅，取白者

上四味各研极细，拌和作一处，再研一二日，以元米粉煮糊为丸，如芡实大，入地坑内出火毒一宿。每服一粒，空心浓煎洋参汤放冷送下，服后以少许白粥压之。忌猪羊血、茶、豆粉等。

固脱

固真散

治睡着即泄，用此固真气，暖下元。

白龙骨炒，三钱　细韭子一钱半

为末，每服二钱，空心酒服。

清热养阴

炒樗皮　炒川柏　黛蛤散　濂珠粉三分

益元散

久病无火者，加炒干姜，以神曲糊丸，气虚四君汤，血虚四物汤，下至于牡蛎、补骨脂炒、余粮、石脂、益智仁、桑螵蛸等，均可随宜而用。

疝气

谨按：疝症。《内经》有云：任脉为病，男子内结七疝。又云：督脉生病，从少腹上冲心而痛，不得前后，为冲疝。曰冲疝者，盖兼冲任而为病者也。尝考督、任、冲三脉，皆起于胞宫，而出于会阴而行腹。督由会阴而行于背，冲由会阴出，并少阴而散于胸中，故其为病如此。又曰：邪客于足厥阴之络，令人卒疝暴痛。又肝所生病为狐疝，又足厥阴病丈夫𤸷疝，又厥阴所谓㿗疝者，妇人少腹肿也。又足厥阴气逆，则睾肿卒疝。以足厥阴之脉，循股阴，入毛中，过阴器，抵少腹。其别者，循经上睾，结于茎，故亦为此病。又足阳明之筋，病𤸷疝，腹筋急。

盖足阳明之筋，其直上者，上循伏兔，结于髀，聚于阴器，上腹而布也。然则疝症凡督任冲及足厥阴阳明皆有之。而张子和云：凡疝者，非肝木不受邪，即肝木自盛，皆属肝经。岂以疝病皆属于筋，而诸筋皆属于肝乎？然谓其病多在筋而皆挟肝邪，则可谓其必在厥阴，而不及他经则不可也。至于七疝之名，《内经》已有冲疝、厥疝、狐疝、𤸷疝、㿗疝、卒疝、疝瘕之别。而巢氏又立厥、癥、寒、气、盘、胕、狼七名，子和又立寒、水、筋、血、气、狐、㿗七疝，皆与《内经》不同。巢氏怪而不经，已无足论，即子和特更立明目，以欺世盗名。虽为后代所宗，然学者当以《内经》为主也。至其受病之由，巢氏深得其旨，曰诸疝者，阴气积于内，复为寒气所加，使营卫不调，气血虚弱，故风寒攻入腹内而成疝也。

盖疝病多在于筋，筋热则弛纵，寒则紧急，疝病之控引睾丸，里急腹痛，皆筋急之候，其为阴寒无疑。故治此者，当以温药为主，但不宜骤进补剂，以经络得寒其血气必多郁滞，且肝木之性喜条达，而恶屈抑，故尤以平肝行气为亟。许学士云：此症虽因虚得之，不可以虚而骤补，旨成斯言，可谓先得我心矣。《辨疑录》云：治疝者，每用五苓散，内加行气之药，如小茴、川楝、橘核、木通之类，盖白术甘温，善调脾气，而去邪湿，茯苓淡渗以利膀胱，猪苓泽泻分理阴阳，以和心与小肠之气，肉桂能伐肝邪，小茴善祛寒湿，川楝、橘核去膀胱之气，少加木通以导小肠之邪。余尝用之，获效甚多。俟邪退病衰，然后以温补肝肾之药治之，何患乎疾之不已也？

丹溪曰：愚见当用川乌头五分、黑山栀一钱半作汤服之，其效亦速，后因此方随形症加减，用之无有不应。盖川乌头治外束之寒，栀子仁治内郁之热也。又云：疝有挟虚而发者，其脉不甚沉紧，而豁大无力者也。然其痛亦轻，惟觉重坠牵引耳。当以参术为君，泡吴萸、木香、川楝子、茯苓疏导之品佐之。又云：下部㿗气不痛者，属湿，多宜苍术、白芷、山楂、川芎、枳术、香附、夏星、神曲，有热加山栀，坚硬加朴硝，秋冬加吴萸、当归、炒小茴香等治之。

痹症

痹者，闭而不通之义，由风寒湿三气杂至，至则经络壅闭，血气不行，而病为痹也。其症有三，曰痛痹者，经脉挛痛，即痛风之属；曰行痹者，流走不定，即走注历节风之属；曰着痹者，重着不仁，即麻木之属。盖寒主收引，湿主沉滞，风善行而数变，故其为病不同如此。夫风也寒也湿也，合而言之，则风者寒之帅，寒者风之威，湿与寒又同阴气。分而言之，风则为阳邪，寒则为阴邪，湿则从寒从热之化。《痹论》云：其寒者，阳气少，阴气多，与病相益，故寒也。其热者，阳气多，阴气少，病气胜，阳遭阴，故为痹热。由此观之，其症有热痹、寒痹之分，治法有从阴从阳之异。热痹者，或以肥甘酒湿素蕴之热，或以五志厥阳所动之火，加以阳邪外入，与内热相合，则有口干烦躁便闭之候，治宜清热清风者也。寒痹者，或以房室损伤气，或以久坐久卧寒湿之地，致阴邪外入，与内气相搏，必有喜热恶冷，或厥逆便泄之候，治宜温经散寒者也。独是今之治此者，皆用辛散燥烈之剂，此惟寒湿成痹，得热药开通之力，可以获愈。若遇阳邪之候，必反增其病矣。余每用生地、红花、当归、丹皮、酒炒芩连、秦艽、防风、首乌之属以治热痹，获效甚速。盖湿热所淫，必伤其血，生地、丹皮、酒炒芩连所以清血中之热，九制首乌、炒秦艽、防风所以平血分之风，当归、红花所以通血中之滞。风散热退，血气通和，而痹自已。此余独得之秘，谨书于此，以备学者采择焉。

◎ 治行痹之剂

如意通圣散

治走注风疼痛。

当归　川芎　陈皮　乌药　枳壳　麻黄　甘草

煎服。

如腰脚走注疼痛，加醋、虎骨、没药；心痛加乳香、良姜；如赤眼，加草龙胆、黄连。此治诸痛之仙药也。

◎ 治痛痹之剂

除湿蠲痛汤

苍术　白术米泔浸，各一钱　羌活五分　陈皮一钱　川柏炒，一钱半

泽泻一钱半　茯苓三钱　甘草四分　姜汁竹沥各三匙

或加白僵蚕（炒）三钱；在上痛者，加桂枝、赤芍、威灵仙、桔梗；在下痛者，加防己、茄皮、牛膝、木瓜、红花。

熏洗法

治手足冷痛如虎咬者。

梓[1]木屑以急流水一担，熬沸。以梓木屑置放大桶内，于桶边放一杌凳，用前沸汤泡之。桶内安一矮凳，令人坐在桶边，置脚在内。外以草荐一领围之，勿令汤气入眼，恐防坏眼。此治痛风大功甚捷。

痿症

痿者，痿弱无力，举动不能也。其症有五，内应五脏。曰痿躄者，肺热所生；曰脉痿者，心热所生；曰筋痿者，肝热所生；曰肉痿者，脾热所生；曰骨痿者，肾热所生。凡此五症，皆因五脏有热，阳盛阴衰，以致血脉干槁，津精涸竭，不能荣养筋脉，渗灌溪谷，故大病年衰、妇人产后、金疮失血过多之后，多成此疾。自非大补阴气，以敌阳热，且不持之以久，主之以静，未有或愈者也。然痿虽五脏各有，而其端则在于肺，其治则在于胃。盖肺居五脏之上，而主气化，行营卫，治阴阳，故肺气热则五脏之阴皆不足而诸痿生焉，此五脏之所以生于肺也。经曰：治痿独取阳明。盖阳明多气多血，凡所以和调五脏，洒陈六腑，渗灌溪谷，荣养冲任者，皆此气血之用。故阳明盛则宗筋润而机关利，阳明虚则诸脉涸而筋骨痿，此治痿之所以独取阳明也。故痿症毋论何脏所生，当以峻补阳明气血为主，然后察其所受之经而兼治之，若脉痿者养其心，筋痿者调其肝，肉痿者益其脾，骨痿者填其精，痿躄者滋其燥，治无失矣。乃古人治痿多用苍术、黄柏为主，夫苍术燥能除湿，黄柏寒能除热，此惟湿热壅滞者相宜。若施之血液枯槁，筋脉失养者，非徒无益已也。

【眉】丹溪治痿诸法

痿证属湿热者，健步丸加苍术、柏芩；或清燥湿痰，二陈加术柏入竹沥、姜汁；血虚四物加术柏下补阴丸；气虚四君加术柏；气血俱虚十全大补汤；死血加桃仁、红花、蓬术、归梢、赤芍之类。

脚气

经云：身半已上者，邪中之也；身半已下者，湿中之也。又曰：伤于湿者，下先受之。又曰：清湿袭虚，则病起于下。由是观之，而脚气之病，为水湿所生无疑。而湿亦有二：一者外受之湿，雨露阴湿之气是也；一者内生之湿，酒酪肥甘之所酿也。外受之湿，只肿于下，或发热恶寒，或自汗转筋，凡作劳辛苦之辈多有之。内生之湿，或至手节，头面微肿，或烦渴便闭脉滑。凡肌体充肥，膏粱太过者多有之。东垣所谓南方卑下水寒，病多外感；北人潼[2]乳无节，病多内发，亦有理也。治外感之病，以疏散为主，兼风则解之，兼寒则温之，兼暑则清之。治

① 梓：《病机汇论》作“樟”。
② 潼：应为“湩”（dòng，音冻）字之误。湩乳即乳汁。

内发之病，以分利为主，热则兼清其里寒，则必温其中，实则宜行其气，虚则宜益其脾。而此症又有缓急之分，缓者其来渐，或二三月而日甚；急者其来速，或一二日而起，治之若缓，恐其气上冲心，亦能杀人。故脚气之甚者，非外行砭刺，内服汤药，厥疾不瘳也。

厥症

厥发之始，手足逆冷，甚则卒倒暴厥，忽不知人轻则渐苏，重则即死，最为危候。而其症亦不一，详考《内经》有言：寒厥者，以秋冬夺于所用，而阳气衰也；有言热厥者，以数醉饱入房，而阴气损也；有言煎厥者，阴亏阳扰，煎迫为厥，即热厥之属也；有言薄厥者，气血俱乱，相薄成厥，即气厥血厥之属也；有言尸厥者，以邪客五络，而阴阳离厥也。近世又有痰厥、食厥、酒厥等症。痰厥者，一时痰涎壅塞，气闭昏愦，药食俱不能通也；食厥者，饱食过甚，胃气不行，而上下痞塞也；酒厥者，纵饮无节，湿热内壅，骤然晕眩，甚则昏不知人也。凡此杂病之厥，有此数种不同。至若伤寒厥症，则惟阳厥阴厥二者而已。仲景云：凡厥者，阴阳气不相顺接，便为厥。厥者，手足逆冷是也。故凡伤寒，无论阳厥阴厥，一皆手足逆冷。但辨其从阳经传入者，其厥多热，从阴经直中者，其厥多寒。脉症多阳者多热，脉症多阴者多寒。至于治法，亦自不同。杂病之厥，重在元气，故热厥当补阴，寒厥当补阳。伤寒之厥，重在邪气，故寒厥当温，而热厥可攻，二者不可不知也。至如气厥、血厥、痰厥、食厥、酒厥，虽所因不同，而皆以治气为本。盖血随气行，痰随气升，困于酒食，必伤其气。但使气降而血亦降，气清而痰亦清，气和而饮食自和矣。若尸厥一法，以其手足少阴、太阴，足阳明五络俱竭，宜刺五络之井腧，详备《素问·缪刺论》中。

痉症

痉之为病，头摇口噤，脊背反张，颈项四肢强急，或身热足寒、恶寒面赤之类，皆是也。仲景云：太阳病，发热无汗，反恶寒者，名曰“刚痉”。太阳病，发热汗出，而不恶寒者，名曰“柔痉”。是痉虽有刚柔之义，而总属乎太阳一经。然余尝考《内经》，有曰手阳明少阳厥逆，发喉痹、嗌肿、痉。又曰：督脉为病，脊强反折。又曰：足少阴之筋病，主痫瘈及痉。是痉之为病，凡少阳、阳明、少阴、太阳、督脉皆有之。仲景但言外感而不及内伤，故但及太阳而不及他经也。至于受病之原，《内经》则曰：诸痉项强，皆属于湿。又曰：诸暴强直，皆属于风。又曰：经筋之病，寒则反折，筋急。又曰：肺移热于肾，传为柔痉，是风寒湿热皆能使人痉也。而陈无择云：痉病多由亡血，筋无所养，故邪得以袭之。所以伤寒汗下过多，与夫病疮之人及产后致斯疾者，概可见矣。

盖此症有内伤，有外感，不可不辨。外感者，如《内经》所言风寒湿热之所为也；内伤者，如陈无择所言血虚不能养筋者是也。治外感之痉，以去邪为主，治内伤之痉，以气血为主。故治外感，仲景有栝楼桂枝汤以解外并之湿热，有大承气汤以除内陷之热邪。治内伤，薛新甫[①]、虞天民[②]俱用逍遥、归脾、十全大补汤之属，以治气血虚弱不能营养经脉者，用加味四物、举卿古拜[③]、防风、当归之属，以治血虚而风入者。盖痉有虚弱，治有补泻；倘表邪未尽，误补则烦躁立至；若阴血已亏，误攻而竭绝何堪？今人且不知痉为何病，而欲其分别表里，补泻得宜，不可得矣！

破伤风

破伤风者，肌肉伤损，或疮口不合，而为风邪所袭也。其症恶寒发热，筋脉拘急，或胸腹满闷，二便闭结，或时汗出。盖其风邪亦能传播经络，状类伤寒，故病机分表、里、中三分而治。在表宜汗，在里宜下，在半表里宜和。但此症最为难治，人之壮盛者，随其外症用表、里、中三法，以祛逐风邪此无难也。人之素弱及老人、小儿，或因跌仆，去血过多，或因疮口脓水，淋漓未合，风邪乘虚深入血分者，宜补养营血，兼散虚风。如四物汤中加去风药可也。设元气太虚，不禁外风，昏迷厥逆，证属危急者，先进独参汤峻补元气，随即进星附汤祛除虚风可也。又有绝无外感风邪，而忽为搐搦，口噤目斜，角弓反张者，正病机所谓疮口闭塞，气难通泄，郁热生风者也。一切辛热发散之剂，即在所禁。只以甘草、滑石、葱豉，寒药以退风热而开结滞可也。

黄疸

黄疸之病，多由脾胃不和，湿热相合，蒸郁成黄，正与盦曲相似[④]。《内经》云：溺黄赤，安卧者，黄疸。夫溺黄赤者，热之微也，安卧者，湿之微也。仲景云：阳明病，无汗，小便不利，心中懊憹者，身必发黄。盖阳明湿热之邪既不能从汗而越之于外，又不能从小便而泄之于下，而至心中懊憹，则其湿不能外达，而反内结，不能下行，而反上逆可知。故仲景有茵陈蒿汤，用茵陈、栀子清解其热，微加大黄导之使下。《千金》有麻黄醇酒汤，用麻黄一味，开结散邪，且加醇酒助之外达，如此表里分消，湿退热除，而黄自愈矣。然此特言外感发黄，而未及内伤也。仲景云：男子发黄，小便自利，小建中汤主之。夫小便自利，则湿邪去而发黄当愈，而不愈者，里无湿热，特以中气不足而虚阳外泛耳。故用小建中汤，以建立中气，而收拾虚阳为合治也。若本无热邪，清之必伤其阳，本无湿邪，利之必损其阴。呜呼！可不慎欤？又有谷疸、酒疸、阴疸、女劳疸之不同，此或以饮食伤其脾，或以女劳伤其肾，

---

① 薛新甫：即薛己，明代著名医学家，字新甫，号立斋。

② 虞天民：即虞抟，明代著名医学家，字天民。

③ 举卿古拜：代指荆芥散。用荆芥穗炒黑，为细末，每服二钱，温酒调下，治产后中风。“举卿”切音是“荆”，“古拜”切音是“芥”，此处是用切音的隐语来指代方药名。

④ 盦(ān，音安)：古代盛食物的器具。盦曲相似：指黄疸发病原因和造曲时湿热熏蒸日久发酵变色的道理一样。

或以真阳素弱，或以寒药太过，凡此皆内伤不足之病。若不揣其病本，而概以清利湿热为事者，操刃之事也。

【眉】

前半未尽善，后半精而简单。

消渴

消渴之症，古有上消、中消、下消之名，而肺胃肾分主焉。曰上消属肺，中消属胃，下消属肾。是虽有三者之分，而其端宗属阳明胃经。余从《内经》《金匮》细绎症情，非臆说，亦非创说也，请悉陈之。

《内经》云：二阳结，谓之消。夫二阳，阳明也，主变化水谷，灌溉五脏者也；结者，坚结之谓。阳明之土，取其柔沃，则敷布畅遂，而成生化之功。若燥火太过，损伤津液，则其土为燥土，而非沃土，为坚土，而非柔土矣。至坚燥之极，结硬如石，不受水之浸润，喜言所谓以水投石，水去而石自若，此妙喻也。夫胃土既结，则机缄穷而气化阻，饮虽入胃，不归气化，直趋水道而下，所谓游溢精气，输脾归肺，水精四布，五经并行者，不可得之数矣。夫胃既不能以水自滋，又不能以水上潮乎肺，所以水入虽多，渴终不解，而上消之病成矣。仲景云：趺阳脉浮而数，浮则为气，数则消谷而大坚，气盛则溲数，溲数则坚，坚数相搏，即为消渴。夫趺阳在足背上，胃脉也。胃热炽盛，故能消渴。然但能消渴，而不能分布津液，谷入虽多，仅足以益坚土之势耳。且热气既盛，其身中津液尽为火热所逼，直趋而下，所以溲数。溲数而胃益坚，愈坚愈数，愈数愈坚，而消渴之病遂成。然则上消虽属于肺，而讵不关于胃耶？至于肾者，肺之子也。胃者，肾之所胜也，肺既无以滋养其子，胃且以热传其所胜。且或以七情房室，损伤真阴，水虚不能胜火，任其燔灼肾中所藏，脂液尽消而下，所以小便频数，浑浊如膏，胫酸肌削，而下消之病成矣。嘉言亦云：三消之病，始于微而成于著，始于胃而极于肺肾。斯言先得我心矣！

至于治法，亦以专滋阳明为急。阳明受滋，不下凌其肾而肾以安，可生养其肺而肺以肃，且肺肃则肾赖以生水足，则火因以熄，渴病焉有不愈者乎？但其浸灌滋润，必非旦夕所可几，亦非浅近所可致，古人有用承气汤下之者，是亦直达阳明之一法。盖胃已大坚，非借下之力，不足以破坚凝之势。但不宜制之太急，恐药过病所，便伤正气。亦不宜制大其服，恐过下伤阴而燥结愈甚。喜言所谓九蒸大黄与甘草同用，则缓急互调，与党参合用，则攻补兼施，斯诚见至之言，后学所宜宗也。既下之后，即以大剂甘寒峻补其阴，以滋燥土。继乃以六味地黄汤滋其肾水，降其心火，火降水升，土气以柔，金气以清，渴斯愈矣。最忌苦寒之剂，多用渎用[①]致坚结未开而胃气转伤，转为中寒中满者有之。经云：热病未已，寒病复起。此之谓与！

---

① 渎用：意为滥用。

眩晕

谨按：眩晕之候，当分虚实二症。《内经》云：诸风掉眩，皆属于肝。河间云：眩晕者，由风木旺而木复生火，风与火皆属阳，阳主动，两动相抟，则为旋转。丹溪云：痰在上，火在下，火炎上而动其痰也。此眩晕之属实者也。《内经》云：上气不足，头为之苦倾，目为之眩。又云：上虚则眩。又云：髓海不足，则脑转耳鸣而眩冒。此眩晕之属虚者也。

至于治法，风则分其挟寒挟火而解之，火则分其或微或甚而清之，痰则审其属寒属热而消之。若所为上虚者，阳中之阳虚也，凡饥饱劳倦，大吐大下，汗多亡阳者多有之，此宜补脾肺之气。所为髓海不足者，阴中之阴虚也，凡房事过度，妇人产后，金疮失血过多者多有之，此宜补肝肾之阴。又有大醉之后，湿热上蒸而晕者，伤其阴也，有大怒之后，木肆其强而晕者，伤其气也。有痰饮留中，治节不行而晕者，脾之弱也，此又有余中之不足也。当各因其症，治而求之。

汗症

汗者，阴气之所化也。肌表者，卫气之所居也。汗生于阴而出于阳，故汗之有无，由营气以为之变化；而汗之出入，由卫气以为之启闭也。然有自汗有盗汗，自汗者，濈濈然汗出无时，而动作益甚。盗汗者，寐中通身汗出，觉来便收是也。《藏气法时论》云：肺病者，肩背痛，汗自出。肾病者，寝汗出，憎风。故自汗者，其病在肺，卫气不固，腠理不密，而汗随气散也。盗汗者，其病在肾，阴虚者，阳必凑之，故阳蒸阴分，而汗随火泄也。

【眉】

汗症变化最多，岂肺肾所能概括？下文脉症之辨最的。

此其大法如此，然非参之以脉，核之以证，亦何从辨其阴阳乎？总之脉数者多阳，脉迟而微者多阴。汗出而热者多阳，汗出而寒者多阴。烦躁身热自汗者多阳，厥逆身寒汗出者多阴。阴盛者，阳必衰，宜以参附、芪附之属实阳固表。阳盛者，阴必弱，宜以当归六黄汤或六味地黄汤之属治火补阴。又有自汗不止，不禁外风者，腠理之不密，亦阳虚之属也，治宜实表散邪，玉屏风散主之。有自汗身重脉缓而大者，此湿气之乘脾，亦阴盛之属也，治宜实表去湿，防己黄芪汤主之。若汗出而喘，脉脱神昏者，此其六阳气绝，阴阳相离，绝汗乃出，不可为也。

【眉】

固表

四制白术散

白术匀四分，一分黄芪炒，一分石斛炒，一分牡蛎炒，一分麸皮炒上药炒好，各拣去，独用白术为末。每服三钱，米饮下。

扑汗药

麻黄根　炒牡蛎各一两　赤石脂　煅龙骨各五钱

上为末，以绢袋盛住，扑之即止。

健忘

健忘之症，古人方论皆以为心肾不交所致。然究不详其所以交与不交之故，今试言之。夫心之与肾，自水火也，自牝牡也。心以阳藏，而位乎南，得卦之离，离为阳也。而奇中有偶，则阳中有阴也。故心虽属火，而火种有至阴之精以降流乎肾者也。肾以阴藏，而位乎北，得卦之坎，坎为阴也。而偶中有奇，则阴中有阳也。故肾虽为水，而水中有真阳之气以上潮乎心者也。所以至人淡泊无求，以宁其心，恬静寡欲，以安其肾。但使离之阴静，则心可交肾，坎之阳密，则肾可通心，此交通之道也。若其烦劳太过，则心阳亢而上炎；嗜欲无穷，则肾阴弱而下趋；阳亢者阴不生，而心中无阴，将何以下通乎肾？精去则气亦去，而肾中无阳将何以上交乎心？此不交之道也。

人知心之火、肾之水，而不知水中之火、火中之水也。人知心之火降，水之火升，而不知心中有阴，始能降于肾，肾中有阳，始能交于心也。不然心火下流肾，且为其侵侮，肾水上凌心，且受其贼邪，又何交之足云？至于治法，古人用天王补心丹以抑心火而使之下，又用六味地黄丸以滋肾水而使之上，愚又以为不然。夫欲心之交，须养其血，欲肾之交，必固其气。岂抑心火、滋肾水之谓哉？况乎心居于上，肾居于下，其间心肾而居者为脾。道家以心为婴儿，肾为姹女，脾为黄婆。黄婆者，媒妁也。所以交引心肾，使之相见者，实黄婆之力居多。故虽治其心肾，又必调养中州归脾汤，始得以胜通上彻下之任也。余因世之治健忘者，动称心肾不交，及观其论方，罕能尽乎此者，故为辨之如此。其他又有因痰、因火、因郁之不同，当各因其症而治之。

癫狂

《难经》云：重阳者狂，重阴者癫。故癫狂其本不同，狂病之发，妄行妄言，不避亲疏，癫病之发，或歌或哭，喜常独处。狂病成于大惊大怒，故其候多躁而常醒；癫病成于积郁积忧，故其候多静而常昏；此其阴阳之辨，自有冰炭之异。故狂病多火而病通肝胆，非寒下之药不足以杀其木火之势。癫病多痰而病涉心脾，非温燥之剂不足以破其沉滞之气。然此特其大法耳，终当以脉之迟数、症之寒热辨其属阴属阳、为痰为火，而分治之，庶无失矣。

痫症

痫之为病，发作无时，卒然昏仆，口中作声，筋脉瘛疭，冷汗吐沫，或一二时，或半日许乃醒。其发也，或数月一发，或数日一法，或一日二三发，病愈深者愈频也。原其受病之由，或以大惊卒恐，或以饮食不节，以致脏气不平，郁而成涎，留积筋络，乃成此病。其后一遇惊恐奔走劳力之事，触动脏气，则气所积痰涎，一时暴逆。如风之发，如火之炽，莫之能御者，所以猝然昏仆，随其五脏所伤，发为五症，钱氏方论言之详矣。

至于治法，丹溪所云寻痰寻火，分多少治。虽为合论，但其所用芩连、瓜蒌、半夏、南星之属，非肩弘任重之品恐不足以迅扫蓄邪。而驱除痼疾，当用礞石滚痰丸为主，审其何脏受病，即以何包为衣，以为引经。如心病用朱砂，肝病用青黛之类，使之直达病所，驱除痰热，后以清心安神之药调治百日，自可取愈。甚者如子和所云，以三圣散于暖室中使汗吐下三法并行，次服通圣散百余日则愈矣。若不先去其蓄痰积热，而惟以姑息为事，虽多服汤液，吾未见其能愈者也。

惊恐

惊症有二，有因病而惊者，有因惊而病者。《内经》云：二阳一阴发病，主惊骇；又东方青色，入通于肝，其病发惊骇；又阳与阴气相薄，水火相恶，故惕然而惊。此因病而惊者也。经云：惊则气乱，而心无所倚，神无所归，虑无所定，此因惊而病者也。因病而惊者，脏气先伤，当察其火盛则清之，痰凝则消之，中虚则补之。因惊而病者，神气暴夺，当以安神养心为主。然神去则舍空，舍空则液聚，恐非兼理痰气不可也。

而恐亦有二，《内经》云：肝气虚则恐，血不足则恐。又曰：心怵惕思虑则伤神，神伤则恐惧自失，此因病而恐者也。曰：恐则气下。恐惧者，神荡惮而不收，恐惧而不解则伤精，此因恐而病者也。因病而恐者，精神内弱，当养心血，补肝肾之精，因恐而病者，神气多郁，当调养心脾，兼微和其痰气。然而治惊颇易，治恐实难。治外来之惊恐犹易，治内生之惊恐实难。盖惊则伤于气，气虚可以猝致，恐则伤于精，精伤难以骤复。外来之惊恐，病出于暴，但使气平即已。内生之惊，恐症成乎渐，使非恢复精神不已。此惊恐二症病源之异，治法之分，不可不详辨也。

怔忡

病怔忡者，心中振动不宁，即心悸也。考之《内经》，无有言怔忡者。《金匮》独出二条云：食少饮多，水停心下，甚者则悸，半夏[1]麻黄丸主之。脉结代，心动悸者，炙甘草汤即复脉汤

① 夏：原作“丸”，据后文“半夏麻黄丸”改。

主之。故古人云：心悸之由，不越心虚与饮，二者而已。盖心者，藏神之地，心虚则神去，神去则心无所主，而振恐不宁，故用炙甘草汤以益虚而养神也。又心为火脏，而水能胜之，若水停心下，则贼邪逼处，而心君焉能泰然？故用半夏麻黄丸以行水蠲饮也。然此特其一端耳。

愚谓：虚而悸者，则有气虚、血虚之异。水而悸者，则有中焦、下焦之分。气虚者，中虚也，宜补其胃。血虚者，心虚也，宜养其心。中焦之水，胃腑之所积也，治宜分利而兼补胃阳。下焦之水，肾脏之所逆也，治宜温补而兼逐水邪。此其二者之中，又有不同如此。医理最深，岂一蹴所可几哉？

不寐不寤

愚按：不寐之症，盖有多端。有伤寒伤风疟疾而然者，邪气内扰也；饮食过度而然者，胃不和则卧不安也；忧劳愤郁而然者，痰火内乱也；曲运神机而然者，心血耗损也；大病新产年高而然者，气血交伤也。然虽有数种不同，总之虚实二字足以尽之。若体气素盛，偶为风寒所客，痰火所扰，饮食所滞，而致不寐者，此为有余，但去邪而正自宁。若体气素弱，或因过劳，或因病后，或以忧思，而致不寐者，此为不足，但宜补养心脾气血而已。虽有微痰微火，所不计也。若夫不寤之症，非脾湿有余，即精神内弱。盖卫气行阳则寤，行阴则寐，故寐属阴而寤属阳也。不寐由阴气之虚，不寤由阳气之困。故治不寐之症，当以养阴，而治不寤之症，当以养阳也。若年高之人，昼反多寐，而夜反多寤者，此其阴阳两败，营卫之行，失其常经，不可治也。

耳症

经云：北方生寒，在脏为肾，在窍为耳。又曰：南方赤色，入通于心，开窍于耳，虽十二经脉三百六十五络，皆上于面而走于耳，而尤以心肾二脏为主也。至于受病之由，如经云：精脱者耳聋，液脱者耳数鸣。曰肝病者，虚则目䀮䀮无所见，耳无所闻。曰肺病者，虚则少气不足以息，耳聋嗌干。是精气血液不足，皆能使人耳聋也。又，经云：三焦手少阳也，是动则病耳聋浑浑焞焞。又云：小肠手太阳也，是主液所生病，耳聋目黄颊肿。曰暴厥而聋，偏塞闭不通，内气暴薄也。曰木郁之发，为耳鸣眩转，是风火、痰凝、气郁皆足令人耳聋也。而其大要，则以暴病久病为辨证之的。若素无他病，而旬日之间忽然耳聋者，必是风火痰凝气逆之所致。其病为实，但审其风则解之，火则清之，痰则消之，气则顺之。若年高久病、新产渐觉耳聋，日甚一日者，必是精衰气弱血枯之候，其病为虚，但审其肝病则养其血，肺病则益其气，肾病则益其精。若肾气不足，虚阳上逆者，必补益与镇摄兼行，庶克有济也。病因虽多，不出虚实二端，能知其要，则知其治之矣。

用药总论

东庵曰：药品多端，理可融会，性不过寒热温凉，味不过辛甘酸涩苦咸六种而已。寒者凝滞，热者宣通，温者热之次，凉者寒之轻，酸则必收，涩则必固，苦则必降，辛则必散，咸能润下，甘能缓中。香燥者其性窜烈，多服则耗气；滋润者其性濡湿，多服则伤脾；消导者其性克伐，多服则破气；推荡者其性迅烈，多服则伤阴；渗泄者其性下流，多服则走泄。凡诸种种，可以类推，是皆有去病之功，但用之不宜偏胜。惟有补益之品，久服多服不妨，然用亦不宜呆补，宜以行经分消之品佐之，则万全而无弊矣。

沈时誉医书一种

鹤圃堂三录

校记

《鹤圃堂三录》三卷，附沈朗生诊案一卷。沈时誉，字明生，明末清初吴门医家，生卒年份不详。《(康熙)吴县志》曰："华亭(今上海市松江区)人，徙吴居唐寅旧圃，攻医业，辨虚实，病者辄愈。晚岁筑室山间，罕入城市，求者不易得也。著《医衡集》。"《(同治)苏州府志》引《(康熙)吴县志》曰："华亭人，徙吴居桃花坞(今苏州市姑苏区)唐寅别业，攻医，切脉若神，投剂辄起。晚年筑室山中。"沈氏师从同乡名医陆履坦，据《鹤圃堂三录》许缵曾序："沈翁明生为陆君履坦门下士。陆君性方严，授徒甚少，惟许可翁一人，不靳尽吐其所蕴蓄，而翁领悟敏、用功密，稽今综古，会意入神。"沈师陆履坦，字应泰，沈氏《医衡·医衡例七》中曰："履坦陆先师讳应泰，以阀阅名儒，研精斯术。平生著作，几于等身。编中'咳嗽别论'一斑可睹，顾纵情诗酒，不以医名。尚有手辑《医略》一部，在蕲之家仲处。因卷帙浩繁，未遑授梓，志之以俟异日。"

《鹤圃堂三录》全书分为"治验""病议""药案"三部分，并附有其子沈朗生之"诊案"。《鹤圃堂三录·蔡方炳序》曰："往来书札中得病议，有门人所记得治验，更求之故纸得药案，汇为鹤圃堂三录。"可知此书"治验"部分为沈氏门人视角记录沈师诊病之故事；"病议"部分为沈氏诊后与病家来往之书信；"药案"部分为沈氏医案用药。三部相互独立，但于个别医案之间又互有关联，充分反映明末清初时期江南医家诊病之情况。后附"沈朗生诊案"，虽名为"诊案"，实则与前文"治验"体例一致，可知沈氏之传后继有人。

沈氏《鹤圃堂三录》系一版本系统，源流复杂。《中国医籍大辞典》记载沈明生著作为《鹤圃堂三录》，又名《鹤圃堂治验病议》，包括"治验"与"病议"两部分；另记有《沈朗生治验》一书，为沈明生儿子沈智祾(字朗生)所著，收录于《鹤圃堂三录》中；《中国医籍统考》记载沈明生有《鹤圃堂三录》《鹤圃堂药案》《鹤圃堂治验》《鹤圃堂病议》四书，其中《鹤圃堂药案》《鹤圃堂治验》《鹤圃堂病议》见之于《鹤圃堂三录》，另有沈明生子沈智祾著有《沈朗生治验》见载于《鹤圃堂三录》中；《中国中医古籍总目》记载沈明生有《鹤圃堂三录》一书藏于上海中医药大学图书馆，另有《鹤圃堂治验》一书藏于天津中医药大学图书馆、中华医学会上海分会图书馆，并可见于柯琴《玉机辨证》后附录。经考，《鹤圃堂三录》包括沈明生"治验""病议""药案"三部分内容，并附有其子沈朗生之"诊案"。于版本流传过程中，将"治验""病议"合为一书，称《鹤圃堂三录》或名《鹤圃堂治验病议》，亦有将"治验"单独成册者，名曰《鹤圃堂治验》。正因如此，各中医古籍工具书对《鹤圃堂三录》版本记述相对混乱。

今以上海中医药大学图书馆藏《鹤圃堂三录》为底本，苏州顾珂溢医师新近寻得沈明生《治验方案》清抄本为校本进行整理，统为三卷本，包含治验、病议、药案各一卷，同时将沈朗生诊案一卷附于其后，以全沈氏之医著。

鹤圃堂三录

原著　清·沈时誉

点校　王家豪

序

晋平公有疾，秦伯使和视之，文子曰：医及国家乎。对曰：上医医国，其次医人，医之能及于国家也，道则同也。虚者补之，扶弱之义也；实者攻之，锄强之义也。时其寒燠，不啻用重用宽之典；察其标本，不啻以德以攻之施；审其缓急，不啻先信后劳之旨。然医国易而医人难，何者？医国者必权藉之所凭也；医人者，独心思之善用也。且病家忌讳，未必不若逆鳞；杂见旁扰，未必不若铄金，更或述症弗详，隐衷难发，未必不若蒙蔽。苟非其人欲洞中窥要以草木味夺造化权，岂易致哉！吾郡沈翁明生为陆君履坦门下士，陆君性方严，授徒甚少，惟许可翁一人，不靳尽吐其所蕴蓄，而翁领悟敏、用功密，稽今综古，会意入神，遂兼许嗣宗之妙觧[①]，费世产之著述。其许者，如卢之治季良，其谢者，如缓之报晋侯，纤芥靡爽，先君子深服有素交弥久，情好弥洽。余用是亦得时聆霏屑，且翁之济世，心不择人，不辞险，不计劳苦，必使颠连困顿，登诸衽席而后已。翁又不落时蹊，不执成见，非特无石火刘冰之癖，即丹溪诸君子犹未免各立门户，翁能融会贯通，冥迹而运其神，故活人不可胜数，远迩向慕颂祷者，亦不胜数。

余蒙恩予侍养，幸旦暮周旋膝下，念慈闱春秋高，非药饵调摄无以永劭天和，藉翁调和营卫之法，为颐养承欢之助，频过斋头，留连累日，见翁行箧携有鹤圃三录，若药案之确而不易，病议之当而恺切，治论之神而素中，即卢缓再现，将齐驱并驾，曷有逊诸操是术也，岂有缓其所急，急其所缓，以致本末失宜，轻重鲜当者哉！故即以翁集为治国之经也亦可。

同郡许缵曾拜撰

鹤圃堂三录序

生人之权有所存无生人之心，君子直谓其忍，有生人之心而所操无生人之术，君子虽原其非忍而其罪与忍者等。盖天下之可生人杀人者，刑官与医者而已，举一笔而生死判矣。故㳄制律，其斟酌乎情理之中，称量于轻重之际，如权度之不可毫黍差，所云求其生而不得专为审律而言，苟不能审乎律之意，吾未见其情理之平，轻重之当，刑人而有生人之心也。医则不然，投一剂而死生系焉，故前人立为方书，斟酌乎补泻之宜，称量于缓急之用，示之准则以待后人神明于其间。所云望闻问切，专为审脉察症而言，苟审脉不确，察症不真，而执成方骋臆见以治之，吾未见其补泻缓急之毕合，而果有起死回生之术也。

夫气血脏腑寒热，后天之有形者也；天气，先天之无形者也。犹学易者，知八卦六十四卦而不知两仪四象，不识太极，无未可谓之善易。医者所辨在阴阳，或阴中伏阳、阳中伏阴，阴病阳证、阳病阴证，不明阴阳之奥，不后先天后天之秘，未可谓之善医。善医如东垣、丹溪，

---

① 觧：同“解”。

精研秘奥，得五脏六腑十二经络相生相救之微始，著为成书，犹为专补专凉之别。而后之学医者仅为学儒不成之退步，略读《难经》《脉诀》，略翻《药性》《本草》，岸然以医自命，胸无定是，见消补兼行以幸中，怕担干系，务主和平以藏拙，此岂从无生人之术，直本无生人之心良可叹已。

以余所见，惟沈明生先生之医道，其庶几乎。余三弟病，人谓阴虚，明生用消而愈；余长儿病，现似外邪，明生峻补而康，乃知先生善医，殆先生之善易乎。先生有生人之心，殆有生人之术乎。先生往矣，每遇亲朋病剧，辄怅然思之，因询其子若孙，先生有遗言可以垂教者乎，爰搜之，因询其子，往来书札中得病议，有门人所记得治验，更求之故纸得药案，汇为《鹤圃堂三录》。先生行道五十余年，可以垂教者不知凡几，此特安石碑金耳已，可以与东垣、丹溪并传千古，学医者由之以开悟于一切，则药炉之丹头在是矣。先生之后人能世其业，长公朗生尤著，并附其治案数则于后，以见先生家传不替云。

桃花翁蔡方炳题

鹤圃堂门人姓氏

周琦字宗明、梅蟊字梅谷、蒋烺字忝绪、仲彪字炳文、顾荆方字子宜、黄廷尊字文宜、顾昰字祇若、汪琥字苓友、秦巩字若臣、胡汛龙字霖生、夏书字苍六、王家凤字晋笙、张成德字公逊、王钺字尔威、王熙祚字永昭、张存礼字俨若、汪文焕字尧章、何琳字圣林、翁人凤字来仪、卜君敬字在节。

门孙姓氏

马谓期字周生、姚乐字九韶、俞本字天一、符世杰字惠生。

鹤圃堂子姓

男

沈智弢字朗生、智弦字惠生、智弘字士毅、智张字翼隣、智弨字用章。

孙男

沈志泓字眷祺、仁被字燧生、维则字永思、仁龙字培生、仁瑞字又乘。

曾孙男

圣谟字嘉言、圣杰字昭生、圣培字振凡、圣煜、圣禧字告臣。

婿

莫藻字鸿章、徐士冠字思峩、徐東字修上。

受业侄

士龙字萘生、斗字南生。

受业孙婿

张溶字克明、唐孙跂字为织。

鹤圃堂治验

云间沈明生先生

门人

梅燾　蒋元煷[①]　汪琥　顾逿[②]

◎ 郡丞秦水心公祖

初莅吾苏，即有中气虚寒之症，兼以案牍丛脞，应酬纷扰，遂致疲倦食少，肌表微热，不能治事，命师调治。始而用温，继而用补，其后每剂加参至两许，附至三钱，然后饮食大进，精神焕发，复因汤液久而苦口，则更制丸剂常服，大抵不外乎扶阳抑阴之义。公祖以业有成效，服之无斁[③]，忽一日退食之暇，诸症复发，较前更甚，加之自汗头晕，嫩于语言。其从子泽九兄辈错愕无主，亟延师入署，首询昔日大剂温补煎方，盖谓丸剂缓而无济也。师诊毕曰："症即前日之症，药非昔日之药。是殆劳神动怒之后，复为饮食所伤，致令当纳受者不能纳受，当运化者不能运化，实热滞于太阴、阳明两经。此王安道[④]所谓饮食劳倦之中，仍分有余不足。今非昔比，参附断断不可沾唇，惟宜消导清热耳。"询之果然治如师旨而愈。间尝顾语曰："所以知公祖之病者，其脉左关独大，而气口紧盛倍常。左关独大者，肝主劳与怒也；气口紧盛者，非食而何藉。令胶柱[⑤]前方，实实之咎，其何能免。"

◎ 玉峰李㫰侯

若志士也。病萌于己亥夏，风鹤之惊。至九月间，夜读忽觉神思昏沉，中心若坠，嗣后怔忡不已。一友见其素禀清弱，勤于铅椠，虚症昭然，劝令服参，越两日困怠转加，眩晕特甚，则以为参少力薄之故，益至五钱一剂，约用三四两后，㫰侯见病日深，辙参弗服。历叩医家，或以为阴火亢盛，当成劳瘵者；或谓其冬得春脉，当其时不能再见者；或断之终成至癫痫者。医更药杂，日复绵延。岁将暮，延师诊之，师告曰："从前众议皆不误也，所以不即愈者，未治痰也。今当专事豁痰，徐议其虚可尔。"遂用二陈汤加钩藤、菖蒲等味，暂进煎剂。书一按云思虑伤神，痰乘包络，以致虚灵之宰不获自持，时觉心绕千丝，时觉腹空无物，象固如此，何有何无。独处则万念纷纭，痰助伏事也；临事则五色眩瞀，痰上逆也。痰为火扰，夜卧难宁；痰助阳明，多食不饱；流于精道则梦失，见之脉候则滑弦。治宜先标后本，驱其壅蔽，俾神明之官仍安厥位；继以补血养心，庶滋润之品不致泥膈，而余疴弗治自瘳矣。归制宁神至宝丹一料送服，入春全愈，盖谓心犹月也，痰犹云也，李兄是症，譬之太虚一点，偶为浓阴所

---

① 《鹤圃堂三录》"鹤圃堂门人姓氏"中记作"蒋煷"；"鹤圃堂治验"一章卷端记为"蒋元煷"。

② 《鹤圃堂三录》"鹤圃堂门人姓氏"中记作"顾昰"；"鹤圃堂治验"一章卷端记为"顾逿"。

③ 斁(yì，音意)：意为厌倦、懈怠。

④ 王安道：王履，字安道，元末明初医家。其著作《医经溯洄集·内伤余议》中曰："然饮食伤又与劳倦伤不同，劳倦伤诚不足也，饮食伤尤当于不足之中，分有余不足也。"

⑤ 胶柱：意为胶住瑟上的弦柱，比喻固执拘泥，不知变通。

翳，其清光固自若也，而汲汲于以培补为事，何异云外而重增以雾乎。乃吾师灼见，心本非虚，一以豁痰为主，椵侯故语吾云，拨云雾以睹青天，此类是矣。

◎ 孙子南令媳

赋质瘦薄，脉息迟微，春末患吐红之症，师以为脾虚不能摄血，投归脾汤数剂而止。子南恐其复发也，则索一丸方为居恒调理，师仍以归脾药料合大造丸中数味与之。服四五日后，子南偶值一知医者，谈及病情，此友骇愕曰："诸见血为热证，焉可用参芪、河车温补之药耶，血虽止，不日当复来矣。"子南惶惑，即延之诊视，因亟令停服，而进以花粉、知母之属。五六剂后，血忽大来，势甚危笃，此友遂敛手不治，以为热毒已深，噬脐何及。子南凌晨诸师，愠形于色，咎以轻用河车而盛称此友之先识，初不言曾服凉剂，且欲责效于师必愈。乃已师自讼曰："既系热，何前之温补如鼓应桴，今只增河车一味，岂遂为厉如是。且斤许药中河车仅用五钱，其中地黄、龟板滋阴之品反居大半，才服四五朝，每朝三钱，积而计之，河车不满两许耳。"遂不复置辩，同子南造视，诊其脉较转微，师笑曰："无伤也，仍当大补耳。"子南及室中人咸以为怪然，以师为系铃人，当仍责其解铃，姑听所为耳。因以归脾料倍用参芪一剂而熟睡，再剂而红止，于是举室相庆始悟，血之复来由于寒凉促之也。师因叹曰："医道日难矣。某固不敢自居识者，然舍症从脉得之，先哲格言血脱益气，亦非妄逞。"臆见今人胸中每持一胜算，见前人用凉辄曰此寒症也，宜用热；见前人用热则曰此火症也，应用凉。因功之不灵从而投补，因补者不效随复用攻，立意翻新，初无定见，安得主人病人，一一精医察理，而不为簧鼓动摇哉。在前人蒙谤之害甚微，在病家受误之害甚巨，此张景岳不失人情论①之所由作也。

◎ 给谏姜如农长君勉中

患衄不已，去血盈斗，一月后衄止，后患囊痈，六脉如丝，精神困惫，始犹健饭，渐至饘粥不入，后先医友但云，虚而当补，莫测病根所在，于是参芪不效，桂附随之，愈补而形愈虚，愈温而气愈冷，最后师至时，届冬至矣。据脉与症，亦谓大虚无疑，独念桂附太热，姑用补中益气之剂，尝之病情毫无进退，师忽猛省曰："吾亦踵前人之误矣。"食虽不入而大便秘结，症类虚寒而口渴喜饮，盖衄血之来本因邪火上炽，乃遽用血脱益气之法，衄血止而热移于下，发为囊痈，痈脓既溃，疡科又泥凉药不能收口之诫，亦务温补周旋。左右者目击病人尫羸，又闻众口称虚，强令进食，以久卧床褥之体，恣啖肥甘，不为运动，是以药食并壅，内热外寒，此病中之病，初非衄与痈所致，宜其愈补而愈不灵也。先哲云脉伏者，食不化；又云大实有羸状，误补益，疾其斯之谓欤。遂力主清润疏解，以硝黄为前矛，而大便立通，以苓芍为后劲，而饮食渐进，如丝之脉一线添长，久冷之躯一阳来复，不惟衄血不作，且令疮口易收。孰谓从脉可以舍症不思而得病情哉。向非吾师翻然易辙，转败为功，人惟知补之不效而已，又安知效之不在补也。此事难知如此。

◎ 王明甫先生

长夏神昏不语，伏枕信宿，长公禹庆邀师于午前往视。师曰："脉虚身热，此中暑耳，非

---

① 张景岳不失人情论：张景岳，本名介宾，明代医家。其著作《类经·脉色·诊有大方》曰："诊可十全，不失人情。"

风也，曷不用人参？”禹庆曰：“早间一友诊过，因用参而转增烦懑，是以奉邀，何先生亦有此议，得非千虑一失乎？”师问：“参进若干？”曰：“五分耳。”师曰：“宜其转甚耳，以愚意当三四倍之，乃克有济耳。”禹庆愕贻不信，以为少犹如是，多何能堪。师曰：“君不闻多用则宣通，少用反壅滞之说乎？第论其当与否耳。今尊人之症，正合东垣所云，避暑深堂大厦得之者，为阴[1]。且古人用清暑益气、人参白虎、生脉散等方，皆中暑门中要剂，皆有人参，亦何虑之有？”禹庆殊不信，师复理谕再三，非附和前友而以尊人为尝试，图功之举，乃禹庆终不信，师遂拂衣出。时方溽暑郁伊，忽大雨如澍，舆人以水阻告师复进堂皇，姑坐以待，久之雨益骤。禹庆为具午餐，愁形于色，泪承于睫，师复申慰曰：“余与乔梓交有年矣，非见之真，议之确，亦何敢孟浪投剂，以贻子忧，今既饭我，何不于此时如议进药，脱有不安，余自有解法。”于是始勉强听从，煎成以进，犹惴惴焉，惟恐其胀增也。即投，食顷，病者殊宁静。又少顷，觉神思稍清，间吐一二语，禹庆始信，多用宣通之语，用参不疑，调治未浃旬[2]，竟得全愈。师尝述其事如此，可见师之功，霖雨之功也。霖雨之来，泪雨之应也。吾直欲以“喜雨”名其堂。

◎ 吴君一令媳

患痢已四十余日，食少倦怠。原医者曰：“日久困惫，当从补治，无复可疑。”吾师独谓其染患以来，高粱未尝一日去口，则旧积虽除，新积复起，旋去旋生，形虽虚而症固实也，日虽久而积固新也，治法应与初症同，先进导滞丸三服，嗣用补消兼进，乃嘱其清虚调养，后果全愈。由此观之，初中末三法，有难尽拘，而望闻切之外，不可发问，且吴俗有“饱不死痢疾”一语，恣啖肥甘，惟恐弗及，何异藉寇兵而资盗粮也，蔓延日久，驯至症实形虚，欲补形则碍症，欲攻实则虑其虚始也，求其多食而终至于不能食，良可悯也。因而叙师之法，并以诫夫世之患痢而不慎口腹者。

◎ 丁又铭

食后动怒，复受风邪，恶寒发热，连日委顿，咸谓停食感冒耳。师曰：“寒以时而来，热得汗而解，脉弦且数，虽素未患疟，疟从此开，已而果然。”于是用清脾饮加减，寒热渐轻，但茎卵日缩，迥类阳痿，又铭以为忧。师曰：“无虑也，此非伤寒厥阴之危症，亦非阳衰者，此乃阳明热极，不润宗筋。”正所谓诸痿生于肺热，热极反兼寒化之象。若以虚而补之，是揠苗之助矣。于是议用栀芩等剂，大清而茎卵如故，疟亦不复作，病邪日去。所未脱然者，惟便秘日久，然不胀不疼，腹无所苦，师以为病疟者必多汗，汗多则津液耗而肠胃燥涸。俟饮食，渐进参芪滋补，使气血充溢，其便自至，可弗治也。遂立一调补之方而退。越两日，忽一友探望，知疾久未平，请于其尊人愿效图治，诊毕云：“邪气正实，安得用补，转助燥结。及今下之，尚可为也。”即进承气汤一服，又铭意虽犹豫，然重违父命，勉强下咽。服半日许，腹中

---

① 正合东垣所云，避暑深堂大厦得之者，为阴：李杲，字明之，晚年号东垣老人，金代医家。其著作《脾胃论·卷中》曰：“或避暑热，纳凉于深堂大厦得之者，名曰‘中暑’。”

② 未浃旬：意为“未满十天”。

毫不为动，茎卵忽又缩入，惶迫之甚，复延师以告，师为解释慰藉，仍用调补，三四日后，计服参二两余，始获畅解，得宿垢甚多，诸症悉遣。因于是症，得三益焉。于其初也，知疟可验于受邪之始；于其中也，知痿不尽由阳事之虚；洎其末也，知便秘有服参术乃通，不可據成迹而信手攻下。若下非其时，虽硝黄亦不能荡涤，徒令真元耗损，在《灵》《素》固有明训，而时人但知圣者削之，不详于塞因塞用耳。

◎ 松陵唐玉如

夏间患血淋，越数日，淋止发呃，举体振动，声大且长，有以开胃消痰之剂，始之不应而愈甚，勺粒不入，如是者两日夕，沉困几殆矣。议者咸欲进丁香柿蒂汤，甚且议加姜桂参芪。师诊毕，命及门诊之曰："此阴衰火炎症也。"师曰："诚然。"盖此君从事簿书，兼有房劳，时际烦敲，水不制火，血既有耗，气亦上冲，是以胀满不食，呃逆不已。今六脉洪数，颜如煤炲，询其大便，已六七日不解，小便亦滴沥不快。经云：诸逆冲上，皆属肾火。先哲云：呃满须看前后部，乃肾虚不能纳气归原，故呃声长大，从丹田出，岂丁蒂汤可妄投耶。于是先用胆导①，得垢数枚，随觉两足微暖，师乃谓曰："此逆气已下达也。"即以六味汤料稍减山药、茱萸，加入黄连、栀子、车前、牛膝四味，薄暮煎服，不夜分而呃全愈矣。明晨粥饮可进，滞色渐清，存一案曰："呃症有寒热之分，呃声有上下之别。今以劳极之体，血淋后见之，是不由于胃而由于肾也。六脉洪数，二便不利，是不由于寒而由于热也。真水耗于平日，火证萃于一时，虚则肾肝不能纳气，自下焦上逆而为声，非中焦邪实之比也。其腰痛面黑，俱属可虞，所幸得解而足温，得补而哕止，乃壮水制阳之明验，亦坎离既济之佳征也。"自后玉如依方调理半月而全瘳。

◎ 顾恭玉令爱

感寒数日，食饮不绝，胀满发热，邀二三友商之。一坚执应用大承气，与师意不合，师遂拂衣出。既下，而胸益满，热益甚，成结胸症，困殆不支，复来恳师，师勉为再往。诊毕谓恭玉曰："结胸固有治法，然三部沉微，是阳症见阴脉，方虽立，可弗服也。"果越四日而殁。师因有感曰："下不嫌迟，旨哉言也。"夫阳邪之自表传里，饮食之自上达下，犹寇盗之入户升堂也。医者而欲消之、导之，须当视其先后缓急，若入邪聚于阳明胃腑，此盗已入室，短兵相接之际，不有将军焉能迅扫。每有邪在半表半里，食在欲化未化，但见胀满便秘，辄指之曰下症也，勉强一行，物不能去，真火先衰，水谷虽欲熟腐，无以熏蒸；邪热虽欲散解，无以鼓运，何异诛伐无过而反引贼入门也。故仲景立法有不可下诸条，且戒云：不宜下而便攻之，诸变不可胜数。自非断食已久，燥粪在大小肠之分，兼有狂谵、满渴、舌胎等症，硝黄讵宜妄投者，先圣云欲速则不达，其下不嫌迟之谓乎。今恭玉令爱正坐此祸，良足悲悯，更有见便秘稍久辄尔用下，才一下后，不问热有未消，垢有未尽，辄欲投补劝食，实实虚虚一误再误，目击受祸者累累而未闻一悟。异日凡遇此症，当倍加详审，不识则留在明者，慎勿孟浪为试，汝其

① 胆导：即胆导法。《万氏秘传片玉心书》曰："用猪胆大者一个，将鹅毛筒截去两头，一头插入胆中，用线扎定，不令移动，着口吹气入胆内，又以线作活套子扎定其气，将鹅毛筒向内纳入谷道中，取出活套，埋胆汁入腹中，须臾气通自利。"

识之。

◎ 金斐文

年五十余矣，丁未夏患咳嗽，清痰续续不绝，是时风热嗽甚多。斐文谓师所投之剂不主疏风化痰，必用清金涤热。既而师诊毕曰："是恙非温补不痊。"斐文大为骇愕，悉请其故，师曰："君以为时气盛行之际，必无内因者耶？初得痰嗽之症，必无属虚者耶？是则有一定之症，症有一定之方，人皆可以为医矣，何今世人之误投误服、覆辙相寻者，若是其众也，盖有不然。请因君之症而推广病机，以诲吾及门诸子焉。夫痰嗽而属外因，必且肺气胀满，喘嗽相属，或兼头疼、鼻塞，涕唾稠浓，不嗽则已，嗽则欲语未竟，声壮气壅，其脉当浮数有力或人迎浮大，如是不得不从外因治也。今察君之脉，不浮而沉，非风也；不数而缓，非热也；按之不鼓，非有余也。嗽虽频而气短不续，痰虽多而清薄不浓。若投疏解则无风可散，徒耗肺家之金；若用清凉则无热可清，而转瘠中州之土。是将以却病而反致病矣。于法当用补中益气与六君子参合为复方，藉参苓芪术以补肺之母，使痰无由生；藉橘半升柴以升清降浊，则嗽可不作。"斐文犹疑信相半，然素奉师为指南，姑试一二剂，觉嗽微减，遂专服，浃旬而愈。

◎ 休宁潘子芬

躯干魁梧，素无纤恙，然室多姬二，复耽麴蘖[①]，皆酿疾之媒也。乙巳夏仲忽患类中风，项强胸满，不良于行，才举足即觉首重而欲仆地，移寓虎丘养疾。医者询知其嗜酒及内，病由上盛下虚，即用参附峻补，疗治既久，前恙转剧，谋诸师，师诊得六脉沉滑有力，殊非肾家不足之象，然病人傍人舍补而别商他药，则纷然辨难，弃勿复用矣。师因语子芬曰："尊恙之本于不足，更无可疑，但补虚而不去病，甚于攻克也。今当分途治之，汤剂以补虚，吾立方而君自制服；丸剂以去病，则有家秘神方未可明告，当不索值，而奉馈以药。能用吾言，即是两旬内决奏殊功，否则请退处以让贤路耳。"子芬以愈期甚迩欣然从之。师于是为处煎方，以六君理中加减而不用附子，归制大剂消痰丸如王隐君之遗意[②]，前所谓秘方者，盖给之使其悦从耳。服十日而转盼无碍，项强若失，然药后更衣，陆续去痰积，稠黏甚多，子芬惟恐其虚，复生犹豫。师曰："向固言之，此实去病药也。今大便虽行，神宇日旺，况有参术以培养脾元，何虑之有？设有疑阻，是功亏一篑矣，能不可惜。去疾莫如尽，正在斯时。"力劝其尽剂，果约两旬而健旺，步履如常，生公石[③]上不藉凭扶，可以日登三四矣。

◎ 松陵庠友徐来一

于数年前来寓城南之蔡经宅畔，外有下帷[④]之劳，内忘衽席[⑤]之戒，偶于夏日纵啖冷物，致患胀满不食，腹中漉漉有声，且复喜呕，水道秘涩，凡疏解清凉之剂遍尝鲜效。遗舟迎师，师察脉后即主用温暖，而座间竟持他说，师索笔书云："积滞虽令中满，独不思中气不足，则

---

① 麴蘖（qū niè，音曲聂）：本指酒曲，泛指酒水。

② 王隐君之遗意：王隐君，字君章，元代医家，此处系指王隐君之礞石滚痰丸。

③ 生公石：虎丘大石名。传说晋末高僧竺道生，世称"生公"，尝于虎丘山聚石为徒，讲《涅槃经》，群石为之点头。

④ 下帷：指教书。

⑤ 衽席：此处指男女房事。

腹为之善胀，肠为之善鸣乎。诸逆冲上，虽多属火，独不思胃寒不化，亦令人吐乎。小便黄赤，虽为内热之征，独不思气不施化，溺因色变乎。总之症在疑似，惟凭切脉。今脉来沉弱，右关更微，兼之喜暖畏凉，其为虚寒之症明矣。”遂先用六君子益以炮姜、益智之属，继投八味丸出入于参芪桂附之间，旬日良已，后依方调理，不特精神倍常，抑且连征熊梦，后复移家灵岩之麓。丁未清和黄授张翁邀来一暨，余鼓棹洞庭，同采林屋龙渚，诸胜舟次，语及前患犹娓娓焉，颂师之识，力非时辈可几。迄今遵守前方常服，靡间凡此登临济胜之具何，莫非尊师赐也，为之感叹不置。

◎ 沈翰臣尊阃[①]

咳嗽发热，一友认为不足，遽用六味地黄汤以滋阴分，翰臣亦见素禀甚弱，宜于补肾，信服弗疑。继而咳逆更遽，延师往视。师曰：“脉浮且数，风热干乎肺家，宜用疏表之剂。”服药后遍体发出红疹，益验其为时气矣。二剂后，嗽差缓而疹犹未透，更用辛凉等味以清表热，忽复作泻不已，翰臣惊惑，罔措归咎寒凉，师笑曰：“非也。肺受风邪，邪变为热。经云：邪并于阳，则阳实而阴虚，始则疹在欲出未出之际，火上炎于手太阴而作嗽；今则疹在欲收未收之际，移热于手阳明而作泻，是皆斑疹家常候，曷足怪乎？行且止矣。”果越两日而嗽宁泻止，身凉疹退，因接斑疹之候，虽异斑疹之治，略同是岁丁未湿土司天，而春夏之交燥旱殊甚，盖犹袭夫昨岁燥金在泉之余气耳，是以初当凉解而不利乎温补，次当凉润而不宜于温补。六味地黄之属，虽若相宜，然质浊味厚，不惟不能达表，抑且锢蔽外邪，施诸疹退而余热未清之时，稍为近理。今初热始嗽，辄尔用之，是非滋阴乃滋害矣。况以丸为汤，已非古人本意，而耑[②]投泛用，尤乘病变之机。自来善用六味者，无如薛立斋。假使九原可作视近日之汤法盛行，能无掩口胡卢[③]哉。

◎ 顾德生令郎

于壬辰岁患吐红，医者皆以髫年秀质，匿于帷房，阴虚火动而致此患，日进二冬二地之属。时吾师初寓吴门，与德生有倾盖欢，虽心识其非然，投分日浅，且制于一齐众楚之势，难以口舌争也。于是贻书德生曰：“经云：阴虚生内热，热逼血而错经妄行。丹溪云：血随气上，是阳盛阴虚，有升无降，壅出上窍，法当补阴抑阳。又云：精神困倦，大吐不止，是气虚不能摄血。东垣云：甘温能除大热，热除而血是归经。又云：血脱补气，阳生阴长之理。细究前言，或言清润，或言温补，均系先贤吐红治法。以愚管见，当以法合病，不当以病合法，如或血症初得，所吐不多，口燥唇干，未投凉药，宜从火治，补阴抑阳之法也。若失血有日，所去过多，气短神衰，已投凉剂，宜从虚治，血脱益气之法也。今公郎病逾两旬，不为暴矣；去血盈斗，不为少矣；倦怠软弱，不为不虚矣。栀芩知柏服之数剂，亦云抑矣。而红尚未止者，何也？良由失血既多，阳虚无依，如浪子迷途，不知反驾者。若再从事于清理，则虚火愈炽，血

---

① 阃：原指门槛，此处指内室。

② 耑：同“专”。

③ 掩口胡卢：意为捂着嘴笑。

何从而归经？亟须补养心脾，方可无虑，勿以参为助火，而坐失机宜也。”其后惑于他岐，终致不起。

◎ 丁惠书

于丙午夏劳于驰逐，至季秋上旬，忽得感寒停食之症，入夜辄寒热如疟，竟夕作呕，病数发，医亦数更，体弱不胜，昏沉垂殆矣。时同堂议病者，凡数人或谓昼静夜剧，属乎阴症者；或谓胃寒而呕，当投理中者。乃吾师独排众议，以为昼静夜剧者，由于阳气陷于阴中，呕哕声长明[①]，是诸逆冲上，属火，不惟不可温，直应用寒；不惟不可补，更宜克伐。当是时，病者神昏无识，举室恇扰，亲朋左袒，用补者十人而九。尊阃临月，垂泣叮咛，有此药下咽三命相关之语。师坚执不挠，犹幸令叔文兼先生素相悦服，力主师说为不谬，遂得投以三黄等味，一剂知，二剂减，三四剂后其呕若失，于是惠书之神情始苏，悔用凉药之晚，但呕虽止而胸胀继作，旁人窃议复恐寒凉伤胃。师曰：“食虽消而火未归原，致令留连膈上。王太仆有云：寒之不寒，责其无水，当求其属以衰之。”乃改用纯甘壮水之剂，益以牛膝、车前使热从水道发泄，果得气顺胀消，膻中清廓，日就安和，二坚既逃，一雄随举，诚快事也。惠书特撰赠序一篇，刊送同人，以志衔德，详见赠言中。兹再为笔记者，以见吾师善谋，亦赖文兼先生善断也。

◎ 叶惟和尊阃

月夜探亲，其母留食，时春寒犹峭，归途即觉肌栗凛溧，次朝复当窗梳栉，重感于邪，无热恶寒，胸膈填闷。一医见其肌表无热，竟作伤食太阴，主治遽用大黄下之，不得不更衣，反致水道闭涩，尤可异者，白物腥秽如膏淋之状，从大胀来绵绵不绝，渐至肌体萎弱，骨立难支，师诊之脉沉而涩，虚寒可知，计惟有温中益元之法，然虑大便尚结，小水未行，或增胀满之患，遂先用五苓散倍加肉桂，一服而水道果通，再服而宿垢并下。嗣用附子理中汤三四剂后，白物渐止，更以十全大补调理，一月而安。夫白淫白沃，载在灵兰之典，皆指前窍中来，今乃转移于后，何也？盖此病始终是一寒症，初因食在胃脘之上，火衰不能熟腐，而反下之太早，则有形之物不能即降，而无形之寒抑遏于关门之际，遂致清浊混淆，涓涓不息，似乎淋带而实非淋带也。今吾师先以五苓分利阴阳而多添肉桂，使寒随溺泄，上下宣通，继以理中之剂撤其余邪，鼓其阳气，逐令脾土温燥而浊流有制宜，其效如桴鼓也。更有说者，如用行大便之药，大便不行致小便反涩，今用利小便之药，小便即利，并致大便亦通，一得一失，霄坏悬殊，吾于此不能不致思焉。

◎ 章素文先生

尊恙，秋间患滞下，脉与症本皆轻浅。而其昆季过于孝谨，且为先人之言所惑，谓年高必不可用寒凉施治者，更医至再一，惟将顺主人之情，致令绵延不已，最后延吾师治疗，力矫前非，仍以黄连主治，得瘥。时有鸣佩章君，素文先生石交也，亦患久痢，亟以师荐，且言治此恙者，莫过于师，而师之善用亦莫过于黄连一味耳。师既与诊视，即告曰是症非附子弗痊。素

① 长明：据文义应为“长鸣”。

文讶以为奇，谓鸣佩利下之色与夫作痛溺日期远近，颇与前症相类，何至用药水火如是？师曰："辨症不在多歧，但须一矢破的。鸣佩种种滞下兼症，皆似乎热余，询其每欲圊[①]时，必先腰痛，一语而得其病根矣。夫腰为肾府，肾主二便，乃胃家北门，锁轮之司也。虚则不能闭藏，是以每欲更衣辄先作痛，非与腹部之痛随。利减者，可比日而语，向皆误同寒凉荡涤主治，疾何由平？"于是先以理中补中相合为剂，嗣以八味丸益火之原，果得奏绩。嗟夫！或谓吾师长于寒凉、短于温补，观此二案，的有明证，亦略见一斑矣。夫药随病变，智贵圆融，故尝窥睹吾师临诊之际，未尝不三致意焉。一得肯綮如老吏断狱，不可游移，是以时而赤箭、青芝，时而牛溲、马勃，意在去疾，宁复有爱憎取舍于其间哉？人言置之不辨耳。

◎ 袁令默令爱

素禀不足，分娩后体倦发热，医者以其弱龄瘦质，且遵丹溪产后当大补之法，遂以参芪进之，病益甚，延师诊之。师曰："脉浮而涩，此不惟有余血，且有风寒在内。夫瘀血未尽，外邪初感，均有用参之戒，是以补之无功耳。"遂正前方，而用解表散瘀之药，三四剂后热除胸爽，然倦怠如故。师曰："参芪之用，此其时矣。"乃令默惩咽废食，因循而弗敢与越，四五日忽舌喑不语，举室惶惶，别延三四医视之，询知前有用参之误，绝意不及补。或以为神虚而用茯神、枣仁之属，不效也；或以为痰滞而用南半姜橘之属，弗效也；或作火治而用芩连，亦弗效也。于是复恳之师，师察其神情虽不能语，然每对食物，辄注目以视，得食则神稍旺，更衣则神即疲，且脉空而大，因谓令默曰："《灵枢经》云：脾之脉连舌本，散舌下，心之别脉，系舌本。今火土两虚，医药杂乱。经又云：言而微，终日乃复言者，此夺气也，况经月不语乎，不惟用参且应用附矣。"遂一力任之，令默尚狐疑，服五六日诸症悉愈矣。因是而知"病机"二字，诚先哲之格言也。夫此机者，间不容发，有昨宜用攻而今宜用补、旦宜用热而夕宜用凉，亦惟视其机之所在，以法合病耳。故是症也，不用补之害与骤用补之害同，失其机甚矣。医道之难也。

◎ 娄东吴夫令梅村先生之弟

丁未夏归自燕台，炎风烈日，不无感受，萑苻[②]出没，不无惊恐，舟中兼复有当夕者，至中途疫，尔殊甚疾，棹抵吴门，养疴葑溪寓所。梅翁自娄来晤，虽诊视者非一人，而意独委重于师，或谓憔悴之体竟应投补。师见脉数未平，气口独盛，以为虚中有实，初用苓、薷等剂，遡其源也，继用疏利等剂，导其流也。宿垢既除，旋培元气，元气渐复行，且勿药矣。忽一日特设酬劳之宴，极罄其诚，一杯一箸，恭亲检阅，是日复因行厨治具，僮婢匆忙，惟知有客而不知有主，以致参药粥糜之属阙于供奉，夫令即席若有不豫色。然师念曰："此举殊无益。宾朋未必因宴而欢，主必因宴而惫矣。"其夕果致神昏肢倦，俄而发呃。夫令尊人骇惶无措，质明亟延师至寓，师曰："劳复发呃，当施温补无疑，第虚气上逆，其势方张，恐汤药未能即降，

---

① 圊：原指粪土，此处意为大便。

② 萑苻（huán fú，音环符）：泽名。衍义于泽中劫人，代指盗贼。

须艾焫灸之方妙。”师谓鼐[①]颇谙经穴，举以自代，及驰至而师又他往，主人谢弗用，盖有阻之者故也。已而呃转甚，又明日仍得他友于期门一壮，即缓，三壮全除，然后调补得瘥。师以鼐不获见长，良用惋惜，诸子以师言以验，使病者霍然，胸中长一识见为善正，不因用舍介意也。

◎ 顾开一夫人

以伤食饱闷，求治于师，诊毕，脉气口初非紧盛，而反得虚微，察其症，虽若胸次有物，而神气殊短。师意以为正符东垣饮食劳倦之说，宜补正以除邪，即用六君子健脾，佐以姜、桂等味，助中焦熟腐水谷。开翁素相信，从无有逗扰之者，一二剂后腹胀宽舒，忽又以脾泄告。师曰：“服补得泻，此元气胜而滞气消，君子进而小人退之机也，庸何伤乎？”嗣后改用补中益气数剂，脾泄即止，饮食如常。往往闻时流目，师好用寒凉克伐，专主于戴人丹溪，观此一则，讵非善用东垣者哉。顾施措攸宜，非真知谛审，未尝辄立参、附之方，以狥[②]时好耳。奈何以一斑而致疑于全豹也。

◎ 吴君润证

患伤寒一二日，头疼发热，医以羌、防汗之，十日来大便日行一二，渐变神昏不语，目赤烦热，时起而走，议病不一，处方互异。师后至，诊得左寸有力，乃曰：“无惑草窗刘氏之言，此热邪传手少阴心经症也。”正《此事难知》所载，壬病逆传于丙，丙丁兄妹由是传心一条，所以心火甚而脉虚则不语，心火上而逼肺则神昏，热在丙丁，药用导赤泻心各半汤而愈。师因指示曰：“伤寒传变，言足不言手，在张景岳论之最为晓畅，传足不传手之谬，于此不愈知其为妄诞乎。”

◎ 刘舜泉孙媳

乙卯夏月产后晕厥，不知人事，时蓐草未离，道中友人及胎产专科皆以为恶露上攻所致，投以去瘀清块等剂，移物不行，晕厥益甚，既又改作痰治、食治，皆不效。吾师至，回翔审视，笑曰：“吾得之矣。此暑热乘虚而入，急宜清暑，非黄连不可。”谋诸同道皆言血得冷则凝，今恶露未去，若投寒凉，是速其毙矣。乌乎！师复笑曰：“余与舜泉卅年老友，孙媳犹吾媳，命悬呼吸，诸君一误再误，尚可筑舍道旁乎，设有不讳吾任之耳。”舜泉父子祖孙见师坚决不移，姑请试之。药甫入口，病者厥苏晕止，如出汤火，凡几进剂，恶露出行，众皆惊服无何。舜泉为藩署邀进留宿，又为旁人鼓惑，皆云侥幸，不可屡图苦寒，终非长策。盖以黄芩易黄连，旋即已之，至夕忽又晕厥，舜泉归讯知其故，仍用原方，又数剂全瘥。因是而请其议于师，师曰：“人只作胎产治，殊不知天令炎敲，产时楼小人多，益助其热，乍虚之体触之，岂能不病。经云：暑伤心。又云：心主血。心为热冒，自然晕厥，此中暑而非恶露明矣。”又曰：“舍症从时理，固然矣。然血热则行，血冷则凝，亦古训也。今用寒凉而恶露反去，其理安

---

① 鼐：指梅鼐，沈明生门人。

② 狥：同“徇”，示众，向众宣誓。

在?”师曰:“热行冷凝,以血喻水道,其常耳。子独不观失血者,有用温暖药而得止,则瘀血者,岂无用苦寒而得行,此造化之微权,逆从之妙理也,安可执乎?”乃退而书诸绅。

鹤圃堂治验终

鹤圃堂病议

云间沈明生先生

柬汪济臣

夫病有虚实,药有补泻,用之而当,则泻者亦补,用之不当,则补者亦泻。所以近代喻嘉言先生有议药不议病之论,诚有激而云然也,故议病则辨虚实、别真伪,若议药则贵温补、贱凉克。议病者因病用药,如珠走盘;议药者惟药是求,如瑟胶柱。人第知误攻误寒者有害,而不知误温误补者独无害乎?且历代本草寒温兼载,攻补并录。如今人畏攻畏寒,则前贤竟将温补为主,而又何必更收寒凉攻伐之味也。足下贵恙,燥烦口渴,小便黄赤,六脉弦数,热症昭然,即时或便溲,亦是暴注下迫,皆属于热之谓。不先去其疑,迁延致误,咎将谁归,叨在至爱,略陈管见如上。

◎ 玉峰徐太夫人

湿热蒸上,发而为疸,疸症愈后,脾气必弱,弱则不能运化,水谷气道有妨,是以胃脘作楚,弱则母延子虚,肺失外卫,是以易于感风。目今幸受温补,使脾有健运之机,肺行相传之令。徐之才云:补可去弱。朝服八味丸。岐伯云:劳者温之。晚服补中丸以之。

◎ 梁提台

饮食劳倦已有补中归脾二汤,日晡潮热已有滋阴壮水一法,因病制宜可称尽美矣。但胸胁气逆,易于动怒者,肝木未平也。肝主动摇,窃气于肾则子令母虚,不平肝滋阴何益;木乘土位,移害于脾,则正虚邪甚,不抑肝补中何益。况经言泻肝在补脾之先,此加味逍遥散,又目前尽善之药也。且药品疏利而非克伐,有栀丹柴芍可以除热,犹夫滋阴壮水之义也;有苓术归甘可以扶脾,亦不外乎补中归脾之义也。一举而三善备焉,用之何疑。

◎ 季端匏

痢非浅恙,而非时之痢尤深;非时之痢不轻,而五色杂下为尤重。今六脉弦急,痛势颇危,积中有虫,随痛而下,皆由平素嗜食难消之厚味,复啖发热之水果。肠胃为市,虽无物不受盛,然湿热蕴,崇势必滞下,所幸身无壮热,粥入不呕,又为凶中吉兆,此清热导滞所当先也。若因积去已多,虑其虚而辄行补涩,非不佞所敢任矣。

◎ 王匡令夫人

胎前泄泻则坤土资生之本已亏,产后发肿则气血两虚之征益著。夫产后忌补者,盖恐其瘀凝未尽,或饮食内伤,或风寒外感,补之适足以为害故耳。今体虚如是,正合丹溪所谓产后惟当大补气血为主，虽有杂症，以本治之之语，即身见白疹，亦是气虚之极，土不生金，肺失其养，而白点发于皮肤，初非邪热在表之候，奈何误认为斑，非惟不补反行疏散数剂，之后元气尽耗，今且投补不纳，坐以待毙，呜呼命耶！病耶！余往往见世人痛骂丹溪，以其偏主凉降，贻误后学。今丹溪之书俱在，何尝不用温补，何尝专事寒凉？即如前症之误药杀人，正在不读丹溪书耳。丹溪岂误后人哉！

◎ 吴梅村先生令爱

产后发热，多属阴虚而阳无所依，宜投温补，然但泥发热一症，不察其因，不察兼症，惟以大补气血为主，未免有误。今令爱在恶寒在先，发热在后，咳嗽发疹，明系客邪为患，急则治标，因用柴葛和解标清，然后固本，指日可以霍然。但虚人感冒，异于平人，非惟药饵，宜当斟酌而调理，尤宜慎重，戒暴怒使肝火不妄动，节饮食使脾气转输，至于起居劳逸，分外珍摄，又不待言矣。夫同一产后，同一发疹，乃匡令夫人则犯虚，虚之诫而不保；梅翁令爱则不犯实，实之祸而获全，病机之微，间不容发，此症余独不敢用丹溪法者，亦所以遵丹溪也。

◎ 金息斋太傅

经言：诸见血为热症。又云：火逼血则错经妄行。则知血之上逆也由于火，而火之起也，必由于劳与怒。劳则伤心，怒则伤肝，肝为藏血之所，心为主血之官，所以治吐红者，必以清心平肝为急务也。今贵恙幸已痊安，而善后之策尚当留意，戒气恼，适起居，使肝得其平；省劳烦，减思虑，使心得其逸。然后辅以药饵，颐养天和，非惟血不再来，精神自然日旺矣。膏方用地天为主，而以阿胶人乳辈佐之，亦三才膏遗意也。

◎ 王俨若

洞泻久则脾气弱，弱则不能统血，而复患肠红，肠红增则脾血虚，虚则气无所依，而泻益不止，此真营卫两亏，有江湖日下之势，投以温补，谁曰不宜然。参芪日进而泻与红如故，反致恶寒脉数，何也？以愚臆见，病始于伤酒，酒成于湿热。经云：湿多成泻，又云：血得热则妄行。夫源头未清而下流，是议殆似是而非矣。今于补中益气汤中仍加黄连苓芍等，亦治病必求其本之意也。

◎ 缪太夫人

夫虚实异体，补泻异药，对症而施，初无执著于胸中也。奈吾吴之风，好补畏泻，往往补而不当，噬脐何及。今遇应补之症，反怀疑而不进。如太夫人年愈六旬，而久泻不止，不思饮食，且六脉沉微，是在略知医者，莫不从虚致治，而乃惑于风邪未尽，宿食未消，如果系外邪，是当身热恶寒，鼻塞声重，果系宿食未消，必有嗳气吞酸，肚腹疼胀，今皆不然，属虚可知矣。况高年久病，即有宿滞亦当养正以除邪，及今峻补犹恐弗及，奈何致疑于参术耶？

◎ 柬顾松交铨部

六腑为阳，胃阳主纳受；五脏为阴，脾阴主运化。所谓脾胃相通五谷消是也。消则易化而多食，不消则难化而少食，食少之时，正宜节宜调之际。若勉为之进，势必伤而复伤，食必减而又减，况重之以温补，益之以恚怒乎？此转输失职，升降乘宜，痞塞中焦所自来矣。今六脉无沉微之象，右关有搏击之形，恐非中虚而中有停滞也。是以服补不效，时有嗳气。暂缓参术，请先以和胃为主。

◎ 再柬松交铨部

胃气伤于多食，肝气伤于多怒，胃伤则减食而嗳逆，肝伤则胁满而吞酸，胃为食滞，肝为气阻，但不足中之有余也。所以日晡超热，口干燥结，只因初病之时，失于疏解消导，更投固本滋补之剂，以致绵延日久。今谬辱信从虽未获即效，而将愈之机已肇于此，至若外见虚候，皆因积聚在中正，所谓大实有羸状是也。补泻之间不可不辨，惟赐详焉。

顾留丹曰：生死虽有定数，松交若耑信明生，何致不起，胸无成见，旁多筑舍，且有指鹿为马之在侧，欲不骑箕尾[①]得乎。惜哉！惜哉！

◎ 盛作升孙媳

血者水也，月事由少腹而下，所去虽多，不能为害，以冲为血海，去者自去，生者自生也。若不善调摄，或感于七情，或伤于饮食，必致不循，故辄逆出上窍，是名错经妄行，所去虽少，亦足为患，盖激而行之可使，在山终非水之本，惟性然也。盛夫人平时善怒，肝脏必伤，肝主疏泻，是以血溢于上而经候不通，肝火上炎，是以咳嗽日增而肺金亦病，汤药虽久，惟是止嗽凉血焉能奏效。今宜专事调经，不止血而血当自止；专滋阴分，不降火而火自不升。因势利导，行所无事，亦犹智者之行水也。

◎ 刘伴阮别驾

眼科家虽有五轮八廓之说，然经云：肝开窍于目，所以目眚[②]总由于肝始，内因不外乎劳与怒，外因不外乎风与热，劳怒风热皆能伤肝，而皆社翁所不能免者也。今目患每发于春，春为阳升之时，头为诸阳之会，且禀清质瘦，瘦人多火，生眵作痒，皆火热之外征。善治目者，虽不宜过寒，而火热太甚，非用直折之法，亦不能效方。以三黄柴葛主之。

◎ 长庠吴雨采尊堂

病始于质弱，感冒脾虚停食，惟其虚与弱也，则初时不敢消散可知。况谷粒不断，强使加餐，以致受纳者非惟不化，而更益之转输者，非惟不运，而重困之饮食。未必培元而精神反耗于饮食，顽痰本能发热，而饮食反助其顽痰，病之绵延职此故耳。前者总已洞属其源，即欲直清胃腑，姑用补消并进者，正以平众楚之咻[③]，继投润下，燥屎渐除，则将来正气日复，虚寒虚热可以不治而退矣。

◎ 上梅村先生

喘急一症虽因肾家耗损，气不归原，亦由肺受火邪，燥痰艰于咳出，窒塞清道，呼吸不利而成也。今岁暑令赫曦，秋阳转烈，先生殚心述作，间以郁愁，身中之离与身外之离[④]，合而

---

① 骑箕尾：出自《庄子·大宗师》，“傅说得之，以相武丁，奄有天下，乘东维，骑箕尾，而比于列星。”后指去世。

② 目眚：指眼睛生翳。

③ 众楚之咻：出自《孟子·滕文公下》：“一齐人傅之，众楚人咻之。”指众多外来的干扰。

④ 离：八卦之一，代表“火”。

炎上，此正医和所谓阳淫热疾也，且每遇发时，得童便即止，尤为痰火明验。经云：热淫于内，以苦发之。今愚意先清肺家郁火为主，佐以消痰，嗣后补肾水，益脾元，则标本不紊，可图完全矣。

◎ 再上梅村先生

先生贵恙，前议暂投凉剂，毋使燎原，今幸痰稍清，火稍降，则向愈之机，朕兆于此。但元气为痰所蚀，肺金为火所烁，故一时未能全瘥。今拟两方，蚤[1]用滋阴壮水，晚用化痰理气，匪朝伊夕，服之贵乎有恒。更有进者，尊体未病之先，因郁而成痰，既病之后，因痰而转郁，所谓以病忧病，病乃相仍。先生目破万卷，宁不知此，而誉犹效其刍荛[2]者，诚以先生为泰山北斗，海内乞言者，肩靡踵接，惟恐或后，即先生雄才天授，讵无雕肝琢肾之时，此致患之媒蘖，卫生之隐忧也，况重之以郁愁乎？滋蔓难图，方长易折端，有望于高明矣。誉因俗尘为累，不获久侍，函丈今归矣，敢以告之，执事惟赐采择焉幸甚。

◎ 薛瑞征

语言不虚涩，口目不偏斜，左手虽患不仁，而左足屈信自若，此类中之轻症也。但系再复，先贤所谓中一次则深一次，调治之法更当加谨，若不详细，详何脏受伤，则用药必致谬妄。如瑞征之恙，以脉症互参，俱由肝脏。经云：肝藏血，血虚有痰则发为左瘫。又云：肝主怒，怒动其火，则风生于内，目无神而上视，肝阴虚也。身起卧而不宁，肝气燥也。药宜平肝养血，至于驱风之剂，所当痛戒，恐风药多燥，燥则愈伤其血矣。血行风自灭，古来治法所重，盖遵用之。

◎ 曹领万

十一难云：呼出心与肺，吸入肾与肝。呼吸相通，何病之有？惟肾肝之阴俱衰，则吸入之气不纳，必致胃中逆满，喘息有音，病虽在上，其源实在下也。今领万喘患日久，六脉细数，面色㿠白，倦怠难支，阳虚生寒，阴虚生热，能俯不能仰，金脏已伤，能坐不能卧，元神日削，细检前方，或补或攻，或清痰或降火，胃气损于药饵，脾气困于不食，今亦不敢胶执成法，杂然并进，姑用独参为主，佐以阿胶、枇杷叶等，希效万一。然经言：出入废则神机化灭，升降息则气立孤危，将来惟恐汗出如油，孤阳上越，区区草木有一发千钧之虑，慎之哉。

◎ 鲍夫人

任冲者，奇经之二脉也。冲为血海，任为阴脉之海，正经之脉隆盛，则溢于奇经。秦越人比之天雨降下，沟渠溢满，霈霧妄行，流于湖泽，故有蓄而后有行，乃为无病，此溯论天癸之源也。今夫人经闭八年，可谓危矣。险然按月身疼呕吐，平时带下绵绵，则冲任之血虽著形，而冲任之脉仍自流转，第未能返循故道耳。人知痛经带下之为害，假令此八年间不痛、不呕、不带下，必致气血并阻，上见发热咳嗽，下为癥积石瘕，而成不可治之沉瘵矣，又何论于他症哉？但地道不通，天癸若绝，在卦为否，终属可虑，豁痰者不验于前，补虚者请迟于后，及今

① 蚤：同“早”。
② 刍荛：意为割草采薪、割草砍柴。常用做自谦之辞。

消散百脉之瘀，归之于下，旧血既去，新血自生，带下痛呕皆可弗治自愈矣。

◎ 孙文虎

咳嗽起于伤风，有道以来必有道以去，比时即行疏散，使风从外越，一二剂即解矣。乃误以虚治，二冬二地朝暮频投，肥甘厚味不绝于口，味厚则邪得其助，药凉则邪不能出，此咳嗽绵延所自来也。今为病日久，六脉急疾，身热喉痛，所谓伤风不已，成劳症是也。若以劳治而用滋阴，则服之已多，若以风治而用表散，则羸弱难任，攻补咸非所宜，医家之技穷可知矣。膏方虽定，乞效于天。

◎ 柬孟端士太史

尊堂太夫人贵恙起于昨春，业经二十余月，肢体蹉跼，困惫殊甚。虽补泻温凉便尝，大率用温补者十之七八，用凉汤十之二三。去岁不佞[1]诊候一次，意不在补，曾语同人，然太翁先生用参、芪，则百服罔效，不以为疑。若清凉疏利之味，一二剂辄弃置弗服不佞，所以结舌而退，兹承再询，刍荛敢以臆对。有熊氏曰治病必求其本，太夫人当书少食，似属脾虚，入夜少眠，似属心耗，今以甘温培土药安神，谁曰不宜？然皆治病之标非病之本，本者何？肝经是也。经言：肝主筋，在天为风，在地为木，在变动为握。又言：能屈而不能伸者，其病在筋。又言：诸转反戾，皆属于热；又言：湿热不攘，大筋緛短，緛短为拘，盖藏血者肝也。肝为火之母，火烁阴分，则血不足以濡润筋脉，而拘挛之症生。藏魂者，亦肝也，风木主摇动，热极生风则魂梦不宁，而安枕之时少。脾所恶者，亦肝也，土受木邪，久于床第，则不能运化，而饮食为之衰减。今舍肝而徒责心脾，心脾不受也；舍清热养血而日事温补，温补不灵也。且脉气弦紧，经年犹在，愚意目前图治，尚应清肝热、养肝血。然心脾道近，肝位差远，向为补剂所壅，凡养阴涤热之品，未能即达，先将钩藤、荷叶为之乡导。钩藤乃厥阴经缓药，可以舒筋，亦可以祛肝风；荷叶有震卦之形，可以达肝，亦可以升胃气，二物既宜，再图善后。若泥于寒则筋急，恐致愈温愈深。是患也，必先破拘挛之见而后可已拘挛之疾，惟高明裁之。

◎ 徐原一太史

夫诸病必求其本，泻属脾经，五官各有司存，眼为肝窍，然澄泓照物，系于坎水一轮，是以两目生花，不特补肝而又当补肾。钱仲阳云：补肾即是补肝，盖乙癸同源，水能生木也。水性下行，全赖北门锁轮，是以五更作泻，又当补肾有不特补脾。许学士云：补脾不若补肾，乃戊癸化火，阴中有阳也。尊恙虽有两端，图治总归一致，但因中焦有痰滞，必须另责脾家。今定早晚二方，庶得分途取效。更有进者，经言：目者神游之宅。养神在乎必目，则视物不致睹一成两，可收已耗之光明。又言：脾喜燥而恶湿。纵饮最能伤脾，则遇酒不妨减二为一，以培将来之坤土。列方如后，统惟高明择焉。

◎ 殷子厚

日晡潮热，似乎骨蒸咳嗽梦遗，类夫怯弱。然怯弱之症，其来也渐，断非一二月间逐至沉

---

① 不佞：佞同“侫”，不才，谦称。

困不起，况六脉浮大弦数，人迎犹甚。胸膈满闷，大便秘塞，此外感而挟内伤，非全属本原之症也。至于发热者，阳明旺于未申，咳嗽者，风邪干于肺部，邪热相迫，致有遗精。是宜先标后本，勿以三症而泥其不足也。

◎ **曹元吉**

面戴阳，下虚也。下虚者，肾气不足，肾主闭藏，虚则不能禁固，以致精失于梦。肾主骨，虚则不能作强，以致痿弱艰步。腰为肾府，将摇不能，肾将惫矣。此三者相因为病，而总关乎肾。肾虽水脏，元阳寓焉，方用八味者，益其少火，天非此火不能生物也，加以茸胫者，异类有情求其属以衰之也。

◎ **王景曾夫人**

服参于去血之后，盖谓有形之血不能速生，几微之气所当急固，此血脱益气妙法也。然服之过多则气增，而久使脏气偏盛为痰为火。若气逆、若吐呕、若不食、若便秘，种种皆血虚火旺之征。况失血之初，原因气郁伤肝，肝火妄动所致。今服参四斤，卧床百日而未见少效者，不探其源故耳。目下清热平肝、止呕理气最为吃紧，至于用补请俟异日。

◎ **顾真吉令子舍**

发厥脉不数，便不闭，非阳厥乃阳虚也。阳虚则阴寒凝结，以致胸膈不宽，非有物停滞而可攻之、削之也。况发表攻里，靡药不尝，今应塞因塞用，以六君子汤加甘温之品主之，遂服数剂而愈。

◎ **粮宪迟公**

谵语神昏，脉无虚象，且时有矢气，数日不便，此系燥屎内结，阳明肾实之候也。虽属年尊，而切脉审症，知非承气汤不可，果得下之而安。

◎ **张养淳**

养淳张亲翁，乙卯仲冬失恃，治丧有跪拜之劳，举襄有奔驰之累。葬事毕，在山料理诸事，忽发寒热，神昏妄语，手足拘急，战慄不能自持，扶病而回，遍请诸名公诊视，有云受寒虽深，得之劳累之后发表，则有亡阳之虞；有云神昏妄语，有类两感，症在危类；有见四肢拘急而用桂枝者；有见战栗振动而用人参者，纷纷聚议茫无定见。至于取汗一法，非惟诸友不敢用，即主人父子亦摇手相戒，无所适从。其长君谋之于余，余往视，症虽如前，而脉无阴象，不过感寒太重，非大行疏散不可。余立方而别，养老诸郎君暨其亲戚无不咋舌，以为服此必致亡阳。越明日，病势转甚，长君仓皇就商，邀余再诊，余曰："兄急遽如是，昨方必未尝用。"答曰果然。余见疑多信少，不肯去复，念平昔交情，勉尔复往，症已危急，众犹纷呶不一。余正色曰："信我则生，不信则死。古人云：日数虽多，尚有表症，犹当发汗。"彼见病势已剧，余又担当甚力，照方一服即得微汗，症减十之三。余曰："汗未透，非麻黄不可。"果得大汗，而诸症悉退。假使此时稍复不决，或持两可，养老岂得有今日哉！

鹤圃堂药案

云间沈明生先生

男

智弢　智弘　智弦　智昭　智张

同辑

◎ 李君仙

病虽五日，而头痛恶寒未除，奚可致疑于发散乎？况仲景云：日数虽多，若有一毫表症仍在者，犹宜汗之。但令属季春，以羌活中和汤主之。

羌活八分　川芎　白芷各六分　苏叶　防风　枳壳　厚朴　广皮各一钱

水二杯，加葱白三个、生姜三片，煎服八分。

◎ 程水誉

证见登高而歌，弃衣而走，骂詈不避亲疏，欲卧泥水井中，此时之指为阳明实热者，十有八九。余后至切脉，重按沉细若无，及见其大便又溏，乃直断之曰："此阴发躁而非阳症发狂也。"急宜温之，但要冷服也。

熟附　肉桂各三钱　甘草六分　炮姜钱半　广皮一钱

水二杯，加煨姜三片，煎八分，待冷后服。

◎ 胡武子

舌心黑色，微有芒刺，发热在于未申，其为阳明腑症奚疑，且时有矢气，正燥屎欲出之候，药宜下之。

火参[①]三钱　玄明粉二钱　柴胡八分　广皮　枳实　厚朴各一钱

水二杯煎八分，炖服。

◎ 杨润之

下利消谷，身如被杖，此足少阴经直中寒症也，乃曰"漏底"。若其身微热，面赤，正属阳浮于外，所以经云：阴症不分面赤与不赤、身热与不热，惟凭指下有力无力下药。今脉重按全无，非附子理中汤不可，更灸气海等穴，以助其温经。

人参三钱　白术土炒黄　干姜　附子丸各一钱　甘草五分

水二杯，加姜三片，煎八分服。

◎ 丁绍文

谵语烦热，揭去衣被，渴欲饮水，此系真水消耗，欲导外水自救之症，药用白虎汤而仍与之水。正经云：若还不与，非其也，但宜少少与之。

---

① 火参：大黄之别名。

石膏　知母各三钱　川连　麦门冬去心，各二钱　甘草三分　枳实一钱

水二杯，加竹叶十片，煎八分服。

◎ 张文玉

夫厥症，证有二，属总四肢厥冷，如热极而厥者，则冷在四肢，扬手掷足，大便燥实，脉沉有力，正经所谓“厥微热亦微”“厥深热亦深”也。若厥冷直过肘膝，引衣自盖，大便不实，脉迟无力，真寒厥也，所以四逆之名则一。而汤散之治大异，辨之不可不慎。今恙患厥症，大便汤溏，脉无力，肘膝不温，非火极，似水，乃水极成冰之候也。非奇方大剂安得春回寒谷？

熟附一两　干姜五钱　甘草一钱

水二碗，煎至八分，顿服。

◎ 祝圣可

大头一症，乃感天行疫疠之气使然，东垣之普济消毒饮真良药也。然有太阳、阳明、少阳部分，必须验症加减治之。今发于鼻额，以致面目红肿不开，此属阳明经病，加入阳明经药自然向安耳。

黄连酒炒　牛蒡子炒，研　连翘各一钱　黄芩　防风　白芷各八分　桔梗五分　甘草三分

水二杯，加灯心三十根，煎八分服。

◎ 陆道宗令正

夫病至舌卷囊缩，势甚危也。今尊夫人舌卷而乳头缩入是也，幸自阳经传至阴分，且绕脐硬痛，大便又五六日不解，此系失下之候。勉用大承气汤，得下后，症减或可侥幸于万一。

大黄三钱　芒硝二钱　厚朴钱半　枳实一钱

水二杯，煎八分，顿服。

◎ 佟藩宪太太

气口脉大，正七诊中所谓独大者病也，所以胃火上升，致时有头疼，胃气不清，致胸满不减，乃足阳明经症，岂太阳病头痛而有作止也。以葛根、黄芩两汤合方治之。

熟半夏八分　干葛　枳实麸炒　广皮　厚朴炒　黄芩酒炒　柴胡各一钱　瓜蒌仁去油，钱半

水二杯，加生姜二片，煎八分服。

◎ 陈茂维

六脉无力，面色㿠白，此气虚之色与脉也，虚则健运失常，故病胸满，若非理中则虚，虚之祸何其有极。

益智仁炒研，一钱　人参二钱　甘草炙，三分　白茯苓　干姜炮，各八分　云术土炒，一钱

水二杯，加煨姜三片，煎八分，空心服。

◎ 吴公化

攻伐之药固能宽胸理气，若频投亦即损伤胃脾，所以补养之剂可常服，而克削之味只宜暂用者也。尊恙且久，攻伐又多，今则胃弱而饮食少，脾虚而大便泄，虚弱以致中满，东垣之补

中益气正在是矣。

柴胡六分　升麻三分　益智仁炒，研　云术土炒　人参　白茯苓　广皮各一钱

水二杯，加煨姜三片，煎八分，空心服。

◎ 杨肇初

患疟虽久，从未得汗。经云：无汗要有汗，散邪为主，药应解肌。

熟半夏　干葛　柴胡　广皮　厚朴各一钱　防风　苍术炒　青皮各八分

水二杯，加生姜二片，煎八分服。

◎ 钮子介

疟非汗不愈，汗多正邪去之机，不必收敛。邪居阳分，则多热，热者凉之，故用芩。夫"有汗要无汗，养正为先"之语，非论于邪气方炽之日也，幸勿过疑，药用加减青皮饮。

柴胡　熟半夏　青皮　厚皮各一钱　葛根　广皮　枳实各八分

水二杯，加生姜三片，煎八分，疟未来时服。

◎ 葛惠峰

质清禀弱，复患滞下，且有痛随利减。经云：诸痛为实。切不可因其弱而畏消导也，药宜通利。

槟榔　厚朴　莱菔子炒，研　广皮各一钱　青皮八分　山楂炒　泽泻六分　木香五分

水二大杯，加细茶一钱，煎八分，不拘时服。

◎ 齐别驾

大便时努力太过，痔疮突出，肛门亦由此而下脱，非气虚脱肛之比，且因滞下，病作初起后重，若不通因通用，见病治病无益也。

柴炒六分　槟榔八分　泽泻五分　生白芍　广皮　厚朴　川连各一钱　山楂二钱

水二杯，煎八分，磨木香三分和服。

◎ 路元三

黎明作泻，名曰"大瘕泄"，又曰"子母泻"，乃属命门火衰，药用四神丸加减治之。

云术土炒　补骨脂盐水炒　肉果煨，各一钱　白豆蔻去壳，研

白云苓　广皮各八分　北五味五粒　炙甘草三分

水二杯，加煨姜三片，煎八分，磨木香三分和服。

◎ 慕抚宪

夫泄属于子后，方书治法皆以辛温为事，今日恙虽若是，而证则初起，脉无虚象，訾故不敢执方以合病，惟审时令以用药耳。今春雨湿太过，昔人所谓淫湿腹疾，法宜渗湿热、分利阴阳为主，况经云：清气在下，则生飧泄。又云：湿多成五泻。仍非杜撰臆见之说，无拘泥于子后作泻也。

柴胡炒，六分　川连酒炒　苍术炒黄，各八分　广皮　白茯苓各一钱

炒米仁钱半　猪苓　泽泻各六分　甘草三分

水二大杯，加通草二钱，煎八分，食前服。

◎ **蒋天民**

胸满胁通胀，所下完谷不化，正经云“暴注下迫，皆属于热”之谓，且邪热则不杀谷，非清其湿热，泻安得而止耶。

香薷　厚朴　黄芩　川连　茯苓皮　广陈皮各一钱　泽泻　木通各六分

水煎服。

◎ **郭子良**

处境焦劳，大伤元气，气虚则不能卫外而感冒易，气不生水而面戴阳，上实下虚，两胫不暖，子窃母气脾气，时溏，症见虚寒，脉亦沉细。王太仆云：益火之源，以消阴翳。八味丸是也。

地黄酒蒸，八两　白茯苓　牡丹皮各三两　泽泻去毛，二两　怀山药人乳拌

山茱萸各四两　肉桂　附子童便浸制，各一两

上为末，炼蜜和丸如桐子大，每朝空心服四钱，人参汤送下。

◎ **丁墨霞**

上见喘急，下为浮肿，及先喘而后胀者，治在肺，不意骤用滋补敛塞之剂，所以喘日增，而在肺胀日甚。明是邪气郁急于中，法当从严巢二氏施治，以华盖散加减治之。

熟半夏　苏子炒，研　前胡　杏仁去双仁、皮尖，各一钱

桑白皮六分　桔梗四分　防风　广皮　枳壳各八分

水二杯，加生姜三片，煎八分服下。

◎ **金安仁**

食由气滞，胀由气逆，气食胶结，升降有妨，以致腹如抱瓮，脐突筋见，幸脉滑有力，此系积聚于中正，所谓胃病者，胀瞋胀脾，气实则腹胀，湿溲不利是也。药宜理脾疏气。

大腹皮　茯苓皮　生姜皮　莱菔子炒，研　厚朴

枳实麸炒　广皮各一钱　桑白皮　蓬术各八分

水二杯，煎八分，磨沉香三分和服。

◎ **汪子羽**

哮喘一症，痰郁于中，然痰之生必由于脾虚不运，所以经云：治痰不理脾，非其治也。药用六君子汤。

人参三钱　熟半夏　白术土炒　广皮去白　白茯苓各一钱　炙甘草三分　陈胆星焙，二钱

水二杯，加煨姜三片，煎八分，空心服。

◎ **李鉴台**

贵恙起于思虑伤脾，脾病则运化有乖，气滞痰生，其来已久，所以流于背则作痛，聚于胸则懊侬，静则阴生而火熄，劳则火扰而痰生，系伏痰为患，不易知亦不易治，职是故耳。如果属虚，神气岂能如常，脉象必然无力，今皆不然，无惑乎！三才膏、大造丸日服而厥功莫奏，

药应先标后本，以化痰为第一义。

人参去芦，三两　云术土炒黄　茯苓去皮　天麻煨熟　熟半夏各二两

石菖蒲　苍术米泔水浸，炒黄　陈胆星焙　广皮去白，各一两五钱

为末，用石斛四两、生姜一两，煎浓汤泛丸，如绿豆大，每朝空心服三钱，白滚汤送下。

◎ 朱叔明

两足浮肿，似属脾虚，然脾虚而肿者，其来也渐，精神倦怠，致疑气弱，但气弱而怠者，其脉必虚。今六脉滑大，重按之有力，症见口干发渴，大便燥结，至晚气逆上潜，甚不得卧，脉与症参，种种皆痰与火之明验矣。且火胜则浮，热胜则肿之说出诸《灵》《素》，滑脉多痰见诸《难经》。痰火相煽，神气若倦，清痰降火之剂正属治病求本之意，第因温补误投在前，古人所谓疗病易，疗药难也。

川连姜汁炒　茯苓皮　苏子研，炒　熟半夏各一钱　枳实麸炒　广皮　山栀仁炒　桑皮各八分

水二杯，加姜皮三分，煎八分，食前服。

◎ 乔松年

经云：痰流胃口则作呕，痰聚经络则作痛，为呕为痛，痰饮使然。药用理气消痰，诚对症也。然痰因火动，必须佐以涤热。

熟半夏　枳实麸炒　竹茹　黄芩各一钱　白茯苓　白豆蔻去壳　山栀仁炒黑　广皮各八分

水二杯，加煨姜一片，煎八分服。

◎ 陈尚卿

两月前吐红盈斗，斯时用血脱补气之法，无奈失之于初，致使火炎铄金，咳嗽复作。今于愚鲁汤中更兼壮水，正和丹溪虚火宜补之意，毋拘泥于节斋之说也。

怀生地二钱　白茯苓　人参　川贝母去心　北沙参

银柴胡各一钱　甘草三分　麦门冬去心，钱半

水二杯，加刷净枇杷叶三片，煎八分服。

◎ 王敬亭令爱

居经四月，忽患吐红，名曰“倒经”，此症岂与血症概论耶？无惑乎！以脱血补气之说是陈，以养营安胎之义是急，日投参术，方开杜续，血愈甚而势愈笃矣。不知经行则血循，故道而下，下则又何上逆之有，药用延胡索散。

延胡索酒炒　苏子炒，研　当归尾　牡丹皮　赤芍药各一钱

茅根　山栀仁炒黑，八分　川牛膝一钱半

水煎服。

◎ 顾沛生

鼻衄后而腹胀脐突。盖脾统血，血去而脾亦虚损，乃中寒症也。药以附子理中汤。

理中汤加附子。

◎ **单道台**

胸腹作痛，大便黑色，每甚于夜。经云：小便自利，大便黑，蓄血无疑。药当去瘀为主。

桃仁去双仁，研，二钱　山楂一钱半　延胡索酒炒　乳香去油　广皮　没药各一钱　枳壳八分

磨降香三分和服。

◎ **徐易史令爱**

经行着怒，怒则气逆，血随气泳，所以上溢，此不可与吐红者同日而语也。法当降气理滞。

牡丹皮　延胡索酒炒　苏子炒，研　香附米酒炒　茜根各一钱　甘草三分　赤芍药　广皮各八分

水二杯，加荷蒂五个，煎八分服。

◎ **卞朗**

若溺血分痛与不痛，痛属血淋，不痛是胞移热于膀胱，则癃溺血是也。尊恙起于大怒之后，疏利妄行，而所尿之血正谓伤肝血枯，症时时前后血耳。

当归身一钱　阿胶烊入，二钱　川连　广皮各八分　柴胡炒，六分　甘草三分　牡丹皮

白芍药酒炒，各一钱

水二杯，加灯心三十寸，煎八分服。

◎ **范子安**

肠澼一症，如先血后便，由乎手阳明，随经下行渗入大肠，传于广肠而出。先便后血，由足阳明经随经入胃，淫溢而下，此又不可不审也。今于便后见血，远射如而下筛，非肠风，乃脏毒也，系积热蕴毒从而下沉而也。

川连　槐花酒炒　地榆酒炒，各一钱　山栀仁炒黑　丹皮　归身各八分　生地二钱　木通六分

水二杯，加灯心三十寸，煎八分，食前服。

◎ **孟有道**

腹胀，足胫肿大且皮薄而光，目窠如新卧起之状，以手按腹，随手而起，正许叔微所谓腹胀、四肢不甚肿为蛊，脐腹四肢悉肿者为水也。经云：诸湿肿满，皆属于脾。又云：其本在肾，其末在肺。所以古人治法以脾主运行，肺主气化，肾主五液，无不于此三者立论。但今六脉沉细无力，此土虚不能制水，药非温养，则气不施化，将见精血亦化而为水矣。

熟附子各一钱　肉桂一钱　人参一钱半　白术土炒黄　白茯苓　泽泻各八分　川牛膝二钱

车前子炒，研，二钱

水二杯，加姜皮五分，煎八分，磨入沉香三分，食前服。

◎ **董父台**

案牍积劳，饮食减少，且腹饱闷，服消导而不效，易而理气，用开郁而无验者，改而化痰，更张不一，茫无定见。誉诊父台六脉毫无停滞之象，惟见沉细之象，因思罗之谦甫“脾胃弱而食少，不可克伐”一语，谨以四君子汤进，连服数剂，已获全愈。今再以和中丸为善后之计。

人参去芦，三两　云术土炒黄　白茯苓去皮　补骨脂盐水炒　益智仁炒，各二两　甘草炙
沉香镑　白豆蔻去壳　广皮各一两　菟丝子淘净，酒煮，四两
上为细末，用石斛四两煎汤泛丸如椒目大，每朝空心服百粒，桂圆汤送下。

◎ **钟梅庵**

胸膈不宽，得食愈甚，似乎实也。但右关细微，审知中气受伤，脾虚不运，所以胀满在饮食之后，药用补中化气。

黄芪蜜水炒　广皮　茯苓各八分　白术土炒黄　人参　神曲炒，各一钱　石菖蒲六分　木香五分
水二杯，加煨姜三片，大枣二枚，煎八分服。

◎ **陈七襄**

证见反胃而两尺按之搏指，大便不解多日，正合经云“三阳热结，必反上行”之旨也。药应三承气汤选用，但药亦不得下咽，先以胆汁导之。

大黄三钱　川连　枳实各一钱　厚朴一钱半
水二杯，先将三味煎一杯，后入大黄再煎至八分，徐徐服下。

◎ **姜如山**

恚怒之余，食不下咽，咽即辄噎，大便闭结，六脉细软，此属伤侮脾，津液枯槁之候。日令频服牛乳，药用参术调中，但口吐白沫，病非轻浅，而张鸡峰所云“此系神思间病，非内观自养不能却之”，诚不诬也。幸留意焉。

人参　白术土炒　黄芪蜜炒　归身各一钱　白芍药酒炒　白茯苓各八分
麦门冬去心，一钱半　甘草三分　北五味八粒
水二杯，煎八分，竹沥半杯，磨郁金三分和服。

◎ **伊辅臣**

火不生土，中州见弱，所以不运，许学士云：譬之釜中水谷下无火力，其何能熟？况又年高茹素，两尺无力，法应虚则补母，当不仅白术、陈皮补之也，天王之心丹岂其治乎？

怀生地酒蒸，四两　白茯苓去皮，两半　真沉香镑，五钱　淮山药人乳拌
补骨脂盐水炒　山萸肉各一两　牡丹皮一两五钱
上为末，炼蜜和丸如桐子大，每朝空心服四钱，人参汤送下。

◎ **金元植**

中气虚寒，不能安谷，所以旦食暮吐，暮食朝吐，八味丸、红豆丸相应加减而合用者也。

附子童便制　肉桂各一钱　干姜炭一两五钱　熟半夏　云术土炒黄
白茯苓各二两　椒红　丁香　红豆炒，各五钱
上为末，用石斛二两、生姜一两煎汤泛丸如椒目大，每服空心服二钱，人参汤送下。

◎ **江之远**

古称“痺症”，乃壅闭经络血气不行之谓也，而经内则分风气胜者为行痺，寒气胜者为痛痺，湿气胜者为着痺。治此症者，莫外乎风寒湿三气，盖因杂至而病耳。夫痛痺即俗所谓“痛

风”，若今日之“箭风”二字不知载在何书，惑人害人莫此为甚，所以阐要编有论，病必先正名，名正斯可论治之旨。“箭风”之名，一不正，则有禁服药剂之说出，由是邪胜，气不得外越，遂深入而愈炽矣。况邪正不两立，邪胜则正负，病至于此，人何以堪？令郎患恙，被惑受害，遂成寒毒流注，起而溃，溃而起，不知几经日月，六脉无力而气血痛伤殆尽，药用参芪，不若以气血之属补之，更为有情方，从飞霞韩氏。

虎胫骨　鹿茸各二两四钱　鹿角霜　龟板酥炙，各二两六钱

为细末，猪髓和丸如梧桐子大，每朝空心服百丸，嫩桑枝五钱煎汤送下。

◎ 郑二府

胃脘疼痛，诸书法治俱以攻克为事，皆执“诸痛为实”一说耳。今祖台之恙一说遇劳之发，乃经所谓“劳则气耗”，非虚而无，归脾补中两方合用，勿致疑于痛无补法也。

益智仁炒，研　黄芪蜜水炒　乳香散去油　云术土炒黄　归身各一钱

甘草三分　白茯苓　广皮各八分　人参二钱

水二杯，加桂圆肉六枚，煎八分，磨入木香三分，空心服下。

◎ 马抚台太太

恙患胃脘疼痛，非心疾也。若谓《内经》有“手少阴之脉动则病心痛”一条，乃言别络受邪，在经不在络。又云“邪在心则病心痛”一条，亦言胞经收邪，在腑不在脏。盖心为君主，邪不可干，干之则名“真心痛”也。今太太致疑于心痛者，因胃脘地位逼近，痛作若心使然。古人云，以病忧病，病乃相仍，所以备述其由，而开释其疑焉。谨请毕其说，其症有九，曰饮、曰食、曰冷、曰热、曰气、曰血、曰悸、曰虫、曰疰。夫胃为市，无物不盛，无物不有，六淫七情、气血阴阳、偏盛偏负、相乘仇窃皆足为痛为病。兹按六脉，弦洪有力，痛势时作时止，痛作呕吐酸水。经云：诸逆冲上，皆属于火。火炽味变，故做酸。清热理气，指日向安，实实虚虚，必无是理耳。

柴胡炒，六分　山栀仁炒黑　苏梗各八分　陈香橼去瓤

黄芩酒炒　藿香　郁金　延胡索酒炒　广皮各八分

水二杯，加煨姜三片，煎八分，食前服下。

◎ 张九皋

中风有真类之别，今见卒中昏冒，口开遗尿，脱症，病已频危，但肺未鼾睡，肝未眼合，心未手撒耳。急进参附二味，是晚稍有生机，再投附子理中汤，以冀斡旋于万一耳。

◎ 潘若馨令媳

月事有卒然而止者，则经为邪阻，邪去则愈。若由少渐无，则为经闭，此系血枯之症，知命者汲汲珍摄，犹恐难成易亏，何反加之恚怒，以致主血之心、藏血之肝、统血之脾，靡不受血而为病，由是恶心泄泻，坐卧饮食皆为之减，餐不安矣，更加阳盛乘阴虚，午后潮热。今以归脾汤主治者，用合经云：二阳之病发心脾，则女子不月之意也。

香附子童便浸，炒　白芍药酒炒，各一钱　远志肉甘草水泡　白茯苓各八分

水二杯，加桂圆肉五枚，煎八分，磨沉香三分空心和服。

◎ 迟道台如夫人

经脉过期，血虚无疑，但六脉带数，又属火旺，火耗其血致不能满，则不能溢矣。养营药中仍须佐以清火。

怀生地二钱　川芎六分　黄芩酒炒　山栀仁炒黑　白芍药酒炒

牡丹皮　香附童便制，各一钱　阿胶烊入，二钱

水二杯，加荷叶三分，煎八分，食前服。

◎ 韩抚军太太

经云：引于大产者之小产，概以气血不足言也。丹溪大补之法似不容缓，但恶露未清，腹尚作痛，又当去瘀为事，正使瘀血去则新血易生矣。

当归全用　延胡索酒炒　益母草各一钱　山楂二钱　香附酒炒，一钱五分　广皮八分　川芎五分

水两杯，煎八分，磨郁金三分和服。

◎ 侯仙倍妇人

安胎之道在于培补任冲、清热养血，所以古方杜续丸有“千金保孕”之名，以杜仲能固胎之系，续断能敛胞中之血也。至于芩术二味，亦为安胎圣药，盖统血者脾也，白术能健脾，脾健则食自进，而血有其源；黄芩能退热，热退则胎自固而血无所耗。再佐之以四物，以此食服，不惟胎元永固，即异日毓麟亦易生如逵[①]矣。

杜仲盐水炒，去丝　续断酒炒，各三两　香附童便浸，炒　黄芩酒炒，各一两五钱　白术土炒黄

白茯苓去皮　当归身酒炒　白芍药酒炒，各一两　川芎一两　生地酒蒸，四两

上为末，用山药酱和丸如梧桐子大，每朝空心服四钱，人参汤送下。

◎ 龚学山

消瘅之症，有隔消、消中、肾消之殊，所以刘河间、张戴人论之甚详，治法一从火断，谓火能消物也。吾翁饮食过人而转食转饥，小便数而消瘦，非中消乎，此《内经》所云“二阳结谓之消”是也。夫手阳明主津液，足阳明主血，二者气盛热壮，结在中焦，则亢甚而消谷善饥，不荣肌肤矣。药当补阴退阳，衰其燔灼之势。

川连　天花粉　牡丹皮　黄芩　黄柏　广皮炒，各八分　石膏研　怀生地各二钱　甘草三分

水二杯，加灯心三十寸，煎八分，食前服。

◎ 丘美中

症见烦渴引饮，多饮而渴不止，舌燥赤裂，乃病在上焦，如《气厥论》之肺消隔消，如《奇病论》之消渴是也，良由日嗜肥甘，燥热伤阴所致然。《灵枢》言：五藏皆柔弱者，善病消痹。所以用人参白虎汤，取其生津止渴耳。

人参　石膏各三钱　甘草五分　知母二钱

---

① 逵：指四通八达的道路，泛指大道。此处指女子生产顺畅。

水两杯，加粳米一撮，煎八分，食前服。

◎ 章来兮

经云：五更嗽者，食积痰也。然云：食积生痰，其病在胃而不在肺矣。

药和胃健脾，脾旺则积化，而痰清嗽自愈矣。

秦艽　神曲炒　楂肉各一钱　白茯苓　熟半夏　桑皮　橘红各八分　甘草三分　桔梗四分

水二杯，加煨姜一片，煎八分，食前服。

◎ 谭维思

经云：肺与大肠相为表里。大便闭结八日，热反上行，熏金烁肺而咳嗽作矣。所谓腑病脏亦及之，药应润便为急，乃在上者取之下也。

川牛膝　杏仁去皮尖，各五分　玄明粉二钱　知母　黄芩　枳壳　广皮各一钱　甘草三分

水二杯，加灯心三十寸，煎八分服。

◎ 冷廷选

邪干肺部则叶举而不能卧，肺病则气不施化而小水不便利，水道壅塞，泛溢皮肤为肿，法当理肺药，金沸草散。

金沸草　枳壳　前胡　杏仁研，各一钱　桑皮　橘红　防风各八分　泽泻六分

水二杯，加姜皮三分，煎八分，滤清服。

◎ 姚舜夫夫人

重身五月，忽作咳嗽，医以清金止嗽之剂，日投靡间①，延及半月有奇，以致两肾痛坠，病中复病痛矣。不知此系子嗽，何见不及此汲②安胎，庶免小产之虞，而嗽亦自止。

怀生地二钱　川芎六分　甘草三分　杜仲盐水炒　麦门冬去心

白芍药酒炒　当归身　续断酒炒　黄芩各一钱

水二杯，加炒熟砂仁末六分，煎八分服。

◎ 管征起

以寒治热，是为正治，若过于寒则火反抑而不散，所以久用凉药而热不清者，责此故耳。今用火郁发之之法，不特火清于上而脾胃之气亦得清升而上输矣。

防风　荆芥各八分　甘草三分　川连酒炒　苍术炒焦　泽泻各六分　葛根　厚朴　广皮各一钱

水二杯，加生姜一片，煎八分，食前服。

◎ 方道台公郎

症患眩晕，虽谓土虚则眩，然稚阳之年，仍属火曰炎上，朱丹溪所谓“痰与火令人作眩晕”也，况咳嗽唇焦，六脉洪数，足可更凭。

秦艽　天花粉　前胡各八分　杏仁去皮尖　车前子炒，研

黄芩　黑参　川牛膝各一钱　甘草三分　桔梗五分

---

① 靡间：《尔雅》：“靡，无也。”靡间即无间，此为用药不间断之意。

② 汲：形容心情急切。

水二杯，加灯心三十寸，煎八分，食前服。

◎ 缪钟黄

人之真阴精与血也，精摇于寐，责之肾血失于便，治在心，归脾、六味，谁曰不宜。然而精藏于肾，梦失者，病在肝，以肝主疏泻也；血统于心，妄行者，病在肝，以肝藏血也。肝既受病，势必窃母之气，所谓子令母虚，而足跟作痛，有自来矣。若头眩，乳房跳动，肉瞤，少卧，脉弦，何莫非肝家气亢，血虚之外候乎？若不从治于肝，恐属终隔一层。方用加味逍遥散。

人参　白芍药酒炒　牡丹皮　白术土炒黄　当归身各一钱

柴胡炒六分　山栀仁炒黑　黄芩　白茯苓各八分

水二杯，加荷叶三分，煎八分，空服。

◎ 艾乾一

药饵调摄贵乎！虚者补之，寒者温之，实者泻之，热者凉之，乃所谓补益，非药味之所谓补益也。加鹿胶一味，性温助阳，益精补髓，服之则弱者强，怯者壮，未闻服之语言謇涩，两颊流涎，面赤项强者耳。良由禀质多火，内炽外益，以致热生风，火生痰，而诸症烽起矣，此皆慕乎鹿胶之名而不审。夫鹿胶之用非鹿胶之罪也，用鹿胶之咎也。药宜清之凉之，方用云林清气化痰丸。

熟半夏　川贝母去心　紫苏子炒，研　云术土炒黄　山楂肉各二两　广陈皮去白

枳实麸炒　川连姜汁炒　连翘各一两　桔梗七钱　白茯苓去皮，一两五钱

上药为末，用竹沥调神曲浆和丸如梧桐子大，每服百粒，空心淡姜汤送下。

◎ 安道台令舅

夫五脏六腑之精，肾皆受而藏之，精滑则归咎于肾，似无漏义矣。不知怵惕思虑则伤神，神伤则恐惧流淫不止，又不得不责重于心，且汗为心液，盗汗尤足征，其神不收摄也。心肾两经之药，焉可偏发耶？

怀熟地二钱　黄芪蜜水炒　远志肉甘草水泡　当归身　茯神各八分

酸枣仁炒，研　人参　淮山药　莲须　龙骨煅，各一钱

水二杯，加桂圆肉六枚，煎八分，空心服。

◎ 朱去繁

经云：肾开窍于耳。又云：耳得血而能听。盖耳聋者，无不汲汲于补肾也。今诊两尺沉细而无力，直宜益火，且气为水母，何虑其不令子实耶。以八味丸主治。

地黄酒蒸，八两　丹皮　白茯苓各三两　泽泻二两　淮山药人乳拌蒸

山茱萸各四两　附子童便制，蒸熟　肉桂各一两

上为细末，炼白蜜和丸如桐子大，每朝空心服百丸，食盐汤送下。

◎ 陈遇庵

经云：脉长主寿。又云：弦大而有力者，此天禀之厚，引年之叟也。今六脉弦急，冈陵之颂[①]已肇于斯，但脉弦主肝气有余，丹溪云：气有余便是火。火旺则曷于动怒，怒则伤阴，阴虚则目不瞑，若手指之屈而不伸者，正所谓能屈而不能伸者，病在筋；至于食少，亦由肝木凌脾而转输有妨，种种见症，皆肝家之过也。平肝则气不亢，而怒不易动；疏肝则血易养，而卧得鼾睡。以此推之，手得血而能握矣，膈得润而善饭矣，更祈加意珍摄怡养天和，则却病良法，更进一筹。

怀生地酒蒸，四两　当归身酒浸　人参去芦　山萸肉净　酸枣仁炒熟　云术土炒黄，各二两

茯神去木　白芍药酒炒　牡丹皮　山药各一两五钱　川黄连酒炒　泽泻去毛，各一两

上为末，炼白蜜和丸如梧桐(子)大，每朝空心服四钱，桂圆汤送下。

◎ 吴骏公令侄

病属足三阴经而厥阴之虚寒尤甚。所以痛引少腹，行则痿躄，究其因正精未满而先通，异日有难状之疾也。今投温补，相宜日喜，壮年寡欲，养其已亏之精，药食助其新血之生气也，何痼疾之有。八味鹿角胶，早晚分服可耳。

怀生地酒蒸，四两　牡丹皮　白茯苓去皮　淮山药　山茱萸各二两

泽泻去毛　川附子童便制　肉桂各二两

上为末，炼白蜜和丸如梧桐子大，每朝空心服四钱，食盐热汤送下，晚服鹿角胶。

◎ 张以泉

腹痛每发于冬令，作则战栗，症似虚寒，温补杂投，不知冬月六阳在内，战栗乃火极似水，此内真热而外假寒，且日至寅卯，中脘懊侬，呃逆清涎，胃火上升，痛必上连头脑，胃病故食少。经云：诸痛为实。洵非虚语，法当清之。

熟半夏　黑山栀　黄芩酒炒　厚皮各一钱　白茯苓　川连酒炒　青皮　广皮各八分　木通六分

水二杯，加煨姜一片，煎八分服。

◎ 蔡九霞先生公郎

腠理不密，易于感冒，若感冒而因用发散，则表愈虚而腠理愈疏矣。今按六脉细软，而右寸更盛，正气虚不能卫外而为固，气虚者参苏饮，然调治于已病之日。莫若药饵于未病之先，大造丸尤当制服于平时，培固其元气使邪无由而入，又何感冒之有。

人参　黄芪蜜水炒　白术土炒　熟半夏各一钱　甘草三分　苏叶　广皮　白茯苓各八分

水二杯，加姜一片，煎八分服。

◎ 温彦九

淋症有六，如石淋、劳淋、血淋、气淋、膏淋、冷淋是也。当虚实分别，审症用药。若混投清热利湿之剂，则愈疏愈虚，而小便之淋沥愈甚矣。今尊恙所下如脂，有类乎膏，然遇劳则发，

① 冈陵之颂：祝福人长寿，像连绵起伏的山冈和丘陵。此处喻脉象显示出长寿的征兆。

劳倦则甚，顾名则思义，正属劳淋，即水道涩痛，亦因为患经年，气陷膀胱。法当补中益气。

人参　黄芪蜜炙　白术土炒，各一钱　滑石水飞，二钱　白茯苓八分

柴胡炒，六分　升麻　北五味　甘草各三分

水二杯，煎八分，磨入沉香三分，食前服。

◎ 曹养真

小便不通，而用淡渗之药，是其正治也，乃毫无效验者，则知病在气不施化矣。经云：膀胱者，州都之官，气化则能出矣。药宜清肺，以滋其化源。

人参　车前子炒，各一钱　白茯苓八分　麦门冬去心，五分

广皮　桑皮各八分　桔梗五分　甘草三分

水二杯，加通草梢一钱，煎八分，分服。

◎ 金楚璧

小腹痛引睾丸，且连腰脊上冲，正甲乙经云"邪在小肠"也，其痛处盖络经所属所系。今值太阳在前泉，寒阴所胜，虚则邪甚，而病甚作，药宜温散。

小茴香六分　橘核各炒、研　川楝子　延胡索各一钱　苏叶　广皮　青皮　木通各八分

水二杯，加生姜三片，煎八分，食前服。

◎ 鲍振扬

夫窍有二，精与溺也，精窍病则浊，今恙初见白色，既而出赤，可知精化不及，赤未变白而成，然而多怒则动火，嗜酒则生湿，湿热流注痛如刀刮，药当加减萆薢分清饮治之。

川萆薢　麦门冬去心，各一钱　川连六分　石莲肉五分

茯苓　猪苓　泽泻各八分　石菖蒲六分　甘草梢三分

水二杯，加灯心三十寸，煎八分，食前服。

◎ 林三府

《四十六难》曰：老人卧而不寐，少壮寐而不寤。今年未及四旬而卧而不寐者，病也，推其源不得不责之于心与肝。夫主血者心，藏血者肝，身处剧邑[1]，喜怒时动于中，事出手裁[2]，寒暖常敝于外，血有限而用之者无限，能保无消耗之虞乎？血虚则心失所养而神不宁、肝失所归而魂无定，卧榻之中尚得鼾睡耶？法当大补其真阴。

怀生地四两　麦门冬去心　酸枣仁炒　山萸肉净　柏子仁去油　淮山药各二两

枸杞子去蒂，三两　茯苓去木　白芍药酒炒，各两半　北五味一两

为末，用桂圆肉煎膏和丸如梧桐子大，每朝空心服四钱，人参汤送下。

◎ 仰睽一

虽云肺气通于鼻，若鼻不闻臭香，乃脾胃发生之气不能上升，邪害空窍，故不利而不闻，此薛甫新阐发未发之旨，且《灵枢》有"肺虚则鼻塞不利，和则能知香臭"之句，虚则补母。

---

① 剧邑：指政务。

② 手裁：指亲力亲为。

药宜补中益气。

人参　黄芪蜜炙　白术土炒　归身各一钱　柴胡炒，六分　广皮八分　升麻　甘草各三分

水二杯，煎八分，空心服。

◎ 褚六吉

夫肾主骨，齿乃骨之余也，然足阳明之支入于上齿，手阳明之支入于下齿，此又不可不晓。今上边齿痛，乃足阳明经风热乘之，所以喜寒而恶热，至于臃肿动摇，亦属热胜之谓。四顺清凉饮主之。

归身　石膏煨　大黄各一钱　白芍药酒炒　荆芥　广皮　薄荷各八分　甘草三分

水二杯，加荷叶三分，煎八分服。

◎ 钱绣林

刘河间云：上善若水，下愚若火，所以水清明而火昏浊。然此道其常，非语其变。今台翁劳神于经史之间，用心于吏治之余，口吐万言，手书百行，甚至刻无宁晷，即上善之质能为事物之经年扰扰乎？况心神外用，皆由气血使然，气血一虚则荣卫留于下，久之不以时上而健忘作矣。目前如怔忡、不寐、语后便忘、转眼若失，何莫非积劳伤心，多思伤神之谓欤！朝归脾汤，晚服天王补心丹，更加之以珍摄，使其静则神藏，始得之矣。

人参　黄芪蜜炙　酸枣仁炒，研　云术土炒　白茯苓各一钱　远志六分　当归身八分　木香三分

水二杯，加龙眼肉五枚，煎八分，空心服。

◎ 冯天章

瞳眼一点乃先后天元气所聚，真阴阳之妙蕴，水火之精华，所以肾精、心血、胆汁涵养精明。若散大则娄全善所谓“阳虚则眼楞紧急，阴虚则瞳神散大”矣。治法当纯甘壮水，大忌辛热，因辛主散、热助火耳。

麦门冬去心　枸杞子各二钱　山萸肉一钱　熟地黄二钱

茯苓　丹皮　淮山药各八分　五味子七粒

水二杯，加龙眼肉六枚，煎八分，空心服。

◎ 顾震侯

症患小腹偏肿而痛，小便不得，乃经云“膀胱病，小腹偏肿而痛，以手按之即欲小便而不得”是也。药用木香川楝散。

川楝子　山栀仁炒黑　当归尾各一钱　小茴香炒，研　猪苓　泽泻　木通各八分　木香五分

水二杯，煎八分服。

◎ 鲁乔才

口疮喉痛，六脉虚细，此系真阴不足，虚阳上潜，法当舍症从脉，药用导火归源。

怀生地二钱　车前子炒，研　川牛膝各五分　牡丹皮

山茱萸　淮山药　肉桂各一钱　茯苓　泽泻各八分

水二杯，加铅五分，煎八分，空心服。

◎ 顾续甫

惊恐伤心而胆亦不能无恙，因而气滞生涎，涎乘空舍而入，症见胸中塞碍，投以半夏、竹茹、枳实、陈皮、甘草、白茯苓而不获效者，法当塞因塞用，古人用温胆以治胆怯者，今人独不可温心以疗寒心者乎？

人参五分　远志肉甘草水泡，六分　竹茹　盐智仁炒，研，各一钱

白茯神去木　橘红　熟附子　肉桂各八分

水二杯，加煨姜片，煎八分空服。

◎ 劳予怀

风热干于上焦，则病目痛且浮，经云“上肿曰风”是也。辛以散之。

牛蒡子炒，研　连翘　广皮各一钱　甘草三分　白芷　细辛各六分　防风　荆芥　薄荷各八分

水二杯，加生姜一片。

◎ 戈惟一

秘结之症，病属足少阴经，盖肾开窍于二阴也。吾翁患恙后，硝黄巴丑，靡药不尝，但通后复结秘而复利，已非一朝一夕矣。独不思肾主五液，液枯则秘结乎。药当滋阴补血，并用猪血脏汤加松子肉食之，所谓血乃润血，脏乃润脏，洵可法也。

生地　熟地　麻仁各三钱　归身五钱　紫苏子炒研，二钱

水二杯，加芝麻五钱，煎八分，食前服。

◎ 丁友竹

腹痛病作，作则心嘈欲呕，面色萎黄，唇有白点，此脾胃湿热郁蒸生虫之候，方用转药，但在上旬煎服，则虫须头向上有效耳。

雷丸　厚朴　大黄各二钱　玄明粉二钱　广皮　三棱　蓬术醋炒　槟榔各八分

水二杯，煎八分，食前服。

◎ 居敬简

皮肤索泽与滑润相反，经云“手太阴行气温于皮肤者”也，气不荣则皮毛焦。又值少阴在泉，热淫所胜，皮肤作痛乃属火盛刑金。药当辛凉。

麦门冬去心，五钱　黑参　知母　黄芩各一钱　山栀仁炒黑

天花粉各八分　薄荷头六分　桔梗五分　甘草三分

水二杯，加松子肉五钱，煎八分，食前服。

◎ 杨玉符

尝考《内经》酒为熟谷之液，其气悍，所以陶弘景亦云“大寒凝海，惟酒不冰”，扁鹊谓其“过饮则生痰”助火，诚有见。夫酒为大热之品矣，今因病酒之后，作泻发渴，湿热为患可知，药用加味二妙，取术之甘芳除湿而健脾，用蘖之苦清涤热而补肾，佐以葛花消毒解阳明之热邪，使以松茗化痰清胃市之腻膈，况此二味，一禀清阳发生之气，一有健运之主治之功，何虑金谷酒数之有。

苍术米泔浸，炒　黄柏盐水炒，各三两　葛花二两　松萝茶四两

上为末，每服二钱，人参汤调下。

◎ 杨镇台

夫寒凉固能伤损，而辛温亦能为害，所以古人药不执方，时措合宜，譬之用兵，增灶[①]示强可以取胜，而减灶[②]示弱亦得奏捷耳。台翁赋禀柔弱，弱者补之，昔日辛温，其效如鼓应桴，今非昔比，后天培养如廉将军善饮矣，尚可执成见于胸中，脉症概置勿谓耶。今酌一方，皆清上实下之品，虽不用辛温而功效自倍于辛温也。

怀生地酒蒸，四两　酸枣仁炒熟　山茱萸净　当归身酒　麦冬去心　人参

川牛膝去芦，各二两　白茯神去木　怀山药人乳拌　丹皮各一两五钱

川黄连酒炒　甘菊花去蒂　北五味　泽泻去心，一两

上为细末，用龙眼膏和丸如梧桐子大，每朝空心服四钱，白滚汤送下。

附：沈明生先生长公朗生先生治案

门人

马浱期周生父　符世杰惠生父

述

◎ 封溪吴太夫人

年高茹素，脾元浸损，乃患中满之症，而绣弁吴老先生向延吾师明生太老师，处方调治，靡不获效。至壬戌岁，太夫人病腹颇剧，先生昆季[③]因见精神愈觉枯槁，彷徨无措，来延吾师诊视，谆谆相恳，师乃毅然任之曰："太夫人患恙，此内伤症也，但王安道所然云须分不足之中有余，药当补脾佐以理滞。若胶执于年尊气弱，安得清升浊降而运行不悖耶？"方用白豆蔻、山楂、神曲、白术、白茯苓、谷芽、白芍药、广皮，服数剂而安，所以先生后有良医，沈氏父子后先物故概致云。

◎ 陈墓施姓令郎品官

症见神昏不语，状若醉人，延医诊视皆不识其病何名而药何指也。举家错愕，乃鼓楫而邀吾师。师至看毕曰："左寸脉虚，第见方寸间筑筑然[④]跳动，此失神症也，病当得诸惊恐后。"主人曰："然。"师曰："最易治法，当于惊恐处呼其名而归，即苏矣。"主人果往呼之，已而病者若醉如醒梦方觉，因与镇心丸，每服一丸，用淡姜汤入竹沥三匙化下，旬日而起。师因语期曰："此症体无发热恶寒，知非外感；按无苦楚呻吟，又非内伤。询其惊恐而起，非心神外

① 增灶：典出《后汉书·虞诩传》，为东汉虞诩示强欺敌之计。

② 减灶：典出《史记·孙子列传》，为战国孙膑增兵减灶欺敌之计。此处沈氏以兵法变化喻谴药用方应时措合宜。

③ 昆季：指兄弟。

④ 筑筑然：筑，本义为捣土用的杵。此处指触诊感到患者脉搏心跳似捣似捅地弹跳搏动。

越之谓欤。夫所用之法术也，即古人祝由一科，推此意而广之，正所谓医者意也。”

◎ 慕抚宪西玉四公子夫人

恙患非时感冒，延师诊治曰：“人迎、气口两脉俱盛，药非防羌疏散、枳朴消导不能愈也。”西翁曰：“素禀柔弱，恐太攻克，免蹈虚虚之祸。”师因正色而言曰：“急则治标之说出自经旨，且邪气未散，譬如如冠盗之在户，若不自事驱逐，宁不由户而升堂入室乎？”幸勿过疑，致失病机。力主前方获效，但因清虚之质常患中满。一日谓吾师曰：“香附理气，服之颇安。”师曰：“今夫人所患乃中气不足之症，建中庶使水谷之气壮而转输不息，倘嗜破气之味，不过取胸次一时舒畅，而真气阴受其无穷消耗矣。”因请调摄药饵，乃制沉香附中丸料，至今服之无间。

◎ 郡中顾君瑞

症属伤寒，始而太阳病则汗，继而传入阳明腑病，则下。汗下太过忽然四肢逆冷，冷汗不止，医皆见之而走。师曰：“此所谓害热未已，寒病复起，乃因药伤阳，气脱而变为阴症也，法当附子理中汤扶其真阳、散其阴寒。若云发热恶寒发于阳，无热恶寒发于阴，则大失仲景之旨矣。”服之厥回汗止，后用补中益气加干姜之属，调理而安。

◎ 陆墓袁君秀

症患外感，医以取汗药投之而愈，但粒不思入口，乃致不卧怔忡，目无精光，面无华色。延师诊，脉重按后微细，曰：“病已退矣，但属虚耳。今应补之则思之食，食进而诸症不治之治矣。”君老曰：“他友谓目前不食仍系伤食，当用香砂枳术之类，何先生所见大不相同耶？”师曰：“元气虚，胃气弱，所以不思则恶食也。若再攻伐，是重虚其虚，急用大剂独参汤。”君老犹豫未决，师因相语以待，力主煎服，服后思饮，随以稀粥啖之，自此纳受诸恙顿释。

◎ 郡城文洽鼓老先生夫人

产后郁冒眩晕，胸中时觉气滞，甚则坐卧不安，吾师视毕曰：“丹溪之法产后固宜，但六脉带滑，内有伏痰，药当化痰以其去病，然后养营以滋其原庶，不失治病求本之旨耳。”因以消痰药用之而诸症渐次向安。适吾师抱疴杜门不复再看，后令岳于采吴生先来延世兄燧生调治，曰：“今按六脉微软，元气未复。”乃用归脾汤加炮姜、乳香，数剂而豁然。吾师去疾于前，世兄培补于后，若相反而实相资以成功，先后一辙，足征所学有源。

◎ 枫桥杨德符

行内山西客人，卒然仆倒，不省人事，误认属阴，药以桂附，反加舌出目突，急来延师诊。曰：“六脉惟心部空豁，此似伤暑，但令属孟冬，莫非有所触冒使然。”主人曰：“昨因天气暴寒，曾启衣箱取皮袄，不意披即晕倒。事固有之然，病未必出此，先生幸详审焉。”师曰：“若是中暑无疑。”主人哂其诞，吾师争之力，继而乃曰：“余有一法试之。”令取井水一桶来，病者见水虽口不能言，而目则注视，师以窥其微，盛一杯与之下咽，更进一杯，伊犹未已，进连三四杯而精神顿爽，口吐“活了”二字。昔人所谓一剂知，二剂已，今吾师乃一杯知，二杯已，三四杯而脱然若失，苟非见之，明审之确，安得起沉疴于十月乎？后用香薷三钱、厚朴三钱、白扁豆二钱、川连五钱、甘草一钱加减调理而瘥。

◎ 邑吴赵父母夫人

发热恶寒，间日一作，吾师曰："症属少阳，但作止有时，乃系胎产，又名开疟，最难愈，最禁截，必须节饮食以防司化之有乘，慎起居以避贼之相侵。"药用小柴胡汤、消脾饮。消息之他友以速愈，自任用法禁之，不旬日乃变，三日一发遂成痎疟，越日余而肿胀作。师曰："病久延虚，脾元大损，非制术不能疗。"乃用姜汁半斤拌於潜术一斤，如是者蒸晒九次，磨末以红枣肉煮烂，捣和丸，每朝服百粒，约斤许始愈。

◎ 陈墓陆文吾令郎

伤寒医者昧于用药，未免倒置，以致过经不解遂成坏病，一息如丝，羸状难名。吾师至，文老含泪相谓曰："小儿万无生理，延先生来不过决一死期耳。"师曰："且诊视之。"见其环口黑，鼻如煤，舌生刺，且口噤咬牙，种种恶症，师复以手按至腹，病者有皱眉难忍状，因语文吾曰："仲景曰口噤咬牙，曰大承气。今令郎之恙是也，下之则安。"急进承气汤一剂，抉开灌之，得宿垢一二十枚，是夕熟睡而诸症渐减。师于初到时适有邻友相陪，因求诊视，师曰："六脉无神，《内经》云死阴之属，不过三日而死，指日当剧，法在不治，不立方。"此友含愠而去，旁观者咸谓陆氏子症如此而许可，此友病若是而断之死，甚疑吾师之言谬矣。不料数日之内一如师言而生死判然，既而颂吾师之神明辄不置口。

◎ 九峰寄亭张老先生孝廉

时患足痿救治于吾师，师曰："此壅疾也。"夫《太阴阳明论》曰：脾病不能为胃行其津液，四肢不得禀水谷气，日日以衰，脉道不利，筋骨肌肉皆无气以生，故不用。而《素问》治痿，所以独阳明良有以也，朝用六君子汤补中，以壮水谷之气；晚服活络丹舒筋，以通荣卫之滞，则宗筋润而机关利矣。但酒液性热，节饮不致酿湿，味厚生湿，渗泊庶远助火，二者致疾之媒，一加珍摄，则人皆拱听履声矣。若徒从事桂附，骨痿生于大热之旨，谓何寄翁曰前此药饵误矣。今聆教言，如秦太虚阅辋川图[①]，而二竖子已退，三舍乃养疴，鹤圃仅二月而接武[②]如故。

◎ 太仓张州尊夫人

症患带下，诸药不效，延师调治。师诊毕，书一案曰："夫他经上下，往来遗热，带脉之间血积不流，火从金化而为白浆，少腹冤热随溲而下，绵绵不绝，考诸《内经》，曰少腹冤热，溲出白液是也。盖冲任督三脉，以带脉束之故，所下以带名，所以张子和推广《内经》之旨，谓带下是邪热传于小肠，入脬经而下，独喻嘉言深得此意以治湿热法治之。今夫人日投参芪而病不减者，但知补经固真而不知清热渗湿在所先耳。朝用川芎、白茯苓、白芍药、黄芩、牡丹皮、川连、山栀仁、柴胡、木通等味，晚用棉花核子，铜锅内焙研如泥，将柿饼去蒂核捣烂和丸，服五十粒，柿饼汤送下。"州尊相信有素，如方制服，匝月之内乃获全愈。

---

① 秦太虚阅辋川图：宋·秦观《淮海集·书〈辋川图〉后》云："元祐丁卯，余为汝南郡学官。夏得肠癖之疾，卧直舍中。所善高符仲，携摩诘《辋川图》视余，曰：'阅此可以愈疾。'"

② 接武：《尔雅》："武，继也。"接续、继承之意。

◎ 东城卜维征

患吐红症，癸亥岁病已频危，命外祖杨恒甫力求吾师调治，师云："信医不专，病必不治，今以令甥相托任吾用药可愈。"恒甫唯唯，师因谓之曰："咳嗽似属肺经，但《内经》云'五脏皆令人嗽'，则知令甥之嗽非保肺可疗。血脱虽宜补气，而《病机》云'诸逆冲上，皆属于火'，则知令甥之血非真折不止。且六脉弦数，弦为木旺，数则火炽，木盛凌脾，土弱而因痰致嗽，火炽逼血上窜而错经妄行。"药用平肝清火，维征豁然而起，至丙寅年复发，恒甫来延世兄燧生诊视，曰："舍甥之恙乃与昔日无异。"燧生曰："非也。今诊六脉细数，细则属虚，虚则愈数，症虽同而脉则殊，药当纯甘壮水以镇阳光。"遂以六味加天冬、麦冬、五味子、川牛膝，制服而愈。

◎ 府治东凌寿及先生二令弟

吐血之后复见咳嗽，咯臭痰不已，甚至喘息不卧，病势危险，医家无不共目之曰：肺病至能坐不能卧，法在不治。师至诊视曰："右寸滑脉，非真脏脉也，其不得卧者，因痰为患，亦非真脏病也。但病痿已成，须用奇方可治。"乃以薏苡仁，一种名菩提子，取其根捣汁，饮服之立愈。后有谢东内云弟病自揣不起，赖先生国乎，以奇方疗我故疾，不然今日岂得食新乎？自兹以往有生之年皆戴德之日矣。并附之，以见吾师治病出人意表，不啻用岳武穆之用兵妙运，存乎一心，所以往往奇中有非寻常所得而窥测者也。

◎ 横塘张懋椿令郎

患天行疾疫，是运气所生之病，师曰："际此春升夏浮，天地间不无恶毒异气，人在是气之中，邪从口鼻而入，互相传染。《素问》曰：'不相传染者，正气内存，邪不可干也。'可知令郎身发壮热，沉沉欲睡，未始不由正气不足而受之。"治法如《蕴要》所谓散邪扶正为主，药用清热解毒汤加减治之。虽《内经》云"天地之变，不形于诊"，然今脉来乍有乍无，乍大乍小，又不得不谓之祟脉，且疫疠一症，实有鬼神寓焉。幸事之主人疑信相半，病者呓语不已，因而假卜祷祀，患恙日可。后病者起，乃曰病甚时，耳边若有人私语云沈朗生来且避之。今思先生非凡人也，所以疗治如神。师曰："《左传》有云'鬼有所归乃不为疠'，则知无所归者安得不为祸乎？且《内经》有祝由科，医籍列邪祟脉，余岂敢矜炫自异不过用古法治今病，以求无愧于先哲，惟高明谅之。"

◎ 长邑涂父母，署中有患半片头痛者

师曰："恙虽小而为祸甚大，日久不治，势必邪空害窍，眼目明失，可不留心调治乎。夫头象天，三阳六腑之清阳，三阴五脏之精华，无不注会于此。令病半片，则气血偏枯，虚邪贼风客之矣，若不疏解，将见高巅之上招风动火，痛何由止？法当用丹溪属痰属热之说，治之药用羌活、藁本、细辛、川芎、白芷、升麻、防风、苍术、熟半夏、天麻、土茯苓、当归、生地、熟地、甘草、陈松萝茶、连根葱，用水三大碗煎八分，临卧服，即将陈酒煮随量饮，勿可大醉使之吐，再以棉花包头裹之而睡，避风七日，此病即愈。幸勿谓平平无奇也。"

鹤圃堂治案终

缪宜亭医书二种

松心笔记

松心堂医案经验钞

校记

缪遵义，字方彦，号宜亭，又号松心。苏州吴县(今江苏省苏州市吴中区)人，出身于东兴缪氏吴门瑞芝公支，其先祖自常熟迁吴，以科第显于吴门二百余载。缪遵义生于康熙四十九年(1710年)，幼习举业，乾隆丁巳间(1737年)恩科进士，即用知县。但因侍养双亲而辞官未仕，后弃儒从医。缪氏医名渐隆，《清史稿》将其与叶天士、薛生白二人并称为“吴中三家”。《东兴缪氏宗谱》赞曰：“精于医理，活人无算。”乾隆五十八年(1793年)，缪遵义卒，高寿八十四。先生存世著作除《松心笔记》《松心堂医案经验钞》外，另有《伤寒集注》《温热朗照》《松心医案》《缪氏医案》传世。

《松心笔记》

《松心笔记》内容主要包含方剂与验案，按体例大致可分为三类，一是单纯的方剂，二是方剂并用方验案，三是单纯医案记录，多为夹叙夹议之作。本书共载医案38则，涉及病证19种，包含虚劳病6则，温疫病5则，腹痛4则，泄泻3则，梦遗3则，血证3则，痰饮病2则，怔忡、惊风、头风、淋证、目赤、中风、眩晕、痹证、黄疸、胸痹、妊娠胎动不安、情志病各1则。缪氏以治疗杂病见长，专于调补，善用异类有情之品。书中所载医案跨时经久，从缪氏学医之初所书，到其年老时旁人所录验案，全面展示缪氏不同时期的用药习惯。缪氏治病遵经而博采，对其诊病思路，用药原理多有阐述，常遵《内经》之旨以论病机、立治法，案中不乏别出新意之作。

现存《松心笔记》版本共4种，其中抄本2种，分别为南京图书馆藏徐子瑜抄本与无名氏抄本；铅印本1种，张存存斋石印本1种。该书最早成文时间已不可考，据徐子瑜抄本中徐康跋所言“因忆道光十五六年间，故友黄心翁与查先承、沈忆护，购得松心老人医案数百本。曾假来选摘，欲刻未集，其选本为侄笔传抄，庚子将归于一炬，诚可惜也。此尚当是亡侄手抄灰烬之余，阅之太息。”跋后落款时间为“甲子长洲徐康”，推测本书流传经过大致如下。道光十五六年时(1835—1836年)徐康借来松心老人医案数百本，其中有缪遵义自己所写医案，亦有旁人记述缪氏医案，徐康从中挑选摘录部分医案，并由其侄徐子瑜亲手抄录。庚子年间(1840年)大火烧毁部分手稿，此本《松心笔记》为火后遗存之物。其后，甲子年(1864年)徐康为此书写按语及跋。依据目前现有资料可以判定，徐子瑜抄本应为《松心医案》的源头。传抄时间大致在1835—1840年。

本次点校，以南京图书馆藏徐子瑜抄本为底本，南京图书馆藏无名氏抄本、铅印本、张存存斋石印本为校本。南京图书馆藏徐子瑜抄本保存完整，字迹清晰秀丽。书衣题“徐子晋手批松心笔记”。书衣另有题记曰“戊子正月购自苏州书估夏淡人所……是年仲秋钱大成漫记”，后钤“钱大成”印一枚。该本无书名页及牌记，蓝色格本抄写，开本27.5厘米×17.5厘米。板框左右双边，半页9行，每行18字，小字双行。白口，单鱼尾，版心抄有该页医案所应病名，天头与两边空白处书有按语批注。全书识、跋各一篇。内容首为目录，目录前后有识，识后墨印有“徐康”印章一枚。次为正文，正文卷端题“松心笔记”，首页侧边书有按语“此皆亡侄子瑜手抄”。再次为跋，跋尾题“甲子长洲徐康”，跋后钤“上池仙馆”印章。正文首页钤印 6 枚，分别为“听冰室”“南京图书馆珍藏善本”“甲臾人”“听冰”“钱大成”“汪星源藏书馆”。

《松心堂医案经验钞》

《松心堂医案经验钞》系清代吴中名医缪遵义晚年所著。分前后两部，前部为松心堂医案经验钞，辑缪遵义生平医案 60 余则；后部为先贤方案杂录 10 则。原书末页有印一方，篆文曰：但求不愧我心。

缪遵义擅治虚劳，书中涉及病症包含心悸、热证、气血阴阳虚损、茎中痛、遗精、咳喘、失音、月经病症、肢节酸痛、疟疾、疳证、脚气等。同时他擅用异类有情之品，处方多以意为之，对开拓临床思路颇有裨益。

本书成书以来从未刊刻，仅有抄本存世。据《中国中医古籍总目》，现存清抄本，藏于甘肃省图书馆、南京中医药大学图书馆，抄写者不详，年代不详（实际仅查得南京中医药大学图书馆藏一册）；清道光二十五年（1845 年）沈还抄本（沈还为缪氏弟子沈念祖之子）藏于成都市图书馆，惜未获准得见。本次整理以南京中医药大学图书馆抄本为底本。

松心笔记

原著　清·缪宜亭
点校　李煜　王一竹

序[1]

医之为道，不外规矩神明，规矩出自古人，而神明则本诸心得。心得之学，医案其端倪也。周、秦、汉、唐诸书，已如六经之典要，规矩尽知矣，自宋、元以来，名家治验方案，尤为医林所尚，藉以扶翼先典，启发后学，其有裨于天下生命，实非浅鲜。近世如《古今医案》《名医类案》《叶氏指南》《吴辑三家医案》《吴门治验录》，以及潜斋王氏所著，江阴柳氏所选，多神明于规矩之中，而出奇制胜者。嘉禾医士董君受芝，潜心医学，与余论学相契，近以所藏《松心笔记》抄本见示，谓得之吴门书友，如获龙宫秘方，按法施治，辄见奇效。余读之终篇，见其议论透辟如喻嘉言，灵机活泼如叶天士，议病议药，别出心裁，亦可谓神明于规矩之至矣。虽吉光片羽，寥寥仅存，而实医林之宝筏、度世之金针也。案中有吾家仲醇云云，则著者为缪姓无疑焉。君夙喜搜罗名医方案，志在刊布，尝谓方案留存，不啻昔贤之耳提面命，是不可以湮没不传。余深韪其言，怂恿付梓，君乃重为编订，嘱余为之弁言。所藏尚有别种方案，议将继续印行，则此书之传，其流播仁术之嚆矢[2]乎。

癸丑冬日

慈溪张龢芬书于海上寓庐

---

① 序：原无此序，据“民国铅印本”补。

② 嚆矢：响箭，比喻事物的开端。

引言[①]

范文正公有言，士大夫不为良相，当为良医。斯言也，其以医道通治道之名言乎。盖良相治国，良医治病，守经达权，无二理也。医理之神化无方，包含于《灵》《素》《伤寒》《金匮》诸书，而求其应用变化之方，超乎象外，得其环中，见于妙用，征诸实验者，惟名医方案一类，足与医经相发明。近代如叶、薛、缪、尤、徐，以逮高氏鼓峰，孙氏东宿，雷氏少逸，王氏潜斋诸家，各擅其长以著效果，方案流传，泽及后世，顾寥寥数大家而外，可传者寡。余宿喜搜罗方案，时于故纸堆中得名家手迹，珍若琳琅，将以备继《续名医类案》之辑，见闻隘陋，所获无几。今春遇吴门书友，得《松心医案笔记》抄本，及缪方彦、叶杏圃两家未刻医案，静中参究，如遇名师，因质诸同道诸先生，咸谓不可不传之书，爰取《松心》一种，先行编次校订，分为上下两卷，集资付印。惟原书不标明著者姓氏，第据其方案所载，有治愈叶天士所未能治愈之症，因知著者必与天士同时，案中有吾家仲醇云云，可知著者为缪姓无疑。余因此有感焉，古来回春妙手，治病有神，湮没于穷乡僻壤，姓氏不闻，方案不传者，何可胜数？惟赖后之人广为表彰，传前贤之遗著，启后学之灵机，使良医之流泽无穷，非特为仁寿斯民之助，且使后之览者，心领神会，日益发明，岂非轩岐一脉之幸也欤！

癸丑冬

嘉禾受芝董寿慈记

① 引言：原无此引言，据“民国铅印本”补。

四五培元粉新制

按：脾土湿客中满则用，若湿体燥客非宜。

百合煮熟捣烂，同诸末拌和，再磨末，十六两　芡实炒，六两　焦滞[①]六两　山药炒，八两

莲肉去心，炒，八两　谷芽炒，三两　麦芽炒，三两　神曲炒，三两　砂仁去衣炒，三两

粳米炒香，三十二两　糯米炒，十六两

共净末七斤。

加法：於术土炒，三两　扁豆炒，五两　糯米炒，廿四两　芡实炒，八两　薏米仁炒，六两

共净末八斤。

《易》曰：大哉乾元，万物资始，至哉坤元，万物资生。人身小天地，其藏象悉皆应之。故肺主气，其象如天，天道下济而光明，其在经曰：肺朝百脉，输精于皮毛。脾为孤藏，灌溉四旁，其象应地，地道卑而上行，其在经曰：脾气散精，上归于肺，通调水道，下输膀胱。若使土不能生金，则肺气先绝，其见于外者，毛发憔悴，形容枯槁，咳嗽气促，不能言，诸病丛生，变症蜂起，其祸可胜言哉！余深悯之，因构思一方，培补后天，以滋化源，名之曰“四五培元粉”，取地四生金，天五生土之义。其中药品之多少，分量[②]之轻重，颇费斟酌，自谓得资生丸之遗意。方中用百合为君，山药为臣，是子母相生法。以莲肉、薏米、芡实、粳米，糯米为佐，焦滞、谷芽、麦芽、神曲、砂仁为使，是消补兼行法。不温不燥，养胃生肺，升降之道通，地天之泰合，卫生之法，无踰[③]于此。其或有未尽善者，更愿后贤裁之。

半术丸等方

◉ **半术丸**治支饮，新制

半夏制半夏法：矾汤浸七日，逐日换水，用自然姜汁拌三次，愈陈愈妙，六两

真茅术制茅术法：米泔浸一昼夜，刮去皮毛，切片晒干，不见火，生用，四两

用大枣煮膏糊丸。

◉ **术麻加半丸**新制

真茅术制法照前，六两　制半夏四两　巨胜子略焙，三两

用大枣煮膏糊丸。

◉ **许学士神术丸**悉照原方，方不录

术　黑芝麻　大枣　神术丸

---

① 焦滞：即饭锅焦锅巴。《本草备要·卷四》：“饭锅焦滞，开胃健脾，化食止泻。一名黄金粉。”

② 原书作“分两”，按现代语义径改为“分量”，下同。

③ 踰：同“逾”，越过、超过的意思。

巨胜子，一名三角胡麻，今药店所用非黑芝麻也。

按：学士神术丸，如服之嫌燥，服黑山枝可解，今用黑芝麻即仿其意。

◉ **六君加芪术丸**新制

人参五钱至一两　茅术生用，八钱　半夏一两　黄芪炙，一两五钱

茯苓二两　甘草七钱　陈皮八钱　於术土炒，一两六钱

上药末，用龙眼肉六两，枣肉八两，煮膏糊丸。

吾母苦支饮，发时声如截锯，喘息不得卧，饮食俱废，遍求良医，调治皆不效。余博览方书，深思其故，恍然有得。昔贤王节斋谓“痰之本在肾，痰之标在脾肺”，自是不易之论，而余则谓痰之本固在肾，而以脾肺相较，则脾又为标中之本。盖痰即水也，积而为饮，中必有澼囊，不盈科不行，其故在于脾虚，亦由于胃弱，不能制①水所致。经曰：胃者肾之关，关门不利，故聚水而从其类，此至言也。法当补火以消阴翳，则莫若服八味丸；崇土以填科臼，则莫若六君加芪术丸，此调理法也。至论病发必由于肺，治法最难，盖肺主皮毛，卫气既弱，风寒从皮毛而入，渐见咳嗽，咳嗽必有痰咯出，则气顺，否则气逆。当其时若用葶苈等汤，则以虚作实，而伤上焦之气。若用六君等药，则反客为主，而锢当去之邪。

按：发时为上虚下实，极难施治。

所以诸医或用小青龙汤，或用葶苈大枣汤而全不效者，比比皆是。则莫若于欲发未发之时，一见咳嗽即用半术丸以消之。如效，则不必复进他药；不效，则进术麻加半丸、神术丸，无不应手立愈，较之专治肺者，似高出一等矣。旁批：余治之妇人，前医尝用泻肺汤不应，而术麻加半法大缓，只可用于平时。故特记之，以为治饮者法。

按：今年春初，雨雪严寒一归，素有支饮，触寒则发，坐于床者，一月不能卧。余始用麻桂，继进苓桂术甘，调治十日即卧下矣。仲圣云：凡饮家咳，但治饮，勿治咳。真神解也。

诸方皆用生茅术，盖术性燥，能助胃气上行，下安太阴，专治水饮之澼囊，又能发汗，此即小青龙用桂枝之义。

按：咳正盛时，苍术方燥，又非所宜，白术略炒足矣。

◉ **仲景八味丸**分量悉照原方，方不录

◉ **术麻加芪丸**新制

此即术麻加半丸，用炙黄芪十两、大枣八两，煎膏糊丸。

此方之作，余专为病饮者而设也。今人参之贵，十倍于昔，贫人欲服六君子难矣，余用此方代之，其中却有精理。苍术发汗去湿，黄芪止汗固卫，补中有发，发中有补，互相为用，而所以升阳益胃救肺者至矣。是亦可为治饮之一助，并载之。

吾母病发时，多在春夏之交，其故医皆不晓，并不深究其所以然，岂非粗工。余谓春时木旺克土，上及于肺者，母病则子亦病之义。盛夏溽暑，湿热之气上行，脾不能为胃行津液，故

① 制：原作“致”，据“张存存斋石印本”改。

上输于肺者，皆变为痰。

磁朱七味都气丸新制

熟地拌酒蒸，晒，加砂仁八钱，八两　怀山药炒，四两　山萸肉烘，四两　丹皮三两
泽泻盐水炒，三两　茯苓三两　北五味盐水炒，三两　桂心八钱　鱼胶蛤粉炒成珠，四两
活磁石煅，醋淬九次，一两　朱砂水飞为衣，一两

炼蜜为丸。

余数年来忽得怔忡病，耳中时作风雨声，夜间更甚，后竟一无所闻，此劳心太过所致也。病在上者，当取之下，遂制此方，服未及半料而耳已聪，心亦宁矣，遂名之曰“磁朱七味都气丸”。

菟丝煎方新制

菟丝子酒炒，三钱　补骨脂酒炒，二钱　小茴香炒研，六分　桑螵蛸炙黄，一钱五分
覆盆子酒炒，一钱五分　生益智子研，一钱　当归酒炒，一钱五分

四肢少力加杜仲二三钱。

一妇夜间遗溺，已十余年矣，后复患脾泄，日三四行，左半身麻木，四肢无力，余谓此是肝肾亏损之证。以菟丝煎加杜仲三剂而瘳。

六味加柴黄甘草饮方照高氏方用减法。方中用生黄芪一钱五分，落去当增入

柴胡梢四分　熟地二钱　山萸肉炒，八分　茯苓一钱　甘草梢五分
山药炒，一钱　牡丹皮炒，一钱　泽泻八分

一女年十二岁，日晡发热，多盗汗，达旦则止，日渐黄瘦，饮食减少，四肢无力。医以为童劳，辞不治。脉之左寸关弦紧，余曰：“此风寒客于肌肤，故蒸蒸发热，发热既久，津液渐亏，当从内伤治，而兼散其表邪。若用地骨皮、花粉、知母等药，是犹抱薪救火，何益于事?”遂先以藿叶、生黄芪、怀山药、生谷芽、砂仁壳、神曲与之。盗汗渐止，复以六味加柴芪甘草饮与之，二剂而瘳。

六味合生脉黄芪饮方照高氏方用减法

人参　麦冬　五味　茯苓　山药　生黄芪　熟地　泽泻　丹皮　山萸肉

一室女，于下午后，虚火上炎而面不赤，自汗如雨，手足厥逆，日四五发。脉之右寸浮而

不敛，左脉涩，此阳虚阴亏之证，法当大补，与以六味合生脉黄芪饮，六剂而愈。

六味智荷饮方新制

熟地四钱　山萸肉一钱　怀山药二钱　丹皮一钱五分　茯苓一钱五分

泽泻一钱　益智仁生用，一钱　荷叶一钱

一妇傍晚即发热，止在腹以下，手心亦热，腹以上则与平人无异。脉右关微紧，左细而涩。此本营分素亏，兼之少阳之气又下陷于肝肾。郁者当达，非升不可，用薛氏法而少变焉，制为六味智荷饮，加姜枣煎，四剂瘥。

千金散方

专治小儿急慢惊风，噤口痢疾。余谓此方急惊风未可用。

人参一钱　茯苓八分　陈皮六分　於术土炒，一钱　炙草六分　丁香忌火，六分

木香八分　干姜一钱　制半夏八分　制附子二钱

上为末，小儿未周岁者，每服三分，一岁以上每服六分至八分为度，连用二三服立愈。

按：急惊与慢惊截然两途，差之毫厘，失之千里。

侄梦麟甫五岁，染时疫发毒痧，面上生赤疮，疮俱烂，服清火解毒药，不下数十剂，方盈卷矣，而疾犹未已。一日忽目上视，脉之左弦数，右弦豁然而空，现慢脾风证，法当用参附，即命合千金散。千金散者，玉峰朱又渠所赠方也，方仍古法加减，可以备急。药未成而面色已转青，痰涎如潮涌，危在倾刻，延医诊视，俱谢不治，而药犹拟羚羊角等味。谓其痧后余毒未尽，故见证如此。大兄意其必不起也，预为置后事，而悉听余治之。余命以千金散灌下，痰愈甚，已而稍苏，又命灌之，势稍定。五更后，忽发烦躁声响，而直目左右视，舌弄而不能收，扬手掷足，一如阳证，此甲子十一月六日事也。明日更剧，此虚阳外越，非重用温补则脱矣。与以六君子加姜附汤，傍晚腹泻，即以前方重加参附，佐以丹皮、竹沥与之。明日唇燥裂，小便赤厚而浊，如黄土色，举家怪之。余曰："无足异也，此心移热于小肠耳。"命以茯苓、竹叶煎汤代茶，而仍用前方，稍减附子与之。明日神气稍静，方见虚象，而昨宵竟不得寐，魂气不归肝，当为敛之，于前方中加当归、枣仁、丹皮、竹沥，一剂而得睡，再剂而苏。

凉膈加石膏汤去芒硝等方

◉ 白虎合天水散

一女年九岁，于七月中发热不止，后则牙关紧，目上视，诸医或以为暑风，或以为惊风，

愈治愈剧。余按其脉，实而有力，欲验其舌，舌缩不能出，撬其齿视之，上半截不可见，下半截舌心黄厚而边独红，挟口环唇，皆见青色。夫牙关颊车为手足阳明交会之地，今症如此，热邪已聚胃，不下不生。庸医犹妄引经论，以暑风、惊风治，此真刻舟求剑，焉得不杀人！余遂与以凉膈散去芒硝加石膏，用生姜与生大黄同捣，加水研浆绞出冲服。未半，即大下，明日牙关宽，复以白虎合天水散汗之，遂热退身凉。

明日视之，尚未能言，舌黄未净，再以小承气加青黛、石菖蒲、石膏，去其未尽之邪。而其父母则谓其女已大虚，恐不可再下，遂不服。复延他医诊视，见余方咋舌，但言好大胆。服其药，腹中觉痛，后竟不可忍，旦夕叫号，渠告急于余。余恶其昧也，不往。后复托人来言，彼固自知其愚昧也，已大悔矣。余笑曰："彼畏其虚，少用一帖硝黄，谁知却是增病，若必欲余往，恐仍不变前日方也。"渠许诺，遂与以小承气一剂，而腹痛如失。

按：阳春白雪赏奇者少，病家医家比比皆是吁。耳食之流，每以先生长于调理，善用温补，观此方案，能可浪议耶？徐康子晋甫识。

金液代刀散抱桐年丈制

明石膏二两　寒水石一两五钱　蓬砂一两五钱　玄明粉一两五钱，上石药同杏仁杵碎

锦纹大黄切片醋炒，二两　苦杏仁泡去皮留尖，同石药杵和，则入磨不油矣，一两二钱

薄荷八钱，净叶　僵蚕去嘴足，洗净去丝，焙干，酒浆拌炒，一两二钱　射干一两

牛蒡子炒研，一两二钱

用磨筛极细，贮磁瓶。每服二钱，用真金汁，清如梅雨水者，一茶杯调入。徐徐咽之，轻者一二服，重者三四服，必愈。

抱桐年丈，精于岐黄，其治时疫也，无不应手立愈，直如庖丁之解牛。余曾寄一札，谈论医理。复书云："今之时气，即昔之伤寒，求如仲景书所称，已不复有。仆癸丑年治一千七百余症，而合于仲景之伤寒者，不过二人。学医如先生，真可谓善于识变者矣。先生之立是方也，为今之毒痧下痢者而设。"其自题云："天行疫毒，又兼喉痹，毒甚症急，故死不旋踵，承气不能肃膈上之邪，凉膈不能救燎原之势，须用金液代刀散。"

鹿乌正阳丹新制

何首乌黑豆拌，蒸晒，六两　怀山药炒，四两

上药末，用真鹿胶三两糊丸。

疟后体虚，或腹中作泻，或往来寒热，皆由阳气之弱，须用此丸治之。

霞天聚圣丹即术麻加半丸去黄芪、大枣，而用霞天膏[①]糊丸，或用黄芪膏、霞天膏各一半亦可。新制

按：明韩懋官方，其精于医道，号飞霞。有《医通》一书问世，曾见明刻本后，知《六醴斋丛书》曾汇刊。

昔韩飞霞[②]造半夏曲有十法，内中有用香附、苍术、抚芎等分熬膏，和半夏末作曲，名开郁曲。有用黄牛肉煎汁熬膏，和半夏末为曲，名“霞天曲”。一治郁痰，一治沉疴锢痰。余参用其意以之治饮，大有殊功。

槟苏顺气饮新制

槟榔一钱五分　苏叶二钱　藿叶一钱　草果仁切研，六分　厚朴姜汁炒，一钱

陈皮一钱　酒药陈者佳，炒，三钱　益智仁生研，七分

加法：咽干口干，加黄芩、花粉一钱。膈上痞闷，加枳壳一钱。腹中胀满，用益智壳六七分易益智仁。咽痛红肿，加僵蚕三钱，去嘴足、洗净丝、炒、研，牛蒡二三钱，连翘一钱，去益智子。轻者加桔梗一钱，生甘草五六分，不必用僵蚕。呕逆加半夏。咳嗽加杏仁。转筋加宣木瓜一钱。小便赤短，加山栀子一钱，炒黑，肥知母一钱五分。中气郁结，三焦不通，加木香六七分，或生香附七八分。如有头痛等症，照吴氏三阳加法。

时邪初起，头痛发热，畏寒恶风，或呕逆腹痛，其舌苔必白，此为热因寒束，最忌寒凉之剂。若一用凉药，则迫之使入内而传胃矣，而随经之邪，何由输泄。余立此辛温双解法，随证加减，表里分消，以之施治，百不失一，不敢自私，愿同公好。

按：此症皆从口鼻而入，仿河间三焦之论最妙。

赤柽甘露饮新制

按：先祖澹安公者，有丹痧志一卷，采取古书□□，赠余，于道光二十年付刊，颇流行于世。今板片已失，境遇宽余，当与《奇病录》重刻。

赤柽木四钱　蔗浆一杯

将赤柽木煎一杯，与蔗汁对冲。

痧疹之发由于肺，非温不能外达，阳和布令，草木繁茂，义可见矣。柽柳咸温，蔗浆甘寒，一以润肺燥，一以透肺邪，一二服后，立见起发，永无内陷之患，真神物也。按：赤柽木，一名柽柳，即今之西河柳。吾家仲醇极言其妙。

---

① 霞天膏：首出《韩氏医通》，即黄牛肉经熬炼而成的膏，功能健脾胃，补气血。

② 韩飞霞：即韩懋。《中医人名辞典》：“韩懋，字天爵，号飞霞道人，著有《医通》二卷。”

按：见《广笔记》①。

其言曰：凡痧疹发不出，喘嗽，烦闷，躁乱，用西河柳叶风干为细末，水调四钱立定。此神秘方也。砂糖调服，兼可治疹后痢。时医以其温而弃之，殊谬。

乙丑春间，余家子侄辈俱发痧疹，其不能透达者，余即用此方治之，不及半日，已红活矣。愈信古人之不欺我。

六味加柴甘等方俱用梢

八味汤加麦冬。

补中益气去甘草，加益智、附子、神曲。

桂枝汤去甘草，加柴胡、黄芪、智皮、茯苓、曲。

补中益气汤加桂枝、芍药、附子、神曲。

六味汤加甘草、桔梗、连翘。

冯静生久疟后，只寒不热，腹中作泻，不思食，耳聋，咽肿，脉沉细。一医以薄荷、牛蒡、栝蒌、山豆根等药与之。

按：误于咽肿也。

余谓之曰："此少阳之邪未尽，虚火炎上所致，非服姜附不可，否则必毙矣。"

按：冰炭判然。

渠不信，服其药而弥甚。余曰："子咽痛红肿，喜寒畏热，固无足怪，请先为子治耳聋何如?"渠许诺，因与六味加柴胡梢、甘草梢，二剂而耳已聪，咽痛稍可。复与以八味汤加麦冬，补中益气汤加益附、神曲，去甘草，二剂而饮食倍进，腹泻亦止。后十余日，复往来寒热，盗汗如雨，胸膈痞闷作泻，并不能食。脉之，则以食复而又感于寒，始用桂枝汤去甘草，加柴芪、智皮、苓曲，而寒热悉退。继用补中益气合桂枝汤，去甘草加附曲，而痞闷顿开。忽复咽痛红肿，此郁阳暴伸，阴亏所致，命以六味加甘桔、连翘，多服数剂，闻五日内瘳矣。此症在前宜用辛温，在后宜用滋润，苟一错误，祸如反掌，医之所以难也，可不慎欤!

桂枝汤加味

◉ 桂枝汤加参苓皮益智谷芽

江生仁源，馆于吴氏。其徒疟愈后复发，间日往来寒热，七日不更衣，仁源同其乃翁来邀余。余询其病势，则曰："医言此证极虚，汗下只恐脱矣，惟当专事补耳。愈后当酬我三十金，

---

① 《广笔记》：即缪希雍著《先醒斋医学广笔记》。《先醒斋医学广笔记·卷四》："赤柽柳，治痧疹圣药也。得之毒自出，可不死。"

否则不能医也。昨已服人参一剂，而势转剧，奈何？”余曰：“此非疫疟，即常疟，药且不必服，俟明日诊后方定。”翁急欲同往，余曰：“无恐，此固[①]缓症耳。”明日诊视，舌苔微白，面色带青，脉之右关稍弦紧，此少阳兼太阳症，而偶伤于食，法当和解。即书桂枝汤去甘草，加参、苓皮、益智、谷芽、姜、枣煎，即命服药后，饮热稀粥，温覆以取微汗。翁见方即大骇曰：“昨服人参一钱，寒热不止，汗且出，两医来皆言，汗非所宜，当倍用人参以敛汗，遂加至二钱，今参只写五分，反用桂枝以解表，恐有虚虚之祸。”余曰：“我岂不知人参为截疟之圣药，彼时未审其所因耳。今病之发也，由于风伤卫，疟邪之未尽者，遂乘势并合。桂枝者，太阳之专药，用以解肌，而假芍药以为监制，并佐以辛温之品，使之通其营卫，调其阴阳，而少阳之邪，不烦治而自解。此正如假途灭虢，因利乘便，可无亡矢遗镞之费，而又何汗之足虑乎？”如余方服之，一剂而瘥。

甘麦大枣汤加味

◉ 甘麦大枣汤加二苓连翘萱花

生草　茯神　茯苓　大枣　连翘壳　加小麦　萱花

王纶音忽得怪症，笑时即泪出，必大恸而后快，诸医不识。余脉之，左寸实。问其口苦乎？应曰：“然。”以生甘草、连翘壳、茯神、茯苓、大枣与之，一剂而心中豁然开爽，病去八九，明日复诊，加小麦、萱花，令其多服数剂。人讶其愈之神速，有问于余者，余曰：“此手厥阴心包络之疾也。经云：心主舌，其在天为热，在地为火，在声为笑，在变动为忧。又云：膻中者，臣使之官，喜乐出焉。夫少阴厥阴，体用虽分，而其象则皆应喜出，悲愁既久，所司亦失其职，火性炎上，变且百出，故其哭者，积忧之所发也。旁批：心邪。经又云：肺在声为哭，在志为忧，忧伤肺，喜胜忧。今无喜之可胜，而忧之象适应肺，宜其号泣而不能自禁也。且夫笑者，心之本体；哭者，心之变象；泪者，肝之见端。彼以忧易喜，是犹将牿亡之性[②]也。而清夜平旦之时，萌蘖犹存，故先有笑，以呈其未亡之性，而即继之以哭，犹之乎牿之反覆，其天真随见随隐，不能自持。此犹幸病之方发，其根未深。迨相寻既久，其先笑后号咷者，将见只号咷而并无所谓笑者矣。至于泪随笑出，是心肝二部之火所致，盖心忧则肝气必郁，以类相感，金从火化，故肺叶遂举，而上溢为泪。且心与肝，实子母也，子病则母亦病，相因之理，势所必至。昔仲景治妇人脏燥证，用甘麦大枣汤，余师其意，一剂而愈，亦其常耳，而又何异乎。”旁批：自谦实自负。

---

① 固：原字迹不清，据民国铅印本补。

② 犹将牿亡之性：牿，防牛角伤人而缚在角上的横木，缚久则角的作用将消失，称“牿亡”，用喻心志之喜为忧所易而即将消失。

伏龙肝饮新制

按：去冬十月，治一赤痢便下疼，血下则痛，色紫黑。医者用梅肉酸涩之剂收饮，攻补兼施，通涩浪用，遂致里急后重。余为之调治三月方得实然。药初用温通，继进补益。而石脂、乌梅、诃子等皆断弃不录，竟获收功。一百余日之赤痢，延至严寒亦危险极矣。所喜胃口尚好，脾胃为后天信然。

釜脐下土研细，二两　砂糖炒枯，一两　炮姜二钱

戊已汤加红曲、骨脂、茴香、茯苓、谷芽，后加肉果。

乙丑十一月，李八患赤痢腹痛，后只下血水，或带紫，日夜十余行，畏寒，手足厥逆。脉之，右关尺沉细而无力。余谓之曰："汝证极险，所喜者从未服药，若使庸医治，鲜不用芩、连矣，汝欲得生乎?"即为疏一方，以红曲、煨木香、炮姜、陈皮、茯苓、泽泻、谷芽与之。痢较前略减，而腹以下有气往来，并见其形，因用戊已汤，旁批：黄连、吴萸、白芍，米汤下，加红曲、骨脂、茴香、茯苓、谷芽，治之而痢竟止。乃即以前方加肉果，令其调理，自谓可无事经营矣。而渠一剂后果安，适不可言，大便已易红为黄。至二剂则血痢仍来，一清晨已更衣者三，复诣余诊。余思前方已为辛温之剂，而终不止者，肠胃大伤之故。遂用伏龙肝为君，温其土脏，佐以炮姜，而以炒枯砂糖去其瘀积之未行者，命浓煎代茶，日四五服，明日竟止，命再服。更为制理中加减煎方，旁批：参姜草术，自是遂不复相闻，后知其霍然久矣。经云：必先岁气，毋伐天和。今时届仲冬，火土退位，况太阴司天，寒水在泉，苟泥于热之一说，竟用寒凉以伐胃气，则祸不旋踵，医之难也如此。

按：凡痢疾，古人则书利字。利者，不利也。所谓里急后重，了而不了，返返恼人也。但见后重，切不可用涩药。如见滑脱不禁，始用浚饮、收涩、升提等药。苟一糊涂，性命随之。若夏半秋初，尚可作暑气、伏邪治。若至冬，门虽下血紫黑，不可用连芩柏葛，必先岁气，无伐天和。去冬余治久痢赤者，即用此法而愈合。

六味加骨碎补麦冬川石斛方

按：独行清道与吐血同，皆自少阴不足，阳明有余。景岳用玉女煎、石膏、熟地。巧思妙理，非粗工所能梦见。

蠡市金姓，业农者也，患齿衄，四肢乏力，饮食日减，业几废。诣余诊，按其脉，右三部俱洪，知其阳明经气独盛，于是用大剂六味加骨碎补、麦冬、川石斛与之，三剂竟止。即改作丸方，令常服以除根。

华亭王甥伏暑治案

丙寅五月，王甥忽发热无汗，余以为暑风也，用香薷[1]饮之类治之不效。旁批：太燥。延郡中幼科诊视，群谓舍此别无良法，如余治之亦不效。后忽面见青色，腹中微泻，以手自弄其舌，医人谓将转慢惊。余审视其舌，赤而有芒刺，与之水，一饮立尽。命取西瓜汁与之，人以腹泻故，有难色。旁批：挟热旁流。余曰："无害也，今岁少阳司天，五月为三之气，正少阳相火之位，且岁火太过，炎暑流行，火症十居八九，舌赤烦躁，大渴引饮，其显而可见者也。"旁批：所谓必先岁气，无伐天和。至论其微，主运属寒水，火兼水化，热因寒束，观象似虚，据证则实，医家最易错认。旁批：□□洞垣一方曾饮上池水者。色之见青者，厥阴风木在泉之应也。腹之微泻者，肺移热于大肠，火迫下注也。今欲于流金烁石之时，变而为清凉世界，必遵《内经》热淫于内，治以咸寒之法，因仿河间意，用白虎汤合凉膈散去硝黄，以杀其势，再用犀角地黄汤去白芍合导赤加竹叶、竹茹以休息之，复用白虎汤加芩连、竹叶而热渴遂减，又调理四日而愈。旁批：此段议论明其所以然。

补中益气变法

按：用荷葛以代升柴，此老人之妙用。因虚体难进升提之品，而清气下陷非升不可。不得已以此物议代。学者宜深思之。

◉ 补中益气小变法新制

人参　於术　陈皮　黄芪　归身　炙草　荷叶　煨葛根

◉ 补中益气大变法新制，此方治弱症甚妙

人参　阿胶　甘草　荷叶　黄芪　山药　砂仁壳　鲜稻叶，或以谷精草代之

经曰：天明则日月不明，邪害空窍，阳气者闭塞，地气者冒明。云雾不精，则上应白露不下，交通不表，万物命故不施。东垣先生洞见此旨，立补中益气汤，用升柴以提出阴中之阳，清升而浊自降。其源出于洁古老人，旁批：洁古老人枳术丸。而神明变化，更觉青出于蓝，此真培补脾胃之圣方。而凡清阳之下陷者，俱可藉是以提出也。立斋宗李氏之学，用治内伤，随手辄应，其加法尤为精妙，可谓心心相印矣。

按：妙法有七八变，具见《医贯》及薛氏案。

盖尝论之，提法有未可概施者，真阴未亏，龙潜海底，因法施治，其效立收。至若根株不固，虚火燔灼，一用升提，飞扬跋扈，遂不可制，所害非浅。

按：不可漫用升柴参。人参往往非真，而升柴之用竟不能制，为害非浅。

余因宗东垣之意，参用洁古法，制为大变、小变方，以补其阙略，师古而不泥古，庶不至

---

① 薷：原作"藿"，据"张存存斋石印本"改。

为东垣之罪人矣。

记程亦曾乃郎不治案

程亦曾乃郎，初患疳症，右目失明，以致脾胃虚弱，后忽染时疫，昼夜发热，经十四日不解，大便不通者七日。延余诊，余曰："正虚邪实，非下不生，下则恐脱，即不脱，胃气亦难复。"初疳发于肝，失其滋养，木已槁矣，法当庚日死。亦曾促余定方，余姑为背水阵，以求出死入生。因用人参四分、盐水炒金汁小半杯、羚羊角钱半、滑石二钱、生草四分、萎霜钱半、太阴元精石一钱，肆中无，用寒水石代，加竹沥、竹叶使服之。即大下，得燥矢五六枚，并有胶黏如漆者，胃气终不复，热终不解。乃知平日本善啖，凡所嗜食皆难化之物，乃翁弗禁也。以故脾胃大伤，兼之畏医如虎，视药如酖，服一剂后，竟不肯再服，后渐不食，如期而殒。丙寅四月初九甲戌日诊，十五日庚辰日故。金克木。

宋廷良母夫人头风治案

宋廷良母夫人，患肝厥，延余诊。余始用煎剂治之，后定调理方，用六味全料，参用韩氏异类有情丸意，加龙齿、龟板、牡蛎、阿胶、虎头骨。并为书案曰："头痛，颈脉动，肝阳上冒，至巅为厥，贼邪传子，舌生芒刺，脉之右寸关，沉弦而横，水亏营弱，龙雷并发，非可以苦寒直折，宜以滋为伏，壮阴和阳。"木生火。客有不达制方之意，问于余者，余曰："六味丸，乙癸同治之法也。然草根树皮，岂若异类有情之品，其入之也为尤速。夫天下之至变者，莫如龙，吾用龙齿先入肝以安其魂，从其类也，阿胶其佐也。牡蛎、龟板，一则顽钝无知，一则资性灵异，其质皆厚重，使就其窟穴而招之，导龙入海，即渐化其飞扬跋扈之性。虎为西方之兽，可以平木，用头骨者，取其象也。制即为生，引即为伏，龙蛰而不见，利其普哉。"经曰：亢则害，承乃制，明乎此义，可与论方矣。

记余二便浊之症并治验

余二以卖鱼为业，忽患便浊，精溺俱赤，鲜血淋漓，腰痛不止，医误用生地、瞿麦、木通之类治之，病益剧。诣余诊，问其溺时曾痛乎，曰否。余曰："痛者为实，不痛者为虚，房欲伤肾，坎离不媾，精乃不藏，若作淋治，危矣。"因书菟丝子、石莲肉、茯苓、远志、益智子、沙蒺藜、杜仲与之，病稍减。复用六味全料加车前、牛膝、菟丝子、石莲肉、蒺藜、龙骨、杜仲、远志，数剂而愈。此症溲溺当利，通因通用，精房宜固，塞因塞用，一通一塞，有精理焉，非细心深察，恐难以治斯证也。

按：妙用。

辨沈周佐室肝火冲膈症并治验

颖山沈周佐室，胸膈痞闷，心中时痛，夜不得寐，且神思不慧，饮食寒暖，几不自知，又不能食，食则䐜胀，群医投以补心安神之剂，皆不效。余按其脉，右寸忽起忽伏，即知其切脉时气之升降，有顺有逆，为肝叶抵胃所致，询之果然。左寸涩而郁，涩为血少，血不荣肝，则火上炎冲膈，天君亦为之震荡。郁而气结，气结则不宣畅，木下行克土，脾轮亦因之不运。治宜先安顿膈下，而膈上诸病可不治而自理，此导河自积石[①]法也。因用白芍、炙草、茯神、神曲、香附、沉香和其肝脾，调其逆气，数剂而瘥。

婢瑶琴目赤治验

昔张子和论治目疾之法，宋张子和善用汗吐下三法。凡暴赤肿痛者，有出血最急之语，故用铧针刺神庭、上星、囟会、前顶、百会五穴。考之于经，五穴[②]俱督脉所经，神庭直鼻入发际五分，督、足太阳、阳明三脉之会，禁针，针则发狂畏明，而子和独用刺法，以建奇功，术亦神矣。其次则用吐下二法，亦无不效。千载而下，读子和书者，固无其人，即读之，岂能深信不惑，而能见诸行事乎？余于针法，未曾深究，曾治一婢，却以下而见其愈之神速者，益信子和之不我欺也。婢瑶琴，目赤肿痛，余治之许以十日愈，始用导赤散生地、木通、甘草加天冬、山栀、黄连、丹皮、连翘、灯心为引，一剂痛止。继用凉膈散加黄连、甘菊、竹叶，大下六七行，目开赤退，再服两剂而病如失，计其愈不过四日耳。

按：老眼科赵三阳，深得龙木之学。尝与之论赤目，如心经、肝经实火方可用黄连。若有风热，切忌黄连，一经差用，虽不致失明，然罨住风热，必至延久不痊，眼皮一圈变深黑色，慎之。

记李八妻奇疾治法

李八妻得奇症，口干，腹中自左至右皆痛，大小便亦然，俯而不能仰，月事淋漓不断。余初投以逍遥散，口干稍可，他症如故。因为之静思竟日，恍悟其病，得奇经，不可徒责足厥阴也。旁批：督任冲带曰经。因书乌贼骨、赤石脂、艾茸、鹿角霜四味，与一服愈。后忽闻食香，则腹中有物自下至上，若索食状，即痛不可忍，此脏寒，蛔入膈所致，命每日服川椒三十粒，痛遂止。旁批：奇症奇治。

---

① 导河自积石：积石，山名，夏禹导河始于此。《尚书·禹贡》："导河积石，至龙门，入于沧海"。此处以治河之史，喻治病之源。

② 穴：原作"脉"，据"张存存斋石印本"改。

面论金志成将成风痱之证

尊证已食如饥，耳中作金鼓声，即头重苦晕，日数十发，脉右尺弱，两关皆弦，络脉空虚，贼风数至，阳邪乘阳，重门洞开，将成风痱矣。治不出“峻补命门”四字，而按症施治，却有次第，不可紊乱。夫厥阴风木与少阳相火同居，火发必风生，风生必挟木势以侮脾土，理宜食减，而反已食如饥者，虚风入胃，适为胃阳增其焰，此去痹成为消中不远。

昔嘉言明喻嘉言，江西人，有《尚论篇》《后篇》《医门法律》《寓意草》。曾有用胃风汤一法，却未可遽施。胆藏肝短叶间，其脉上抵头角，下耳后。其支者，从耳后入目中，出走耳前，至目锐眦后。肝脉循喉咙之后，上入颃颡，连目系，上出额，与督经会于巅。二经本相连，故见证如是，此经所谓“诸风掉眩，皆属于肝”，而耳中虚鸣，又不可专责诸肾也。然乙癸同治，必补肾以滋肝，则八味丸加沉香，在所必服。

按：地萸丹泽苓药加桂附，八味。

而斩关直入，摄纳虚阳，无如用真武汤加沉香、川石斛。降龙伏虎，在此一举，君其勉之，如余言服数剂遂愈。

按：苓芍姜术附，真武。

附：丸方

八味全料，加沉香一两、虎头骨三两、杜仲四两、鹿胶四两、鹿角霜四两。霞天胶（姜汁、竹沥、法半夏，用霞天膏四分，糊丸，晨服。）代蜜糊丸，晚服。

李妪眩晕治验案

李妪，苦头目眩晕，闭目不敢开，开时即觉天旋地转，如是两昼夜。余与术附汤二剂已。

附方

白术　白芍　茯苓　附子　生姜　石斛　沉香

江景贤足疾治验案

江景贤患足疾，十指甚痛，余曰：“此因于寒湿，病在足太阳，冬月敛藏，不宜大汗，试以汤洗之。”因授以大青龙全方洗二次愈。旁批：奇治。

鱼菟固精丸新制

线鱼胶蛤粉拌，炒焦，八两　沙蒺藜乳拌蒸，晒干磨末，勿用火炒，四两

菟丝子酒煮，晒干，勿用火炒，五两　龙骨煅，四两　茯苓生晒，三两

远志甘草水泡，炒，二两　石莲子连壳用，去心炒，六两　丹皮生晒，三两

今夫上古之人，其知道者，法于阴阳，和于术数，饮食起居，各有常节，形与神俱，藏身甚固。至于后世，狥[①]欲灭性，不思其反，肾气未盛，鼓其精房，精先溢泻，真阴既亏，百病丛生，白浊梦遗，肾关不固。间有异者，坎离不媾，火炎上，水趋下，阴精不奉，其人多夭。揆度奇恒，惟交阴斯济于阳，相火既戢，真阴渐复，精神内守，病安从来？余立此方，专疗虚损。其有湿热诸症者，不在治例。

四制半夏丸新制

制半夏：每半夏一斤，初次用矾水浸七日，逐日换水，用矾十四两末，一日用沸汤泡漉，晒干磨末。次用老姜三四斤，捣自然汁，拌晒干；次用苏子二两，炒研，生白芥子二两、莱菔子二两，炒研，桂枝一两、橘红一两，煎浓汁，拌晒干；次用竹沥拌晒干，听用。

於术膏：於术[②]一斤，米泔浸、蒸、晒，土炒，蜜炙黄芪四两，同煎膏，以补脾阳。

霞天膏：黄牛肉十斤，煎膏，补脾阴。用二膏，和半夏末为丸。

痰饮伏于肺胃之间，每遇天气寒暖不时，挟风挟寒，乘外因而蠡起，其中必有澼囊，非崇土不能填科臼，非辛温不能散肺邪，治在太阴阳明。余因造四制半夏丸以去沉痼之痰，方内立法，颇为严密，久服必见奇效。

按：家洄翁云“非挟破其囊不可”，每见于叶医案，而其法终闭不传。

此方脾气燥结者尤宜，若脾泄者，当用神术等丸，肥人服此更妙。

益胃丸新制

建莲肉去心，十二两　雄猪肚煮，一具　马料豆生，六两

白茯苓人乳拌，牛乳亦可，六两　霞天膏六两

用蜜炙黄芪一斤、红枣六两、石斛八两煎膏，同霞天膏拌药末，捣和为丸。

血症胃脉鼓指，右胁痛，此肝叶抵胃，势必妨于食，宜急乘其胃气未败，常服人乳、牛乳，以滋肝阴。旁批：温马乳甘凉，专治青腿牙，其甘凉清热药也。并服此丸，以使脾精四布，胶痰渐化，所全实多。其胃口素弱者，固未可一概治，宜加减焉。

---

① 狥：同“循”。

② 於术：原脱，据“张存存斋石印本”补。

加减坎炁丹

◉ 加减坎炁丹第一方

坎炁[①]二十四条　人参二两四钱　枸杞四两，黑芝麻炒　杜仲八两，糯米炒

阿胶四两，蛤粉炒　人乳粉二两四钱

上药末，炼蜜为丸。

胃气素弱者，切忌用沉阴之品，重伤阳明生气。方中枸杞、杜仲俱为阴中之阳，庶补虚而不碍胃。

◉ 加减坎炁第二方

坎炁二十四条　人参二两四钱　熟地八两　枸杞四两，芝麻炒

麋茸一具，酥炙　阿胶二两四钱　人乳粉二两四钱

炼蜜和丸。

明薛立斋推广钱氏之意，用六味丸治阴虚症，应手立效。旁批：宋钱仲阳治小儿用六味丸，以小儿纯阳无阴，故去附桂。而丹溪之补阴丸遂废。至赵养葵、高鼓峰辈，神明其意，大畅元机。凡加减出入，愈奇愈妙，可师可法。但执云，以治外感，不无太偏之弊，此亦笃信之过也。予尝用其意，以治阴虚，全活颇多。旁批：此段议论见薛氏案及《医贯》。《医贯》中详载六味丸加减有八九变，告神明之存乎其人。间有非六味丸之所可治者，以加减坎炁丹治之，方中阿胶、熟地、麋茸、枸杞峻补真阴，又以坎炁、人乳、人参补先天正气，气正则血充，血充则肌肤润泽，筋骨强固，而生机勃然矣。

白霞丹新制

熟地八两　萸肉四两　霞天膏四两　血余六两　莲肉八两

怀山药四两　白凤膏[②]四两　人参六两

即用二膏糊丸。

疗瘵最难，以补脾则伤肾，补肾则伤脾也。予合两者兼治之，可以立起沉疴。至制方之意，不过从六味移步换形耳。

---

① 坎炁：即婴儿脐带，具有补肾纳气定喘、敛汗等功效。

② 白凤膏：传为葛可久方。药用：黑嘴白鸭一只，平胃散四两，人参、茯苓、研粉各一两，京枣四两(去核)。制法：将鸭缢杀去毛，胁开小孔，去腹杂，净布拭干，将平胃散及参苓粉分纳枣内，填入鸭腹中，外用麻线扎定，以大沙罐置鸭，加陈酒浸至鸭平，外用慢火煨煮，酒干后再加酒一次，煮干为度，去鸭(另服)，将枣药研烂为膏。治少年秉弱或饥饱所伤而致之虚损，羸弱，日晡潮热，腹胀气急。

补天丸

熟地六两　天冬四两　元武板[①]三两　补骨脂六两　枸杞四两　鹿角霜三两

用黄芪、黄精各十二两，煎膏糊丸。

坎卦阳陷阴中，水中有火之象，水腾而上升，则为精为液，火之蒸动而关门利也。水聚而上泛，则为痰为饮，火无以熏灼而关门阻也。其注于下，则为白浊梦遗；移于膀胱，则为淋闭消渴；壅于内，则为水肿胀满。病因虽不同，而无火者居其大半，则补火为最急。然左右两尺，水火平分，真阴真阳，互为根柢[②]，法当两建以培本原，此补天丸之所以作也。方中熟地、天冬，金水相生，辅以龟板，而冲任理；骨脂、胡桃，木火同气，佐以鹿角而督脉通；用二黄大建脾胃之阳，以补金之母；不用术者，恐伤肾也。予随方立法，妙合阴阳，虚弱者如能久服，填补精髓，却病延年，捷于影响。

乌骨鸡丸新制

按：曾治一女，自即呕而病劳，颇棘手。因变治用此方蒸治服，去年而愈治也。□伏暑成阳明，血不化，遂大委□循，迁延屡次，反□瘵症，服此丸致□而愈。

乌骨鸡一只，男用雌女用雄，缢杀，干挦去毛，不落水，同诸药煮烂，焙干磨末。忌铜铁器。骨，炙存性，入药末。鸡汁听用　熟地砂仁拌炒，八两　山药炒，四两　白花百合六两　茯苓乳拌，三两

芡实炒，四两　枇杷叶去毛，水净，四两　冬桑叶九蒸九晒，四两　泽泻三两　丹皮三两

阿胶炒，三两　建莲去心，四两

上药炼蜜糊丸，桐子大，每服四五钱。

痨瘵咳嗽吐痰，胃弱脾泄者，当急服此以治之。

江景贤九令爱久病治验

江景贤九令爱，因失窃被惊，旋染时疫，医用发散寒凉之剂，痞闷气逆，自汗，嗌干更甚。景贤延余诊，时乙丑八月初旬也。询其卧床自四月始矣，按脉左寸搏指，右关微实，此因少阴之火不降，故上焦之气壅，阳明之路阻塞，故太阴之化滞，以惊得之，还以惊治之。初方用葳蕤、石莲肉、乌梅、橘红、龙齿、茯神、谷芽、神曲与之。气稍顺，诸症仍不减，乃用附子理中加减出入，继服八味汤，共三十余剂。当其时口中干燥，几无点津，不更衣者十余日，服桂附后，始津回肠润。因为定八味丸加麦冬，朱砂为衣，以调理之后，饮食渐加，但卧而不

① 元武板：即龟板。

② 柢：原作“抵”，据“张存存斋石印本”改。

能坐，坐即胸中甚闷。予静思其故，病在膻中，乃授以小丸，使细嚼之，徐徐咽下，留恋于胸膈间，以察其动静。旁批：无愧乎！服十余日，胸前连两胁下甚痛，手不可近，脉之左寸结，予喜曰："得之矣。"因书归身、赤芍、桂枝、桃仁四味与之，服二剂，下瘀血颇多，痛遂止，闷稍缓，然犹未尽除也。忽于丙寅六月中，又染时疫，舌苔黄黑，发热不止，病益剧，复延余诊。当是时，举家虎率以听，而凡余制方用药，如大将之旗鼓，进退从之，势不得不一力担当，以扫除剧寇。但吴俗狃[①]于故习，视硝黄如砒毒，为禁药者已数十年。今已经年卧床，奄奄一息之弱质，岂足以当此。使余力持是说，即素倾心相信者，闻之必惊且骇，依违不断。迁延日久，血与邪相搏，胃津告竭，惟有束手待毙，重云见晛[②]无望矣。既持脉，见右手关实，尺长为足据，因与其兄信源密议，戒勿泄。三下舌黑渐退，下后必休养，以鼓动其胃气，故一日休养，一日疏导，最后用生地汁、阿胶、栝蒌实、芒硝等药，以微利之，药不得下行，遂涌上连呕十余次，吐出胶痰无算，举家惊惶。余谓惊则痰积于胞络，非吐不能出，此亦去闷之一助也，可无恐。吐后果能食粥，两日后又不能食，热亦不止，此宿垢未清也。以虚体不可再下，晨用六味汤去萸肉，加葳蕤以养其阴，晚服资生丸以和其胃，半月后始能食粥。后命其以六味、八味丸料间服，午后仍服资生丸，饮食遂日进，痞闷渐开。余迩年临证，惟此为劲敌，其决策用予方，以底于成者，则其兄信源之力也。信源，邑庠生，时馆于城外，往来奔走，不避炎暑，真孝友士也，并识之。

丁卯二月，复延余诊，按其脉迟而少胃气，忽断忽续。余讶其何以至是，询之则一日只饮米汤两杯，已三月矣。余谓信源曰："此非参不可。"信源贫士也，勇于为义，为其妹久病弗痊，又濒危，引为己任。余因命晨服理中汤加桂，夜服四神丸，四剂而能食粥，继[③]用十全大补汤二十服而起床，且能饭，今已服三十余剂收功矣。

◉ 附：小丸方并案

病之发由惊而起，惊则包络气结，包络主中焦，为营血生化之源，法当开膻中之结，兼通上下二焦。

竺黄六钱　桂心三钱　丹参酒炒，七钱　郁金六钱　吴萸汤泡，炒，二钱五分　白蔹酒炒，五钱
砂仁盐水炒，六钱　茯神七钱　益智生研，六钱　香附四制，六钱　龙齿炙，六钱　木通五钱
人参七钱　赤芍酒炒，七钱　菖蒲去毛，蒸一次，六钱　归身醋炒，七钱　川芎酒炒，四钱
川连猪胆汁炒，与桂心、吴萸同研，四钱

药末用荷叶五钱，煎汤化真阿胶二两，和丸，每丸重一钱五分。

附

第一煎方经水适来，脉微结

---

① 狃：拘泥。
② 晛：同"晛"。日光、明亮之意。有妇科方曰"见晛丸"即以温阳法消癥瘕，取义"离照当空，阴霾自散"之说。此处"重云见晛"意为拨云见日，病情转危为安，可惜无望。
③ 继：原作"既"，据"张存存斋石印本"改。

槟榔　益智　木香　炙草　归身　花粉　火麻　桃仁　大黄

加生姜为引。

第二煎方

於术　陈皮　半夏　木香　大黄　归身　阿胶　火麻

第三煎方

益智　木香　花粉　知母　归身　阿胶　芒硝　大黄

生姜加水与大黄同捣。

论顾宝善胁痛发黄之症

顾某常患胁痛，痛则连少腹，后身热发黄则渐愈。脉之右关尺弦滑，此脾邪传子也。*眉批：生克之道。*而其所以发黄病愈之故，则甚微妙，医所不解。余因论之曰："君之肾脏本寒，龙雷不安其位，故肝挟肾邪，往往乘寡而欲动。适寒偶中太阳寒水之经，内外合邪，水遂聚而上泛，惟肝为肾子，盗其母气，直冲两胁，土本足以制水，乃土衰木克，又被水气所乘，酝酿熏蒸，遂至发黄。是发黄固阳明湿热之征，实即太阳之出路，所以得此为愈期也。今试与子观天地之化，天地之化不过阴阳二气而已，发育在春夏，保合在秋冬，此是老生常谈，人所共晓，至论合之于人身，则昧之者多。欲求治病，其可得乎？惊蛰后，阳气毕宣，水泉寒，龙雷出，以龙雷属阳，恶阴寒之气，乘阳之动而俱升也。霜降后，阳气退藏，水泉温，龙雷伏，以龙雷恶阴，随温和之气而俱藏也。故春夏不见有阴，非无阴，阴在地中。秋冬不见有阳，非无阳，阳亦在地中。两气循环，相为伏起，往来屈伸，以成一岁。试使当伏藏之时，郁蒸异常，必有疾雷暴雨，此即上冲两胁之征也。地气上蒸，云雾四塞，而础润，此即发黄之一征也。

按：能近取譬，所谓近取诸身也。

读坎卦，一阳在二阴之中，阳陷而险，水中有火，宜顺导不宜直折，此中有元机焉。子肾脏无火，故土衰而水寡于畏，为今之计，先治太阳，后温补肝肾，斯二火自戢，病根永除矣。"

附方

桂枝　猪苓　於术　陈皮　茯苓　泽泻

丸方

熟地　萸肉　怀药　丹皮　泽泻　茯苓　肉桂　沉香

张妪疟疾肠风奇疾治验

张妪病疟，发热口干，胸中甚热，按其心下至腹中，则频蹙，且便血不止，肛门甚痛，脉之右滞而缓，左关微弦。此怒动肝火，阴络受伤，兼之中焦挟食所致。因书柴胡五分、黄芩八分、炒楂肉三钱、木香三分、陈皮八分、炒黑柿饼四钱、生白蜜三钱与之。薄暮服药，至夜半诸症悉退，明日即起床食粥如平人。越三日，其家复走告曰：近复变一症，面左半忽浮肿，左胁连上痛，心中震荡，即觉头重眩晕。余往诊，肝部按之搏指，知其必因暴怒，肝火上冲，询之果然。与以逍遥散去术，加薄荷、钩勾、生谷芽、沉香，亦一剂愈。

论治天行喉痹此一则起，至咽痛自利止，同为一篇。

按：此疫痧也，故解毒为先。此等喉痹，沿门挨户，遍地传染，亦谓之疫。必须照时气治方奏功。若喉科幼科，仅以小点漫尝，必致燎原莫救。先生论喉痹数则，澹安公皆采入《丹痧志》。

经曰：一阴一阳结，谓之喉痹。一阴，肝与心主也。一阳，胆与三焦也。其脉并络于喉，火性急速，直犯清道，闭而不通，死不旋踵。近来乡村感天行痧毒，互相传染，束手待毙，不知凡几，余深痛焉。因深思治法，以求补天浴日，大旨总在膈上着意，或以祛邪，或以凉肺，或以救败，攻补互施，温凉并用，法不胶一，中病而止。姑书治法数条，以备采择。眉批：神而明之。

昔明娄全善治喉痹，有用姜汁一法，其意盖谓寒闭为外，热郁为内也(严冬必用此味)。余因悟辛开苦泄是大纲，凡为寒邪所郁，发毒痧兼喉痹者，即用此法从治，随手立应。方意即从东垣普济消毒饮、吴又可达原饮化出，因即名之曰“达原普济饮”。

按：庚申冬仲，余在上海，胡中日太守之少君亦避兵来申。患喉痛，误进寒凉及冰硼散，遂致内外肿胀，不能滴水，急招余治之。先进桂姜术以开郁，并医冷药法。朝即平，服如常。所谓必克岁气，信然。及其秋，潘顺孙兴大患咳嗽，用泻肺汤温之，嗽即止，痰亦除。

◉ 达原普济饮

槟榔　厚朴　薄荷　牛蒡　马勃　连翘　射干　草果　僵蚕　滑石　生草

加竹叶为引。中无停滞者，去槟榔、厚朴，加杏仁。便闭加酒炒大黄。

毒痧，咽痛呕逆，加减竹茹橘皮汤主之。

◉ 加减竹茹橘皮汤

竹茹　橘皮　藿叶　僵蚕　牛蒡　连翘　薄荷　射干　马勃

呕逆甚者，加半夏、知母，去竹茹。

咽痛口燥，舌边赤中黄，便秘，加减凉膈散微利之。

◉ 加减凉膈散

连翘　栀子　黄芩　薄荷　川连　僵蚕　竹叶　酒炒大黄　甘草　人中黄　白蜜

方内加石膏，使经腑并泻。

喉以纳气，喉气通于天。咽以纳食，咽气通于地。咽喉俱闭，天地之气并塞，非斩关夺门之将不可。一用吐法，独圣散主之，一用开法，控涎丹主之。

◉ 独圣散

一物瓜蒂末。

◉ 控涎丹

甘遂　大戟　白芥子

热渴大汗，脉洪数有力，加味白虎汤主之。

◉ 加味白虎汤

石膏　知母　粳米　川连　竹叶　杏仁

姜皮为引。阴虚加生地，神昏加石菖蒲，呕逆加竹茹。

肾阴素亏，水不胜火，舌苔纯赤，色如镜面者，六味全料加人中白、川连主之。虚甚加龟板、玄参、麦冬，或用六味变法治之。

◉ 六味变法方

生地　萸肉　细辛　怀药　丹皮　茯苓　泽泻　川连

神昏加石菖蒲。

燥渴，真阴不足，大便秘，犀角地黄汤加大黄微利之。小便秘，导赤散加川连、赤苓。

◉ 犀角地黄汤

犀角　生地　丹皮　木通　酒制大黄

◉ 导赤散加减

生地　木通　赤苓　川连　竹叶　生草梢

经曰：诸痛痒疮，皆属于心，心与小肠相为表里，故用导赤以泻丙火，是即釜底抽薪法。

毒痧隐伏，咽喉肿痛，面色青，烦躁，急与搜邪透毒汤。

◉ 搜邪透毒汤

犀角一钱　石膏研，三钱　牛蒡炒，研，三钱　僵蚕酒洗，去嘴，黑丝炒，研，三钱

穿山甲炙黄，一钱　鳖甲炙，研，一钱　连翘一钱五分　荆芥二钱　归身酒洗，一钱

桃仁连皮打，一钱　蝉蜕十二个　沙猪屎[①]研，六钱，重者一两

便秘加酒炒大黄、胡荽二两、苏叶一两、葛根三钱、红花二钱，煎汤频洗。

按：此症毒痧，邪从口鼻而入，切不可用发表治，克气从肺而进，逼近心包络，认症不清，已神昏痉厥矣。

毒痧，营邪也，随出随伏，是名内陷，其症最危。苟非多方攻托，岂能出死入生，余因制搜邪透毒汤，可补前人所不备。方中犀角、石膏，清胃救肺；归身、桃仁，活血破瘀；二甲、猪屎搜邪透毒；更以荆芥、牛蒡、僵蚕、连翘、蝉蜕，引营分之邪，达之于表，陷者可立起矣。背城一战，转败为功，其在斯乎。

发热咽痛，口干唇燥，舌心黄，边赤，大便秘结，缘其人素阴虚，今复有所感，热则伤营，津液内涸，宜表里双解，并和其阴。通幽清燥养营汤主之。

---

① 沙猪屎：沙，豭之转音。豭猪即雄猪。按《日华本草》猪屎条曰："取东行牡猪者为良。"《本草纲目》言："主治寒热黄疸湿痹，主蛊毒、天行热病。"

◉ 通幽清燥养营汤新制

犀角一钱　连翘一钱五分　牛蒡炒，研，三钱　鲜生地汁捣汁去渣，一两　大黄酒炒，一钱

马勃一钱　花粉三钱　薄荷一钱　生草四分　黑栀一钱　火麻去壳，四钱　僵蚕酒洗，二钱

两足无力，不可下，去生地、大黄，加知母二钱，芝麻五钱，杏仁三钱，菠薐[①]一两，如无菠薐用青菜代之。

◉ 硼砂通圣散新制

治喉痹急症。

山慈菇去毛，二两　五倍子二两　硼砂二两　青黛一钱五分　山豆根一两五钱　大戟一两五钱

白芥子一[②]两二钱　冰片二钱　麝香二钱　人中白煅，一两二钱　雄黄三钱　僵蚕酒炒，一两二钱

将药吹入咽喉，徐徐咽下。

◉ 清膈饮新制

甘草　人中黄二钱　硼砂四分　龙脑香三厘　莱菔汁调和，徐咽下。

咽痛自利，金液代刀散和以金汁徐服，利遂止，方见前。

保真神应丹新制

按：延年种子方。此方应在湖州书客条。

杜仲糯米炒，四两　牛角腮炙，二两　乌贼炒，二两　芡实粉生，四两　茯苓生，四两

牡蛎醋淬煅，二两　艾绒酒煮，五钱　阿胶糯米粉炒，三两四钱　雀卵三十枚

赤石脂醋煅，二两　续断盐水炒，二两　线鱼胶炒，三两四钱　菟丝子十两

煎膏糊丸。

气虚菟丝八两，加蜜黄芪十两、酒炒归身二两。如阴虚不可服菟丝子者，用怀山药八两，磨粉打和丸。

梦遗治验此一则起，至吴生案止，为一篇

湖州书客方姓，目赤如鸠，梦泄不禁，夜不敢寐，足冷如冰，脉之左关沉细而紧。叶天士曾以异类有情丸治之不效，后用桂、附亦不效。余知其病在厥阴，用鱼胶八两、菟丝子五两、茯苓三两、沙苑子四两、石莲四两、益智二两、归身三两、醋炒枸杞四两，用青盐、小茴香、酒、醋各制一次，鹿角胶三两糊丸。服后病势即减。

黄掌书梦泄，小便数，左寸关微搏，此二火不降，当服六味全料去泽泻，加鱼胶六两、龙骨四两、沙苑子四两、远志三两、益智三两、石莲六两、菟丝子四两，未及半料而愈。

---

① 菠薐：即菠菜。
② 一：原作“乙”，径改。

江义源胃脘痛，脾泄，梦遗，右脉弦紧，法当温中固肾，书丸方与之。於术二两，土炒，制附子一两二钱，干姜五钱，神曲二两五钱，姜汁炒，熟地四两，酒拌。加益智四钱、枸杞三两、小茴香拌炒，菟丝子三两，酒拌炒，沙苑子三两，石莲三两，茯苓二两，龙骨二两，蜜丸，服后诸症悉愈。

吴生梦泄不禁，腰膝酸痛，余以王荆公妙香散合茯菟丸两方加减与之。菟丝子三钱、石莲四钱、茯神二钱、茯苓二钱、远志八分、益智七分、沙苑子三钱、龙骨二钱、杜仲三钱，调入辰砂一字，旁批：一字者，古方也。往往见之，乃用大寸七铜器，药取一字也。服二剂后竟止。如不服则病又来，语予曰："此真仙方也。"予命其多服以除根。

沈生胸痹治验案

沈生患奇病，胸中常闷，饮食少进，已数月矣。诣余诊脉，则右关弦滑而紧。余曰："此胸中阳气不舒，阴邪微结，即仲圣所云胸痹也，法当通阳。"授以栝蒌薤白白酒汤加半夏，五剂瘳。

宋天芬夫人两厥阴合病治验

宋天芬夫人素患癖，后忽有气从少腹上冲至心下，或从少腹之右起，痛不可忍，稍有惊恐即上升，一日数发。予诊其脉，心小而胆伏，气逆里急，冲脉为病，其为冲疝无疑。但所异者，稍有所闻，即攻触作痛，心脉又如此，若徒治足经，不从手经着意，总难洞中要害，焉能除却病根。因构一方，统两厥阴而兼治之。枣仁、茯神、茯苓、白芍、炙草、小茴香、橘核，二剂愈。

冯大文噎膈治验案

冯大文素善咳，且病噎已半年矣。一日因冢孙[①]暴亡，郁甚，病益剧，水浆下咽即吐，且艰涩异常，腹中微痛，大便秘结，如是者数日，延余诊。脉之，少和润之致。予曰："肠胃精液干枯，遂致传道下秘，浊气上升，呕逆亦势所必至。为今之计，非大养营血不可。"为定煎方治之。

煎方一 服后呕逆即止，能食粥矣。

人乳一酒杯，冲入 藕汁一酒杯，冲 白蜜二钱，调 姜汁五茶匙，冲入

沉香汁四茶匙，冲 柏仁霜三钱 黑芝麻四钱 枇杷叶一钱，三味同煎

又方

柏霜三钱 芝麻五钱 谷芽三钱 枇杷叶一钱 藕汁一酒杯，冲 蔗浆一杯，冲

---

① 冢孙：古称嫡长子为冢子，此处移指嫡长孙。

人乳一酒杯，冲　姜汁五匙，冲　沉香汁四匙，冲　白蜜三钱

朝服牛乳，晚服杏仁黑芝麻酪。

又方　服后大便通。

制首乌三钱　紫菀二钱　枇杷叶一钱五分　白蜜三钱，冲　柏霜三钱　黑芝麻五钱

藕汁一杯，冲　蔗浆一杯，冲　姜汁五匙，冲　沉香汁四匙，冲，加粳米三钱

又方

即用前方加归身二钱，去蔗浆、紫菀。

又方

生地三钱　归身二钱　紫菀二钱　制首乌二钱　精羯羊肉一两五钱　柏霜三钱　生姜一钱

加黑芝麻五钱，加水研浆，滤去渣冲入。

按：当归生姜羊肉汤加地紫乌柏芝。

又方

生地三钱　归身二钱　柏霜三钱　精羊肉一两五钱　制首乌三钱　生姜一钱　苁蓉二钱

后方加锁阳三钱。

服煎方后，已善饭，因为定丸方，服颇安。后忽为其坦①，故郁甚，遂复呕逆，渐见不可治之象。此喻嘉言所谓五志厥阳之火，非六淫可比也。

赞化丹新制

此方有补有泻，有通有塞，古方若六味、都气、葆真、还少、萃仙、八圣、青娥、聚精、五子衍宗、千金种子，悉包罗在内，运思十余日而成，延年种子，其在斯乎。

熟地酒拌，铅制，八两　茯苓生，三两　萸肉烘，四两　苁蓉三两，与羊肾同煮　骨脂酒炒，三两

丹皮晒，三两　川断酒炒，四两　五味烘，三两　巴戟拌，焙，三两　益智盐水炒，二两

菟丝子四两　小茴青盐拌炒，一两五钱　甘枸杞拌焙，四两　沙苑子人乳拌蒸，一次三两

川楝酒煮，晒，三两　怀药炒，四两　覆盆子晒，三两　远志甘草汤浸一宿，焙，二两

线鱼胶龙骨粉炒，六两　杜仲晒，四两　芡实生，四两　角沉香镑，不经火，一两五钱

莲须晒，四两　鹿肾酥炙，五具　泽泻盐水炒，三两　羊肾内外酒煮，三副

上药用鹿胶一斤，用羊肾打和为丸，如桐子大，每服三钱，加至四钱，好酒送下。

李姓杂症治验案

李右。金沉木浮，水降火升，天地之五行以顺为正。而人身之五行以逆为顺，故金浮木沉，

① 忽为其坦：忽然向其坦白冢孙暴亡之事。

水升火降，方合常度。旁批：脾泄妙解。今反是，焉得不病？少阴之神机在水火，而其交合处在土，治此症当于此中求之。《易》曰：五位相得，而各有合。知其合处，治法可以微参而得之。

按：通乎！易理甚精微，粗工曾未梦见。

於术　川连　桔梗　茯苓　麦冬　杜仲　沉香汁

石决明各等分　牛角腮三钱，煅　白花百合

又方　奇脉不司统摄，脾虚泄泻，气逆不得卧。议从中治，兼理奇经。

怀药切块，制於术一钱，煎汤拌炒，一两　紫石英打，八钱　杜仲　百合　沙苑子　湘莲

又方　心肝之火上炎，故口中碎，火上则水下，带浊之所以愈甚也。

於术　川连　决明　杜仲　菟饼　玄参　沉香汁　牛角腮　沙苑子　椿根皮　百合

又方　复发热，昼夜泄泻十余行，虽曰霍乱，恐者其乘虚下陷也。宜进少阴篇四逆散，从少阳之枢转出，似为近理。

柴胡梢　白术　白芍　枳实　厚朴　炙甘草　薤白头三钱，另煎冲入

又方　身热下痢，干呕而渴，胸中痞闷，诊脉不浮不沉而数，此风温证，而邪有乘虚陷入之象，深为可虑。议从阳明升举，拟仲圣葛根汤之例，不必袭其方，此许学士法也。旁批：元许学士叔微有本书方。

豆卷　桔梗　厚朴　葛根　於术　栝蒌根　橘白　茯苓　谷芽

又方　脉象虚数，风阳颇动，不食而眩晕，肝犯脾及胃，中无砥柱矣。议用四君子汤加入镇摄之品，以防其厥逆。

石决明　人参　炙草　牡蛎　於术　茯神　湖藕一两

端士先生吐血治验案

端士先生，十八九岁吐血，老人写方，嘱其服二十剂，丸方服两料，后接服老六味丸五年，至今三十五年不发。

按：人之一身，水欲其升，火欲其降，有泰象焉。乃自纵欲而不知节，肾关不固，白浊梦遗，诸症悉生，火炎上，水趋下，阴精不奉，遂成不交之否。精也、血也、水也，名为三而实则一，故精伤而且咯血矣。精既伤，气亦随之，所谓精者阴也，气者阳也，畏寒即伤气之证。治法宜填、宜固、宜摄，后当更补其阴中之阳，斯可以收全效。

方

熟地　黑壳建莲　芡实　稆豆皮　莲须　大淡菜　藕

又方　病因染疫失调，遂咯血，此必因去邪之故，夺汗伤营致此。今年复发，且多盗汗，此非卫外阳虚，由阴火内逼，而使之出，宜养阴以固之。若投固表之剂，如黄芪之类，恐气升而里愈虚矣。

熟地　淮麦　稆豆皮　茯神　白芍　牡蛎　湖藕

又方 呕血不止，于填阴中用堵截法。

熟地 三七 阿胶 稆豆皮 花蕊石 大淡菜 沙参 扁豆 童便一小杯，冲入

丸方

龟板炙，四两 淡菜切片，焙，八两 线胶蛤粉炒，四两 湘莲去心，四两 牡蛎三两

决明盐水煅，三两 莲须晒，四两 芡实粉四两 五味炒，二两 猪脊髓

金樱肉去心，焙，四两 远志炭一两 辰砂水飞，一两 茯神晒，三两

上为净末，怀山药四两炒黄，煮浆和入猪脊髓捣丸，每服四钱，开水送下。

端士四弟媳胎元不安治验案

端士四弟媳怀妊七月，胎气上冲，动跃，竟日呼号，腹痛如割。松心老人适他出，延他医诊视，服安胎药，胎不动，而腹痛更甚。医者以为胎死腹中，欲下之，而加入人参。适先生归，延视，才到即问可曾下血。病家答曰："未下。"先生曰："痛在气分，未到血分。"遂定一方，服一剂全愈。越三日分娩，母子俱安。

按：胎元不安，以暑湿之邪扰中为患。语云：通则不痛，则痛必有所阻矣。气分不宣，理应有之，胎气上冲，亦因乎此，议和中安胎法。

苏梗汁三分，花露磨冲 半曲炒，一钱五分 砂仁炒，研，六分 新会皮一钱

佛手皮一钱五分 麦仁炒，三钱 荷花露半酒杯 加青苎三钱，纹银一锭

又方 冲阳挟肝邪上逆，血遂溢。议进大补阴煎。

熟地一两 黄柏盐水炒黑，一钱 龟板炙，六钱 知母盐水炒，一钱五分

牡蛎一两六钱 蛤壳一两 藕汁一酒杯，冲

徐徐服下。

李左痹证治验案

李左脉滑多痰，痰即湿邪之出路，宣通湿郁，即不成痹，理固如是。

生白术 陈皮 萆薢 木瓜 制半夏 茯苓 米仁

又方 中虚有湿，以健脾祛湿为主。

生於术 白麻骨[①]三钱 续断 杜仲 茯苓 木瓜 米仁 茯神

又方 三气袭人，多成痹症，此属行痹，以风胜而往来无定也。嗜酒湿易成热，辛温难进，主以淡渗，兼用通络法。

茯神 萆薢 山药藤三钱 海桐皮 木瓜 络石 桑枝

---

① 白麻骨：即六月雪之别名。

又方

豆卷　萆薢　防己　秦艽　木瓜　米仁　片姜黄　黄松节　茯苓　桑枝

松心老人之学，得之周慎斋遗书，与叶天士、薛一瓢两家同时并称，而松心老人杂病为擅长之。

癸亥七月

以上皆老人新制之方，精思妙理，方得水到渠成。今之为医皆系粗工，学不终日即求速化，汲汲熟囊以谋升斗，问《素》《难》而□□，见虚实为不辨。余尝谓古之士大夫皆通医理，即专门名家，亦必学问深长，无诊隐欲[①]，俱足不朽。今士大夫，鄙之为贱术，而为医者又皆流浪子弟，读书少资，为商乏力，无聊学医，漫于一试，传中则名藉藉，问其所以致愈之道，彼亦无以自解，而夭札者可胜道哉！

跋

松心老人祖即歌起，殿撰，父与叔即文子、武子，老人、弟兄俱进士，家世鼎贵，又富于收藏，文子享大年。早购田，收旧藏书，当甲于吴下。故老人承其家世清华，不出仕为而业，医□华藉，其老宅在养育巷，而悬壶在颜家巷。门庭之盛无偶，较天士、生白两公稍称后，著作不多，然论杂证施治往往出人意表。实有不为良相，当为良医之风，涵春堂即其故居，客岁避兵申江，购得慎斋遗书及脉法，皆其家收度之本。因忆道光十五六年间，故友黄心翁与查先承、沈忆护，购得松心老人医案数百本。曾假来选摘，欲刻未集，其选本为侄笔传抄，庚子将归于一炬，诚可惜也。此尚当是亡侄手抄灰烬之余，阅之太息。

甲子长洲徐康□□

① 无诊隐欲：不诊病的时候收敛欲望。此句与“今之为医”的汲汲以谋升斗形成对比。

松心堂医案经验钞

原著　清·缪宜亭
点校　张承坤　赵雅琛

松心堂医案经验钞

◎ **初诊**

思虑伤心脾，故心中为物蒙蔽，善悸，忤忤然动，多汗，得食稍安，归脾的对方也。用张氏方。

归脾方，加淮麦、玫瑰花、南枣、龙齿。

二诊

劳心太过，心火下吸，肾水不能上供，故至口渴。其舌苔之右白者，脾不司运也。左脉既弦，右关尺大、虚软、不耐按，中之下阳已衰，故足冷、思呕、食不磨等证蜂起矣。此证难治，一味蛮补，是钝根人所为；若一味沟通，又与心嘈如空一证有碍，斟酌虚实，全在神而明之耳。

与前方，加益智、川连、盐水炒肉桂三分。

三诊

每服归脾加肉桂、川连、益智、淮麦、南枣、辰砂，而口渴、足冷、思呕，食不健化等证悉除矣。今右臂手酸软无力，真总坐真气不鼓[①]，而肾枢已滞，再另立一法以益气而生血。

炙芪　杜仲　丹参　续断　焦术　牛膝　当归　红花

◎ 据述服人参、熟地则血浊少，茎中不适。是由气火之以得补而不得降也。试观服生地、龟板等阴药便稍适，而下血尤多，其理尤晓然而易明。阅前方，所服枸杞、沙苑，大非所宜，以其助龙雷之火也。即牡蛎一味于淋涩似有益，终空火郁而不宣，有阻寒之患。人参虽有益气之功，而肺热还伤，肺亦不可不虑。斟酌损益，必须于脏真一无所碍，方称稳当。处方固非易易也。

生地　血余末　丹皮炭　线鱼胶　人中白　藕节炭

怀山药　料豆皮　十大功劳　黑壳建莲

◎ 尿血茎中痛若刀割，系伏暑为患。

导赤散合黄连阿胶汤，去白芍，加丹皮、栀。

◎ 尿血未已又白色小块，此从四月中远来，必受暑湿所以成病。

大补阴合导赤散，加丹皮、山栀、生地、川连、黄芩、藕节炭。

---

① 真总坐真气不鼓：其患久坐不动，气益衰而肾枢滞。

◎ 气虽从左乳旁跳动，而自浮上行于背，若阻而不行，此冲脉之逆也。夫脉挟脐上行至胸中而散，何以行于背？考之《灵枢·五音五味篇》谓“冲脉任脉皆起于胸中，上行于背”，是冲脉有行于背矣。若古人又有谓“以督为冲”者，其实一源三岐，虽起于会阴，而同归于太冲则一也。今病之最不适者在于背，不得以此为督脉病，故特为之论以明之。

炒熟地　紫石英　甘菊　牡蛎　阿胶　石决明　川石斛　丹皮　天冬　鸭肝

◎ 诊脉左弦而右濡，肝强而脾弱，兼之肾阳不振。少阴之枢不利，无以鼓动中州之气，木乘土虚而益弦为紧，此其显然者也。宜用仲淳脾肾双补丸加味以调之。

制术　车前子　巴戟天　五味　怀药　萸肉　补骨脂

小茴　菟丝　砂仁　淡附子　毛鹿角　橘红

右为末，人参一钱煎汤拌饭，捣烂为丸。每服四钱，米汤送下。饭用南枣煮汤。

◎ 浊症淋漓，茎中微痛，法用导赤、茯菟、小菟丝子丸三方出入加减。

生地　生草梢　生菟丝子　木通　白茯苓　白荷花露

◎ 诊脉右尺不振。天施地生以阳用事，生生之机在此，今其阳已衰大矣。所以生生之具鼓舞而作，兴之不得不资与药力矣。

毛鹿角　鳇鱼胶　生菟丝　远志炭　鸽涎　北细辛　补骨脂　金铃子

淡苁蓉　海马　雄神虫蛾　鹿肾　沉香末　沙苑蒺藜　黄狗外肾

蛤蚧　柏子仁　青水全蝎　穿山甲　白蒺藜　紫河车　杜仲

羊腰子煮熟为末，入鸽蛋为丸服用。

◎ 精摇乎梦，心肾同治。

炒熟地　远志　山药　杜仲　黄鱼胶　生芡实　兽骨　莲心　茯苓　沙苑

◎ 病患热多，细按用药自知。

鳗鲡，三条斤许，杀勿去血，甑中衬布一块，先铺薄荷叶一两，置里[①]于之。掺建莲、百部、冬百、丹皮，炷三香，取去，但用里、莲共处打烂，为锭，焙烙磨末。

紫河车，一具漂煮，加入炒川柏等，全煮，取用河车去川柏，为末。

大鳖杀三，泥涂，煨，研末　猫头鹰去毛，炷肉丸上炙，研细

啄木鸟二鹰煮炙　熟地　人中白　血余炭　獭肝

山药藕汁制浆为丸，每服四钱。

---

① 里：即“鳗鲡”之“鲡”，后同。

◎ 两足如冰，心中如焚，坎中之水不升，离中之火不降，此之谓否[1]。

肉桂七味丸，加川连、牛膝炭、青盐。

◎ 气易上逆，脉即见结。此奔豚等证也，治在下焦。

六味加沉香、紫石英、菟丝子、枸杞炭。

◎ 经前腹痛，当作营虚、络空、气滞治，若用温营法，与经浮周身之痒不贯矣。治肝宜凉宜静，与泻冲一法正自串合。

细生地　丹皮　甘菊　杜仲　白薇　龟腹板　料豆皮　香附

青蒿　川柏　山楂炭　夏枯草　牛角腮　椿根皮　白螺蛳壳

◎ 经事淋漓不止。

归脾加枸杞、杜仲、沙苑、莲房炭。

◎ 气不下潜，上攻胸脘。

六味地黄加沉香、砂仁。

◎ 诊脉不惟脾胃之阳虚，而肾阳亦不充。惟火生土，火衰则中州之气不振，食少便溏。

焦术　山药　巴戟肉　砂仁　扁豆　菟丝　陈皮　建莲肉

米粉为丸。

◎ 失血之后，咳不止，至晚必呕，是由气逆火升既致。据述所服之药多用附桂，岂阴虚之体所宜？实不可解。

漂淡菜　北沙参　霞天胶　料豆皮

◎ 肾阳衰微，浊阴上泛，痰喘气逆所由来也。

附子七味，加童便、胆汁、牛膝、葱白。

◎ 咳而有痰，右胁下有痃，咳痰多则痃形小，痰少则痃形大，是病在痰。

制夏　杏仁　白芥子　瓦楞子　炒归　牡蛎　橘红　炙甘草　海浮石

---

① 否：借卦象释病机，否与痞义近，但此案用“否”有双关之妙。缪氏常在案中有蕴含卦义、宗教相关的表述。

◎ 咳多痰，微恶寒而热，脉数便溏，颈无力而耎[①]。三焦俱病，非易治也。

猪脊骨一两　沙参　茯苓　怀药　川贝　霞天曲　菟丝子　十大功劳

◎ 脉数，失血咽痛，失音，金枯水竭之象，姑用升水法，此从来未有者也。

海参　人中白漂洗，调入珠粉一分　麦冬　鲜生地　谷芽

扁豆煎汤代水。

◎ 夜咳更盛，不能卧，口中干，明是阴分之亏。

炒松熟地，水梨汁冲服。

◎ 真阴不足，故不受辛燥兼之，时有咯血，更难进矣。服滋阴药，气味颇投，但脾土以痢而伤，今痢尚未止，再进滋腻，江河有日下之势，其能患乎？现在饮食颇少，脾伤及胃，理所必然。宜于理脾中参用活法，庶为近之。

霞天胶　防风　白芍　谷芽　六曲　炙甘草　秦皮　黄蜡

◎ 带下不止。

炒熟地　线鱼胶　杜仲　枸杞　料豆皮　沙蒺藜　椿根皮　白薇　牡蛎　牛角腮

◎ 痰饮射肺致咳。

二陈加桑皮、杏仁、苏子。

◎ 咳嗽每在春夏之交，寒暖不时之候也，至天热则已，其为寒因可知矣。法宜温，但前曾见血，不可用辛燥伤肺，又脾土虚，易溏，亦不可不用滋腻伤脾。于此最宜斟酌耳。

款冬　炒川贝　扁豆　海石　橘红　瓜蒌仁　薏米

◎ 此证苦无精，无精而欲取精以实之，则小便自不患其不利矣。

炒熟地　猪脊髓　胖海参　黑壳建莲　生杜仲　线鱼胶

为丸。

◎ **初诊**

身热自利，咳嗽恶心，呃逆，时邪有陷伏之患[②]。

---

① 耎：同“软”。

② 方缺。

二诊

寒热止而下痢未除，舌红而渴，痰黏腻不能出邪，有陷象。

柴[①]胡三分　茯苓　羌独活　参须　枳壳四分　桔梗　前胡

三诊

邪陷入里，用逆流挽舟之法，而邪究不能达，则陷者恐有一入而不复出之虑。太阴主开，开折及合，故胸痞。自利则亡津液，故口燥。升清可以救液，而建中可以祛湿，是或一道。

煨葛根　川连　桔梗　木通　栝蒌根　贝母

用生於术、川朴二味泡汤煎药。

四诊

昨进剂略应，而可下者有胶黏之血，此湿热干脾也。治肺胃兼理脾，或一举两得。

照前方加焦白芍、炒荷边、炙草，去朴、术。

五诊

伏邪不可不达，而素曾见血，则升提之药有不可用者。带下太甚亦宜兼顾，但于此病极费经营耳。

前方加大豆卷、神曲、黄柏。

舌白喜呕心嘈，胃虚，肝邪易扰，脏腑同治。

淮麦　南枣　益智　陈皮　半夏曲

◎ 前以阴剂，阳适得其平，所谓地道卑而上行天道，下济而光明。凡所谓眩晕头热，悉损多。而右臂之筋得冷水则觉其冷而酸，无力以动，无乃阴主静而阳失健运之常乎？由右臂及肩而之左臂，则二阳一阴，其象为兑，兑为少女，以柔顺为主，当有以和之。

鸭血炙桑枝三钱　当归一钱半　桂枝二分　牛筋三钱　马匝右足二个　红花三分　木瓜一钱半

◎ **初诊**

左半身及肩臂俱冷而酸，宜从营分流通。

桂枝木　生姜　炒白芍　当归　炙甘草　新绛　淡附子　大枣

二诊

二次左半身连臂及肩似虫行，血脉动矣。

原方加鸭血炙桑枝、白茯苓。

◎ 先天禀赋不充，则足不任履地，又曾酸胀而以草头药攻消，中气大伤矣。今胃困纳减，瘕攻作痛，脉象见弱，久之恐延虚损。

---

① 柴：原作“紫”，据考，紫胡即紫花前胡，与后药重复，此当为“柴”。

八仙长寿丸加杜仲、牛膝、河车、鹿筋、小茴。

◎ 日中常寒，寒后即微热。而背脊中觉酸麻，夜至四鼓则干热矣。此证为伏邪，病在太阳阳明之间，故目眶时酸痛，从太阳阳明治。

生地　麦冬　花粉　生姜　葛根　阿胶　桂枝

◎ 人之一身，其在面部者，惟口与目主动，故风得而乘之，以动召也。口歪则不能合，以致津不能收，所谓脾不摄涎也。右肢时麻，亦属脾气之不能周于身。以养营卫为稳。

炒熟地　党参　归身　白芍　红花　炙绵芪　炙草　橘红

续断　山药　制白术　枸杞子　鸭血炙桑枝　石决明

◎ 阳明之筋脉，自右齿间引而至于耳下抽掣而痛，是兼少阳。

熟地　丹皮炭　石膏　夏枯花　决明　嫩慈菇　山栀　苦丁茶

◎ 左半身疼痛连及后肋，据述左腋二寸下生一小疮，疮愈痛起，病在少阳之络。胆脏肝短叶间地处欤[1]，近如同室，不得不连及也。

白麻骨　当归　续断　木瓜　新绛

◎ 麻起于手小指，小指主手少阴少冲之井穴，心营之亏可知。用归脾加味。

归脾加炒熟地、续断、白芍、山药、山羊血

◎ 受湿太重，腰强不能俯仰屈伸，病入太阴矣，扶阳驱湿，宜仿炼真丸意为之。

生鹿角　生菟丝　生於术　杜仲　淡附子　大茴香　萆薢　云苓

◎ 左肝部数而急，是风阳不靖之确据，眩晕所由作也，宜用养营法加减。

归脾加芍杞。

◎ 肝风易动而滋腻遏邪，则违其条达之性，故蠢动愈甚，滋腻莫甚于熟地，故投而辄误也，此无怪乎？医病固赖乎医而病，及为医病，如之何？先为医解围。

细生地　石决明　木瓜　豆皮　黑芝麻　知母

---

① 欤：原书污损，难以辨识，此字存疑。或为“软”，备参。

◎ **初诊**

阴虚脉数，湿着于下，左足踝红肿且痛，屈不可伸，无不利，邪痹三阴，议养而兼通。

首乌　牛膝　川断　忍冬藤　於术　杜仲　薏米　白茯苓　木瓜　桑枝　水杨东行根三钱

二诊

服一剂足即伸，原方加盐水炒当归。

诊脉小弱，症类于疝，时发有形，其聚散无常，夜卧则不见，恒发于昼，此必感寒湿而兼挟风，所谓寒湿者，寒多于湿，使湿多于寒而不兼挟风则着而不移，夜并有形而肾囊亦不痒矣，病机当从此条入。

枸杞炭　肉桂心　荔枝核　归尾　北辛细并根须

◎ 左胁微痛，又以气郁动肝，似从肝治为宜，但腹中微膨，两股微肿，行走气微喘，病在肝乎。以二者相较，治肾更急于治肝矣。

茯苓　白芍　沉香汁　生於术　附子　小茴　陈皮

◎ 遇雨滂沱，背受寒，咳久不止，变法治之。

猪肺管一个，麻黄三分入内，两头缚好　苏子　橘红　紫菀　桔梗

服十五剂而愈。

◎ 汗出恶风，类桂枝汤证，气微喘，非实也，以久患赤痢中虚所致。既断久痢，气以下陷，既以下陷，又复发热，是邪还于表之征，仲圣法当引而出之，何不即于太转出乎？

桂枝　白芍　姜　厚朴　焦术　大枣

◎ 诊脉见据述头项痛至肩背，其筋硬直，筋一由背脊起上至项，直犯巅顶，下及鼻督脉部也，一由耳下至肩井少阳部也，少阳为游部，此必入房触寒，督脉受邪，背脊之筋先痛，邪无从泄，旁及少阳，故两处俱痛也。理如是，及细询果然，治病之难如此，制方用药可不慎欤。

羊项骨连背脊血二两，炙黄煎汤去油取净汤代水煎药。

木瓜　桂枝　当归　石决明　陈酒

◎ 腹中痛，由气上逆，则当治其源，方是援本塞源之治。

炒熟地　菟丝　枸杞　紫石英　吴芋　肉桂心　沉香汁　当归　牛膝炭

◎ 下后热不退，再进济养胃液方。

茅根　麦冬　洋参　玉竹　花粉　谷芽　霍斛　南沙

◎ 阴虚感寒，骨节疼痛，先从表治。

桂枝　半夏　大豆卷　萆薢

◎ 两手之脉皆弦，弦为阴脉，必有寒饮，窃据中焦背寒恶风，此明验也，宜升督阳以涤饮。

生鹿角　生於术　胡芦巴　菟丝子　淡附子　半夏

◎ 右眼上泡皮中有小核，触风则痒而肿，此中有风，风挟火故痒而肿。其初得此疾必困于风，感风之寒气外束，风不得泄，火郁为热，其热未散，结为小核，气血凝滞，故感风即发。古无是证，以意治之。

荆芥　桑叶　黄菊　苍耳子　兔右眼上皮　当归

◎ 三疟而变为子母疟，日轻日重，邪之入也深，宜从络搜邪以绝根株。

鳖甲　柴胡　山甲　枣　白术　龟板　白芍　桂枝　姜　牡蛎

◎ 咽痛失音，必非无故，苦负重而起，则断无其理也，询之则起于旧年，其以房劳而致乎。

猪肤　元参　紫菀　蝉蜕　粳米　桔

◎ 吐痰腥秽，兼有血丝，有类肺痈，但大便溏泄，与肺病有碍，治法极不易。

石膏糖炒　杏仁　冬瓜子　花粉　制术　麦冬　炙草　葛根

◎ 痢久色白腰楚，小腹壅而痛，有如小拳，此阴寒之气凝结下焦肝肾之部。法当温通厥阴，从少阳之枢转出或合病机。

白芍　小茴　肉桂

◎ 久痢方止，腹中似攻，饱则不适，是食而不运。

砂仁　红曲

◎ 病由肝郁而起，则腹之胀自属木乘土位，以“木郁发之”之法。

加味逍遥加沉香

◎ **初诊**

舌白，中阳绝少，食岂能运，不运则食阻气机。肝木不疏，焉得以通[①]？治法一以贯之。

① 焉得以通：原作“焉得不通”，于文义不符。故改为“焉得以通”。

焦术　干姜　楂炭　神香曲　小茴

二诊

呕吐不已，食则胸中实，呕则胸中空而且震荡，肝胃同治。

前方加半夏、陈皮、枳壳、小麦、苓。

◎ 腹胀已久，据述因鼻衄之甚而致，又问其小便，则为常。是不因乎时令之湿。细察病机，无乃伤络所致乎？姑易一法以测病机。

阿胶　藕炭　女贞子　牡蛎　料豆皮　败鼓皮　新绛

◎ 饮酒而浴于河，复于烈日中观剧。观剧在前，浴在后①，既浴而后观剧，兴亦高矣。但既暑邪而以寒凉遏之，既遏之，后复以暑热锢。其外几重重关锁矣。姑立法以开之。

猪肺管一个，入麻黄三分、杏仁一钱缚好制，加桔梗、紫菀、蝉蜕。

◎ 病属厥阴痛在脑后也。

猪项骨　淡菜　丹皮　龟板　於术　元参　牡蛎　细地

丸方。

◎ 阳明以下行为顺，上行为逆，而上升之气亦自肝而出。今气有升无降，而乙木又顺乘犯胃，故呕不纳谷也。试观其见日光则鼻上痛，阳明之脉起于鼻之交頞中，其痛之在此固无疑矣。

旋覆　新绛　谷芽　米蛀虫　方诸水　川连　葱皮

◎ 食时不噎，食后不能化而呕，仍是原物越宿亦然。是虽中阳不振，而脾枢亦鲜运矣。一味辛香，脾营劫而转输更难，故二便不利，大便更难涩。三焦不通，肝气如何泄。三阴以少阴为枢，三阳以少阳为枢，少阳生三焦当于枢之利而求之矣。

枳实　鸽金　松子　香附　姜汁　焦术　肉豆蔻面裹煨　白蜜　半夏

◎ 疟止而泄泻，其泻以食蟹之故。蟹，水族中阴寒之物，烧之则青色云壳转而为赤，赤类乎热而非热，内阴而外阳。其为性也动，动则伪其本，然色之青同乎木者以克脾，其寒性更足以胜，故泄泻也。今当从温脾立议。

肉桂　苏叶　炮姜　炙草　白焦术

---

① 校者按：此处表述，饮酒、观剧、浴于河三者顺序似有矛盾。或以先饮酒，次浴于河，再次于烈日中观剧为宜。

◎ 病类胸脾之并病，心痛彻背，呕吐清水，至暮尤甚，阴气上逆也。仲圣法用薤白瓜蒌加桂枝、枳实[①]、厚朴主之，其用枳实，实以破阴，用桂枝佐薤白以行阳，较之用白酒一方又深一层，今姑用此治之。

薤白　枳实　桂枝　厚朴　生姜　瓜蒌

◎ 此风温也，所喜者微恶风不至但恶热耳，恶风邪犹在太阳之表，而兼风温，惟恐其热炽之故，由寒菀[②]化热。昔周子禹载治风温专主黄芩芍药汤，而喻西昌著《温证朗照》发明《内经》云三大例参用活法，不拘一定，最为得旨，后学宜宗之。

花粉　川朴　大豆卷　桂枝　杏仁　神曲　通草　香附

◎ 病之初，雨淋受湿，湿郁于肝则蒸为热而化风，发而为疹。风湿发现处也，脐上多脐下少，风行于上不及下也。据病情而论，疹发时胸腹之内必无所阻，邪达于外也，奈何以犀角地黄汤遏其邪，使之内热，邪既入而周身痛。左胁下起一小块，其形长跃跳动，皆此等药为之祸根。今大便尚溏，左足犹麻，两胁微痒，此属何故？治病当于此察病机。

生於术　木瓜　细辛　豨莶草　山药藤

◎ 腹中饥则胀，饱亦胀。一由食不运，一由中虚木扰也。

炒枸杞　山楂　淮麦　南枣　冬虫夏草

◎ 此阴虚挟湿证也，误治则湿不去而走络，其走络者挟风也，风淫末疾，故多见四肢，两尤甚者，病因始于湿，犹礼不妄其本[③]也，心下痛，下及少腹，此由平日厥少二脏俱伤，连类而及之。卧醒中燥，真阴不足，更属显然。治以肝肾为本，湿土为标，但不可骤补，不无助长之虑，于此更宜着意耳。湿家脉濡，今右关弦而抟，则非湿家可以了病机。

金铃子　黑麻　木瓜　木通　延胡　料衣　大豆卷　山药　桑椹　瓜络　米仁　木通

◎ 痢久脾虚，故两股浮肿，饮食渐减。下多亡阴，故脉虚数。此时以建中为要务，升阳固亦不可缓。

制术　白芍　防风　黄明胶　骨碎补

◎ 下疳鱼口之作，是必受毒致此，今遍身骨节疼痛游行无定，且兼咽喉痛，毒犹未清也。

生马料豆皮　忍冬藤　地丁草　绿豆衣

---

① “实”后原有“原”字，疑为“厚”之错字漏删，但未见删字符，今按文义删去。

② 菀：郁结意。

③ 礼不妄其本：即“礼不忘本”，语出《汉书·礼乐志》。概指不忘本源。

◎ 脚气多发于春夏之交，以湿令行也。今发于秋末，是湿热蕴蓄，而后发软。脚气不已又变成疮疡，其湿蒸为热可知也。诊脉颇数，与证适合。

米仁 茯苓 豆卷 木瓜 丹皮 甘菊

先贤方案杂录[①]

◎ 右足底生疡后不敛，起在鼻衄之后，至今年余，肾脏亏损，故水中之火游行无制，盖鼻衄之来由于冲脉，根于太冲，名虽异而其源则一，故不见于此，即见于彼。医若不读《灵》《素》，何足以知之？且丸以缓图。

归脾丸加料：豆皮、龟板、枸杞。

◎ 妊八月，辛金司胎，肺主一身之气化，值火旺金伏之时，外受暑湿，由肺入胃，由胃入肠，秽浊蕴蒸而成赤痢，两旬以来，所下见多，阴脏之血必伤，气无血助则势孤，而胎遂大动不安，气亦散漫不收矣。舌中白边绛，少津脉两寸弦大，关尺小软少力，恐其若胎元不固而坠。急当以酸甘化阴为主，少佐辛淡通阳，以搜剔未尽之邪为稳。

佛手 参须 乌梅炭 生於术 菟丝 甘草 白芍 炒木瓜 归身 云苓 陈皮

◎ 怒则肺气消，惊则肝阳升，诸厥皆属于肝，左升太过，右降不及。厥阳上逆，贯膈凌心冲喉，喉中介介作声，即肢麻心悸，神昏而厥，甚而角弓反张，发于午中阳旺之时，苏于阳尽子中也。日厥数次，胸脘窒塞，气郁化火，喜食冷物，脉惟右寸弦大，余部小弱。肝阳化火凌金，肺痹无以制之。仍拟清金制木，而以滋阴开郁佐之。

洋参 阿胶 大生地 茯神 薤白 淡芩 麦冬 元参 丹参 桑叶 橘红 竹茹

◎ 平日劳心太过，君火炎上，阳无阴助，坎离乏既济之功，经络少涵濡之力，阳津亏于上，阴液耗于下。值夏秋酷暑，烦劳不已，津液重伤，以致经络失养，右半气痹掣痛，自缺盆下至伏兔皆然，两膝畏寒，热升于上为稠痰，舌边红，中黄。因针泄气，痹痛转甚。脉右细紧而软，左弦而代，左寸更觉弦动不静。但高年肝肾之阴不足，心胃之阳易升，《金匮》谓：经热则痹，络热则痿也[②]。经又谓：远行劳倦，伤气内伐，水不胜火，发谓骨痿也[③]。但当此纳谷甚约，胃阴必虚，阳明燥土以通为补，非润不降。况经旨论痿独取阳明，盖以其主润宗筋，能束

---

① 先贤方案杂录：十则附于原书后，未知何人之案。但案中论述及处方用药不失吴门之风。今以尊重原书原貌，故仍附之于后以备参。

② 经热则痹，络热则痿：语出《临证指南医案·卷七·痹》引《金匮》语。然今传世仲景著作未见本句。

③ 远行……骨痿也：语出《素问·痿论》，"有所远行劳倦，逢大热而渴，渴则阳气内伐，内伐则热合于肾，肾者水脏也；今水不胜火，则骨枯而髓虚。故足不任身，发为骨痿"。

筋骨而利机关也。拙拟以滋柔之药震肝，以通润之药震胃，俾脏气、腑气足以灌溉经脉则差。经云：肝胃并治，终宜胃药为多，盖百病当以胃气为本。方中除地柏，皆胃药也。

大生地　石斛　麻仁　橘络　沙参　仙制半夏

柏子仁　麦冬　芝麻　瓜络　白芍　炙甘草

◎ 营分素热，夏秋湿浊之邪袭入，纠结化火，上升莫制，乘胃而呕逆，下并于阴，血得热则妄行，究竟至阴之浊邪虽出不彻，仍欲上攻，但脘渴喜冷饮，腹有水声，舌尖绛，中有芒刺糙黄。脉左弦右数，拟作湿热入营例，治仿以浊通涩法。

姜汁炒生地　穿山甲　鳖甲　龟板　韭白　炒桃仁泥　两头尖

◎ 肝郁脾湿，蕴而为热，阳升无制，神识不清矣。经云：肝藏血，脾统血。重身血养胎元。二经受病，阴液不能耦惕，心悸不安，作由液耗，即仲景心下悸有水气之例。症恐渐入子痫一路，未宜固摄过度。谨拟运脾和肝法，兼能胜湿，木得条达，则余症不治自退矣。

参须　茯苓　旋覆　枳壳　桑叶　决明　橘红　女贞　新绛　竹茹

◎ 诸厥尽属于肝，酒之悍气入于胆，肝阴虚则胆阳亢。春升木旺，假酒气以上升，剧于戌亥至阴亡刻，苏则安然无病。昨交至日[①]，阴尽，午中发则至旦方苏，可见盛阳升，遂鸱张[②]。凝阴不足以滋涵濡润而然。脉左细弱，右弦大不静。肝阳上越乘胃凌金，鄙意从阴以引阳滋潜。

细地　知母　龟板　川贝　洋参　竹茹　决明　丹皮　天冬　川柏　霍斛　橘红

◎ 兹诊左弦右弱，概述右半痹痛不减，独甚于环跳肝肾部分，便难少卧。但北方黑色入通于肾，开窍于二阴。况胃纳约，肾关伤[③]，将何所资以滋涵肝木？即再拟填补肝肾温养血络。经云：形不足者温之以气，精不足者填之以味也。

人参　淡苁蓉　枸杞　白芍　巴戟　熟地　虎胫骨

炙草　阿胶　枣仁　交藤　当归身　茅根

◎ 高年气阴已虚，间疟三次已得吐汗，表里之邪，已尽和解之机，但脉豁大而弦。夫疟脉理弦，弦而大者为劳，必须息心静养兼进建中、治中之属，冀其营卫和谐，可以戛然而止。

条参　白芍　半夏　云苓　麦冬　桂枝　青皮　炙草　煨姜　红枣　酒炒淡芩　广皮

---

① 昨交至日：交即“交节”，意“到某节气”。该“至日”据文义应为夏至。故本案应在夏至后一日。

② 鸱(chī，音吃)张：像鸱鸟张翼一样。比喻嚣张，凶暴。

③ 胃纳约，肾关伤：《石室秘录·逆医法》曰“胃为肾之关，胃中之火，必得肾中之火以润之”。本案胃纳已约，肾水必已不足，无以滋涵肝木，故有此说。

◎ 脉左大右虚，背微寒，肢微冷，食减不甘，此胃阳已伤胃气不得拥护。有作时寒之状，大便微溏，小溲短赤，斯非实邪，乃虚症乎！当用建中以维营卫。东垣云：营乃脾之原，卫乃胃之气。偏寒偏热犹非真治。

桂枝三钱　黄芪三两　白芍八两　兰枣三个　炮姜一钱
当归八两　炙草一钱　党参三钱　於术八两　枣仁三钱

顾西畴医书二种

顾西畴方案

顾西畴城南诊治

校记

顾文烜，字雨田，号西畴。江苏吴县(今江苏省苏州市吴中区)人。清代医家，生卒年不详，约活动于乾隆、嘉庆年间。早年业儒，为国学生。医术精湛，闻名当时。有著作《顾西畴方案》《顾西畴城南诊治》等存世。另著有《书云宜人共识说》一文，收载于《吴医汇讲》。

《顾西畴方案》

《顾西畴方案》成书于乾隆四十年(1775 年)，收录医案包括伏暑、风温、春温、湿温、暑湿、烂喉丹痧、痢症、疟疾，以及血症、咳嗽、肿胀、中络、瘈疭、损怯、药伤、肝阳、痰火、噎膈、反胃、不寐、息贲、喘哮、黑疸、鼻渊等杂症。内容皆为顾氏日常诊疗实录，对于研究疑难外感病、内伤病辨治均有参考价值。

《顾西畴方案》现存版本有清嘉庆种杏居抄本(有朱绶之等题记)，清光绪十七年(1891 年)辛卯王霖抄本，以及黄寿南抄辑医书二十种本[系黄寿南于清同治九年(1870 年)至 1914 年间抄成]。种杏居抄本现藏于苏州市中医医院图书馆，王霖抄本、黄寿南抄本现藏于中国中医科学院图书馆。另有中医古籍出版社 1981 年出版的影印本传世，该本系据黄寿南抄本影印。本次整理出版，底本亦选用黄寿南抄辑医书二十种本。

《顾西畴城南诊治》

本书因顾西畴先生世居南城下而得名，成书于乾隆四十年(1775 年)，分上下两卷，卷上为三时时症医案，卷下收录疟、痢疾、肝火肝风、痰、肝气、疝气、喘、中风、痿躄、黄疸、郁病、虚劳、咳嗽肺痈、吐血衄血、肿胀、噎膈、痞噫嗳、不食不寐、癃闭、遗泄、泄泻、便血、淋浊尿血、虫、调经崩漏、产后共二十六证医案。本书内容为顾氏日常诊疗实录，对于研究疑难外感病、内伤病均有参考价值。

《顾西畴城南诊治》现存版本可查考的只有黄寿南抄辑医书二十种本，该本系黄寿南于清同治九年(1870 年)至 1914 年间抄成，现藏于中国中医科学院图书馆。另有中医古籍出版社 1981 年据此出版的影印本传世。本次整理出版，底本亦选用黄寿南抄辑医书二十种本。

顾西畴方案

原著　清·顾雨田

点校　薛文轩　薛昊

书于己酉年考贡之期试院前书肆[①]见抄本购归，因纸薄而页大，不便插架，重录一道，以原稿与笏臣翻阅。而原书载平原陆氏抄得夏氏所录顾公出诊门诊方案成书，陆云素不业医，未能分门别类，寿就可分者，约略区分，抄竣识其得书之由。惜夏、陆二氏皆未留名，无从搜志，姑付阙疑。

宣统庚戌二年秋八月

黄寿南识

① 书肆：书店。

顾公小传

顾公名文烜，字雨田，号西畴。国学生①，世居南城下，见唐刻《吴医汇讲》②小志中。再考叶刻《本事方释义》③各序天士自序，当乾隆乙丑十年，石执如④序云天士时年八十矣，而顾雨田为续刻之序，在乾隆五十六年辛亥岁，自云与叶先生肩随⑤视病，则顾公当是乾隆年间人矣。寿乙卯春借得顾雨田、何嗣宗、薛生白抄稿一宗，缘由另纪成书之后。

乙卯夏四月仙诞后二日

寿南再记，时年六十七岁

---

① 国学生：清朝国子监的学生，又称太学生。

② 唐刻《吴医汇讲》：《吴医汇讲》是我国最早的医学期刊，作者为清代名医唐笠山。唐笠山，江苏苏州人，生年不详，卒于嘉庆六年(1801年)，以编纂《吴医汇讲》而闻名。

③ 《本事方释义》：成书于清代，《普济本事方》的注解本，相传为叶天士所作。《普济本事方》又名《类证普济本事方》或《本事方》，是南宋医家许叔微晚年所著，书中载方多为其生平历验有效之方。

④ 石执如：即石韫玉(1756—1837年)，字执如，号琢堂，又号花韵庵主人，亦称独学老人，江苏苏州人。清朝诗人、藏书家，著录家藏1 200余种。

⑤ 肩随：古时年幼者事年长者之礼，并行时斜出其左右而稍后。此处为追随之意。

顾西畴医案[①]

黄寿南手抄

◉ 伏暑

◎ 陆裕芳子

伏邪转疟，五旬未已。左胁掣痛，恐其结母[②]。

制首乌　草果　炒当归　老姜　制鳖甲　知母　乌梅肉炭　大枣

又诊

前方加牡蛎、青皮。

◎ 陆裕芳子前案与此案同为陆某之子，同是伏邪，但案中病势不同，一病乎？两病乎？姑仍其旧。[③]

病发初冬，平旦热缓，下午热炽，咳喘呕秽，痰中映血。瘕泄[④]不爽，舌红苔黄浊。面垢唇焦，烦渴引饮，脉右数大不出，左脉细软。此暑湿伏邪晚发，又被非时之寒壅遏，无如正气先虚，不克振托，今已旬余，虽屡汗而不解。内陷变端，深为可虑者。勉拟喻西昌[⑤]法。

枇杷叶去毛筋，三钱　生石膏四钱　大豆卷三钱　连皮杏仁三钱　生甘草四分

桑叶一钱半　清阿胶蛤粉炒，二钱　桔梗一钱　川贝母二钱

◎ 许汝谐夫人

伏邪晚发，妨胎儿坠，恶露甚少，神倦脉软色㿠。七日之内，恐有虚波，拟理阴煎法。

炒枯熟地五钱　炒归身二钱　炙橘红一钱　丹参一钱半

炮黑姜五分　茯神三钱　党参三钱　炙甘草四分

◎ 高

暑湿内伏，秋凉外束。

豆卷　川朴　姜半夏　茯苓　藿梗　茅术　白蔻仁　生姜

按：初起舌白腻，不渴，泛恶胸闷，湿重者宜。

◎ 张

暑湿内伏，秋凉外束，寒热无间，面垢舌浊，小溲短赤，脉沉数，右小左弦。病势未平，必得转疟乃妥。

青蒿　茯苓　淡芩　六一散　半夏　麦芽炒　枳壳　青荷叶

---

① 原书卷端作“顾西畴医案”。

② 母：此处指疟母。疟疾久延不愈，致气血亏损，瘀血结于胁下，并出现痞块，名为“疟母”，类似久疟后脾脏肿大的病症。

③ 顾氏二书中，此类注文及按语，皆黄寿南所书。

④ 瘕泄：当指大瘕泄，中医病名。即今之痢疾样病变。《难经·五十七难》：“大瘕泄者，里急后重，数至圊而不能便，茎中痛。”

⑤ 喻西昌：即喻昌(1585—1664年)，字嘉言，号西昌老人，江西新建(今江西南昌)人。喻氏为明末清初著名医家，著有《寓意草》《尚论篇》《尚论后篇》《医门法律》等书传世。

又

不肯转疟，蒸热不扬，面垢舌浊，胸痞呕恶。暑湿蒸中，脉濡细数，谷少恐其正不敌邪。拟泻心法。

川连六分　炙草　淡芩　广皮　干姜一两　茯苓　半夏　生姜渣

按：暑必挟湿，伏暑虽内蕴化热，必兼顾"湿"字，所以半夏、姜芩同用。时下一用石斛、芩蒿，偏入寒冷抑遏，古人不为是也。

◎ 赖

阴虚伏邪，灼热不已，舌绛脉数，恐将昏痉。

青蒿一钱半　淡芩一钱半　连翘三钱　花粉三钱　六一散三钱　竹叶三钱

◎ 潘

邪伏募原[①]，不能成疟，其势危笃[②]，勉拟方。

真茅术　香薷一钱　知母　川朴一钱半　草果五分　六曲

生石膏　柴胡七分　半夏　淡芩　槟榔一钱　滑石

又

病势正在方张，防其内陷昏闭。

茅术　柴胡　生石膏　肥知母　生草　淡芩　炒半夏

按：达原饮、小柴胡，两方出入。

◎ 蔡

暑湿内伏，秋凉外束，寒热汗多，势欲作疟。

柴胡　半夏　茅术　广皮　川朴　淡芩　炙草　神曲

◎ 谢

暑湿触受秋凉而发，微寒壮热，有汗不解，呕恶头卒痛，胸脘痞痛，舌红苔白。病方一候，势正方张，冀其转疟乃轻。

温胆汤加青蒿、淡芩。

◎ 某

暑湿内伏，触秋凉而发。壮热旬余，脉数右伏，舌红苔黄。邪伏阳明，不能成疟，恐其内陷变迁。

柴胡　葛根　连翘　桔梗　黄芩　甘草　枳壳　荷叶

◎ 某

阴虚伏暑，热如瘅疟[③]，淹缠[④]二旬，脉数舌绛。邪热劫液，恐其风动。

---

① 募原：中医泛指膈间及肠胃之外脂膜的部位。募，也写作"膜"。

② 危笃：病势危急。

③ 瘅疟：以但热不寒为主症的"疟疾"。

④ 淹缠：迁延，延搁。

细生地　石斛　橘白　鲜佛手　麦门冬　炒丹皮　炙草　鲜稻穗

◎ **某**

暑湿伏邪，淹缠二候，额汗如珠，神惫气促，脉空舌白，势将脱矣。奈何如此重症，跋涉就医，岂不殆哉！

党参　牡蛎　淡附子　炙草　於术　茯神　生白芍

◉ 春温

◎ **姚绪贤弟**考此虽云春温，连用补剂，所为邪少虚多者乎？

春温寒热，去来不已。正弱邪不尽，有虚波。

百蒸於术　陈皮　炙黄芪　潞党参　茯苓　炙草

复

形神色脉，无一不虚，虑其脱也。

炒熟地　党参　炙草　炒归身　炒丹皮　大枣　生姜　玉竹

三诊

劳者温之。

粗桂木　炙草　炒白芍　饴糖　炙黄芪　生姜　炒归身　大枣

四诊

百蒸於术　党参　陈皮　桂木　炙草　炙黄芪　茯苓　炒白芍　老姜　大枣

五诊

中生地　制於术　党参　玉竹　生姜　炙草　炙芪　白芍土炒　桂木　大枣

六诊

水泛归脾丸每服四钱　姜三片[①]　枣三枚

煎汤送下。

七诊

六味地黄丸每服四钱　藕一两

煎汤送下。

◎ **汪家程伙**

温邪入营，发斑不出，脉数舌绛，烦躁无寐，喘息不休。邪热劫阴，大势危急矣。奈之何。

犀角一钱半　麦冬二钱　丹皮一钱　生草三分　细生地七钱　生石膏五钱　竹叶三钱　赤芍一钱

按：此犀角地黄、竹叶石膏也。清热透斑，清热毒。接诊方其势不救也。

◎ **某**

邪入厥阴，脉数舌绛。其势棘手，勉拟。

① 三片：原书字迹欠清晰，疑为“三片”。

白虎汤去甘草，加生地、桑叶、丹皮、青蒿。

按：此与程某之病相仿，其势亦不救也。

◉ 湿温、暑湿

◎ 陈锦澜夫人

湿温十三日，身热不扬，神蒙耳聋，疹不出肉，舌红苔干白，脉濡空数。时或肢冷呃忒[1]，瞀闷[2]躁扰。病起经后，正虚不能振邪外达，而陷入膻中，两候恐有变端，勉拟。清开透达，以冀转机。

犀角尖一钱半　连翘二钱　北柴胡一钱　白杏仁三钱　赤芍一钱半　枇杷叶三钱

荆芥一钱半　桔梗一钱　淡豆豉三钱　牛蒡子三钱　佩兰叶三钱

化服至宝丹一粒。

◎ 杨宗海

胸脘痹痛，引及右胁。咳呕便不畅，肝气抑郁，肺不宣通，暑湿痰食阻结肺胃，不通则痛也。法当开降除痰，和络导滞。

杜苏子炒，三钱　盐水炒橘红一钱　茯苓三钱　制半夏一钱半

瓜蒌霜三钱　杏仁泥三钱　炒枳壳一钱　莱菔子炒，一钱

鲜藕去皮，一两　佩兰叶三钱

◎ 曹宦少君

肺肾阴亏，暑风上客，烦热形凛[3]，咳呛渴饮，舌红脉数，所虑阴伤风动，急当清燥救肺，备方呈政。

冬桑叶一钱半　白杏仁[4]三钱　生石膏四钱　南沙参一钱

生甘草四分　麦冬一钱半　枇杷叶三钱

◎ 顾又廉子

寒轻热重，界地不清，脉象空软。暑湿伏于阳明少阳，但少阴先虚，恐其走入更张或多矣。

柴胡五分　制半夏一钱半　茯苓三钱　枳壳一钱

黄芩一钱　橘红一钱　神曲一钱半　生谷芽三钱

又　二诊　七月二十日

热十二日，乍轻乍重，舌红脉软数，渴饮。暑湿蕴蒸，悉化为热，势将昏痉矣。

犀角　大竹叶　青蒿梗　连翘　花粉　细生地　淡豆豉　青荷叶　枳壳

二十一日转方，加淡黄芩。

---

① 呃忒：咽喉间呃呃连声，声短而频，不能自制。

② 瞀闷：又名“闷瞀”，眼目昏花，心烦闷乱。瞀，目眩昏花、眼目不明；闷，心烦闷乱。

③ 凛：寒冷。

④ 仁：原作人，仁的古字。今径改，下同。

三诊

恰交两候，寒热似疟，得汗热仍不退，面油赤，舌红苔白，脉细虚数。神志惶恐恍惚，语言舛错[①]无绪，自言下部欲走，乃阴精素亏之人。暑湿从膀胱之腑，流入肾脏，若再走入厥阴，则痉厥昏脱荐至矣。奈之何？势属危笃，勉拟摄阴救逆，镇心安神，以冀侥幸。候多延高贤酌定。

炒松熟地七钱　辰麦冬三钱　柴胡五分　茯神三钱

牡蛎一两五钱　龙骨三钱　淡芩一钱　鲜莲子五钱

◎ **陆当忠娘娘**　七月廿二日

阳微之体，暑湿匿于痰中，挟肝胆之气，升逆阳明，满头痛不可忍，脉软汗多。深恐痛极厥脱，勉拟和阳除痰，咸苦降逆。

胡黄连七分　制半夏　炙橘红　生牡蛎二两　白茯苓　鲜竹茹

◎ **陆耀曾子润璋**

病经旬期[②]，恰起夏至，形凛身热，乍重乍轻，得汗热不衰，胸痞腹痛，更迭盛衰，大便瘕泄，舌红苔黄薄，脉数小，左弦右软，两尺皆空，心肾两亏之体。好饮素多痰，湿重感暑风，溷蒸[③]中焦，渐化为热，更兼肝气上冲下突，颇难入手。深恐正不敌邪，致多变端。姑拟培中达邪，泄肝降逆法。

生於术一钱半　制半夏一钱半　茯苓三钱　橘红一钱　槟榔七分

小川连七分　吴萸二分　六曲一钱半　鲜佩兰叶三钱

二诊

昨午热退，夜半复热，脉数左弦，舌红苔浊。暑湿热三气蕴蒸阳明、太阴，忽聚忽散，其邪尚未着也，必得转入少阳为疟方妥。

青蒿一钱半　鲜藿香一钱半　水炒川连五分　麦芽炒，三钱　淡芩一钱

制半夏一钱半　橘红七分　茯苓三钱　佩兰叶一钱半

◎ **吴慰源正**

湿温复病六日，战汗不解，神倦脉微，自觉怯冷，正虚不能振邪外达，尚恐内陷变端。

桂枝木五分　橘红一钱　生姜四分　炒半夏一钱

炒白芍一钱半　炙草三分　淡豆豉三钱　大枣一个

二诊

复病战汗，汗未畅，热未退，心中嗢嗢嗌嗌[④]，脉数软，舌红苔黄剥落，究属正虚邪恋，惟恐阴伤内陷，犹未坦途。达泄之中，必须兼顾阴气。

---

① 舛错：错乱，不正常。

② 旬期：十天。

③ 溷(hùn，音混)蒸：此指病邪之气、浑浊之物随热蒸腾。溷，肮脏、浑浊。

④ 嗢嗢嗌嗌：即“温温液液”，游走样痛痒感。此处当指心中颤动、痛痒不适。

淡豆豉三钱　青蒿一钱　麦冬一钱半　细川斛三钱

黄芩一钱　丹皮一钱半　茯神三钱　细生地五钱

◎ **恒丰刘**

暑风湿三气交蒸，身热九日，有汗不解。胸痞舌白，大便溏泄，呕恶不食，脉濡数，斑疹隐跃，病前夺精，最恐内陷，拟候[①]。

葛根　藿梗　大豆卷　荆芥　茯苓　牛蒡　赤芍　连翘　荷梗

◎ **陆舟华正**

暑风湿热交闭，身热旬余，得汗不解，热迫经至，邪陷血室，瞀闷昏呓[②]，舌红苔白。烦渴引饮，脉空数，湿阻气分，恐伤营阴。疹隐不畅，大势危笃，勉拟清滋开达，以冀转机。

犀角一钱半　黄连七分　荆芥一钱　葛根一钱　香薷一钱　赤芍炒，一钱

牛蒡三钱　白茅根一两　细生地一两　连翘三钱　枇杷叶三钱

◎ **周祯辉子**

热炽阳明，湿困太阴，热如瘅疟。病初走泄，阴伤不克托邪，势将昏痉荐至[③]，深为棘手。勉拟苍术白虎法。

真茅术一钱半　知母一钱半　生石膏五钱　生草四分　白粳米三钱

◎ **陆**戈巷

暑湿阻闭，其势危笃。

香薷一钱　葛根一钱　黄连六分　神曲一钱半　黄芩一钱半

草果仁五分　川朴一钱　青荷叶三钱

◎ **刘长明孙**

暑风湿热交蒸，寒短热长甚。烦躁昏谵，退则汗多肤冷，体倦脉微，胸痞呕恶，舌白渴饮。终日不食，终夜不寐，势虽作疟，邪热扰乱阳明。本体阳微，正不敌邪，深为可虑者。拟泻心合温胆汤。

水炒川黄连七分　制半夏一钱半　白蔻仁五分　茯苓三钱　知母一钱

生姜渣五分　淡芩一钱半　新会皮八分　生竹茹一钱半

又　七月十三日邀诊

虽作转疟，终日不食，终夜不寝，恐其变端。

金石斛三钱　醋煮半夏一钱半　淡芩一钱　炙草三分　竹茹一钱

白茯苓三钱　淡木瓜七分　橘红八分　生谷芽三钱

三诊　七月十七日

虽作疟状，热势甚烈，全不思谷，恐其陡然转虚。

---

① 候：即“候政”“候高政”，或作“候正”“候高正”等，谦辞，简作“候”。

② 昏呓：神识不清，说荒谬糊涂的话。呓，梦中说话，此处比喻荒谬糊涂的话。

③ 荐至：接连而来。

生於术一钱半　茯苓三钱　半夏一钱　草果三分

西党参二钱　炙草三分　广皮一钱　乌梅肉四分

又　七月二十日

党参三钱　草果三分　炒半夏一钱　茯苓三钱　乌梅三分

於术一钱半　知母一钱　陈皮七分　生谷芽三钱

◎ **汪佳学**　七月初十

暑湿热食溷阻三焦，阴阳错乱，恐有变端。

藿梗　淡豆豉　川朴　黑栀　青皮　槟榔　桂木　滑石

按：暑湿热夹食，约是吐泻症。

又　七月十三日此案失记，详其用药作吐泻也

生石膏五钱　桂木六分　茅术一钱半　泽泻一钱半

猪苓一钱半　茯苓三钱　蔻仁五分　滑石二钱

◎ **王祥赐**

暑湿热食，湿阻中焦，更兼肝气横肆，其势颇重，勿泛视之。

淡豆豉三钱　真川连六分　茵陈二钱　枳实一钱　滑石三钱

黑山栀一钱半　吴萸一分　连翘一钱半　神曲一钱半

又　七月十七日

身表不热，自觉心中燔灼，干呕妨谷，舌苔焦枯，脉涩细数，躁烦无寐，脐间动气筑筑[①]。暑湿邪热，劫伤阴液，中下并乏，肝风煽动之时，大为棘手。勉拟撤热救阴，以冀转机。

真川连五分　西洋参一钱　乌梅肉四分　陈阿胶一钱半

生白芍一钱半　炙甘草三分　鸡子黄一个　方诸水半杯

按：方诸，以方鉴取月光之水，一时如何可得？后世代以蚌水，大误矣。

又诊　七月二十日

加藕汁半杯。

◎ **王氏**温草浜

暑湿热三气，阻痹气机，恐其昏陷。

淡豆豉　枳壳　杏仁　桔梗　黑栀　蔻仁　香附　枇杷叶

◎ **计**周庄

暑湿蒸热，有汗不解，其势险重。恐其动风。

苍术白虎汤。

◎ **纪**汇西

暑风袭表。

---

① 筑筑：脉跳动急速貌。

薄荷　菊花　杜苏子　枳壳　桑叶　杏仁　连翘

◎ **宦家公子**

又受残暑秋风，夜分复热，反复缠绵，非计也。

青蒿　麦芽　茯苓　桑叶　陈皮　枳壳

◎ **李**西花桥巷

暑湿困中，阳气式微。

茅术一钱半　广藿香七分　茯苓三钱　生麦芽三钱

建曲一钱　陈皮一钱　鲜佛手一钱　益智五分

◎ **盛**

暑湿热三气交蒸，不能成疟，气逆呃忒，其势危急。

枇杷叶　半夏　枳壳　青蒿　白杏仁　竹茹　黄芩　橘红

◎ **谭**

暑风湿热，溷蒸中焦，若不转疟则昏痉难治。

厚朴　香薷　淡豆豉　藿梗　黑栀　连翘　枳壳　鲜荷叶

按：暑风湿热，溷蒸中焦。

◎ **高**

暑湿内伏，秋凉外束。

藿梗　豆卷　川朴　茅术　白蔻仁　茯苓　半夏　生姜

◎ **陈**

暑湿热伏于阳明少阳，若得转疟，痉厥乎近焉。

温胆汤加黄芩。

◎ **戴**

脾弱阴亏，暑去湿存。

焦白术　茯苓　广皮　炒白芍　石斛　炙草　谷芽　荷叶

◎ **张**

暑湿内伏，秋凉外束，寒热无间，面垢舌浊，小溲短赤，脉沉数，右小左弦。病势未平，必得转疟乃轻。

青蒿　茯苓　淡芩　六一散　半夏　大麦芽　枳壳　荷叶

二诊

不肯转疟，蒸热不扬，面垢舌浊，胸痞呕恶，暑湿蒸中，脉濡细数。谷少，恐其正不敌邪，拟泻心法。

川连六分　干姜一两　炙草　茯苓　淡芩　生姜渣四分　制半夏　广皮

◎ **陆**

暑湿热三气交蒸，若能转疟则幸矣。

桂木　生草　生石膏　知母　白粳米

◎ 王

时病两候，势将脱矣。急归无药。

按：将脱无方。

◎ 张云南

暑风内闭，身热瞀闷，若昏陷则骤变。

陈香薷　枳实　杏仁　川朴　滑石　豆豉　薄荷　连翘　神曲

◉ 烂喉丹痧

◎ 朱正官子

复病身热，逾候[①]不解，神清有谵，指掉欲振，咳痰气闷，两次战汗不澈。经气内结，邪不宣泄，舌白津涸，脉右小左大。气分之邪扰及心营，正虚邪炽，竟有风动痰厥之虞[②]，毋为轻浅。勉拟气血两清，芳香开达，转机为幸。

犀角尖先煎，一钱半　真川贝一钱半　丹皮一钱半　细生地三钱

羚羊角先煎，一钱半　连翘二钱　杏仁三钱　茯神一钱半

竹叶心二钱　银花一钱半

牛黄清心丸一丸、细叶菖蒲一钱泡汤化服。

◎ 陈洪明子

病乃时疠温邪，身热四日，咽痛目赤，丹痧隐约肤凑，不能透达。神清有谵，舌绛液涸，脉濡不弦。病发夺精之后，阴分先伤，邪不外达，最易风痉昏陷之变。拟滋清化热法，冀其痧畅液回为吉。

犀角尖二钱　鲜生地一两五钱　豆豉三钱　牛蒡子一钱半

羚羊角二钱　丹皮一钱半　甘中黄七分　白杏仁三钱

鲜石斛四钱　连翘二钱　荆芥一钱半　土贝母一钱半

芦根一两、茅根一两，煎汤代水。冲入银花露一杯、蔗浆一杯，加细叶菖蒲一钱。

◎ 朱寿祺孙

咽痛，丹痧痧痕未脱，即冒风恣食，邪热复聚，身再发热，诸症蜂起。咽肿阻咽，音哑鼻焮[③]，舌光唇燥，膺闷[④]渴饮，脉空数，左弦大。阴液逼涸，毒阻肺窍，肝风骚扰，正气渐虚，有痉厥之险。勉力同议，方候政。

羚羊角一钱半　牛蒡炒，杵，二钱　麦冬三钱　冬桑叶一钱半

整川贝二钱　细生地一两　枇杷叶去毛，三钱　杏仁三钱

---

① 候：古代把五天称为“一候”。

② 虞：忧虑。

③ 焮(xìn，音信)：皮肤发炎肿痛。

④ 膺闷：此处指胸闷。膺，胸。

冬瓜子三钱　桔梗一钱　生石膏三钱　甘中黄七分

复诊

复热八日，乍轻乍重不得汗，烦闷躁扰，较昨稍定，而舌绛干黑，音哑气粗，脉大空数，悉属热毒炽于阳明。阴液被其劫夺，最可畏者，咽痛痰塞，恐有骤然更张耳。今拟清营滋泄，仍佐甘寒化解，候政。

犀角一钱半　人中黄七分　麦冬三钱　赤芍一钱　桑叶一钱半

鲜生地二两　生石膏五钱　杏仁三钱　土贝一钱半　丹皮炒，一钱

桔梗一钱　枇杷叶三钱　竹沥五钱　枳壳一钱，磨冲，因腹痛大便欲行不行

三诊

诸症不过如斯，转增头阜脑门引痛，阴液既亏，惟恐痛极则厥。诚所谓变幻多端者，与杨先生仝[①]议，清和阳明，滋泄厥少，候政。

羚羊角一钱半　竹茹一钱　霍斛三钱　川贝一钱半　浙菊七个

细生地五钱　桑叶一钱半　人中黄七分　麦仁三钱　丹皮一钱

越十日再诊第四诊

退而复热，变端莫测，痛无定所，舌绛干溺黑，邪毒余焫[②]复烈，正气垂脱。此诚危急之秋也，奈之何？纵使竭蹶[③]挽回，终是鞭长莫及。噫，前功尽弃矣。

旋覆花一钱半　桑皮一钱半　生石决明一两　羚羊角一钱半　冬瓜子一钱半

钩勾三钱　薏仁三钱　忍冬藤三钱　川贝一钱半

五诊

翕翕发热，濈濈汗出，鼻煽，目直视，气喘痰鸣，手腕强直，舌绛无苔，脉空数促，邪恐内炽，阴伤风动，乃痉厥荐至之势。当在险津也，不得已，勉拟玉女煎法，参入救肺养肝，以冀转机。

大生地五钱　麦冬一钱半　石决明二两　川贝二钱　茯神三钱

煨石膏三钱　羚羊角一钱半　清阿胶一钱半　海浮石三钱

◎ **杨宗海侄**

深感疠温，咽痛发丹四日，神蒙脉模糊，舌绛苔黄，泄泻呕吐，烦闷目赤，势来重险。且兼发于走泄之后，汗液全无，极恐内陷，变幻莫测者。拟升散达邪法，候正。

淡豆豉　葛根　牛蒡子　连翘　荆芥　西河柳　赤芍　白桔梗　净蝉衣　升麻　白茅根

二诊

丹透未畅，热退不清，鼻衄屡屡，呓语喃喃[④]，脉数舌绛，阳明热毒未化，心营犹有痰火。

---

① 仝：同“同”。

② 焫：同“爇”，此处指热。

③ 竭蹶：尽力。

④ 呓语喃喃：低声说糊涂话。喃喃，低声说话的声音，象声词。

惟恐余焰复烈，当须清滋救阴，泄热化痰，仝议方，候政。

犀角一钱半　连翘一钱半　川贝母二钱　麦冬一钱半　丹皮一钱　人中黄六分

茯神三钱　细生地一两　茅根一两，去心[①]　竹叶三钱

万氏牛黄丸[②]一丸，研，用银花露一杯炖温，化服。

◉ 风温、春温

◎ 金文蔚令郎

身热头痛，前后走易，狂叫喘呼，风温袭入阳明，扰动厥阴风木，不宜发汗，汗之则痉。

金石斛三钱　中生地五钱　生草五分　黑栀一钱半　煅石决二两

羚羊角一钱半　浙菊炭五分　竹茹一钱半　甘蔗汁一酒杯，冲入

◎ 赵廷珍令正

营亏之体，春温病起，适值经至，病十二日，得汗不解。胁痛脉空弦，头疼目眩，邪入血室之象，深恐正气不胜。

左牡蛎七钱　鳖血拌柴胡五分　楂炭一钱半　淡芩一钱

炒焦归身一钱半　大生地四钱　白芍一钱半　丹皮一钱

◎ 马宏开

身热不扬，神呆语襍[③]，起卧不安，舌绛苔黄干糙，渴饮自利。脉数，左濡细右滑，酒客，痰湿素盛。冬温内伏，春寒外束，里虚不克振托，已交一候，不解，恐其内陷昏闭，症势颇险。议从阳明开提，参入清营化痰，以冀转机。

葛根一钱　犀角一钱半　橘红一钱　连翘二钱　丹皮一钱

川连五分　川贝三钱　黄芩一钱半　茯苓三钱　佩兰叶二钱

◎ 金学三令孙

复拟厥阴阳明同治。

川连六分　枳实一钱　炒神曲一钱　麻仁一钱半

生草三分　石决明一两　茯苓三钱　竹茹一钱半

◎ 金学三孙女

丹毒未清，内外缠扰，肝气抑郁，左胁疼痛，不知将变幻何如。拟与张会稽[④]化肝煎法，以消息之。

大贝母一钱半　泽泻一钱半　赤芍一钱　橘红一钱　黑山栀一钱　丹皮一钱　青皮七分

---

① 去心：茅根本为空心，“去心”二字疑衍。

② 万氏牛黄丸：当指明·万全《痘疹心法》中“牛黄清心丸”，组成为牛黄、朱砂、黄连、郁金、黄芩、栀子、腊雪水、面糊等。功效为清热解毒、开窍醒神。主治心热神昏。

③ 襍：同“杂”，“杂”的异体字。

④ 张会稽：张景岳（1563—1640年），本名介宾，字会卿，号景岳，别号通一子，浙江会稽（今浙江绍兴）人。著有《类经》《类经图翼》《类经附翼》《景岳全书》《质疑录》等传世。

又

丹候皮揹[1]不脱，左胁肿痛高突，毒潜络中，午后寒热，无由出路，终虑变迁。

豆黄卷三钱　瓦楞子五钱　连翘一钱半　青蒿一钱半　制蚕一钱半

制鳖甲三钱　白芥子五分　土贝一钱半　橘红一钱　钩勾三钱

◎ 王五官子

痧子之尾，岂易料理。

青蒿一钱半　桔梗一钱　枳壳一钱　赤苓三钱　麦芽三钱　杏仁三钱　黄芩一钱半

◉ 痢症、疟疾

◎ 孙大松子

疡疾之后，元气受戕[2]，业已形削色夺，自不撙节爱养，暑湿热食，溷伤[3]中焦，腹痛下痢，呕恶不食，脉来浮大，痢家之所忌者。今后重缓，而反冲气上逆，得无中下并乏，阴浊上干乎？陡然厥脱，洵可虑也。不获已[4]勉拟理阴理中合剂，仍佐连理之法，候正。

炒枯熟地五钱　百蒸於术土炒，二钱　乌梅肉井水洗，炒，五钱　炒黑归身一钱

炮姜炭四分　石壳建莲去心留壳，三钱　炙草四分　水炒川连五分

◎ 潘元刚夫人

阳明暑疟，阴液被劫，恐其热甚生风。

青蒿一钱　细生地五钱　真川连六分　黄芩一钱　竹叶二钱　川石斛三钱　连翘一钱半

◎ 王锦叶子

暑湿疟痢，缠绵四旬，腹大囊肿，脉数大，热不化解，恐其喘脱，童年阴亏，药不宜温。

生於术二钱　茯苓三钱　薏仁三钱　猪苓一钱　泽泻一钱　糯稻根须三钱

◎ 顾关上

久痢阴伤，湿热不清，又受暑风，身热泄泻，理之极难者。

酒炒芩　阿胶　鲜荷蒂　生白芍　鲜莲子　茯苓

按：痢变。

◎ 李南河沿

恐其昏厥。案不载何疟，观其方是阳明暑疟，因此列入疟痢内。

苍术白虎汤，加草果五分、淡芩一钱半、柴胡七分、半夏一钱半。

◎ 李福建

日疟月余，腹胀足肿，暑湿内伏，脾阳困顿。恐其变端。

桂木　白芍　米仁　茯苓　泽泻　猪苓

---

① 皮揹(kèn，音肯)：方言词，意为“皮垢”。

② 戕：伤害。

③ 溷伤：此指病邪浊气伤害。溷，用作动词有扰乱、打扰之意。

④ 不获已：不得已。

◎ 徐

高年暑湿下痢，六脉空软，虚脱可虑。

焦冬术 炒白芍 炙草 炒谷芽 干荷蒂 茯苓 神曲 炮姜炭 煨木香

按：暑疟。

◎ 周

纯热无寒，谓之瘅疟，其势不轻。

茅术白虎汤。

◎ 朱

疟久，脉涩，营卫虚矣。

桂木三分 淡芩 制首乌 茯苓 大枣一个 谷芽三钱 炙草三分 生姜

◎ 陈

营卫交虚，阴疟淹缠，痰中带血，胃阳络伤也。

炒桑叶一钱 霍石斛三钱 川贝一钱半 藕节炭一钱 清阿胶一钱半 炒丹皮一钱

◎ 金

表阳外虚，客气易侵，脉数左弦，恐其作疟。

桂木六分 炙草三分 橘红一钱 生姜三分 淡芩一钱 茯苓三钱 半夏一钱 枣一个

◎ 吴

疟邪极重，正气欲脱，勉拟方，如不应，勿再来。

桂木 生石膏 茅术 知母 炙草 西党参 粳米

◎ 郁

暑湿生冷伤中，下痢身热并发，病势凭临①莫定，与其痢也，宵疟②。此人参败毒散方也。

党参 枳壳 柴胡五分 川羌活三分 前胡 茯苓 桔梗 炙草五分 川芎五分 独活

◎ 张

阳虚之体，暑湿内蕴，恐其发黄。

茵陈五苓加神曲、香附。

◎ 张

二气交虚之体，虽湿蒸蕴中焦，过用苦寒，恐阳脱。

绵茵陈二钱 陈皮七分 茯苓三钱 泽泻一钱 白术一钱半

桂枝木五分 神曲一钱半 淡附子片五分

◎ 周

邪脉颇弦，疟必不罢。

小柴胡汤。

---

① 凭临：据高俯瞰。此处形容病势凶险。

② 宵疟：当指“夜疟”，疟疾发于夜间者。

◎ **汪**

所以成结胸者，下之太早故也。若再乱药，病人何堪。

陈仓米一两，毛炒成块，煎汤服。

◎ **汪**

老年血痢，恐增肢冷呃忒，危乎！

煨葛根　川连　炙草　炮姜炭　黄芩　煨木香　六曲　鲜荷蒂

◎ **李**

虽进参补，元神未复，深受残暑秋凉，腹痛泄泻，脉数涩，舌光红。阴阳并虚，脾胃两亏也。更不近谷，如何撑持？拟方呈政。

异功散加炮姜、鲜荷蒂、炒谷芽。

◎ **董**

阴络受伤，暑湿内伏，便血无度，理之棘手。

川柏　生白芍　煨木香　生地炭　藕节炭　川连　阿胶　地榆炒　鲜荷叶

◎ **柴**山东

暑湿伤营，痢红匝月，脉细软，中下两虚，极难速效。

四君子汤加白芍、山药、醋炒升麻三分、归身、木香。

◎ **沈**

暑湿深伤表里，疟痢并发，形神色脉皆虚，惟虑正不克敌，务期谷食渐进，庶望[①]撑持。

姜制川连五分　炙草三分　煨葛根五分　党参二钱　谷芽三钱

制淡芩一钱　白芍一钱半　柴胡三分　鲜佛手一钱

◎ **周**

暑湿里陷腹胀，舌红，泻转为痢，势在不轻。

柴胡五分　黄连五分　广木香五分　楂肉　独活

黄芩　煨葛根一钱半　六曲一钱半　茅术炭一钱半

◎ **张**

暑湿困中。

广藿香　陈皮　大麦芽　较少枳壳　蔻仁　姜半夏　茯苓

◎ **吴**

暑湿病，淹缠四旬，正已极虚。伏邪不去，恐其因而延怯[②]。

桑叶　茯苓　丹皮　橘红　川贝　甜杏仁　米仁

◎ **郑**

暑湿为疟，势正方张，恐正不敌邪。

---

① 庶望：希望。

② 延怯：此当指迁延不愈日久所致的虚损怯弱疾病。

柴胡　花粉　淡芩　连翘　半夏　大竹叶　甘草

◎ 殷

暑邪虽去，湿热犹存。

淡芩　麦芽　茯苓　陈皮　半夏　川石斛　六一散

◎ 王

疟疾复来，方是生机。

柴胡　杏仁　黄芩　茯苓　桔梗　半夏　枳壳　蔻仁

◎ 某

暑湿蒸热作疟，误下伤正，邪仍不去，元气欲脱矣。酱腻白滑苔，如之何也？勉拟李东垣法。

清暑益气[①]，去五味、麦冬。

◎ 郭

疟邪未清。

川连　枳实　杏仁　槟榔　生姜渣　柴胡　半夏　淡芩　炙草

◎ 陈

疟邪未清，肝虚胃热。

制首乌　知母　橘红　石决　川斛　茯苓

◎ 叶

误服伤药，正气受戕，暑湿内陷，势欲脱矣。奈何？

党参　川斛　炙草　茯苓　白术　陈皮　石决明

◎ 顾

暑湿里陷成痢，恐其肢冷呃忒。

焦白术　炙草　煨木香　楂炭　淡芩　煨葛根　炒白芍　川连　炮姜　六曲

◎ 刘

暑湿为疟，脉数舌红，阴分虚矣。

制首乌　生麦芽　茯苓　生姜　制鳖甲　陈皮　炒白芍　大枣

◎ 罗

暑风湿热为疟，其势不轻。

苍术白虎汤

◎ 张

暑湿热三气，阻痹阳明经络，肺气不能开达，治当条分析缕。

桂木　生石膏　米仁　茯苓　白术　泽泻　桑枝

---

① 清暑益气：此指东垣清暑益气汤，出自《脾胃论》，组成为黄芪、人参、橘皮、当归、甘草、苍术、白术、泽泻、升麻、葛根、炒曲、青皮、黄柏、五味子、麦冬等，功效为清暑益气，除湿健脾。

◎ **吴**

纯热无寒，谓之瘅疟，少气烦闷，消烁肌肉。

青蒿　连翘　生草　半夏　淡芩　滑石

◎ **张**

暑风痹肺，食滞伤中，缠绵两月，疳积[①]童痨，无着手。

稻上露水一茶杯，滤清，隔汤炖滚，代水泛资生丸二钱。

◎ 阳邪陷入阴经，疟疾变为臌胀，理之棘手。

中满分消丸每服一钱半。

◎ 邪无出路，必须复疟。

小柴胡汤，去人参，加瓜蒌。

◎ 伏邪欲达不达。一本做欲达不透。

小柴胡汤。

◎ 阳邪陷入阴经，恐其变痢。

人参败毒散。

◎ 疟久不已，暑湿痰热未清也。

六君子去人参、半夏，加姜皮、黑枣。

◎ 暑湿食滞伤中，身热泄泻并发，恐其变痢。

柴胡　炙草　茯苓　枳壳　桔梗　葛根　楂炭　神曲　淡芩

◎ 血痢三载，阴疟期年[②]，理之极难。

白头翁汤。

◎ 暑湿伏邪，发在秋半，作疟之象。

柴胡　花粉　草果　黄芩　知母　半夏　厚朴　连翘

---

① 疳积：一般指疳疾，为小儿脾胃虚弱，运化失常，以致干枯羸瘦的疾患。

② 期年：一年。

◎ 暑郁伤肺，秋半失血，成痨不难。

枇杷叶 阿胶 麦冬 沙参 桑叶 石膏 甜杏仁 甘草

◎ 表邪内出，其势危急，勉拟逆流挽舟法，如不效，勿再来。

人参败毒散。

◎ 劳倦感邪，暑湿伤中，气虚下陷。拟李东垣法。

清暑益气汤去麦冬、五味子、茅术，加白芍。

◎ 伏邪未清，尚未可补。

炒桑叶 谷芽 茯苓 石斛 炒丹皮 陈皮

◎ 疟痢更迭，利之粪结，犹有白垢，口糜舌碎。皆属湿热浸渍，阴液内亏之故。

炒银花 白芍 桑皮 川连 阿胶 泽泻

◎ 阴疟，药力难效，且与三甲饮搜之。

鳖甲 龟甲炙黄为末各一钱 炙山甲末 蝉蜕 僵蚕 煅牡蛎 当归小五分

酒炒白芍七分 甘草三分 䗪虫三个

◎ 瘅疟间发，防其昏脱。

白虎汤加竹叶。

◎ 伏邪晚发，暑湿极重，势正方张。

茅术白虎汤加茵陈。

◎ 表热得汗而解，在里湿热不化，舌黄浊，口中气秽，神惫脉只弦。正已虚极，若不进谷，仍虑虚脱，尚险耳。

鲜稻穗 洋参 陈皮 川石斛 半夏曲 茯苓 川连 木瓜

◎ **朱照庭**

疟久缠绵，去来不定，舌白脉滑，痰邪互匿，以搜之和之。

生龟甲五钱 制山甲三分 制半夏一钱半 生鳖甲五钱 黑大枣一个 老姜三分

◎ **僧**

暑湿蒸热五旬，变而为痢，将重矣。拟李东垣法。

煨葛根 白术 炙草 党参 淡芩 炒黑升麻 泽泻 六曲 陈皮 姜 枣

◉ 杂症

◎ 陈大叶令堂

中络四日，神谜目闭，舌强语杂。舌苔薄白，脉来软滑，头眩耳明，频有呼欠，口反偏左。高年营气交衰，痰湿蒙蔽神明，深恐虚风日煽。扶过七日无变再处，拟河间地黄饮子，减去刚热辛开，合六君法。

党参三钱　盐水炒橘红七分　茯苓三钱　五味子九粒　生於术二钱

制半夏一钱半　麦冬一钱半　炙草四分　大熟地炭四钱

加竹沥三钱、姜汁三分。

二诊

一候幸过，神识稍清，虚象毕集，必须气营并补，希冀能有佳境。

人参五分　茯神三钱　炒归身一钱半　生於术一钱半　麦冬一钱半

炙草四分　炒白芍一钱半　炙橘红三分　大熟地四钱　五味子九粒

◎ 顾念翁令郎

躁急心热，甘以缓之。

甘麦大枣汤。

◎ 李棕荠孙

稚质阴气本亏，病久三翻四复，心液肝阴皆伤，风阳骚扰不宁，乃瘈疭[①]也。恐其转成虚惊，则前功尽弃矣。措治之法，无非养心缓肝。

淮小麦　麦冬　炙甘草　辰灯心　生白芍　北沙参

细生地　鲜莲心　石决明　清阿胶　大枣

复诊

稻上露水一杯，滤清，隔汤煎滚，温服。

◎ 施爱惟正

病逾百日，精气神三者皆虚，而肝胆气火煽烁[②]不宁，恐正气日亏消磨，拟仿加味温胆意。

人参五分　橘白四分□□　竹茹一钱半□□　麦冬一钱半　左牡蛎一两

炒枯熟地四钱　茯神三钱　五味子七粒　枣仁二钱　炙草三分

◎ 施右礼拜寺前

营虚，气虚郁，寒热去来靡定，形削色痿，脉涩谷减，癸水愆期[③]。恐其郁损，拟《内经》木郁达之。

炒归身　炒柴胡　中生地　丹皮　炒白芍　黑山栀　丹参　炙草

---

① 瘈疭：筋脉痉挛。

② 煽烁：闪烁。

③ 癸水愆期：即月经愆期。愆期，误期。愆，耽误。

复诊

恐其渐成郁弱。

大生地　炒柴胡　黑栀　归身炭　炒白芍　川石斛　钩勾　丹皮

三诊

拟复脉法。

粗桂木　潞党参　大生地　麦冬　石决明　清阿胶　火麻仁　炙草

四诊

照前去决明、麻仁，加茯苓、广皮。

◎ **范**和象桥

倦劳久咳，入夏气喘，气不归根，恐其虚脱。

熟地四钱　怀药二钱　泽泻一钱　炒萸肉一钱半　茯苓三钱

麦冬一钱半　五味子三分　丹皮一钱半　紫石英一两

◎ **赵廷珍**

脏阴内亏，肝胆之阳挟痰上升。

鲜竹茹一钱半　制半夏一钱半　炙橘红一钱　茯苓三钱

胡黄连五分　石决明一两　枳壳一钱　炙草四分

另以丹溪大补阴丸每日盐汤送下四钱。

◎ **缪龙文**

三阳上结，三阴下竭，已成噎膈。草木无功者。

黄牛乳半饭碗　姜汁五匙　白蜜五钱　竹沥半杯

韭菜汁十匙　湖藕汁半杯　枇杷叶露半杯　降香汁五匙

调匀隔汤炖，温服。

◎ **吴**小市上

脉究弦滑，左寸动数，舌红起刺，苔糙，耳鸣口干，目不交睫，梦寐纷纭。总属心肾阴亏，木火挟痰扰乱所致。复进清肝化痰和胃，顾阴法，候政。

霍山斛　竹茹　茯神　生石决明　真阿胶　黑栀　丹皮　生白芍

◎ **夏**江宁

心肝之火，挟痰扰乱，最防昏痉变端。

川连　黑栀　半夏　枳实　竹茹　茯苓　牡蛎　炙草

◎ **汪森茂**六十七岁

心肾阴亏，肝阳上冒，神志失守，寤言不寐。

人参八分　甘草三分　炒枣仁一钱　炙草三钱　竹茹一钱

淮小麦三钱　大枣一枚　生白芍一钱半　石决明一两

◎ **潘**同里

中年老怯三载，心疼，顺便医药。何济之有？

小熟地　麦冬　炒白芍　炒当归　北沙参　茯苓　川贝母　胡桃肉

◎ **梅半香夫人**

胸痞胁胀，呕吐吞酸，无寐少纳，舌苔干白，脉微细涩。二气交亏，肝胃不和，正当春尽交夏，恐有悠悠忽忽虚脱之幻。

吴萸一分　党参二钱　川楝子肉六分　白芍一钱　炙草三分　煅牡蛎一两

复诊

且扶过大节，再处。

吴茱萸　白芍土炒　党参　金石斛　宋制半夏　茯苓　川楝子肉　煅牡蛎

三诊

拟和肝脾，以消痞胀。

照前方去吴萸、金斛，加延胡、炒麦芽。

◎ **程右**

秋咳入春，痰中带血，癸水不至，腹痛便泄，三阴并损，理之棘手者。勉拟。

熟地黄　北沙参　制於术　归身炭　麦冬　淮药　炙草　炒白芍

二诊

三阴并损之症，前方已属勉拟，云何又来耶？

党参　熟地炭　制於术　淮山药　茯苓　炒白芍　归身炭　炙草

◎ **吴大茂**

络血狂吐，恐其暴脱。

芦根一两　白杏仁三钱　冬瓜子三钱　薏仁三钱　陈墨汁三分

黑栀一钱半　藕汁半酒杯　白童便半杯，冲入

◎ **葛**嘉兴

寒湿困中，兼有虫积，非指日可愈。

川楝子肉六分　延胡六分　茅术一钱　神曲一钱半

高良姜三分　槟榔五分　木通七分　榧子肉三枚

◎ **徐**陆家浜

腹胀成臌，药难奏效，勉拟。

川厚朴　麦芽　神曲　大腹绒　鸡内金　青皮　薤白头

◎ **吴**平望

气血瘕聚，中脘痞硬，按之则痛，恐其失血。云何不碍？

茅术一钱半　陈皮一钱　槟榔七分　瓜蒌实二钱　茯苓三钱

厚朴一钱　麦芽二钱　茵陈三钱　薤白头一钱半

◎ 朱无锡

下虚，气急痰泛，慎勿忽[①]视。

炒熟地炭　橘红　麦冬　茯苓　五味子　炒黑归身　炙草　半夏　紫石英

◎ 倪圣堂湾

中年痰嗽，脉空数，形神削夺，不堪乱药矣。姑以丸剂扶之，然保养为第一也。

日以六味地黄丸五钱，麦冬汤送下。

◎ 艾枫桥

失血久嗽，午后潮热，癸水不至，神倦少谷，脉滑数。虚损已著，理之棘手矣。

大生地　沙参　石斛　鲜莲子　清阿胶　茯苓　麦冬　鲜百合

◎ 姚

气郁肝胀，水亏不能涵木火也。

化肝煎：青皮、白芍、贝母、泽泻、陈皮、丹皮、栀子。

◎ 朱西津桥

膨胀已成，理之棘手。

川厚朴　茅术　柴胡　大腹绒　川黄连　葛根　枳壳　焦神曲

◎ 王无锡

脱力劳也。新之本作脱离黄劳。

党参　当归　厚朴　枳壳　大腹皮　黄芪　白术　茯苓　桔梗　神曲

◎ 顾荡口，十九岁

春咳徂[②]秋，音低咽哽，形神削夺，虚怯末传，如何料理？勉拟。

大生地　苡仁　川斛　麦冬　北沙参　冬瓜仁

◎ 熊

阳虚痰盛之体，血少气郁，肝风内煽。

白薇　竹黄　半夏　橘红　茯苓　杏仁　枳壳　石决明

◎ 钮

居来多思多虑，多忧多怒，心肝脾阴皆伤，血不归经，渗入络中，则为脘痛。有所触动，则上下皆出。出后必复渗入，积久自必复发。当宗此义而治之。

水泛归脾丸。

◎ 郁十七岁

冲年阴虚，努力络伤，暑风袭肺，动营失血。

千金苇茎汤加川贝母、丝瓜叶。

---

① 忽：新之本“忽”作“渺”。新之本即王霖抄本。王霖，字新之。

② 徂：至，到。

复

血去过多，营络空矣。

大生地　炒归身　茯神　女贞子　清阿胶　炒熟枣仁　牡蛎　炒白芍

◎ 杨

寒湿困中，肝木乘脾，正值临月①，症属棘手。

戊己汤加干荷蒂、炒谷芽、老苏梗。

◎ 董

下虚哮喘。

炒熟地　山药　麦冬　茯苓　山萸肉　紫石英　杜仲　胡桃肉

◎ 王

中寒不发，恐将肤黄。

川朴　茅术　制香附　陈皮　豆豉　茵陈　川楝子

◎ 李

食谷欲呕，病在阳明。

黄连温胆汤，新之本有姜渣。

◎ 陆

肺俞受寒，哮喘多年。

淡干姜五分　橘红　半夏　茯苓　杜苏子　杏仁　厚朴　胡桃肉

◎ 梁

秋燥伤阴，鼻孔齀痛。

芦根　知母　生草　石斛　花粉　麦冬

◎ 华

失血后，痰嗽灼热，脉细数，䐃破肉脱②，损怯已极。药之不及矣，勉拟。

八仙长寿丸③。

◎ 罗

酒热痰隔，理之棘手。

葛花　鸡距子　半夏　焯桃仁　姜汁　橘红　枇杷叶　茯苓　竹沥

◎ 朱

咽中如有炙脔，血虚气膈也。

旋覆花　橘红　荜澄茄　苏子　半夏　老姜渣　枇杷叶　藕汁

---

① 临月：妇女怀孕到产期的月份。

② 䐃(jùn，音俊)破肉脱：即“破䐃脱肉”，指肌肉极度消瘦，肢体上本该看到的肌肉隆起完全消失的表现。多为脾气衰败之象，可见于久病后期。䐃，肥厚和成块状突起的肌肉。

③ 八仙长寿丸：出自明·龚廷贤《寿世保元·卷四》，又名“麦味地黄丸”，组成为怀生地黄、山茱萸、怀山药、白茯苓、牡丹皮、泽泻、麦冬、五味子。主治肾虚喘嗽。

◎ **袁**

五损七伤，草木难瘳[①]也。勉拟丸剂，慰望而已矣。

水法归脾丸。

◎ **王**

肝气逆胃，吞酸呕吐。

左金丸七分。

开水送下。

◎ **张**

体伟脉小，七情不纾[②]，三阴并虚，药难速效。

六味汤去泽泻，加杞子、菊花、料豆皮。

◎ **费**

阴虚湿热。

黄连　黄芩　阿胶　白芍　鸡子黄

◎ **某**

肝络气痹，咳则左胁牵痛。

桑叶　丝瓜叶　杏仁　米仁　钩勾　白蒺藜

◎ **刘**

湿火下注，茎痛淋浊。

六一散　茯苓　猪苓　泽泻　川连　白术

◎ **沈**

阳维为病苦寒热，阴维为病苦心疼。

制香附二两　良姜一两

共研细末，水法丸，开水送五分，临卧服。

◎ **顾**

肺肾阴亏，痰火上痹。

补肺阿胶汤加川贝母、瓜蒌霜。

◎ **夏**

肝气逆胃，食则呕。新之本作“入谷则呕多，焦麦芽”，余悉同。

川连　半夏　茯苓　陈皮　吴萸　枳壳　藿梗

◎ **姜**

血虚气多，胃弱肝弦。

中生地　炒白芍　丹皮　茯苓　制香附　黑栀　谷芽　归须

---

① 瘳：病愈。

② 纾：宽缓，宽松。

◎ **夏**

七情内伤，六气易侵，若不舒怀，草木无功。

中生地　丹皮　甜杏仁　北沙参　桑叶　麦冬　生米仁　钩勾

◎ **谭**

失血虚损之体，陡然咳呛不得卧，肺家重感残暑秋风也。最恐引动旧疾，又非滋补所宜。拟孙真人[①]法。

苇茎汤。

◎ **史**

病情庞杂，木火抑郁，若不舒怀自解，药力终究无效。

枇杷叶　炒杏仁　生地　贝母　沙参　米仁　阿胶

◎ **许**

癖积臌胀，肠血便溏，药力难效者。

茅术　腹皮　地榆　煨木香　神曲　炒川柏　麦芽　炮黑姜

◎ **任**

病后气虚，疮药之毒，遏之内蛊，一身悉肿，胸痞脉伏，防增气喘。

桑皮　地骨皮　猪苓　腹绒　泽泻　老姜皮　连皮苓　白术　通草

◎ **叶**

阴虚之体，湿热下瘫，疡溃经年，责在外科。勉拟。

金匮猪苓汤。

◎ **某右**

忽热忽凉，汗多肤冷，表畏寒，里恶热，腹痛便溏，脉空数，三阴并虚，蓐损之渐，理之棘手者。

桂枝木　陈酒　阿胶　蒸术　生姜　大熟地　炙草　炒白芍　黑枣

◎ **沈**

心阴内亏，帝钟[②]坠下。

天王补心丹。

◎ **周**

水谷之气与湿热之气交蒸。

茯苓　桑叶　谷芽　陈皮　丹皮　川斛

◎ **孙**

痰与气结，噎者，膈之始也。

枇杷叶　橘红　茯苓　半夏　旋覆花　竹沥四钱　姜汁四分　焯桃仁

---

① 孙真人：此处指唐代著名医药学家孙思邈，著有《备急千金要方》《千金翼方》等传世，被后人尊称为“药王”。

② 帝钟：悬雍垂。

◎ 朱

食谷则呕，病在阳明。

温胆汤加川连五分、老姜渣四分。

◎ 王

络伤失血，不宜远行努力。

大生地　芦根　冬瓜仁　炒丹皮　杏仁　米仁

◎ 叶

五脏皆虚，气根不固。

熟地　山药　麦冬　茯神　萸肉　紫石英　牡蛎　五味子

◎ 庄

营气不从，逆于肉理，乃生痈肿。

当归　丹皮　制香附　生草　白芍　生地　茯苓　米仁　黑栀

◎ 程

肾虚胃热，流入经络，筋骨不束，机关不利，遍体漫肿，不可腻补。

川柏　稻根须　桑枝　茯苓　牛膝　煨石膏　米仁　大黑豆　小红枣

◎ 邵

并未有伤，诈服伤药，正气受戕，筋疲力怯。可叹可悯，更可恶矣。

六味丸，藕汤送下。

◎ 郭

血后脉弱，虚也。新之本作血后脉驶[①]。

生地　沙参　石斛　丹皮　麦冬　茯苓

◎ 王

头痛偏右，邪在阳明。

温胆汤加菊花。

◎ 王

劳倦感邪，心绪不宁，恐多变幻。

温胆汤。

◎ 胡

脾虚肝郁成臌，理之棘手。

蒸茅术　炙草　柴胡　归身　茯苓　川连　黑山栀　丹皮　白芍

按：新之本用於术。脾虚肝郁。

◎ 李

阴虚伤暑，咳呛匝月。

① 脉驶：“脉快”之意。

桑皮　米仁　桔梗　冬瓜子　杏仁　川贝　枳壳　橘红

◎ 某

烦劳二气虚，理应峻补，独是暑湿痰热，溷阻上中二焦，岂非助纣为虐？若是动营破血，岂有此理！

黄连温胆加生姜。

◎ 邹

肾阴下亏，阳不下潜，切忌温热。

石决、川斛、麦冬、沙参煎汤送六味丸。

◎ 又[①]

络伤失血，未可即补。

苇茎汤加丝瓜叶、川贝母。

◎ 丁

嗽久肝络阻痹。

桑叶　旋覆花　料豆皮　米仁　钩勾　白蒺藜　湖藕肉

◎ 邹

冬咳徂秋，形削色痿，脉数涩，已曾失血，损怯著矣。理之不易，莫问收功。

中生地　制鳖甲　地骨皮　甜杏仁　清阿胶　川石斛　鲜百合　整玉竹

◎ 蒋

干血痨损，药石难效，勉拟慰望。

生地　白芍　丹皮　北沙参　丹参　麦冬　川贝　归身

◎ 李

心肾阴虚，痰火蒙蔽神明。

指迷茯苓丸。

◎ 李

腹胀变臌，药难见功。

平胃散加川连五分、柴胡四分、大腹绒一钱半。

◎ 霍

中虚饮阻。

苓桂术甘汤加橘红、半夏、淡干姜四分。

◎ 刘

暑湿伤营，血上沸腾。恐其暴脱。

玉女煎加童便一酒杯冲入。

---

① 此处案名虽为“又”，但非前案之复诊，后同。

◎ 高

肺有风寒，客侵哮喘。

苏子　橘红　淡干姜五分　北细辛三分　半夏　茯苓　杏仁　北五味子四分

◎ 左

脘胀腹癖，药难得力。

绛矾丸四两，均三十日开水送下，每日约服一钱三分。

◎ 尤

湿浊暑热，瘫痹州都。

五苓散、六一散合用。

◎ 李

面皖脉空数，三阴并损矣。

炒熟地　炒白芍　炒枣仁　党参　橘红　炒归身　阿胶　茯神　炙草　牡蛎

◎ 张

脱力黄瘦，变为虚臌，理之棘手，勉拟。

茅术　炮黑姜　党参　陈皮　淡附子　茯苓　白芍　炙草

◎ 王南浔

脾虚肝旺，腹大臌满。

川连四分　神曲一钱半　青皮五分　鸡金一钱　麦芽三钱　黑栀一钱　大腹皮一钱　焦术一钱

◎ 姚

风湿相搏，骨节掣痛。

桂枝木　川柏　桑枝　木瓜　茅术　茯苓　牛膝　萆薢

◎ 金

暑湿困中，肝气上冲下突。

焦白术　炙草　茯苓　炒香附　大麦芽　北柴胡　神曲　炒白芍

◎ 王

病情藂杂①，总其大纲，脏阴内亏，虚火扰乱，且与缓之摄之。

淮药　大枣　白芍　茯神　炙草　牡蛎

◎ 王

失血痰嗽，气不归根，霜降堪忧，丸剂扶之。

八仙长寿丸每日五钱，开水送下。

◎ 杨

暑风痹肺，水湿困脾，一身悉肿，面垢肤黄，舌白体痛。病势极重，若喘促则变。

① 藂（cóng，音丛）杂：杂乱。藂，古同“丛”，聚集，丛生。

五苓散　桑皮　腹绒　滑石　茵陈　苏子

◎ 沈

二阳之病发心脾，有不得隐曲，其传为息贲①者。

党参　代赭石　姜夏　姜　旋覆花　炙草　茯苓　枣

◎ 陈

肺有风寒。

桂枝木五分　淡干姜五分　炙草五分　五味子五分

蜜炙麻黄三分　北细辛三分　半夏一钱　生白芍

◎ 又

肺中辛酸牢固。

苏子　桑皮　桔梗　杏仁　炒白前　苦苓

◎ 亲家

湿蒸化热，肝胃不和。

川连　橘红　神曲　茯苓　人参　半夏　麦芽

◎ 韩

心脾营伤，宜补不宜疏。

黑归脾丸。

◎ 周

痰阻心系，口不能言，药食难效者。

白金丸②每日二钱，开水送下。

◎ 又

因于湿，首如裹。

平胃散，加萆薢、茯苓。

◎ 卞

老年咯血，恐其暴脱。

大生地　石决明　墨汁　麦芽　阿胶　川斛　童便　藕汁

◎ 韩

气血寒痰，痹阻上中，将成膈噎。

枇杷叶　橘红　旋覆花　姜渣　桃仁　姜夏　茯苓　藕汁

◎ 钱

痰气痹阻上焦。

---

① 息贲：五积之一，属肺之积，是呼吸急促，气逆上奔的疾患。症见气急，右胁下有块如覆杯状，发热恶寒，胸闷呕逆，咳吐脓血等。日久不愈可发肺痈。

② 白金丸：出自《普济本事方》，组成为白矾、郁金，主治痰阻心窍，癫狂烦躁，苔白，脉弦数。

旋覆花　枇杷叶　米仁　土贝　茯苓　新绛　杏仁　杜苏子　竹沥

◎ 又

表阳宣，痰饮痹络。

桂木　橘红　生白芍　昆布　炙芪　半夏　茯苓　钩勾

◎ 贝

气血两衰。

四物汤加桂枝、炙芪、川断、杜仲、蚕沙、瓜蒌根。

◎ 孙

产后脾胃不和，湿热不清。新之本作“疟后”。

生谷芽　茯苓　川斛　丹皮　姜夏　橘红　桑叶

◎ 李

血虚气郁，肝木乘脾。

柴胡　制香附　炒白芍　黑栀　归身　桂木　丹皮　砂仁壳　大腹绒

◎ 又

无形肝邪，与有质痰饮纽结上升，则喉间窒塞。

生牡蛎　土贝　胡连　夏枯花　白薇　昆布　连翘　湖莲子

◎ 又

金实则哑，金破亦哑，腻补无益。

蝉衣三只　制桑枝三钱　米仁三钱　兜铃三分　牛蒡一钱　败叫子一个

按：此非前症，另是一病。别本嫩桑枝为嫩竹叶。

◎ 又

脾虚气陷。气，阳也，以温煦之。

异功散　山药炒　菟丝子　炮黑姜

◎ 鲍

气血两虚，肺卫失护，客邪易侵。

归身　黄芪　麦冬　白芍　鲜百合　炙草

◎ 吴

心脾肾三阴并亏，滋养心神，必佐运中。

茯神　麦冬　阿胶　山药　熟地　湘莲　砂仁　炒南枣

◎ 某

左卧不适，左寸动数，心脾阴亏，木火不清，舌苔糙黄。脾胃湿热，与水谷之气蒸蕴，且以轻剂养肝和胃，勿嫌药味淡薄。

清阿胶　广皮白　茯苓　石决明　金石斛　生谷芽

◎ **徐**

病机庞杂，总其大纲，不外脏阴内亏，表阳外虚，姑与补养心脾。

黑归脾丸四钱，桂枝汤送下。

◎ **汤**

酒湿蒸伤肺经，更受残暑秋风，咳呛痰血，不得偃卧。恐成酒痨。

按：既无黄象，疸字当是痨字之误①。

苇茎汤加川贝。

◎ **程**

本体肺肾两虚，肺卫失护，表分畏风，客气近受，残暑秋凉，咳呛痰血。拟孙真人法，清肺化痰。

苇茎汤加川贝、湖藕。

◎ 水亏不能涵木，木火升逆，当咸以降之。

牡蛎　白芍　山栀　元参　茯神　大贝　中生地

◎ 中虚胃反，势属难治。

旋覆代赭汤。

◎ 肺络气痹，下虚气不归根而喘，姑纳气归肾，可兼理络。

都气丸五钱，藕汤下。

◎ 金实则哑。

苇茎汤加炙桑皮、地骨皮、竹衣、蝉衣。

◎ 头重足软，气阻厌门②，右脉弦滑，舌绛苔黄。阴气下亏，痰火上痹也。

川连　川贝　蛤壳　竹茹　橘红　丝瓜叶

按：新之本用丝瓜络。

◎ 厥木犯胃，二气欲绝，姑与苦辛泄降。

左金丸。

---

① 既无黄象，疸字当是痨字之误：原书此处“痨”字本为“疸”，有修改痕迹，故有此注文。

② 厌门：指会厌吸门。

◎ 凡喘均为重候，何况气根不固者乎？

漂洁坎炁　山药　萸肉　沉香粉、大熟地同炒　麦冬　茯苓　五味子

◎ 脾呆胃浊。

金斛　米仁　陈皮　茯苓　麦芽　麦冬

◎ 肝肾阴亏，虚火上煽，耳鸣耳聋，不舍昼夜。

生地　料豆衣　阿胶　炙草　白芍　淮小麦　石决明　南枣

◎ 络伤失血，冲年[①]易怯。

苇茎汤　桑叶　藕

◎ 病后一身悉肿，下体尤甚，肌肤皖白，舌绛苔黄，脉左弦数，右迟软，脐腹微痛，大便不实，中下阳气既虚，湿热当未清化，理之良非易也。

生於术　川连　茯苓　木香　神曲　稻根须　米仁　泽泻

◎ 盛暑络伤失血，痰嗽延至秋半，形削色痿。冲年最易近怯。

桑叶　川贝　杏仁　沙参　米仁　茯苓　麦冬

◎ 细述种种，病情究属余邪未清，肝脾不和，中气呆钝。虽产后气营并虚，人参暂且停止，然拟方，服三剂再议。

制首乌　归身　茯神　大麦芽　石决明　麻仁　楂炭　陈皮

◎ 秋序[②]面青，脉弦，是肝木极盛而反侮金。当以辛苦泄之，酸甘和之，切勿香燥克气。

左金丸　炙草　白芍

◎ 暑湿困中，痰火升塞，咳呛气喘，不得偃卧[③]，症非小可。

术苓草夏陈，加苏子、杏仁，姜汁少许入竹沥中。

◎ 脉左弦数，睾丸胀大，气升咽嗌，肝火上冲下突，莫作肾治。

化肝煎加橘核、川楝子。

---

① 冲年：幼年。
② 秋序：秋季、秋时。
③ 偃卧：仰卧、睡卧。

◎ 冲年二气交虚，面青皖白，脉细肢冷，若不葆真[①]，渐成虚怯。

小安肾丸每日四钱开水送下。

◎ 形神色脉，无一不极。

八仙长寿丸，百合汤下。

◎ 暑湿困中，肝气重浊凝结，肢冷脉伏。防厥逆，勿轻视之。

平胃散加青皮、麦芽、薤白、桂枝。

◎ 阴虚内热，脾虚肝胀，腹大脐凸，肌肉消烁，脉细数。无药可医，怜其远来，勉拟咸寒内沁，以冀转机。

雪羹汤[②]。

◎ 阳虚湿热已成黑疸，草木无情，不能料理。

猪膏一两　乱发鸡子大，三圆，洗洁

以猪膏入乱发，微火熬匀，分五六日或六七日服。

◎ 暑湿侵肺，酒热上熏新之本熏作“蒸”。

苇茎汤加桑皮、骨皮、贝母、苏子。

◎ 恐则精却，却则上焦闭，鼻塞不闻香臭，湿热上熏肺金，将成鼻渊。病殊两岐，治须分头，先与升清降浊。

石膏　干石菖蒲　干荷叶　连翘　黑栀　细川芎　苦丁茶　桑叶　羚羊角

◎ 先治痰泛。

茯苓四钱　川贝二钱

研末，开水下。

◎ 病伤元神，中阳告脱，奈何。

补中益气汤去升麻，加茯苓、木香。

---

① 葆真：保持纯真的本性，此处亦有保重元气的意味。葆，通“保”。

② 雪羹汤：方出《绛雪园古方选注》，由海蜇、荸荠组成。功效清热化痰，润肠通便。

◎ 气血痰火湿食，六者皆郁，且与丹溪法。

越鞠丸加土贝。

◎ 气弱血瘀，脾虚肝郁，渐成臌胀，理之不易者。

小温中丸每日二钱　白芍一钱　陈皮五钱

煎汤送下。

按：新之白芍作“白术”，然白术不如用白芍之巧。

◎ 虚弱痰嗽失血，误服伤药，戕元致损。势难以料理，丸剂扶延而已矣。

八仙长寿丸。

◎ 脾经湿热，渫[1]入肠中。

茅术　白头翁　川连　炒地榆　秦皮　黄柏

按：此是便血，故用白头翁汤合平胃地榆法。

◎ 风水浮肿，防增气喘。

五子五皮饮去白芥、葶苈，加川朴、米仁、五加皮。

◎ 风湿热浸渍阳明，湿在气分，热在营分。

煨石膏二钱　茯苓三钱　荆芥炭七分　防风五分　茅术一钱　川黄柏七分

米仁二钱　赤芍一钱　细生地三钱　萆薢一钱　丹皮一钱　三角胡麻一钱

◎ 阴虚肾热，骨痿不起于床。

丹溪大补阴丸。

◎ 肾阴虚，肝阳上煽。

熟地　龟板　萸肉　天冬　知母　山药　牛膝　茯神　左顾牡蛎

◎ 痰气阻滞贲门，肝升肺不降，以致渐成噎膈。

桃仁　旋覆花　橘红　鲜竹沥　茯苓　姜夏　枇杷叶　姜汁

◎ 虚信寄来，头眩恰在秋半，上窍尽撤，当秘之降之。

① 渫：浸染。

熟地　山药　莲肉　牡蛎　知母　天冬　五味子　阿胶

按：此将类中。

◎ 肺有风寒，厥气升逆。

瓦楞壳　炒白前　旋覆花　半夏　陈皮　杜苏子　款冬花　米仁　干姜

◎ 三阴疟，最不易理。

补中益气汤。

◎ 未老先衰，肺肾久虚，中空呃忒，恐其欲脱。

旋覆代赭石汤。

◎ 中虚气痞，误服厉药，弄成臌胀。

旋覆代赭石汤。

◎ 诸气膹郁，皆属于肺。

枇杷叶　桑皮　石斛　枳壳　桔梗　白茯苓　杏仁

◎ 肝肾阴虚，气逆不降。

金水六君煎加五味子、紫石英。

◎ 脾肾阳衰，肝气作胀，理之极难。

真武汤。

◎ 风伤皮毛，恐伤血脉，咳呛气腥，恐成肺痈。

枇杷叶　土贝　桑叶　牛蒡子　米仁　生草　石膏　甜杏仁

◎ 牙宣心痉，血热阴虚，风火挟痰扰乱也。

羚羊角　生地　石决明　山栀　丹皮　煨石膏　橘红　茯神　钩勾　竹沥

◎ 三秋气燥伤金，咳呛痰稠，姑与舍本治标。

桑叶　茯苓　杏仁　橘红　米仁　川贝　冬瓜子

◎ 此营络痹痛也，不宜劳动、努力、远行。

旋覆葱绛汤加当归、柏仁、紫菀、藕肉。

◎ 火郁吞酸呕吐，拟丹溪法。

越鞠丸四钱　安胃丸一钱

襄和服①。

◎ 久病沉疴，且理脾胃。

水法资生丸。

◎ 嗽而欲呕，其病在胃矣。

温胆汤加杏仁、枇杷叶。

◎ 损法已久，近增音哑，痰喘如锯，肺肾并伤，气根不固，恐其汗脱。

都气丸每日五钱。

白石英、麦冬煎汤下。

◎ 营络空虚，风湿相抟，肱痛肢麻，怕其骤中，切忌风药药酒。

生於术　黄芪　茯苓　桂木　生虎骨　花粉　桑皮　归身

◎ 深秋呛甚，劳损之象。

桑皮　冬瓜子　沙参　桔梗　地骨皮　麦冬　杏仁　米仁

◎ 损怯已极，畏其不寿。

八仙长寿丸。

◎ 暴腹胀大，属于热也。

川连　腹皮　鸡金　丹皮　神曲　麦芽　黑栀

◎ 心阴过耗，肾气下走，精脱如膏，不必通涩，惟宜补心。

早服天王补心丹，临卧服六味丸。

---

① 襄和服：此指越鞠丸与安胃丸两种丸药配合，一同服用。襄：帮助，协助。

◎ 少阴脉系咽喉循舌本，咽哽舌强，头项强，颈痛，阴亏已极，阳不下潜也。

大补阴丸。

◎ 此狐疝症也，药不能治，俟其力枉则愈矣。惟服橘叶汤而已。

橘叶三钱

泡汤代茶饮。

◎ 萧老三

神气痰削，声音断续，中虚不振之故也。夭寿不二，修生以俟之，确切当头棒喝，知否？

八仙长寿丸。

按：昔日医家对病家诚恳直言，使之惊惧。今日病人不乐闻，医亦不肯言矣。寿南七十四岁记。

◎ 顾利市

暑风袭肺，呛伤失血。

连皮杏仁　地骨皮　芦根　桑皮

丝瓜叶　湖藕　花粉

王新之本补录医案

以下各案从王新之本补入。

◎ 周木渎

水谷之气与暑湿之气交蒸。此重，前已载。

茯苓　广皮　谷芽　桑叶　丹皮　川斛

◎ 朱常熟

阅病源，正已虚而邪未尽，治法自然扶正托邪矣。汤象先先生，夙昔之交也，学优人稳，与前会诸公同事，未始不可。特此奉复，等请日安，厚议辞谢。

按：上说虽非方案，以备一格。

◎ 沈常熟

逆流挽舟法。

人参败毒散。

◎ 章复

仍与扶正托邪。

异功散用党参，加黄芪、生姜、大枣。

◎ 吴谈家巷

纯热无寒，谓之瘅疟，少气烦闷，消烁肌肉。阴气先伤，阳气独发也。

竹叶石膏汤。

◎ **李**西花桥巷

暑湿困中，阳气式微[①]。

茅术　藿香　茯苓　生麦芽

益智仁　神曲　广皮　鲜佛手

薛公望医案名承基，号性天、霍山子，世居长春里。

◎ **陆载华**

痰火纽结，以致喘促。

放胖海参一两　杏仁三钱　川石斛三钱　川贝一钱半　生蛤壳三钱　水飞青黛三分　海浮石三钱

复诊　曹仁伯自有《琉球百问》《过庭录》中有传，乃薛性天弟子

照前方去石斛，加米仁、橘红。

◎ **朱汉章子**

膝痛渗精，恐成鹤膝风。

木瓜五分　白蒺藜三钱　独活三分　怀膝一钱半　锁阳七分　当归一钱

丝瓜络一钱半　白芍一钱　黄柏五分　知母一钱　秦艽一钱

复诊

加炙酥羊胫骨一两、桑枝五钱。

三诊

加川萆薢、杜仲，去独活。

① 本案前文已载，且前案药注剂量，备参。

顾西畴城南诊治

原著　清·顾雨田
点校　薛文轩　薛昊

南城医案引言

医者意也，意之所通则中，故昔贤治疾，为隔肤见癥，望而知病[①]，岂可云捕风捉影；仓公虽得公乘阳庆之传[②]，及对汉文帝，所云不过多读书而通于意者两语。夫前事者为后事之师，若师其意而通变其法，则得之矣。若欲袭其方以凑病，罔冀诡遇[③]，则失之矣。是案为吾吴顾西畴遗稿。先生名文烜，字雨田，吴县人也。居苏城之南，乾隆中叶，为人治病，名闻遐迩。《吴医汇讲》中有著述《本事方释义》有序言，所谓多读书而通于意者乎？

吴中道光年间有前辈名医曹仁伯先生，乃薛性天[④]先生高第，所著医案语录有曰顾雨田、徐澹安都是凉手，又云雨田先生善用凉药，非无用温处，用至七分止矣；性天先生善用温药，非无用凉处，用至七分而止，两家对待各有至理。雨田又自云"一分热邪不除，便为不了之病，易戕正气"云云，引此可作是案评语，使读者自得之耳。其稿向无刻本，寿优之，因道王君新之，新之得之龚君莲峰者，书成缀识为引。

宣统纪元腊八日

吴民黄寿南书

---

① 隔肤见癥，望而知病：典出《史记·扁鹊仓公列传》。书中记载神医扁鹊可洞见隔垣，尽见五脏症结。

② 仓公虽得公乘阳庆之传：仓公，指西汉名医淳于意（约前215—约前140年），淳于意曾从公孙光学医，并从公乘阳庆学黄帝、扁鹊脉书。

③ 诡遇：意思是不按规矩射猎禽兽；比喻不以正道猎取名利。

④ 薛性天：清代温病学家薛雪之族孙，亦为吴门医派杰出医家。

城南诊治上卷

西畴顾雨田先生著　吴县黄寿南手抄

◉ 时症

◎ 先形寒肢冷，昏昏嗜卧，而后蒸热，体痛，胸痞闷，此积劳阳伤，风温与湿相抟。舌绛苔白，将恐化而为热，且从表分达泄。

豆豉　枇杷叶　枳壳　连翘　葱头　杏仁　桔梗　麦芽

复诊[①]

身热肢冷，去来无定，得微汗或止或不止。脉数，左弱，舌苔白。神倦呓语[②]，头疼体痛，邪兼太少两阳。若明日一候不解，恐其内陷。

阳旦汤，桂枝汤加黄芩也。

复诊

平旦更衣之后，寒热势缓，而脉未静，舌绛苔白，温邪挟湿，蒸中不化，病情当未完著，且与和解化痰，以消息之。

温胆汤加枇杷叶、杏仁。

复诊

夜来先形寒，逾时而热，热后得汗而解，邪伏少阳阳明，竟有疟状，柴胡温胆未知可否。

柴胡温胆汤。

复诊

屡屡得汗，热已退解，但脉沉细散，舌绛，苔微黄，咳嗽，痰不易出，胸闷隐痛。且与理肺和胃化痰，以观明日动静。

温胆汤去半夏加枇杷叶、杏仁、川贝、谷芽。

复诊

漐漐汗出，脉渐和平，此时只宜和胃养阴，使其神安加谷，宜《内经》法。

半夏　秫术　炙甘草　茯苓　橘红　竹茹　长流水煎。

复诊

多梦纷纭，神倦呓语，舌尖红，苔薄白，脉数空弦，谷食不加，此乃汗解之后，心阴内耗，肺胃热邪又留未净。再拟养心安神，清热痰，和胃络。

洋参　淮麦　竹茹　川贝　麦冬　南枣　茯神　半夏

---

① 据原书黄氏注语，以下各案俱是连属，故使其连缀，并加“复诊”以明之。下同。

② 呓语：梦中说话，此处比喻荒谬糊涂的话。

复诊

寝食俱安，脉亦和平，扶正安神，一定成则。

人参　麦冬　茯神　橘白　淮麦　川斛

复诊

痰喘口渴，便溏肛坠，手足太阴皆虚。宜补土生金。

五味异功加麦冬、川贝、海石。

按：以上大案俱是连属。

◎ 素体极弱，心劳力乏，二气交虚矣。风温承袭，背寒身热，心中嘈杂[1]如饥。此属内伤而兼外感者，痛之轻重未定，姑从温胆和之。

按：顾公案中，每有“二气交虚”一语，盖言阴阳血气并虚之变词。

温胆汤加玉竹条。

◎ 素体阴亏，烦劳阳伤，冬温乘袭，身热九日，咳呛气喘，自利，烦渴，彻夜无寐，口不仁而面垢，唇焦齿干，舌渴，脉濡数。深恐正亏，邪当从肺胃清泄。

枇杷叶　犀角　赤苓　桔梗　芦根　杏仁　葛根　淡芩　甘草

复诊

汗出不彻，热出不退，咳嗽，胸痞，唇焦渴引，肺胃热邪未清，仍宜宣泄上焦。

桑叶一钱半　豆豉　芦根　川贝　甘草　杏仁　连翘　淡芩　枇杷叶

按：以上两案乃一病。

◎ 妊娠八月，陡然昏厥，甚至上窍血溢，扬手掷足，发热神昏，咬牙，脉乱，冬温夹痰，陷入厥阴，肝阳夹胎气上迫，势极危急，无从着手，不得已，勉与暴厥应下之法。参入息风化痰，以冀万一。

白纹银　羚羊角　石决　枳实　竹沥　青葶结　钩勾　黑栀　礞石滚痰丸

复诊

殒胎既下，仍然昏痉晕厥，手臂强直，脉弦滑数。此邪痰恶血蒙闭心包，正在险津也，谨防陡变。

羚羊角　竹沥　橘红　泽兰　楂炭　石菖蒲　姜汁　丹皮

化服回生丹一粒。

按：此病不能收功，故两案而止。

---

① 嘈杂：指胃中空虚，似饥非饥，似辣非辣，似痛非痛，莫可名状，时作时止。

◎ 未老先衰，劳倦感温，身热八日，热退面青肢冷。额汗津津[①]，神倦呃忒，痰喘如锯，脉滑细如丝，舌澏而干，邪热匿于痰中，中气交脱之象，其势不得不补，然须得补耐补乃幸。

人参　麦冬　半夏　竹沥　紫石英　熟地五钱　茯苓　姜汁

复诊

得补虽安，虚态不减，病前远行，振动阳络，咳痰带血，最恐多溢，此时又以和络止血为急。然纳补之药，仍未敢撤也。

人参　阿胶　川贝　竹茹　墨汁　熟地　麦冬　茯神　藕汁

按：此病虽只两方，药已对病，方断完功。

◎ 温邪九日，身热不扬，瞀闷[②]躁扰，舌绛苔白，气鸣耳聋，痰咳不爽，斑发紫暗，隐约不出肉，脉濡细而伏，此属邪陷膻中，有昏厥立危之势。急急清营透达，希冀邪达乃幸。

犀角二钱　荆芥一钱半　赤芍一钱半　川贝一钱半　枇杷叶三钱

牛蒡三钱　连翘三钱　青蒿三钱　郁金五分　芦根一两

◎ 身微热，四肢不温，神蒙耳聋，舌红渴饮，瞀闷呓语，斑发不焮，脉伏不出，温邪痰热内扰蒙闭，渐入心营之势，恐陡然昏痉厥闭。今拟清营解表，辛香开泄，以冀转机。

犀角　川贝　柴胡　牛蒡　郁金　枇杷叶　赤芍　杏仁　桔梗　连翘　细石菖蒲

◎ 身热不扬，昏狂叫喊，呓语喃喃，脉数不出，烦渴引饮，阳明邪火极炽，仍虑昏痉厥闭。再拟清营辛开，甘寒化热，扶过两候，无变方可。

竹叶三钱　生草五分　犀角二钱　川贝三钱　菖蒲五钱

石膏五钱　麦冬一钱半　生地七钱　枇杷叶露一两

◎ 夜来得汗之后，昏狂烦热似定，舌色亦少淡荡，但大便连行，而脉甚细软，神志倦怠，最恐其邪去未尽，正气先虚，今宜清解和胃，安神养阴方。

生地　甘草　川贝　茯神　竹叶　石斛　粳米　麦冬　石决明

又方

大生地　沙参　麦冬　川贝母　川石斛　丹皮　茯神　石决明

◎ 温邪蒸热旬余，斑疹发不出肤，舌红苔白，大便溏泄，邪伏阳明，深恐里陷变端。不可忽视者。

① 津津：汗水流出的样子。

② 瞀闷：又名“闷瞀”。瞀，目眩昏花、眼目不明；闷，心烦闷乱。瞀闷，眼目昏花，心烦闷乱。

葛根　黄连　甘草　连翘　荷叶　黄芩　桔梗　赤芍　茯苓

◎ 病情如昨，泄泻数减，脉来细数，两寸不出。乃邪入太阳阳明，舌红苔黑，深恐昏厥。

犀角　赤芍　赤苓　豆卷　荷叶　黄连　枯芩　炙草　连翘

◎ 热势退缓，舌红苔浊，脉数口渴，阳明之邪未尽，小溲短赤，是湿热癃闭州都所致。

犀角　连翘　滑石　竹叶　丹皮　草梢　赤苓　川柏

◎ 滋阴清热。

犀角　细生地　丹皮　连翘　麦冬　茯神　川斛

按：此症方病登对可法，然变端极多，殊难治也。

◎ 温病八日，身热不扬，脉左空弦，右模糊，膺闷呃忒，面赤如醉，舌红苔白。邪热痰湿溷阻，其势颇危。

覆花　郁金　杏仁　竹沥　枇杷叶　川贝　豆卷　姜汁

◎ 大战一昼夜，邪热势猛，几危屡次，幸而肤黄斑透得解，转致咽喉微痛，颊车失开，舌绛口渴，面油目昏，脉左数，乃阳明之经犹热，少阴之气内亏，湿反代燥之时，犹恐散而复聚，今当清营滋化，理咽除痰，不致再生更张乃吉。

犀角地黄汤加连翘、川贝、竹茹、桔梗、人中黄。

◎ 颊车失张，咽嗌哽痛，少阴自虚，阳明尚未清肃，滋养少阴之中，少佐清泄。

元参　生地　甘草　金石斛　桔梗　川贝　葛花　鸡距子

按：此是酒客，投用鸡距子、葛花。

◎ 身热不扬，气逆咳嗽，痰中映红，脉左细软，右浮滑，冬令过暖，蕴伏肺中，呛伤营络，恐增喘急，阴分本亏，只宜轻剂清泄，慎勿辛温发散。

苇茎汤加藕肉、川贝、蜜炙枇杷叶。

◎ 身微热，畏风恶寒，胸闷气喘，体痛右甚，脉浮滑数，劳倦感邪，气痹不宣，恐其厥逆。

苏子　豆豉　枳壳　杏仁　桔梗　桑皮　川朴　前胡　葱白

◎ 肝气挟痰，塞逆心脘掣痛，陡然寒战壮热，痉厥渐至，汗出如雨，肤冷如石，脉细如发，语言不出。是痰邪内伏，肝风鸱张，正气欲脱，危如朝露，无可奈何。勉拟扶正涤痰，回阳救逆，以冀万一。

人参　龙骨　半夏　竹沥　附子　牡蛎　橘红　姜汁

◎ 冬温九日，身热不扬，神烦瞀闷，脉数不畅。舌红苔黄，手腕搐搦[①]，痰邪内伏，肝风欲动。恐其复厥。

豆豉　半夏　连翘　桔梗　葱白　橘红　杏仁

◎ 形寒身热，面赤戴阳[②]，呕恶舌浊，脉沉细，少腹拘急，终宵不寐，气上冲心，高年湿热内盛，冬温流入厥少，其势危笃[③]。与仲圣治法此乌梅安蛔丸也，冀有骤效。

川连　附子　干姜　党参　乌梅　川柏　桂木　细辛　归身　川椒

按：此方大有力量，不愧名手。

◎ 病后恐留营中，更兼丧明之病。

犀角地黄汤加川贝母、芦花。

◎ 脉浮头项强而恶寒，此太阳病也。病后阴虚，宜兼滋养。

桂枝汤加黄芩、生地。

◎ 冬温伏胃，蒸热肤黄，呕吐拒纳。

藿香　茵陈　茯苓　连翘　半夏　陈皮　黄芩　神曲

此大头天行毒也，若毒邪内攻，则昏乱。何小视之耶？

普济消毒饮。

◎ 失血损体，劳烦感温，防其新邪旧病，因时并发。

苇茎汤加南沙参、象贝、湖藕。

◎ 风寒壅遏，食滞停积，肝气上逆，寒热昏躁，胸闷脉伏，势将昏痉厥闭。若此重症，为何来此就医？勉拟方，速载归，而勿再来之。

豆豉　枳实　杏仁　桔梗　黑栀　麦芽　连翘　郁金

---

① 搐搦：即抽搐。

② 面赤戴阳：指重病后期病人两颧色淡红如妆，游移不定。面色虽红但浮于表面，如同化妆时涂抹的色彩。

③ 危笃：病势危急。

◎ 肢冷身热，烦躁呻吟，脉沉数，冬温食滞阻中，暴寒外遏，势棘手矣。

葛根　黄芩　连翘　麦芽　柴胡　石膏　甘草　枳实

◎ 产后营虚，温邪乘袭，寒热匝月，咳呛气短，腹膨，脉细神倦。恐其邪正两脱，至险至险，勉拟一方。

桑叶　楂炭　丹皮　茯苓　玉竹　陈皮　归身　谷芽

◎ 冬温九日，形凛[①]身热，脉细数，舌绛苔白，阴亏不能运泄，将恐邪陷昏愦[②]。

黑栀　枳壳　麦芽　桑叶　豆豉　杏仁　连翘　芦根

◎ 身热夜重，自利渴饮，舌绛苔黄，脉细呕恶不食，阴亏之体，冬温内伏，防其昏陷。

葛根芩连汤加神曲、柴胡、赤苓、谷芽。

◎ 高年积劳阳伤，冬温久伏，咳呛气短，正不克邪之象。

豆豉　苏子　橘红　葱白　杏仁　半夏

◎ 冬温之病，辛燥频进，肺胃受伤，木火上逆，咳呛痰浊，呕吐拒纳，理之极难。

竹茹　甜杏仁　米仁　瓜子　橘白　川贝母　茯苓　稻根须

◎ 积劳阳伤，营卫不和，或寒或热。

桂枝汤加当归、陈皮、茯苓。

◎ 热退不净，咳呛呕吐，脉弦而数，寐则呓语。肝胆之阳挟温邪而升也。

温胆汤去草，加青蒿、黄芩、生姜。

◎ 身热不扬，遍体浮肿，脉紧，舌黄口干，咽哽胸闷，冬温内伏，严寒外遏，肺不清达，恐其喘急，不是小病。

麻杏石甘汤。

按：据新之兄笔语云，前为西畴医案，后为城南诊治。其城南诊治有西畴后人之笔也。后观先生与性天日诊，非他人手笔，上说恐不确。

---

① 凛：寒冷。

② 昏愦：头脑昏乱，神志不清。

◎ **初诊**

身热去来靡定[1]，得汗解而旋伏，燥渴引饮，舌白中浊，脉濡数，不食不寐。此暑风湿热，溷蒸阳明、太阳，质素交虚，惟恐里走，或得转而未疟乃幸。

藿香　半夏　神曲　荷叶　厚朴　陈皮　茯苓　石决明

二诊

夜来热退不净，神烦无寐，脉数软，舌干微黄。暑热蕴伏，惟恐复热，拟肺胃达泄。

杏仁　半夏　橘红　茯苓　竹茹　荷叶　枇杷叶

三诊

果然复热，昏谵鼻衄，烦渴引饮，脉数不畅，舌苔白，小溲短赤，烦躁无寐，暑伤心，客气肺胃邪火势张，惟恐阴伤风动，已届一候，病情未定。今拟清解退泄，冀其转疟如何？

山栀　连翘　羚羊角　杏仁　豆豉　竹叶　芦根　枇杷叶

四诊

热缓不退，脉细数不出，舌红苔黄，鼻衄盈盏，烦渴引饮，彻夜无寐，暑邪深伏阳明营分。将恐热破阴伤，当清营滋泄，得转瘅疟[2]乃幸，仍不可泛视也。

犀角　黑栀　竹叶　知母　西瓜翠衣　地黄　连翘　贝母　茅根

五诊

夜来热甚神昏，平旦醒而热退不净，似乎疟象而未准者。但证阳脉阴，深恐正不胜邪，转虚迅速，颇难立方。拟清气热、和胃阴法。

西洋参　花粉　半夏　竹叶　麦冬　甘草　粳米

六诊

头额常热，身肢却有退时。瘅疟之象，今日之来，冀其轻缓，不致昏愦谵语，庶[3]无内陷之虞[4]。仍拟清热和营。

西洋参　甘草　粳米　花粉　青蒿　麦冬　半夏　竹叶　芦根

七诊

昨午表热不壮，而自觉心中甚热，阳亢阴亏所致。脉象模糊，神烦无寐，额热不退，舌心剥落，口苦吞酸，阳明湿热不化，心肝气火内甚，必须耐性以调之。如躁急心热，更张或多矣。拟扶正养阴，和胃安神以消息之。

西洋参　生草　竹茹　茯神　稻叶　麦冬　半夏　橘白　青蒿

八诊

暑湿痰热溷蒸三焦，似转疟而去来靡定，朦胧将睡时，谵语喃喃，肢搐身瞤[5]，神愦耳聋

---

① 靡定：不定，无定数。
② 瘅疟：以但热不寒为主症的疟疾。
③ 庶：但愿，希冀。
④ 虞：忧虑。
⑤ 瞤（rún，音润）：（肌肉）抽缩跳动。

不聪，此属脏阴内亏，痰火蒙闭，风阳窃动，当虑变幻多端，急当扶正安神，息风化痰，不致虚波陡起乃幸。

西洋参　茯神　麦冬　羚羊角　橘红　生地　石决明　钩勾　连翘　竹茹

九诊

身凉额亦不热，脉象稍出，左弦右空，舌苔腻白，暑湿若有未楚者然。当虑散而复聚，烦渴渐减，正亦渐弱。宜未雨而绸缪，勿使虚态毕集。

党参　麦冬　石决　鲜莲子　生地　茯神　橘红　生谷芽

十诊

昨身热至晓解退，脉左弦右数，舌红苔白，究是暑湿伏于阳明而为痺疟。扶正安神化痰清热，一定成则。

党参　半夏　竹叶　石决明　鲜莲子　麦冬　陈皮　茯神　谷芽

十一

昨疟之象虽不为重，而热退汗出津津，口苦咽干，心悗[①]体倦，二气渐露虚象，必当以扶正养阴，以化余邪。

参须　生地　金斛　半夏　麦冬　知母　茯神　橘红

十二

昨发疟得汗而解，兹诊其脉，依旧弦数，得毋[②]欲变日至者乎？仍与扶正养阴，和胃化痰。

西洋参　知母　茯苓　石决明　莲子　麦冬　金石斛　橘红　稻叶

十三

热甚而长，退时汗少，口干舌红，脉数空弦，肺胃之邪尚蕴，心肾之阴已耗，急宜壮水以制阳光，咸苦入阴法。

生地　知母　花粉　橘白　沙参　天冬　川贝　连翘　茯苓　莲子

十四

小补之后，余焰复烈，痺疟三日，不分界线，不易外达也。滋阴之中，复兼利湿消暑。

青蒿　知母　大生地　连翘　荷叶　鳖甲　地骨皮　六一散　佛手

十五

忽凉忽热，汗出不彻，舌转浊白，脉数不畅，究是热蒸湿蕴，清滋养阴之中，兼参三焦分治。

青蒿　知母　霍斛　鲜佛手　神曲　鳖甲　地骨皮　荷叶　六一散

十六诊

请薛性天同诊。性天名公望，前为薛案，后则顾方。

---

① 悗：即“闷”。“烦闷”之“闷”的异体。
② 得毋：恐怕，是不是。

热自里发，值于暑湿交蒸之时，且夺[①]精于病前。今为期三候，寒热不定，多于申酉之间，脉静则身和，脉大则身热，最易液涸风动。

顾加案：暑湿交蒸，热不退解，汗出不彻，已届秋令，性天先生主以喻氏法，颇合病机，增损为治。

桑叶　石膏　阿胶　知母　枇杷叶　杏仁　麦冬　川贝

十七

昨热尽退，兹诊脉仍数，额微热，口苦耳聋，悉属少阳所见症。暑湿未能尽化，而阴气孤绝，阳气独发也，与仲圣方清气热、养胃阴方。

竹叶石膏汤，用沙参，加桑叶、丹皮。

十八

暑为阳邪，心为离火，暑光入心，汗乃心液，暑病三候之外，君主焉有不亏之理？拟加生白芍一钱半。方与性天先生同议。

按：此当是薛案，而添注者，寿记。

参叶　茯神　半夏　秫米　麦冬　甘草　橘红　鲜莲子

十九薛方

大清大凉之后，脾胃焉有不亏之理？和脾胃务专参术，恐其太早，若再清，更苦脾溏。曷若[②]微清微凉，两得其平矣。

人参叶　半夏　茯苓　麦冬　生白芍　丝瓜叶　橘红　甘草　谷芽　鲜莲子

二十薛方

少阴之脉，循喉咙，挟舌本。兹以兼邪里发，又被暑湿交蒸，叠进清解暑湿退热。邪之流弊未楚。是以咽痛嗌干，脉不数而少纳，四肢清凉也，拟少阴立方。

百合　陈阿胶　女贞　蛤壳　川贝　元参　鸡子清　旱莲　麦冬

廿一

咽红肿痛，蒂舌下坠，口咽皆干，舌红苔糙，中心剥落，暑湿大病之后，心肾真阴耗散，孤阳上僭，法当救阴潜阳，壮水制火。同性天先生议。

生地　阿胶　龟板　元参　秋石　天冬　白芍　知母　鸡子黄

廿二

七夕表热已解，而转辗咽哽阻咽，咳呛痰稠，脉数右大，太少阴本亏，真阳上燔，酸苦滋救，仲景成法也。同议方。

鸡子地黄阿胶汤、猪肤。

廿三

昨方，加知母。

---

① 夺：丧失。

② 曷若：怎样，何如。

廿五

咽痛渐平，大便频泄，少腹急痛，舌苔灰白，暑湿余邪挟食滞困中，恐其疟变痢。宜从阳明开提泄热，仍兼顾少阴。

以葛根芩连汤入西洋参、阿胶、白芍、佛手。

补廿四诊方

咽痛未定，身凉复热，不但阴亏火炎，犹有暑湿余气，时散时聚，今拟养阴利湿，从小便而出。

猪肤汤。

三豆汤[①]代茶。

廿六诊[②]

热未复来，利亦减缓，惟舌本绛而苔花搭，脉右甚数，肺胃余热未清，心肾之阴颇亏，此时尚须清肺和胃，滋养心肾为善后之计。

麦冬　阿胶　黄芩　佛手　川斛　白芍　炙草　莲子

廿七

诸恙渐平，惟谷味寡纳，寤而不寐，左寸关不静，今当静心安神，和胃养阴，务祈怡神静养，不致再生更张乃吉。

西洋参　枣仁　石决明　炙草　阿胶　麦冬　茯神　宋半夏　谷芽

廿八

倦怠不嗜食，寤寐纷纭，脉细软数，皆属邪去正虚，心阴内亏之故。拟安神补心，和胃养阴，然后再商峻补。

党参　麦冬　半夏　木瓜　茯神　生地　阿胶　秫米　牡蛎

廿九

形神色脉，悉属转虚，必须扶正养阴。

参须　生地　半夏　茯神　木瓜　阿胶　牡蛎　麦冬　秫米

三十

邪去正虚，当以滋补，慎寒暖，节饮食，勿使功亏一篑。

人参　苁蓉　茯神　怀山药　熟地　萸肉　麦冬　新会皮

夜来小便，寤寐不安，口干舌燥，脊背烘热，脉数右大，皆系心肾内亏，阳亢阴虚，权宜摄阴潜阳。

人参　天冬　牡蛎　山药　海参　熟地　龟板　茯神　白芍　陈皮

上案诸方，患属有本而来，惟当用清燥救肺之际，补剂略早一步，是以其热反复淹留[③]不

---

① 三豆汤：当为南宋·朱佐《类编朱氏集验医方》中“三豆汤”，组成为乌豆、赤小豆、绿豆。

② 廿六诊：此三字底本在下一自然节“……善后之计”之后，俱全书体例改。

③ 淹留：长期逗留。

退也。历观前案自明。陈少霞注。

按：观顾薛二公立方，皆有见地，而顾手笔大，薛细腻。

◎ 孙安徽

深秋凉风，触动暑湿伏邪，初起间日瘅疟，已属阳明见症。迩来[①]热无定时，脉空数而关独太[②]尺短，舌绛边碎口糜，气机咽嗌梗塞，胃中邪热内蒸，阴液日渐告涸，不但虑其病久正脱，抑恐毒气内陷，则胃败不食。姑拟彻热救阴解毒之法，以消息病机。

黄芩　生地　人中黄　川贝　黄连　阿胶　川石斛　银花

二诊

平旦潮热又发，燥而渴饮，胸痞气痛，口糜气秽鼻痒，舌干脉数，患属肺胃蕴热，阴液内涸之象，喻西昌为的对之方，但其势猖獗，深恐鞭长莫及。

清燥救肺汤，用参须、中黄，去麻仁。

三诊

连进苦泄滋阴，甘寒化热，津液不回，神识模糊，脉数无力，邪热匿于痰中，蒙闭心营，正气不得振托，明日三候，陡然昏厥，将何料理？不忍束手，竭蹶[③]拟方，以冀弋获[④]。

犀角　人参　石膏　石决明　竹沥　生地　麦冬　知母　川贝

四诊

夜来得微汗，神醒而倦怠懒言，脉右弦数，唇仍干，身热渐解，目前之急，痰邪终未能出，虑其明日复热，治法不外清热化痰，仍昨方损益。

犀角　人参　石膏　石决　霍斛　竹沥　生地　麦冬　知母　川贝　芦根

五晚诊

更衣不畅，渴饮脉数，邪火之势未衰也。胃中津液大亏，若明晨忽热风动，将何以御之？此时清滋息风之外，无他道也。

羚羊角　生地　芦根　川贝母　竹叶　石决明　麦冬　霍斛　南沙参　灯心

六诊

病情如昨，脉象稍逊，寤言不寐，邪热逗留不去，正气日渐消磨，假使今晚复热，岂不大费踌躇也乎？再议清阴中之热，和胆胃之阴。

生地　花粉　石决　川贝　竹茹　鳖甲　麦冬　川斛　橘白　丹皮

七晚诊

热不复发，固属转机，然脉软少神，更衣怯力，口干舌謇，阴液颇亏，伏热不清，怕其骤虚，口疳糜烂，责在专司，滋阴和胃，以熄余焰。

---

① 迩来：最近以来。
② 太：疑为“大”字之误。
③ 竭蹶：尽力。
④ 弋获：射而得禽；泛指擒获，获得。

生地　川斛　丹皮　橘白　麦冬　川贝　茯神　稻须

八诊

脉形虽软，病情未减，即古云“难成而易亏者，阴气也”。口糜不除，胃中自觉热气上升，乃余焰未熄，宗前法滋阴清化，和胃生津。

生地　茯神　麦冬　甘蔗汁　丹皮　川斛　石决明　稻根须

九晚诊

诸症仍若，毋庸多赘。惟似寐非寐，醒则喉间咳呛，是见肺胃阴液不能上供，本拟早用滋剂，因未及一昼夜，药已两进，恐药力遏病，议用色白味甘性润者，扶助胃气，清泄肺胃而已。

沙参　芦根　通草　川贝　川斛　麦冬　茯苓　冬瓜子

十诊

诊得右关独大，喉间作痛嗌干，二便时难，知饥少纳，此皆阴液少于涵养，木火有亢炎之势，急请专司调治，以免蔓延。宗前法入咸降之意。

生地　麦冬　料豆衣　桔梗　秋石　天冬　川斛　绿豆衣　甘草

十一

交今日来，大便三次，便后气粗神倦，寐则眼睛露白，渐次有转虚之象。拟用三才加味，一以摄纳正气，一以静摄肝阳，频频灌溉，庶几[①]免太过不及之象。

人参　天冬　川斛　淮麦　生地　石决　茯神　南枣

十二

夜来又作潮热之时神蒙，幸喜为刻无多，脉形仍数，反复不已。究属余邪留恋，拟清骨散以搜剔之，佐以清胃。

生地　骨皮　知母　川斛　鳖甲　丹皮　麦冬　生草

十三

间日疟停止，倏又往来潮热，病情变幻多端，究是此热不泄，津液不复，口出热气秽浊。前云胃中有热，洵可畏也。与滋阴润燥宣上彻下，使从小便而出。

沙参　天冬　丹皮　桔梗　生地　茯苓　泽泻　甘草

十四

脉数左关弦，右关大，蒸上潮热，莫往莫来，邪诚在阳明，若云全不涉少阳者，恐未必然也。然病久阴液已涸，岂仅和解可已？自应清滋化热，少佐宣达，亦迎其机而导之法也。

生地　丹皮　青蒿子　茯苓　鳖甲　骨皮　川石斛　泽泻

十五

潮热两度，退而不净，渴饮舌干，脉弦数，暂停滋腻，独助阳明。

---

① 庶几：表示希望的语气词，或许可以。

芦根　川贝母　青蒿子　花粉　地骨皮　粳米

十六

漐漐[1]汗出，且发白疹，莫非伏邪外达，然神倦脉软，口秽舌干，邪热未去，正气已虚，最恐陡然转虚，成败未卜也。用和胃养阴扶正化邪法。

沙参　生地　麦冬　玉竹　茯神　石决明　谷芽

十七

白疹未畅，旋即退收，邪终未泄，既而复热，气涌鼻煽，肺虚火盛，不克宣降，恐其热势复烈，拟用钱仲阳法。

补肺阿胶汤加芦根、佛手。

十八

热退脉小缓，热来则数大，此邪之聚散也。舌苔虽润，渴饮溺赤。斑发未艾，清滋解泄，一定成则。昨宵法合，当从之。

原方。

十九

陆续得汗，可知邪未复聚，所以潮热不来，舌虽润红而有裂纹，肺胃之阴殊难恢复，专以清滋化之。

沙参　麦冬　川斛　茯苓　生地　玉竹　橘白　谷芽

廿诊

身凉脉静，不比昨日，其邪若有未净者。然养阴和胃为主，清泄少阳为佐。

生地　玉竹　茯苓　桑叶　麦冬　川斛　橘白　丹皮

廿一

舌红裂纹渴饮，上犹燥也。而腹鸣溺赤，口疳复生，湿热蓄于中下，今当滋上分下。

川斛　阿胶　丹皮　泽泻　麦冬　沙参　茯苓　淡竹叶

廿二

舌不干而口干，胃中伤津液也。仍旧滋阴和胃以化之。

沙参　阿胶　麦冬　中白　生地　石斛　丹皮　谷芽

廿三

病已逾月，舌红苔黄，脉数关大，渴饮溲赤，痰浊口腻，不更衣者六日。虽未可云腑实，而阳明之热究属未清。须得便通之后，舌淡脉静，方可填补。然乎？否乎？

方失载。

按：孙病之反复，非老手早告不敏，亦未必有二十余次之诊。

◎ 朱

湿温病后，饮食不节，复热十余日，转汗不解，遍体红紫蓝斑密布，齿衄成流，脉芤涩，

---

① 漐漐：汗浸出不住貌。

湿温热毒，深伤阳明营分，血得热而沸腾也。势极危笃。

犀角羚羊角二味石膏汤磨汁　鲜地汁　方诸水　藕汁　茅根汁　板蓝汁　金汁　银花露

又

照前方去羚羊角，加生军汁。

三诊

大便连行，热甚不解，若不进谷，胃气内惫，终难成功也。

犀角　丹皮　石膏　明玳瑁　茅根　生地　西洋参　甘中黄　板蓝根

又

前方加藿香、鲜莲子，去玳瑁。

◎ 谷食渐进，身热渐复，皆是邪毒化解之机。然斑如玳瑁者，未易转色，尚在险途，拟清解毒。

犀角地黄汤加洋参、中黄、板蓝根。

茅根三豆汤代茶。

◎ 暑风湿热，夹痰食交蒸，十八日不得汗解。神识昏蒙，唇肿舌强，脉沉滑数。邪结膈膜，渐入心营，大势棘手。勉拟清营邪热，开窍豁痰，以冀万一。

犀角　竹叶　连翘　豆豉　竹沥　石菖蒲　山栀　薄荷　黄芩　鲜地

先服紫雪丹五分，竹叶汤送下。

又

咳呛不爽，至圊[①]不便。邪食阻踞膈膜，有昏闭危厥之势。勉拟背城借一[②]。

竹叶　薄荷　黄芩　生锦纹　桑皮　连翘　甘草　黑栀　元明粉　杷叶

◎ 湿温痰邪九日，神呆脉伏，斑点模糊。内陷之象，其势棘手。

犀角　连翘　草果　槟榔　制半夏　牛蒡　赤芍　知母　郁金　菖蒲汁

必得斑随汗化，方有希冀。

犀角　连翘　郁金　川贝　豆卷　赤芍　竹叶　杏仁　桔梗

◎ 暑湿疫邪互蒸，病初起有汗，表气外泄，则秽走营分。发见斑疹，气弱不克振托，所以隐跃不出。内清营热，开手[③]经一定之理，否则内陷昏闭。

---

① 圊：厕所。

② 背城借一：在自己城下和敌人决一死战，多指决定存亡的最后一战。此处借以比喻病情沉重，本次治疗全力以赴，治疗结果决定生死。

③ 开手：开始动手、着手。

犀角　豆卷　郁金　灯心　芦根　牛蒡　连翘　川贝　桔梗　枇杷叶

又

病情如昨，而斑疹仍不掀发，而致风动，大便溏泄。又不可滋腻，颇难着手。今拟清营解肌，佐以开提气分，必期化汗而解方幸。

犀角　赤芍　郁金　豆卷　稻叶　牛蒡　连翘　桔梗　橘红　荷叶

◎ 退而复热，脉芤舌绛，阴伤邪伏，若至两候不解，势必内陷风动。

青蒿　豆卷　连翘　佛手　荷叶　黄芩　犀角　杏仁　西瓜翠衣

外用七叶汤揩洗，易去衣单。

◎ 壮热气喘，头汗如蒸笼水，脉数不畅，暑湿热三气蒸蕴阳明太阳，恐其昏厥。

小陷胸合苍术白虎汤。

◎ 身热十九日，乍重乍轻，既汗既下，热仍不退，神志恍惚，手肢搐搦，脉数模糊，此暑、湿、热三气交蒸，产后营虚，不克振托，以致热甚风生，液亏成痉，颇难立法。勉拟一方。

羚羊角　桑叶　石决　花粉　莲子　生地　丹皮　钩勾　茯神

◎ 身热不扬，忽轻忽重，濈热汗出，舌红苔黄，目赤面垢，脉右软左弦，渴不多饮。呕恶吞酸，初起胸荡引背，继发疹点。少阳而兼阳明，神倦声少，两候之内，不致虚波陡起乃幸。

黄连温胆汤加枇杷叶、茯苓、青蒿、稻根须。

◎ 胸痞呃忒，面赤戴阳，肢冷自汗，脉软尺空，暑湿内闭，阴浊上干，阳气外脱，生脉八味极当，僭拟白通继进。

人参　附子　干姜　葱白　猪胆汁　童便

服白通汤后，得微续可否继进。

◎ 暑湿内燔，阳气外脱，其势危急，甘露深合病机，以此背城借一。

桂枝　人参　於术　麦冬　石膏　茯苓　泽泻　寒水石

◎ 脾虚肝郁，腹胀膨满，非指日可愈者，而又寒热如疟，乃感近日之风温，邪与湿交蒸也，恰在阴阳交替之时。深恐更张或多，勉与《内经》“木郁达之”之法。

逍遥散加黄芩、山栀、丹皮。

又

湿温交蒸，身热有汗不解，腹膨满胀，便泄全不思谷，脉细而数，肝肾内伤，大势棘手。若曰番道①，则我不敢。勉拟培中泄热。

於术　川连　白芍　炙草　神曲　泽泻

◎ 阳微之体，阴暑内侵，不可清，不可发表。

消暑丸②

每日四钱，鲜莲子汤送下。

◎ 暑湿热食，湿阻膜原，形浮面黄，腹胀起块，其势极重，恐变迁。

茅术　槟榔　淡芩　陈皮　茵陈　川朴　草果　茯苓　神曲

◎ 阴分本亏，暑湿伏邪，深秋凉风触动而发。寒热不能准疟，舌红苔黄，胸懦烦渴，咳呛恶心，鼻衄。邪火甚炽，恐其内陷风动，不可泛视，拟喻西昌法。

清燥救肺汤去阿胶。

◎ 阳微湿胜之体，夏病缠绵未复，交寒露，寒热复作。二便失司，脘闷呃忒自汗，鼻冷神惫脉微，中下无阳，阴霾痰浊溷阻上干，形神色脉无一不脱，兼不进谷食，将何恃而不恐？拟扶正通阳，涤痰泄浊，以冀弋获。

人参一钱半　丁香三只　干姜七分　橘红七分　附子一钱半　柿蒂三个　肉桂五分　半夏一钱半

◎ 失血损体，伏邪晚发，热解肢冷，汗出呃忒，脉微细，虚波不测，最防其脱。

救逆汤加党参、熟地。

◎ 伏邪晚发，似疟似痢，舌绛苔干，脉细数，日中少安，夜多烦躁，阴阳已极，正气不支，最恐虚脱，扶正救阴泄热，一定成则。舍此之外，无他道也。

人参　阿胶　黄连　白芍　生地　麦冬　生草　鸡子黄

◎ 小产之后，下血过多，暑湿伏邪内蕴，遍体浮肿，微热咳嗽，头胀脉数口干，舌苔白腻，虚中有热，恐成蓐劳。

---

① 番道：苏南方言。麻烦、有劳之意。昆曲中常有“勿番道”盖“不番道”之类的谦词。此处指病家恭维、托付之意，但病势不利，故顾氏曰“不敢”，只能勉为治疗。

② 消暑丸：盖指宋《太平惠民和剂局方》中消暑丸，药物组成为半夏、生甘草、茯苓、生姜汁等。主治夏日饮水过多，脾失健运，痰湿内阻，呕逆泻利者。

桑叶　紫菀　米仁　生地　橘红　丹皮　杏仁　桔梗　归身　甘草

◎ 伏邪秋初即发，类乎瘅疟，序将入冬，热不了了，口淡食少，干咳气粗，脉空数，舌绛苔白，正气受戕[①]，而虚热仍伏肺胃。只宜轻剂化解，若恣意数药，过病所矣。仿孙真人法。

苇茎汤加枇杷叶、麦冬、川石斛、梨肉。

◎ 伏邪发在秋初，身热屡汗不解，烦闷自汗，脉象濡数，舌绛苔白，其邪蕴结于少阳阳明也，正气将虚，恐其变痢。

二陈汤　葛根　淡芩　神曲　连翘

◎ 积劳阳伤之体，痢后元未恢复，邪藏隐僻之所，寒热去来靡定，深非所宜也。

三甲饮[②]。

◎ 表热不壮，痞胀不食，少腹隐隐攻痛，舌苔黄浊，脉不流畅，此必阳邪陷入阴经，腑气不通所致，颇难着手，仿仲景法，兼佐以泄浊。

四逆散加薤白头。

◎ 伏邪发于秋杪[③]，淹缠[④]半月，形凛身热，日晡则甚，平旦则减，脉弦细数，舌黄无苔，劳烦素虚之体，不但阳伤，阴气亦伤，自难送邪外达，复脉法如何？

复诊

去参、麻仁，加丹皮。

◎ 伏邪至两月，胸满灼热，始终未退，而复发寒热，热后大便瘕泄，痰嗽气逆，嘈杂如饥，寤言不寐，舌绛干黄腻，脉空数，酒客平素湿热，蕴蓄中焦，挟外邪必逆满，病久正虚邪痹，最恐阴伤风动，议用泻心法。

川连　淡芩　干姜　半夏　党参　炙草　茯苓

◎ 邪匿痰中，风阳渐动，正气虽撤，若不涤痰，邪无出路。

性天方中加竹沥、姜汁少许。

---

① 戕：伤害。

② 三甲饮：《顾西畴城南诊治》"阴疟"案亦使用本方，附有药物组成。据此推知顾氏所用"三甲饮"源于明末吴又可《温疫论》"三甲散"，药物组成为鳖甲、龟甲、穿山甲、蝉蜕、僵蚕、煅牡蛎、䗪虫、白芍、当归、甘草。

③ 秋杪：暮秋，秋末。

④ 淹缠：迁延，延搁。

◎ 伏邪二十四日，肤黄不解，邪蒙语杂，脉空大滑数，咳嗽痰血，舌苔浊干，大便仍泄，病久五脏之阴皆伤，痰热蒙闭心营肺胃，势必内闭外脱，危如朝露。不得已，勉拟清营滋泄，合喻西昌法，以冀弋获。

枇杷叶　石膏　清阿胶　犀角汁　竹沥　川贝　麦冬　生地　人参汁　郁金汁　藕汁

◎ 热短气亦短，正又虚也。恐其昏陷，急急补之清之。

竹叶石膏汤。

◎ 热势猛烈，阴亏风动，尚未坦途，玉女白虎合剂。

生地　麦冬　知母　石膏　西洋参　甘草　粳米

◎ 伏邪晚发，湿热内蒸，腹痛胁胀，肤黄舌黑，右脉如丝，恐其邪结正脱，至险至险。

茵陈五苓，去猪苓用。

白术　川朴　黄连　神曲　陈皮

◎ 伏邪发在秋杪，是以辛温伤阴，以致形削色痿，今虽渐回，尚未恢复。诊得脉左弦数，右软细，是左升太过，肺虚降令不及使然耳。

沙参　蛤壳　杏仁　冬瓜子　麦冬　川贝　米仁　梨肉

◎ 酒客病不可与桂枝汤，得汤则呕，以酒客不喜甘故也。喻云则用凉以撤热，辛苦以泻甘满。

葛根　黄芩　黄连　茯苓　姜渣　半夏　橘红　连翘

城南诊治下卷

西畴顾雨田先生著

吴县黄寿南手抄

◉ 疟

◎ 疟来呃忒烦冤[1]，瞀闷躁扰，退则汗泄肤冷，神惫脉微。此正不敌邪，若今夕再来，恐其骤脱。姑与摄纳，亦既竭我才，欲罢不能也。

生脉散加熟地、茯神、牡蛎、乌梅肉。

---

① 烦冤：即“烦闷”，内心烦躁、厌烦而郁闷，心情不畅快。

复

前方加炙草、附子。

◎ 疟用截止，乃致一昼夜。寻巧成拙，可笑可笑。

二陈去草，加杏仁、厚朴、柴胡、桂枝、黄芩。

◎ 日疟转间疟，邪伏愈深，何拔松之有？

二陈汤加柴胡鳖血拌炒、黄芩、姜枣。

◎ 瘅疟烦劳，遂成疟劳，药饵难治，当即归养。

归芍异功散加姜枣。

◎ 疟用截止，经至即止，舌绛烦渴，昼明夜谵，邪陷血室。最恐陡厥大险症也。

犀角地黄汤加柴胡、淡芩、泽兰、楂炭、枯草此即益母草。

◎ 邪入三阴，疟来无定，营卫不和，正不胜邪。

二陈　首乌　鳖甲　归身　生姜　枣

◎ 阴疟淹缠百日，近增咳呛，形神色脉空虚，项背筋惕，病在冲督，历来守不服药，为中医之戒，恐其因循成怯，不得不熟筹之。上方名“鹿首正阳丹”。

首乌　知母　鹿角霜　麦冬　鳖甲　归身　龟甲

◎ 积劳阳伤之体，伏邪发在深秋，疟来有寒无热，邪在阴分。

鳖甲　半夏　威灵仙　生姜　鹿角霜　甘草　大枣

◎ 三疟伏邪在阴也，便溏脉濡，脾肾之阳已衰，当先温通。

真武汤加牛膝。

◎ 三疟淹缠，正气渐渐消磨。脉弦右滑，舌绛肤黄，变身瘙痒，湿热风痰涸伏扰乱，若不疏风涤痰，其正焉能支持？

威灵仙　知母　半夏　茯苓　红枣　炙山甲　草果　橘红　生姜

◎ 疟变三阴，淹缠四月，脉细数，胸闷舌红，神疲形削，正气已虚，邪又未达，理之不易。

柴胡　首乌　炙草　陈皮　归身　茯苓　生姜　枣

◎ 阴疟久发，峻剂伤中，上吐下泻，最防其脱。

六君汤加姜枣。

◎ 中阳式微，痰湿困中，邪匿痰中，三疟不已。仿四兽饮意，淋浊姑置勿论。

四兽饮加姜枣。

◎ 阴疟久发，当据邪涤痰。

三甲饮合二陈汤。

◎ 高年三疟，而更浮肿，真阳大虚，颇非细故。拟以补正扶阳，兼和营卫。

人参七分　附子一钱半　肉桂四分　姜一片　於术一钱半　茯苓三钱　牛膝三钱　枣二枚

◎ 暑风湿热为疟，体盛脉小，阳气虚也，舌白敷粉，胸痞脘闷，其邪未离膜原，惟恐疟来昏厥。

达原饮去白芍，加柴胡、半夏、茯苓。

◎ 疟痰变症，邪入血室，其为至重。

柴胡　黄芩　半夏　茯苓　黄连　橘皮　竹茹

◎ 中秋伏邪，疟后元气未恢，脉细数，形神削夺，上咳下泻。肺脾同病，土不生金，恐其疟劳。

沙参　怀药　米仁　炙草　於术　麦冬　茯苓　建莲

◎ 疟发秋杪，匝月[①]而止，痰邪互结，左胁有块。乃受阴药之累也，必得再来，方有出路。

二陈汤去草，加柴胡、黄芩、青皮、生姜、枣。

◎ 疟来深秋，三反四复，延至冬半。左胁结痞，脉弦细数，形神削夺，面色㿠白，伏邪久踞。正虚不敌，洵可畏也。

首乌　鳖甲　沙参　麦冬　橘白　炙草

---

① 匝月：满一个月。

◉ 痢疾

◎ 伏邪为痢，缠绵五旬，近因寒热而痢数顿减，脉细数，唇红舌白，形削色皖，暑去湿存，中阳式微矣。急急扶正，惟恐不及。

补中益气汤。

◎ 脾肾两亏，痢红不通。

黑地黄丸加地榆。

◎ 伏邪身热，自寒露缠至小雪，既疟既痢，正气不胜，则恐其脱。

人参败毒散。

◎ 复痢不止者，当利其小便。

用五苓散。

◎ 身热腹痛，块攻下利频频，脉微神倦，邪促下陷，正气不守，颇为棘手，勉拟逆流挽舟法。

人参败毒散。

◎ 脾肾两亏，湿热下着，若不戒酒，痢无止期。

白头翁汤、四神丸。

◎ 痢久中虚，而湿热尤复下着。

白头翁汤加木香、炮姜。

◎ 高年休息久痢，恐非阴药所宜。

连理汤加木香、秦皮。

◎ 夏秋病后，元未恢复，辄而动劳，更受秋凉，似疟似痢。正气欲脱，全不进谷，将何疗治？

葛根　党参　神曲　白芍　补骨脂　苍术　陈皮　升麻　甘草　川柏

◎ 伏邪疟后自不慎守，里陷为痢，形脉皆虚，饮食大减，将何恃而不恐？

党参理中汤加熟地、归身、煨木香、茯苓、菟丝子。

◎ 素质阴亏营热，肝气抑郁，秋初半产[1]之时，而后寒热如疟。邪传太阴，则腹胀消而变痢。痢无休息，复又寒热互作，骨瘦如豺，脉细如丝，舌光如镜，绉纹如纱，此属阴液干涸，阳气外脱，营卫分争之势，正在秋冬之交，历历危惧，竭蹶拟方。

人参　阿胶　归身　生姜　稻叶　白术　炙草　橘白　大枣

按：尝见舌如绝纹，皆死。此案所谓据理立方，聊尽人工而已，故只一方。

◎ 由疟变痢，起自半秋，缠绵休息不瘳，腹中微痛，面黄不泽，舌苔白腻，脉左关弦右濡，下痢红白相兼，大便不实，此因暑湿伤中，气分有湿，血分有热，脾虚肝盛所致。治以扶中养肝，清热利湿。

四君子汤加白芍、陈皮、楂炭、藕节炭、荷叶蒂。

焦锅巴煎汤代水。

◎ 古方痢疾名曰“滞下”，滞者言其湿热之邪，蒸酿为痢也。若不清理湿热，则漫无止期。汤药既多，自当以丸剂图之。

茅术炒焦，一两　泽泻一两　六曲八钱　地榆炒，八钱　乌梅肉三钱

於术土炒，两半　茯苓两半　白芍一两　炮姜三钱　北秦皮一两

木香煨，五钱　楂炭两半　川连五钱　川朴七钱　炙甘草三钱

炒黄米汤泛丸。每日服五钱，参汤下。午后服东引臭椿根皮，去木洗洁晒为末，日炒糯米粉，以黑糖拌服。

◎ 久痢命门酸坠，脉细数，舌红腹痛后重，虚热阴亏气陷，暑湿黏着，最恐妨胎之险。

焦白术　云苓　白芍　谷芽　炙甘草　黄芩　黄连　荷蒂

◎ 酒醒湿热，蒸伤脏腑，夕阳在山之象。

葛花　鸡距子　川连　秦皮　茯苓　神曲

◉ 肝火肝风

◎ 肝肾阴亏，水不涵木，风动挟痰混扰，气根不固。宜滋肾养肝，息风化痰，燥热刚剂，与病相左。

熟地　淮麦　阿胶　牡蛎　白芍　天冬　橘红　川贝　茯苓　竹沥

◎ 湿热蕴蒸肌表，遍体发瘰瘙痒，高年肾真下亏，风阳上旋晕眩。

细生地　桑皮　米仁　川石斛　白芍　丹皮　茯苓　石决明

---

① 半产：流产。

◎ 肝胆气火升逆，阳明头额掣痛，莫作风医。

黄连温胆汤。

◎ 此肝急病也，得之思虑惊恐，若躁扰不已，则防变端，当甘以缓之，酸以收之。

甘麦大枣汤加白芍。

◎ 少阴咽哽，遍体浮肿肤黄，舌浊脉细弦数，阴亏肝郁之体，湿热内蒸也。当以养阴泄热。疥疮存而不论。

黄连阿胶汤。

◎ 阴亏痰盛之体，烦劳过度，心阴耗散，肝家风阳内煽，肢麻心恍。

温胆汤去枳壳，加石决明、枣仁。

◎ 九窍不和，都属胃病，平肝即以和胃。

石决明　淮麦　半曲　秫米　钩勾　茯苓　陈皮　金斛

◎ 心神不宁，痰火风阳煽动，忽恶寒，忽恶热，恐惧疑惑而动其中，当阴阳交接之节，宜与养补元神。

西洋参　生地　枣仁　茯神　淮麦　橘红　牡蛎

◎ 心营内耗，暗吸肾阴，少寐气短似喘，孤阳上冒，面赤足冷，肝逆呃胃，吞酸妨谷。表阳外薄，汗出津津，色脉皆虚，非补不可。更须息以静养，庶几药力奏功。

人参　熟地　茯神　橘白　枣仁猪胆汁拌炒　炙草　竹黄　龟板　淮麦代水

◎ 精气神三气皆脱，真气下竭，孤阳上越，危形已迫矣。奈何？勉与咸苦滋泄，载神返宅。

人参　方诸水　胡黄连　生牡蛎

再以咸苦入至阴，佐以扶正。

前方加天冬二钱、生地五钱、龙齿一两。

◎ 邪淡，暴行又作，恐其阴阳不维系，而陡然昏脱，合咸苦直入至阴之外，无他道也。

人参　龙齿　胡连　天冬　童便　生地　牡蛎　龟板　方诸水

◎ 肝阳化风，内有伏痰，治当息风缓肝，不可香开，不可克削。

甘麦大枣汤加白芍、钩勾。

◎ 脉细数，左弦右涩，营虚水亏，不失滋涵，虚风内动，所以见症若此。当养肝肾之阴，佐滋镇息风。

当归　阿胶　石决明　沉香　白芍　熟地　麦冬　紫石英

◎ 肝肾阴亏，风痰湿热上蒙清窍，耳为苦鸣，脐为之漏。

六味丸　山栀　甘菊　石决明

◎ 头痛满蒙，右半尤甚，鼻塞涕浊，脉数弦滑，肝阳挟痰火上升无制，治当清降化痰，用风药升散，无怪其难忍矣。

二陈汤去草。

生石膏　天冬　石决　竹茹

◎ 肝胃风火挟痰痹络，颈项牵痛核起，当清肝疏风化痰。

羚羊角　甘菊　山栀　甘草　钩勾　橘红　连翘　夏枯花

◎ 脉涩右空左细，四肢麻木，形瘦不泽。心肾阴亏，肝木失涵，风阳窃动，当乙癸同源之法治。

熟地　白芍　阿胶　杞子　南枣　天冬　炙草　甘菊　归身　淮麦

◎ 营血久亏，肝阳化风挟痰，扰乱神明，陡然肿厥，去来靡定。

羚羊角　生地　白芍　麦冬　竹沥　钩勾　石决明　茯神　白薇　姜汁

◎ 脉象病情，并无进退，而终岁哓哓，心阴暗耗，阳岂能潜？今当秋冬，是宜养阴，不必炼真谈假。

熟地　麦冬　黄精　山药　鲍鱼　牡蛎　西洋参　白芍　川贝　阿胶　石决明

复

今日胸腹不饥，贝母解郁，嫌其苦寒。

照方加金柑皮。

◎ 劳伤心伤，不能生血灌溉，以致舌干腹鸣，神烦少寐。治当补养心脾，润肺滋肝。

党参　首乌　白芍　丹皮　麦冬　阿胶　枣仁　茯神

◎ 近日脉形细软，两尺微数，面肌瘦，舌起刺，心肾之火不靖，脾阳不运，肝气升逆，肺失肃降。治宜运中固下，勿拘于养阴，若杂乱无章，焉能向愈？系痛痒相关者，敢不历忱苦吉？

猪肚丸晨昏各服钱半，炒黄米汤下。

过冬至再议。

◉ 痰

◎ 脾虚生痰，木火扰胃，拟丸方。

於术　半夏　陈皮　厚朴　黄连　茯苓

为末，竹沥泛丸。

◎ 内风痰中冲扰。

羚羊角　钩勾　石决明　天麻　胆星　竹沥　姜汁

◎ 痰之为病，莫作怪治。

三子养亲汤合二陈，去草，加竹黄、杏仁。

◎ 痰之为病，变怪不测，心绪不宁，痰热扰乱。

指迷茯苓丸。

◎ 诸气膹郁，皆属于肺。浊气在上，则生䐜胀。必有痰气阻痹，上焦不得宣化，前所制，姑缓。

枇杷叶　杏仁　橘红　苏子　米仁　通草　川贝

◎ 中下阳微，痰气上泛，神惫脉微。

六君子汤加干姜、附子。

◎ 脾为生痰之源，肺为贮痰之器，肺脾日病，治当兼顾。

二陈汤去草，加於术、沙参、海浮石、霍斛、枇杷叶。

◎ 午后呛甚，痰拥，脉得滑数，是肺火上浮，以轻剂清苦降之。

川贝　知母

二诊[①]

申刻复诊，咽痒则呛甚，觉有冷气上冲，肺虽有火，痰性本寒也。

前方加苏子。

三诊

夜来痰咳少缓，寐则少安，仍从昨法，稍为损益。

桑叶　沙参　阿胶　元参　苏子　米仁　枇杷叶　甜杏仁　川贝　蒌霜　茯苓

◎ 饮食之后，舌謇言语不清，脉弦数。是水谷之气挟痰火上升，仿温胆意。

竹茹　霞天曲　陈皮　茯苓　枳壳　瓜蒌仁　苏子　枇杷叶

◎ 中下阳微阴弱，浊痰上升，呕吐涎沫，心中嘈辣，脉濡细，舌白。序届冬至，阴阳交替之时，恐其不相维系。

人参　熟地　白芍　紫石英　牡蛎　附子　茯苓　橘红　沉香汁

◎ 脉如蛇行，遍体漉漉有声，胸膺瞀闷，咳呛不爽。此必痰饮水湿，凝结经络。补之固属无益，而峻攻尤恐戕元，极难取效者。

六君子汤去参，加钩勾、米仁，姜汁竹沥泛丸。

先服控涎丹钱半，匀三日姜汤送下。

◎ 高年不惮[②]勤劳，从高坠下，跌痛左肋，难于转侧。脉有歇止，气喘咳嗽，呃忒频频，寝食皆少。是阴亏内热，肝升肺不降，最恐呃甚而致痰塞气厥。

二陈去草，入旋覆花、白芍、白薇、石决明、竹沥、姜汁。

◎ 病后神魂失藏，心中有瘀血恶痰。

白金丸钱半，开水送下。

◎ 湿邪内郁，挟痰饮蓄结于肺俞，所以背寒则咳呛，邪为酸敛，固结不解。热恋伤阴，肌肤焦灼，饮蓄于中，舌白不渴矣。此症近似劳怯，而实非怯也。断乎不可以补，若补则邪愈无出路，而成怯症矣。用葶苈大枣汤合苇茎汤、泻白散主之。

复诊

背寒灼热已解，而咳逆得松，照方加紫菀。

---

① 诊：底本脱，按上下例补。
② 惮：怕，畏惧。

按：咳呛匝月，误服酸梅，以致吐浊痰上泛如饮，背寒凛冽，呛甚灼热不休，肌瘦舌白脉数，势将成痨。古方泻热涤饮，斯为合法，若泛常立方，以及误补，不效则成痨矣。备注。

◉ 肝气

◎ 心绪不宁，气火深入小肠，不通则痛。宜宣通腑阳之郁，不可温不可攻。

此云气火深入小肠，不通则痛，当是少腹作痛。

乌药　木通　山栀　赤芍　木香　赤苓

◎ 病后邪伏不清，元气未复，反烦劳，以致肝气逆胃，不饥不便，色脉皆虚。若不进谷，何恃而不恐。

左金丸青果两枚泡汤送。

◎ 胸膺掣痛，经久不愈，必有痰浊凝阻。

三味旋覆花汤加桃仁、藕汁、枇杷叶。

◎ 胃气受寒，脘痛呕吐，脉迟而滑，老年阳衰所致。

吴萸　干姜　苏梗　茅术　陈皮　甘草

◎ 冲年气阴亏，肝气抑郁，左胁痞结疞痛[1]。法当和养肝阴，辛燥刚热，破气破血，必然弄成臌胀。

化肝煎加阿胶、生地。

◎ 血虚气滞，肝郁作胀，消补皆碍。古人治肝之病，诸药不效者，则有雪羹汤咸凉内沁之法。

雪羹汤。

◎ 积劳阳伤，气血并弱，肝邪逆胃，痰饮不降，欲进疏达，必兼扶正。

吴萸　人参　炙草　茯苓　川楝子　白芍　橘红　半夏

◎ 养阴通络，胁痛不减，当开肺气。

枇杷叶　新绛　杏仁　桔梗　旋覆花　青葱　湖藕

---

① 疞痛：绞痛。

◎ 无法了障[1]，肚肠痛也。此说甚奇，当求出处。

乌梅　木香　赤芍　木通　青皮　槟榔　丹皮　黑栀

◎ 肤痛腹胀，呕吐酸水，脉弦左小，舌绛苔白，面赤足冷，肝气贯膈入胃，肾病善胀使然。与辛苦泄降，咸凉内泌，分头而治。

左金丸、雪羹汤。

◎ 心痛彻背，背痛彻心，烦劳多饮，阳虚胸痹。

瓜蒌　薤白　桂枝

◎ 阳虚胸痹，背膊作痛，便闭，理之非易。

瓜蒌　桂枝　半夏　槟榔　薤白　川连　枳实

◎ 邪入厥阴，风木扰胃，腹中绞痛阵作，蛔上攻也，恐其闭脱。

安蛔丸。

◎ 少腹之痛偏左，上逆欲呕，中气大亏，肝郁不舒，补之恐更张，泻之转虚，姑与化之。

化肝煎

青皮　芍药　栀子　土贝母　陈皮　丹皮　泽泻

◎ 攻药伤中，肝木乘脾，元气受戕，以致形神削夺，脉空数。左胁痛引及背，缠绵日久，气营并亏，又自不能节劳，极难恢复。当和脾养肝。

於术　炙草　沙参　茯苓　白芍　阿胶　钩勾　橘叶

◎ 气郁血瘀，思虑伤脾，恼怒伤肝，木乘中土，上冲则呕，下夺则泻。法当苦辛泄木，酸甘和阴，病久正虚，必须兼益气之品。

金铃　延胡　白芍　炙草　人参

◎ 腹痛欲死，此中虚受寒也。

当归建中汤。

◎ 虚里穴痛，引及胸胁，饮食阻咽，脉芤涩，肝气抑郁，营络空虚，未老先衰，恐成膈症。

---

① 了障：了却修行路上的障碍，此处比喻去除病苦。

辛燥开气，清凉凝滞，皆与病左。

旋覆花　湖藕　阿胶　首乌　柏仁　瓦楞子壳　归须

◎ 心痛彻背，时发时止，脉细涩，中焦营虚，肝气贯膈入胃。当和营养血，柔肝利络，不可香燥克气，拟膏方。

旋覆二两　青葱一两　白芍二两　川楝一两　归身一两

新绛二两　柏仁四两　阿胶二两　延胡一两　甘草五钱

海蛤壳八两　湖藕肉八两

煎膏。

◎ 脉细数弦滑，肝气素盛，酒醴湿热化火化痰。木火横逆，则胁胀背酸；肺金不肃，则痰塞咳呛。治当化肝降肺。

化肝煎加蛤壳、麦冬。

◎ 怒则气上，思则气结。

旋覆　枇杷叶　苏子　杏仁　石决　黑栀　丹皮　麦芽

◉ 疝气

◎ 肝疝痛胀，温气苦泄不效，势属难治。

天真丸[①]钱半，开水送下。

◎ 阴络受寒，气与湿痹。

当归四逆散加川断、杜仲、狗脊，去枣。

◎ 痛在脐下，形寒怯冷，脉数舌干白。春寒袭入厥阴，深虑发厥，与仲圣方。

当归四逆散。

◉ 喘

◎ 肺有风寒，兼受秋风，喘急不已，虑其骤脱。

桂枝汤合麻杏、石膏。

◎ 怒则气喘，惊则气乱，若不归根，则神明散失。

都气丸　龙骨　牡蛎

① 天真丸：盖为元·许国祯《御药院方》中天真丸，药物组成为羊肉、肉苁蓉、当归、湿山药、天冬、黄芪、人参、白术、糯米、糯酒等。主治失血后，形体消瘦，饮食不入，手足痿弱。

绢包并煎，入沉香末。

◎ 三阴并虚，气不归根，食少事繁，孔明年纪[①]。

金水六君煎加紫沉香。

◎ 本有喘哮，更受严寒，痰如锯声，其势危急。

小青龙汤。

◉ 中风

◎ 痰浊困中，真阳欲脱，理之棘手。

白通汤加竹沥、姜汁。

◎ 阴亏，风袭阳明经络，内风窃动，而为类中之象，不是小病。治风必兼养阴化痰，前恙姑置勿论。

生地　羚羊角　钩勾　天麻　橘红　石决明　姜汁

◎ 三阴并亏，内风挟痰，旋扰不息，廉泉大开。

河间地黄丸四两，姜汁三匙，和匀，送下三钱。

◎ 廉泉穴开，寐中流涎。

於术　半夏　橘红　茯苓　石决　山栀　丹皮

◎ 痰湿本盛，卒然舌涩，痦痱始基。当戒意之。

六君去参，加天麻、竹沥、姜汁。

◎ 下焦空虚，廉泉穴开，口吐涎沫，宜都其气。

都气丸。

◎ 气血皆虚，肝阳化风内煽，恰在冬至大节，陡然昏晕神迷。右肢不用，脉细滑数，此偏中也，七日以内，谨防昏厥汗越。非指日可愈者，不敢泛视。

二陈去草，入於术、石决明、远志、竹沥、姜汁。

◉ 痿躄

◎ 脾肾两亏，筋骨痿弱。

---

① 孔明年纪：指患者大概为53岁。诸葛亮（181—234年），字孔明，53岁病逝。

健步虎潜丸盐汤下。

◎ 湿热痹络，筋骨不束，机关不利，治在足太阴阳明。

生於术　米仁　石膏　山药　赤苓　萆薢　桑枝

◎ 病入经络，药难奏效，若性急则更医调治。

生地　归身　桑枝　桂枝　蚕沙　黄芪　鳖甲　牛膝　秦艽　杜仲

◎ 牙龈不肿而痛，脉数左细右大，阳明有余，少阴不足，右股痹痛，亦属阳明络热。恐非寒也。

玉女煎。

◎ 阴亏肾热，渐成骨痿，而又中焦虚寒，病殊两岐，当分头而治之。

二陈去草，入於术、生姜、米仁。

大补阴丸每三钱，早上淡盐汤送下。

◎ 脉细数，此阴亏肾热症也。又误投刚燥，形瘦肉消。古云：入火无物不消，渐渐骨痿不起于床矣，奈何，奈何？急进咸苦滋泄，犹恐鞭长莫及。

大补阴丸。

◎ 病在左臂，昼轻夜重，脉滑疾，自必气虚血亏，风痰袭络，法宜补气养血，息风化痰，兼通营络。拟膏方。

桂枝　阿胶　虎胫骨　黄芪　桑枝　於术　羚羊角　钩勾　旋覆花

归身　川贝　橘红　生地　茯苓　新绛屑　姜汁　防风　竹沥

◎ 肝主筋，肾主骨。肝肾亏，则筋骨痿弱。

熟地　山药　牛膝　黄芪　杜仲　归身　蒺藜　萸肉　杞子

◎ 漏肩风，乃积劳阳伤，气血交衰所致。

桂枝　鳖甲　归身　甘杞子　桑枝鸭血拌炒　黄芪　威灵仙　秦艽　五加皮　茅根

◎ 阴亏胃热，肌肤作痛，清之补之。

人参　麦冬　花粉　茯苓　生地　川斛　橘白　甘草

◎ 痛无定处，气络先痹，营络继痹，三载之病，急切难愈。

白麻骨　茜根炭　瓦楞壳　紫菀头　大豆卷　生丝吐　蒺藜　湖藕肉

◎ 阳微之体，痰饮湿热，痹着经络。

二陈去草，加於术、米仁、萆薢、防己、川柏。

◎ 风湿与热相抟阳明络中，为之行痹。认真服药，服[①]避风忌口，匝月方愈。

桂枝白虎加牛膝、桑枝。

◉ 黄疸

◎ 阳微之体，湿热困中，发黄晦暗，恐变黑疸。

茵陈五苓散加附子。

◉ 郁病

◎ 气郁血热，肝脏偏胜，与之和养，使各得其平。

生地　丹皮　柴胡　黑栀　白芍　川芎

◎ 忧郁伤肺，从革从辛也。

白芍　甘草　茯苓　生地　天冬　牡蛎

◉ 虚劳

◎ 十九年矣，犹有童疾，天癸不至，痧劳[②]成矣。药所难治，且以饮食消息之。

三鲜粥。

按：不能治。

◎ 当知夕阳在山，何必再来问治？

八仙长寿丸。

按：去生已远。

◎ 阴亏肾热，筋骨凸起，损症之见也。急急保重，庶或可救。

大补阴丸。

◎ 阴阳气血皆虚，如之何其撑持？

十全大补丸每服四钱　枣四枚　龙眼肉九枚

---

① 服：疑衍，当删。

② 痧劳：麻疹或疫喉痧后之余邪，久延不清，肺部益弱，喘嗽痰多，内热声哑，则渐成劳证。

煎汤下。

◎ 气血并弱，四岁之下当乳，必然阴干阳尽，成其怯症[①]矣。

女科八珍丸，米汤送下。

◎ 秋初失血，吐之甚狂，癸水自此不至，逢节必发，细数之脉，咳呛形凛骨蒸，已成劳损矣。犹是乳子，何不惜身命若此？

沙参 归身 阿胶 蛤壳 百合 生地 白芍 麦冬 川贝 地骨皮

◎ 久病缠绵反复，形神色脉皆虚，当此一阳将萌，更何恃而不恐？不敢用药，勉拟饮食调养，以冀扶延。

建莲 怀药 茯苓 米仁 砂仁少许 仓米

焙香磨粉，黑糖拌，不拘时食。

◎ 损怯而至音哑喉痹，骨瘦如豺[②]，色脉皆脱，已是末传。非草木不能疗者。

猪肤汤。

◎ 鼻塞薰莸[③]不闻，是冲年自不保真，上实下虚，当与补之，不可开肺者。

六味地黄汤加百合。

◎ 忧思伤肺，怒恼伤肝，阴竭阳亢，以致损怯。拟钱仲阳法。

补肺阿胶散加败叫子、蛤壳、百合。

◎ 积劳阳伤之体，深秋痰嗽失血，淹缠百日，脉形皆衰，理之非易。

人参 黄芪 归身 甘草 麦冬 阿胶 生姜 大枣

◉ 咳嗽肺痈

◎ 咳而欲呕，其病在胃。

竹茹 杏仁 贝母 茯苓 金斛 米仁 麦冬

◎ 深秋风燥伤肺，咳呛痰血，误食猪肺，敛邪牢固，弄成怯症。好事者为之也。

苇茎汤加川贝、藕汁。

---

① 怯症：血气衰退、心内常恐怯不安的一种病。俗称“虚劳病”。

② 骨瘦如豺：同“骨瘦如柴”。宋·陆佃《埤雅·释兽》：“瘦如豺。豺，柴也。豺体瘦，故谓之豺。”

③ 薰莸：香草和臭草，此处指本案患者香臭不辨。

◎ 风伤皮毛，热伤血脉，咳吐痰血气腥，恐成肺痈。

苇茎汤加地骨皮、藕汁、川贝、知母。

◎ 脉滑舌白，因痰而咳。

二陈加白术、干姜、藕汁。

◎ 咳呛夜甚，嗽而欲呕，咳则气喘，脉细数。肾阴下亏，肝火上逆，肺不肃降，必须养肝摄肾，和胃化痰，断不可开泄上焦矣。

党参　麦冬　阿胶　竹茹　熟地　蛤壳　川贝　茯苓

◎ 金实则嗄[1]，金破则嗄。肺病难治。

白麻骨　通草　冬瓜子　杏仁　嫩竹衣　蛤壳　薏苡仁　纹银

◉ 吐血衄血

◎ 劳役奔走，震伤阳络，咯血匝月，近因秋燥上干，咳呛咯痰。仿喻西昌法。

清燥救肺汤。

◎ 阳络伤血从上溢，阴络伤血从下渗，上下失血，阴分大亏。

大补阴丸方，加西洋参、阿胶、血余、藕节。

◎ 腹痛痢下，重于隆冬，温邪入络，咳吐痰血。

淡芩　桔梗　橘白　川贝母　米仁　茯苓　生西瓜子壳

◎ 失血咳呛，屡发不已，脉细涩，心肾之阴已竭，急宜平补，偏寒偏热，均未得其病之旨。

党参　熟地　百合　茯苓　归身　甘草　麦冬　黄芪

◎ 驰骑习武，百脉震动，动则络热为病。血沸出口，纳食起居无异平日，非虚损也。凡气为血帅，气顺血自循经，不必用沉降重药。

枇杷叶　苏子　苡仁　金石斛　桃仁　降香末

◎ 春初咯血，较之冬半倍多，脉数左空弦，舌红颧赤。肝肾阴亏，孤阳上冒，最恐暴脱，拟乙癸同源法。

---

① 嗄（shà，音厦）：嗓音嘶哑。

熟地　龟板　知母　阿胶　白芍　猪脊髓　童便

又诊

前方加牡蛎。

◎ 肝阳失血。

黑栀　生地　茜根　墨汁　丹皮　阿胶　藕汁　童便

◎ 病后失血，咳呛痰血，脉数右空，肺已损伤，势难治也。

补肺阿胶汤。

◎ 秋燥伤肺，木反侮金，咳呛失血，气逆不得卧，是宜清降，且勿滋补。

苇茎汤加桑皮、地骨皮、枇杷叶、通草。

◎ 络伤失血，不可乱药。

炙黑甘草二钱，井河水各一碗，煎。

◉ 肿胀

◎ 足肿腹胀，筋见脐窍，舌白脉沉细。此虚臌，急切难治。

附子理中汤。

◎ 风邪壅肺，水湿困脾，以致咳嗽面浮，统体肿胀。症名“风水”，若加喘逆，便难图治。

炙麻黄六分　杏仁四钱　石膏三钱　炙草四分

◎ 内伤饮食，外感风寒，单腹胀最恐骤变。

柴胡　葛根　莪术　黄连　麻黄　山棱　半夏　神曲

◎ 脾肾阳虚，水湿浸渍，浮肿下甚，神倦脉微。最易虚脱。

真武丸。

◎ 风水皮水，音哑短气，治在上焦。

桑皮　牛蒡　杏仁　带皮苓　蝉衣　通草　米仁　稻根须

◎ 一身悉肿，下焦尤甚，咳呛喘急，便溏不爽，肺风脾湿。症属棘手，勉拟两开太阴太阳。

五苓五皮合剂。

◎ 脐凸腹胀偏左，脉数舌绛，肝气抑郁所致，不易速效者。

化肝煎加柴胡、香附。

◎ 湿浊困中，肝气作胀。

茅术　青皮　栝蒌　枳壳　厚朴　槟榔　薤白　麦芽

◎ 茎衄甫止，遍体肤肿，脉细涩数，血化为水，邪热走入空窍也。

茯苓　米仁　稻根须　通草　黑豆　桑皮　红枣

◎ 疟用截止，邪陷中焦，更以荡涤，中伤变臌。邪无出路，正在消亡，理之极难。勉与四逆散，阳邪陷入阴经之例也。

柴胡　白芍　枳壳　甘草

◎ 泻后肿胀从下起，脉濡细，舌白，中下阳微，恐其悠悠忽忽而脱。

白附　桂枝　姜皮　椒目　附子　川朴　茯苓　牛膝

◎ 脉细，左弦右涩，腹大囊肿，筋青脐突，此因郁怒肝伤，思虑脾伤所致。木来克土，血不归经，致成臌胀。苦寒温热皆与病左，且拟薛氏法以消息之。

加味归脾汤。

◉ 噎膈

◎ 阳虚气痹，厉其噎膈。

旋覆代赭汤加杷叶、荜澄茄。

◎ 气血痰火阻结，上关下膈，理之棘手。

旋覆花　半夏　制军　桃仁　干姜　紫菀　橘红　降香　柏仁

◎ 嗜酒中气自虚，痰湿痹阻贲门而成膈症。理之非易者。

二陈去草，入旋覆花、鸡距子、枇杷叶、杏仁、姜汁、竹沥。

◎ 高年酒醴[①]湿热，与痰气阻隔，得进稀粥，方可苟延。

黄牛乳　杷露　竹沥　地栗汁　薤白汁　藕汁　姜汁

隔汤煎滚服。

---

① 酒醴（lǐ，音礼）：酒和醴。亦泛指各种酒。醴，甜酒。

◎ 血膈已成，药难奏效。

杷叶　桃仁　川楝　延胡　红蓝花　湖藕　降香汁

◎ 上关下格，胃中泛逆，急切难治。

荜茇三个　半夏　黄牛乳

◎ 气郁血热，肝胆之气充斥阳明，噎者膈之始基也。

温胆去半，加白芍、黄连。

◉ 痞噫嗳

◎ 脐腹起痞有形，略偏于左，脉细数左弦右软，舌苔干质红，高年气血两衰，思虑伤脾，郁怒伤肝，不外中虚气痞之症。理之谅非易也。

於术　黄连　白芍　沉香　炙草　肉桂　牡蛎　茯苓

◎ 怒则气上，惊则气乱。

旋覆代赭汤。

◉ 不食不寐

◎ 此肾开胃闭，若培中则胃愈窒，当从下补。

熟地　菟丝　陈皮　紫石　萸肉　茯苓　沉香汁

◎ 心肾不交，阴液亏损，咽痛口干，寤寐不安，姑与摄纳填阴一法。

生地四钱　归身一钱半　龙骨一钱　远志五分　麦冬一钱半

白芍一钱半　牡蛎七钱　茯神三钱　阿胶蛤粉炒，一钱半

◎ 阳跷脉满，令人不寐。

黄连温胆汤。

◎ 胆热不眠，虚烦自汗。

温胆加枣仁。

◉ 癃闭

◎ 气陷小便不通。

补中益气汤。

外用大蒜梗洗净。

又

六味汤加益智、黄柏。

◎ 心主无为而治，小肠代心行事，有所郁而气痹，治当宣通腑阳。

乌药　木香　赤芍　木通　赤苓　赤小豆

◎ 病逾百日，身热去来靡定，脉数舌绛，小便数欠。此属童年阴亏，湿热癃闭州都所致。气化失司，法当养阴利湿，使其热从小便而去。

猪苓汤。

◉ 遗泄

◎ 热则精却，神志失守。

六味去苓，加茯神、龙骨、枣仁、远志。

◉ 泄泻

◎ 脾肾两虚，湿困中焦。

异功散去参，加干姜、木香、山药、菟丝子。

◎ 形寒身热一载有余，便溏，脉细涩，表里皆亏，气虚下陷。拟东垣法。

补中益气汤。

◎ 脾虚肝盛，腹痛泄泻，遍身作肿。

逍遥散加香附、钩勾。

◎ 上咳下泻，形神削夺，脉细舌白。脾虚寒，治在中焦。

於术　茯苓　白芍　陈皮　煨姜　黑枣

◉ 便血

◎ 嗜酒中气自虚，操劳过度，心脾阴伤，忽怒抑郁，肝阴亦伤，肝不藏血，脾不统血，血不归经，渗而为瘀，今留血上下皆溢，而络空瘀痹，脘背两胁少腹连及腰膂，走注疼痛，右脉芤涩，左寸空豁，面部痿黄，肌肤失泽，气营并病，有虚有实，理之非易。必须静养怡悦，多方调治，若躁急心热，药难奏效。姑拟议益气养血，和营通络法。

人参　阿胶　归须　旋覆　湖藕　白芍　柏仁　橘红　新绛

◎ 大便连行，粪黑居多，仍是瘀也。满肠皆痛，遍体浮黄，少食无寐，六脉空豁，二气交虚，精神失守，怕其悠悠忽忽而脱。急急补养平调，犹恐鞭长莫及。

人参　於术　茯神　升麻醋炒　熟地　白术　炙草　枣仁　木香　阿胶

按：两方[①]甚妥，不愧名手。

◉ 淋[②]浊尿血

◎ 湿火未清，且勿止涩。

茯苓　丹皮　生地　黄柏　泽泻　山栀　草梢

◎ 酒色过度，阴络大伤，瘀浊凝阻，愈药愈乱，无从下手。姑与扁鹊方先解药毒。

三豆汤　甘草节

◎ 血淋半载，阴络大伤，若再通利，弄成损症。

生地　阿胶　洋参　血余炭　藕节炭　龟板　麦冬　草梢　白棉纸炭

◎ 湿热败精阻窍，小水不通。

威喜丸一两，匀三日嚼碎，牛膝一钱半，煎汤下。

◎ 白浊患于文墨之人，是必心虚所致。景岳歌云：浊病皆由心气虚，不宜空作肝肾医。四君子汤加远志，两服之间效更奇。古人岂欺我哉？世俗养阴通瘀利湿，皆通套治法，与病无益。

四君子汤加远志。

◎ 肝肾阴亏，湿热下着。

萆薢　黄芪　茯苓　女贞　川柏　莲须　泽泻　草梢

◎ 夏暑秋风伤肺，移热大肠，溏泄便血，湿阻州都，则为茎痛，宜清热导湿。舌光脉数，阴液大亏，当兼顾之。

猪苓汤。

◎ 阴络受伤，血出溺道，已棘手矣。云何勿碍？

生地五钱　藕节一两　川柏一钱　升麻炭三分　琥珀五分、灯心一分同研

阿胶一钱半　血余一钱半　草梢五分　旧笔头三个

◉ 虫

◎ 阴虚之体，湿热蒸于肠胃，则寸白虫生，不易速愈。

黄连　枳实　川楝　茯苓　干姜　槟榔　神曲　泽泻

---

① 两方：针对便血两案而言。

② 淋：据底本目录补。

按：猪肉与水果同食则生寸白虫。

◎ 膈肠不便，上为口糜，下为滞下，肉生蛲虫，劳心悒郁[①]所致。

胡连　木通　苦楝根皮　赤芍　槟榔　鹤虱

雌鸡淡清汤先饮，少顷热后服药。

◉ 调经崩漏

◎ 气瘕干血。

四物汤加香附、丹参、山楂、麦芽。

按：难治。

◎ 阴虚肝热，经至不止。

生地　女贞　茯苓　龟板　陈皮　白芍　丹皮　归身　黑栀

◎ 病在八脉，急切难治。

砂仁炒熟地　茴香炒归身　鹿角霜　杞子　桂酒炒白芍　上沉香磨冲　紫石英　龟甲

◎ 年届七二，癸水应绝而反来，来日苦多，去日苦少，脉细数，语言窒塞，肝肾本亏，心脾复伤，气不摄血，拟黑归脾法，然非旦夕可愈。

黑归脾汤。

◎ 春产徂[②]腊，月事不来，脐下癥瘕隐隐作痛，吞酸谷少，脉数而虚，此属肝气抑郁，血不流行所致。今且和其肝胃，缓其腹痛，然后再消痞气。

白芍　归身　牡蛎　茯苓　丹皮　陈皮　川楝　麦芽

又诊

用温胆汤。

◎ 心脾极虚，八脉损伤，崩漏不已，再恐虚波。

黑归脾加龟甲、紫石英。

◎ 心脾阴虚，彻夜无寐，便溏食少，肺火闪烁，嘈杂恶心自汗。

黑归脾用党参，加川连。

---

① 悒郁：忧郁，抑郁，多指某人心情不愉快。
② 徂（cú，音卒）：至，到。

◎ 气不摄血，腹痛下坠，崩漏不已，其势棘手。

熟地　炙草　於术　木香　牛角腮　升麻醋炒　归身　黄芪　茯苓　党参　新丝绵

◎ 经事垂绝之年，忽然崩中，奇经受伤，若不急补，则恐其脱。

人参　归身　阿胶　牡蛎　紫石英　熟地　白芍　女贞　龙骨　贡淡菜

◎ 阳维为病苦寒热，阴维为病苦心痛。

熟地　归身　鹿角霜　沙苑　杞子　龟甲

用杜仲、羊腰子煎汤代水。

◉ 产后

◎ 产后营虚，其不归根。

熟地　炙草　五味　石英　茯苓　归身　麦冬　山药　沉香

◎ 产后腹痛，癸水愆期，形神削夺，脉微细软。气营大虚，非补不可。从未服参，反为不对，是何言欤？

黑归脾汤。

◎ 产后营虚，肝不疏泄，面浮足肿，少腹痞硬，天癸愆期，脉微细涩，急当温补气血，以调达肝气。

逍遥加姜炭、丹参、香附。

城南案终卷

高丙叔及门人曹存心医书三种

养心庐医案（附：诊余笔记）

曹仁伯存方

曹仁伯医案

校记

高丙叔，名廷燮，常熟淼泉人。根据《诊余笔记》记载，其大约生于康熙四十九年(1710年)，殁于乾隆三十七年(1772年)之后。高氏一生诊务繁忙，未遑著述，仅有《养心庐医案》存世。书中除高氏医案外，尚有清代名医曹仁伯医案(原书中注明“带红圈者为曹仁伯医案”)，根据常熟医史文献学家戴祖铭考证及《诊余笔记》中记载，推断曹仁伯乃高丙叔门人。

曹存心(1768—1833年)，字仁伯，号乐山，清代常熟福山人，父振业，业医。仁伯幼承庭训，又师事同里许廷诰之父，弱冠再从学于苏州薛性天(名承基，字公望，名医薛生白族孙)之门。因家贫，惟时衣履朴陋，囊橐空虚，见者多愿笑。独先生具人伦鉴，一见赏识，语人曰：“曹生非终窭人[①]也，异日光吾道者必曹生!”荫护之，曹感奋，广览医籍，勤研苦学，积十年，尽得师传。悬壶后，先寓郡城(苏州)窦妃园，后卜居长春巷。为人治病处方，一丝不苟，辄奏奇效，求诊者日以百计，医名大振，被誉为叶天士、薛生白后第一人。门人云集以百数计。道光七年(1827年)，琉球遣使吕凤仪来华，道经吴郡，告留一日，谒见先生，执弟子礼甚恭，请业请益，以“百问”求审。又五年，吕凤仪将历年所遇疑难病症贻书进质，先生为之逐条剖析，此即《琉球百问》《琉球问答奇病论》，现有咸丰九年(1859年)刊本。道光十年(1830年)，为林则徐治愈头晕失眠之疾。亲自炼制戒烟丸，劝民戒鸦片毒。林则徐曾向曹求教戒烟方，并赞曰：“先生乃救世之菩心也。”子文澜，字一如，承家学，亦精于医。文澜子荣第，字博泉；恩溥，字玉年，皆世其业。

曹氏著作种类丰富，有《继志堂医案》二卷，收入《柳选四家医案》；《曹仁伯医案论》，收入《秘本医学丛书》第四册；《过庭录存》《延陵弟子纪略》各一卷，收入《秘本医学丛书》第五册；《曹仁伯医案》一卷二十八门，收入《吴中珍本医籍四种》；《增订医方歌诀》一卷，收入《王旭高医书六种》；黄寿南抄《曹仁伯遗方》，又《叶天士何元长曹仁伯医案》有曹案七十则，一注，四论，共一百零二方，收入《中医古籍珍稀抄本精选》第十八册；《吴门曹氏医案》五卷，门人宝山姜秋农述，潘道根抄。

《养心庐医案》(附：诊余笔记)

《养心庐医案》为师徒二人医案合集，另外尚有常熟名医王天如整理的《高丙叔医案附诊余笔记》。其医案分上下两卷，上卷分中风、温邪、伏邪、霍乱、疟疾、痢疾泄泻、咳嗽、哮喘、肺痈、失血、积聚、诸痛、臌胀、水湿十四门，下卷分虚劳、痫厥、喉症、噎膈、痹证、遗精淋浊、妇人、产后、杂症、外疡十门。《诊余笔记》即附在其医案之后。

本次整理以常熟名医褚玄仁所藏《养心庐医案》及戴祖铭所藏《诊余笔记》为底本。因原书篇幅及便于阅读考虑，现将褚氏藏本及戴氏藏本合为一册，重新命名为《养心庐医案(附：诊

---

① 窭人：穷苦人。

余笔记)》。底本医案无病名，现根据医案内容增加病名。底本无目录，且高氏医案与曹氏医案在原本中相互混杂，难以参阅学习，为方便阅读，根据底本内容重新编目，析为高丙叔医案和曹仁伯医案。

《曹仁伯存方》

《曹仁伯存方》一卷，福山曹仁伯撰，为常熟老药工陶启涵先生旧藏。今以其藏本为底本，《柳选四家医案》中所收《继志堂医案》、《吴中珍本医籍四种》中所收《曹仁伯医案》，以及《清代吴中珍本医案丛刊》第五辑所收《吴门曹氏医案》为校本。底本中部分患者信息遗失，现稍作补充并出注释。底本无目录，为方便阅读，根据底本内容重新编目。

《曹仁伯医案》

《曹仁伯医案》一卷，福山曹仁伯撰，为常熟名医褚玄仁先生旧藏。今以《曹仁伯医案》(以下简称“褚本”)为底本，《柳选四家医案》中所收《继志堂医案》、《吴中珍本医籍四种》中所收《曹仁伯医案》，以及《清代吴中珍本医案丛刊》第五辑所收《吴门曹氏医案》为校本。底本中部分患者信息遗失，现稍作补充并出注释。底本无目录，为方便阅读，根据底本内容重新编目。

养心庐医案（附：诊余笔记）

原著　清·高丙叔　曹仁伯

点校　顾珂溢　薛昊

高内叔医案

◉ 风温

◎ **赵**思泾

风温自皮毛而入于肺，肺传之胃，咳嗽失音，肺受邪侵，是以妨纳欲吐，胃亦受邪，两经肃降无权，日久因循，即外感损症之根，勿以小恙忽藐。

紫菀　杏仁　桔梗　前胡　黄芩　通草　枳壳　桑皮　象贝　款冬

◎ **许**许巷

风温症未及一候，面赤斑斑，头颤胀大，音声不彻，脉洪数抟。凡风性从阳，火性炎上，阳火不从汗泄，上结三阳之界，致头大如斗。此即阳毒，大毒之一类也。

香犀角　雄黄　牛蒡子　生鳖甲　玄参　小川连　大贝　净马勃　金银花

◎ **陈**六村

风温痹于肺胃，肺宜清，胃宜降，咳嗽气粗，面赤身热，漾漾恶心。肺胃之清降失常，脉小兀数，神识时蒙，时多呓语。此系嗜酒中虚，湿热蒙扰，里邪欲陷，外湿犹阻，气分不宣，郁而为火。病未过半，危机逼迫，可虑之际也。

肥玉竹　瓜蒌皮　豆豉　净连翘　淡黄芩　青木香　广郁金　杏仁　甜葶苈　粉前胡

◎ **戴**艾宕泾

风温发痧，现而忽隐，咽痛郁咳，脉数无汗。邪痹气阻，肺胃同病也，开泄彻邪，先须得汗。

西麻黄　大杏仁　净蝉衣　粉桔梗　嫩白薇　净连翘　粉通草　白前胡　生石膏

◎ **刘**古里村

风温挟湿，汗多身热，疹点不透，脉大且数，五六日来叵测之际，容勿藐视。

粉葛根　净连翘　净蝉衣　炒香豉　赤茯苓　广郁金　江枳壳　小白薇　淡黄芩　黑山栀

◎ **周**沿庄泾

病甫三日，陡然不语神蒙，两目上视，两手震握。明系风温挟痰蒙闭膻中，波及厥阴，外风引动痉厥，并至危迫之症也。

涤痰汤　细柴胡　西赤芍　羚羊角　赤茯神　石菖蒲　连翘心　石决明　湖丹皮　双钩钩

◎ **邵**荷花湙

痧疹之发，从肺胃而始，咳嗽喑哑，潮热自汗，邪在肺与胃也。开泄清邪，从手太阴足阳明治。

羚羊角　鲜沙参　桑皮　大杏仁　净蝉衣　凤凰衣　粉通草　桔梗　小白薇　芦根肉

◎ **夏**古里村

风温挟湿，脘痞胁痛，汗多热壮，苔浊中黄，脉弦数大。由阳明逼近厥少两阴，若见昏喘便是。

牛蒡子　桑皮　大杏仁　粉桔梗　净连翘　淡中白[①]　黄芩　玄参心　小白薇　金果榄

◎ **张**塘角

风温疹于肺胃，脉数舌白，寒热咳嗽。症经旬外，髫龄薄质，能无寒厥之险。

细白薇　丹皮　连翘　冬桑叶　象贝　黑山栀　知母　青蒿　鲜竹茹　勾勾

又

热势不随汗解，咳嗽甚则恶心，脉形弦数，疹现红白。肺胃风温欲达犹恋，但纯阳弱质，何堪磨耐，防寒厥。

冬桑叶　枇杷叶　象贝　淡芩　连翘　苏子　鲜沙参　青蒿　杏仁　勾勾

◎ **彭**樱泾

风温身热，咳嗽喉痛，舌白口渴，头疼胸痞，恶心，脉形弦数。防发痧。

葛根　牛蒡　荆芥　桑皮　通草　连翘　焦栀　淡豉　杏仁　薄荷

◎ **郑**珍门泾

右胁隐痛，呼吸不利，脉数微弦，舌白口渴。风温入络所致。

江枳壳　片姜黄　白蒺藜　霜桑叶　焦山栀　湖丹皮　丝瓜络

◎ **殷**先生桥

风温身热，胁痛，舌绛苔白，头疼心悸，膝髌中酸疼，无汗骨痛，频频恶心，脉郁弦数。阴虚营络受邪，新寒郁遏使然。防重。

白蒺藜　焦栀　豆卷　荆芥　连翘　白薇　姜黄　枳壳　晚蚕沙　桑枝　桔梗　薄荷

◉ 风痧

◎ **奚**舟行桥

适束新风，痧发隐现，时发时痒，色白成片。此气邪偏胜于营也，拟玉屏风法。

青防风　西绵芪　白术　白蒺藜　大豆卷　黑山栀　西赤芍　枳壳　白鲜皮

◎ **姜**虹桥

寒热痧点，招风则隐，隐则邪无出路，热势愈炽，烦渴恶心，气粗脉数。所谓顺则从，逆则危也。

大贝母　淡黄芩　大杏仁　葛根解肌汤

◎ **龚**天主堂

痧点密布，里邪偏感，咳嗽恶心，甚则吐蛔，舌绛苔黄，脘腹阵痛。伏温挟滞，化火成毒，理之棘手。

小川连　淡黄芩　生石膏　鸡内金　大贝　鲜沙参　瓜蒌仁　粉通草　竹叶

---

① 淡中白：即人中白。

◉ 暑湿

◎ 韩

寒热如疟，舌上之胎中糙，边白，头额胀重，肢体酸软，口苦恶心，脉形弦细。暑邪被风所遏，邪在三焦，偏于少阳阳明之界。

三物香薷饮　小柴胡汤去姜枣

◉ 伏温

◎ 吴梅里

伏温邪犯肺经，肺主气，主皮毛，始而咳嗽形寒，当属肺经主病，久之气病入营，咳而见血，形疲肉削，内热肤燥，神思恍惚，时多烦恼，阴被热伤，正受邪耗，心阳郁发，肝火偏旺。不内外因之体，而患情感两伤之症，双斧伐木，难望其悠久耳。

四阴煎　羚羊角　生蛤壳　川贝母　郁金　小白薇　青蒿露　枇杷叶露

◉ 咳嗽

◎ 顾常熟

远年咳嗽，诸药备尽，咳嗽依然，竟守勿药。今喘咳痰涌，卧虽着枕，舌苔冷白，脉细沉微。肾气不纳，肺饮上溢，重阴否寒之象，且以运阳开纳。

三子养亲汤　推气散　制半夏　紫石英　上沉香

◎ 李梅里

咳嗽络伤，胸胁引痛，风温痹肺，宜解辛凉。

桑白皮　杏仁　象贝　白薇　枳壳　茯苓　丝瓜络　炙草　茜草炭　茅根　枇杷叶

◎ 章王六泾

温邪痹肺，咳嗽络伤，脉数声嘶，防成幼损。

桑叶　枇杷叶　通草　象贝　侧柏炭　丝瓜络　杏仁　淡苓　白薇　茅根肉

◎ 朱苏州

络伤后干咳无痰，脉右数左关独弦，知肝火偏旺，上侮肺金，《内经》所谓亢则害也。时值秋初，肺金主令，生水制木，应在此时。

四阴煎　川贝母　款冬花　生蛤壳

◎ 戴艾宕泾

秋气始分，金风自燥，肺受之则咳，咳甚络亦受伤。拟肃手太阴法。

霜桑叶　枇杷叶　鲜沙参　地骨皮　侧柏炭　丝瓜络　金沸草　大杏仁　冬瓜子　茅根肉

◎ 冷东门

咳经三月，咽痛声嘶，肺虚火旺，喉痹真成，深恐天气不通。

桑皮　杏仁　通草　象贝　大力　生甘草　阿胶　桔梗

◎ 云大汾桥

冒雨后寒邪先伤肺胃，卫郁而成热，络亦受伤，咳嗽痰红，背寒心热，气粗腰楚，脉弦苔白。侮损之渐也，毋忽。

鲜生地　侧柏炭　荆芥　细白薇　杜苏子　川贝母　大杏仁　苡仁　款冬花　粉前胡

◎ **陈**朱桥

风邪痹肺，咳嗽声嘶，脉弦舌白，治以辛开。

金沸草散　江枳壳　象贝　杏仁　通草

◉ 哮喘

◎ **董**庙前

上喘属肺，下喘属肾，子母病也，虚实既殊，治法迥异。望得色夭不泽，闻得吸短呼长，问得肢寒冷汗，切得脉细而伏。四诊之下，无一而非虚象也，虚则补之，然螳臂当车，恐难胜任。

大熟地　粉归身　炙甘草　坎炁　文蛤　紫石英　左牡蛎　上沉香　青铅

◎ **孙**湖田

上喘属肺，肺为清肃之脏，不耐邪侵，盖风邪自皮毛而入，先伤华盖，挟肺经所贮之痰，呀呷有声，哮症作焉。

指迷茯苓丸　三子养亲汤　白茯苓　青防风

◎ **郑**周行桥

上喘属肺，肺俞伏痰，招风则发，咳逆痰鸣，一名曰吼，亦谓哮。拟指迷合飞霞法。

指迷茯苓丸　三子养亲汤　橘红　大杏仁

◉ 肺痈

◎ **陶**六村

病中咳嗽，病后则益甚，痰秽带红，木气时升，肺痈未成，肺阴已损，挟肝经之火上犯乎肺，肺胃肃降无权，定非佳象。

生脉散　旋覆花　川贝　浮石　蒌皮　生蛤壳　代赭石　大杏仁　宋半[①]

◎ **张**王市

咳吐秽痰红色，胸中隐痛，脉右数实，肺欲成痈也。虽属始萌，久则不治。

石苇茎　大杏仁　冬瓜子　丝瓜络　生苡仁　川贝母　飞滑石　枇杷叶露

◉ 类中

◎ **浦**福山

类中偏右，于法为逆，口㖞流涎，舌强语糊，脉小右滑，面皖带青。阳分比阴分更亏，内风较外风尤甚，而湿痰浊火流入经络，非小可之症也。

温胆汤　全蝎梢　制首乌　稆豆衣　青防风　竹沥　姜汁

另服地黄饮子丸。

---

① 宋半：即宋半夏简写。“宋半”“宋夏”皆有出现。

◎ **王**横泾

风痰卒中经隧，热甫两日，脉左浮大，寸关欲闭，两手抽搦，节届霜降，其来速而变不测。

荆芥穗　青防风　牛蒡子　制僵蚕　净连翘　大贝母　大豆卷　白蒺藜　黑山栀

◉ 头痛

◎ **龚**天主堂

旁午睡起，骤尔头痛，痛势渐加，呕吐痰沫，从此口强语糊，手足抽搦。风痰并气直中心包，脉症两恐不及。

万氏牛黄丸，钩藤汤化服。

◉ 胸痹

◎ **黄**上塘

左乳下穴名虚里，刺痛不得转侧，乃虚气滞于肝。先拟肝着法加味。

旋覆花　青葱管　新绛　当归须　广橘络　九香虫　柏子仁　炙甘草

◎ **丁**古里村

胸中为阳之位，胸次痛，甚则彻背，脉弦苔白，此阳气抑而痰乃滞也。宗仲景胸痹例治之。

瓜蒌薤白半夏白酒汤　二陈汤　软紫菀

◉ 臌胀

◎ **何**何浜

四肢属脾，腹胀而至脐凸，脾阳郁遏，中土有告败之象，脉形濡小，舌苔满白，大便微溏，小有寒热。臌病将成，理之棘手。

治中汤　制川朴　陈香橼　大腹皮　藿梗　青蒿梗　五加皮

◎ **方**梅里

风邪亲上，湿邪亲下，风湿两伤，上下头维四末皆肿，脉小沉弦，小溲不利。气痹阳伏，脾元受困，非小可之恙。

五皮饮　白术炭　汉防己　青防风　川朴　泽泻

◉ 惊悸

◎ **张**谢桥

惊气入心，着水受寒，而外受重伤，外寒并之于里，里邪从隙而出，徒然寒热，遍体酸疼，脉浮弦，苔满白。症情属险，叵测堪虞。

桂枝汤　香苏饮　制川朴　杏仁　法半　秦艽

◉ 癫痫

◎ **周**沿庄泾

湿生痰，痰生热，热生风，偶有所触，则湿痰上蒙清窍，挟肝经之风火发为痫厥，厥则气上不下，治节失专，于是乎为之震动，目为之上视，脉为之伏，神为之蒙，窍遂塞窒，恐发愈勤而势愈剧。

涤痰汤　石决明　羚羊角　石菖蒲　广郁金

◎ 顾太仓

心脾营血久亏，肝胆湿火内扰，心忡忡然，常有不宁之态，遇事善忘，所思缭乱，寤多寐少，舌苔中剥，加以红点虑发，肢体时震。外风内侵，内风暗起，癫厥之根，不可不慎。

归脾汤酌用　穞豆衣　女贞子　夜交藤　天王补心丹

◎ 叶大船桥

无痰不作痫，骤尔仆倒，神迷手震，醒则霍然无恙。此阴亏木旺，兼之痰火上凌，发作有时，最宜谨慎。

涤痰汤　大生地　粉归身　东白芍　广橘络　西洋参　酸枣仁

◉ 痞满

◎ 顾庙前

腹中有形，痛升无质，脉弦舌白，妨纳欲吐，肝经气病也。土受木恋，中阳懒运，病关情志，难奏微功。

高良姜　制香附　青皮　川楝子　江枳壳　东白芍　九香虫　醋半　乌梅肉　西砂仁

◉ 吐泻

◎ 吴常熟

脘腹属胃，大腹属脾，少腹属肝，胃主容纳，而脾主运化，阴土阳土，升降失常，不独脾胃久病，肝木必顺恋乎中土也。问得食则吐酸，大腹块垒，脐下气升，上中下三部皆病，其不外乎中土久虚，肝木肆横，恋脾则泻，贼胃则吐，欲得脾胃安和，先理下焦气分，主骄客强[①]之治，古人先后要法。

逍遥散　九香虫　车前子　陈香橼　鸡内金　霞天曲

◉ 翻胃[②]

◎ 梅吴市

入食即吐，吐已乃安，症属翻胃，痰凝气滞使然，非朝夕所能疗者。

四七汤　五仁汤　川郁金　京乌药　杵头糠

◉ 脘腹痛

◎ 王塘桥

脘痛及胁，诸药不效，肝胃两不和谐所致。

乌梅　川椒　柏叶　青盐　海蜇　荸荠

---

① 主骄客强：本案脾胃久病中有食、气积滞，又有肝木之横肆，故曰主骄客强。

② 翻胃：即“反胃”，亦称“胃反”。

◎ **鞠**塘桥

腹痛偏右，气分受寒，痛升有形，中虚木旺之象。

乌龙丸去术仲，加赤芍、乌药、川楝子、干姜、香附。

◎ **沈**沈市

胃痛当心，时作时止，发则气痹脘腹，得后与气则快然如衰。此中虚木郁，滞气难疏也。生合逍遥法。

九香虫　於潜术　归身　白芍　乌药　川杜仲　制香附　赤苓　柴胡　炙草

◎ **钟**艾宕泾

子后阳升，脘痛必剧于子后，肝胆之阳升，犯阳明湿热，湿热一动，气为之不通，不通则痛，在此之时。

逍遥散　川楝子　丹皮　京乌药　紫降香　小青皮　山栀

◎ **陈**珍门庙

胃脘当心而痛，动则伛偻，甚则吐逆。此六郁之邪结于阳明所致，治当法越。

越鞠丸　京乌药　淡吴萸　小青皮　赤苓

◎ **沈**关帝庙

胃脘久疼，时静时躁，躁则有形，静则无迹。腹鸣吐水，甚至四肢逆冷，寒热错杂之邪出入于肝胃两经，防厥。

黄连汤去姜枣，加乌梅丸同煎。

◉ 痢疾

◎ **徐**下甲

怀麟五六月之间，脾胃司胎，脾胃伏邪注于肠脏，而变为下痢，蔓延一月，痢尚不已，伤胎下坠，能无惧乎？

驻车丸　赤白芍　子芩　木香　白术炭　银花炒炭　桔梗　荷蒂

◎ **冯**白茆新市

泄泻转痢，脾邪传肾为逆，脉数苔黄，肛热后重。暑湿热蕴迫中下，拟《金匮》法。

白头翁汤　赤芍　桔梗　地榆炭　木香　青皮

◎ **吴**吴庄

痢下红多白少，已经一月之久，里尚急，后尚重，形疲妨纳，脉右软数。正阴两伤，脾胃受困，而肠胃之留滞犹属未楚。气营同病也。

驻车丸　西赤芍　木香　於术炭　白桔梗

◎ **王**横泾

下痢红积，腹痛后重，白苔铺满，脉濡而兀。暑湿滞留于肠胃血分，外被新邪所结，得饮则呕，恐成噤口。

西赤芍　红曲　海南子[1]　江枳壳　粉桔梗　石莲肉　醋半夏　淡芩　飞滑石

◎ **褚**苏州

滞下两月，痛痢尚属交迫，脉数苔黄，妨纳神倦。正气日虚，胃气日败，而肠胃湿热蕴蒸，偏伤营分。自秋徂冬之症，不许旋吉。

泼火散去连　淡芩　红曲　山楂炭　罂粟壳　升麻炭　炙草

◎ **汤**何村

病得四候，势尚类疟，腹中阵痛，痛则更见红积，脉得濡数，苔白不聚，口干唇燥，白疹微布。伏邪挟滞，更感冬温，经脏同病，理之不易。

青蒿　白薇　木香　杏仁　鲜沙参　楂炭　葛根　丹皮　桔梗　净连翘　干荷叶　白粳米

复诊

滞下几止，类疟之形未罢，舌色微绛，唇齿带燥，腑滞渐楚，经邪未尽，为日已久，阴正两虚之候，彻邪佐以育阴扶正。

前方加西洋参、南花粉。

◎ **金**九里桥

滞下色白，腹不痛，时圊气坠肛门，右脉濡数，气虚阳陷使然。阴分虽亏，理当先事乎气。

三奇散　炙甘草　淡干姜　木香　粉归身　干荷蒂　粳米

复诊

下痢脉濡，虚多积少，三奇有效，复以驻车。

驻车丸　三奇散　广木香　炙甘草

◎ **蒋**常熟

寒热滞下，色白，少腹痛，后重里急，苔黄脉数。伏邪挟滞，肠胃气分受之，但年逾古稀，何堪当此磨耐。

粉葛根　淡芩　炒香豉　陈薤白　煨木香　西赤芍　枳壳　白桔梗　小川楝

◎ **钱**上塘

三疟与痢萃于一身，邪伏肝脾，积留肠胃，自秋之起，延及始春，寒热错杂，难许无妨。

川桂枝　淡黄芩　西赤芍　山楂炭　广木香　小青皮　老水姜　大红枣

◉ 泄泻

◎ **凌**杨家泾

三焦暑湿，入水复受重寒，寒热类疟，濡泄不已，舌苔满白，胸脘不舒。适患于农事，勤劳之体，变生可虑。

柴平汤　六一散　藿香　香薷　白扁豆

① 海南子：即槟榔。

◉ 便秘

◎ 施方浜

元阳不壮，滞气难疏。

乌龙丸

◉ 淋浊

◎ 黄金村

淋症有五，沙血居多，小便不通，不通而痛，滴沥下行，似沙或血，阳津阴液下被火灼，如煎如煮，其险如何？

细生地　川黄柏　败龟板　知母　萹蓄　海金沙　梗木通　甘草梢　石韦

◎ 许苏家尖

湿热下注为浊，阴头结靥，痛痒酸楚，其本在肾，其标在膀胱。本虚标实，泻补并用。

三才封髓丹　益智仁　青盐　茯苓　京乌药　粉萆薢　草梢

◎ 李钱泾桥

脉左尺弱，知肾气亏也，无梦遗泄，蛰脏失职，当以固涩肾真一法。

大熟地　杜芡实　金樱子　怀山药　西砂仁　沙苑子　川黄柏　云茯苓　炙甘草

◉ 肿胀

◎ 查吴市

浮肿起形于头面四肢，腹渐胀大而为单腹，邪归中土使然，日久因循，脾阳告惫，动则气喘。本虚欲拨之象也，奈何？

附子理中汤　制川朴　左牡蛎　粉归身

◎ 钱虹桥

隐癖左踞，潜逆中州，大腹从此胀满，竟有暴臌之忧，此脾土久虚，肝木顺恋，培土泄木，一定治法。

鸡金散　青皮　白术炭　淡干姜　大腹皮

◎ 邓梅里

稚年三疟初愈，耳后结核，淹缠一载，阴亏痰火上凝使然。今足膝浮肿，阴囊胀大，真阳下虚，浊阴不化，此际阳分比阴分更亏之候，理当先事助阳。

川桂木　舶茴香　韭菜子　车前子　带皮苓　干姜　土炒白术　制香附

◉ 痿痹

◎ 沈湖田

《内经》谓痹有三，流走不定，牵引上下，俗名“痛风”，乃行痹也。风性从阳，善行数变，非比寒湿之邪，着而不移，盖阴主静，而阳主动也。

蠲痹汤　海桐皮　秦艽　桑皮　络石藤

◉ 血证

◎ 顾大汾桥

咳嗽痰血，小有寒热，苔白不渴，脉数而紧。寒邪郁热伤营也。血止又来，先以止法。

四生　泻白　川贝　茅根　枇杷叶

◎ 何花庄

先便后血，此远血也。用《金匮》法。

黄土汤　熟地炭　地榆炭

◎ 陆白茆

脾统血，脾虚则统领失常，血从阴络注于大便，此肠红之漫无愈期也。色萎神倦，懒于动作，显系血病而气亦病，血虚而气亦虚也。

寿脾煎　地榆炭　刺猬皮

◎ 陆何村

脾统血，脾虚则统领失常，腹中隐痛，大便泄血，面色萎黄，四肢无力。宗严氏归脾，张氏寿脾，煎丸并进，常服乃得。

归脾汤　寿脾煎　地榆炭

◎ 张梅里

失血后四肢无力，面色萎黄，两脉涩小，舌苔不立而绛。胃有留热，气失所配，脾之化健，从此失司。

参苓白术散　川石斛　大有芪①　粉归身

◉ 痰湿

◎ 王宕口

痰饮成囊，久则金水两虚，脉弦左细，甚则喘咳，治以景岳法加味。

金水六君煎　川桂枝　生冬术　沉香屑　款冬花

◎ 梅支川

痰贮于肺，气不宣降，咳而呕，甚则不得卧，治痰兼以降法。

指迷茯苓丸　三子养亲汤　橘红　紫菀　杏仁

◎ 邹南湖

心下胃上脘也，按之漉漉有声，此痰饮也。阴为阴类，非阳不运，然积久饮已成囊，虽进运阳而窠囊之邪卒难运耳。拟丸剂以缓图之。

苓桂术甘汤　陈皮　紫菀　姜半

丸方

茅术一斤、黑芝麻四两、黑枣卅个。

---

① 大有芪：为山西太原出产的黄芪，“大有”为药号名称，行销于晚清江浙沿海一带。据曹炳章《增订伪药条辨》：“山西太原府里陵地方出者，名上芪。是地有大有、达成、义聚成、育生德等号卖货。”

上为细末，将黑枣捣烂，炼蜜糊丸，如桐子大，每服三钱。

◎ **钱**白龙潭

湿痰阻气，气逆则咽喉不利，脉不甚数，口不甚渴，湿必生痰，治痰先须治气。

制半夏　川朴　橘红　郁金　天麻　甘菊　瓜蒌皮　苏梗　茯苓　沉香冲

◎ **朱**六河

惊则气乱，神出舍空，痰邪恋隙而入，神乃无主，骂詈妄言，唱歌自吹，两目炯炯，扬手掷足。此痰随火动，气自阳升，症属重阳，安变未定。

生铁落　灵磁石　羚羊角　石决明　石菖蒲　竹沥半夏　上沉香　辰茯神

◉ 劳损

◎ **陈**横泾

农事劳动，脾元受困，自夏至秋，便常不实，阴土病久，累及于阳，纳减运迟，形羸肉削。近更咳逆气促，母病又虚其子，调理非法，安望其恢复耶？

参苓白术散合理中汤　菟丝饼　干荷蒂

◎ **孔**彭市

左乳下其动应衣，其穴虚里，其络属脾，脾元渐衰，血液久亏，致络失养而运转迟，胃虽能纳，脾运不司。脉小无力，色瘁神疲。法当健脾之阳，益脾之阴，一举两得，庶几获益。

六君子　归身　白芍　砂仁　木香　绵芪　菟丝饼　桂圆

◉ 妇人

◎ **邓**梅里

二十年不孕，诊得左脉独动，眠食如常，断为妊娠无疑。

大生地　茺蔚　归身　白芍　砂仁　杜仲　子芩　香附　炙草

◎ **赵**赵家桥

呕吐三日，经水适来，呕吐虽止，月水妄行。夫胃有邪则呕而腹痛，冲脉隶于阳明，阳明热则血妄行，病虽不同，其源则一。是以冲脉之血贮于阳明，阳明之血散于肠肺，大便注血，鼻中流衄，上下见血，皆从多血之乡为之变。然肝犹藏血，血去过多，肝脏失职，阳升无制，厥乃作焉。要知正经病于前，奇经病于后，奇经既病，波及正经，病机辗转，定不出阳明为主司耳。营血去则气必孤悖，此形尪色瘁，肿胀不纳，脾胃复败。意从何处下药？

紫石英　丹参　白薇　归身　土炒白术　茜根炭　奎白芍　茺蔚　香附　鸡内金　陈香橼二味煎汤代水

又

癸水淋漓已经半月，冲脉失固，不问可知。然冲为血海，隶于阳明，寒则凝而热则行也。积血留热，牙龈出血，上则虑其腐，下则虑其崩，非小恙也。

细生地　侧柏炭　陈棕炭　血余炭　茺蔚子　真阿胶　紫石英　紫丹参　小白薇　野薇露

◎ **顾**浒浦

半产后风温适乘虚凑，寒已发热，甫今五日，恶露不行，恶心时作，脉形乱数，舌苔灰黑，血液大亏，胃邪亢甚。法拟权变，以卜万一。

鲜生地　小川连　统连翘　淡黄芩　郁金　淡豆豉　蒌仁　细白薇　南楂[1]炭　泽兰

◎ **卢**上塘

产后二十余日，始而寒热类疟之状，继则但热不寒，是秋季之产后伤寒，竟不类乎疟也。咳嗽气粗，痰中带血，脉数芤郁，神蒙烦热。新血大损，瘀尚未楚，而伏邪由气入营，枝叶未害，本实欲拨，昏喘之恶款，宜早虑之。

霜桑叶　枇杷叶　杏仁　丹参　赤茯神　淡豆豉　羚羊角　通草　青蒿　茺蔚子

◎ **李**长浜

下血如崩，鼻衄似流，凡血得热则行，得黑则止，仿十灰凉血止血一法。

鲜生地　侧柏炭　血余炭　陈棕炭　湖丹皮　茺蔚子　细白薇　茜根炭　黑山栀　茅根

◎ **颜**支川

产后十朝，邪恋虚凑，引动伏邪，寒热由之而剧，神呆色滞，脉芤而促，手震语糊，虚风暗动，邪陷不彻，诸款已具，奈何？

大生地　泽兰　茺蔚　连翘心　鲜沙参　郁金　双钩　羚羊角　青蒿　丹皮　扁豆衣　石菖蒲　茯神　碧玉散

◎ **王**王市

新产八朝，形寒发热，腹痛恶阻，气升欲厥，脉弦涩，苔白。新产之虚，适感风温乘隙，挟肝经之火冲斥，而瘀之有升无降也。防冒厥。

桂枝汤　丹参　泽兰　白薇　丹皮　羚羊角　茺蔚　青蒿　紫石英

◎ **吴**吴市

新产血虚，瘀邪上冒，四末不温，两目暗黑，脉小而涩，腹中绞痛，血下则安，不下则不治。

黄柏　泽兰　楂炭　香附　赤芍　茺蔚子　大生地　西血珀　赤苓

◎ **林**院泾

产后两月，气血未复，因劳感触，寒热如疟，咳嗽耳鸣，近更饮食速减，形肉渐削，脉芤弦，苔白。虚而邪凑，日重一日，蓐损之根不可不虑。

荆芥炭　归身　丹皮　青蒿　制香附　嫩白薇　杏仁　象贝　通草

◎ **萧**天字号

产后八朝，形寒发热，口干恶心，耳聋面赤，脉虚沉小而反得浮数。明系冬温被风引发，新血大损，虚阳上冒，两候关头，危期至迫。

---

① 南楂：原作"南查"。南查即南山楂，又名野山楂，主产江苏、浙江、云南、四川等地，功效主治同山楂。清代江南医家多用此药。

粉归身 荆芥炭 山楂炭 泽兰叶 茺蔚子 细白薇 淡黄芩 香青蒿 炒香豉

◎ **赵**霖爱庄

产后十二朝，瘀露堆塞逆升，神烦且燥，良由伏暑栖纽营卫脾络，口涎痰沫，而见角弓反张之象。奈何？

川桂枝 炙麻黄 山栀仁 干菖蒲二味同打 淡芩 赤芍 羚羊角 西血珀 桃仁 灯心

另，回生丹一粒，益母草煎汤代水。

◎ **陶**车泾

产后八朝，寒热头痛，脘痞恶心，冬温招风，恶露未清之际，治以消瘀。

荆芥炭 细白薇 山楂炭 青防风 粉归身 制川朴 广郁金 淡豆豉

◎ **顾**石墩

产后之脉宜静，下利之脉亦宜静。新产下利，脉来数大，此重禁也，大则痛进，数为有热。血虚邪凑，积滞热蒸，虚实两难着手。

黄芩汤 青蒿 白薇 荆芥炭 茺蔚 干荷蒂 粳米

◎ **戴**艾宕泾

胎前病下利，半产后热势较盛，滞下不稀，脉形数转，舌苔灰白，神识不清，气息微喘。邪势之充斥，瘀滞之升降，如硝灼火，必致冒厥。奈何？

西血珀 细生地 辰茯神 泽兰叶 青蒿 茺蔚 湖丹皮 淡黄芩 山楂炭 白薇

◎ **吕**支川

女子首重调经，经阻一载，咳嗽五月，阳络受伤，痰带丝血，形尪肉削，内热脉数。阴分久虚，血液已涸，即今所谓干血劳之重候也。

四阴煎 八仙长寿 琼玉膏酌用 茺蔚子 清阿胶

◎ **支**大汾桥

经停半载，面目悉黄，肌肉微肿，舌苔白腻，脉弦细急。此乃肝脾两亏，寒浊内聚，气滞血不流行，渐有干血血蛊之虑，极为难治。

上肉桂刮去粗皮，研细，饭糊丸 制香附 小青皮 醋半夏 当归小茴香同炒

延胡索 福泽泻 广木香 腹绒 天仙藤

◎ **顾**庙前

腹胀偏左，脐下始似鸡卵，日以益大，如孕如鼓，月水时下。考之女科，有七癥八瘕之辨，属气属血之分，是证也，已经一载，非孕非鼓，类属癥瘕，《内经》谓之“肠覃”。病在气而不在血也，难治。

二陈汤 北细辛 川椒红 皂荚 郁李仁 制香附 青盐 蛤粉

上药细末，水泛丸。

◉ 失音

◎ **夏**古里村

久咳失音，脉弦右滑，乃金实则无声，非虚象也。

粉桔梗半生半炒　甘草半生半炙　诃子肉半生半煨　通草

大杏仁　款冬花　象贝　紫菀　败叫子

◉ 喉癣

◎ **杨**恬庄

喉痹痛而喉癣痒，烦劳之下，喉间必痒，此喉癣也。阴亏火盛，不言自喻，凡静则生水，动则生火，有动必发，自宜静养。

参麦六味　淡中白　川贝母

◉ 疝气

◎ **赵**赵家桥

睾丸偏坠，痛引少腹，着水并受于湿，乃为疝也。法拟温化，未识然否。

荔枝核　制香附　小茴香　淡吴萸　赤茯苓　川楝子　青木香

◉ 瘰疬

◎ **唐**昭文

耳下腮颊旁瘰疬成串，脉息虚弦，往来寒热，乃阴亏也。肝经气郁，胃薄痰凝，以静养之为嘱。

大熟地　山萸肉　怀山药　茯苓　泽泻　川贝母　青蒿

细白薇　昆布　玄参　广郁金　牡蛎　湖丹皮

养心庐医案附曹仁伯医案

◉ 风温

◎ **李**长浜

畏风身热，头胀体疼，口舌干苦。风温时气，恐其液涸生风。

柴胡　黄芩　花粉　栀子　豆豉　生草　豆卷

◎ **秦**问村

风温上犯肺经，寒热之时，鼻衄如注。鼻乃肺之外候，位高气肃，少血多气，惟阳明为多血之乡，热蕴阳明，蒸动络血，脱出于胃，上行清道，此衄之自阳明而出于太阴也。阴分虽亏，必先事于凉血清邪。

鲜生地　侧柏炭　茜根炭　淡黄芩　山栀　净连翘　赤茯苓　细白薇　荆芥

◎ **叶**梅里

风温已逾一月，白瘔尚布，咳嗽不了，脉虚数，左带弦，不得眠。正阴被其伤，虚邪留恋不去，恐起虚波叵测之变。

青蒿梗　鲜沙参　南花粉　白杏仁　制半夏　象贝母

白茯神　干姜片　广郁金　枇杷叶　茅根肉

又

昨得畅汗，热势颇衰，脉亦转弱，募原之邪从表外达，是佳兆也。无如舌转绛，白苔未化，最易转剧，毋忽。

藿梗　青蒿　川朴　海南子　知母　制半　淡芩　连翘　芦根

◎ **朱**谢家湾

病逾一候，外热不扬，里邪瀰[①]炽，咳逆咽痛，舌绛且剥，神恍黏汗，脉数而郁。风温欲从火化，正气先见不支，如增虚波，甚不稳妥。

香连翘　焦山栀　白薇　赤苓　肥知母　象贝母

鲜沙参　淡芩　青蒿　淡竹叶　活水芦根肉

复诊

去淡芩，加杏仁、瓜蒌皮。

◎ **吴**

红汗已畅，表热不解，脉尚郁数，苔白中灰，膻中有形作痛，斑点隐约。表邪欲达，里热弥漫，病甫一候，昏厥之势可虞。

鲜生地　淡豆豉　连翘　淡芩　焦山栀　赤芍　延胡索　江枳实　白薇　荆芥　茅花

◎ **王**彭家桥

风温郁热伤阴，阴伤肺失清肃，咳嗽痰艰，瘀疹并现，右鼻血靨。邪尚留恋，毋使淹缠，恐归损症。

羚羊角　粉丹皮　桑叶　杏仁　肥知母　鲜沙参

小白薇　青蒿　川贝　茅根肉　枇杷叶露

又

阴伤邪恋，肝风渐震，脉数而促，神瘁肉削。正气欲离，肾原欲败，暑热渐蒸，难免多将熇熇，再勉方。

生脉合二陈加童真丸、双钩钩、青蒿露、枇杷叶露。

◎ **邹仲昌**谢家桥

病经二十余日，始发热，屡屡汗出，今热来如潮，舌边尖光绛，脉形细数，语出模糊。阳明之液早被邪耗，而阳明之留邪尚属未楚。年老龙衰，已虚而益着其虚也，恐起虚波而变。

鲜沙参　川石斛　丹皮　翘壳　扁豆衣　赤茯神辰砂拌

鳖血蒿　生首乌　白薇　益智　鲜稻叶

---

① 瀰：同“弥”，满。

◉ 暑湿

◎ 郑

起伏症热势或盛或衰，去来如潮。其来也，非朝盛暮发；其去也，非旦汗夕安。盖暑湿之伏于夏而发于秋，其邪不在表而在里，病则动关三焦，而募原，而阳明最为黏腻，剥去一重，推出一重，汗吐下俱无当也。俟两候外平善，以冀弋获。

制茅术　制川朴　草果仁　肥知母　炒香豉　连翘壳　滑石　黑山栀　淡子芩　海南子

◎ 徐

寒热将两候，不类乎疟，上鼻衄，下如痢，舌绛，脉右数。肠胃暑毒内蕴，证情涉险。

小川连　淡黄芩　统连翘　西赤芍　青皮　郁金　香青蒿　地榆炭　益元散　鲜荷边

◉ 湿温

◎ 彭

湿温亲时邪，火独炽，伏时湿浊齐露，症经七日，正属缠绵之际，现在热势已退，脉尚弦数。症情颇安，脉情颇逆，凭脉不凭证之训，其一征也。

穹术　生石膏　知母　连翘　淡芩　杏仁　郁金　飞滑石　红曲　槟榔

◉ 湿热

◎ 张六河

中虚湿热生虫，然虫必有风，兼理之。

槟榔　雷丸　杏仁　防风　茯苓　冬术　陈皮　锡灰　川楝

人身游热化而为虫，如萤出于腐草中，亦气化也。或湿地之气，或得人之气，感气而生动者，一也，善行数变，非风不成，虫必有风，金针暗度。

◉ 疟邪

◎ 严

痎疟而见少气，烦悗，少阴之见证，多于厥太可知。

何人饮[①]　何首乌散　二陈

◎ 张

三疟皆生于阴，阴经之邪无阳以化，所以寒重热轻，汗多不渴，项痛腰疼，苔白气喘，脉形弦细，右尺上冲甚锐，恐其枝叶未害，本实先拔，而有不克支持之变。慎之！慎之！

桂枝汤　附子理中汤　青皮　草果

◎ 笪

劳倦伤中，间疟十余作，汗多喜唾，右脉无神，舌苔白腻，不独中虚，阳亦告困，防脱。

小建中汤　青皮　草果　青蒿　淡芩　白术　绵芪皮

---

① 何人饮：方出明·张景岳《景岳全书》，由何首乌、当归、人参、陈皮、煨生姜组成，功效补气血，截虚疟。主治疟疾久发不止，气血两虚，寒热时作，稍劳即发，面色萎黄，倦怠乏力，食少自汗，形体消瘦，舌淡，脉缓大而虚者。

◎ **施**

三疟伤阳，阳衰则阴邪弥合，四体恒寒，六脉已绝，阳一分将尽矣。奈何？

制川附青盐水拌，七分　淡干姜一钱　炙甘草一钱　西洋参元米炒，一钱　金匮肾气丸一两

复诊

真阳渐转，阴寒外达，脉复肢温，是佳兆也。寒热无汗，病邪初彻，元阳素亏，安危未定。

细桂枝　赤芍　白薇　杏仁　制半　象贝　大豆卷　桑叶　橘红　花粉　赤苓

◉ 伏邪

◎ **邹**

伏邪内溃，身热加剧，自觉昏昏不爽，舌苔满白，干不多饮而反汗多，口腻者，夹湿，以防变。

达原饮去草果，加赤苓。

◉ 咳嗽

◎ **杨**河村

咳嗽日久，阳络曾伤，音烁咽疼，咽干脉数，肺金损矣。水绝其源，将交夏至阴生，最为此病关头，速去参禅，做你和尚的本来面目。

八仙长寿　补肺阿胶　猪肤汤

◎ **章**虹桥

咳嗽而见喑哑，金受火刑也，为日已久，肺花生疮，一饮一食无不呛逆，嗌干咽痛，脉形软数。虚损极矣，奈何！

八仙长寿　知柏　元参　白芍

另，鸡子一具，留白去黄，入制半夏三粒，杵碎，再滴醋一茶匙，安置铁圈上，放在武火中煎三沸，取出，独将鸡子白吃之，一日一二次。

◎ **黄**梅里

水亏相火刑金，咳痰黏腻，脉弦数无力，舌绛喉痛，营阴渐耗，身热如潮，气怯音嘶。肺金损，无水绝其源，下损及上，将及乎中，理之棘手。

四阴煎去百合、甘草　泻白散　中白　石决明　冬瓜子　竹茹

◎ **萧**河村

胃家湿热，肺受风邪，阳络曾伤，咳无虚日。肃太阴，理阳明。

桑皮　杏仁　前胡　赤苓　蒌皮　苡仁　淡芩　白薇　枇杷叶

◎ **张**王市

损有五，此先天之损也，无情草木，曷能生有形精血？且饮食消息，或庶几焉。

八仙长寿　真阿胶　川贝　枇杷叶露　三仙粥晚服

◎ 张纯卿

肺与大肠相为表里，咳久滞下，经脏同病，滞下几止，咳犹未了。脏病去而经邪未尽也。

带皮杏仁　醋半夏　煨木香　瓜蒌皮　金沸草　赤苓块

杜苏子　江枳壳　粉桔梗　干荷蒂　枇杷叶

◉ 咳逆

◎ 叶古里村

久病咳逆，血液两涸，妨纳神疲，形瘁色槁。肝阳偏炽，上烁肺金，将交夏至阴生，难免多将熇熇。

大生地　麦门冬　北沙参　五味子　白芍　生鳖甲　真阿胶　川贝母　银柴胡　枇杷叶露

又

形神色脉皆败，脱机已露一斑。

生脉散　坎炁　盐水煮牡蛎

◎ 李上塘

肺苦气上逆。

泻白散　二母

◉ 咳喘

◎ 黄董浜

久咳阳络恒伤，动则气喘，舌本带辣，脉右数左细弦。心阴不足，肝火偏旺，而肺金清肃之令久已失司，法当兼理。

鲜生地　侧柏炭　淡秋石　川贝母　茯神　地骨皮

冬桑叶　生蛤壳　款冬花　茅根　冬虫夏草

◎ 程塘坊桥

哮为上喘，喘出于肺也，肺本清肃，何以作喘？而不知肺为贮痰之器，容易招风，亦易阻气，气机不利，则呀呷有声矣。

三子养亲汤　指迷茯苓丸

◎ 吉河村

上喘属肺，肺俞伏痰，发则呀呷有声，是名曰哮。

杜苏子　白芥子　莱菔子　法半　茯苓　炙草　橘红　风化硝　江枳壳　杏仁　沉香

◎ 王沈市

肺苦气上逆，上逆则喘不得卧，呀呷有声，是名为吼。

三子养亲汤　前胡　旋覆　炙草　橘红　半夏　杏仁

◉ 类中

◎ 薛庙上

伤于湿者，下先受之，湿邪欲从亲下，腿膝无力，行步艰难，阳衰于下，阴邪不化也。两指常麻，湿必伤营，营虚则内风暗动，类中之根也。

大熟地　归身　制附子　制首乌　制茅术　茯苓　牛膝　黄芪　稆豆衣　地黄饮子丸

◎ 徐梅里嘉裕兴

外邪引动内风，骤尔偏中在左，左属血虚，而运气痰内扰，血中气病也。质素丰腴，气阳早泄，风邪从阳亲上，湿邪从阴亲下，风湿相搏，气痰交滞，其来有渐，其去亦不易也。

川桂枝　白芍　炙草　巴戟肉　络石藤　制半夏　白茯苓　橘络

秦艽　粉当归　西绵芪　白蒺藜鸡子黄拌炒　竹沥姜汁冲

◎ 高福山

阳虚于下，湿痹于中，营血久亏，虚风暗动，足膝无力，步履维艰，或头晕，或眼花，脉小弦迟，指常麻木。久恙缠绵，总属类中之根也。

虎胫骨　牛膝酒炒　淡苁蓉盐水炒　大熟地切，制川附浸汁炒　归身酒炒　木瓜酒炒

白蒺藜鸡子黄拌炒　锁阳　制於术　老桂木　茯苓　杜仲盐水炒　嫩桑枝煎汤代水

◉ 中风

◎ 沈东塘市

左之偏废，当时口㖞流涎，言不变，志不乱，是中腑见证，名曰“风痱”。迁延六载之久，头晕耳聋，身重火升，脉形细小，肉削少纳，气血日衰，当以大药与也。

八珍　六君　大有芪　甘菊　首乌　川斛

◎ 秦沈家市

类中偏左，于法为逆，脉左小右大，舌绛苔黄，营分久虚，湿痰流络，更挟虚风，理之棘手。

大熟地　当归　白芍　川芎　制首乌　制半　稆豆衣　茯苓

钩钩[①]　远志　巴戟肉　苁蓉　嫩桑枝　石菖蒲

又

营虚风中于络，阳衰则阴邪滞气，舌苔白腻，脉息虚弦，口舌不正，胃气不宣，左偏不遂，转侧不利。阳运已见失司，络邪痹着不行，不起虚波，已属难治，再起虚波，不可下问。

制川柏　老桂木　奎白芍　制半夏　白茯苓　西绵芪　白蒺藜

鸡距子　净葛花　青防风　粉当归　片姜黄　竹沥　络石藤

◉ 肝风

◎ 苏梅里

额乃正阳阳明所属，掉眩者，此肝风乘乎土位也。

二至　决明　甘菊　牛膝　橘红　半夏　赤苓

---

① 钩钩：即钩藤，又名“钩勾”。

◉ 肝阳

◎ 徐下甲

甘缓泄风，佐以介类潜阳。

大生地　西洋参　麦冬　茯神　乌贼骨　酸枣仁　炙甘草　茜根　龟板　桑螵蛸　花龙骨

◉ 黄疸

◎ 萧天字号

黄乃中央土色，入通于脾，脾虚则黄色外露，中州之湿热从此泛溢。然黄病有阴阳虚实之分，是症也，虽从湿热而来，参诸脉象，则在脾虚，况酒客中虚，湿热尤甚，而湿热之邪全赖脾以运之。阳运不司，干健失职，素积之邪从何而解？且湿热之淹留不化，脾元受此无穷之累，将来中气不立，其阳淹没，《内经》所谓失守之证也。拟景岳法。

西党参　归身　远志　建曲肉　怀山药　干姜　仙灵脾

冬术　炙草　桂枝　茵陈　茯苓　制茅术　泽泻　木香

◉ 膨胀

◎ 温苏家尖

血痹于前，湿郁于后，二者交阻于中宫，腹部渐满，日形胀大，蒸热肤燥，溺少便溏，脉形涩数，妨食肉削，甚至脐突筋露，棘手之候丛生，脾将败矣，奈何？

归身　白芍　丹参　香附　川连　针砂　香橼　赤苓　琥珀　雪羹

◎ 朋通海镇

脾虚则湿热内郁为鼓，从去菀陈莝例治之。

川朴　冬术　腹皮　莱菔子　紫苏　泽泻　茯苓　香附

另，小温中丸。

◉ 心悸

◎ 赵小吴市

血虚木失所涵，心悸头眩，脾胃薄则不饥不运，宜以肝脾胃养之和之。

粉归身　东白芍　女贞子　醋炒青皮　川楝子　甘菊花

云茯神　水炙甘草　川石斛　江枳壳　陈佛手

◉ 胸痹

◎ 杜小市

胸痹起因，得食则噎，近更痛升吐沫，便艰脉涩。阳结于上，阴枯于下，结则气不通，枯则血亦痹，共成膈症之根。理之棘手。

元戎四物汤　苏子　麻仁　薤白

◉ 不寐

◎ 季常熟

卫气行阳则寤，行阴则寐，寐少寤多，卫气偏行阳分，不入于阴，阴虚不能敛阳，阳不下阶，舍补阴之外，别无他法可求。

黑归脾　龟板　半夏秫米汤

另，磁朱丸。

◉ 神志

◎ **金**张市

胆者中正之官，决断出焉，胆精不足，决断无能，多疑多虑，变作晦淫惑疾。

十味温胆汤

◉ 癫痫

◎ **陈**张泾

水亏于下，火浮于上，挟痰于行，变为痫症。

黄丹一两、白矾二两，二味入银罐中，煅红为末，入蜡茶一两，取不落水、猪心血为丸，辰砂为衣，如绿豆大，每服卅丸，茶下。

◎ **蒋**白宕桥

肾水本亏，不能涵养龙雷之火，火从下起，痰即随之变作马痫之证。

六味萸易芍　石决明　半夏　橘红

◉ 脘腹痛

◎ **王**塘桥

少腹痛，癸水适来不止，经两旬矣，肝邪乘胃，病及奇经也。

粉归身　赤芍　柴胡　茯苓　穹术　甘草　丹皮

黑山栀　乌药　香附　延胡　青皮　茺蔚　棕炭

◎ **王**吴市

绕脐痛，或延少腹，旬日矣。昨晚癸水适来适断，胃不思纳，黏汗时出，脉濡弦，舌红苔腻。肝邪滞气，奇经暗病，气血虽伤，尚难投补。古人谓痛无补法，不通则痛是也。仿厥脱。

旋覆花　猩绛[①]　茺蔚子　归须　延胡　广郁金

桔梗　制香附　枣仁　茯神　淮小麦　大红枣

前方服二剂加制半夏、炒秫米。

◎ **方**支川

腰为肾之府，奇脉所行之经也，腹痛连腰，经邪入络，诊脉沉弦，舌白不渴。风寒袭入奇经之络无疑。

上肉桂　赤芍　炙草　防风根　晚蚕沙　木防己　茯苓　姜黄　白蒺藜

◎ **夏**吴市

脾为使，胃为市，胃能为市，则食而知味，脾不为使，则食而作痛。古语云食入而痛，是

---

① 猩绛：即新绛，清代医书常写作“猩绛”。

有积也，无乃胃家有积，脾虚不能使其消乎。

方缺。

◎ 余方浜

肝经受寒，胃家积湿，以致三焦之生气内伤，巨阳之引精失职，申酉之间脘中必痛，得后与气，轻则快然如衰，总不及一卧而安，胃必以和，升降自如也。

二陈汤　良附丸　越鞠丸　旋覆花　薤白　鸡距　葛花

◉ 呕吐

◎ 田田家巷

食已乃吐，吐必得阳而乘，亦必探吐以出。阳明胃经必有瘀热在里，所以脉数口渴。

制军六两　苏子二两　莱菔子三两　白芥子一两

为末，以青盐橄榄十枚，泡汤泛丸，每服二钱。

◉ 痢疾

◎ 徐六河

痢疾古称"滞下"，亦谓之"肠澼"。凡暑湿外伤经络则为疟，内伤肠脏则为痢。痢之一证，无形多而有质少也。兹先泻后痢，脾邪传肾，痢后夺精，肾复叠伤，伤经一月，前阴短缩，后窍溜水。《内经》云：肾主二便，开窍于二阴，肾阴因久痢而耗竭，肾阳亦因痢久而虚衰。肾兼水火，水亏火亦衰也。不内外因之体，当行升令，其关键处全凭中土有权，庶几培值先天，缓图之计，实不得已之数也。今舌苔花剥，下溜如卮[1]，中州失守，此一征也。脉右小数凝，按无神，胃元告困，脾液下流，又一征也。势必阴竭阳绝，阴尽痢止而后已。奈何？

金匮肾气丸炒炭　茯苓　於术炭　台参须　米粉炒阿胶

炮姜　东白芍　元米炒洋参　荷蒂　赤石脂

复诊

久痢伤阴，阴伤必累乎阳，少阴之开阖失司，肾兼水火，水竭火亦衰也。

大熟地切，制川附三分浸汁拌炒　归身　奎白芍上肉桂三分酒浸拌炒　赤石脂　炮姜炭

於术土炒　真阿胶蛤粉拌炒　乌梅炭　煅龙骨　人参　云茯苓　荷蒂

◎ 顾浒浦

下痢白积，腹不痛，里尚急，色萎黄，脉濡数。脾虚气陷，中土无权，实少虚多，从乎虚治。

大有芪　冬术炭　防风　升麻炭　枳壳　西贡潞　炮姜炭　木香煨　乌梅炭

◎ 胡常熟南门外

痢疾古称"滞下"，滞下者，暑邪食皆可壅滞于肠胃，从下而泄也。泄而畅下者，便可不疼，疼则下而不畅也显然。然则痢疾门中，首推芍药汤，良有以也。

---

① 卮：古代盛酒的器皿，灌满酒就倾斜，没有定数，此处应指泻痢无度。

制锦纹　川雅连吴萸炒　淡黄芩　赤芍　木香　全当归　花槟榔　川厚朴　甘草

◎ 李何村

下痢红积，将及两月，苔白带黄带黑，不惟后重腹疼，而且气升胀逆，易增呃忒肢冷。勿泛视之。

驻车丸　吴萸炒川连　蒲黄炒阿胶　三奇散　茯苓

◎ 曹支川

痢久无不伤阴，腑热多过于脏，所以久下红积，咳嗽作焉，继以音闪喉痒，肉削少纳，舌红脉细，此于下损及上之意相同。如其损过于脾，浮肿之证接踵而至，则不许治矣。

黄芩汤　泻白散　槐花米　茯苓　川贝母

◎ 钱

脾虚积湿，阳运失司。

土炒冬术　白蔻仁　苡仁　益智仁　白扁豆　煨木香　怀山药　炙甘草　茯苓　干荷蒂

◎ 李小六泾

积少虚多。

参苓白术散

◎ 温六村

风温发痧，从肺胃来，阳邪不从阳道，陷入于肠，转而为痢。肺与大肠为表里，胃与肠为痢门，无形有质，病归一彻，分头而治，未识能应手否？

粉葛根　淡黄芩　香连丸　赤芍　桔梗　银花炭

江枳壳　山楂炭　大力　连翘　西河柳枝叶

◎ 徐徐市

凉乃天之收令，天冷五日，收令行矣，肠间湿郁之热，即被于收令所逼，此下痢白积之所由来也。

黑归脾汤　炮姜炭　五味子

◎ 王才角

湿热留滞未楚，元阴两见其伤，养化一法，或可两得。

元米炒洋参　白术　楂炭　煨木香　粉桔梗　土炒当归身　炙草　滑石　酒炒芍　驻车丸

复诊

前方既适，损益用之。

西洋参　冬术　楂炭　地榆炭　橘红　乌梅肉　升麻　滑石　驻车丸

◉ 泄泻

◎ 秦问村

久泄脾虚气陷，中州之湿热随气下注，始而伤气，继则伤营，粪中带红带白，腹中不痛，实少虚多，即宗古人七虚三实例治。

生冬术　西贡潞　炮姜　茯苓　煨木香　丹皮　升麻炭　怀山药　小川连　炙草　伏龙肝

◉ 交肠

◎ 姚大王庙

交肠病属气者多，属血者少，此乃兼而有之，治亦宜然。

五苓散　干漆　木香　归尾

◉ 噎膈

食不得入，是有火也。然右脉涩小，左细弦急，皆兼数象，虚火上升，营血已枯之候，膈症垂成，恐其药不应手。

大熟地　归身　白芍　藜芦　杵头糠　橘红　水梨肉

◎ 水六河浜

噎乃膈之根，前贤谓神思间病，必须怡悦静养，庶几得之。

粉归身　东白芍　白蜜　白蔻壳　川贝母　旋覆花　代赭石　人乳　杵头糠　芦根

◎ 黄梅里

肠主津液，津液内枯，不能敷布于下，大便艰难，已形下膈，而得食噎塞者，更难调治。盖下既不通，必反于上也。

大生地　白芍　归身　淡苁蓉　沉香　火麻仁　柏子仁

橘红　半夏　甘枸杞　青盐　元明粉　鲜首乌　竹沥

◉ 癥瘕

◎ 程舟行桥

血积成鳖，痛在阴分。

归身　赤芍　槟榔　红花　木香　桃仁　楂炭　麦芽　延胡

◎ 夏梅里

壮人无积，痃癖乃积中之一，踞于右偏，适在脐旁，偏之于上，气分受伤为病，非痰即食，所成三年之久，可磨而不可攻。

鸡金散　雪羹　归芍六君丸

◎ 徐九里

胃为市廛[①]，百物所聚。气血痰邪并聚于胃，久之结而成瘕，偏在左旁，下逆少腹，按之坚大如盘，痛着不移。癥邪为害，血中气病也。时令木气渐旺，肝邪肆横，乘胃贼脾，势所必至。拙见或攻或补，两属非宜，盖攻其癖，癖不散，补其虚，虚无益。用泄肝和胃，磨积软坚，日积月累之症，徒恃药力恐无益也。

蓬术　川芎　香附　山栀　神曲　枳实　青皮　瓦楞子　延胡　桂木　雪羹

① 市廛（chán，音缠）：店铺集中之处。

◉ 积滞

◎ 徐昆山

善食而瘦，是食积，寒不甚，热不甚，是名解㑊[①]。诊得脉缓而细，缓为脾脉，细属血亏，脾血内亏，肌肉自削，营卫不谐，所进饮食徒供给其虚耗而已。

黑归脾汤去远志、丹皮。

◉ 遗精

◎ 赵苏州

遗精有三，或以瓶中贮水者为譬，此乃脉息不浮不沉，左关独见太弦，既非水满之覆，又非瓶破之漏，是肝经火旺，扰动其精，有如瓶中之水被外物所激而出也。

加味黑归脾去远志　龙胆草

丸方

三才封髓丹　龙胆草　加味黑归脾　生牡蛎

◉ 癃闭

◎ 洪湖田

阳虚于下，湿痹于中，少腹硬满如石，小水滴沥而下，比之不利为癃更进一层，恐增喘汗而惫。

五苓散　白条鱼　滑石　木香　牛膝

另，抵当丸五两研细入醋，葱汁白蜜调，涂硬处。

◉ 肿胀

◎ 居浒浦

下焦肿者，从乎湿，脾阳久弱，积阴不化，足膝浮肿，至夜则剧，气陷不举，阴中阳亦馁也。

桂木　生冬术　茯苓　炙草　牛七　茺蔚　丹参

升麻　橘红　金匮肾气丸　汉防己　绵芪

◉ 痿痹

◎ 孔彭家桥

风寒湿三气合而为痹，痹在足经，流走不定者，风气胜也。邪入足之至阴，已四载不痊，法当搜剔。

活络丹一丸，煮酒送下。

◎ 孙沈市

大拇指独麻，三年之内容易中风，早为静养。

归芍六君　麦冬　竹沥

---

① 解㑊：解通“懈”，是一种肢体困乏、筋骨懈怠、肌肉涣散无力的病症。

◎ **唐**支川

项背强几几然，是风也，风无出络，或行于左，或行于右，痛楚靡常，脉缓细小。无血以行其风，反有湿气为伍。

桂枝汤　当归　冬术　茯苓

去刺风池、风府二穴。

◎ **朱**小六泾

风寒湿三气艮其背。

苓桂术甘汤　二陈汤

◉ 血证

◎ **韩**昆山

阳络伤则血外溢，血从口鼻而出，张氏所谓大衄血也。《内经》云：缓则之本，急则治标，当以黑止法。

鲜生地　茜根炭　荷叶炭　侧柏炭　炒丹皮　参三七　丝瓜络　猩绛屑　咸秋石　细白薇

◎ **施**花庄

咯血证自古以来未有不言乎肾病者，然肾病诚能咯血，而血之咯者，已经十有余载，而面无晦滞，气无喘状，左脉虽小，不见其数，右寸关部数而且浮，肺胃之间必有湿热内伏。所以湿热一门，多有咯痰，而湿热之邪传其营分者，岂有不形咯血，然则咯痰、咯血亦关乎肺胃，不过同出异名耳。

玉女煎　童真[①]

◎ **蒋**王市

哮为上喘，不过肺病而已，偶一发之，尚无大害。惟痰中所带之血或丝或点，亦有不属乎肾肝两亏、阴火上浮之证。中年保养，尤可收桑榆晚景。

芦根　苡仁　川贝　茅根　桑皮　骨皮　赤苓　橘红　甘草　十大功劳叶

◎ **张**支川

一丝一点之血下，从肝肾来也，肝肾阴虚，不能济火，火势上炎肺金，受此无疗之累。

六味　生脉散　百花　紫菀　珠粉

◎ **顾**问村

阳络伤则血外溢，凡血得热则行，得阳则升，升则郁胃，宜亟止之。

鲜生地　侧柏炭　荷叶炭　淡秋石　川贝母　丝瓜络　参三七　丹皮炭　忍冬藤　茅根

◎ **陈**珍门庙

营阴不足，气火有余，或失血，或头风时发，脉虚细弦，拟育阴清阳，兼息虚风。

大生地　白芍　归身　生首乌　甘菊　稆豆衣　西洋参　决明　丹皮　松萝茶叶　鲜荷叶

---

① 童真：即童真丸，出自《张氏医通》，组成为真秋石、川贝母，二味等分为末，煮红枣肉为丸，每服二钱，空腹薄荷汤下。主治虚劳吐血，气虚喘嗽。

◎ **周**古里村

络伤血溢之余，脾阴不足，阳火内扰，法拟平肝阳，养肝阴，渐行降令乃得。

大生地　白芍　女贞　天麻　石决明　阿胶　茺蔚　茯神　川斛

◎ **徐**唐市

巳月属火，去年巳月之失血，火伤营也；今年巳月之无力，火刑金也。金性本刚，得火则柔，然乎？否乎？

参麦六味丸

◎ **程**河村

阳络重伤，咳无虚日，形羸肉削，一侧左眠，肾水下竭，肝火上浮，恋肺则吐，刑金则咳，非药石所能疗者。

四阴煎　生蛤壳　枇杷叶露

◎ **钟**六县

阳络伤则血外溢，血外溢则吐血，凡血得热则行，得寒则凝，动止必随乎阳，升降必随乎气，所谓阴必从阳，血随乎气。盖血属阴而气属阳，阴主静，阳主动，营行迟，卫行疾，络中之血常被气阳激动，不止一络中出，而统提诸络并从阳明而出。且血乃气配，久之气失所依，虚气游行，漫无止期。前人治血不应，必治其气，正治从治，权变法耳，搜索枯肠，俾得应手为幸。非然，则正经之血溢尽无余，而吸取一身之血，倾囊而出，能无虑其冒脱乎？

台参须　花蕊石　清童便　归身　白薇　三七　童真　侧柏炭　大生地　绵芪

◎ **颜**珍门庙

痧后留邪，咳嗽络伤，痰中见血，须戒辛鲜。

鲜沙参　丝瓜络　粉通草　象贝　桑皮　黑山栀　小白薇

◎ **翁**湖田

胃热上冲，熏其面，面红而四肢必厥。病根又属乎肝，然则肝火内旺，自可以摇精，亦可以动血，并可以刑金咳嗽。

大生地　麦冬肉　奎白芍　茯苓　北沙参　川百合　生苡米

陈皮　石决明　清阿胶　川贝母　茅根　水炙甘草

◎ **吴**河小坝

络伤血溢，咳嗽喉痒，肺胃伏火，宜清宜滋。

鲜生地　羚羊角炙灰　侧柏炭　干荷叶　桑皮　丹皮

女贞子　忍冬藤　旱莲草　茅根肉　枇杷叶露

◎ **徐**下甲

吐血，胸中有声而来者，虽云胃热，已动肝阳，勿以小恙目之。

犀角地黄汤　侧柏叶　藕汁

◎ **孟**

曾吐瘀血，营分必痹，近来胸脘奄然大闷，气逆吐水，更有湿痹于中，恐其引动宿疾。

四七汤

◎ **盛**西周市

木旺于春，春气助肝上升，必乘胃土，土中所聚之血，容易妄行，究其由来，水亏不能涵木也。

党参固本　芍药　甘草　旱莲草　十大功劳叶

另，膏方

干剪叶一斤，忍冬藤十斤。洗净寸截，和入清水煮汁去渣，熬浓成膏，溶入龟板胶四两、清阿胶三两、白蜜八两收之。

◉ 痰湿

◎ **许**珍门庙

痰从上腭咯出，肺病也，然肺家所贮之痰，不由肺始，而自脾生，欲绝生痰之源，其治在脾。

六君子　指迷茯苓丸　麦冬　生姜

◎ **徐**董浜

营虚湿痰阻气，肺持诸气，气痹则肺金失肃，惟胸宇不舒，脉来沉小，气病也，湿病也，痰亦病也。营分虽虚，不可遽补。

四七汤　旋覆花　新绛屑　江枳壳　郁金　薄橘红　加萱草

◎ **邓**梅里

湿乃阴邪，非阳不运，饮亦阴类，非阳不化，湿乃热之气，湿与温合，旁支痰饮，无形多而有质少也。势当纠缠。

白术　制半夏　赤茯苓　瓜蒌皮　统连翘　川朴　软紫菀　大杏仁　海南子　莱菔汁

◎ **柯**高场段

痰饮咳嗽，本甚于冬，今已延及初秋，痰脓口燥，风化之火，胎中之火，无不伤之于肺。

白虎汤

◎ **吴**问村

恶味为臭，半载不痊，痰火之怪，往往如是。

礞石滚痰丸七粒，分七服，饭后开水送下。

◉ 劳损

◎ **黄**周行桥

脉大为劳，失血之脉必芤，芤而且大，因失血而成劳也，不问可知。然劳者逸之，以使阴火不冲，胃气得清，则咳嗽、神倦、色青等症亦可渐入佳境，然非烈汉不能。

四阴煎　百花　川贝　杏仁　阿胶

◎ **朱**沈市

久咳阳络已伤，络伤而咳复不已，脉形细数，神倦肉削。肝阳偏炽，上烁肺金，下及肾水，累及乎中。损症之不可治也。

小生地　麦冬　淡秋石　川贝　白芍　白茯苓　真阿胶米粉炒　款冬　生蛤壳

◎ **褚**苏州

望得色夭肉削，闻得咳嗽气短，问得便溏少纳，切得脉涩而弦，四诊之下，无一而非积虚成损，积损成劳也。劳者温之，损者益之，虚者补之。

六味　生脉　干河车　陈皮　坎炁

◎ **曾**梅里

形神脉色无一不虚，损亦甚矣。何从下手！

六味萸易芍　童真丸　玉屏风　五味　麦冬　阿胶

◎ **邱**周泾口

损必有邪，然病日已久，脉数而芤，阴分虚者，无力以消化也。

四阴煎沙参易元参　六味萸易芍　补肺散　凤凰衣　羚羊角　紫菀茸[①]　十大功劳叶

◎ **冯**白茆

不知味香，五脏皆有伤意，不独胃气无权而已，脉软心烦，虚阳渐露，日重一日，不得已仿《内经》谷肉果菜，食养尽之训，罗列几品以调之。

台参须　青盐橄榄　扁豆散　砂仁　燕窝　淮小麦　陈皮

◉ 妇人

◎ **张**张市

经闭半载，寒热如疟，干咳无痰，脉数盗汗，火升头眩，肝阳上冒，营虚郁结成劳。

川贝母　郁金　小生地　白芍　冬瓜子　茯苓　生蛤壳

杏仁　枳壳　橘红　紫菀　桑皮　茅根　枇杷叶

◎ **蒋**白宕桥

血虚木少滋荣，心悸头眩，营卫不谐，则形寒内热，血虚则热，癸水前期，脉濡弦数，常有带下，八脉隶于肝肾为多，拟以肝肾立方。

大生地　白芍　天麻　甘菊　沙苑子　建曲　阿胶　牡蛎　茯神　枣仁　水炙甘草

◎ **郭**问村

带下经事不调，腰脊酸痛，怔忡，病在奇经，当与八脉推求。

淡苁蓉　归身　柏子仁　炒杞子　菊花　枣仁　茯苓　生杜仲　炙草　丹参　茺蔚

◎ **徐**茆滨

脉弦无力，两尺软弱，怀麟五六月之间，脾胃司胎，腹腰频痛，绵绵带下。病经月余，此

---

① 紫菀茸：为紫菀根之最柔软者。

属八脉损伤，肝肾大亏之候也，久延不已，有伤胎之虑，拟从奇经立法。

淡苁蓉　柏子霜　菟丝饼　归身　炒杞子　左牡蛎

辰茯神　甘菊花　石莲　桑螵蛸　水炙甘草

◎ **王**庙浜

经停三月，卒然血下如崩，腹中板痛，白带淋漓，新血去而瘀滞凝，谨调乃嘱。

大生地　当归　赤芍　泽兰　延胡　荆芥炭　茺蔚子　泡茎炭　白薇

◎ **朱**沈市

瘀血结于少腹，坚硬如石，月事虽通，淋漓不断，其色多黑，治以温通。

四物汤　制天虫　白马尿　制香附　泽兰叶

◎ **高**大虹桥

逆产三朝，今晚不语，神迷，舌黑兼白，少腹坠痛，小有寒热。风温郁遏，瘀逆上蒙，三冲之忌，尤险冲心。

西血珀　大生地　粉归身　荆芥炭　泽兰叶　天竺黄

广郁金　南楂肉　赤茯神　连翘心　五灵脂　生延胡

◎ **杨**小市桥

产后两月，气血未复，寒热止而复作，忽冷忽热，周身骨节烦疼，脉虚舌白。此属营卫二气大衰，阴阳偏胜为忽冷忽热，阳明虚不司束筋骨而利机关，则身痛，土虚则木乘，心中惊惕。拟以调和营卫，培土泄木，冀其寒热渐平。

川桂枝　归身　白芍　炙草　花粉　炮姜炭　牡蛎　茯苓　红枣

◎ **王**古里村

产后延绵两年，或时寒热，频频带下，今咳嗽纳减，晡时寒热，脉左沉数右濡弱。肝阳偏旺，胃阴消烁，蓐劳重候也。

粉归身　金石斛　制首乌　乌贼骨　茜根炭　紫石英　茺蔚子　大贝母　大杏仁　冬桑叶

又

炒杞子　当归身　制首乌　细生地　金石斛　大杏仁

大贝母　白茯苓　南花粉　霜桑叶　枇杷叶　茅根

◎ **柳**东塘市

产后三月，阳络曾伤，小有寒热，色萎，妨纳。风邪痹肺入营，垂成蓐损。

大生地　麦冬　桑皮　青蒿鳖血拌　杏仁　细白薇　地骨皮

川贝　沙参　生蛤壳　猪肾净　茺蔚子　枇杷叶露

复诊

无邪不损，产后邪乘虚凑，日久因循，致伤阳络，寒热咳嗽，妨纳神疲。蓐劳重候也，理之棘手。

大生地　麦冬肉　北沙参　白芍　真阿胶米粉炒

川贝母　茯苓　茺蔚子　生蛤壳　水炙桑皮

◎ 张白茆新市

寒热类疟，十余发后，骤然咳嗽络伤，血从上溢，溢后胎元从此不动。少阴养胎之候，血去则失其养，而水源欲绝，腹中阵痛，面皖带青，神情懒倦，脉数而芤。邪热有伤胎之兆，正气有欲脱之机，不下则危，下之则危且迫矣，奈何？

生脉散　归身　绵芪　白芍　青蒿　子芩　茺蔚子　香附

加淡姜渣、刀豆子。

◎ 金璜泾

怀麟五六月之间，脾胃司胎，无力以化疟邪，疟势颇盛，窃恐伤胎坠下。就口渴喜饮热汤而论，当以茅术白虎汤加减主之。

茅术　生石膏　知母　白粳米　甘草　纹银　白苎根

苏梗　薄橘红　竹茹　砂仁　细桑枝

◎ 瞿东周市

阳维为病苦寒热，带主带下，癸水先停之后，形凛肤热，脉小带滑，暑热新加，奇经暗病，姑先理其新恙。

嫩白薇　归身　茺蔚子　青蒿　丹参　广藿梗　椿皮　扁豆衣　西瓜翠衣

◉ 白癜风

◎ 朱谢桥

白癜风，此风从外乘入于气分，则为白也。风性善行，急须化之息之，以冀不再蔓延为妥。

白鲜皮　白蒺藜　防风　归身　白芍　桑叶　火麻仁　云苓

◉ 喉痹

◎ 金苏尖

喉痹本属外感，现在咽中腐痛之外，身热无汗，红点隐约，更属外感，此名“重感”也亦宜，然目兼上视，竟有谵语之忧变。

豆豉　连翘　牛蒡　通草　荆芥　鲜地　蝉衣　赤芍　大贝　杏仁　西河柳　茅根

◉ 音瘖

◎ 林福山

土能生金，金气不能嘹亮者，土气必虚，虚则补之，盖补土即所以生金。

异功散　诃子肉半生半煨　通草半生半焙　桔梗半生半炒

◉ 痰疬

◎ 葛支川

肝胆气郁之痰结于耳下，一载未愈，近来胀痛发热，脉形不畅，势欲发扬外溃也。法当消散。

黑逍遥　二陈　丹皮　昆布　海藻　白芥子

◉ 乳疬

◎ **雷**三里桥

乳囊肝胃所循之经也，痰核结于此间，久而不愈，胃家所贮之痰，即因肝经偶郁之气所结。

十味逍遥　两头尖　橘核　蒲公英

◉ 痔漏

◎ **许**才角

肠泻为痔。

川郁金　槐花米　萆薢　霞天曲　刺猬皮　象牙屑　饴糖　功劳叶

◎ **杨**清水江

小肠有热者，其人必痔，痔而见血，是脉痔也。

川萆薢　霞天曲　刺猬皮　生甘草　川郁金　槐花炭　饴糖　功劳叶

◉ 尸注

◎ **蔡**庙浜

死尸之气，串入风中，逢人之虚，感而为病，病则善行数变，其名曰“注”。

桑皮　陈皮　防风　甘草　羌活　茯苓　水安息　獭肝

◉ 脐震

◎ **花**绍兴

脐乃上下之枢也，内通肾气。肾气先天之气也，气被先天之物蒸动而开，开则肠胃游热之邪亦从而内动。脐从外突，日大一日，有似蟠桃光景，不知脐突而不肯已也。天地之大，无所不有，人身之病，亦无不有怪，则其气必乱，调理中焦为第一要着。

连理汤　牛膝

此人年甫四旬，患证脐大如斗，形如蟠桃，按之坚热，视之紫黑。据说初患脐汁，曾用麝香、豆苗等敷脐法，于是愈敷愈大，延成是证。

附：诊余笔记

◉ 春温呃逆

朱姓，病春温发热衄血，七日后起呃逆，诊脉洪大。此火呃也。以半夏泻心法：半夏一钱五、川连一钱、干姜三分、广皮一钱、甘草三分、丁香七粒、柿蒂三枚。服两剂呃止，而增胃脘痛，用小承气汤法：淡黄芩一钱五、大黄一钱、枳实三钱、厚朴一钱、连翘二钱。痛止。越五日而变狂言喜笑骂詈，隔两日厥而口噤筋挛，此是阳明之邪传入厥阴也，此症决无生理。病家必欲求方，余因其脉尚有力，以大承气法一剂，即以前方加芒硝三钱，大下结垢而苏，渐以稀糜调理而愈。此症病中并见遗尿，盖百不一生，幸而得愈者，赖脉之有力有神也。

◉ 结胸症

有病春温结胸者，脉洪大有力，以小陷胸汤法：黄连一钱、半夏一钱五、瓜蒌实一枚、元明粉三钱。服二剂胸中和，增下利脓血，腹微痛。余以桃花散法：赤石脂三钱、炮姜三分、黄芩一钱五、防风一钱五、木通一钱、甘草三分。服三剂而愈。

◉ 阴阳易

朱某，时症愈后，其妻亦病少腹胀痛，小便不利。余教以其夫裤裆方二寸烧灰，开水调服，便利而安。

◉ 冬温

陈姓，患冬温初起，医以羌活、葛根、连翘、枳实、厚朴、薄荷等，服三四剂而无效。热势转剧，脉数，神昏谵语。此盖冬令虽系严寒，而地处东南，每多非时暴暖，感之者发热神昏。现阳明经之症，皆寒郁热邪于里也。非比西北地寒，一遇伤寒，概行温散，如桂枝、麻黄、四逆等汤。然东南亦有正伤寒，不过十中二三，用温热药分量亦轻。余见此症之烦热神昏，必为冬温无疑。以葛根黄芩黄连汤法：葛根二钱、黄芩二钱、黄连一钱、连翘一钱五、陈皮一钱、枳壳二钱。服两剂汗解神清。改投：石斛三钱、天花粉二钱、元参心三钱、云茯苓一钱、陈皮一钱、黑栀子三钱、炒谷芽三钱。养胃清热，调理而愈。

◉ 时邪夹虚

萧某，病发热，脉细如丝，倦卧欲寐，症犯阳病阴脉，又兼少阴之欲寐，其症甚逆。余谓："此症若照通套治法，以发散消导之剂必危。此症实劳碌后房劳而兼感冒，必须先服六味，冀阴液稍旺，渐用撤邪为妙。"或曰："彼在外劳力，食糕饼之物，恐难任补。"余曰："病有在经在腑之分，此尚在阳明经，而入于腑，况本体暴亏，舌苔尚白，正可以补元而兼撤邪，待津液稍充，自能外达矣！"于是用六味地黄汤去萸肉，加薄荷一枝。服至第七剂，周身发红斑似锦，脉亦渐大。然后改用犀角地黄汤两剂，调理月余而愈。

◉ 热入血室

陈姓妇，患时邪发斑，投以葛根二钱、黄芩一钱五、连翘二钱、薄荷三分、牛蒡子三钱、枳壳一钱五、陈皮一钱。服两剂后，经水适来适断，仲圣所谓热入血室之症，法当以小柴胡汤和之。但盛暑之时，恐火性炎上，柴胡有升发之性，甘草有满中之虑，人参招助邪之谤，不用小柴胡成法。改用犀角地黄汤去生地，加葛根、黄芩、牛蒡、连翘、陈皮。因热入血室之症，汗下皆不可用，只用和解清热益阴法。服两剂，渐觉两手麻木不仁，语言无伦，是热邪扰于少阴、厥阴之象。盖手少阴主心，足厥阴主肝，扰心则语言无伦，入肝则筋病也。至夜少腹之气上逆，忽厥而不醒，举家惊恐，以温胆汤灌之少醒。余诊其脉沉细而弦，按其手渐温。此尚存一线之阳也，思之良久，此盖血室空虚，邪乘虚入扰于冲任，冲任之气上逆也。以既济法：肉桂五分、川连一钱，另先煎。再用人参六分、石菖蒲一钱、茯神二钱、广陈皮一钱、半夏一钱五。一剂厥回，三剂而安。后以养胃清热法四剂而愈。

初用肉桂时，病家疑惑，余曰："前用犀角解时毒耳。今用肉桂，缘冲任之邪既已上达，非此不能下达，况有黄连驾驭，当无碍也。"盖非此不足以使冲任下降，服之果安，合家欣喜。

◉ 时疫

某，病始恶寒，而后发热，大便坚，舌黄渐黑，按之脉有力。以小承气汤：生锦纹三钱、厚朴一钱五、炒枳实三钱，为丸下之而愈。此热邪结于阳明腑也。

又治唐姓者，热结阳明，舌苔见黑，以小承气汤下之，苔退。四五日后，苔仍泛黑，脉亦洪大有力，复以小承气汤下之而退。如是者共下四五次，渐用益阴扶胃调理而痊。仲圣云：下之病仍在，不妨再下之。盖亦视其元气若何耳。

时于乾隆六年，岁次辛酉，阳明司天，少阴在泉，见症皆然。吴又可《瘟疫论》专以大小承气或达原饮、凉膈散施治，并云从无一虚寒者，未确也。宜视其体之虚实，脉之有力无力，攻补施治，在乎人之活法，不可执一以误人也！

至乾隆十四年，岁次己巳，厥阴司天，少阳在泉，其年遍地时疟，虚者即转厥阴而厥，轻者或苏，重者不醒而危矣！药以全料小柴胡汤，贫者代以白党参，多有活者。

又乾隆二十一年，岁次丙子，少阴司天，阳明在泉，其前一年大歉，米升三十六文。至其年春夏之交大疫，先恶寒而后发热，脉皆虚，舌苔白，或呃，或胸痞发斑，或下利，种种皆虚中夹实。药以扶正撤邪，人参败毒散法：人参一钱、荆芥一钱、防风五分、甘草五分、连翘一钱五、枳壳一钱五。或用葛根二钱、牛蒡三钱、薄荷五分、川朴一钱、枳壳一钱五、连翘一钱五。呃逆用半夏泻心法：半夏一钱五、人参一钱、川连一钱、干姜三分、甘草三分、丁香一分、柿蒂三枚。胸痞亦用此方去丁香、柿蒂。呃逆或喘，间有用旋覆代赭汤法：旋覆花一钱、煅代赭三钱、人参一钱、半夏一钱五、干姜三分、云茯苓一钱、陈皮一钱、甘草三分。盖由饥馑之后，元气大亏，故病多夹虚也。室人萧氏，患疫发热下痢，服清热彻邪，神散热不止自利，以人参、黄连、黄芩、防风、广皮、赤苓、木通等药，三四剂，神时昏，利不止，此正虚甚而邪热内陷也。更危者，病经三候外，始终无汗，而利不止，神昏，此阴大亏而不克作汗，以逐邪外达也。虽有补剂，亦未如之何也已！悲夫！没数年，侄女适某姓者，产后感冒发热，下利不止，腹亦不痛，此亦正虚邪实，服人参两许，亦不能救。始悟实病之难医，而不可挽回也。如是！如是！

至乾隆二十九年，岁次甲申，少阳司天，厥阴在泉，秋多病疟，寒热往来，较前年稍轻，药概用柴葛解肌汤法：柴胡五分、葛根二钱、黄芩二钱、薄荷五分、枳壳一钱五、川朴一钱五、半夏一钱五。或有发斑疹者，加大力子三钱。或有神昏谵语者，此热邪扰心，去柴胡，加入川连一钱、红栀三钱，即葛根黄芩黄连汤加味。或舌焦黑者，此阴液大亏，脉见无力，胸不硬满，以犀角地黄汤法：镑犀角一钱、丹皮二钱、原生地三钱、赤芍一钱五、元参三钱、天花粉二钱、芦根一两。若胸硬满，便艰，脉有力，斟酌用承气法，或用小陷胸法：川连一钱、瓜蒌实一钱五、半夏一钱五、枳实二钱、川朴一钱五。

至三十七年，岁次壬辰，太阳司天，太阴在泉，其年病发秋冬，或有疟者，或病痢者，亦有疟痢兼作者。治之以小柴胡去人参，加薄荷、枳壳、厚朴。有血痢腹不痛者，虚也，以理中法：人参一钱、炮姜三分、土炒白术二钱、炙甘草三分、赤茯苓三钱、泽泻一钱五。血痢若腹痛者，实也，以黄连解毒汤：黄连一钱、柴胡五分、防风五分、桔梗五分、茯苓二钱、山楂肉三钱、木通一钱。亦有绞痛，红白积相兼者，以香连丸法：木香一钱、黄连一钱、槟榔一钱、木通一钱、山楂肉三钱、枳壳五分、防风五分。若呕而不食者，加木瓜三钱，此湿热之邪上冲于胃也。或服炒建莲汤，间服败毒散加山楂炭。或有妇人胎前病痢者，能食不呕乃顺，以安胎化积法：前胡一钱、苏梗三钱、黄芩二钱、枳壳一钱五、厚朴一钱、防风五分、赤茯苓一钱。忌用山楂炭、木通、通草、滑石、赤芍、延胡、姜桂升柴等温升滑泄、破血伤胎之品。惟薄荷、木香、砂仁、陈皮、黄连等清热顺气之类，可也。至于妊娠痢疾，发热，呕而不食，胎必坠而邪必陷，百难一生。或元气壮而胃气旺，幸而不死者，十中一二。胎前痢，呕而不食，勉用香连丸法；若产后，以扶正消积化瘀法：荆芥一钱、延胡一钱、山楂炭三钱、蒲黄二钱、木通一钱、赤茯苓一钱、煨木香一钱，益母草煎汤代水，禁用寒凉填补之品。

忆思雍正十年潮灾后，十一年大疫，岁次癸丑，太阴司天，太阳在泉。余叔天麒公云，所阅之症，皆实多而虚少，其虚者间或有之。至于乾隆十四年以来，夹虚者多而实者偶见，更多怪异之症，有烂喉者，名“喉疳”“有喉痹”“喉风”，伤人更速，有一二日毙者，有六七日死者，若感邪稍轻亦得痊愈。此盖肾家真阴不足，以致时毒之邪犯于少阴之经而发，以少阴之脉循喉咙、夹舌本也。治以清热解毒法，冀其邪去而正复也，以犀角一钱、元参三钱、天花粉二钱、牛蒡子三钱、连翘二钱、山豆根一钱、射干一钱五、荆芥一钱。甚者加大黄三钱，毒在上者，泄之于下也。或以人中黄一钱、甘草五分，助诸药以解毒。或加大贝三钱以化痰。或吹冰硼散：冰片五厘、硼砂二钱、牛黄二分、药珠二分、青黛一钱。以冰片辛热有毒，不宜多用，假此以为向导耳。或用药梅含之：青梅子、硼砂、蜒蝣、食盐，晒干用，即仲景苦酒汤意也。更有干霍乱，俗名“痧气”，亦有轻重，患者甚多，备载于后。

余年六十三，业医四十年，观前医之有用温补者，有用凉泻者，非其人之偏执己见，值气化之虚实当然耳。所以雍正癸丑年，至于乾隆辛酉皆病阳明实热，用药凉泻居多。乾隆己巳之年至三十七年，阳明之虚实兼见，而易于传阴，用药攻补兼施。观此只为医之道，不可执一而论也。

◉ 中风

程姓，卒然仆倒，昏不知觉，脉洪大。此缘正气不足，痰火夹风邪为患也。夫中风有三：中经络则手足不遂，口眼歪斜；中腑则痰涎壅盛，语言謇涩；中脏则目合不开，大小便闭。总言之，中经络最轻，中腑为重，中脏尤重。然中脏虽重而便闭，肾固也；目合，肝旺也；口不开，心有主也；手握，脾气未衰也；鼻无鼾声之音，肺不绝也，此五脱未见，犹可生也。拟以小续命汤加减：桂枝一钱、芍药三钱、青防风五分、续断二钱、甘草三分、杏仁三钱、半夏一钱五、竹沥半杯，冲服、姜汁一滴，冲服。

两剂后去桂枝，加羚羊角一钱，二剂而安，言语已便，手足尚有不遂之状，后服十全大补汤、鹿角胶、虎角胶，渐安。

◉ 牙宣

程姓，患牙宣，又名“齿衄”，此乃阳明与少阴肾家之火夹血上行，以六味地黄加味：生地八钱、萸肉四钱、淮山药四钱、云茯苓三钱、泽泻三钱、牡丹皮三钱、海螵蛸二钱、骨碎补五钱。服两剂而愈。

◉ 疝气

吴姓，患少腹作痛，睾丸收引，此本肾虚夹寒，兼之肝无营养而痛也，肝主筋，环阴器也。以肾气方主之而瘥：上肉桂五分、川楝子一钱、小茴香一钱、胡芦巴一钱五、补骨脂二钱、青皮一钱、宣木瓜一钱。

又一妇，患胁下痛，亦服此汤而愈。

◉ 痢疾

陈姓，患痢，时在秋间，积红白而兼寒热，腹不痛，少食，此正气虚而感湿热之邪也。以理中(汤)合桂枝(汤)：人参一钱、干姜三分、白术一钱五、桂枝一钱、白芍药三钱、甘草三分、姜、枣。

后又加当归二钱、酒炒巴戟二钱、黄芪一钱五。渐进稀糜，卧床半载而起。其病幸六脉始终有神，若腹痛者属实，治以败毒(散)，不食而呕者危。

◉ 霍乱

余叔天麒公，治方姓霍乱转筋，以藿香正气散：藿香一钱、苏梗一钱、大腹皮一钱、甘草三分、桔梗三钱、陈皮一钱、茯苓一钱、白术一钱、川厚朴一钱、白芷三分、熟半夏一钱。服一剂转筋未愈。又服四磨饮：乌药、上沉香、枳实、香附。四味磨汁，开水冲服，转筋即愈。

凡霍乱之邪，呕吐下利，甚至转筋，脉涩，入腹者危。皆由暑湿伤脾，浊邪壅滞，阴阳反戾，升降失宜使然。

◉ 干霍乱

近来不论四时，有心腹卒然绞痛，欲吐不吐，欲利不利，顷刻之间忽然闷绝，皆由不正之气郁于脾土，不得发越，以致火热内扰甚，不可用生姜、砂仁，以火济火。宜以炒盐开水调服，或以明矾一二钱，冷水调服，或刺大指少商穴，或委中穴，或服蟾酥丸一二粒，或以碗口上蘸油，刮臂上、肩背，以通气血，内服保和汤法，屡施屡效。锦纹一钱、枳实一钱、厚朴一钱、神曲一钱、大腹皮一钱、藿香一钱、木通一钱、飞滑石三钱、槟榔一钱。

此症俗名“痧气”。又痛连少腹者兼疝，宜加上肉桂五分、小茴香二钱，不可不知。孝廉钱祖安患此，心腹痛不可忍，余曰“干霍乱也”，亦用前方，加木瓜三钱，服两剂而愈。

◉ 积聚

屈姓妇人，胃脘高肿疼痛，按之益甚，面色黯淡，食少，病已三载。余思若为胃痈，岂有久而不溃之理，此必痰食气血成积，以八珍汤扶其元，以消积丸攻其积，服三月而愈，块亦消，而胃亦开矣。然此症幸赖六脉有神耳！

◉ 胎前胃脘痛

吴妇，患胃脘痛，痛连大腹，其气上逆，坐卧不安，幸六脉洪大，以顺气解毒法：前胡一钱、淡黄芩二钱、苏梗二钱、川厚朴一钱、广陈皮一钱、枳壳一钱、砂仁五分、大黄一钱。服两剂而安。减去大黄，又服二剂而愈。

◉ 胎前红带

赵姓妇，胎前红带，似漏胎之象，脉滑大。盖漏胎者，虽怀孕而经行如旧，按期而至，今则五六月后，经来经月不断，此带也，乃脾虚不能统血故也。以四物汤加减：熟地五钱、白芍药三钱、当归二钱、白术二钱、云茯苓一钱、藿香梗一钱、苏梗一钱、砂仁五分。数服而愈。

◉ 产后腹痛

某妇，产后三日，胃寒腹痛不可忍，脉缓，恶露停止，气上冲逆，此寒凝血瘀也。以桃仁承气汤法：桃仁一钱、川厚朴一钱、大黄一钱酒洗、荆芥一钱、肉桂五分、炮姜三分、山楂肉三钱、泽兰二钱、延胡索一钱五、降香一钱，益母草汤代水煎药，服两剂而愈。

◉ 咳红

某，咳红不止，脉左弦，是肝火充斥，肺气不宁，牵动胃络之血。方用生地五钱、炒丹皮三钱、海螵蛸三钱、青黛三钱、海蛤粉三钱、桑皮二钱、广陈皮一钱、白茅根一两、青盐一两。

血症下行为顺，然必得胃旺而精生，则脏阴渐复，庶克有济。复诊以益阴扶胃法：生地五钱、炒丹皮三钱、骨碎补四钱、白术一钱、炒归身二钱、地榆炭三钱、炒赤芍药一钱五、牛膝三钱、木耳炭三钱。数服而愈。

◉ 休息血痢

吴某，休息血痢五年，时作时发。以臭椿根白皮四两、乌梅七枚、甘草一钱、生姜、陈茶叶八钱、建莲五钱，以陈黄酒一杯，和河水煎，露一宿服，服之而愈。此方并治肠红效甚。

◉ 验方二则

老苏梗、京乌药、花槟榔、生枳实。

上四味磨汁，频频与之，治卒然仆倒，神迷口噤，效验异常。

吴氏家传，专治吐、咯、呕血，新旧皆效。肺露方：鲜生地三两、鲜青蒿二两、鲜首乌二两、鲜桔梗二两、大生地一两五钱、鲜竹茹二两、鲜铁斛二两、鲜沙参四两、白花百合一两、鲜桑叶二两、川贝母一两五钱、广橘红八钱，盐水炒、鲜枇杷叶三两，蜜炙、肥知母一两五钱、生甘草三钱、丝瓜络二两、软紫菀四钱、稆豆衣二两、丹皮一两五钱、旱莲草一两。以猪肺一个，朝夕代茶饮，甚至五六个必愈。

曹仁伯存方

原著　清·曹仁伯
点校　顾珂溢　薛昊

时邪门

◎ 徐

病后风淫末疾。

桂枝　白芍　炙草　生姜　大枣　黑栀　当归

白蒺藜　豆卷　木瓜　川断　乌药　羚羊角

◎ 杨

寒气外侵。

香苏饮　茯苓　金沸草　杏仁　蒌皮　前胡

◎ 蔡

劳倦受暑，小有寒热，已经五阅日矣，比之从前寒热为甚，肌肉暗削，饮食稍减，小水色黄，脉形芤数。节劳为要。

清暑益气汤加姜枣。

◎ 胡

哮喘初平，咳嗽未了，近日三日形寒身热，舌苔满布，干不多饮，胸闷气塞。风寒新感使然。

桂枝　赤芍　炙草　川朴　杏仁　生姜　红枣

◎ 刘

风寒外感引动痰饮，咳嗽喘塞，头疼恶寒，白苔带青，卧难着枕。窃恐从此而剧。

苏子降气用桂枝　金水六君去苓　六安煎去苓　牛膝　干姜

复诊

苔之青者已化，白者仍然，头之痛，形之寒，以及咳嗽喘塞，卧难着枕，未能轻减，所吐之痰稀稠不一。风寒所动之痰不惟有饮，而且有火也。然痰饮是虚，痰火亦是虚，究须内补外消。

苏子降气用桂枝　金水六君　白芥子　玉竹

◎ 张

风寒外感引动痰饮，咳嗽不爽，气息短促，脉息弦紧，舌苔薄白。主以解散，先去背寒为要。

麻黄　杏仁　甘草　旋覆花　荆芥　前胡　半夏　茯苓　橘红

◎ 华

冬温夹气，咳嗽久而痰黄，嗌干口燥，脘痛妨食，脉弦数，苔糙黄。

桑叶　枇杷叶　杏仁　蒌皮　芦根　青皮　陈皮　丹皮　黑栀　川贝　茅根

◎ 许

风热伏于营中，咳嗽夜热。

四物地用生[1] 黄柏 桔梗 枳壳 橘红 茯苓 川贝 桑丹骨[2]

◎ 孟

脉形浮紧，浮则为风，紧则为寒，浮紧并见，风寒两感犯于太阳，则背脊部板滞收疼，入于太阴则上焦部分咳嗽形寒，舌苔满白，饮食不多。法当解散。

麻黄 金沸草 前胡 半 荆芥 赤苓 粉草 羌活 陈皮 杏仁

伏暑门

◎ 朱

伏暑被风凉所遏，形寒身热，头胀节疼，嗌干咽痛，苔白中光，脉形紧数。法当解散，至于咳嗽比前稍甚，亦不外是耳。

羌活五分 独活三分 柴胡四分 前胡一钱半 桔梗五分 枳壳一钱半 川芎五分

甘草三分 淡芩一钱半 牛蒡三钱 连翘一钱半 茯苓三钱 杏仁三钱

◎ 杨

寒邪稍化，伏暑正多。

柴胡 淡芩 半夏 前胡 杏仁 莱菔英 藿香正气丸

◎ 崔

暑邪似疟，三载而痊，然余邪未净，口干甜腻，舌苔薄白，饮食不多，尚须清化。所怪头疼呕逆，少寐胁痛等宿疾亦未清楚。右脉濡数，左部弦急，清之中更须养法。

竹茹 川连 陈皮 半夏 大生地 归身 枳壳

炙草 洋参 茯神 枣仁 甘菊 茶叶 省头草

◎ 王

去年伏暑发热三候而解，解后舌上之苔或黄或白或黑，总未化清，现在能得寐，四肢发出疥疮[3]，右脉濡数，左脉浮弦。显系脾虚湿郁，又被肝木风火克于其间，多升少降也。拟东垣法。

清燥汤[4]

又

左脉不浮而弦，右尚濡而带数，舌上之苔黄黑已化，白者不多，所发疥疮仍在四肢，四肢

---

① 四物地用生：即四物汤中用生地黄。

② 桑丹骨：即桑皮、丹皮、地骨皮。

③ 疥疮：《医宗金鉴》曰“疥疮干湿虫砂脓，各经蕴毒风化成，治论上下分肥瘦，清风利湿兼杀虫”。

④ 清燥汤：出自《脾胃论》，由黄连(去须)、酒黄柏、柴胡各一分，麦门冬、当归身、生地黄、炙甘草、猪苓、建曲各二分，人参、白茯苓、升麻各三分，橘皮、白术、泽泻各五分，苍术一钱，黄芪一钱五分，五味子九枚等组成。

属脾，脾经湿郁为热所致，忽起忽灭之风火，肝阴虚也。补脾化湿，兼以养血之品以熄风火。

党参　茯苓　冬术　炙草　麦冬　大生地　归身　白芍　陈皮　苡仁一两，煎汤代水

霍乱门

◎ 薛

上吐下泻，中宫痞闷，有如霍乱之形，继以寒热不能得大汗而解，反从下利而退。利则属阴，汗则属阳，阳邪陷入阴经，所以表病渐和，里反不缓。喜食水果，不喜浆粥，甚至呃逆。舌上之苔本来焦者转为黄色，脘部痞坚，所陷之邪尚在三阳部位，而其烦躁不安，渐入阴经不言而喻，从此阴液日亏，元阳不足，增出四肢厥冷，神情恍惚，满口皆糜，且有浮肿之象。咽喉干痛，言语轻微，左脉微细数无神，右脉虚滑而小，悠悠忽忽[1]而脱，客易事也。必须恍惚之形，或有起色，庶可下问。然恍惚者精气神三宝已属涣散，恐其未必能收。

人参七分　珠粉五分　猪肤一两　白蜜五匙　花粉一钱半

公丁香三只　茯神三钱　远志五分　竹沥一两

二诊

进前方咽痛似和，口糜似减，脘部之痞坚亦似稍缓，未始不美。然神情恍惚，烦躁不安，夜来少寐，勉强浆粥，舌欲光红，脉之微细虽起，按之空而无神，右之虚滑虽除，形仍小且无情，语言脱力，形肉暗消，虽曰余火稍清，而元阴元气预为告涸，不克支持。急以三才汤为主。

人参一钱　大生地六钱　天冬一钱半　茯神三钱　珠粉五分

竹沥一两　霍斛三钱　梨汁一酒杯　蔗浆一酒杯

三诊

日暮服药安寐半时辰，神情之散者收矣，所以恍惚大减，烦躁亦缓，脉象之无情无神者亦有起色，四肢转温，无一而非兆之佳者。然元阴元气不克支持，预为告涸，古语云：七虚三实，扶正为先，听邪自去。原非无意而设也。盖津劫病至，津竭祸来，必得津枯回润，洌泉可溉，如若阴津衰薄，能免瓶罄罍耻[2]乎？

三才汤[3]　人参固本汤[4]　珠粉　竹沥　野蔷薇露

---

① 悠悠忽忽：出自《高唐赋》，意为形容神志恍惚的样子。

② 瓶罄罍耻：出自《诗经·小雅·蓼莪》，此处比喻关系密切，相互依存，彼此利害一致；形容物伤其类。

③ 三才汤：出自《温病条辨》，由人参、天冬、干地黄等组成。

④ 人参固本汤：出自《寒温条辨》，由人参、熟地、生地、当归、杭菊、天冬（去心）、麦冬（去心）、五味、陈皮、知母、甘草（炙）等组成。

咳喘门

◎ **朱**

伤风咳嗽，权以景岳方。

六安煎[①] 金水六君丸

另，附子理中丸、金匮肾气丸。

◎ **萧**

所见咳嗽，虽进玉竹饮子[②]减不足言，右脉软弱，左关太弦带数。中虚则饮食生痰，更被肝火所冲。

参苓白术散去桔 玉竹 川贝 黄芪 燕窝 款冬花 百合

◎ **吕**

血虽止，咳未安，饮食不多，小有寒热。热伤肺阴之症，又遇燥气加临，不胜其苦。

清燥救肺汤用洋参 羚角 川贝 中生地

◎ **曹**

肺为贮痰之器，蓄胃腑亦然，所以咳嗽黏痰，右寸小滑，关部弦急。究其所以如此，外风内湿无一不蒸为热，清化肺胃为要。

桑叶 枇杷叶 煨石膏 杏仁 甘草 川贝 花粉 浮石 蛤壳 竹沥

接服方

桑皮 地骨皮 冬瓜子 川贝 甘草 蛤壳 蒌皮

◎ **凌**

阳络频伤，咳嗽时作，黄昏天明为甚，脉象弦细而数，四肢厥冷，苔薄舌红。水亏木旺，中气被戕，甚至肺金反受其侮。

四阴煎[③] 淮小麦 红枣 苡仁 山药 莲肉 扁豆

丸方

八仙长寿合童真加党参、白花百合、款冬花、苡仁，炼蜜为丸。

◎ **甘**

痰饮咳嗽，往往甚于寒凉，愈于温暖。盖以金水两虚，则不能御寒，内又少阳助，所进饮食生痰生饮，为咳为喘，习以为常也。

金水六君 白芥子 肉桂 党参 牛膝 苏子

◎ **华**无锡

咳嗽便溏，肺脾同病，久而如此，肾气虚矣。

---

① 六安煎：出自《景岳全书》，由陈皮、半夏、茯苓、甘草、杏仁（去皮尖，切）、白芥子等组成。

② 玉竹饮子：出自《张氏医通》，由萎蕤（一名玉竹）、茯苓、甘草、桔梗、橘皮、紫菀、川贝母（去心，研）、生姜（同橘皮蜜煎）等组成。

③ 四阴煎：出自《景岳全书》，由生地、麦冬、白芍药、百合、沙参、生甘草、茯苓等组成。

麦冬　高丽参　半夏　炙草　炮姜　生於术　茯苓　牡蛎　沙苑

另，金匮肾气丸八两、黑归脾丸八两和匀，每朝开水送四钱。

◎ **赵**

寒热已止，咳嗽减半。前方为的对无疑，加减用之为妥。

桑叶　枇杷叶　川贝　杏仁　麦冬　茯苓　苡仁　陈皮　泽术麋衔散[①]

◎ **华**

上喘属肺，肺本贮痰，招风则发，劳倦亦然。

二陈　生冬术　苡仁　杏仁　紫菀茸　白果　指迷茯苓丸[②]

◎ **闵**

肝风气既挟以痰，又招以风，夜半气塞咳呛，鼻塞，口中干燥，脉象弦数。法当清化。

桑皮　骨皮　化肝煎[③]　苏子　前胡　旋覆花　枇杷叶露

◎ **何**

正在调和，燥风外感，咳嗽不爽，咽喉燥热，鼻口冒火，脉息形涩数，舌苔白色，头中胀痛，必须早以扫除。

桑叶　枇杷叶　杏仁　麦冬　生草　花粉　川贝　丹皮

◎ **包**

病后遗邪既犯大肠，又伤肺气，脏毒未了，咳嗽日甚，胁痛嗌干。窃恐痿而不起。

白花百合　花粉　滑石　知母　甘草　云苓　燕窝　阿胶

另，脏连丸三分。

◎ **倪**

酒客招风，咳嗽三月，寒热时作，神倦筋酸，苔糙嗌干。究须化法。

泽术鹿衔草[④]　紫苏　陈皮　半夏　茯苓　金沸草　玉竹

◎ **胡**

大脱血后咳嗽气短，脉小神痿，是虚也。恐其再吐而冒脱。

黄芪　归身炒炭　桑骨[⑤]　川贝　麦冬　苏子　炙草　淮麦　红枣炭

◎ **胡**

咳嗽日久，阳络频伤，气息短促，风邪引动湿痰，脾肺肾三经俱病，防喘。

桑皮　骨皮　川贝母　茅根　苡仁　赤苓　冬瓜子　知母　玉竹　枇杷叶露

复诊

病情依然，用玉竹饮子去桔梗，加党参、麦冬。

---

① 泽术麋衔散：出自《素问·病能论》，由泽泻、白术、麋衔（即鹿衔草）等组成。
② 指迷茯苓丸：又称茯苓丸，出自《证治准绳》。由半夏、茯苓、枳壳、风化朴硝等组成。
③ 化肝煎：出自《景岳全书》，由青皮、陈皮、芍药、牡丹皮、栀子、泽泻、土贝母等组成。
④ 泽术鹿衔草：即泽术麋衔散，同①。
⑤ 桑骨：即桑白皮、地骨皮。

另，都气丸，每三钱，青铅五钱送。

◎ 王

头眩咳嗽，继以耳闭且鸣，右脉小滑，左浮弦数。肝火上冲所致，不仅往年之痰火而已。

川芎　荆芥　羚羊角　陈皮　防风　松萝茶　石决明　半夏　茯苓　炙草　甘菊

接服方

十味温胆汤[①]　甘菊　石决明

◎ 胡

寒热后咳嗽之痰白沫而咸，牙宣口臭，络伤吐血，嗌干溺黄，脉浮弦数。清化为宜。

桑皮　骨皮　知母　花粉　甘草　川贝　茅芦根　枇杷叶露

◎ 程

咳嗽不能卧下，呀呷有声，谁不知其为肺之哮症。然哮之为病，风也，痰也，仅在肺经。此乃脉细少神，下体酸楚，足部发痒，其势所作，不独为项背恶寒而后发也，肾气下虚不言而喻。现在咳呛喉痒，将有发作之形，姑且取之。

防风　黄芪　桑皮　炙草　苏子　杏仁　茯苓　半夏　枳壳　风化硝　白果

又

哮之发象即退，肺经之气下降可知，但下焦虚者，阴火易升，浊痰易动，风寒易感，难保其将来不发，必须积精全神，以使下焦宁静，则中上二焦无不渐渐稀也。

玉竹　茯苓　甘草　半夏　陈皮　防风　黄芪

膏方

熟地　萸肉　山药　茯苓　丹皮　白芍　牡蛎　芡实　炙草

半夏　陈皮　绵芪　防风　玉竹　当归　白果　党参

◎ 田

咳呛不得卧，呀呷有声，是名“哮症”，究其所以然之故，肺腧伏痰，一受风寒则发，近来愈发愈勤，其势加剧，肺经大伤，必须退转为要。现在哮喘甫歇，化痰为主。

哮喘方

指迷茯苓丸料　生姜　陈皮　杏仁　炙草　苏子

发时方

苏子降气汤　白果　莱菔子

① 十味温胆汤：出自《世医得效方》，由半夏（汤洗七次）、枳实（去瓤，切，麸炒、）陈皮（去白）、白茯苓（去皮）、酸枣仁（微炒）、大远志（去心，甘草水煮，姜汁炒）、北五味子、熟地黄（切，酒炒）、条参、粉草等组成。

胸痹门

◎ 龚

胸痹阳虚积饮，容易窃发，然心力俱劳，阴阳并亏之体，必须先养脾元，以使中焦运化，痰饮不升，气机下降。

党参　生冬术　炮姜　炙草　半夏　陈皮　茯苓　归身　木香　松子仁　砂仁

又

元阳不壮，中气暗虚，胸脘时疼，脉弦硬，可食甜物，非补不可为法也。

党参　半夏　炮姜　川椒　饴糖　陈皮　九香虫　当归　白芍　桂枝　砂仁　生姜　大枣

膏方

熟地　党参　冬术　九香虫　杜仲　茯苓　半夏　陈皮　炙草

枣仁　归身　白芍　黄芪　远志　龙眼　木香　制首乌

溶蜜收之。

头痛门

◎ 程

风痰交结于右脊之旁，久痛不利，咳即加剧，苔白脉弦。

桂枝　当归　赤芍　制川附　炙草　黄芪　枳壳　片姜黄　半夏　羌活　旋覆花　风化硝

◎ 钟

弦数之脉见于右关者，已和其半，尚未得缓，所以寒热虽除，疹块渐少，头痛间或有之，而不了了也。然因病致虚，究须去疾莫如尽，未便以疲倦恍惚独以补为。

熟地　归身　白芍　茯神　炙草　丹皮　黑栀　建曲　冬术　钩藤　高丽参　陈皮

另，白蒺藜丸。

脘腹痛门

◎ 陈

水土不齐于前，寒热错杂于后，脘中作痛，或重或轻，舌苔满白，脉息迟弦。

平胃散　半夏　紫金锭[1]

◎ 蒋

肝虚血滞，挟湿内蒸，久而不解，寒热分争，脘痞作痛，面黄、目黄、溺黄，苔白，脉象

---

① 紫金锭：又称“玉枢丹”，出自《百一选方》，由山慈菇、红大戟、千金子霜、五倍子、麝香、雄黄、朱砂等组成。

弦涩。非厥即臌之根，不可忽略。

逍遥散　金铃子散　炒楂

二诊

脘痛大作，吐出痰水盈盆盈盏而止，所患寒热亦随此而愈，而为吐，发则寒热是也。此候之症，载在痰饮门中，当以温药和之。肝血虚郁之体，面目易黄，亦须兼理。

吴萸　茯苓　桂枝　冬术　炙草　制川附　白芍　半夏　陈皮　生姜

三诊

温药和之似属合机，现在自云内胀别无所苦，惟恐胀极而变，脉来弦急，右部濡小，舌苔薄白，溺多便艰。肝血本虚，脾湿有余，客易生痰生饮，升而不降也。

真武汤　陈皮　苁蓉　九香虫　杜仲　沉香　姜半夏

四诊

温药得法，竟以壮元阳疏滞气为主治。

乌龙丸[①]去车前　半夏　茯苓　苁蓉　白芍　柏子仁　沉香

丸方

九香虫焙，三两　生於术土炒，二两　茯苓三两　苁蓉酒洗、去鳞甲，二两　杜仲盐水炒，三两

炙草一两　党参三两　陈皮盐水炒，二两　角沉香另研、勿犯火，四两　菟丝饼二两

归身酒炒，二两　白芍酒炒，二两　半夏姜制，二两　枸杞二两　牛膝盐水炒，一两

炼蜜为丸，淡盐汤送。

五诊

痛呕未作，寒热小发，所郁之邪轻矣，且喜留邪从外而泄，乘此理之。

半夏　茯苓　炙草　陈皮　桂枝　白术　白芍　乌梅　生姜

另，越鞠丸。

六诊

郁痰从下而泄，寒热仅发两次，留邪之轻也。可知加意理之。

陈皮　半夏　炙草　茯苓　桂枝　制茅术　白芍　枳壳

另，仍越鞠丸。

◎ 陆

腹痛甫交一候，呕逆等证似从彻汗而减，实因大便渐通而缓。然恶寒虽愈，身热时盛时衰，头或似胀似疼，舌苔糙腻，尚未发渴，胸中痞，噫气不舒。昨夜得寐，多梦纷纭，加以筋抽肉惕。想是胃中空虚，客气上逆，即是此等症，所以左部细弦，右部弦滑。

旋覆花一钱半　代赭三钱　半夏一钱　陈皮一钱　茯苓三钱　苏梗七分

桑叶一钱半　丹皮一钱半　杏仁三钱　建曲一钱半　参须五分

---

① 乌龙丸：出自《摄生众妙方》，由九香虫、车前子、陈皮、白术、杜仲等组成。

◎ **钱**

脾胃之湿生痰生热，结于中宫，偏于右胁，一有肝经郁气便作胀疼吐逆，甚至胁下有形攻冲于上，胸背腰部无不窒塞。晨起当脐作痛，面目俱黄，二便少利，脉息迟滞而弦。消化胃邪为主，疏通肝气为末。

越鞠丸料　四七汤[①]用赤苓　橘红　白芥子　吴萸

另，越鞠丸八两、香砂六君丸八两和匀。

◎ **崔**

病后脘痛时作，或寒或气或食皆可藉此而发，发则大吐浊痰而愈，此郁邪也。即病中未尽之新邪留而不去，郁结使然。然为日已久，中气暗虚，喜食甜味而舌苔糙色，口干带苦，小水色黄，大便不利，脉息弦急。想是虚则所留之邪更不能化。治中连理辈合入越鞠法，或免黄瘅臌胀根蒂。

党参　冬术　炮姜　炙草　青皮　陈皮　川连　越鞠丸三钱同煎

又

糙苔已化，苦味已除，得之于大吐浊痰，是郁邪因越而发泄也，未始不美。然左脉虽和，右尚弦滑，舌红口干，溺黄口甜，中气正虚，郁邪留恋，中虚宜补，留邪宜化。

党参　冬术　炮姜　炙草　陈皮　半夏　川连　茯苓　白芍　车前　越鞠丸三钱仝煎

又

口之干溺之黄，又经向愈，发泄之郁邪因化而清。细诊左脉隐弦，右部小弱，操劳太过，气血皆衰，衰者扶之。

归芍六君　枸杞子　菟丝饼　制首乌

丸方

六君　熟地　归身　首乌　菟丝饼　枣仁　远志　黄芪　木香　麦冬肉　越鞠丸料

蜜丸朝晚各服三钱，淡盐汤下。

◎ **陆**

食积寒痰阻于右胁之下为块为疼，久而时发。

推气散[②]　紫苏　炒楂　麦芽　香附　陈皮　半夏

◎ **吴**

寒湿食三者交阻于中，中脘常痛，得食则剧，吐逆，苔白，便闭溺短。

吴萸　茯苓　制香附　神曲　茅术　川朴　薤白头　紫苏　陈皮　半夏

---

① 四七汤：即半夏厚朴汤。

② 推气散：一方见于《重订严氏济生方》，由枳壳（去瓤，麸炒）、桂心（去粗皮，不见火）、片姜黄（洗）、甘草（炙）组成；一方见于《嵩崖尊生书》，由砂仁、桂心、木香、炙草、茴香、丁香、陈皮、青皮、干姜、莪术、胡椒、沉香等组成。

脾瘅门

◎ 俞

人之有病名口甘者，曰脾瘅。胃中有热则虫动，虫动则胃缓，胃缓则廉泉开，故涎下。一则属脾，一则属胃，脾为阴土，胃为阳土，阴阳两土不能化湿，郁蒸为热，二者同病一身，各列其名，而其致病之由则一。

川连　香附　茯苓　半夏　省头草　藿香　乌梅　陈皮

复诊

前方小效，想是湿为黏腻之邪，最难骤愈，仍取芳香清燥之品可也。惟左关脉形弦数倍于右关，肝经亦病，兼理之。

川连　香附　茯苓　陈皮　半夏　杏仁　藿香　乌梅　萆薢　省头草

痞胀门

◎ 童

寒热随汗而退，陡然脘腹胀大，脐突青筋，溺短便艰，舌红苔剥，口干苦腻，脉形涩数。是肝胆伏邪顺乘中土，病于肝虚血热之体，理之棘手。

金铃子散　赤芍　当归　牛膝　细生地　陈香橼

另，小温中丸[①]，陈皮汤送。

◎ 曹

年已始衰之日，脾先不运，饮食难消，湿邪难化，舌苔厚白，脘腹时胀，小水或黄，脉息小弦。

茅术理中汤[②]主之，治中汤[③]亦主之。

◎ 陆

阴癖潜逆，中宫胀满，大便溏积，肝脾病也。恐其归入臌门。

四君子　枳实　麦芽　半曲　厚朴　干姜　川连　归身　白芍　鸡内金　鳖甲　牡蛎

◎ 毛

脾元本亏，不能运化流湿，腹还膨胀，脉息细弦。补脾化湿要着也。

五苓用桂枝　平胃　理中　青皮　腹皮

◎ 黄

脉弦带数，饮食不多，肢体脱力，脘腹渐胀。中虚湿滞也。

---

① 小温中丸：出自《丹溪心法》，由苍术、香附、川芎、神曲、针砂等组成。

② 茅术理中汤：即理中汤加茅术。

③ 治中汤：出自《太平惠民和剂局方》，由人参、甘草、干姜、白术、青皮、陈皮等组成，即理中汤加青皮、陈皮。

治中汤　制川附　赤苓　白芍

◎ 王

脾元不足，湿热痰饮结聚中宫，得食则胀，得饮则鸣，大便常溏，舌苔糙色，加以梦遗、牙宣。肝胃两经本有伏火，治须兼理。

制半夏　川连　全瓜蒌　赤苓　甘草　建神曲　白芍　谷芽　陈皮

另，香砂枳术丸①一斤、水泛资生丸②一斤，和匀朝服三钱。

◎ 江

劳倦血虚，气痹火郁，所患痞胀不独在胸，而且延及两胁，脉来涩涩不匀，如是者已有年矣，理之棘手。

逍遥散　越鞠丸茅术易冬术

又

胸胁稍和，大便又闭，肠胃津液干枯，不言而喻。

大熟地　当归　白芍　元明粉　牛膝　苏子　杏仁　陈皮

又

干结栗粪下者不少，而胸胁少腹究属不舒，是津血枯槁，痹而不通也。

大熟地　当归　白芍　桃仁　麻仁　柏子仁　郁李仁　松子仁　陈皮

◎ 吴

痢后腹痛肠鸣几止，惟食则脘中痞闷，寐则多梦纷纭，晨起苔黄，口中干苦，或吐血或自汗或梦遗，右脉小软，左部弦数，溺赤面浮。此系脾元不复，心肝伏火暗伤阴液也。

加味归脾合化肝煎去泽泻。

积滞门

◎ 袁

外寒内滞交结不解，消之散之。

香苏饮　川朴　神曲　半夏　赤苓　羌活　防风

◎ 孙

从阳立法。

附子理中　香砂　二陈　白蔻仁

---

① 香砂枳术丸：出自《景岳全书》，由木香、砂仁、枳壳、白术等组成。

② 资生丸：出自《先醒斋医学广笔记》，由白术、人参、白茯苓、橘红、山楂肉、神曲、川黄连、白豆蔻仁、泽泻、桔梗、真藿香、甘草、白扁豆、莲肉、薏苡仁、干山药、麦芽面、芡实等组成。

噎膈门

◎ **大师**

饮食不能下咽，两腰酸痛，脉形弦细，舌苔白腻，噎膈之根也。

当归　白芍　白蜜　芦根　牛蒡　蒌皮　紫菀　橘红　半夏　赤苓

◎ **郑**

膈症而至，饮食不能入口，脉形细数，皮肤干枯，便色紫滞，血干于前，阳衰于后，不克支持也。

归芍蜜芦[①]　大半夏汤　生姜

另，人乳一碗、韭菜汁一调羹、生姜汁十小茶匙，炖温后服。

又

饮食渐能入口，前方的对无疑，然须加意调养。

大熟地　当归　人参　半夏　生姜　芦根　白蜜　竹沥　白芍

另，人乳、韭汁、生姜汁，炖温后服。

泄泻门

◎ **廖**

脉息迟弦，晨起大便必溏，日间亦或二三次，腹中隐痛，舌苔满白。水土不齐，寒湿交阻，因阳虚而久恋也。

茅术一钱半　干姜一钱　川朴一钱　陈皮一钱　炙草五分　吴萸五分　茯苓三钱　肉果一钱

◎ **侯**

大便本溏，加以得食则胀，近来饮食已减，胀逆未和，苔白脉缓。脾阳不足于内，失其运化之常。当以九味资生为法。

党参　茯苓　於术　陈皮　炙草　半夏　神曲　麦芽　炒楂

又

九味资生转治，脾病果然大效，惟劳动则腰间易痛，遗精或有梦或无梦，是肾阴虚也。脾肾双补。

党参　於术　云苓　首乌　当归　半夏　陈皮　杜仲　沙苑　川芎　莲肉　芡实

另，水泛资生丸三钱，开水下。

---

① 归芍蜜芦：即当归、白芍、白蜜、芦根。

痢疾门

◎ 胡

痢疾之邪未有不从肛门而出，出则升降之气失其调和，所患湿热流荡其间，尚有后重之形。

淡芩　白芍　甘草　黄芪　防风　枳壳

另，补中益气丸，每三钱。

◎ 瞿

后重稍轻，直肠之湿热稍化，然所结者不少，还宜化法。

藿香　砂仁　冬术　霞天曲　萆薢　刺猬皮

党参　归身　白芍　绵芪　陈皮　柴胡　炙草

另，脏连丸。

◎ 张

红痢两月，肌肉全削，大腹痞满，脉息无神，虽有腹痛后重，不能不作虚论，然虚则欲脱，恐非草木所能恃矣。姑拟大桃花汤[①]法。

党参　於术　炮姜　炙草　熟地　归身　白芍　赤石脂　制川附　牡蛎　花粉

◎ 黄

泄痢日久，肌肤寒热，咳嗽痞满，舌苔厚白。此系食积于中，脾虚不能化湿，肺虚客易招风。

淡豉　薤白　黑栀　枳实　川朴　赤苓　前胡　杏仁　陈皮　煨葛根

◎ 杨

痢止热未清。

青蒿　淡芩　丹皮　神曲　茯苓　白芍　甘草

◎ 唐

休息久痢，腹中不疼，脉形弦细，舌苔薄白，饮食不多。此中虚气陷，湿热随之为患也。

补中益气　大枣　乌梅肉　驻车丸[②]

◎ 李

血虚湿热成疮，变为下痢，又增浮肿，甚至伛偻[③]而行，左脉无神，右脉空弦。虚极不支之象，奈何？勉拟一方。

附子理中用高丽参、炮姜。

另，金匮肾气丸。

---

① 大桃花汤：出自《备急千金要方》，由赤石脂、干姜、当归、龙骨、牡蛎、附子、白术、甘草、芍药、人参等组成。

② 驻车丸：出自《张氏医通》，由阿胶、黄连、当归、干姜等组成。

③ 伛偻：即腰背弯曲。

肿胀门

◎ 张十四岁

阳虚而患水湿，本宜温化，以冀肿胀渐消，然额鼻皆黑，眼下青白，大便溏结不匀，小水太少，囊肿腿大，舌苔冷白，脉息沉下，左关独浮。想是病情初退，又招以风，无力消化也。如其不能消化，必致喘败，岂不畏哉？

禹余粮丸[①]九十丸，分早中晚三服，开水送下。

又

进禹余粮丸，小水少者渐多，舌苔白者渐化，阳气得温可醒，净腑已能下洁。原属美事，但肿胀未消，额鼻尚黑，四末不温，脉沉左浮。风湿相搏，究未化解，必得重云见晛[②]，方卜其旋元吉，将温养之品参入用之。

桂枝　附子　茯苓　冬术　当归

另，仍服禹余粮丸。

又

额鼻之黑色已和，左脉之浮还见，内之阳气虽虚，更有风邪在里也。

前方加羌活、防风。

又

所患浮肿本来减不足言，近日腹形胀大，小水又少，额黑不退，加以咳嗽气短，风湿之邪阳虚不化，不独脾之健运失常，肾之关门不利，而肺之清肃亦有不能宣行之兆，每易喘败。须请高明。

制川附五分　当归一钱半　冬术一钱半　党参一钱半　淡干姜五分　肉桂四分　肉果煨，三钱
苏子研，一钱半　郁李仁三钱　杏仁三钱　苡仁五钱　牛膝盐水炒，一钱半

另，禹余粮丸五十粒，分早中晚三服，开水送下。

◎ 王

大便之溏薄加剧，而胀满浮肿不见其消，小水短赤，腹中隐痛，舌苔淡白，四肢厥冷，鼻亦不温。显系真火式微，不能运化留邪也。面色萎黄，语言无力，饮食不多，脉息迟小，勉拟一阳来复法。

人参　於术　炮姜　炙草

送来复丹[③]三钱。

◎ 周

结喉以下，缺盆以上，肿胀有形，延及耳后，且及头项，卧则稍和，坐则加剧，脉形细

① 禹余粮丸：出自《重订严氏济生方》，由禹余粮石、赤石脂、龙骨、荜茇、诃子、干姜、肉豆蔻、附子等组成。
② 晛：日光。
③ 来复丹：出自《太平惠民和剂局方》，由元精石、硫黄、硝石、五灵脂、青皮、陈皮等组成。

数，鼻塞耳鸣，溺少内热，心悸便溏，妨食脘痛嘈烦。此系肝经郁气顺乘中土，挟阳明胃经所贮之痰为患，理之棘手。

柴胡　当归　白芍　生冬术　茯苓　炙草　昆布

海藻　黄药子　川贝　元参　牡蛎　橘叶

又

病有标本，标病反甚于本，当时肝胃经络所患肿胀标病，因急而治之，霍然而愈，幸甚！惟在本之脘痛妨食嘈烦，心悸便溏，溺少等症，且兼呕吐酸水食物，是肝经郁气直犯阳明胃腑，非臌即胀之根，岂容忽视。

延胡　茯苓　川楝子　吴萸　白芍　陈皮　法夏　丁香　木香　生姜　荸荠　海蜇

黄疸门

◎ **徐**

水泻后肤目皆黄，昭以湿热也，然黄病全在溺长，或者寻路而出，此反大腹满，最为黄病所忌。

茅术　炮姜　党参　川连　赤苓　炙草　归身　越鞠丸料

淋浊门

◎ **郑**

狐疝日久，加以遗精，或有梦或无梦者，又经三载。近来浊淋下注，或作或止，更见于肤热肢冷之余。舌苔满白，脉象弦数。寒湿郁热本在肝经，暗伤脾肾，所以胃脘当心而痛，又继于后也。

党参　冬术　炙草　黄芪　升麻　柴胡　归身　川楝子

延胡　青皮　陈皮　黑栀　丹皮　川贝　萆薢

◎ **彭**

小便难者阴虚也，容易作疼，近乎淋矣，恐其动血。急以养阴法。

六味地黄丸　龟板　猪脊筋

◎ **彭**

白浊经久，兼以遗精，脉弦肢冷，脾虚气陷，湿浊随之，而肾经精气亦从之而下注也。

补中益气　牡蛎　茯苓　萆薢　五倍子

◎ **陈**

淋症有五，未有不痛在茎中者，此乃独在包头之窍，湿热败精闭塞窍门，或痛或胀，有似乎淋，实与淋症有间。

韭子廿一粒　两头尖七粒，包　煎送清凝丸[①]七分

另，猪肚丸[②]三钱，清米汤送。

又

砂淋之象似轻，而湿热败精尚易堵塞窍门，幸得小便稍长而缓，然缓还不足言也。

韭子十四粒　两头尖五粒，包　真萆薢盐水炒，五分　煎送清宁丸九分

另，猪肚丸三钱，清米饮送。

又

湿热被寒所遏，小有寒热而泄，小便从此清长，而败精犹未清楚，窍门时痛。权以温通为主。

韭菜子　两头尖　冬葵子　茯苓　旧布[③]

又

湿热病于下焦，本自中宫而致，去中宫之湿热，正所以截下焦之为病。

三才封髓丹[④]料　萆薢

另，猪肚丸。

◎ **沈**

小便已阴痛，本来无论无方，而后贤云“生心血，通水道”，所可意会也。然左脉细浮而右寸关部独见弦数，小便频数，水液浑浊，肺胃两经湿热常常下注，亦不为轻。

生地　木通　淡竹叶　甘草　大熟地　天冬　麦冬　参须　败龟板　枣仁盐炒　茯神朱砂拌

痫症门

◎ **沈**

痫症而见右脉小滑，左太弦数。水亏于下，龙雷之火客易上升，升则痰涎易逆，从而和之为患。

六味地黄汤　白芍　竹沥　珠粉调入　白金丸[⑤]研调

丸方

虎睛　黑栀　远志　大黄　犀角

朱砂为衣。

◎ **沈**

伤风有虚有热，实所谓治风须养血，正为虚风而设。兹乃头痛肢疼，怔忡梦遗，嗌干苔

① 清凝丸：《本草问答》中载“独黄丸杂以他药，九蒸九晒，清润而不攻下，名清宁丸，真有天得一以清，地得一以宁之意。”以大黄九蒸九晒制成，晚清苏南常用之。

② 猪肚丸：又称黄连猪肚丸，出自《备急千金要方》，由猪肚一具组成。

③ 旧布：即取《金匮要略》中烧裈散之意。

④ 三才封髓丹：出自《医学发明》，由天冬、熟地、人参、黄柏、砂仁、甘草等组成。

⑤ 白金丸：出自《医方考》，由白矾、郁金等组成。

剥。痉厥如痫，必有实风，外攻就语言不便而论，当以资寿解语汤[①]为主。

羚羊角　制川附　肉桂　羌活　大生地　金石斛　天麻

甘菊　归身　白芍　云茯神　丹参　防风　竹沥

另，磁朱丸，清米饮汤送下。

痹痛门

◎ **张**

寒热之余，筋经抽痛，少寐少纳，月事衰少而淡。想是肝血内亏，风邪流落其经也。

大生地　当归　白芍　川芎　川连　淡芩　黑栀　防风　钩藤

◎ **沈**

季胁胁末腰脊之旁无形作痛，痛在俯而不痛在仰，脉息细弦。想是肝肾不足，曾伤经筋而偶有违和也。

六味　归芍　桂枝　川断　苡仁　白蒺藜　沙苑

◎ **孙**

络疼几止，内热似清，然离经之瘀热久未全和，脉芤而数。清养为宜。

中生地　侧柏炭　丝瓜络鸭血拌炒　茅根　赤苓　苡仁

芦根　绿豆　鸡距子　川贝　秋石　大黄煅灰　石决明

◎ **沈**

寒热止而又作，数日必发，从此肢体酸痛，神情困倦，苔白嗌干，便溏溺赤，面色黑滞，脉象细数，左关转弦。如是者百有余日。风邪湿热暗伤元气，元气一伤则风邪湿热更不能消，两消不可，非补亦不可。

清暑益气汤加柴防。

◎ **石**

右肢成痹，痹之为言不举也，而今举矣，尚无力以充之，不能轻矫便捷，语言不利，右脉软滑，左部隐弦，舌苔薄白。阳气内虚则阴血无从生长也。

川附　人参　茯苓　於术　炙草　陈皮　半夏　麦冬

熟地　萸肉　巴戟肉　苁蓉　川石斛　五味　竹沥

复诊

温补下元，自知安适，然药虽对而力未得。再进之。

大熟地　五味　麦冬　茯苓　肉桂　肉苁蓉　制川附　陈皮　半夏　牛膝

巴戟肉　石菖蒲　川斛　萸肉　木瓜　虎胫骨　党参　竹沥　蝎梢

---

① 资寿解语汤：出自《奇效良方》，由附子、防风、天麻、酸枣仁、羚羊角、官桂、羌活、甘草等组成。

◎ 康

四肢麻痹酸疼，加以筋惕，耳鸣头眩，左脉浮弦而数。风淫末疾症也，治风须养血。

四物汤　白蒺藜丸[①]料　羚角　桂枝　竹沥　桑枝盐水拌炒

复诊

麻痹稍和，酸疼不愈，风尚多也。

大生地　归身　白芍　羚角　薏仁　白蒺藜　知母　黑栀　豆卷　竹沥　桑枝

膏方

生熟地　归身　白芍　羚角　薏仁　芦根　赤苓　知母　枣仁

蒺藜　豆卷　黑栀　香附　乌药　续断　桑皮　忍冬藤

白蜜收之。

◎ 王

七节之旁夜来作痛十载未痊，加以头额面部亦疼，各呈其病，劳倦招风，既伤其阴经，又伤其阳分也。

淡干姜　茯苓　生於术　炙草　陈皮　白蒺藜　黑栀　豆黄卷

半夏　白芷　制香附　羌活　金毛脊　川芎　归身

◎ 方

胫骨以下正面作痛，久则无力易肿，苔白，脉息沉弦。此阳明湿热下注本经，又被寒气所侵，阳虚不化也。

茅术　黄柏盐炒　木瓜酒炒　防风　赤苓　半夏　橘红　苡仁　制香附　虎胫骨

梅核气

◎ 施

咽中如有炙脔，咯之不了，咽之不下，鼻塞口干，右寸脉形滑数。肺金痰火使然。

淡芩　蒌皮　川贝　杏仁　骨皮　桑皮　甘草　浮石　枇杷叶　芦根　竹沥

汗症门

◎ 盛

病后盗汗不除，咳嗽溺黄，口干苔白。余邪留落阴经为患。

生熟地　绵芪　当归　黄柏　淡芩　川连　橘红　茯苓　半夏

① 白蒺藜丸：出自《圣济总录》，由蒺藜子、旋覆花、皂荚、恶实、龙脑、麝香、菊花等组成。

又

汗未全收，嗽还未止，不但溺黄口干苔白，且兼饮食上下，小有寒热，右脉浮弦。是风热之余邪留落于经络也。

秦艽鳖甲散去柴胡　大生地　淡芩　黄芪　陈皮　川贝　桑叶

痰湿门

◎ **郑**

饮食生痰生饮、为咳为嗽，天寒则剧，数年未愈，秋末冬初咳嗽又剧，仍属痰饮为患，所以午后胸痞气短，神倦，然久则肝肾两虚，亦易痰饮咳嗽。盖痰饮有内外故耳，昨夜寒热，脉形细小而紧，未免风寒外感。权以化法。

苓桂术甘汤　玉竹　白芍　桔梗　陈皮　半夏

又

风寒已化，痰饮犹存，所以寒热即止，咳嗽略缓，胸痞气短少纳神倦等症亦不全和。

桂枝　茯苓　生冬术　旋覆花　桔梗　玉竹　苏子　陈皮　半夏　蒌皮

又

咳嗽又缓于前，痰饮之渐化可知，然饮分内外，外饮易除，内饮难消。将金水六君合苓桂术甘两顾之。

金水六君　苓桂术甘　党参　白芍　旋覆花

又

胸之痞气，气短，既经两愈而尚咳嗽不止，脉弦，小便虽多，内饮易生所致。

金水六君　苓桂术甘　旋覆花　党参　白芍

另，金匮肾气丸淡盐汤下。

◎ **吴**

疟后之余邪不过痰浊，痔疮之根蒂总因湿热，湿热痰浊交阻于中，未免有少纳便艰之苦，盖以营卫暗伤故也。此乃另有邪物，更伤津液，大便如栗，饮食减半，且兼恶心干苦，神倦，脉弦。未便即补，先以通润。

麻仁三钱　郁李仁三钱　桃仁一钱半　柏子仁三钱　松子仁三钱　陈皮一钱半　砂仁二分
肉桂四分　川朴四分　川贝八分　川连三分　姜半夏八分　沉香一分　木香三分

又

阳明之津液已降，阳气未升，脘中隐隐作疼，饮食不加，苔白口干。主以温养，佐以宣通。

肉苁蓉　沉香　九香虫　甘杞子　陈皮　松子仁　肉桂　川连
白蔻仁　半夏　砂仁　木香　川贝　丁香　制川朴

又

阳气初醒，尚不足恃之时，必须加意求之，且冀阳生阴长，一举两得。

熟地　归身　甘杞子　炙草　菟丝饼　萸肉　九香虫　陈皮　苁蓉三钱

柏子仁　肉桂　川连　姜半夏　川贝　白蔻仁　制川朴　木香

又

真寒假热之体，理真寒不医假热。

苁蓉　归身　沉香　菟丝饼　九香虫　杞子　鲜首乌　白芍　麻仁

白蔻仁　陈皮　半夏　川贝　丁香　川朴　川连　木香　肉桂

另，金匮肾气丸三钱。

又

温通既合病机，温补亦必不误，盖温补日久则温通之品可以出矣。现在温补为主，温通为佐。

肉苁蓉　沉香　归身　云苓　菟丝饼　杞子　丁香　白芍　九香虫　木香　半夏

川贝　桑椹子　鲜首乌　黄药子　白蔻仁　肉桂　川连　陈皮　青盐　制川朴

另，金匮肾气丸二钱，淡盐汤送。

接服方

制首乌　杞子　牛膝　苁蓉　云神　菟丝饼　归身　白芍　火麻仁

枣仁　桑椹子　半夏　川贝　九香虫　黄药子　青盐

另，金匮肾气丸一斤，每朝淡盐汤送下二钱。

血证门

◎ **朱**

上喘属肺，肺必内虚，虚则当旺不旺，反觉自戕，鼻衄口干，权以养阴，仍宜兼化。

麦冬　川贝　茯苓　花粉　茅花　桑皮　骨皮　香橼

丸方

茯苓　半夏　风化硝　枳壳　陈皮　当归　熟地　甘草　薏仁　白果

◎ **李**

疟后元虚未复，少纳无力，间发寒热，加以痰中带血，无梦遗精，精血一伤，已虚而益著其虚也。

麦冬　五味子　党参　红枣　白芍　炙草　淮麦　牡蛎　芡实　金樱子

◎ **钟**

进前方病无增剧而脉形细涩数，且加促，口中苦腻，尚有暑风内恋，因烦劳而不化也。阴虚失血，久咳肉削，寒热分争者如此。必须静养避风，认真调治，庶免其损。

秦艽鳖甲去乌梅　大生地　麦冬　沙参　茯苓　炙草　花粉　泽泻　白芍　枇杷叶露

◎ **沈**

风伤于外，瘀阻于中，咳嗽带血隐疼，脉息浮弦，舌苔满白。急须消散。

金沸草散①去辛　杏仁　桑叶　橘红　苏叶　薄荷

◎ **王**

失血咳嗽，右脉小弦，音烁嗌干，肺虚火盛使然。必须静以养之，以冀不喘为幸。

补肺阿胶②　四阴煎　石决明　琼玉膏③调入三钱

◎ **金**

脉形弦数，咳嗽便红，肺与大肠同病，养肺阴、清肠热为法。

大生地　麦冬　北沙参　茯苓　炙草　川贝　槐花　阿胶　白花百合　知母

另，白花百合、燕窝、糯米煮粥朝服。

◎ **胡**

湿热风热满布三焦，溺色久黄，咳嗽日甚，痰中带血，口中干苦，脉象弦数，右寸关更甚。当从肺胃清之。

桑皮　骨皮　童真　苡米　黄芩　水梨　茅根　赤苓

又

脉症如前，将甘露法为主。

生地　天冬　麦冬　甘草　川斛　枇杷叶　桑皮　骨皮　川贝　水梨　茅根

又

血止而火逆上气之咳尚无减意，悬壅下垂，又兼干梗之形，脉息弦数。风热伤阴所致。

生地　天冬　麦冬　羚羊角　淡芩　金斛　甘草　桑皮

地骨皮　川贝　知母　茅根　枇杷叶　水梨肉

又

风热之减者尚未过半，阴分暗受其伤，究须清养。

大生地　天冬　麦冬　淡芩　甘草　金斛　川贝

沙参　桑皮　骨皮　知母　枇杷叶　水梨肉

另，环玉膏。

◎ **徐**

寒则伤营，风则伤卫，寒热起因不能畅发，咳嗽亦不能畅达，以致络伤失血，血失屡次，无不夹涎沫者。然近日三日加剧，脉形浮紧，舌苔白色，反加盗汗，所谓“不发汗因致衄”，又云“阳加于阴谓之汗”。此等证是也。

---

① 金沸草散：出自《类证活人书》，由前胡、荆芥、半夏、赤芍药、细辛、甘草、旋覆花等组成。

② 补肺阿胶：即补肺阿胶汤，出自《小儿药证直诀》，由阿胶、马兜铃、牛蒡子、杏仁、糯米、炙甘草等组成。

③ 琼玉膏：又称“生地黄膏”，出自《洪氏集验方》，由新罗人参、生地黄、白茯苓、白蜜等组成。

细生地　侧柏叶　荆芥炭　茅根　冬桑叶蜜炙　茯苓　苡仁　枇杷叶蜜炙　冬瓜子　陈皮

又

血止汗收，前方之的对可知，惟咳嗽不爽，痰浓色黄。风寒化火显然。

泻白去朱　知母　苡仁　冬瓜子　陈皮　芦根　枇杷叶露

又

咳嗽浓痰比之前日已轻，然轻还不足言也，必得日轻一日乃妥。

桑叶　甘草　川贝　蒌皮　知母　蛤壳　苡仁　冬瓜子　苏子　芦根　枇杷叶

◎ **邹**

阴虚血热之体，外招风热则动之，内食热物亦动之，无怪乎血热妄行，时作时止。

大生地　侧柏叶　旱莲草　十大功劳叶　苡米　赤苓　银花藤　川贝　生绿豆　茅根

膏方

银花藤十斤，洗净寸截，和入清水煮汁去渣，熬浓成膏，白蜜收之。

◎ **孙**

气血不能摄血，不惟血热妄行而已。

黄芪　归身　大生地　沙参　麦冬　旱莲草　川贝

秋石　薏仁　赤苓　白芍　茅根　枇杷叶

◎ **张**

瘀血湿痰交阻于中，陡然吐出紫血，脘中硬满，食则胀疼，舌苔白腻，干不欲引饮。见于肢冷手汗，脾虚积湿之体，脉形弦涩，容易归入臌门，勿忽。

川芎　制茅术　香附　神曲　炒楂　川朴　大腹皮　橘红　赤苓　瓦楞子

◎ **王**

脾胃阳虚，失其统血之常，血凝于内，入暮则胀，或便红少纳，脉息芤弦，左大右小，舌苔白而带灰，溺短不渴，必须温化。

伏龙肝　熟地　生於术　制香附炒　阿胶　大腹皮　炙草　制川朴　当归身

◎ **陈**

便溏下血，经年未愈，心悸欲眩，脉芤数。劳倦受热，久则暗伤阴也。

黑归脾加丹皮　黑栀　槐花　地榆　荆芥炭

◎ **金**

尿血不已，渐见紫块之形，近发寒热，咳嗽咽痛，脉弦浮数。此系心经伏火传入小肠，又从膀胱而出，加以风寒外感，上下同病，分头而治之。

导赤　火腑[①]　血余炭　苏叶　杏仁　象贝　蒌皮

又

寒热咽痛已愈，咳嗽未了，风邪之恋于肺经不言而喻，惟下焦尿血虽无紫块之形，尚无轻

① 火腑：即火府丸，出自《杨氏家藏方》，由生干地黄、黄芩、木通、犀角、甘草等组成。

减之象，心与小肠互为表里。心经之火传入小肠，仍从膀胱而出，必须清法。

导赤　黄芩　桑骨　杏仁　川贝　蒌皮

加生绿豆一两、赤小豆三钱。

又

尿血后来之色加剧，阴分大亏，不耐伏火所逼也。兼补其阴，不惟导赤而已，所患咳嗽兼理而已。

大生地　龟板　川柏　知母　猪脊筋　黑栀　木通　淡芩

生草　淡竹叶　桑皮　骨皮　川贝　龙胆草五分　生绿豆

又

慈拟大补其阴，兼导其赤法。

大熟地　龟板　知母　黄柏　猪脊筋　黑栀　大生地　天冬　川贝　秋石　绿豆

虚损门

◎ 晓

所发寒热稍轻，舌上白苔稍薄，脉形细数。元虚邪恋可知。

柴胡　淡芩　炙草　半夏　首乌　青皮　陈皮　茯苓　生姜　大枣　藿香正气丸

◎ 复

寒热虽止，舌苔未清，法当养化。

生首乌　青皮　陈皮　当归　炙草　茯苓　半夏　姜枣　藿香正气丸

◎ 孙

前方既效，无庸更张。

细生地　侧柏叶炭　茅根　赤苓　薏仁　苏子　石决明

丝瓜络　芦根　绿豆　川贝　鸡距子

◎ 顾

真寒则寒，起于中，假热则热，熏于上。阳络曾伤，阴精易动，心悸少寐，肢冷嗌干，耳鸣，且有疏泄肾精之状，而肢体从此无力，脉形从此不匀。恐非旦夕所能取效。

熟地六钱　归身一钱半　炙草五分　茯神辰拌，三钱　枣仁一钱半

陈皮一钱　竹茹姜汁炒，一钱半　人参一钱　霞天曲一钱　枳壳五分

上十味煎送磁朱丸一钱。

复诊

阴阳气血无一不虚，而冬至以后，常常发热，阳分更虚，至于饮痰阻气，亦不外是故耳。

大熟地　菟丝饼　炙草　鹿角胶　陈皮　半夏　当归

萸肉　杞子　龟胶　茯神　河车一钱半　高丽参三分

◎ 张

养血泄风佐以培养中宫法。

大生地　归身　白芍　羚角　甘菊　党参　炙草　冬术

茯神　淮小麦　红枣　陈皮　茅针花

◎ 桑

日间发热，口不渴，溺不黄，脉弦少力。此系劳倦伤阳，寒气乘虚而入也。

党参　黄芪　炙草　桂枝　附子　白芍　升麻　柴胡　当归　陈皮　冬术　姜枣

◎ 王

右肢无力，经筋不舒，阳虚所致。

熟地八钱　归身三钱　白芍二钱　川芎五分　党参四钱　冬术一钱半　茯苓三钱

炙草五分　制川附一钱半　苁蓉三钱　巴戟一钱　麦冬一钱半　菟丝饼三钱

杞子三钱　首乌四钱　橘红一钱　半夏一钱半　竹沥五钱　虎骨胶五钱，酒溶入

◎ 盛

燥象得清而减，口干自润。然肺因久咳而伤，救之无益，内削色枯，脉细无神，咽痛音低，饮食下咽，气分反逆，且从鼻出。津液干枯，颃颡①不开之候，草根树皮不足恃也。

猪肤　白蜜　花粉　苡仁　大熟地　党参　冬术　陈皮　麦冬　桑皮　枇杷叶露

妇人门

◎ 陵

月事过期而淡，血之少也，显然嗌干内热，苔糙舌红，加以少纳，脘痞，兼以腰痛带下，不独血虚内热而且气郁不宣，奇经暗病。

加味逍遥散　杜仲　香附

◎ 朱

居经而见寒热，腹痛，本取调通营卫，但头痛半月，咳嗽三天，呕逆恶心，口中干苦，左关脉象弦数且浮，又有燥风新感。古人治法往往先理新邪。

桑叶　枇杷叶　杏仁　川贝　赤苓　葱白　淡豉　橘红　竹茹　神曲

◎ 康

血虚气滞而月事前后失调，色又非淡即黑，腰楚脘痞。权以汤药。

生地　归身　白芍　乌贼骨　茜草根　乌药　杜仲　制香附

丸方

生地　归身　白芍　杜仲　续断　乌药　香附

---

① 颃颡（háng sǎng，音杭嗓）：咽喉。

丹皮　延胡索　知母　炒楂　杜芡实　白蒺藜

◎ 孙

肝经之郁火湿热，随月事下通而泄，阴挺作于既净以后，其形虽小而赤白带下，腰楚心悸，上下筋抽，左关脉形搏大而数，如是者三阅月矣，未便转泻，不能不兼以补。

加味逍遥散去芩　茯苓　中生地　椿皮

另，当归龙荟丸一钱，先服。

◎ 顾右

胃痛失血之体，手足无力，腰背作痛，发堕心惊，带下咳逆，此虚也。

熟地　归身　白芍　紫石英　鹿角霜一钱半　龟板　香附　杜仲　茯神　潞党参

疝气门

◎ 郑

湿热被寒所遏，疝气作于少腹，胀疼延及中宫，且兼胁下有形睾丸亦胀，溺色短赤，大便溏黑，脉息弦滞而兼数，得食则吐。先以芳香流通气分为主。

小茴香　荔枝核　吴萸　茯苓　黑栀　制香附

广木香　木通　青皮　延胡　川楝子　炒楂

另，当归三钱、精羊肉四钱、生姜一钱。

又

大便虽通，诸恙不减，湿热尚被寒遏，疝无虚日。

大茴香去子炒　金铃子　吴萸　香附　木香　小茴香　荔枝核　黑栀　茯苓　制川附

另，小安肾丸、左金丸和匀，陈皮汤送。

又

疝之作势稍轻，大便多通之妙，然胀痛升，少纳恶心，苔糙脉弦。湿热寒邪皆未清楚，气血同病。

大茴香去子梗炒，一钱　小茴香一钱　金铃子　木通　荔枝核　炒楂　黑栀　制香附　延胡

又

恶心已止，糙苔已化，然疝之胀痛，饥则便作，饱则可止。邪虽可止，中气暗伤。

小茴香　荔枝核　川楝子　炒楂　制香附　延胡　云苓　炙草　制半夏　橘核　黑栀

痔漏门

◎ 夏

肝经湿热不乘于胃为呕，即克于脾为泻，当其吐泻之间，攻于经络为痔，所以右脉濡数，

左关一部独见弦数也。

生於术　茯苓　猪苓　泽泻　川连　香附　霞天曲　刺猬皮　萆薢　草梢

◎ **盛**

咳嗽日久，不但见红，且兼管漏不痊，脉形小数，可谓损病之根，勿忽。

六味地黄汤　龟板　麦冬　川贝　黄明胶[①]　党参

◎ **周**

梦遗痔漏，痎疟咳血，四者无一不伤阴也。痎疟已止，而梦遗痔漏日耗其阴，无怪乎咳血漫无愈期，血虽暂止，痛则就来，甚至少纳，便溏、盗汗，时烦、眼花、形寒等症有加无已。一损损于肾，二损损于肝，三损损于脾，且自下而损，及于肺也。《难经》之言谅不欺人，窃恐损及过于脾，即不可治矣。然少纳便溏，脾已暗损，尚未至于浮喘耳，慎之慎之！脉形左细右小，补气补血以使阴下长阳不上浮，第一要着。

大生地　丹皮　山药　茯苓　白芍　麦冬　五味子　川贝　款冬花

陈皮　人参秋石炒拌　淮麦　白花百合　牡蛎　丝瓜络

诸窍门

◎ **师**

风邪湿热郁蒸胆经，鼻渊之浊涕不止，增出头痛耳聋，苔白口干，脉数，左更弦盛。消散是其法也。

苍耳散去白芷　甘草　淡芩　羚角　牛蒡　连翘　通草　赤苓　茅根　川芎　桑皮

◎ **陆**

阴虚之体，湿热熏蒸，息肉内起，久而愈甚，恐非旦夕所能取效也。

生地　天冬　洋参　桑皮　骨皮　辛夷　淡芩　甘草

◎ **谢**

舌之绛色已淡，津液稍回，似属佳兆。然蒸热夜甚，喉痹不清，大便溏，脉象弦数。热邪尚多，阴分正虚，慎之！慎之！

中生地　犀角　丹皮　白芍　鲜霍斛　花粉　茯神　猪苓　阿胶　滑石

复诊

阴被热伤，津液究未全回，蒸热等症漫无向愈之期，窃恐无阴则阳无以化，尚易反复。

大生地　犀角　丹皮　白芍　鲜霍斛　茯苓　竹叶　生草　花粉　水梨肉　藕汁　珠粉

◎ **袁**

喉间肿胀作痛，咳嗽紫血，干苔鼻燥，脉形涩数。肺经伏热，欲作喉痹，不耐燥气加临。

---

① 黄明胶：本品为牛科动物黄牛的皮所熬的胶，有滋阴润燥、止血消肿等功效。

清燥救肺汤去麻仁，用沙参、花粉、川贝、羚羊角。

◎ 谢

咽痛虽除，舌仍光绛，夜热无汗，多梦纷纭。究属阴液阳津都被热伤而涸，必须回之乃幸。

犀角地黄汤　羚羊角　川连　淡芩　鸡子黄　知母　鲜霍斛　花粉　金汁

◎ 刘

耳闭胀疼，恶心少纳，溺黄嗜卧，舌苔白腻，干不多饮，脉仍弦数。风热湿热交郁于中，不能解散也。

柴胡　当归　白芍　枇杷叶　茅根　冬术　茯苓

炙草　丹皮　黑栀　丁香　薄荷　生姜　川朴

◎ 施

音烁日久，肺阴必亏，去春咳嗽痰黏，嗌干咽痛，红肿梗逆，加以食则腹鸣膨胀，水液浑浊，大便常溏。想是风温外感留恋肺胃之经，容易归于喉痹，不怕邪热不杀谷，正恐胃热消谷，欲咽而不能下咽于将来。

桑骨　甘桔　荆芥　射干　川贝　马勃　元参　知母　麦冬　沙参

虫病门

◎ 张

脉形沉细，大腹痞坚，二便还和，如是久矣。脾虚则湿热虫积，无力以消以化。

生冬术　茯苓　猪苓　泽泻　肉桂　雷丸三钱　槟榔　鹤虱焙二钱　杏仁　槐花

◎ 唐

虚里穴跳，甚则所食之物必从吐出，如是久矣。右脉小弱、左关太弦，是中气本虚，肝木顺乘中土。曾吐扁虫，肝风暗动，兼理为宜。

叶氏平肝[1]　淮麦　白芍　炙草　左金丸

---

① 叶氏平肝：具体方药不详，或为叶天士平肝法，可参照叶天士《临证指南医案》等著作。

曹仁伯医案

原著　清·曹仁伯
点校　顾珂溢　薛昊

外感门

◎ 左

风邪客于肺胃，久蕴未泄，加以新凉郁遏，肺气不得升降，咳逆因之不已。理宜开泄其邪为主。

淡豆豉四钱　焦山栀三钱　牛蒡子四钱　荆芥穗二钱　红苏子三钱　大杏仁三钱

玉桔梗一钱半　粉前胡一钱半　紫菀茸一钱半　金沸草一钱半　生甘草二分

加薄荷五分，后下。

◎ 左

劳乏中虚，风寒两感，形寒表热，咳嗽头疼，阳脉濡滑，阴脉按虚。延已两旬，理宜和邪为主。

川桂枝四分　荆芥穗二钱　大杏仁三钱　细苏子炒，三钱　玉桔梗三钱　白茯苓三钱

紫菀茸一钱半　炒橘红一钱半　肥玉竹三钱　粉当归一钱半　生甘草二分

加姜汁炒竹茹一钱半。

二诊

前拟建中出邪法，虽未得汗，伏邪已有转松之意，咳逆缓而胸痛未减，切脉寸关现浮，阴分之邪已从阳分提出。再依前辙增减。

川桂枝五分　当归身炒，二钱　白茯苓三钱　炮姜炭三分　粉丹皮一钱半　紫菀茸二钱

红苏子炒，三钱　川贝母二钱　淮牛膝盐水炒，三钱　福泽泻炒，一钱半　生甘草二分

加荆芥一钱半。

◎ 左

本体素亏，伏寒久留不达，新邪外感，以致形寒淡热，欲汗不汗，脉息沉紧。理以建中出邪法。

川桂枝五分　淡干姜三钱　法半夏一钱半　广陈皮一钱半　赤茯苓三钱　细柴胡四分

红紫苏一钱半　羌活一钱半　花槟榔一钱　山楂炭四钱　葱果五分　生甘草二分

加葱白头一个。

◎ 左

劳乏中虚，感风受冷，干咳无痰，脉虚苔光。拟以保肺养阴。

川桂枝五分　粉当归一钱半　绵黄芪一钱半　白茯苓三钱　细苏子三钱　紫菀茸一钱半

肥知母一钱半　大杏仁三钱　广橘红一钱　款冬花一钱半　生甘草二分　青防风一钱半

加青果三枚。

◎ 左

劳力中虚，伏邪与新感间作，理宜和解。

川桂枝四分　赤芍药炒，一钱半　细柴胡炒，四分　法半夏一钱半　淡黄芩炒，一钱半
制川朴五分　赤茯苓三钱　福泽泻炒，二钱　炒陈皮一钱半　花槟榔五分　生甘草二分
加生姜一片、红枣三枚。

◎ 左

寒热入夜而作，脉虚胃呆，因内亏而感春寒。治宜和中解表。

川桂枝五分　细柴胡炒，四分　法半夏一钱半　焦白芍二钱　赤茯苓三钱　炒陈皮一钱半
淡干姜四分　淡黄芩一钱半　粉当归一钱半　赤芍炭一钱半　生甘草二分
加煨红枣三枚。

◎ 左

劳乏感风，寒邪外束，因虚而邪恋不解，以致咳嗽不已。拟以开泄中兼以和里。

细苏子三钱　荆芥穗一钱半　杏仁三钱　粉当归三钱　紫菀茸一钱半　甜冬术三钱
白茯苓三钱　肥玉竹三钱　广陈皮一钱半　淮牛膝三钱　生甘草二分

◎ 左

背部恶寒，咳嗽，脉息沉紧。此风寒两伤营卫也。

蜜炙麻黄五分　细桂枝五分　大杏仁三钱　杜苏子三钱　白芥子一钱　淡干姜四分
赤茯苓三钱　法半夏一钱半　炒橘红一钱半　象贝母三钱　生甘草二分
加玉竹三钱。

◎ 左

咳逆畏寒，头不疼，神色委顿，脉象沉紧，舌苔厚白。此感于寒而留于肺胃，其邪必表而出之。

淡香豉四钱　红苏子三钱　炙甘草麻黄仝炒，三分　川桂枝四分　大杏仁三钱　玉桔梗一钱半
粉前胡一钱半　法半夏一钱半　炒橘红一钱半　赤茯苓二钱　生甘草二分
加葱白头一个。

◎ 左

风阳客于上焦，肺气被郁，寒热作而咽痛起矣。拟以清散。

荆芥梢二钱　青防风一钱半　焦山栀三钱　净连翘三钱　白桔梗一钱半
象贝母三钱　元参肉三钱　南花粉三钱　赤茯苓三钱　生甘草二分
加青果打，二枚。

◎ 左

傍晚畏寒发热，头不疼而食不知味，脉来缓滑，苔黄满布。此伤于寒而又伤于湿也，宜温解法。

淡干姜五分　六神曲炒，四钱，绢包　苍术炭一钱　白术炭一钱　赤茯苓三钱　福泽泻一钱半
炒苡米三钱　白扁豆三钱　广陈皮一钱半　小青皮一钱半　生甘草二分
加蔻仁打，五分，后下。

风温门

◎ 右

晚年勤劳太过，营气暗伤，被风温外袭，肺气郁遏，一身尽痛，转侧俱艰，表热不为汗衰，脉象郁涩，苔微腻，络中之邪未息。治宜息风以和阴。

川桂枝四分　羌独活各一钱半　左秦艽一钱半　粉当归二钱　川抚芎一钱　制僵蚕一钱半

广木香一钱　白茯苓三钱　片姜黄一钱　小青皮炒，一钱半　红苏紫三钱

加桑枝五钱、丝瓜络一钱半。

◎ 右

风温久郁于上焦，不早发泄，因之咳嗽不已，时生寒热，纳减胃虚，脉小数，苔光纹裂，虽系营阴亏欠，风阳尚恋未息。拟以和阴散邪为理。

鲜沙参净，五钱　软白薇二钱　广郁金一钱半　肥玉竹三钱　紫菀茸一钱半　肥知母一钱半

白茯苓三钱　南花粉三钱　粉当归三钱　粉前胡三钱　生甘草二分　玉桔梗一钱半

加冬桑叶一钱半。

◎ 左

风温挟湿，留恋旬日，复有头疼恶寒，余邪未楚也。

细柴胡五分　法半夏一钱半　淡黄芩炒，一钱半　苍术炭一钱　白术炭一钱半　赤茯苓三钱

福泽泻炒，一钱半　广陈皮炒，一钱半　江枳壳炒，一钱半　白蔻仁五分　生甘草二分

加苡米三钱。

◎ 右

始因风邪入舍，不早发泄而成咳逆，干热无汗，脉濡数，苔白腻。法拟降逆彻邪。

焦山栀三钱　旋覆花一钱半　大杏仁三钱　荆芥穗二钱　川抚芎一钱　粉当归二钱

白茯苓三钱　青防风一钱半　广陈皮一钱半　小青皮一钱半　制香附三钱　生甘草二分

加芦根一两、青果三钱。

◎ 右

风温之邪郁于肌表之间，酿成赤痘遍体密布，表热未退，心烦畏纳，脉沉郁，偶因恼怒气机不畅，以致邪郁不解。先拟开提肺气，解散风温为主。

荆芥穗二钱　牛蒡子四钱　玉桔梗一钱半　净连翘三钱　江枳壳炒，一钱半　川郁金一钱半

制香附三钱　粉丹皮一钱半　赤芍药炒，一钱半　焦山栀一钱半　生甘草二分

加羌活一钱。

温热门

◎ 右

素患痰嗽，迄今十载之余，形亏血弱，外受风温，灼热无汗，邪不外达，肺气不利，脉象郁数，渴不多饮。近交一候，阴液已伤，法拟养阴彻邪。

淡豆豉鲜沙参同打，四钱　焦山栀三钱　淡黄芩三钱　粉当归二钱　赤芍炭一钱半　赤茯苓三钱

细苏子三钱　广橘红一钱半　肥玉竹三钱　肥知母二钱　荆芥穗一钱半　生甘草二分

加芦根一两、青果三枚。

◎ 左

风痧遍体，透经三日，汗少而阳明之热不衰，脉数苔垢，毒邪未化也。宜戒食避风为要。

淡豆豉三钱　焦山栀三钱　大力子四钱　荆芥梢二钱　青防风一钱半　川羌活一钱

玉桔梗一钱　净蝉衣一钱　赤茯苓三钱　淡黄芩一钱　生甘草

加西河柳、茅根肉煎汤代水。

◎ 左

得汗后，畏寒除而内热减，咳逆虽稀，板涩之苔未化，气机之邪未达。仍拟前法加减。

川桂枝三分　荆芥穗一钱半　杜苏子三钱　紫菀茸一钱半　肥玉竹三钱　赤茯苓三钱

福泽泻一钱半　广皮白一钱半　川郁金一钱半　江枳壳一钱半　生甘草二分

加青果三枚。

◎ 左

昨得汗泄通体，表热稍减，惟神志不清，谵言妄语，脉反郁小，而糙苔液干，鼻煤唇燥。因伏邪乘于三焦，肺胃之气不得宣布，邪热内耗其阴，为极险之症。

淡豆豉四钱　鲜沙参四钱，净，同打　粉葛根一钱半　淡黄芩炒，一钱半

肥知母炒，一钱半　朱茯神三钱　焦山栀三钱　广郁金一钱半

净连翘二钱　天竺黄一钱半　净米钩[①]后下，四钱　益元散三钱

加茅根肉一钱半。

◎ 左

壮热无汗，四肢清冷，坐卧不安，将有惊伤。良由神魂不藏于肝，宜和邪以安神。

细柴胡三分　法半夏一钱半　淡黄芩一钱半　赤芍药一钱半　朱茯神三钱　净米钩一钱半，后下

山楂炭三钱　炒陈皮一钱　小青皮一钱半　江枳壳一钱　生甘草二分

加辰灯心廿寸。

复诊

壮热即退，得汗而胸胁旋见赤斑数点，脉数转缓，其邪势虽有退解之机。然余邪未楚，虽

---

① 米钩：即钩藤。

欲求食而不可强与，恐有助邪为痉。须当谨慎调摄，勿可怠忽为无事。复守和邪化滞。

细柴胡炒，三分　淡黄芩炒，一钱半　赤芍药炒，一钱半　粉丹皮一钱半　焦枳实一钱半

炒蒌皮三钱　山楂炭四钱　赤茯苓三钱　焦六曲三钱，绢包　大杏仁三钱　生甘草二分

加茅根肉四钱。

◎ 右

温邪病将近候，汗出而邪不外达，表热顾缓，而神识则有时昏昧如狂谵语，脉象滑数无绪，重按少力，苔垢如昨。病为痰湿混合于三焦，郁而不宣，势为极重，须望斑疹外达，不致蒙闭为幸。

粉葛梗一钱半　牛蒡子炒，四钱　大杏仁打，三钱　净蝉衣一钱　淡黄芩一钱半

赤芍药炒，一钱半　焦山栀三钱　朱茯神三钱　全瓜蒌四钱　焦枳实一钱半　生甘草二分

加茅根肉五钱、青果三枚。

二诊

温邪病交一候，表里之热已衰，斑疹落落，自汗微微，大便通而口不甚燥，脉象仍兀，左部稍和，复有语言错乱。显是浊邪上蒙清窍，尚未肃清，神魂不能归于肝脏，致斯易清易蒙。俾望病情站立，自有转机之象也。

粉葛根一钱半　牛蒡子炒，四钱　大杏仁三钱　净蝉衣一钱　赤芍炒炭，一钱半　朱茯神三钱

广郁金一钱半　焦枳实一钱半　炒蒌皮四钱　制香附三钱　佩兰叶一钱半　生甘草二分

加芦根五钱、青果三钱。

◎ 左

表热微汗，神识时清时浊，肢体疼痛便溏，咳嗽，右部之脉郁而不扬，左手弦滑，舌苔根白尖红。此系温邪乘营亏而入，神魂不藏，风阳内扰其阴，深防厥变。

荆芥穗炒，二钱　青防风一钱半　川抚芎八分　赤芍炭一钱半　制茯神三钱　苍龙齿三钱

大杏仁三钱　广郁金一钱半　西秦艽一钱半　川桂枝三分　生甘草二分

加净米钩四钱。

◎ 左

灼热无汗，胸满按急，延经两候之余，脉小数而口干舌绛。缘温邪留恋，饮食不节，肝脾不和致此。邪难外达，法拟和解。

香青蒿一钱半　细柴胡炒，四分　淡黄芩一钱半　江枳壳一钱半　老苏梗三钱　小青皮炒，一钱半

广陈皮一钱半　赤芍炭一钱半　山楂炭四钱　炙鸡金二钱　生甘草二分

加茅芦根各五钱。

◎ 左

干热汗少，热退而寒，烦躁不得眠，右部脉兀。此温邪未达，须当畅汗为妙。

细柴胡四分　制半夏一钱半　淡黄芩炒，一钱半　川桂枝四分　赤芍炭一钱半　老苏梗三钱

小青皮炒，一钱半　赤茯苓三钱　川郁金一钱半　广陈皮一钱半　生甘草二分

加青防风一钱。

◎ 左

经云：脾之荣在唇，舌乃心之苗。今唇舌燥裂，右关与左寸之脉俱见弦数，舌红无苔。系晚年真水已亏，上焦所旺之阳亢而无制，久延恐成唇茧之患。法拟补阴以配阳。

原生地四钱　川石斛三钱　天冬肉三钱　肥知母盐水炒，二钱　煨石膏四钱

淮牛膝盐水炒，三钱　粉丹皮一钱半　元参三钱　云茯苓三钱　白花粉三钱

肥玉竹三钱　冬桑叶一钱半　生甘草二分

加芦根一两、青果三枚，煎汤代水。

◎ 左

中阳为湿寒所冱①，欲伸不伸，以致时热时寒，隐隐头痛，诊脉两手滑小，舌苔黄腻。理之健脾渗湿。

苍术炭一钱　白术炭一钱半　法半夏一钱半　赤茯苓三钱　细柴胡四分　江枳壳一钱半

炒陈皮一钱半　福泽泻二钱　淡干姜四分　川羌活一钱半　生甘草二分

加蔻仁四分。

暑湿门

◎ 左

暑湿之邪久蕴于太阴阳明，湿郁热蒸，肝阳引动致头重昏眩，似疟非疟，脉不数而沉滞，苔不黄而微滑。此为湿邪在里，理必分消。

苍白术各一钱　赤茯苓三钱　法半夏一钱半　炒陈皮一钱半　制川朴八分　福泽泻二钱

广藿香一钱半　扁豆炭三钱　散花通一钱　淡黄芩一钱　生甘草二分

加佩兰叶一钱半。

湿热门

◎ 左

右关脉来弦紧有力，左手脉形按虚。此少阴不足，阳明有余，湿浊之邪蕴内，致小水赤而肢乏无力，所谓壮火食气也。拟以清热渗湿为理。

苍白术各一钱　赤茯苓三钱　福泽泻二钱　炒陈皮一钱半　法半夏一钱半　扁豆炭三钱

大杏仁三钱　江枳壳一钱半　泡丹皮一钱半　地骨皮三钱　生甘草二分

加散花通八分。

---

① 冱（hù，音互）：冻结、闭塞。

伏邪门

◎ 左

烦躁稍平而痢痛亦减，白疹续布，伏邪有外解之机，无如脉息太嫌滑数，气中之邪热未楚。一候将交，须望不变为幸。

细柴胡三分　软白薇一钱半　粉丹皮一钱半　江枳壳一钱　焦白芍一钱半　赤茯苓三钱
广郁金一钱半　扁豆炭三钱　福泽泻一钱半　炒秫米三钱　生甘草二分　新会皮一钱
加佩兰叶一钱半。

◎ 左

畏寒发热头疼，胸满烦躁，呕恶，右手脉得弦滑。此伏邪挟滞交蕴三焦，症势初来，须望疹透邪达，得畅汗为要。

细柴胡四分　粉葛根一钱半　紫苏三钱　小青皮一钱半　法半夏一钱半　淡黄芩一钱半
制川朴七分　花槟榔一钱　赤茯苓三钱　炒陈皮一钱半　生甘草二分　神曲四钱，绢包
加生姜一片。

◎ 左

伏邪挟痰温湿阻于三焦气机之中，表里常有微热，咳嗽不已。法以利湿化痰。

细柴胡三分　粉前胡一钱半　细苏子炒，二钱　法半夏一钱半　大杏仁三钱　炒陈皮一钱半
赤茯苓三钱　粉当归炒，二钱　制香附三钱　川郁金一钱半　生甘草二分
加扁豆炭三钱。

◎ 右

类疟伏邪，肝气而时起时伏，如今但热而不畏寒，热来频呕，胸宇烦躁，左部脉弦，口苦浊阴。因邪热触动肝胆之火，痰湿混合，因此留恋。复守和肝泄邪。

左金丸五分，绢包　细柴胡炒，四分　法半夏一钱半　淡黄芩炒，一钱半
赤芍炭一钱半　广陈皮炒，一钱半　焦山栀三钱　赤茯苓三钱
花槟榔一钱　沉香曲二钱　生甘草二分　川郁金一钱半
加生姜一片、红枣三枚。

◎ 左

伏邪类疟，业经淹缠月余，加以强为操作，营气已虚，新邪重感，致咳嗽见红，而胸胁疼痛，脉虚苔光。症非轻淡，且拟补阴益气。

细苏子炒，三钱　粉当归二钱　南沙参三钱　肥玉竹三钱　紫菀茸一钱半　款冬花二钱
川贝母二钱　肥知母炒，一钱半　生绵芪一钱　青防风一钱　生甘草二分　荆芥炭一钱半

二诊

病情如旧，表无大热而谷气不思，似有恶心气逆，一身不能转侧，脉迟小而得。正气已

亏，深怕胃气日困，中无砥柱则难图。

法半夏一钱半　广橘红一钱半　白茯苓三钱　枳术丸一钱半　炮姜炭四分　川郁金一钱半

沉香曲二钱　粉丹皮一钱半　制香附三钱　佩兰叶一钱半　生甘草二分　焦谷芽三钱

加大砂仁三粒。

◎ 左

劳乏正虚，伏邪未达，寒不甚，热不甚，脉息沉紧，苔白满布。宜先通彻表里。

川桂枝五分　大豆卷五钱　嫩苏叶三钱　大杏仁打，三钱　玉桔梗一钱半　荆芥梢二钱

川抚芎一钱　赤茯苓三钱　赤芍药炒，一钱半　广陈皮一钱半　生甘草二分　川羌活一钱半

加生姜一片。

◎ 左

伏温久恋，时起时伏，日晡热至，每日如是，微有咳嗽，右寸浮滑。旧邪与新邪并作，痰热混合，肺胃之气不能肃清。拟以利气调中法。

细苏子三钱　旋覆花一钱半　紫菀茸一钱半　粉当归二钱　细柴胡三分

淡黄芩一钱　半夏曲二钱　广皮白一钱半　白茯苓三钱　生甘草二分

加竹茹淡姜汁炒，一钱半。

疟疾门

◎ 左

据病疟间日作，势时呕恶频频，形寒发热，舌苔白腻而带微黄。此暑湿之邪早伏于三焦，未离膜原，欲从少阳出路。以达原为理。

细柴胡五分　法半夏一钱半　淡黄芩一钱半　制山川朴八分　花槟榔一钱　煨草果四分

肥知母一钱半　炒陈皮一钱半　赤茯苓三钱　小青皮一钱半　生甘草二分

加生姜一片、红枣三枚。

◎ 右

三疟愈后，自夏已来胃气常不充旺，近又两足酸麻，痿软无力，时有憎寒微热。原为营气太亏，肾阴不足，肝络失养。拟以桂枝和营。

川桂枝五分　东白芍酒炒，一钱半　全当归酒炒，三钱　川抚芎一钱　绵黄芪三钱

川断肉炒，三钱　左秦艽一钱半　金九节酒炒，三钱　淮山药牛膝炒，三钱

白茯苓三钱　广陈皮炒，一钱半　制附子三分　生甘草二分

加桑枝酒炙廿寸。

咳喘门

◎ 左

咳吐痰沫，黏而不爽，脉象两关弦滑，苔见淡白。由中虚而湿邪乘于肝脾，宜以理气调中。

红苏子炒，三钱　紫菀茸一钱半　白芥子一钱，炒　广橘白炒，一钱半

赤茯苓三钱　福泽泻炒，二钱　甜冬术一钱半　肥玉竹三钱

扁杏仁打，三钱　煅蛤壳打，四钱　肥知母一钱半　生甘草二分

加白百合。

◎ 左

肝肾太亏，肺气不得下降，咳逆因之不已。再拟降气和阴法。

紫菀茸二钱　款冬花一钱半　肥知母炒，一钱半　玄参三钱　肥玉竹三钱　红苏子三钱

白茯苓三钱　福泽泻二钱　淮牛膝三钱　甜杏仁三钱　生甘草二分

加沉香屑四分。

◎ 左

肺气久虚，肾气不纳，卧则气升咳逆。年高病久，不易治根。拟以金水六君法。

熟地炭蛤粉同打，三钱　当归身二钱　白茯苓三钱　甜冬术一钱半　炒橘白一钱半

红苏子炒，三钱　紫菀茸一钱半　淮牛膝炒，三钱　白百合三钱　净百部一钱半　生甘草二分

加鲜竹茹姜汁炒，一钱半。

◎ 左

秋深暴热，因浴伤寒，始恶寒而头痛，咳嗽气逆，今则但热无汗，脉息沉紧。肺气为寒邪所束，郁而不宣，必表而出之。

麻黄四分　大杏仁三钱　淡黄芩一钱半　荆芥穗三钱　红紫苏三钱　玉桔梗一钱半

紫菀一钱半　款冬花一钱半　赤茯苓三钱　广郁金一钱半　广陈皮一钱半

粉前胡一钱半　葛根一钱半　生甘草二分

加薄荷三分。

◎ 右

体虚脉弱，肤胀[①]胸满，形寒咳嗽。由中阳太虚，肺气不利也。

川桂枝七分　荆芥穗二钱　红紫苏三钱　法半夏一钱半　广陈皮炒，一钱半　炮姜炭五分

赤苓皮四钱　制川朴八分　江枳壳炒，一钱半　川抚芎一钱　大腹皮三钱

加白蔻仁五分。

◎ 左

咳嗽浊痰腥秽，肢寒无力，脉来沉小，因咳久伤阴，痰湿混合于脾肺两经。宜当小心

① 肤胀：一般指身体有水肿，从方中的大腹皮、赤苓皮也可佐证。

为要。

杜苏子三钱　白芥子一钱　莱菔子三钱　粉当归二钱　赤茯苓三钱　生蛤壳四钱

紫菀茸一钱半　杜阿胶一钱半　肥玉竹三钱　白百合三钱　生甘草二分

加橘白一钱半。

二诊

刻下病情站定，寒热退，神气清朗，脉左右稍有和意，但寐久则仍有迷昧。原为所感之浊邪尚未清彻，仍拟和阴泄浊法调理，不可忽略。慎之！

川桂枝四分　赤芍炭一钱半　川抚芎一钱　粉当归二钱　西秦艽一钱半　广木香一钱

佩兰叶一钱半　沉香曲三钱，绢包　制茯神三钱　新会皮一钱半　生甘草二分

加焦麦芽四钱。

◎ 左

昨已汗得遍体，营卫之气始得流通，咳嗽未为松解，因寒邪深伏，未能速达。仍拟开提肺气，得以清肃下降，咳逆得平。

细苏子三钱　旋覆花一钱半　代赭石三钱　法半夏一钱半　大杏仁三钱　玉桔梗一钱半

川郁金一钱半　江枳壳一钱半　广橘红一钱半　生甘草二分　紫菀茸一钱半　赤茯苓三钱

加竹茹淡姜汁炒，一钱半。

肝风门

◎ 左

肝为风木之脏，胃为水谷之海，肾气既亏，木失涵养，肝邪易于掉动，头为之眩，耳为之鸣，胸腹为之痹窒。现诊脉形弦紧，苔白带涩，原为气机失于升降，脏腑不和也。理之和肝以滋水脏，勿致成膈为幸。

老桂木五分　奎白芍酒炒，二钱　白茯苓三钱　江枳壳一钱半　川郁金一钱半　制香附二钱

青陈皮各一钱半　淮牛膝酒炒，三钱　台乌药一钱半　甜冬术一钱半

加沉香曲三钱，绢包。

胸痹门

◎ 右

胸痹纳艰，脉息沉郁，此中阳虚，肝脾不调所致。老年最难调治。

老桂木五分　白芍炭一钱半　老木香八分　枳实炭一钱半　焦冬术一钱半　白茯苓三钱

姜半夏一钱半　炮姜炭五分　粉当归二钱　炒陈皮一钱半　生甘草二分

加益母草一钱，炒研。

怔忡门

◎ 右

纳谷艰运，心悸怔忡，头眩恶心，种种见症，乃是心阴不足，而肝脾互相侮克，痰气郁闭不宣。复守和中利气。

老桂木四分　焦白芍一钱半　粉当归炒，二钱　朱茯神三钱　枳术丸一钱半，绢包　半夏曲二钱　炒橘红一钱半　老远志炭八分　沉香曲二钱　炙鸡金一钱半　生甘草二分

加白蔻仁四分，后下。

脘腹痛门

◎ 右

脘痛已而胃纳胜，宜进补益中兼以理气。

潞党参一钱半　绵黄芪一钱半　川抚芎八分　枳术丸一钱半　炮姜炭五分　白茯苓三钱　淮牛膝三钱　东白芍一钱半　粉归身二钱　制香附四钱　炙甘草二分

加西砂仁末五分，冲。

◎ 右

脘腹滞痛，或时逆上而痛，脉象按之左部沉紧，苔白根剥。此营气不足而肝木失养，宜辛温以散肝脾之急。

老桂木四分　赤芍药一钱半　粉当归二钱　广木香一钱半　制香附三钱　川楝子一钱半　赤茯苓三钱　小青皮一钱半　老苏梗三钱　江枳壳一钱半　沉香曲二钱　生甘草二分

引：佛手片四分。

◎ 右

脘痛时作，痛竭呕恶不已，延今数月，纳谷减而精神日困，脉形虚细。虽系经停三月，怀妊尚未着相。究属营气太亏，肝胃不和所致。理之和肝利气。

老苏梗三钱　粉当归炒，三钱　川郁金一钱半　制香附三钱　广木香一钱　吴茱萸三分　炮姜炭四分　白茯苓三钱　枳术丸一钱半，绢包　法半夏一钱半　炒陈皮一钱半　生甘草二分

加大砂仁五分。

◎ 右

骤来腹痛，右脉迟小，乃寒气凝聚于太阴脾分而来，法以温化通络治之。

川楝子炒，一钱半　延胡一钱半　粉当归炒，二钱　赤芍药一钱半　老桂木一钱　炮姜炭四分　吴茱萸二分　小青皮炒，一钱半　小茴香炒，一钱　赤茯苓三钱　广木香一钱　法半夏一钱半　制香附三钱

加丝瓜络一钱半、青葱管尺许。

◎ 左

心阴不足，肝阳不旺，气机自郁，络脉失调，脘痛引及两胁，脉得弦大，肢乏无力。法拟理气调营。

老苏梗三钱　小青皮一钱半　江枳壳一钱半　广木香五分　新绛屑一钱　制香附三钱

川郁金一钱半　赤茯苓三钱　福泽泻二钱　粉丹皮一钱半　生甘草二分

加元胡索一钱。

◎ 左

少腹为厥阴之脏位，肾水一亏，外寒相犯，厥气上逆，为少腹病也。拟以滋水以疏肝木。

淡吴萸三分　淡干姜四分　潞党参三钱　生白术一钱半　白茯苓三钱　甘杞子三钱

小茴香一钱半　紫安桂四分　炒白芍一钱半　台乌药一钱半　粉当归一钱半　炙甘草二分

加制香附三钱。

◎ 左

腹满时痛，脉迟弱无力，由肝肾不足，虚寒留着于三阴。拟以辛温以散之。

川桂枝四分　焦白芍一钱半　潞党参二钱　炮姜炭五分　炒冬术一钱半　白茯苓三钱

广木香一钱　小茴香炒，一钱半　韭菜子炒，三钱　台乌药一钱半　生甘草二分

加佛手片四分。

◎ 左

脘腹疼痛攻冲不已，外无表热头疼，脉象关尺弦紧。乃是气浊相混于中下二焦。宜调气泄浊为理。

带叶苏梗三钱　小青皮炒，一钱半　江枳壳炒，一钱半　广木香一钱半

广藿香一钱半　炒陈皮一钱半　赤茯苓三钱　福泽泻炒，一钱半

粉当归炒，一钱半　台乌药一钱半　生甘草二分

加水姜一片。

呕哕门

◎ 右

夕飧胃反，两关脉旺，肝脾气化不行，法拟两和肝脾。

枳术丸二钱　小青皮一钱半　奎白芍二钱　白茯苓三钱　法半夏一钱半　新会皮一钱半

薤白头二钱　制香附三钱　川郁金一钱半　沉香曲三钱　生甘草二分

加大砂仁五分。

◎ 右

胸宇痹窒，朝食暮吐，脉象右弦左郁，因肝脾不和所致，拟以和肝悦脾。

细柴胡四分　粉当归三钱　老苏梗三钱　小青皮一钱半　枳实一钱半　川郁金一钱半
沉香曲三钱　白茯苓三钱　广陈皮一钱半　法半夏一钱半　生甘草二分
加薤白头一钱半。

◎ 右

呕恶稍缓，中气已被其戕伐，脉仍如昨，苔白不燥，肝脾尚未和也。仍拟理气调中。
老苏梗三钱　小青皮炒，一钱半　江枳壳一钱半　煨草果三分　花槟榔一钱　广陈皮一钱半
法半夏一钱半　白茯苓三钱　川郁金一钱半　制香附三钱　生甘草二分
加伏龙肝五钱，煎汤代水。

泄泻门

◎ 左

脾虚泄泻，今已大减，腰脊时时酸楚，脉象小弱。三阴并亏，宜温补之。
制附子二分　炮姜炭五分　潞党参三钱　白茯苓三钱　淮山药三钱　补骨脂三钱
中杜仲二钱　淡吴萸二分　川抚芎一钱　新会皮一钱半　炙甘草二分　川断肉三钱
加白蔻仁四分。

◎ 左

始因腹痛大作，谷纳随减，外无表热，虽重衣尚觉寒冷，形神瘦削，又加便泄，脉息阴伏，苔光不泽，或时动气跃跃。此因气竭肝伤，脾肾两亏，阴霾被翳，为难治也。
淡吴萸三分　炮姜炭五分　煨木香一钱　苍白术炒，各一钱　白茯苓三钱　补骨脂盐水炒，三钱
淮山药炒，三钱　广陈皮一钱半　法半夏一钱半　焦白芍一钱半　生甘草二分
加谷芽四钱。

◎ 右

脾泄既久，如漏卮而难实，肾气不充，则摄纳以无权，胃阳虽健，脾阴益亏，阴不上承，阳不下降，中脘虚痞，由此而结。然外观则无病，而脏腑已属不调，乳子体质，气营恒亏，所以舌光而左部之亦微。法当调其中下，培其本原为理。
炙绵芪三钱　归身炭二钱　川抚芎一钱　奎白芍一钱半　老桂木三分，泡汁同炒
淮山药三钱　淡吴萸四分　补骨脂盐水炒，三钱　北五味炒，四分　白茯苓三钱
新会皮炒，一钱半　制香附三钱　炙甘草二分
加黑大枣二枚、水姜一片同包，煨。

◎ 左

寒暖不调，生冷不节，肝脾因之不和，为寒热腹痛，便溏时作。理之调和肝脾二脏为法。
细柴胡四分　姜半夏一钱半　白茯苓三钱　炒陈皮一钱半　广木香二钱
炮姜炭四分　焦白芍一钱半　小青皮一钱　老苏梗三钱　生甘草二分

加焦麦芽三钱。

◎ 左

痔漏仅延载余，又加五更肾泄，每如厕必腹痛后重，诊脉左右皆濡，舌苔淡白，遇寒则甚，逢暖则减。此系阴虚于下，气馁于中，脾肾两脏病也。拟以补阴益气法。

吉洋参元米炒，一钱半　甜冬术一钱半　云茯苓三钱　绵黄芪二钱　淮山药土炒，三钱
川抚芎八分　白芍炭酒炒，一钱半　粉丹皮一钱半　补骨脂盐水炒，三钱　炮姜炭三分
升麻炭四分　苍术炭一钱　广木香一钱　生甘草二分

加龙眼肉五枚。

痢疾门

◎ 左

脐左积癖既久，大如覆盆，自去秋滞下延今春令，绵绵不已，或红或白，后重腹痛，脉细弦苔糙。由肝阴太亏不涵木，为淹缠重症。宜当小心为要。

紫安桂四分　焦白芍二钱　煨木香一钱　白茯苓三钱　淮山药炒，三钱　炮姜炭三钱
粉丹皮一钱半　新会皮一钱半　台乌药一钱半　川抚芎五分　生甘草二分

加荆芥炭一钱半。

◎ 右

平昔气阴常亏，今下痢数日，少腹疼痛，营阴愈伤，现虽痢减，入夜则复有痢痛，腹膨，精神疲困，然而两手关脉尚未和调。缘肝脾两脏营虚而气机不和，补剂且缓。姑拟和调气分为理。

奎白芍一钱半　桂枝三分，泡汁同炒　归身炭二钱　广木香一钱　制香附三钱　江枳壳炒，一钱半
广郁金一钱半　赤茯苓三钱　扁豆炭三钱　青陈皮炒，各一钱半　淮山药炒，三钱　生甘草二分

加炒香谷芽四钱。

便秘门

◎ 右

脉情已转和平，气机亦得升降自如，不过腑气不能如常。原为大年①，阴液已亏，肾气不充，复宗滋降法。

真阿胶蛤粉同炒成珠，一钱半　粉当归二钱　肥知母炒，二钱　淮牛膝三钱　福泽泻炒，二钱
拣玉竹三钱　白百合三钱　净冬花二钱　川贝母去心，三钱　川石斛三钱　白茯苓三钱

① 大年：高龄。

引：郁李仁打，三钱。

肿胀门

◎ 左

素劳肝脾不和，今则稍宽强。健中土，渐有生化之机，但有腰膝酸软，入暮足跗肿胀。乃是阳虚而阴不从阳，湿邪反为用事。拟以六君法。

潞党参二钱　焦冬术二钱　云茯苓三钱　绵黄芪二钱　粉当归炒，二钱　淮山药三钱

淮牛膝炒，三钱　厚杜仲二钱　制香附三钱　法半夏一钱半　炒广皮一钱半　生甘草二分

加益智仁炒研，一钱。

◎ 右

气虚肿满，脉来滑数，中焦痹窒少舒。由阳气不化，兼湿相混于三焦也。拟以温化通阳泄浊。

制附子三分　官桂一钱　红紫苏三钱　小青皮炒，一钱半　广陈皮炒，一钱半　川郁金一钱半

白蔻仁研，三分，后下　黑丑子一钱　赤苓皮四钱　福泽泻二钱　猪苓一钱半　川萆薢三钱

鸡内金炙，一钱半　淮牛膝炒，三钱　车前子三钱

加去节小麦柴一两、冬瓜皮五钱，煎汤代水。

◎ 左

素秉薄弱，因劳乏而寒湿之邪乘于三阴，寒热似疟，腹膨足肿，饮食运迟，脉沉小而苔白。拟以温养脾胃为法。

制附子三分　川桂枝五分　淡干姜四分　焦白术一钱半　白茯苓三钱　法半夏一钱半

炒陈皮一钱半　广木香五分　淮山药炒，三钱　淮牛膝炒，三钱　生甘草二分

◎ 右

气机素昔不调，风邪外客，肺气被郁，一身尽肿，胸痞作胀，嗳气纳艰，苔白板厚。此肝脾抑郁，风湿相搏，混合三焦。拟以表里同治。

苍术炭一钱　制川朴一钱　带叶苏梗三钱　青陈皮各一钱半

焦枳实三钱　赤茯苓三钱　川郁金一钱半　制香附四钱

大腹皮三钱　六神曲炒，四钱，绢包　炙鸡金一钱半　沉香曲二钱，绢包

加生姜衣五分。

诸郁门

◎ 某

脾土久困，且又肝木失和，胃气久虚，加以情怀不畅，肝木愈郁而脾土愈伤，所以胸脘如

结，时觉隐痛。理之逍遥法，以开郁结为主。

细柴胡三分　奎白芍一钱半　老桂木三分，泡汁炒　归身炭二钱　白茯苓三钱

枳壳一钱半　川郁金一钱半　制香附三钱　炒冬术一钱半

新会皮一钱半　九香虫一钱　沉香曲二钱　生甘草二分

加生熟谷芽各一钱。

◎ 右

胸宇腹膨，纳谷即胀，脉象郁滞而苔白涩。此因肝郁气滞，三焦不得通畅。拟以开郁利气为主。

老苏梗三钱　细柴胡四分　粉当归一钱半　制香附三钱　江枳壳一钱半　川郁金一钱半

白茯苓三钱　沉香曲三钱　法半夏一钱半　六神曲四钱　生甘草二分

加佛手片四分、西砂仁五分。

◎ 左

前拟育阴降气法，气逆稍平，咳嗽亦减，无如七情易动，气郁则火郁，肺胃之脉未能沉静，须当耐心养气，以冀阴平阳秘为贵。

原地炭蛤粉炒，三钱　熟地炭三钱　粉丹皮一钱半　福泽泻一钱半　白茯苓三钱

广郁金一钱半　紫菀茸一钱半　款冬花一钱半　肥知母一钱半　淮山药三钱　肥玉竹三钱

加百合三钱。

◎ 左

左关尺与右关脉并见弦劲，脘腹䐜胀，纳艰运迟。此系肝脾两脏相克不和。拟以调之。

细柴胡三分　焦白芍二钱　焦枳实一钱半　川郁金一钱半　老苏梗三钱　小青皮一钱半

赤茯苓二钱　半夏曲炒，二钱，绢包　沉香曲三钱，绢包　炙鸡金一钱半　山楂炭二钱

加益智仁一钱。

血证门

◎ 右

寒热至而鼻衄大溢，邪热缓而夜不成寐，脉象濡滑。乃是营阴暴虚，心神不足。宜以养阴熄热法。

原地炭三钱　赤芍药炒，一钱半　粉归身炒，二钱　粉丹皮一钱半　荆芥炭一钱半　炮姜炭三分

白茯苓三钱　焦楂炭四钱　淮牛膝炒，三钱　新会皮炒，一钱半　粉甘草二分

加茅根肉五钱。

◎ 右

昨宵陡然胸痞刺痛，咳嗽复作，红痰上溢，脉得右寸关洪大。显是厚味助热伤阴，络脉被损。仍守降逆和阴。

旋覆花一钱半　新绛屑八分　粉当归三钱　杜驴胶一钱半　白茯苓三钱　款冬花三钱
肥玉竹三钱　白橘络一钱半　南花粉三钱　山楂炭四钱　川贝母三钱
加全沉水四分，磨冲。

◎ 右

现诊两关脉得弦数，胃气虽强，真阴为余焰所耗，阴愈伤，阳益炽，上炎肺胃，咳逆不平，络红时溢。拟以清润以滋肝阴，毋致充斥为妙。

旱莲草三钱　女贞子三钱　鲜沙参洗净，五钱　焦山栀二钱　广郁金一钱半
川石斛三钱　南花粉三钱　玄参肉三钱　白茯苓三钱　粉丹皮一钱半
黛蛤散五钱　玉桔梗一钱半　生甘草二分
加冬桑叶一钱。

◎ 左

陡然血溢，当脐及两胁刺痛，脉右部芤而带数，舌质红，右畔一缕微灰。良由温邪暗伤阳络，迫血妄行，宜当静心耐气，勿致充溢为幸。暂拟降逆和营法。

鲜生地八钱，净　赤芍炭二钱　粉丹皮二钱　茜草炭一钱半　原红花四分　粉当归二钱
白茯苓三钱　焦山栀三钱　玄参肉三钱　大杏仁打，三钱　生甘草二分
加茅根肉一两、沉香片四分。

痰湿门

◎ 左

病交三候之余，表解而里气未和，虽已知饥纳谷，而湿邪尚未清楚，关尺之脉仍有弦迟，板白之苔化亦未尽。原为中下两虚，调理须当谨慎。

枳实炭一钱半　白术炭一钱半　苍术炭一钱半　白茯苓三钱　福泽泻二钱　广陈皮炒，一钱半
半夏一钱半　淡干姜三分　淮牛膝三钱　沉香曲二钱，绢包　生甘草二分
加白蔻壳五分、佩兰叶一钱半。

◎ 左

咳吐涎沫而今稍缓，脉象右三部细弦，左手濡小无力，舌苔根叙白板。明系积结痰湿已久，乘劳乏而窃发，理之降逆和中为主。

旋覆花一钱半，绢包　法半夏一钱　代赭石三钱　甜冬术一钱半　白茯苓三钱　生绵芪一钱半
淮牛膝三钱　紫菀茸一钱半　白百部一钱半　淡海石二钱　生甘草二分
加淡竹茹淡姜汁炒，一钱半。

◎ 左

汗得屡次，表分之邪已松，胸痞按坚，纳谷少思，能左卧而不能右，气机为痰湿所郁。肝脾为之不调，症属淹缠。

老桂木四分　淡干姜三分　制川朴七分　赤茯苓三钱　焦枳实一钱半　川郁金一钱半
制香附三钱　新会皮一钱半　薤白头酒炒，二钱　大杏仁打，三钱　生甘草二分
加佛手片四分、西砂仁五分，打。

◎ 左

表热自汗不衰，脉象少，舌苔白腻。嗜烟之体，由中虚而湿胜，邪难速退，复守和法。

川桂枝五分　西柴胡炒，四分　法半夏一钱半　淡黄芩一钱半　莱菔子炒研，三钱　细苏子炒研，三钱
赤芍药炒，一钱半　大杏仁三钱　炒陈皮一钱半　朱茯神三钱　生甘草二分
加生姜一片、红枣三枚。

◎ 右

素有痰喘之患，遇劳即发，今因虚而寒客，中阳为其所阻，三焦气化不行，脘腹疼痛如刺，脉得右手软滑，左部更弱。显是阴寒痰湿固闭中下，拟以辛温利气化痰法。

老桂木五分　炮姜炭四分　法半夏一钱半　广木香一钱半　炒橘红一钱半
老苏梗三钱　青陈皮各一钱半　赤茯苓三钱　江枳壳一钱半　焦白术一钱半
台乌药一钱半　制香附三钱　生甘草二分
加白蔻仁四分。

◎ 左

中土为万物所归，长夏湿土用事，因寒客而湿为凝沍，致纳不知饥，而中脘痞满，脉迟苔黄。宜温消为理。

淡干姜四分　苍白术各一钱　制川朴八分　老苏梗三钱　六神曲四钱，绢包
小青皮炒，一钱半　江枳壳土炒，一钱　白蔻仁打，五分，后下　赤茯苓三钱
生熟谷芽各三钱　炒陈皮一钱半　生甘草二分

痹痛门

◎ 左

风湿逼留于关节，节骱酸楚，为风痹之症。

川桂枝四分　羌独活各一钱半　青防风一钱半　赤茯苓三钱　福泽泻二钱　潼木通一钱
川柏炭一钱　粉萆薢三钱　炙乳香一钱　小青皮炒，一钱半　生甘草二分　赤芍药一钱
加桑枝廿寸。

◎ 左

前拟温中散寒法，冷汗已收，表热亦无，自言胸腹痹窒，不敢强纳。究属肾气太亏，阴浊凝着，久留不化，是以脉来迟弱，且又脐旁动气，表药固不合宜。法拟两和肝肾。

紫安桂四分　白芍药炒，一钱半　白茯苓三钱　制附子四分　炮姜炭四分　粉丹皮一钱半
福泽泻一钱半　韭菜子炒，四钱　生白术一钱半　江枳壳一钱半　广陈皮一钱半　炙甘草二分

加两头尖一撮。

◎ 左

体虚脉弱，少腹之下结肿未退而又半身疼痛，似寒似热，舌苔薄白根厚。此为中虚而风湿相并痹于脉络。宜以补中寓散之意。

生绵芪一钱半　潞党参一钱半　升麻炭三分　细柴胡炒，三分　粉当归片一钱半
赤茯苓三钱　羌独活各一钱　炒陈皮一钱半　广木香一钱　青防风一钱半　生甘草二分
加川桂枝三分。

◎ 左

两胁痛减，胸次痹窒亦松，但脉弦不静，肝脾仍是不和，仍宗前拟。

枳实炭一钱半　生白术一钱半　白茯苓三钱　小青皮炒，一钱半　广陈皮一钱半　赤芍药一钱半
制香附三钱　广郁金一钱半　老苏梗三钱　白杏仁三钱　福泽泻二钱　焦山栀二钱　生甘草二分
加通草五分。

◎ 右

左背腧酸楚，延今匝月，表无热而不畏寒，左脉郁小，苔白微涩。此系营阴亏弱，风邪外乘入络，阻遏营气，非是生痈之谓。宜以和阴去邪。

川羌活一钱半　青防风一钱半　川抚芎一钱　粉当归二钱　川桂枝四分　赤芍药一钱半
赤茯苓三钱　广木香一钱　川断肉二钱　老苏梗二钱　生甘草二分　丝瓜络酒炒，二钱
加桑枝酒炒，五钱。

虚损门

◎ 左

久咳不已，遇寒更甚，脉得虚细，此老年肺肾两亏。拟黄芪建中法。

当归身一钱半　川桂枝四分　生绵芪一钱　紫菀茸一钱半　炮姜炭四分　细苏子炒，三钱
赤茯苓三钱　淮牛膝炒，三钱　法半夏一钱　广皮一钱半　生甘草二分
加广郁金一钱半。

◎ 右

营气不足，寒热入夜而至，头疼腰痛，脉细苔白。由劳乏中虚所致。

粉当归炒，二钱　川抚芎一钱　赤芍药炒，一钱半　细柴胡四分　川桂枝四分　白茯苓三钱
炒陈皮一钱半　法半夏一钱半　淡黄芩一钱半　白术一钱　生甘草二分
加生姜一片、红枣三枚。

◎ 左

咳嗽经久，脉虚小而苔绛，口燥喜饮，胃气日衰。此因初受之风邪不早外达，留恋于肺胃二经，致阴益伤而咳愈不已。理之保肺而顺气。

南沙参三钱　紫菀茸一钱半　细苏子炒，三钱　款冬花二钱　拣玉竹三钱　粉当归二钱
白茯苓三钱　川贝母去心，二钱　肥知母炒，一钱半　北五味三分　生甘草二分
加白百合三钱。

◎ 左

咳嗽已松，两腰复有酸楚，而且头昏，舌绛脉虚。乃是肝阴不足，肺肾并亏也。拟养阴以滋肺肾。

原地炭蛤粉拌打，二钱　粉当归炒，二钱　焦白芍一钱半　杭菊花二钱
紫菀茸一钱半　净冬花一钱半　淮牛膝盐水炒，三钱　厚杜仲二钱
川断肉三钱　绵黄芪三钱　生甘草二分　白茯苓三钱
加拣玉竹三钱。

◎ 左

劳乏中虚，阳气失运，胃气呆而四体无力。拟以补中益气。

绵黄芪二钱　粉当归二钱　川桂枝三分　细柴胡炒，三钱　法半夏一钱半　广陈皮一钱半
白茯苓三钱　福泽泻炒，一钱半　淮牛膝三钱　白术一钱半　生甘草二分
加砂仁研，四分。

◎ 右

肝肾两亏，时有头痛腰疼，胸痞不饥，脉得左手无力，舌苔糙白。由气虚营弱使然，宜和肝养阴。

绵黄芪一钱半　粉当归炒，二钱　川抚芎一钱　焦白芍一钱　升麻炭三分　细柴胡炒，三分
白茯苓三钱　制香附三钱　淮牛膝炒，三钱　金九节[①]酒炒，三钱　炒陈皮一钱半　生甘草二分
加大砂仁五分。

◎ 左

病自去秋感寒受风，乘虚入舍，咳逆随起，交冬益增，咽痛内热日蒸，盗汗辄至。近交春令，风木用事，其水愈亏，邪热亦炽，耗其气而伤其阴，虚炎莫制，所以脉弦数而不静，咽愈痛而妨纳。若揆其本，宜以补阴以制阳光，曷能转松为幸。

原地炭三钱　元武板炙打，六钱　肥知母炒，二钱　川柏炭五分　元参肉三钱　拣玉竹三钱
淮牛膝三钱　白百合三钱　白花粉三钱　粉丹皮一钱半　福泽泻炒，二钱　生甘草二分
加黛蛤散三钱，绢包。

◎ 右

气营两虚，强为操作，入夜则寒热交作，胃气虚而腰脊酸软，脉濡小无力。宜以益阴补气为理。

川桂枝五分　粉当归二钱　绵黄芪二钱　川抚芎一钱　焦白芍一钱半　潞党参一钱半

---

① 金九节：即金狗脊。

白茯苓三钱　甜冬术一钱半　炒陈皮一钱半　淮牛膝三钱　炙甘草二分

加益智仁一钱、煨红枣三枚、煨生姜一片。

复诊

前拟补阴益气法，左右之脉稍有神力，仍宗昨意。

绵黄芪二钱　粉当归三钱　川抚芎一钱　潞党参二钱　炒冬术一钱半　炮姜炭四分

白茯苓三钱　炒陈皮一钱半　制香附三钱　益智仁一钱　炙甘草二分

加香谷芽四钱。

◎ 左

寒热咳嗽，延经数月，形体瘦削，纳减胃虚，脉得软弱无力。中脏大亏，难以支持。姑拟建中法。

川桂枝三分　细柴胡三分　赤芍药炒，一钱半　江枳壳炒，一钱半　生白术一钱　炮姜炭三分

粉丹皮一钱半　白茯苓三钱　紫菀茸一钱半　川郁金一钱半　广陈皮一钱半　生甘草二分

加炒香谷芽三钱。

◎ 右

肝为木火之脏，今交夏令，助火烁金，金被火炎，咳逆难止，且又失于生水，水益亏则虚阳易亢，所以左关脉更弦，每至午候，则有洒淅恶寒，翕翕发热，交子夜其热方退。究属阴太亏，一水不胜五火，则为偏胜之害。再拟抑阳以扶阴，希冀阴平阳秘为可。

原地炭二钱　熟地炭二钱　淮山药三钱　粉丹皮一钱半　云茯苓三钱　福泽泻炒，一钱半

炮姜炭三分　粉当归炒，一钱半　荆芥炭一钱半　紫丹参一钱半　地骨皮三钱　生甘草二分

加百合三钱。

◎ 右

表热乍有乍无，症经三候，始得微汗，脉虚舌绛，两耳无闻，形体羸瘦。究属先天不足，脾肾两亏之症也。拟养阴以和阳。

鲜沙参三钱　鲜石斛三钱　制首乌二钱　粉当归一钱半　白茯苓二钱　杭菊花一钱半

制女贞二钱　淮牛膝二钱　粉丹皮一钱　淮山药二钱　广橘红一钱　生甘草二分

加净钩勾二钱，后下。

妇人门

◎ 右

癸水不调，或前或后，或时少腹滞痛，脉至浑浊，苔白中涩。此由气虚而湿邪混合，拟以调气法中参入化湿和阴。

升麻炭三分　细柴胡炒，三分　粉当归二钱　江枳壳一钱半　川抚芎一钱　制香附三钱

广木香一钱半　炒扁豆三钱　白茯苓三钱　小青皮炒，一钱半　生甘草二分

加木通一钱。

◎ 右

大病后真气大伤，调理未甚得宜，阴未复而滋腻杂进，浊阴不得宣化，致腹痞时鸣，脉细痰黄，饮食乍进乍退，为浊阴用事也。欲进补益，宜当后商，且拟温中泄浊法以调之。

紫安桂切，四分　制附子三分　白茯苓三钱　白术炭一钱半　江枳壳一钱半　粉丹皮一钱半

福泽泻炒，二钱　淮牛膝炒，三钱　沉香曲三钱　山楂炭四钱　生甘草二分

加炙鸡金一钱半。

◎ 右

产经百日之余，时时寒热而胸脘痞满，不饥且有呕恶，脉郁涩，苔光滑。营虚而寒热不调，生冷不节。延下恐变为蓐劳之象。

川桂枝五分　赤芍炭一钱半　川抚芎一钱　全当归二钱　荆芥炭二钱　炮姜一钱半

粉丹皮一钱半　山楂炭四钱　白茯苓三钱　新会皮一钱半　生甘草二分

加韭菜子三钱。

◎ 右

癸水淋漓不断，腰酸脉弱，由气虚而冲任不固也。拟以归脾法。

潞党参二钱　绵黄芪三钱　炒归身三钱　焦白芍二钱　炮姜炭六分　赤茯苓三钱

粉丹皮一钱半　远志炭一钱　广木香一钱　淮山药炒，三钱　炙甘草二分

加莲房壳炙黑，一个。

◎ 右

居经不调经一载余，脉沉迟而涩，缘气虚营弱，八脉同病，宜缓调之。

紫安桂五分　炮姜炭五分　川抚芎一钱　全当归三钱　焦白芍一钱半　熟地炭三钱

制香附三钱　白茯苓三钱　绵黄芪二钱　紫丹参一钱半　生甘草二分

加茺蔚子三钱。

◎ 右

经停两月之余，冲任不固，胎元忽堕，热未已而寒又大作，现交一候，少腹痛而瘀露亦少，脉来数疾不调，舌苔糙涸，面色缘缘[①]。此系温邪挟瘀互阻蕴热，耗其营阴，邪虽外达，势防内窜风生。难以图治，姑拟和营彻邪。

炒荆芥三钱　炮姜炭四分　粉丹皮二钱　原红花一钱半　川抚芎一钱　粉当归二钱

炒赤芍一钱　山楂炭四钱　白茯苓三钱　泽兰三钱　生甘草二分

加益母草代水。

二诊

壮热有汗不衰，神志模糊不清，脉象依然促数无绪，小产候余，最为险重，温邪乘隙内

---

① 面色缘缘：“面色缘缘正赤”的省写，语出《伤寒论》。缘缘，连绵词，形容广泛；正赤，形容深红、大红。此用以形容急性高热，满面通红的病容。

陷，有逆窜心包之象。

川桂枝四分　赤芍炭二钱　川抚芎一钱　荆芥炭一钱半　朱茯苓三钱　粉丹皮一钱半
天竺黄二钱　真玳瑁五分　净泽兰三钱　真苏木三钱　元红花五分　生甘草二分
加山楂炭三钱。

◎ 右

癸水先期腹痛，本为属热，然色淡脉虚，显是气虚营弱所致。拟当调之。

原地炭三钱　粉归身酒炒，三钱　川抚芎一钱　白芍药酒炒，一钱半　绵黄芪二钱
白茯苓三钱　制香附四钱　淮山药炒，三钱　广陈皮炒，一钱半　小青皮炒，一钱半
原红花五分　川续断三钱　生甘草二分

◎ 右

自去春信水不调，时时腹痛，脉象左弦右涩，肝脾不和也。拟调之。

紫安桂四分　东白芍一钱半　粉当归二钱　川抚芎一钱　制香附四分　元胡索三钱
广木香五分　白茯苓三钱　小青皮一钱半　原红花八分　生甘草二分
加紫丹参一钱半。

◎ 右

前期临行先痛，服药后痛减而色淡不泽，切脉小弱。明是冲任不旺，肝脾尚未和也。拟再调之。

炮姜炭五分　粉丹皮一钱半　全当归三钱　川抚芎一钱　鹿角霜四钱　紫石英三钱　制香附三钱
原红花八分　绵黄芪二钱　白茯苓三钱　厚杜仲二钱　菟丝子三钱　生甘草二分
加茺蔚子三钱。

◎ 右

经停两月，骤然冲动，微热头昏，脉濡小无力。此因气虚不固而来，宜以养营为主。

炮姜炭四分　粉丹皮一钱半　全当归酒炒，三钱　川抚芎一钱　白茯苓三钱　炒荆芥一钱半
山楂炭四钱　净泽兰二钱　陈艾叶一钱半　杜阿胶一钱半　生甘草二分
加制香附三钱。

◎ 右

经停两月，时寒时热，入暮则有呕恶头疼，脉象未见动滑，苔剥色淡。此系气虚营弱，非时怀妊之象。拟以和中利气法。

细柴胡四分　粉当归三钱　老苏梗三钱　江枳壳一钱半　生白术一钱半　白茯苓三钱
法半夏一钱半　广陈皮一钱半　制香附二钱　炮姜炭二分　生甘草二分
加益智仁五分。

◎ 右

经停气滞，胸腹满痛，纳减胃呆，右关与左关郁涩不调，苔剥舌糙。宜以理气调营为主。

制香附四钱　紫丹参二钱　原红花一钱　川抚芎一钱　粉归尾三钱　生元胡打，三钱

赤芍炭三钱　老苏梗三钱　小青皮一钱半　台乌药一钱半　生甘草二分

加大砂仁炒，五分，后下。

◎ 右

据述十余日前先寒后热，红痰上溢，咳嗽随起，近又增寒发热，头疼隐隐，右寸及左寸俱浮大有力量，现癸水而过，旧感未已，新感又袭，伏于营卫两间，致肺肾二脏各不相和。法拟和阴透邪。

荆芥炭二钱　川芎一钱　大杏仁三钱　红苏子三钱　紫菀茸二钱　白茯苓三钱　法半夏一钱半

姜炭二钱　粉丹皮一钱半　赤芍炭一钱半　生甘草二分　粉当归一钱半　广橘红炒，一钱半

◎ 右

月事按期将近，不过趋前一日，色淡不鲜，显是气虚营弱，肾气亦不充旺，理之补阴益气法以调之。

生熟地砂仁打，各三钱　绵黄芪三钱　甜冬术土炒，二钱　粉当归酒炒，三钱

淮山药炒，三钱　鹿角霜三钱　奎白芍炒，二钱　制香附酒炒，三钱

川抚芎一钱　云茯苓三钱　紫石英三钱　粉甘草二分

加茺蔚子三钱。

◎ 右

肌表之邪已退，适值经事初过，营气又亏，加以烦恼则肝郁气滞，胃虚纳少。拟以和中调气法。

制香附三钱　粉当归二钱　白茯苓三钱　川郁金一钱半　江枳壳炒，一钱半　炒冬术一钱半

广陈皮一钱半　沉香曲二钱，绢包　老苏梗二钱　小青皮炒，一钱半　生甘草二分

加大砂仁五分。

◎ 右

体气本属阴不足而阳有余，稍劳积生内热，肝阳易动，信水为之趋前，临期先痛，气机亦是不调。再拟养阴以平肝阳。

原地炭砂仁拌，四钱　粉当归炒，三钱　川抚芎一钱　炒白芍二钱

杜阿胶蛤粉炒，一钱半　绵黄芪一钱半　制香附三钱　川断肉三钱

白茯苓三钱　金狗脊酒炒，三钱　煅牡蛎三钱　生甘草二分

加茺蔚子三钱。

◎ 右

病由去年产未匝月失足坠河，寒邪侵客，阻气伤阴，渐生咳嗽，虽无表热，谷气日衰，中阳之气不旺，形神渐渐虚尪，脉情虚弱。正气已亏，法拟温养。

紫安桂切，五分　炮姜炭四分　粉丹皮一钱半　川抚芎一钱　粉当归二钱　白茯苓三钱

紫菀茸一钱半　大杏仁三钱　细苏子炒，三钱　广橘红一钱半　生甘草二分

加玉竹三钱。

◎ 右

经停两月，胃虚食减，正是恶阻之候，宜安胎饮。

老紫苏三钱　野白术一钱半　江枳壳一钱半　法半夏一钱半　炒陈皮一钱半　粉当归二钱

白茯苓三钱　淡子芩一钱半　益智仁炒，打，一钱　粉甘草二分　扁豆炭三钱

加煨姜一片。

◎ 右

肺胃脉大，壮热咳嗽，由产虚重感于风，暑湿寒间杂，邪恋不解。法拟开泄其邪，勿致伤阴为要。

粉葛根一钱　荆芥炭二钱　川抚芎一钱　赤芍炭一钱　粉丹皮一钱半　赤茯苓三钱

大杏仁三钱　江枳壳一钱　山楂炭四钱　粉前胡一钱半　生甘草二分

加辰灯心廿寸。

◎ 右

血崩止而复来，正阴大伤，今虽红止，关尺两部依然虚细无神。急宜扶阳以生阴。

潞党参三钱　制附子三分泡汁，同炒　全当归炒，三钱　白芍炭二钱　炮姜炭五分　川抚芎一钱

白茯苓三钱　杜阿胶蒲黄同炒，一钱半　淮山药炒，三钱　血余炭一钱　炙甘草二分　陈艾叶一钱

加金狗节[①]酒炒，三钱。

◎ 右

积寒太甚，酿成三疟，癸停数月，而今崩漏，少腹滞痛，弦滑之脉，苔白，口燥，无汗干热。症非轻浅，慎之！

川桂枝四分　炮姜炭五分　炒荆芥三钱　川抚芎一钱　粉归尾二钱　粉丹皮一钱半

元红花一钱半　净泽兰三钱　玉桔梗二钱　白茯苓三钱　山楂炭五钱　生甘草二分

加广木香一钱。

外疡门

◎ 左

疡症尚未收敛，表里之热常有，胃气虽得健旺，胸宇时有微烦，脉象濡数，白苔根厚。此系肝肾两亏，湿邪留恋于中下二焦为淹缠。

肉桂四分　炮姜四分　赤芍药一钱半　粉丹皮一钱半　赤茯苓三钱　川牛膝三钱　桑寄生三钱

福泽泻炒，二钱　粉当归炒，二钱　左秦艽一钱半　羌活一钱半　生甘草二分

加胡桃肉二枚。

◎ 右

上牙内龈糜烂，但寒不热，脉郁，苔白。宜疏散之。

① 金狗节：即金狗脊。

大豆卷五钱　荆芥穗一钱半　青防风二钱　红紫苏三钱　玉桔梗二钱

香白芷一钱半　赤茯苓三钱　甜杏仁三钱　山楂炭二钱　生甘草二分

加前胡五钱。

◎ 右

因癣风而沾草毒，蔓及遍体，或胀或退，脉形沉迟而呆，舌边黄糙，中光无苔。此系毒风内遏肌表，营气固涩，其邪不由外达而有走窜之患。姑拟败毒法。

羌独活各一钱半　细柴胡炒，四分　荆芥梢三钱　青防风一钱半　玉桔梗一钱半　川抚芎一钱

江枳壳炒，一钱半　白茯苓三钱　制细朴一钱　紫苏叶三钱　生甘草二分

加忍冬藤三钱。

陈莘田医书四种

陈莘田先生外科临证
陈莘田先生医案续集
抄录陈氏秘方
陈氏配制内外丸散膏丹秘集

校记

陈莘田，清代道咸年间吴县（今属江苏省苏州市）人，世居长洲枫桥，通内外科，尤擅疡科，与同邑顾介标、顾庭纲先后蜚声医林。

《陈莘田先生外科临证》

《陈莘田先生外科临证》载有烂喉痧、烂喉风、缠喉风、喉瘤、喉刺、木蛾、喉疳、喉痹、梅核膈、痰包、风痰、缠颈风痰、痰串等内外科病案700余案，累计1 400余诊次。

《陈莘田先生外科临证》分为文、行、忠、信4集，共2册。其中文集分咽喉部、舌部、牙部、腮部、颈项部、眼部、鼻部；行集分肺部、肠部、胃部、海底、肛部、肾囊、疔部、足部、筋络部、胫部；忠集分项部、胸部、脑部、背部、头面部、肘部、肩部、腿部、乳部、跨部、腹部、前阴、发无定处；信集分流注部、流痰部、虚损损伤、挟瘿、痰疬、失荣、痰瘿。今以病症名为目录。

《陈莘田先生医案续集》

《陈莘田先生医案续集》分上、下集，共2册。其中上集载有大头风、火疖、暑丹、风痰、骨槽风、络闭、刚痉、眼胞菌、眼癣、眼漏、眼丹、眼瘤、睛明毒痈、月蚀疮、耳门痈、耳漏、耳停、耳痈、耳菌、鼻痔等病症；下集载有面部疔、臂指各疔、僵节蛀、对口疽、臭田螺、鬓疽、臂痈、肩疽、臂疽、石榴疽、蝼蛄串、背疽、搭疽、腋疽、肺痈等病症。

本次点校，以中国中医科学院图书馆藏黄寿南抄辑《陈莘田先生外科临证》《陈莘田先生医案续集》为底本，以本校、理校的方法逐一进行句读、校勘。此底本抄录者为清末民初苏州名医黄寿南。黄福申，字寿南，号沁梅，室名“不倦庐”，生平研习医学，又精书法，遍访吴门名医遗书方案，辑校、精抄成《黄寿南抄辑医书二十种》（陈莘田先生二书列居其中），并校注黄堂《黄氏纪效新书》等。

《抄录陈氏秘方》《陈氏配制内外丸散膏丹秘集》

两书为陈莘田先生处方，每以自拟方合用家传丸散膏丹秘方，其医案中常用简写标记，然其家传方又多有散佚，解读其案诚难。此次发现苏州市图书馆藏有《抄录陈氏秘方》《陈氏配制内外丸散膏丹秘集》二书，其中载方可与陈氏医案处方标记互参。故本次整理亦将二书列入书目，加以整理、校对，以飨读者。尽管二书所载方剂多有重复，然其用药、剂量、炮制等亦有不同，故此次点校以保留抄本原貌为主，重复方剂不作删减。得此二书，则学习陈氏医案，无异批郤导窾矣。

陈莘田先生外科临证

原著　清·陈莘田

点校　刘昊辉　常城　陈志强　马东瑞

文集

黄沁梅手录珍藏

光绪丁未三十三年三月起寿南注。

◉ 烂喉丹痧

◎ **沈左**北拆　子三分[1]　闰七月初十日

暑风厉邪，袭郁上焦，咽腐肿痛，丹痧现而未透，面部不发，胸闷头胀，身热形寒，舌苔白，脉濡数，邪势方张，症机靡定也。拟疏解透痧法(圈者皆透达丹痧之药)[2]。

○陈香薷　大贝母　○赤芍　防风　○荆芥　桔梗　○蝉衣

○炒牛蒡　○浮萍草　江枳壳　杏仁　○西河柳

二诊　子三分　十一日

○紫浮萍　○赤芍　土贝母　○防风　○蝉衣　大豆卷　马勃　○大连翘　白桔梗

○牛蒡　白杏仁　枳壳　鲜枇杷叶　○西河柳

三诊　子四分　十二日

寒热未退。

冬桑叶　赤芍　紫马勃　前胡　连翘　炒牛蒡

土贝　白桔梗　江枳壳　杏仁　淡豆豉　枇杷叶

四诊　子三分　十五日

痧子已回脱皮，身热未退。

淡豆豉　杏仁　甘中黄　桔梗　细生地　象贝母

牛蒡　茅柴根　冬桑叶　赤芍　大连翘　枇杷叶

五诊　子三分　十八日

咽痛已止，身热退而未净，口干便溏。

冬桑叶　杏仁　通草　羚羊角　人中黄　淡豆豉　丹皮

细生地　连翘心　茅根　炒牛蒡　桔梗　鲜枇杷叶

按：转清化法。

◎ **马左**船上　子三分　十一月廿四日

风温厉邪，袭郁上焦，烂喉风两日，红肿而痛，两关白腐。邪势方张，防发丹痧转重。

荆芥穗　前胡　牛蒡子　桔梗　防风　紫马勃

---

① 子三分：即"子字方"用药三分。观夫陈莘田医案，每以自拟方合用家传丸散膏丹秘方，故读者阅读陈莘田医案，当与《抄录陈氏秘方》《陈氏配制内外丸散膏丹秘集》二书互参。陈氏诸案相应位置所载如"碧三分""柳三分""禁四分"等，均从此法。

② "圈者皆透达丹痧之药"一句，系黄寿南原书即有。

赤芍　大贝母　淡豆豉　杏仁　江枳壳　葱头

二诊　子三分　中一钱　廿五日

水炙麻黄　赤芍　枳壳　射干　杷叶　防风　牛蒡子

土贝母　蝉衣　西河柳　白桔梗　杏仁　荆芥

三诊　子三分　廿六日

痧子渐透。

水炙麻黄　赤芍　牛蒡　杏仁　射干　防风　大贝母

甘中黄　枳壳　杷叶　蝉衣　桔梗　西河柳

◎ **陈左**芝麻弄　碧三分　六月廿四日

丹痧之后，痰火未清，阴伤不复，蒂舌下垂，咽关哽痛，痰黏不嗽，脉细滑数，舌苔糙黄，气逆嗌塞，纳谷减少。肺气失降，痰火上乘也。拟清金制火，佐以降痰法。

泻白散加　甜杏仁　茯神　蛤壳　瓜蒌皮　橘红　黑山栀　竹茹　川贝母

二诊　禁四分　七月初三日

泻白散加　生蛤壳　知母　杏仁　茯神　川贝母　桔梗　元参　芦根

三诊　碧三分　初七日

泻白散加　细生地　花粉　生蛤壳　知母　茯神　元参

四诊　碧四分　十一日

北沙参三钱　生地三钱　石决明五钱　甘草五分　橘红七分　川贝母二钱

麦冬去心，二钱　钩藤后下，三钱　云茯神三钱　桑皮二钱　白粳米二钱

按：烂喉丹痧为近年疫症，看法大断如此，而辑有汇要，宜细参之。

◉ 烂喉风

两喉关或当喉红肿起，腐痛楚甚，蒂舌亦腐，气喘失音。神躁、烦渴、出血皆不治，吹药无痰者亦不治。

◎ **李左**金山头　子三分　柳三分　九月廿三日

风温厉邪，袭郁肺胃，烂喉风五日，红肿而痛，当喉白腐，腐连蒂舌、喉关，身热形寒，舌白，脉数。邪势方张，虑其转重，拟疏解法。

淡豆豉　前胡　白桔梗　马勃　荆芥　土贝母　杏仁

人中黄　黄防风　赤芍　连翘壳　牛蒡　青葱白

二诊　子三分　柳三分　廿四日

腐势尚延，痡势无定，寒热未退。

羚羊角　连翘　人中黄　桔梗　桑叶　淡豆豉　杏仁

紫马勃　黑山栀　牛蒡　土贝母　赤芍　老鲜枇杷叶

◉ 缠喉风

缠喉风，两喉关红肿或紫肿，外项绕颈结肿，痛如以绳收紧，气喘痰鸣，汤水难入。色白

者，更为凶恶。

◎ **缪左**斜港　子三分　十一月初九日

风温袭郁上焦，缠喉风两候[①]，痰声如锯，气促神疲，寒热盛衰，脉滑而数。势将痰涌闭塞，至险候也。勉拟方。

葶苈子　生草　桔梗　橘红　苏子　炒牛蒡　白杏仁　枳壳　莱菔子　射干　鲜杷叶

◉ 喉瘤

喉瘤形如龙眼。

◎ **凌右**平望　碧三分　九月初四日

诸气膹郁，皆属于肺，肺之气盛则生火，火盛则生痰，痰火上乘，结为喉瘤，肿如悬挂。起经数载，渐次长大，脉左弦滑右濡，舌红苔少，阴气素虚，药力难于骤效。拟进苦辛宣泄，佐以涤痰之品。

苏子　茯苓　黑山栀　海石　风化硝　川贝母　白杏仁

生草　桑皮　杷叶　丹皮　橘红　鲜竹沥

二诊　子五分　初六日

杜苏子　橘红　川贝母　杏仁　黑山栀　石决明　紫菀　茯神　海浮石　丹皮　鲜竹沥

◉ 喉刺

喉刺起，瘰形兴。

◎ **殷左**吴江　子三分　十二月初五日

左关喉刺，块磊高突，由来两月，渐次长大。木火刑金，挟痰为病，理之非易者。

金石斛　川贝母　橘红　元参　桑皮　生草

地骨皮　风化硝　云茯苓　海浮石　二青竹茹[②]

◉ 木蛾

木蛾者，喉关结核如莲子，有单有双，哽痛难消，其势或盛或衰，古书名“死蛾核”。

◎ **陈右**　子三分　小巴　八月初五日

素有肝气，阴虚木旺，木火蒸痰，痰火上乘，刑烁金脏，发木蛾肿胀，左盛于右，外颐结核，颈间络脉酸楚，舌红无苔，脉来滑细。病属本原，药力难于骤效者，拟清金制火法。

桑白皮　全瓜蒌　甘草　黑栀　川贝　杏仁　茯苓　杷叶　白桔梗　橘红　苏子　竹茹

二诊　子三分　十三日

杜苏子　生草　橘红　杏仁　煅石决　茯神

黑山栀　丹皮　旋覆花　川贝母　钩藤　竹茹

三诊　子三分　小巴三　十六日

丹参　丹皮　橘红　石决　金石斛　生草　怀膝　川贝　知母　茯神　麦冬　竹茹

---

① 两候：古人称五日为“一候”，两候即十日。

② 二青竹茹：又名“竹二青”，为竹茹处方名。竹子最外层刮下称“头青”，头青与竹肉之间称“二青”，可供药用。

四诊　子三分　二十日

西洋参　丹皮　钩藤　生草　川贝　大生地　茯神　黑栀　石决明　橘红　金石斛　藕汁

五诊　子三分　巳三　廿六日

生地　浮石　石决明　知母　竹沥　甘草　丹参　橘红　川贝　藕汁　丹皮　茯神　麦冬

六诊　子三分　九月初三日

生地　石决明　浮石　洋参　川贝　甘草　茯苓

橘红　丹皮　钩钩　金石斛　白芍　鲜竹茹

七诊　柳三分　巳二　初九日

旋覆花　泽泻　茯苓　橘红　钩钩　石决明　川贝母

黑山栀　白蒺藜　青皮　柏仁　丹皮　鲜藕汁

八诊　子三分　十六日

西洋参　丹皮　川贝　旋覆花　钩钩　石决明　茯神　金石斛　橘红　浮石　竹茹

◎ **余左**海州　子三分　十月廿一日

阴虚痰火上乘，发木蛾复发，起经十有五载，复兼雀舌矗[①]起，舌苔黄，脉细数。病在本原，难以除根者。

生地　丹皮　怀膝　川贝母　生草　麦冬　知母　紫丹参　茯神

二诊　子一钱　廿三日

泻白散加　北沙参　麦冬　川贝　橘红　蛤壳　浮石　茯神

接服丸方

大生地五两　甘草五钱　丹皮一两五钱　蛤壳十两　麦冬一两五钱　杜阿胶三两

广橘红一两　海石四两　北沙参二两　丹参一两五钱　白芍一两五钱

知母一两五钱　茯神二两　川贝一两五钱　元参二两　川柏一两

上药共磨为末，以粳米一两、红枣三十个，煎浓汤代水，泛丸如椒目大，每服四五钱，开水送下。

◉ 喉疳

喉疳，喉关之上红肿，起细白腐点。

◎ **王左**桃花坞　柳三分　七月十一日

暑风湿热，袭郁肺胃，喉疳糜腐，痰多黏腻，不得咳嗽，脉息细数。邪未外达，当恐滋蔓。拟清散法。

冬桑叶　桔梗　土贝母　牛蒡　连翘　紫马勃　杏仁　黑山栀　人中黄　薄荷　鲜荷梗

二诊　柳三分　十三日

嫩薄荷　土贝母　赤芍　黑栀　连翘　桔梗　淡芩　马勃　人中黄　牛蒡子　枇杷叶

① 矗（chù，音处）：直立，高耸。

三诊　痟三分　十五日

羚羊角　土贝　赤芍　茅根　连翘　白桔梗　牛蒡　薄荷　人中黄　淡芩　枇杷叶

◉ 喉痹

此症初起，似乎不妨，久则不能进食，不可不知也。

◎ **徐左**谢衙前　禁三分　十一月初六日

阴虚体质，风温袭郁于手经，咽痛而肿，红热绕缠，朝轻暮盛，咳呛音闪，脉细滑数。虑延喉痹，理之棘手者。拟清泄上焦法。

桑叶　地骨皮　蒌皮　杏仁　马兜铃　牛蒡　生草　杷叶　白桔梗　川贝母

二诊　禁三分　初九日

桑叶　地骨皮　马兜铃　丹皮　鼠粘子　蒌皮

生草　川贝母　桔梗　白杏仁　炙橘红　杷叶

三诊　禁三分　柳三分　十三日

口疮音闪稍亮。

桑皮　蒌皮　桔梗　花粉　杏仁　骨皮　丹皮　鲜枇杷叶　兜铃　川贝母　生草　芦根

◎ **毛右**陆宅巷　碧三分　上清丸三粒　三月十三日

失血之体，真阴亏损，水不制火，火盛生痰，痰火上乘，舌根起刺，雀舌矗起，喉痹咽痛，红丝缠绕，咽物有碍，咳呛火升，舌糙，脉细带数。金水同病，最虑涉怯[①]。拟仿景岳法。

四阴煎入　阿胶　川贝母

二诊　碧三分　上清三　十六日

四阴煎去百合入　阿胶　川贝　生蛤壳　人中白　水梨肉

◎ **沈左**嘉兴　碧四分　七月初十日

少阴之虚，木失水涵，化火上炎，喉痹咽痛，咳呛音闪，曾经咯血，脉来细数，舌苔光滑。阴怯之萌也。

补肺阿胶汤去鼠粘入　北沙参　麦冬　桔梗　桑皮　地骨皮

二诊　碧五分　十一日

音闪咳呛。

补肺阿胶汤加　桑皮　川贝母　桔梗

◎ **王左**汤家巷　碧三分　闰七月初八日

少阴之虚，龙相之火上炎无制，喉痹咽哽，红丝缠绕，稍有縻碎，谷食难咽，咳呛痰涎，形肉暗削，神色清皖，脉左细数右软，舌苔糙白，入夜不寐，午后潮热，大便溏泄。肺脾肾三阴并亏，虚怯显然，当此燥金司令，金不生水，水不制火，火愈盛阴愈亏，水涸则奈何。拟仿四阴煎意。

---

① 怯：虚劳病的一种，症见心内恐怯不安，多因血气衰退。

大熟地　杜阿胶　北沙参　麦冬　云茯苓　川石斛　甘草　桔梗　东白芍　白花百合

◉ 梅核膈

《金匮》云：喉间有如炙脔，咽之不下，吐之不出，主以七气汤。

按：寿尝治此症，无不可愈者。

◎ **韩右**吴江　碧　八月廿二日

火逆上气，痰随气升，咽下噎膈，时升时降，蒂舌微肿，喉中哽痛，舌苔糙白，脉来滑细，此梅核膈也。拟仿《金匮》法加减。

北沙参　川贝母　茯神　生蛤壳　麦冬　橘红　甘草　海浮石　白粳米

二诊　碧三分　廿二日

北沙参　川贝　茯神　金石斛　麦冬　橘红　甘草　蛤壳　炙桑皮　枳壳　鲜竹茹

◎ **翁左**东山　上清丸　十一月十五日

诸气膹郁，皆属于肺，肺气郁则生火，火盛则生痰，痰火上乘，咽下噎塞，唧唧有声，时升时降，舌苔中剥，脉息濡细。梅核膈症已成，理之棘手者。议苦辛宣泄法。

炒苏子　紫菀茸　桔梗　黑栀　杏仁　炙橘红　生草　蒌皮　川贝母　云茯苓

◉ 痰包

舌下结肿如匏，光软如棉，胀塞，舌下可刺。

◎ **费右**宋家桥　子三分　闰七月廿一日

舌下痰包，结肿木痛，面浮肢肿，腹膨作胀，脉息濡滑。内外病情，理之非易者。

金石斛　白芥子　莱菔子　姜半夏　江枳壳　薏苡仁　赤茯苓　生甘草　二青竹茹

二诊　子三分　廿五日

川厚朴　猪苓　白芥子　冬瓜皮　制半夏　穹术[1]　泽泻　枳壳　莱菔子　陈皮　带皮苓

三诊　子三分　三十日

穹窿术　厚朴　五茄皮　赤苓　莱菔子　猪苓　福泽泻　陈皮

大腹皮　白芥子　冬瓜皮　陈麦柴二味煎汤代水

◉ 风痰

风痰之生耳前后为多，色白，坚肿如卵大，痛，一月成脓，两月收功。色红，易肿易脓者，乃痰痈。

◎ **金右**枢密巷　十全　点　九月初六日

风温挟痰，痹阻太少二阳之络，左缠颈风痰，起经四候，坚硬而痛，色白不变，形势颇大，牙关不利，寒热往来，舌白，脉细。其邪郁而不达，怕有内陷之险。拟仿如圣饮意。

水炒柴胡　赤芍　白芷　防风　姜半夏　羌活　甘草　当归　小川芎　陈皮　乌药

二诊　十全四钱　点　初九日

---

① 穹术：一名“穹窿术”，即苍术，产自苏州穹窿山，为苏州道地药材。近代吴地医家常用，现已罕见。

黄防风　甘草　羌活　陈皮　当归　川芎　赤芍　乌药　制半夏　柴胡

三诊　铁四钱　十一日

蒸脓之象。

黄防风　桔梗　芪皮　半曲　归身　赤芍　角针　茯神　陈皮　草节

四诊　开溃　铁四钱　松　十三日

西洋参　黄芪　丝瓜络　茯神　归身　甘草　钩藤　橘白　川贝母　赤芍

五诊　铁三钱　松　十五日

人参须　橘白　甘草　夜交藤　归身　绵芪　川贝母　枣仁　白茯神　赤芍　淮麦

六诊　绿三钱　松　十七日

汗泄频频，旁围起瘰，流水滋蔓。

参须　麦冬　归身　草节　绵芪　川贝　赤芍　川石斛　茯神　丹皮

七诊　绿三钱　松　十九日

汗泄未止。

人参须　归身　草节　川贝母　绵芪　白芍　夜交藤

枣仁　云茯神　川石斛　钩钩　稻根须

八诊　绿三钱　松　廿一日

人参须　绵芪　蒸於术　白芍　炙橘白　川石斛

甘草　归身　夜交藤　川贝母　茯神　生熟谷芽

九诊　如三钱　松　廿五日

人参须　陈皮　甘草　丝瓜络　赤芍　贝母　绵芪　谷芽　归身　茯苓　蒸於术

◎ **宋左**吴江　六神　禁　九月十四日

风邪挟痰，痹阻少阳阳明，左缠颈风痰，漫肿而痛，痛连喉间，咽物有碍，舌苔糙黄，脉息滑数。有升逆痰阻之变，不可忽也。

柴胡　橘红　制蚕　赤芍　苏子　枳壳　牛蒡　桔梗　防风　土贝　杏仁　老杷叶

二诊　禁三分　如四钱　六神　十六日

柴胡　土贝　制蚕　瓜蒌　连翘　橘红　桔梗　牛蒡　赤芍　防风　杏仁　枳壳　老杷叶

三诊　六神　如四钱　禁四分　十八日

桑叶　制蚕　橘红　桔梗　连翘　杏仁　土贝　赤芍　瓜蒌　牛蒡　防风

四诊　铁三钱　六神　禁四分　二十日

桑叶　大贝母　角针　陈皮　赤芍　枳壳　桔梗　牛蒡　大连翘　杏仁　羚羊角　制蚕

五诊　六神丸　禁三分　廿四日

正在蒸脓。

羚羊角　角针　土贝　桔梗　瓜蒌　丹皮　牛蒡　橘红　赤芍　连翘

六诊　铁三钱　松　廿六日

刺溃。

西洋参　川石斛　生草　橘红　生芪　大贝母　茯苓　丝瓜络　赤芍　白桔梗　鲜谷子

七诊　铁三钱　上松　廿八日

西洋参　生草　赤芍　麦芽　川贝母　黄芪　夜交藤　橘红　当归身　茯神　谷芽

八诊　铁三钱　松　三十日

痛缓胃醒。

洋参　当归身　甘草　大有芪　川贝母　麦冬　粉赤芍　川石斛　茯神　广橘红

九诊　铁三钱　松　十月初三日

黄芪　草节　橘白　茯神　归身　洋参　瓜络　夜交藤　川贝母　赤芍　生谷芽

十诊　铁四钱　松　初六日

旁围坚硬色红，恐其攻头。

黄芪　白蒺藜　陈皮　夜交藤　姜半夏　土贝　茯苓　草节　云苓　归身　鲜竹茹

十一诊　如三钱　松　初九日

黄芪　白蒺藜　云苓　煅石决明　归身　姜半夏　生草　钩钩　赤芍　橘红　夜交藤

十二诊　如三钱　松　十三日

西洋参　制半夏　归身　茯神　陈皮　赤芍

丝瓜络　绵芪　双钩钩　白蒺藜　首乌藤　草节

十三诊　如三钱　松　二十日

制首乌　川贝母　云苓　黄芪　北沙参　陈皮　赤芍　丝瓜络　归身　甘草

◉ 痰串

痰串，形势较风痰为小，但痰核傍注攻窜。

◎ **顾左**松江　松　紫金锭　十月二十日

风火痰痹于少阳、阳明之络，右腮颐痰串，溃脓不顺，脓出不畅，毒有所积，颈间红肿，已有攻窜之象，脉左细右滑数，舌红苔薄。此体质阴虚，痰火有余也。

整玉竹　羚羊角　甘草　丹皮　川贝母　橘红　海浮石　竹茹　白茯苓　双钩勾　刺蒺藜

二诊　松　柳　紫金锭　廿二日

整玉竹　赤芍　甘草　天花粉　金石斛　丹皮　石决明　钩藤　白茯苓　川贝　橘红

◎ **徐左**虹桥　巴　十二月初六日

颈间痰串，结核累累，痰声上下，甚至呕吐，舌苔白，脉滑数细。理之非易者。

杜苏子　风化硝　莱菔子　枳壳　橘红　白云苓

杏仁　白蒺藜　姜半夏　海浮石　鲜竹沥

二诊　初八日

杜苏子　云苓　风化硝　生草　陈皮　杏仁　海浮石

莱菔子　全瓜蒌　枳壳　姜夏　竹沥入姜汁

三诊　巴　十二日

家园苏子　风化硝　白芥子　陈皮　枳壳　莱菔子

杏仁　枇杷叶　制半夏　瓜蒌　白茯苓　竹沥

四诊　十五日

冬桑叶　全瓜蒌　风化硝　姜半夏　橘红　生草　白茯苓　白蒺藜　枳壳

五诊　巴　十八日

痰声又起。

杜苏子　刺蒺藜　风化硝　枳壳　姜半夏　莱菔子

生草　竹沥入姜汁　白茯苓　炙橘红　白芥子

◉ 穿腮牙骱痈[①]

内外皆肿，外色红赤，故曰穿腮。

◎ **刘左**河甸　金三分　如三钱　灵　六月十六日

风邪郁于阳明，左穿腮牙骱痈，内外皆肿，肿硬而痛，牙关紧闭，口不能张，曾有寒热，舌黄，脉细数。拟疏解法。

北柴胡　制蚕　赤芍　桔梗　牛蒡　粉葛根　土贝母　鲜荷边　黄防风　枳壳　连翘

二诊　如三钱　金三分　灵　二十日

北柴胡　制蚕　牛蒡　枳壳　连翘　荆芥　赤芍

桔梗　白蒺藜　防风　土贝　生草　鲜荷边

三诊　金三分　如三钱　灵　廿三日

坚硬未化，寒热往来。

北柴胡　制蚕　枳壳　赤芍　连翘　荆芥　土贝　荷边　白桔梗　牛蒡　防风

四诊　金三分　如三钱　灵　廿六日

北柴胡　制蚕　赤芍　防风　连翘　荆芥穗　土贝　桔梗　江枳壳　牛蒡　鲜荷叶边

◎ **卢右**汲水桥　金三分　十二月十一日

风温郁于少阳阳明，右穿腮牙骱痈，内外皆肿，肿胀而痛，牙关紧闭，口不能张，身热形寒，舌黄，头胀。邪伏不达，防重。

北柴胡　制蚕　赤芍　荆芥　防风　葛根　土贝　桔梗　江枳壳　牛蒡

二诊　金三分　十三日

桑叶　连翘　赤芍　丹皮　归尾　土贝母　制蚕　枳壳　牛蒡　白蒺藜　桔梗　荆芥

三诊　金三分　十五日

---

① 牙骱痈：中医外科病名。症见盘牙尽处腮颊与牙龈之间肿痛，牙关不能开合，发热。多为阳明湿热熏蒸所致。

桑叶　生草　羚羊角　桔梗　归尾　赤芍　粉丹皮　制蚕　连翘　防风　牛蒡

四诊　金三分　十九日

羚羊角　制蚕　中黄　白蒺　牛蒡　花粉　赤芍　枳壳　白桔梗　大连翘　白茅根

五诊　金三分　廿一日

羚羊角　花粉　人中黄　制蚕　丹皮　桔梗　土贝母　赤芍　连翘　白茅根

六诊　金三分　廿四日

羚羊角　赤芍　生草　丹皮　陈皮　刺蒺藜　土贝　谷芽　白桔梗　花粉

◉ 牙痈

◎ **邵左**宋家渡　金三分　一笔消　二月初八日

风温袭郁阳明，右穿腮牙痈复发，内外皆肿，肿胀内痛。欲蒸脓象，虑其转重。

冬桑叶　荆芥　赤芍　桔梗　连翘　土贝母　生草　黄防风　江枳壳　牛蒡

二诊　金三分　一笔消　初十日

冬桑叶　桔梗　炙制蚕　赤芍　连翘　人中黄　花粉

牛蒡子　羚羊角　土贝　淡黄芩　白茅根

三诊　金三分　一笔消　十三日

刺溃，脓出逆流。

小生地　生草　赤芍　绿升麻　金石斛　桔梗　丹皮　云苓　天花粉　土贝

四诊　金　一笔消　十五日

羚羊角　升麻　白桔梗　赤芍　细生地　丹皮　土贝母　生草　淡黄芩　花粉

五诊　金三分　一笔消　十七日

细生地　赤芍　生草　花粉　桔梗　羚羊角　土贝　淡芩　冬桑叶　丹皮

六诊　金三分　一笔　二十日

细生地　白桔梗　赤芍　羚羊角　土贝　丹皮　生草　花粉　白蒺藜　橘红

◎ **张右**富安街　如三钱　金三分　灵　又七月初十日

暑风湿热，袭入阳明，右牙痈溃脓不畅。其邪留恋，复感新风，挟痰痹络，左托腮痰痈，结核坚肿，肿连颏下，舌浊，脉濡数。势张未定也。

荆芥穗　枳壳　全瓜蒌　杏仁　豆豉　白前胡　赤芍　炒牛蒡　黄防风　土贝　老枇杷叶

二诊　如三钱　灵　子三分　十三日

下牙痈已溃，撞舌[1]痰痈，仍然坚硬。

薄荷叶　土贝　粉赤芍　人中黄　连翘　白桔梗　荆芥　淡芩　江枳壳　牛蒡　炙制蚕

三诊　金三分　十五日

冬桑叶　制蚕　土贝母　牛蒡　连翘　羚羊角　桔梗

---

① 撞舌：舌痈之一种。症见牙龈两侧生痈，致舌短大。多因风热、酒毒、湿痰所作。

全瓜蒌　枳壳　赤芍　淡黄芩　茅根　鲜枇杷叶

四诊　紫金锭　金三分　十八日

寒热内溃外肿。

藿梗　赤芍　生草　桑叶　防风　淡芩　枳壳　牛蒡　白桔梗　连翘　鲜荷边

◎ **杨右**吴江　紫金锭　八月初一日

怀妊重体，风邪引动痰火，撞舌、穿腮牙痈并起，内外皆肿，肿胀而痛，痛连喉间，舌白，脉滑数，身热形寒。邪未外达，虑其痰涌肿闭。

冬桑叶　生草　枳壳　紫马勃　豆豉　白杏仁　大贝母　黑栀　白桔梗　牛蒡　枇杷叶

二诊　金三分　紫金锭　初二日

薄荷叶　土贝　江枳壳　陈皮　连翘　荆芥穗　桔梗

人中黄　粉赤芍　牛蒡　炙制蚕　马勃　老枇杷叶

三诊　金三分　紫金锭　初四日

冬桑叶　赤芍　枳壳　人中黄　连翘　淡芩

大贝母　瓜蒌　白桔梗　牛蒡　荆芥　老杷叶

四诊　金三分　紫金　十一日

羚羊角　陈皮　人中黄　赤芍　茯神　天花粉　子芩　鲜稻谷　白桔梗　归身　土贝母

五诊　金四分　紫金锭三分　十七日

怀妊重体，咳嗽痰多，外腮肿硬，脓出逆流。

细生地　陈皮　人中黄　子芩　花粉　羚羊角

土贝　丝瓜络　白桔梗　赤芍　白蒺藜　芦根

六诊　金四分　紫金三锭①　廿三日

外腮仍然，脓出颇多，咳呛伏热。

细生地　赤芍　人中黄　枳壳　连翘　羚羊角　土贝

云神　白桔梗　花粉　淡芩　芦根　枇杷叶

◎ **徐左**马波桥　金三分　十一月初五日

风温袭郁阳明，左下牙痈，内外皆肿，肿胀而痛，欲蒸脓象，脉弦数，舌苔黄，形寒身不表热。邪未外达，防重。

薄荷　土贝　生草　桔梗　连翘　黑栀　赤芍　老杷叶　枳壳　牛蒡　荆芥

二诊　金三分　初七日

冬桑叶　赤芍　枳壳　牛蒡　连翘　粉丹皮　土贝母

制蚕　全瓜蒌　桔梗　生草　老杷叶

三诊　金三分　初九日

---

① 紫金三锭：即紫金锭三锭，剂量、炮制参见《抄录陈氏秘方》《陈氏配制内外丸散膏丹秘集》。

冬桑叶　赤芍　生草　金石斛　橘红　粉丹皮　土贝母　竹茹　白茯苓　枳壳　连翘

四诊　子四分　十二日

舌下作痛，防成痰包，牙痈渐平。

川黄连　丹皮　粉赤芍　连翘心　枳壳　土贝母　生草　竹茹　云茯神　橘红　黑山栀

五诊　子五分　十五日

舌下肿瘰渐平。

川黄连　赤芍　生草　黑山栀　姜半夏　江枳壳　土贝母　竹茹　云茯神　橘红　丹皮

六诊　子五分　二十日

舌下曾起痰包。

川黄连　土贝　生甘草　赤芍　枳壳　粉丹皮

橘红　黑山栀　云茯神　瓜蒌　天竺黄　竹茹

七诊　子五分　廿六日

痰气上逆，大便燥结，舌下肿胀稍减。

川连　生甘草　桔梗　枳壳　杜苏子　橘红　全瓜蒌　鲜竹沥　茯神　粉丹皮　杏仁

◎ **邹左**宜兴　一笔消　松

风温袭郁阳明，左穿腮痈肿痛溃脓，脓水淋漓，阴气暗耗，舌黄，脉细。非计日所能奏效者，拟清化法。

细生地　土贝　羚羊角　归须　丹皮　天花粉　生草　丝瓜络　白桔梗　赤芍

二诊　一笔　松　十九日

细生地　生草　怀膝　丹皮　白蒺藜　赤芍　花粉　象牙屑　生鳖甲　知母

三诊　一笔　松　廿五日

生地　甘草　云苓　花粉　怀膝　丹皮　赤芍　知母　鳖甲　象牙屑

四诊　松条　廿八日

大生地　花粉　赤芍　川贝母　生草　云茯苓　麦冬肉　象牙屑　鳖甲　丹皮

按：牙根尽处结肿，痛连辅车，口不能张者，为牙咬痈[①]。外之肿势连腮项者，为穿腮牙龂痈，不必拘左右也。如龈肿，外腮颊坚硬痛者，为穿腮牙痈。外肿轻者，只是牙痈。龈肿而形长者，为牙鳅龈。起黑点，其痛应心者，为牙疔。形如浮萍者为牙菌。

◉ 骨槽风

◎ **叶左**朱母桥　柳　闰七月廿九日

素有肝气，便血，木旺土虚，土虚则湿胜，湿郁化热，湿热上乘阳明，而为牙槽风也。腐孔深潭，绵延三旬，日甚一日，舌苔滑白，脉左弦右细数，面色萎黄，胃纳减少。病属内因，理之棘手者，拟从脾胃治之。

① 牙咬痈：也称咬牙风、合架风，见于清代尤乘《尤氏喉科·辨证》，其谓："牙咬痈，生于牙尽咬中，牙咬紧闭。此症初起势盛，至夜尤甚。然终不难愈，不害命也。"相当于现代医学智齿冠周炎（脓肿）及其所引起的颊间隙感染、嚼肌间隙感染等疾病。

野於术　泽泻　生草　广藿梗　半夏　茯苓　丹皮　北秫米　白桔梗　陈皮

二诊　疳　八月初一日

大便下积，胸脘不舒，面黄纳少。

於术　泽泻　生草　益智仁　半夏　茯苓　丹皮　谷芽　桔梗　陈皮　煨天麻

三诊　寅三分　初三日

腐势蔓延，胃呆便止，胸腹通畅，外腮肿痛得止，腐盛，面色萎黄稍減。

制冬术　半夏曲　人中黄　泽泻　茯苓　炙陈皮

桔梗　丹皮　金石斛　扁豆　炒米仁　鲜稻叶

四诊　寅三分　初六日

广藿梗　制於术　半夏曲　泽泻　桔梗　云苓

鸡金　生炒谷芽　陈香橼　炙陈皮　生甘草

朝服水泛归脾丸三钱，莲子汤送下。

五诊　疳三分　初十日

午后乍寒乍热，纳少便多，肛门气垂，腐孔深大。

人参须　橘白　云茯苓　炙草　归身　炒薏仁

白芍　制半夏　川石斛　怀膝　煨姜　大枣

六诊　疳四分　十三日

人参须　茯苓　橘白　煨姜　炒白芍　麦冬　川石斛　大枣　制半夏　炙草　怀山药

七诊　疳三分　十六日

人参须　怀膝　生草　川石斛　川贝　麦冬　扁豆　粳米　茯苓　橘白　白芍　小红枣

◎ **唐幼**西塘　寅四分　上松条　又七月十六日

右穿腮骨槽风，起经七月，内外两溃，脓水淋漓，牙床脱落，多骨亦出。毒留于络，理之棘手者。

细生地　煅石决明　麦冬　丹皮　肥知母　麦冬　天花粉　钩钩　人中黄　粉丹皮

二诊　疳四分　松　十八日

细生地　怀牛膝　肥知母　粉丹皮　川石斛　生草　天花粉　生鳖甲　麦门冬

三诊　疳四分　松　廿七日

中生地　云苓　麦冬　西洋参　赤芍　鳖甲　知母　人中黄　粉丹皮　怀膝　赤芍

四诊　疳六分　松　八月初四日

右耳中作痛。

青蒿梗　人中黄　钩钩　金石斛　细生地　粉丹皮

土贝母　白蒺　煅石决　天花粉　甘菊花

五诊　疳三分　松条　初六日

细生地　羚羊角　桔梗　花粉　麦门冬　怀膝　粉丹皮　肥知母　人中黄

六诊 痏四分 松 十三日

微有寒热。

金石斛 甘草 石决明 枳壳 西洋参 茯苓 橘红 竹茹 制半夏 丹皮 钩钩

七诊 痏四分 上松 十五日

西洋参 川贝母 粉丹皮 石决明 云苓 橘白 川石斛 钩钩 生草

八诊 金三分 松 廿六日

制首乌 石决明 金石斛 生草 川贝母 西洋参 钩钩 丹皮 云茯苓 橘白

九诊 痏七分 一笔 松 廿八日

制首乌 西洋参 人中黄 石决明 鳖甲 云苓 陈皮 丹皮 川贝母 双钩藤

◎ **盛左**双凤镇 柳 如 松 九月廿七日

暑邪病后，风温郁蒸阳明，左牙槽风内外两溃，溃孔如岩，外腮结核坚肿，势欲窜头，内脓颇多。虑其积脓成骨，腐损牙床，殊属棘手者。

羚羊角 冬桑叶 丹皮 白蒺藜 瓜蒌根 赤芍 炙制蚕 土贝母 桔梗

按：外用上松内吹柳，清敷以如意散。

二诊 如 松 柳五分 廿九日

牙槽风外溃，坚硬未化。

羚羊角 土贝母 人中黄 丹皮 白蒺藜 茯苓 白桔梗 赤芍 天花粉

◉ 牙漏

◎ **张右**平望 金三分 正月廿一日

左上牙漏，起经三载，时发时止，脓水淋漓。气阴并耗，络热留恋，理之棘手者。

大生地 生鳖甲 茯苓 知母 怀膝 麦冬肉 天花粉 象牙屑 丹皮

二诊 金三分 廿九日

管眼甚深。

大生地 怀膝 川石斛 天花粉 知母 云苓 生鳖甲 象牙屑 怀牛膝

按：牙漏龈肿作痛，孔如线眼，脓出即松，愈而后复。

◎ **浦右**曹家弄上松 六月十七日

阴虚络热，穿腮牙漏，已逾三月，脓水淋漓，舌红苔糙，脉息细小。内因之病，最难除根者。

大生地 怀膝 象牙屑 天花粉 丹皮 生鳖甲 知母肉 象贝母 麦冬

按：腮牙漏龈颊肿，流脓不止。

二诊 上松 十九日

大生地 甘草 紫丹参 知母 茯苓 麦门冬 地骨皮 生鳖甲 象牙屑

三诊 松 廿九日

景岳玉女煎入 丹皮 云苓 鳖甲 象牙屑

四诊 松 廿四日

大生地 云苓 紫丹参 丹皮 麦冬 地骨皮 象牙屑 怀牛膝

五诊 生肌三分 廿七日

大生地 云苓 象牙屑 知母 白芍 麦冬 甘草 西洋参 鳖甲 丹皮

六诊 七月初九日

西洋参 知母 大白芍 茯神 大生地 怀膝 生鳖甲 甘草 象牙屑

◉ 走马牙疳

走马牙疳，疳发必于湿温病后、疟后、痢后、小儿痧痘后。

◎ **马左**角直，年四旬余 绛、如、灵、寅四分 七月初九日

湿温病后，余邪郁蒸阳明，发为走马牙疳，黑腐气秽龈肿，势有穿腮之象，左足前臁湿毒烂皮疔，起疱色紫，腐溃迅速，旁围红肿，身热舌黄，脉息弦数。最虑昏陷之险。

香犀角 银花 通草 黑栀 茅根 丹皮 连翘

土贝 枳壳 荷梗 益元散 赤芍 桑叶 枇杷叶

二诊 如、松、灵、寅三分 初十日

大便泄泻。

广藿梗 香犀角 防风 淡芩 枳壳 人中黄 桔梗 赤芍 生石膏 丹皮 荷叶

◎ **陆左幼**东山 一笔消 寅四分 十月初一日

疟后余邪，复感风温，发为走马牙疳，气秽作腐，上唇肿胀。最虑破唇之险。

薄荷 牛蒡 芦荟 桔梗 羚羊角 银柴胡

生石膏 黑山栀 人中黄 元参 淡芩 大竹叶

二诊 一笔 寅四分 初四日

银柴胡 生石膏 芦荟 淡芩 甘中黄 赤芍 黑山栀 牛蒡 大连翘 羚羊角 桔梗

三诊 一笔 寅三分 十一日

疳势渐缓。

细生地 黑山栀 人中黄 天花粉 金石斛 枳壳

泽泻 赤芍 乌犀角 淡芩 茅根 枇杷叶

四诊 寅四分 十八日

疳势渐佳。

细生地 桔梗 赤芍 丹皮 黑山栀 土贝 知母 大竹叶 人中黄 花粉 连翘 茅根

五诊 寅四分 廿八日

细生地 赤芍 天花粉 泽泻 淡芩 赤茯苓 枳壳 金石斛 人中黄 黑栀 枇杷叶

◉ 烂牙疳

◎ **沈左**王江泾 寅三分 八月十一日

放枪伤唇，火毒蕴于阳明，烂牙疳糜腐，龈肿而胀，脉息细数。出血之后，阴分已亏，热

郁不化，当防蔓延。拟仿甘露饮意。

香犀角　金石斛　泽泻　黑山栀　淡芩　赤芍

花粉　枇杷叶　人中黄　赤苓　细生地　茅根

二诊　寅四分　十三日

细生地　香犀角　丹皮　黑山栀　淡芩　甘中黄

花粉　泽泻　赤芍　赤苓　金石斛　茅根　枇杷叶

三诊　寅四分　巳　十五日

出血未止，时有抽痛，颈间起核。

乌犀角　人中黄　鲜石斛　桔梗　花粉　鲜生地

黑山栀　赤芍　粉丹皮　知母　茅根　卷心竹叶

四诊　寅四分　十七日

疳势渐缓，出血已止。

细生地　赤芍　人中黄　黑栀　花粉　鲜石斛

土贝　淡芩　白桔梗　知母　丹皮　白茅根

五诊　寅五分　九月初三日

细生地　赤芍　怀膝　肥知母　花粉　人中黄　麦冬　白芦根　黑山栀　丹皮

◎ **任左**卢家巷　寅四分　八月廿四日

阳明湿热上乘，烂牙疳糜腐，龈肿而痛，曾经出血，舌苔糙白，脉息濡数。其势方张，防重。

香犀角　赤苓　茵陈　黑山栀　黄芩　花粉

枳壳　茅根　人中黄　赤芍　鲜生地　枇杷叶

二诊　寅四分　廿六日

香犀角　丹皮　黑栀　土贝母　花粉　连翘　赤苓　人中黄

西赤芍　怀膝　知母　鲜地　老枇杷叶　白茅根

三诊　寅四分　廿一日

香犀角　赤芍　知母　赤苓　木通　土贝　丹皮　鲜地

块滑石　人中黄　黑栀　粉瓜蒌根　大竹叶　白茅根

◉ 舌疳

◎ **蒋右**盘巷　柳四分　十二月初六日

诵佛嗜斋，中虚肠燥，大便闭塞，由来已久，近因袭受温邪，发为舌疳，糜碎而痛，咽关蒂舌红丝缠绕，舌苔糙黄，脉左弦右小。先拟清泄。

按：此虽液枯阴亏，病由温邪外感，名称舌疳，因其腐碎与舌菌之变为舌疳者不同。

冬桑叶　桔梗　土贝　瓜蒌　丹皮　生甘草　杏仁　连翘　炒牛蒡　黑栀　老杷叶

二诊　柳三分　初九日

薄荷　土贝　瓜蒌　桑叶　大连翘　人中黄　牛蒡　桔梗　赤芍　黑栀　茅根　枇杷叶

◉ 舌菌

◎ **张左**吴江　碧三分　九月初一日

心脾抑郁，郁则生火，火盛生痰，痰火上乘，舌菌翻花，腐溃如岩，音哑咳呛，饮食有碍，脉来滑细。阴分下虚，痰火炎上，最防流血，难以收功。

中生地　牛膝　知母　生草　丹皮　麦冬　元参　藕汁　川贝母　茯神　丹参

二诊　碧三分　初五日

小生地　中黄　川贝母　木通　茯神　石菖蒲　麦冬　陈皮　金石斛　元参　赤芍　丹皮

◎ **高幼**倪家桥　柳　九月初九日

痰火上聚，舌尖之下结蕈。恐其长大翻花，非细事也。

川黄连　海浮石　枳壳　半夏　竹茹　甘草　云苓　陈皮　丹皮

二诊　子三分　巳　十一日

小川连　海浮石　川贝母　甘草　云苓　枳壳　橘红　鲜竹茹　丹皮　黑山栀

三诊　子三分　十四日

小川连　川贝母　海浮石　枳壳　黑栀　茯苓　陈皮　生草　丹皮　桔梗　竹茹

四诊　子三分　廿一日

金石斛　海石　生草　枳壳　川贝母　丹皮　元参　黑栀　茯神　橘红　竹茹

◉ 木舌、 捶舌

木舌，大舌肿大麻木不能卷掉；捶舌即重舌，亦名夹舌。

◎ **祝左**黄丽坊桥　子三分　八月三十日

心脾郁火内炽，火盛生痰，痰火上乘，舌下木舌结肿，按之坚硬，色不焮赤，舌强不能舒，舌红无苔，脉左细弦右濡。情志之病，药石必佐怡养，以冀带疾延年而已。拟仿景岳法。

细生地　云茯神　橘红　赤芍　黑山栀　炙草　川石斛

丹皮　淡黄芩　川贝母　麦冬　丹参　江枳壳

◎ **温左**船上　碧三分　九月廿三日

心脾郁火内炽，挟痰上乘，莲花木舌，肿腐翻花，舌强难言，饮食妨碍，起经八月，日甚一日。情志之病，药力难以奏效者。勉拟。

按：莲花舌即重舌之起，三尖如三小舌者；如大舌下起，小舌尖叠传于或左或右者，名“雀舌”。

三元生地　金石斛　木通　麦冬　丹皮　人中黄

丹参　知母　石菖蒲　云茯神　赤芍　陈皮

◎ **陆左**娄门　子四分　十一月十七日

风温引动痰火，捶舌肿胀，连及颏下，痰多黏腻，谷食难咽，大便阻闭，脉左弦数，舌苔白腻。势有痰涌闭塞之险。

杜苏子　赤芍　莱菔子　桔梗　黑栀　淡豆豉　枳壳

连翘心　土贝　老枇杷叶　瓜蒌皮　牛蒡　白杏仁

二诊　子三分　十八日

前胡　瓜蒌　枳壳汁　淡豆豉　老杷叶　苏子　牛蒡

连翘　赤芍　莱菔汁　桔梗　防风　杏仁　鲜竹沥

三诊　子三分　十九日

捶舌仍然，痰塞未平。

犀角　土贝母　赤芍　牛蒡　莱菔汁　连翘　江枳壳　杏仁

风化硝　老杷叶　桔梗　荆芥　鲜生地　瓜蒌　鲜竹沥

四诊　子三分　廿一日

桑叶　桔梗　赤芍　丹皮　老杷叶　川连　橘红

瓜蒌　枳壳　白茅根　土贝　连翘　人中黄

五诊　子三分　廿三日

桑叶　土贝母　赤芍　枳壳　人中黄　桔梗　黑栀　茯神　橘红　竹茹　丹皮　瓜蒌

◉ 锁喉痰痈

结于外项，当喉管。

◎ **陆左**船上　消一钱　巴　正月初十日

失血之后，阴虚痰火上乘，结为锁喉痰痈，外喉肿胀，白色木痛，舌白，脉滑细。诸气膹郁，皆属于肺也。

杜苏子　瓜蒌　海石　桑皮　黑山栀　云苓　丹皮　竹茹　炙橘红　川贝　杏仁　杷叶

二诊　消一钱五分　十二日

冬桑叶　杜苏子　海石　橘红　丹皮　生蛤壳　川贝　黑栀　云茯神　生草　杏仁　竹茹

◉ 托腮痰痈

◎ **陈右**长邑前　如四钱　灵　正月初九日

右托腮痰痈，肿硬作痛，形寒身热，头痛胸闷，舌白，脉濡数。已有蒸脓之象，虑其转重。

柴胡　制蚕　桔梗　荆芥　防风　杏仁　土贝　枇杷叶　枳壳　牛蒡　连翘

二诊　如四钱　灵　十一日

柴胡　连翘　桔梗　制蚕　杏仁　牛蒡　枳壳　土贝　防风　马勃　赤芍　陈皮　枇杷叶

三诊　如三钱　灵　十三日

桑叶　土贝　制蚕　生草　连翘　瓜蒌　橘红　桔梗　赤芍　牛蒡　杏仁　枇杷叶

四诊　松、如四钱　十五日

托腮痰痈已溃。

生绵芪　土贝　瓜络　生草　赤芍　天花粉　茯神　竹茹　白桔梗　陈皮　羚羊角

五诊　如三钱　松三分　十七日

生黄芪　土贝　瓜络　生草　赤芍　橘红　茯神　竹茹　白桔梗　瓜蒌根

六诊　松、如三钱

整玉竹　海浮石　甘草　西洋参　云茯神　桑皮　丹皮　天花粉　炙橘红　川贝母　鲜竹茹

◉ 对口痰痈

◎ **陶右**马鞍浜　铁　正月十九日

三疟久则三阴亏，湿热蒸痰，结为对口痰痈，肿胀而痛，往来寒热，成脓象也。拟疏通提毒一法。

活命饮[①]　加茄蒂

二诊　松、如三钱　廿三日

对口痰痈刺溃，脓出颇多。

生绵芪　陈皮　土贝　川芎　白归身　桔梗　草节　制蚕　西赤芍　茯神

◉ 睛明漏

◎ **王右**北拆　一笔消　八月廿六日

右睛明漏症复发，流脓作胀。阴虚络热，最难除根者。

细生地　茯苓　羚羊角　白蒺藜　菊花　丹皮　川贝母　钩勾　石决明　黑栀

二诊　一笔消　九月初一日

细生地　橘红　川贝母　黑栀　白蒺藜　丹皮　花粉　勾勾　石决明　菊花

三诊　一笔消　初六日

细生地　石决明　淡芩　白蒺　天花粉　丹皮　甘草　赤芍　钩藤

四诊　一笔消　十四日

右眼漏流脓出泪。

细生地　桑叶　黑栀　石决明　丹皮　花粉　钩藤　淡芩　归须　白蒺

五诊　一笔消　廿六日

细生地　天花粉　归须　石决明　丹皮　草节　钩藤　淡芩　绿升麻

◉ 眼白珠胀、鼻衄

◎ **沈右**跨塘　一笔消　二月廿八日

肺肝郁火内炽，右目白珠肿胀。迁延七载，病道深远，药力难以奏效者。

按：目内白珠肿胀，亦非一笔消可治而此病难治。

制首乌　煅石决　茯神　甘草　丹皮　料豆衣　浙菊　藕肉　熟枣仁　黑栀

◎ **顾左**马波桥　八月十九日

脉左细数，右关数促，舌色淡白，口苦且干，鼻血频来，有成盆盈碗之多。是少阴不足、

---

① 活命饮：即仙方活命饮，方出自宋·陈自明原著、明·薛己校注的《校注妇人良方》。

阳明有余之见症。拟宗景岳法。

按：煎方大断如此，外当用止血药具之，以鼻内之血络破，须佐外治法。

盐水炒熟地　元参心　黑汁旱莲　怀膝　肥知母　麦冬肉　女贞子　生石膏

朝服大补阴丸。

二诊

紫丹参　熟地　地骨皮　麦冬　生石膏　白芍　怀膝　茯神　肥知母　甘草

◉ 痰疬

◎ **武左**白莲桥　消一钱三　一笔消　七月十八日

左颈痰疬，起经半载，成管不敛，坚硬而肿。阴虚痰火痹络，药力难以骤效者。

大生地　川贝　淡昆布　地骨皮　橘红　左牡蛎　沙参　夏枯花[①]　粉丹皮　茯苓

二诊　异　松　一笔消　二十日

近受暑湿，兼有火疖。

北沙参　地骨皮　土贝　桑皮　生草　赤芍　青蒿子　丹皮　夏枯花　广陈皮　鲜荷梗

三诊　异　松　一笔　廿二日

北沙参　煅石决　杏仁　海浮石　橘红　丹皮　甘草　黑栀　地骨皮　川贝母

四诊　异　一笔　廿五日

羚羊角　益元散　连翘　通草　青蒿　丹皮　枳壳　荷梗　土贝　赤芍

五诊　异　松　消　廿八日

制首乌　煅石决　川贝　生鳖甲　丹皮　橘红　茯苓　北沙参　左牡蛎

六诊　松　异　消　又七月初二日

玉竹　勾勾　生鳖甲　川贝　石决明　云苓　制首乌　生草　丹皮　橘红

七诊　异　松　初五日

北沙参　炒丹皮　川贝　石决明　中生地　钩勾　云苓　海浮石　橘红　夏枯花

八诊　异　初八日

制首乌　川贝母　玉竹　炒丹皮　勾勾　云苓　炙橘红　石决明　生鳖甲

◎ **刘左**中街路　巴　消　九月廿四日

右颈痰疬，累累成串，已经二载，渐次长大，屡屡失血，咳呛频频，舌红，脉细。病属本原，极宜静养善调，冀其由渐消退，不破为妙。拟养阴制火，咸降化痰主之。

大生地　牡蛎　北沙参　天冬　丹皮　夏枯草　云神　川贝母　海浮石　元参　鲜藕汁

二诊　中巴　消　廿七日

西洋参　云苓　石决明　川贝母　丹皮　东芍　橘红

女贞子　钩藤　牡蛎　大生地　夏枯花　藕汁

---

① 夏枯花：为夏枯草之干燥果穗，主治与夏枯草相同，效力略强于夏枯草。

三诊 消一钱 十月初二日

生地 淡昆布 甘草 云神 北沙参 阿胶 生白芍 知母 川贝 麦门冬 牡蛎 藕汁

◎ **徐幼**太平巷 巴 异 十月初二日

阴虚体质，暗生内热，蒸灼生痰，痰痹于络，左颐痰疬，起经一载，溃孔成管，脓水淋漓，颏下结核，累累不一，右肘流痰亦溃泄，脓出无多，气阴并乏，舌色光红，脉情细小。本原病也，药力善调，冀其缓缓图功。拟养阴制火，佐以降痰。

生地 云苓 牡蛎 炙橘红 川贝 北沙参 麦冬 川石斛 生鳖甲 丹皮

二诊 松 巴 十二日

大生地 茯苓 橘红 川石斛 白芍 北沙参 牡蛎壳 鳖甲 川贝母 炙草 怀药

三诊 松 巴 廿五日

制首乌 於术 粉草 北沙参 川贝 海浮石 牡蛎 橘红 川石斛 茯苓

◎ **蒋左**南浔 十一月初四日

脉细滑数，舌红苔少，阴分素虚，痰火有余，左右颈间结为痰疬，已经六载，中秋之前袭风咳嗽，化火传入少阳，而为鼻痔，左右皆有，结肿作胀，窒塞不通，由来三月。此手太阴、足少阳同病，计日难以奏效。

桑叶 桔梗 橘红 茯苓 羚羊角 丹皮 生草

白蒺 川贝母 甘菊 杏仁 枳壳 枇杷叶 鲜竹茹

◎ **鲍右**下津桥 巴 消 十一月初七日

八脉不调，经事参差，阴虚木郁，郁则生火，火盛生痰，痰痹于络，左右颈间结为痰疬，累累成串，窜生腋间，由来三月，渐次长大，舌红苔糙，脉情细小。病属本原，药力难以奏效。拟仿八味逍遥散加减。

海石粉炒生地 归身 石决明 制於术 制香附

川贝 黑栀 丹皮 鳖血柴胡 白芍 茯苓

二诊 消 巴 十八日

大生地 归身 黑山栀 制香附 丹皮 川贝母

橘红 茯神 东白芍 於术 瓦楞子 荷叶

三诊 巴 消 廿五日

大生地 归身 川贝 茯苓 橘红 白芍 黑栀 勾勾 丹皮 石决 香附 夏枯草

◎ **高左**高师巷 巴 十二月十二日

脉左细右数，舌苔糙质红，颏下痰疬，结核累累，由来已久，近起腹膨而痛。肝脾不和，谅有停滞也。且拟疏和，先治其内。

江枳实 泽泻 麦芽 莱菔子 姜夏 冬术 赤苓 木香汁 炒神曲 陈皮

行集

黄沁梅手录珍藏

◉ 肺痈

◎ **朱左**同里　六月廿四日

暑风湿热，首先犯肺，肺气失降，气为血帅，咯血色紫，吐脓气臭，胸膈隐痛，寒热往来，右脉数大，舌红苔薄。肺痈已成，变险可虑。仿千金法加味。

按：扼要在“胸膈隐痛”一语。

冬桑叶　瓜蒌　薏苡仁　草节　川贝　焯桃仁　通草　鲜芦根　白桔梗　丹皮　丝瓜络

二诊　廿七日

曾发寒热。

冬桑叶　生草　白杏仁　桃仁　米仁　川贝母

桔梗　鲜荷梗　丝瓜瓣　瓜蒌　粉丹皮　芦根

三诊　七月初一日

霜桑叶　桔梗　丝瓜瓣　米仁　生草　白通草　杏仁　活水芦根　川贝母　瓜蒌

四诊　初五日

霜桑叶　川贝　蛤壳　丝瓜络　米仁　瓜蒌　生草　芦根　粉丹皮　杏仁　地骨皮　藕汁

五诊　初九日

炙桑皮　知母　炒黑丹皮　川贝　花粉　薏苡仁　茯神　丝瓜络

白杏仁　生草　地骨皮　藕汁　芦根　茅根二味代水

六诊

臭气未止。

炙桑皮　麻仁　北沙参　丝瓜络　川贝　地骨皮　生草　枇杷叶　清阿胶　杏仁　生石膏

◎ **陈左**石碑　九月初八日

风热郁于太阴，寒热咳嗽，吐痰气臭，色泽青红之间，有是肺痈之见象，病逾匝月，脉来数大。其邪尚恋，理之非易者。拟仿千金法加味。

按：扼要在“吐痰气臭”一语。

桑叶　丹皮　生草　桔梗　薏苡　丝瓜络　杏仁　芦根　全瓜蒌　川贝

二诊　初九日

桑叶　通草　瓜蒌　生米仁　生草　桔梗　茯神　桃仁　丝瓜络　川贝　芦根

三诊　十一日

桑皮　丝瓜络　蛤壳　桔梗　生米仁　生草　云苓　杏仁　川贝　地骨皮

四诊　十三日

桑皮　丝瓜络　地骨皮　生草　花粉　薏苡　白桔梗

川贝母　杏仁　藕汁　丹皮　生蛤壳　芦根　茅根

五诊　十四日

秋令风邪燥火，郁于上焦，而成肺痈。咳吐脓痰，气臭带红，绵延逾月，昨日陡然失血，血有盈盆成碗之多，及今未止，脉来左部芤数右小数，舌红苔黄，口干唇燥，胃不思谷。肺胃蕴热内蒸，阴分日虚，最恐涉怯，理之棘手。

北沙参　茯神　蜜炙桑皮　杏仁　川贝　生石膏　麦冬　枇杷叶　杜阿胶　粉草　鲜藕汁

六诊　十八日

咯血已止。

北沙参　麦冬　川贝母　蛤壳　清阿胶　生石膏

炙桑皮　茯神　生甘草　地骨皮　粳米　藕汁

◎ **王左**镇义　九月三十日

风温袭郁手经，寒热咳嗽，吐脓气臭，胸胁作痛。肺痈已成，变险可虑也。

冬桑叶　通草　瓜蒌　生薏仁　生草　白桔梗　杏仁　白芦根　丝瓜络　川贝

二诊　十月初五日

冬桑叶　杏仁　通草　丹皮　川贝　全瓜蒌　苡仁

芦根　白桔梗　生草　丝瓜络　菩提珠根[①]

三诊　十一日

臭气已减，咳呛亦缓。

桑叶　生米仁　丝瓜络　杏仁　桔梗　川贝母

全瓜蒌　芦根　冬瓜子　生甘草　菩提珠根

◎ **戈左**大桥　十月廿七日

风温袭郁上焦，寒热咳嗽，胸胁作痛，吐脓气臭，左脉滑数，舌红苔白。肺痈已成，变险可虑也。

桑叶　川贝　桔梗　生薏仁　生草　桃仁　瓜蒌　枇杷叶　丝瓜络　白芦根

二诊

往来寒热，呓语喃喃。

桑叶　川贝　桔梗　米仁　丝瓜络　生草　瓜蒌　杏仁　丹皮　芦根

三诊

寒热汗多，气促不纳，咳吐秽血。血虚邪实。勉拟。

北沙参　杏仁　茯神　橘白　冬花　川贝　生草　蛤壳　紫菀　麦冬　白粳米

---

① 菩提珠根：为肺痈主治药，于近代苏南医家的存世医案中多见。

◉ 胃脘痈

◎ **朱左**望亭　巴　灵　闰七月初三日

脾积在于胃脘，湿痰阻气，脘右坚硬作痛，寒热舌白。渐成胃脘痈重症，理之棘手。

枳实　茯苓　炙陈皮　姜半夏　川朴　麦芽　白术　淡干姜　生草　神曲　佛手皮

二诊　灵　初五日

苏梗汁　姜夏　赤苓　六曲　陈皮　枳实汁　甘草　麦芽　厚朴　广木香　赤芍　砂仁

◎ **邱左**湖州　灵　铁　九月廿四日

中虚湿困，湿盛生痰，痰随气阻，痹而不宣，酿成胃脘痈也。起经逾月，肿如覆碗，色紫木痛，内脓已成，脉来濡细。窃恐溃后转虚，有穿膜之险。拟疏通提毒法。

防风　角针　土贝　桔梗　陈皮　当归　枳壳　赤芍　生草　瓜蒌

◉ 肠痈

◎ **徐左**黄路　巴　灵　正月廿四日

气阻于络，挟湿挟痰，右少腹结硬作痛，常常呕恶。势成肠痈重症，冀消为善。

按：扼要在“少腹结硬作痛”。

老苏梗　枳壳　旋覆花　全瓜蒌　金铃子　广陈皮　姜半夏　炒延胡　小青皮

二诊　灵　廿六日

作痛稍缓。

广木香　金铃子　旋覆花　姜夏　青皮　延胡　瓜蒌　枳壳　广陈皮　赤茯苓

三诊　巴　灵　二月初一日

作痛已止，似消兆。

制香附　新绛　旋覆花　生草　归尾　赤茯苓　枳壳　白芥子　姜半夏　陈皮　全瓜蒌

◎ **沈左**震泽　巴　灵　二月十五日

湿热阻气，腑络失宣，少腹作痛，二便阻闭，脉来滑数左弦。渐成肠痈重症，冀消为幸。

西琥珀　车前　旋覆花　甘草梢　木通　广木香　瞿麦　老苏梗　广郁金　归尾

二诊　散　灵　十七日

痛及膝间，大小便不利。

老苏梗　枳壳　汉防己　归尾　赤苓　泽泻

新绛　瓜蒌根　旋覆花　怀牛膝　泽兰　桑枝

◎ **郑左**太仓　巴　点　六月廿九日

暑湿热为无形之气，混扰于有形气血之中，首先犯肺，脏不容邪，还之于腑，传道失宣，大便窒塞，足屈不伸，右少腹作痛，按之有形，往来寒热，脉来滑数，舌苔糙白，乃缩脚肠痈是也。其邪壅阻不通，恐难消退者。拟疏散通腑法。

广藿梗　江枳壳　瓜蒌　陈皮　杏仁　桔梗　川朴　益元散　川郁金　香薷

二诊　止痛丸　七月初二日

广藿梗　陈皮　旋覆花　佛手　归尾　炒延胡

川朴　六一散　枳壳汁　通草　川楝子　佩兰

◎ **王左**元邑前　七月初一日

肠痈成漏，脓经脐出，迁延半载，气血两亏，损伤内膜，屡次出蛔，脉息细软，舌苔糙白。已成肠漏，势有流粪之虞，难以收功。

党参　归身　茯苓　夜交藤　於术　生草　象牙屑　米仁　生鳖甲　白芍

二诊　光　松　初八日

归芍六君加木香、谷芽。

◎ **陈左**双板桥　巴　灵　七月初九日

暑湿阻气，腑络失宣，右少腹结硬作痛，按之有形，频频呕恶，大便阻闭，小溲窒塞。渐成肠痈重症，变险可虑也。

广藿梗　楂炭　制川朴　益元散　姜夏　瓜蒌仁

郁金汁　佩兰叶　广木香　青皮　枳壳汁

二诊　巴　灵　十一日

便下痛势未止。

老苏梗　青皮　新绛　归尾　瓜蒌　川郁金　枳壳　佩兰叶　旋覆花　通草　六一散

三诊　灵　十四日

痛缓。

旋覆花　丝瓜络　新绛　当归尾　姜夏　通草　益元散　枳壳　白蒺藜　全瓜蒌　佩兰叶

四诊　灵　十七日

咳嗽吐痰，腹痛渐止。

杜苏子　桔梗　生草　通草　瓜蒌　白杏仁　川贝

丝瓜络　当归尾　橘红　旋覆花　枇杷叶

◎ **金右**观音山　巴　点　八月初二日

产后瘀露停滞，气阻不宣，左少腹结硬作痛，小溲窒塞而痛，脉来细数，舌苔糙白。乃是肠痈重症，虑其正不克邪之险。

红琥珀　米仁　粉丹皮　新绛　赤芍　焯桃仁　泽兰　归须　旋覆花　青皮　木香　青葱

二诊　点　初四日

广木香　炒枳壳　琥珀　焯桃仁　薏仁　新绛　旋覆花　丹皮　全瓜蒌　当归尾　鲜藕汁

◎ **钱左**横泾　点　中巴　又七月廿六日

湿热阻气，腑络失宣，右少腹结硬作痛，足屈不伸，舌糙白，脉滑数。渐成缩脚肠痈重症，冀消为善。拟疏通法。

广藿梗　桂枝　紫川朴　防己　姜夏　当归尾

陈皮　怀牛膝　木香　江枳壳　木瓜　佩兰叶

二诊 点 中巴 廿九日

老苏梗 赤苓 瓜蒌根 防己 橘红 白蒺藜

姜夏 当归尾 旋覆花 怀膝 甘草节 桑枝

三诊 八月初二日

姜半夏 楂炭 生甘草 木香 藿梗 汉防己

赤芍 江枳壳 白桔梗 陈皮 瓜蒌 佛手

四诊 初五日

小溲浑浊，大便溏泄而痛。

姜半夏 藿梗 旋覆花 炒六曲 陈皮 南楂炭

枳壳 广木香 紫川朴 粉草 广佛手 归尾

五诊 巴 点 初十日

胸腹得松，大便作痛，肾俞作肿。是气入络，足屈不伸，兼之下积。

桂木 旋覆花 陈皮 秦艽 防己 当归尾 赤苓

怀牛膝 制半夏 花粉 桑枝 鸭血拌丝瓜络

六诊 点 十三日

下痢作痛已缓，腹肿时盛时衰，腹部之痈渐消，背部肿硬。防发流注。

甜桂木 归尾 白蒺藜 防己 姜夏 怀牛膝 陈皮 瓜蒌根

白芥子 赤苓 左秦艽 鸭血拌炒丝瓜络 桑枝二味代水

七诊 点 巴 十七日

背部肿势稍减，寐中呓语。阳明痰火未清。

甜桂枝 萆薢 汉防己 归尾 半夏 天花粉 云苓

丝瓜络 夜交藤 橘红 赤芍 怀膝 桑枝

八诊 廿一日

腹痛寒热，舌心光剥，背部见松。

苏梗汁 南楂 制半夏 枳壳汁 茯苓 广陈皮 归尾 木香汁 旋覆花 新绛

◉ 悬痈

◎ **解左**桃花坞 松 一笔 二月十二日

阴虚体质，湿热下注三阴，结为海底悬痈[①]，溃脓不爽，坚肿未化。其毒留恋，未可泛视，所虑淹缠成漏。

细生地 归身 甘草梢 丹皮 赤芍 土贝母 泽泻 川芎 生黄芪 花粉

二诊 松 一笔 十四日

生黄芪 归尾 土贝母 桔梗 花粉 赤芍 草梢 赤苓 细生地 连翘

① 海底悬痈：即今之会阴部脓肿。

三诊 松 一笔 十六日

细生地 归尾 甘草梢 土贝 芪皮 赤茯苓 米仁 赤芍 丹皮 忍冬藤

四诊 松 一笔 十八日

细生地 丹皮 泽泻 归身 绵芪 花粉 云苓 赤芍 甘草

五诊 松 一笔 二十日

细生地 归身 草梢 米仁 绵芪 赤芍 土贝 茯苓 川芎 忍冬藤

六诊 松 一笔 廿二日

窜头于臀部，结硬未化。

细生地 槐米 土贝母 泽泻 赤芍 生黄芪

陈皮 天花粉 草梢 归尾 粉丹皮 冬藤

◎ **苏左**下津桥 一笔 松 十月初三日

阴虚湿热下注，结为海底悬痈，虽溃，脓泄不爽，坚肿未化。最虑淹缠成漏。

细生地 赤芍 花粉 赤苓 粉丹皮 归尾 泽泻 绵芪 草梢

二诊 松 一笔 初五日

大生地 丹皮 生芪 龟板 归身 北沙参 泽泻 草梢 白茯苓 赤芍

三诊 松 一笔 初十日

大生地 西洋参 甘草 生芪 归身 川柏 知母 龟板 茯苓 赤芍

四诊 松 十二日

剪管必上麻药。

潞党参 川贝 米仁 甘草 归身 大生地 生绵芪 龟板 白茯苓 白芍

五诊 松 十四日

潞党参 川贝 甘草梢 云苓 归身 象牙屑 知母 炙龟板 生黄芪 白芍

六诊 松 十七日

潞党参 归身 茯苓 川贝母 白芍 知母 生地 草梢 生黄芪 龟板

七诊 松 廿六日

熟地 淮山药 泽泻 潞党参 茯苓 丹皮 龟板 山萸肉 草梢

八诊 松 廿九日

潞党参 丹皮 泽泻 淡天冬 怀药 大熟地 龟板 象牙屑 白茯苓 萸肉

九诊 松 十一月初五日

熟地 丹皮 茯苓 党参 归身 怀山药 泽泻 萸肉 象牙屑 白芍

◉ 肛痈（附：脏毒）

◎ **马左**饮马桥 补漏 三月十七日

真阴亏损，湿热下注，结为肛痈，溃孔成漏，脓水淋漓，已经半载，阴气更伤，乍寒乍热，咳呛火升，脉左细弦右数，舌苔糙黄，神色少华。渐延虚怯一途，最恐红病复来，即所谓天穿地漏也。拟滋水以制火，使水升火降，敷延岁月而已。

大补阴丸方加　麦冬　象牙屑　北沙参　川石斛　天冬　炙草

二诊　异　补漏　四月初一日

熟地　黄柏　象牙屑　东白芍　生地　怀药　龟板

川石斛　鳖甲　天冬　炙甘草　稻根须

◎ **管左**华阳桥　七月廿八日

咯血三载，屡屡复发，少阴不足，阳明有余，不足者真阴虚，有余者阳明火盛也。阴虚肺热下移大肠，遂生肛痈，起经匝月[1]，溃已两旬向外。始则脓出脓厚，继则转清，外之肿势虽退，内之作痛未除。其病在于大便时盛，可见疮口与肠头贯通，所以矢气走便从孔出也。此即成漏之象，脉左细右数，舌苔粉白，胃谷减少，大便燥结。阴分是虚，痰火内胜，本原之病，极难理治，莫作寻常痈而论之。拟仿丹溪法。

大生地　麻仁　炙龟板　草梢　川贝　瓜蒌霜　知母　茯神　粉丹皮　麦冬肉　梨肉

二诊　松　又七月初三日

痛缓便通。

大生地　黄柏　炙龟板　茯神　川贝　北沙参

麻仁　瓜蒌仁　柏子仁　知母　肥玉竹　草梢

三诊　异　补漏三分　十五日

西洋参　川柏　草梢　麦冬　白芍　大生地　知母　柏子仁　龟腹板　茯苓　水梨肉

四诊　异　补漏　八月初三日

淡天冬　龟板　西洋参　女贞子　白芍　大熟地　丹皮　甘草　云茯苓　怀药

五诊　异　补漏　廿七日

炒熟地　龟板　旱莲头　麦冬　川柏　女贞子　草梢　北沙参　云茯苓　知母

六诊　异　补漏　十七日

大生地　知母　甘草　川贝母　沙参　炒阿胶　白芍　白花百合　茯神　麦冬

◎ **刘左**　异　小　补漏　又七月廿八日

肝肾阴虚，湿热下注，肛痈成漏，绵延半载，滋水淋漓，阴气更伤，舌红苔糙，脉息细数，难以除根者。拟仿丹溪法。

熟地　龟板　东白芍　茯苓　怀药　象牙屑　丹皮　泽泻

二诊　异　补漏　八月初四日

腹中作胀。

熟地　米仁　泽泻　茯苓　怀药　黄柏　丹皮　象牙屑　生白芍

三诊　异　补漏　初八日

---

① 匝月：满一个月。

北沙参　牡蛎　白芍　泽泻　茯苓　麦冬　橘白　草梢　川贝母　大生地

四诊　异　松　闭管丸一钱三　九月初一日

大生地　知母　东白芍　阿胶　龟板　象牙屑　麦冬　草梢　北沙参　川柏

五诊　异　闭管一钱三　松　初四日

大生地　丹皮　北沙参　米仁　归身　炙龟板　泽泻　草梢　茯苓　白芍

◎ **萧左**湖州　松　十一月初七日

咳嗽经久，肺热下移大肠，结为肛痈，溃脓之下，坚肿未化，最虑淹缠成漏，舌苔糙黄，脉来滑数。阴虚体质，怕有失血之虞。

北沙参　川柏　知母肉　叭杏仁[①]　川贝　肥玉竹　草梢　细生地　白茯苓　花粉

二诊　松　十三日

咳嗽，肋痛，梦泄。

大生地　甘草　夜交藤　藕汁　川贝　粉知母　丹皮　丝瓜络　茯苓　阿胶　北沙参

三诊　松　十八日

生地　龟板　甘草　茯苓　沙参　阿胶　白芍　象牙屑　川贝　麦冬

◎ **翟左**船上　又七月廿二日

仲夏以来，时令暑湿热熏蒸太过，首先犯肺，脏不容邪，还之于腑。始因少腹胀热，继而积痢红紫，兼有肛内气坠作痒，舌苔糙黄，脉来左弦右濡数。怕成脏毒，治以疏通。

广藿梗　赤苓　泽泻　瓜蒌　制军　枳壳　赤芍　南楂　白桔梗　陈皮　川朴　草梢

二诊　廿四日

防风　陈皮　桔梗　茯苓　川朴　赤芍　甘草　归尾　冬术　淡芩　枳壳　泽泻

◉ 子痈

◎ **宋左**　如三钱　灵　六月初九日

始因湿温寒热，痧秽阻气，左睾丸胀大作痛，渐成子痈，身热气促，舌苔干黄，脉细数。势有正不克邪之险。

广藿香　赤芍　杏仁　金铃子　大连翘　豆卷　枳壳　六一散　广陈皮　通草　佩兰叶

二诊　如三钱　灵　十一日

广藿香　赤芍　川朴　木香　姜半夏　金铃子　赤苓　枳壳　炒元胡　陈皮　佩兰叶

◎ **李左**吴江　如　灵　七月初二日

久疟阴虚，湿热下注，肝络失宣，右睾丸胀大，囊肿而痛，渐成子痈，舌红苔黄，脉息细数。且以疏泄分渗。

老苏梗　土贝母　赤芍　炒延胡　川楝子　益元散　青皮　桃仁　江枳壳　橘核　佩兰叶

二诊　点　如　初四日

---

① 叭杏仁：即甜杏仁。

桑叶　青皮　赤芍　全瓜蒌　金铃子　丹皮　枳壳　佩兰　归须　炒延胡　六一散　荷梗

三诊　点　如　初六日

藿梗　赤芍　川通草　延胡　青皮　金铃子　归尾　木香　益元散　枳壳　佩兰叶

四诊　点　如　初九日

金铃子　黑山栀　六一散　延胡　土贝　吴萸黄连同炒　青皮炒泽泻　丹皮　橘核　赤芍

五诊　如　灵　十二日

子痈渐小。

广木香　吴萸川连同炒　橘核　青皮　炒延胡

金铃子　赤苓　赤芍　佩兰　枳壳　泽泻　归尾

六诊　如三钱　十五日

整玉竹　石决明　柏仁　甘草　归身　茯神　白芍　淮麦　宣木瓜　丹皮　泽泻

◎ **袁左**德清　上松　异　七月初四日

肝肾阴虚，湿热下注，子痈成漏，滋水淋漓，睾丸胀大，营卫不和也。舌红苔糙，脉息细小。病经三月，药力难以骤效者，拟养肝泄肝法。

制首乌　丹皮　川贝母　石决明　柏子仁　白芍　归身　炒泽泻　生鳖甲　云苓

二诊　松　初八日

胸闷气逆胃呆。

金石斛　半夏曲　甘草　泽泻　洋参　丹皮

石决明　竹茹　云茯苓　广陈皮　枳壳　佛手

三诊　上松　初八日

西洋参　丹皮　石决明　佛手　川贝　制首乌　云苓　泽泻　生鳖甲　炙陈皮　草节

四诊　松　十一日

制首乌　云苓　洋参　牡蛎　归身　大生地　丹皮　泽泻　生鳖甲　白芍

五诊　松　十三日

参须　炙鳖甲　白芍　橘白　制首乌　茯苓　稆豆衣　生草　石决明　大生地　归身

六诊　异　松　十五日

参须　川石斛　白芍　茯苓　川贝　橘白　丹皮　甘草　归身　制首乌

七诊　异　松　十七日

参须　归身　柏子仁　石决明　大生地　白芍　草节　夜交藤　鳖甲　茯苓　川贝母

八诊　松　异　十九日

参须　云苓　归身　粉草　龟板　柏子仁　鳖甲　丹皮　生地　白芍

九诊　松　异　廿二日

参须　云苓　交藤　川石斛　归身　丹皮　白芍　生甘草　陈皮　泽泻　鲜稻叶

十诊　异　松　廿五日

参须　半曲　归身　草梢　制乌　陈皮　白芍　交藤

十一诊　异　松　廿八日

参须　归身　东白芍　川贝母　鳖甲　制首乌　象牙屑　云神　草节

十二诊　异　玉红膏①　闰七月初一日

参须　鳖甲　川贝　橘白　归身　制首乌　白芍　稆豆衣　草节　云苓　象牙屑

十三诊　异　玉红膏　初五日

西洋参　泽泻　枳壳　云苓　半夏　金石斛　丹皮　米仁　煅石决　陈皮　佛手

十四诊　异　玉红　如　初七日

西洋参　石决明　钩藤　丹皮　茯苓　川贝母　生草　菊花　白蒺藜　泽泻　鲜稻叶

十五诊　异　玉红　初十日

桑叶　石决明　生草　甘菊　半夏　丹皮　钩藤　通草　赤苓　橘红　荷叶边

十六诊　异　玉红　十二日

金石斛　枳壳　通草　丹皮　半夏　瓜蒌　赤苓　黑栀　陈皮　川贝母　竹茹　荷梗

十七诊　异　玉红　十六日

暑风已清，湿热未化，纳少胸痞。

半夏　泽泻　薏苡　蒌皮　炒枳壳　橘红　丹皮　佛手　茯苓　神曲　川石斛

十八诊　异小　玉红　十八日

西洋参　制半夏　石斛　归身　制首乌　橘红　白芍　茯苓　草节　生谷芽

十九诊　异　玉红　廿八日

人参须　生鳖甲　云茯苓　归身　制首乌　甘草　川贝母　东白芍　象牙屑

二十诊　异　玉红　廿四日

熟地　丹皮　怀药　茯苓　参须　天冬　白芍　龟板　夜交藤　象牙屑

廿一诊　异　玉红　廿七日

淡天冬　象牙屑　龟板　怀山药　大熟地　夜交藤　茯苓　人参须　象牙屑

廿二诊　异　八宝丹　三十日

熟地　茯苓　萸肉　粉丹皮　怀药　人参须　杜仲　龟板　白芍　夜交藤

廿三诊　异　八宝丹　八月初三日

人参须　熟地　茯苓　萸肉　粉丹皮　怀药　龟板　象牙屑　夜交藤　左牡蛎　糯稻根须

廿四诊　异　八宝丹　初六日

参须　熟地　天冬　茯苓　怀药　丹皮　象牙屑　杜仲　龟板　萸肉　稻根须

廿五诊　异　八宝丹　初十日

人参条　萸肉　杜仲　龟板　熟地　云苓　沙苑子　怀山药　女贞实　象牙屑

---

① 玉红膏：原作“玉红交”，据他本改为“玉红膏”。吴语中“膏”与“交”读音相似，故原作“交”当为“膏”之俗写。

廿六诊 异 八宝丹 十六日

人参 熟地 象牙屑 麦冬 云苓 五味子 怀药 萸肉 杜仲 炙龟板

廿七诊 异 八宝丹 廿一日

人参 象牙屑 熟地 龟板 怀药 云苓 萸肉 沙苑子 天冬 五味子

廿八诊 异 八宝 廿六日

人参 生地 炙草 象牙屑 天冬 麦冬 云神 元武板 熟地 五味子 怀药 东白芍

廿九诊 异 八宝 九月初一日

人参 生地 龟板 归身 天冬 麦冬 白芍 象牙屑 熟地 怀药 炙草

三十诊 异 八宝丹 初五日

人参须二钱 天冬三钱 龟板一两 归身二钱 大生地五钱 麦冬二钱

云苓四钱 炙草五分 东白芍二钱 熟地一两 象牙屑五钱

膏方

子痈成漏，敛而未痊。

参须 白芍 象牙屑 天冬 归身 龟板 熟地 茯苓 牡蛎

怀药 粉草 沙苑子 萸肉 夜交藤 杜仲 阿胶

上药依法制度，用阴阳水武火煎三汁，滤去渣，再以文火慢熬至稠厚时，将阿胶熔化。次将参汤调和收膏，瓷器收贮。每日早晚挑膏五钱，淡盐汤冲化送服。

◎ **刘左**北拆 松 万 七月初四日

暑湿热化毒，外喉、臀部结疽，溃者溃，而肿者肿。毒留不化，虑其滋蔓。

青蒿梗 牛蒡 赤芍 六一散 枳壳 连翘心 土贝 丹皮 通草 佩兰 荷梗

二诊 白玉 绛 芝 初七日

四围红晕。

防风 赤芍 草梢 角针 连心 归尾 桔梗 土贝 陈皮 花粉

三诊 如三钱 十三日

广藿梗 翘心 益元散 枳壳 防风 牛蒡 土贝 赤芍 淡芩 佩兰叶

四诊 如 灵 又七月初五日

湿热蕴滞肝络，右睾丸胀大，红肿而痛。已成子痈，寒热往来，来势甚速，恐难消退者。

淡吴萸一分半、川黄连同炒 金铃子 炒延胡 青皮 当归尾

橘核 益元散 广木香 炒泽泻 赤苓 佩兰

五诊 灵 如 初七日

暑湿热为病。

吴萸炒川连 六一散 赤芍 广藿梗 金铃子 杏仁

通草 炒归尾 炒枳壳 炒延胡 姜夏 佛手皮

六诊 如 灵 初十日

寒热。

广藿梗　桑叶　归尾　丹皮　枳壳　青皮　炒泽泻

赤苓　黑栀　佛手　赤芍药　橘核　佩兰叶

七诊　如　灵　十一日

形寒身热，有汗而退，蒸脓象也。

桑叶　通草　桔梗　杏仁　蔻仁　郁金　丹皮　赤苓

姜夏　陈皮　瓜蒌　枳壳汁　佛手　青荷梗

八诊　如　上松　十二日

蒸脓寒热，浮碎流水，大便未下。

桑叶　赤芍　瓜蒌　枳壳　归尾　角针　桔梗　陈皮　姜夏　丹皮　草梢

九诊　松　如　十四日

痈已穿溃，大便未下，胃呆舌厚。

西洋参　绵芪　陈皮　云苓　归身　甘草　土贝　枳壳　全瓜蒌　赤芍　稻叶

十诊　如　上松　十六日

腐肉未去。

西洋参　归身　草节　桔梗　川贝母　麦冬　赤芍　鲜稻叶　茯神　橘白　绵芪

十一诊　如　上松　十九日

西洋参　冬藤　生芪　川贝　归身　笕麦冬　苡仁　甘草　白茯苓　白芍　稻叶

十二诊　如　松　巴　廿二日

少腹下肿硬。

西洋参　橘核　青皮　柏子仁　旋覆花　首乌藤

蒌仁　火麻仁　金铃子　归尾　石决明　藕汁

十三诊　如　松　廿四日

旋覆花　泽泻　丹皮　柏子仁　川楝子　归尾

土贝　赤芍　小青皮　橘核　夜交藤　藕汁

十四诊　松　如　廿六日

少腹结硬稍软，囊痈仍然，夜寐不安。

细生地　甘草　橘白　茯神　夜交藤　归身　橘核　金铃子　川贝母　石决　赤芍

十五诊　松　琥四钱　廿九日

少腹结硬未化。

西洋参　橘核　炒延胡　石决明　归身　柏仁　土贝　丹皮　川楝子　赤芍　云苓　藕汁

十六诊　琥　八月初一日

腹痛稍止。

西洋参　泽泻　丹皮　赤芍　覆花　归身　土贝　青皮　赤茯苓　石决

十七诊　松　琥四钱　初三日

少腹坚硬渐消。

西洋参　丹皮　甘草　陈皮　归身　制首乌　石决明　土贝　橘子核　赤芍　茯苓

十八诊　上松　琥

少腹结硬未能尽。

制首乌　茯苓　陈皮　石决　归身　草节　土贝　勾勾　赤芍　丹皮　橘核　藕肉

◎ **林左**唯亭　十月初二日

湿热蕴于肝络，气阻不宣，左偏子痈，中通溃脓，穿膜通肠，粪从孔出，鸣响作痛，舌白，脉濡。理之棘手。

桂木　泽泻　归尾　茯苓　韭菜根　豭鼠粪　橘核　小茴香　青皮　白芍

◎ **钱左**九房弄　如　灵　十月廿五日

寒凝气滞，睾丸胀大，作痛不已，寒热往来，渐成子痈，难以消退。

老苏梗　赤苓　炒延胡　萆薢　金铃子　归尾　枳壳　荔枝核　香橘核　赤芍

二诊　如　灵　廿七日

广木香　泽泻　橘核　青皮　金铃子　归尾　赤苓　荔枝核　赤芍　炒延胡　制香附

三诊　如　灵　十一月初三日

作痛不止，大便溏泄。

苏梗　泽泻　赤芍　木香　金铃子　青皮　乌药　茴香　橘核　延胡　归尾　荔枝核

四诊　如　灵　初四日

苏梗　土贝　泽泻　小茴香　青皮　金铃子

赤芍　橘核　炒延胡　当归　淡吴萸　荔枝核

五诊　如　灵　初六日

木香　枳壳　茯苓　赤芍　川楝子　泽泻　青皮　茴香　橘核　归尾　炒延胡　荔枝核

六诊　如　灵　初八日

旋覆花　金铃子　赤茯苓　豭鼠粪　炒延胡　橘核　韭菜根　小青皮　制香附

七诊　如　灵　十一日

川桂木　韭菜根　金铃子　橘核　豭鼠粪　炒延胡　制香附　青皮　荔枝核　韭菜根

八诊　十四日

桂木　赤苓　泽泻　乌药[①]　青皮　木香　归尾　荔枝核　韭菜根　橘核　豭鼠粪

九诊　十七日

肾囊渐小。

桂木　香附　韭根　茯苓　归尾　青皮　泽泻　柏仁　橘核　豭鼠粪

---

① 乌药：原作“乌枝核”，查无此药，当为抄写时与后文“荔枝核”相混淆。据他本，此处应为“乌药”。

十诊 如 灵 廿六日

桂枝 青皮 川楝子 茯苓 白芍 炒延胡 橘核 泽泻 归尾 茴香 荔核

十一诊 如 灵 廿八日

制香附 归尾 川楝子 橘核 炒延胡 茯苓

小青皮 木瓜 桂枝 白芍 泽泻 荔枝核

十二诊 如 灵 廿九日

香附 茯苓 橘核 柏子仁 延胡 川楝子 木瓜 荔枝核 归身 青皮 白芍

◎ **李左**桃花坞 如 灵 白玉 九月廿二日

风邪引动湿热，而为寒热，有汗不解，胸闷头胀，肾囊肿胀流水，势有作腐之象，乃脱囊是也。来势甚速，最恐邪陷之险。

老苏梗 通草 赤芍 枳壳 姜夏 大豆卷 杏仁 丹皮 大连翘 陈皮 赤苓

二诊 如 灵 廿三日

桑叶 金铃子 通草 连翘 半夏 丹皮 橘核 枳壳 赤苓 陈皮① 炒竹茹

三诊 如 灵 廿六日

金铃子散同化肝煎 加赤苓

四诊 如 廿八日

萆薢 川柏 炒延胡 猪苓 赤苓 青皮 金铃子 泽泻 冬术

◉ 疔

◎ **方左**上津桥 松 一笔 灵 正月十五日

冬温化毒，左手中指罗疔走黄，脓泄不爽，肿势散漫，脉细弦数。其毒深踞于内，变险可虑也。

细生地 犀角 赤芍 云神 中黄 土贝母 丹皮 花粉 大连翘 桔梗 茅根

二诊 一笔 灵 松 十七日

犀角 丹皮 桔梗 冬藤 鲜生地 赤芍 中黄 土贝 大连翘 云神 茅根

三诊 一笔 绛 十九日

犀角 连翘 赤芍 中黄 鲜地 花粉 丹皮 土贝 茯神 冬藤 茅根

四诊 一笔 灵 廿一日

羚羊角 丹皮 中黄 土贝 细生地 赤芍 冬藤 陈皮 连翘心 花粉 茅根

五诊 一笔 松 廿四日

细生地 花粉 赤苓 丹皮 土贝 忍冬藤 草节 陈皮 赤芍 赤小豆

六诊 松 如 灵 廿七日

细生地 花粉 草节 赤芍 丹皮 陈皮 忍冬藤 土贝 连翘 茯神

---

① 陈皮：原作“陈丹”，应为“陈皮”，为抄写错误。

七诊　松　如　三十日

筋络损伤，曾有寒热。

细生地　陈皮　草节　土贝　金石斛　赤芍　忍冬藤　茯苓　花粉　丹皮

八诊　松　一笔　二月初三日

细生地　花粉　中黄　赤芍　夜交藤　茯神　忍冬藤　土贝　丹皮　陈皮

九诊　一笔　松　初八日

细生地　丹皮　陈皮　中黄　花粉　赤芍　茯苓　土贝　忍冬藤　丝瓜络

十诊　松　十三日

罗疔已出多骨，肿退痛缓。

细生地　丹皮　茯苓　陈皮　归身　冬藤　生草　赤芍　土贝母　钩藤　桑枝

十一诊　玉红　十八日

细生地　赤芍　瓜络　丹皮　茯苓　冬藤　陈皮　川贝　归身　草节　桑枝

◎ **沈左**杏村桥　松　六月初九日

湿温化毒，右足背烂皮疔走黄，今交七日，肿势散蔓，腐延迅速，流水无脓，往来寒热，舌苔糙白，脉息濡细数，胃谷减少，面色萎黄。湿热之邪留而不化，当恐滋蔓，非细事也。拟清渗法。

桑叶　粉萆　赤苓　六一散　连翘　土贝　丹皮　通草　赤芍　枳壳　广藿梗　佩兰

二诊　松　如　十一日

腐肉未脱。

萆薢　赤芍　猪苓　土贝　赤苓　丹皮　泽泻　中黄　陈皮　半夏曲　佩兰叶

三诊　松　十三日

流水腐脱，寒热已退。

细生地　丹皮　人中黄　泽泻　赤芍　赤苓　土贝　猪苓　粉萆薢　忍冬藤

四诊　松　十五日

细生地　丹皮　中黄　土贝　赤芍　泽泻　忍冬藤　赤苓　连翘　生薏苡

◎ **年右**火烧桥　如　绛　六月廿二日

暑湿热化毒，右足外臁，发为烂皮疔，作腐流水，旁围红肿。尚在滋蔓，防重。

细生地　通草　土贝　赤芍　赤苓　黑山栀　六一散　连翘　丹皮

二诊　如　绛　廿四日

形寒身热。

粉萆　赤芍　丹皮　陈皮　赤苓　连翘　土贝　荷梗　泽泻　枳壳　六一散　佩兰

三诊　如　松　廿六日

桑皮　丹皮　橘红　泽泻　地骨皮　赤芍　土贝　赤苓　黑山栀　甘草

四诊　如　松　廿八日

产后咳嗽不止，烂皮疔作痛，腐未尽去。

桑皮　橘红　茯苓　生蛤壳　地骨皮　米仁　甘草　泽泻　川贝　丹皮　枇杷叶

五诊　如　松　七月初一日

疔腐未去，产后咳嗽。

桑皮　橘红　茯苓　丹皮　玉竹　米仁　甘草　赤芍　川贝母　甜杏仁　枇杷叶

◎ **王右**铜勺浜　一笔　灵　七月初三日

暑风湿热化毒，右手大指竹节疔，肿胀而痛。蒸脓之象已见，虑其转重。

桑叶　连翘　桔梗　赤芍　黄芩　杏仁　枳壳　土贝　甘菊　益元散　荷梗

二诊　一笔　灵　初五日

桑叶　连翘　赤芍　角针　丹皮　桔梗　土贝　人中黄　甘菊　茅柴根

三诊　一笔　松　初六日

竹节疔已溃。

羚羊角　桔梗　连翘　土贝　花粉　中黄　赤芍　陈皮　知母　甘菊　茅根肉

四诊　一笔　松　初八日

羚羊角　丹皮　桔梗　枳壳　细生地　赤芍　甘中黄　土贝　连翘心　花粉　荷梗　茅根

五诊　如　松　十一日

攻溃合谷。

细生地　花粉　茯神　忍冬藤　羚羊角　知母　赤芍　土贝　丹皮　甘草　茅柴根

六诊　如　松　十四日

细生地　花粉　丹皮　草节　羚羊角　橘白　赤芍　土贝　茯神　忍冬藤　鲜稻叶

七诊　如　松　十七日

腹痛，便溏七八次，手肿渐退。

半夏曲　建曲　泽泻　陈皮　枳壳冬术同炒　丹皮　陈皮　木香　冬术　茯苓　佛手

◎ **龚左**双桥　松　如　闰七月十九日

始因左手中指猪牙咬伤，暑湿热郁蒸化毒，竹节疔走黄，窜溃于掌心，脓泄不爽。腐伤筋络，节骨欲脱，理之棘手。

犀角　土贝　中黄　花粉　竹叶　丹皮　鲜地　黑栀　茯神　茅根　桔梗　赤芍　连翘

二诊　如　松　廿二日

犀角汁　赤芍　忍冬藤　丹皮　连翘　鲜生地　土贝　茯神　甘中黄　花粉

三诊　如　松　廿七日

细生地　土贝　忍冬藤　羚羊角　花粉　丹皮　连翘　赤芍　中黄　知母

四诊　如　松　八月初一日

羚羊角　细生地　中黄　茯苓　丹皮　赤芍　冬藤　土贝　花粉

五诊　如　松　初四日

细生地　中黄　土贝　丝瓜络　花粉　丹皮　羚羊角　桑枝　赤芍　连翘　忍冬藤

六诊　如　松　初九日

细生地　土贝　冬藤　花粉　陈皮　粉丹皮　赤苓　稻叶　中黄　赤芍　羚羊角

七诊　松　如　十二日

胃呆纳少。

细生地　土贝　银花　归身　陈皮　丹皮　茯苓　谷芽　中黄　赤芍　花粉　桑枝

八诊　松　如　十六日

小生地　丹皮　中黄　川石斛　芪皮　赤芍　土贝　花粉　茯神　冬藤　鲜稻谷

九诊　松　如　二十日

便泻。

土炒冬术　建曲　桔梗　丹皮　茯苓　炙陈皮　生草　泽泻　制半夏曲　炒扁豆

◎ **徐右**白龙桥　一笔　松　八月初一日

秋暑化毒，右手背烂皮疔走黄，腐溃如岩，手指损伤，旁围肿痛。毒郁不化，理之棘手。

细生地　冬藤　羚羊角　中黄　丹皮　土贝　花粉　赤芍　桑叶　连翘　鲜稻叶

二诊　一笔　松　十一日

细生地　花粉　冬藤　土贝　丹皮　赤芍　中黄　陈皮　桑叶　连翘　茯神

三诊　生肌　上松　十九日

右手中指欲脱。

丹皮　中黄　细生地　土贝　花粉　赤芍　钩藤　忍冬　陈皮　茅根

◎ **姚左**山上　松　如　八月廿一日

湿热化毒，左足外踝烂皮疔。肿势散蔓，腐溃迅速，其势方张，防重。

粉萆　川连　中黄　赤芍　滑石　黑山栀　木通　土贝　连翘　淡竹叶

二诊　绛　如　廿四日

桑叶　川连　中黄　木通　丹皮　粉萆　土贝　赤苓　连翘　赤芍　淡竹叶

三诊　松　如　九月初六日

细生地　丹皮　草梢　赤苓　赤芍　泽泻　土贝　怀膝　归身　忍冬藤

四诊　松　生肌　如　初十日

细生地　粉萆　丹皮　川柏　归身　赤苓　泽泻　怀膝　赤芍　陈皮

◎ **朱左**外跨塘　绛　点　十月初八日

风温化毒，郁蒸阳明，右锁口疔走黄，肿势散蔓，上连头巅，下及颈颐，目已合缝，牙关紧闭，舌缩难伸，神蒙呓语，频频干恶，脉来沉细带数。昏陷之机已着，风波莫测矣。勉拟。

按：此症疔毒攻心，百无一生，立方聊尽人事耳。

香犀角　土贝　丹皮　中黄　连翘　羚羊角　角刺

枳壳　赤芍　桔梗　鲜地　花粉　鲜菊叶　白茅根

◉ 脚发背

◎ **徐左**枫桥北　白玉　松　九月廿一日

始因疯犬咬伤，挟受湿热，郁蒸不化，右脚发背，起经四月，溃而不敛，舌红脉细。阴虚余毒留恋，殊属棘手。

细生地　丹皮　陈皮　土贝　赤芍　黑栀　赤苓　泽泻　忍冬藤　甘草梢

二诊　白玉　松　廿三日

细生地　陈皮　丹皮　土贝　赤苓　归身　泽泻　生草　赤芍

三诊　白玉　生肌一钱　廿六日

细生地　陈皮　生草　猪苓　赤芍　米仁　泽泻　冬术　萆薢　赤苓

四诊　白玉　生肌三分　廿八日

小生地　夜交藤　甘草　丹皮　归身　冬藤　茯苓　赤芍　川贝母　泽泻

五诊　生肌三分　十月初二日

党参　归身　茯苓　米仁　生地　赤芍　草梢　木瓜　川贝　夜交藤

六诊　生肌五分　初四日

党参　怀膝　米仁　粉萆　生地　云苓　木瓜　归身　忍冬　白芍

七诊　八宝三分　十一日

党参　云苓　泽泻　米仁　归身　生地　甘草　夜交藤　丹皮　赤芍

八诊　八宝五分　十四日

党参　归身　甘草　象牙屑　制首乌　白芍　米仁　杜仲　云苓　桑椹子

◎ **吴左**姚家弄　松　如　十二月初二日

左足损伤筋络，湿热郁蒸，结为脚发背，腐溃流脓。毒留不化，理之非易。

细生地　赤苓　怀膝　归尾　赤芍　中黄　芪皮　川芎　土贝母　冬藤　鲜桑枝

二诊　如　松　初三日

芪皮　冬藤　怀膝　草梢　赤苓　土贝　归身　细生地　米仁　赤芍　鲜桑枝

三诊　如　白玉　初五日

细生地　云苓　米仁　怀膝　归身　芪皮　土贝　桑枝　甘草　赤芍　忍冬藤

四诊　松　如　初七日

归身　赤芍　泽泻　陈皮　云苓　甘草　小生地　桑枝　忍冬藤　土贝

五诊　松　如　十三日

小生地　忍冬　米仁　陈皮　归身　茯苓　甘草　土贝　赤芍

六诊　如　松　十七日

小生地　赤芍　草节　米仁　丹皮　归身　土贝　桑枝　忍冬　陈皮

七诊　廿一日

小生地　怀膝　忍冬　云苓　归身　夜交藤　米仁　陈皮　草节　赤芍　桑枝

八诊 松 廿五日

细生地 怀膝 木瓜 丝瓜络 川芎 归身 赤芍 桑枝 云苓 陈皮 生草

九诊 玉红 廿八日

细生地 怀膝 赤芍 丝瓜络 橘白 归身 川芎 桑枝 云苓 生草

◉ 痹痛

风湿热三气袭入阳明之络，始因右臂痹痛，延成历节痛风，遍体络骱皆疼，四肢不用，项强不能转侧，舌红苔糙，脉濡滑数。病经百日，邪留不化，虑其成损，可惧也。拟仲圣法。

桂枝 秦艽 片姜黄 归须 防己 生石膏 茯苓 炒桑枝 白蒺藜 萆薢

二诊 止痛丸 添中散 二十日

桂枝 茯苓 姜黄 汉防己 生石膏 黄防风 秦艽

制半夏 白蒺藜 知母 生草 丝瓜络 炒桑枝

三诊 止痛 廿三日

汉防己 怀膝 归须 防风 白蒺藜 生石膏 茯苓

羚羊角 赤芍 姜黄 西秦艽 丝瓜络 鲜桑枝

◉ 络闭

◎ **吴右**石码头 九月初二日

半产之后，营络空虚，风邪乘隙内痹，牙关紧闭，口不能张。已成络闭，至险候也。

川桂枝 桔梗 煨天麻 菊花 川芎 黄防风 生草 荆芥炭 白蒺藜 当归

寿记：览医书，亦傍及史子说部。按络闭一症，刻本书少见，而道咸时名手陈莘田所留效案，两及此病。寿临诊卅年，数遇此病，皆妇人半产经崩之后，不治者多。近与尤仲英兄谈及络闭之病，仲翁客游张家口外，据云北地此等病甚多，且有变为风痨者。因北方风劲地寒，且妇人便溺，不用瘉桶[1]，虽经产之后，不忌如厕，血虚络空，风寒乘虚直入，致成络闭之病。牙关紧闭，口不能张，为北方常有之病，若不即死，传为风痨，人身缩小，不过三年，形如小儿，无药可救者，岂即《内经》所谓风消者欤。说部书有人病缩小如儿而死，此限于识，未记。

丁未三月十九日记

◉ 臁疮

◎ **王左**石屑弄 松 又七月初四日

湿热化毒，左足内踝臁疮，起经逾载，腐溃如岩，流血频频，曾有寒热。颇为棘手。

犀角 细生地 怀膝 侧柏叶 丹皮 土贝 花粉 藕节 赤芍 川柏 六一散

二诊 生肌五分 初六日

频频流血。

小生地 怀膝 黄柏 鲜藕节 忍冬 丹皮炭 丹参

---

① 瘉桶：即余桶，便桶的别称。

知母　石决明　茯神　侧柏炭　赤芍　血余炭

◎ **上人**木渎　绛　又七月十九日

湿热化毒，右足踝臁疮，腐溃如岩，流水无脓，气秽异常。绵延百日，理之棘手。

细生地　泽泻　赤芍　川柏　忍冬　丹皮　土贝　黑栀　中黄　陈皮

二诊　松　廿八日

细生地　丹皮　泽泻　土贝　赤芍　怀膝　中黄　归身　陈皮　黑栀

三诊　松　八月初四日

足踝腐溃巨大。

细生地　黑栀　泽泻　人中黄　丹皮　土贝母　黑豆　赤芍　赤苓　陈皮

◎ **梅右**嘉善　生肌　八月十三日

饮酒之客，中虚湿热，下注三阴，左足内踝臁疮，浮腐流水，常常作痛，由来五载，时盛时衰。病途深远，药力难以骤效者。

细生地　茯苓　猪苓　丹皮　川柏　泽泻　粉萆　豨莶　冬术　赤芍

二诊　白玉　生肌五分　廿四日

臁疮势缓。

小生地　猪苓　川柏　粉萆　豨莶　丹皮　知母　米仁　茯苓　泽泻

三诊　白玉　生肌　九月初十日

右足臁疮渐佳。

小生地　猪苓　川柏　通草　豨莶　丹皮　冬术　米仁　云苓　泽泻

忠集

◉ 正偏对口

正对口即脑疽，生项后入发鬓正中，属督脉经。

◎ **沈左**嘉善　松　闰七月初四日

郁火湿热，会于督脉循行之所，正对口疽，起逾五旬。脓虽有而腐不脱，正虚毒恋，犹在险途也。

潞党参　赤芍　忍冬藤　制蚕　黄芪　当归身　草节　土贝母　云茯苓　陈皮　鲜稻叶

二诊　玉红　又月初六日[①]

潞党参　赤芍　夜交藤　生草　绵芪　归身　远志　绵杜仲　云茯苓　陈皮

三诊　玉红　十一日

潞党参　白芍　甘草　川石斛　茯苓　当归身　橘白　杜仲　制首乌　枣仁

① 即闰七月初六日。

四诊 新肉渐生 玉红 十三日

潞党参 归身 杜仲 沙苑子 茯苓 东白芍 生草 鲜稻叶 制首乌 橘白

五诊 玉红 十五日

潞党参 白芍 川石斛 杜仲 炙草 当归身 枣仁 鲜稻叶 制首乌 云苓

六诊 玉红 廿一日

有时泄泻。

潞党参 归身 半夏曲 杜仲 炙草 东白芍

广皮 炒谷芽 炙黄芪 云苓 煨生姜 大枣

七诊 玉红 廿七日

人参 归身 草节 杞子 茯神 制首乌 白芍 橘白 杜仲

八诊 玉红 八月初七日

人参 首乌 茯神 杞子 麦冬 归身 枣仁 杜仲 炙草 白芍

◎ **徐左**平望 绛 点 八月廿八日

郁火湿热会于督脉、太阳部分，左偏对口疽。起经两候有半，溃眼不一，脓出清稀，顶平根散，痛不归中。此毒邪踞于半阴半阳之间，不易透达。深恐里陷，温通提毒法。

鹿角屑 赤芍 白桔梗 制蚕 桂木 当归身 茯神

土贝母 生黄芪 川芎 生甘草 角针 茄蒂

二诊 绛 铁 点 九月初二日

黄毛毛角[①]一钱 远志七分 赤芍二钱 制蚕三钱 陈皮七分 生芪四钱 白桔梗五分

川芎七分 角针一钱 大香菌一只 当归三钱 甘草五分 茯神三钱

三诊 绛 铁 点 初八日

黄毛毛角 茯神 当归 角针 制蚕 大黄芪 远志

赤芍 陈皮 鲜稻叶 生於术 生草 川芎

四诊 绛 十一日

潞党参 归身 陈皮 忍冬藤 黄芪 桔梗 甘草 制蚕 白茯苓 赤芍

五诊 松 十六日

新肉已生。

潞党参 归身 甘草 陈皮 绵芪 赤芍 忍冬藤 土贝 茯神 远志 鲜稻叶

六诊 上 松 廿一日

疮口渐小。

党参 归身 茯神 忍冬藤 黄芪 白芍 甘草 橘白 夜交藤 柏子仁 生谷芽

七诊 松 如 廿八日

① 黄毛毛角：即鹿之毛角。

冒风复肿，神倦无力，外疟。疮口最忌风入，必作肿。

防风　归身　陈皮　云苓　黄芪　白芍　桔梗　川贝母　草节　夜交藤

八诊　松　如

四围肿势稍退，纳少袭风。

制首乌　归身　茯神　忍冬藤　大有芪　赤芍　陈皮　丹皮　草节　半夏

九诊　上松　如　十月初二日

右面目红肿而痛，纳少袭风。疽漫肿痛已止。

绵芪　姜半夏　桔梗　赤芍　防风　广皮　甘草　土贝　当归身　炒枳壳　茯神

十诊　上松　一笔　初六日

右目上眼胞红肿，左目浮肿，咳嗽痰多，风邪未清也。

绵芪　陈皮　半夏　桔梗　归身　防风　茯苓　丹皮　赤芍　甘草

按：风邪袭络之害如此。

◉ 偏脑疽

◎ **顾左**观音山　十二月二十日

三阴疟疾，由来三载。阴虚湿热下注，肛痈成漏，迁延一月，阴分更伤。郁火湿热上乘，左偏脑疽。起经将交四候，木痛无脓，顶平色白，其毒郁而不发，是乃恶矣。且有时语言错杂，易于呕恶，曾经呃逆。脉左软右弦数，舌白中光，纳谷式微，胸闷气怯。明系痰火内炽。病情杂变，险可虑也。拟提托安神，必佐化痰之品。

绵黄芪　橘红　云茯神　制蚕　归身　制半夏　远志　角针　粉赤芍　草节　枳壳　竹茹

廿二日，复悬拟：

西洋参　橘红　归身　制蚕　茯神　川贝母　粉赤芍　桔梗

炙远志　生草　枳壳　二青竹茹　上濂珠粉水飞细

按：此疟亦不收功。

◉ 胸疽

◎ **李左**银砂　点　绛　高板桥　正月十一日

胸中结疽，流水无脓，顶平根散，色红带紫。郁火湿热交蒸也。

活命饮

二诊　万　点　松　十二日

芪皮　角针　生草　广皮　归身　瓜蒌　土贝　茄蒂　白桔梗　赤芍

三诊　点　万二钱　绛　十四日

黄芪　归身　桔梗　角针　瓜蒌根　赤芍　生草　土贝　茯神　陈皮　忍冬　紫草茸[①]

四诊　绛　万一钱五分　十六日

---

① 紫草茸：为胶蚧科动物紫胶虫在树枝上所分泌的干燥胶质，功效清热凉血解毒。主治麻疹、斑疹不透、月经过多、崩漏、疮疡、湿疹；外用可治疮疡不敛、肿毒。

大有芪　归身　草节　制蚕　制冬术　赤芍　忍冬藤　土贝　茯神　陈皮　冬笋尖

五诊　绛　万一钱五分　十八日

西洋参　赤芍　草节　土贝　黄芪　归身　冬藤　制蚕　甜冬术　陈皮

六诊　松　廿一日

西洋参　归身　赤芍　陈皮　冬术　制半曲　茯苓　土贝　生黄芪　冬藤　生草

七诊　松　廿四日

西洋参　归身　忍冬藤　云苓　小生地　赤芍　草节　橘红　青皮　生谷芽

八诊　松　廿八日

西洋参　归身　草节　陈皮　茯神　赤芍　忍冬藤　土贝母　芪皮　丹皮

九诊　松　三十日

右腋结疽坚硬。

西洋参　归身　生草　陈皮　云苓　赤芍　忍冬藤　土贝母　黄芪皮　花粉

十诊　松　玉红　二月初六

西洋参　归身　陈皮　忍冬藤　茯苓　赤芍　生草　土贝　制首乌

十一诊　玉红　初十日

制首乌　归身　川贝　生鳖甲　云苓　白芍　甘草　忍冬藤　西洋参　丹皮

十二诊　松　八宝二分　一笔

疽已渐入佳境。

制首乌　归身　云苓　川贝母　料豆衣　白芍　甘草　忍冬藤　西洋参　橘红

◉ 发背

◎ **许左**北拆　松　闰月初七

左脉沉细，右濡数，舌红无苔。神蒙呓语，气促汗泄。左偏中发背，毒已内陷，平塌无脓。陷脱之机显著，风波莫测矣[①]。勉拟。眉批：此症不治。

生西洋参　赤芍　甘草节　制蚕　当归身　抱木茯神

土贝　白桔梗　大有黄芪　真濂珠粉

◎ **朱左**豆粉园　绛　铁　闰七月廿二日

郁火湿热会与足太阳经，肾与膀胱相为表里，督脉阴虚，阳亦衰微。左偏中骑梁发背，起经两候，溃眼不一，流水无脓，顶平根散，旁有红晕，界限不分，往来寒热。舌苔薄白，脉左濡右数。其毒郁于半阴半阳之间，不易透达。恐里陷之陷，拟温通提托法。

川桂木　生草　黄芪皮　紫茸　赤芍　白桔梗　角针　当归　广陈皮　制蚕　茄蒂

二诊　绛　铁　点　廿四日

上肉桂　赤芍　角针　当归　陈皮　炙远志　桔梗　炙制蚕　大有芪　草节　大香菌

---

① 风波莫测矣：原作“风波莫矣”，据他本增补。

三诊 绛 铁 点 廿六日

大有芪 赤芍 广陈皮 制蚕 肉桂 全当归 甘草 角针 野於术 川芎 鲜稻谷

四诊 绛 铁 点 廿八日

大有芪 川芎 炙远志 制蚕 肉桂 当归

草节 鲜稻谷 野於术 赤芍 白桔梗 角刺

五诊 绛 铁 点 三十日

大有芪 川芎 炙制蚕 陈皮 赤芍 白桔梗 角刺 野於术 炙远志 草节 当归

六诊 上松

潞党参 杜仲 制首乌 米仁 归身 东白芍 黄芪 广陈皮 白茯苓 甘草 鲜稻谷

◎ **姚左**角直 绛 铁 点 闰七月廿二日

郁火湿热交蒸，左脾肚发背，复兼骑梁发背。起经三候，流水无脓，顶平根散，色泽紫滞，不甚知痛。脉息濡数，舌红苔少。阴分素虚，毒火蕴而不达，怕有内陷之险。拟提托法。

生绵芪 桔梗 紫草茸 土贝 生草 皂角刺 赤芍 炙制蚕 广陈皮 茄蒂 当归

二诊 绛 点 廿三日

肉桂 当归 赤芍 生草 大有芪 桔梗 皂角刺 制蚕 川芎 白茯神 大香菌

◉ 玉枕疽

◎ **沈左**山塘 铁 点 绛 八月廿五日

郁火湿热会于督脉、太阳部分，右偏玉枕疽。起经十有一日，溃眼不一，脓泄不爽，顶平根散，色泽紫滞。肿势延走，毒邪踞于半阴半阳之间，不易透达。深恐里陷，拟疏通提毒法。

大羌活 陈皮 白桔梗 土贝 防风 大赤芍 生草 皂角刺 全当归 白芷 茄蒂

二诊 绛 铁 点 廿七日

大有黄芪 陈皮 白桔梗 制蚕 当归 西羌活 生草 角针 赤芍药 川芎 茄蒂

三诊 绛 点 廿九日

生黄芪 茯神 广陈皮 制蚕 赤芍 白桔梗 川芎 土贝母 当归 生草 大香菌

四诊 绛 九月初二日

生黄芪 川芎 炙远志 制蚕 归身 辰茯神 土贝 甘草 野於术 赤芍 生谷芽

五诊 松 铁 初四日

潞党参 归身 忍冬藤 陈皮 茯神 赤芍药 草节 小川芎 生黄芪 谷芽

六诊 松 铁 初六日

潞党参 归身 云茯神 陈皮 黄芪 赤芍药 草节 半夏曲 夜交藤 川芎 生谷芽

七诊 松 铁 初九日

潞党参 赤芍 陈皮 夜交藤 黄芪 炙远志 草节 半曲[①] 当归身 生谷芽

---

① 半曲：即半夏曲。

八诊 松 铁 十三日

潞党参 赤芍 茯神 忍冬藤 绵芪 当归身 生草 土贝母 制首乌 生谷芽

九诊 松 十七日

潞党参 归身 生草 忍冬藤 首乌 赤芍 白茯神 川贝 绵黄芪 陈皮 谷芽

十诊 松 廿二日

党参 归身 甘草 半夏曲 茯神 白芍 陈皮 忍冬藤 制乌 远志 生谷芽

十一诊 松 紫金锭 廿七日

人参须 半曲 归身 忍冬藤 制首乌 陈皮 赤芍 川贝母 白茯神 草节 生谷芽

◉ 石疽

◎ **施左**塘西 一笔消 九月十七日

脉左细右滑数，舌红无苔。是阴不足而痰火有余之见端。病起肝郁，郁则生火，火盛生痰，痰火上乘，痹于阳明之络，左睛明之下，结为石疽。其坚如石，色泽红紫，起经三载，渐次长大，竟有成溃之象，溃则翻花流血。难治之症，药石必佐怡养功夫，冀能迟破为妙。拟养阴泄木、咸降化痰法。宗火郁泄之，痰火降之，阴虚养之，未识然否。候高贤政之。

制首乌 丹皮 石决明 夏枯草 北沙参 橘红

海浮石 黑山栀 白茯苓 川贝 嫩钩藤 鲜藕汁

◉ 额疽

◎ **钱左**调丰巷 松 十一月廿四日

阳明湿热上乘，左额结疽，肉突而腐。脓泄式微，毒郁不化，理之非易者。

羚羊角 丹皮 白桔梗 中黄 花粉 江枳壳 土贝 炙制蚕 连翘仁 赤芍

二诊 松 一笔 廿八日

细生地 橘红 桔梗 土贝母 花粉 赤芍药 甘中黄 制蚕 牡丹皮 玉竹

◉ 石榴疽

◎ **胡右**石马头 止痛丸 如 松 九月初三日

湿火化毒，挟痰痹络。左肘石榴疽，腐溃流水，旁围肿硬，作痛巨盛。毒郁不化，势非轻视者。拟清托宣络法。

羚羊角 赤芍 生芪皮 土贝母 丹皮 当归尾 草节 冬藤 天花粉 茯神 丝瓜络

二诊 如 松 初五日

细生地 土贝母 归身 地骨皮 淡芩 花粉 羚羊角 陈皮 赤芍药 黄菊花

三诊 冲和 松 初七日

细生地 赤芍 丝瓜络 陈皮 花粉 归身 草节

土贝母 羚羊角 丹皮 云茯神 稻谷

四诊 冲和 松 初九日

生芪皮 赤芍 丝瓜络 赤苓 花粉 半夏曲 草节

土贝母　当归身　川芎　陈皮　谷芽

五诊　松　十二日

生黄芪　枳壳　当归身　生草　花粉　姜半夏　赤芍

丝瓜络　金石斛　陈皮　生谷芽　赤苓　鲜竹茹

六诊　松　十五日

生绵芪　广皮　川贝母　夜交藤　赤芍　制半夏

枣仁　丝瓜络　白归身　草节　白茯苓　鲜桑枝

◉ 火疖

◎ **袁幼**莲花兜　松　七月初二日

九月婴孩，暑风湿热，郁蒸化毒，头面火疖，腐溃流水，脾败无脓，大便泄泻，身热不解，目光上窜，口如鱼口，舌苔干糙。其邪深入厥少，势有厥闭之危，风波莫测也。

按：此症不治。

广藿梗　羚羊角　茯神　甘中黄　冬桑叶　连翘仁　钩藤　土贝　粉丹皮　炒淡芩　荷叶

◉ 脱疽

◎ **赵左**黄鹂坊桥　松　六月廿八日

湿热郁火化毒，左足趾脱疽。流水无脓，腐溃气秽，色黑，皮尚不知痒痛。势有节骨脱落之虑，拟清托法。

绵芪皮　人中黄　泽泻　冬术　防己　归尾　丹皮　赤苓　西赤芍　黑大豆

二诊　松　七月初五日

绵芪　赤芍　中黄　怀膝　汉防己　归尾　黑豆　泽泻　赤苓　丹皮　鲜桑枝

三诊　白玉　松　初十日

冬术　赤芍　丹皮　中黄　白茯苓　归尾　泽泻　黑大豆　防己　米仁　鲜桑枝

四诊　上松　十六日

黄芪　赤芍　生米仁　丹皮　冬术　归尾　草节　泽泻　茯苓　怀膝　鲜桑枝

◉ 肩疽

◎ **项左**观音山　如　松　灵　七月初十日

暑风湿热，袭郁太阳、少阳之络。右肩疽虽溃，脓未外泄，顶平根散，窜头不一，复兼天疱疮。身热不解，牙关紧闭，脉息濡数。邪郁不达，虑有昏陷之险。

广藿香　防风　江枳壳　土贝　香薷　炒牛蒡　赤芍　益元散　白杏仁　淡芩　鲜荷叶

二诊　如　松　十一日

柴胡　广藿梗　枳壳　制蚕　荆芥穗　杏仁　白桔梗

赤芍　前胡　黄防风　牛蒡　土贝母　鲜荷叶

◉ 腿疽、胯疽

◎ **徐左**西津桥　七月十七日

素有红症，阴虚内热，所谓少阴不足，阳明有余也。今者时令暑湿热深蕴络中，右腿下面结疽，起经旬日。虽得破头，脓未外泄，出血不已，有盈碗成盆之多。*旁批：伤血络，须用止血掺药。*抽胀而痛，根围且硬，身热往来，舌红苔糙，脉息小数，腑气燥结，小溲短赤。一派暑湿迫伤阳络，血热妄行之象也。拟气血并清之法。

乌犀角　生石膏　甘草　怀膝　鲜生地　知母　银花炭　侧柏炭

炒黑丹皮　黑栀仁　赤芍　赤苓　鲜藕节　茅根　荷花露

按：犀角地黄汤合玉女煎。

二诊　十六日

脉数已缓，舌质仍红，腿疽流血渐止，痛势亦可，稍有脓泄，泄而不多，其色瘀紫。究属营络之中热留未化。拟清营化毒法。

犀角汁　鲜生地　知母　益元散　丹皮　赤芍　忍冬藤

西瓜翠衣　天花粉　连翘仁　土贝　白茅根

三诊　一笔　松　廿七日

绵芪皮　丹皮　甘草节　土贝　桑皮　大连翘　花粉　鲜生地　地骨皮　冬藤　丝瓜叶

◎ **何左**十庙前　六神丸　松　闰七月初十日

脉左细数右濡，舌苔黄厚。大便燥结，小溲短少灼热，胃呆。左胯两处及肾囊疽毒，起经半月，溃者溃而肿者肿，已溃血多脓少，坚肿不化。此肝火湿热并盛也。

细生地　黑栀　童木通　泽泻　连翘　龙胆草　丹皮　车前子　当归身　草梢

◉ 乳串

◎ **袁右**杨尖　松　如　闰七月初三日

胎前内吹乳串，产后不敛。左右两乳成管，乳汁从孔而出。余肿余坚，犹未尽退。营卫不和，毒有所恋。半载沉疴，药难骤效。

中生地　川贝　大有芪　橘络　归身　紫丹参　川芎　忍冬藤　草节　白芍　鲜藕肉

二诊　松条　如　十一日

制香附　白芍　白云苓　川贝　生地　当归身　甘草　石决明　紫丹参　川芎

◎ **顾右**关上　琥　灵　闰月二十日[①]

肝郁气阻，阳明络脉失司流利，乳汁停阻。右乳串满乳胀大，坚肿而痛，色渐转红，往来寒热，脘闷嗳噫。舌糙白，脉细涩。内因病也，势必成脓为溃，溃非一处，不无缠绵。拟疏泄厥阴、通和阳明法。

柴胡　半夏　赤芍　土贝母　香附　瓜蒌　归身　麦芽　青皮　枳壳　橘核

---

① 闰月二十日：此处即闰七月二十日。

二诊 琥 疏 巴 廿四日

制香附 枳壳 归身 土贝母 青皮 全瓜蒌 赤芍 麦芽 老藿梗 牛蒡 佛手黄

三诊 松 条 琥 廿七日

乳串已溃。

生绵芪 归身 草节 土贝母 花粉 西赤芍 陈皮 夜交藤 细生地 川芎

四诊 松 条 琥 疏 三十日

绵芪 归身 草节 橘核 瓜蒌 赤芍 冬藤 土贝

五诊 松 条 琥 疏 八月初七日

生绵芪 归身 草节 土贝母 茯苓 赤芍 陈皮 石决明 制香附 藕肉

◎ **张右**周庄 疏 琥 九月十七日

阴虚体质，肝胃气阻，右乳结肿成串，坚硬作痛，形势颇大，难以消退。

柴胡 大连翘 归身 土贝母 瓜蒌 青皮 牛蒡子 赤芍 蒲公英 橘红[①]

二诊 松条 琥 疏

已溃。

生绵芪 陈皮 冬藤 赤芍 归身 白茯神 草节 土贝母 瓜蒌根 橘络

三诊 上松 疏 琥 芙 十月初六日

细生地 丹皮 建泽泻 土贝 归身 黑山栀 草节 陈皮 西赤芍 茯苓

四诊 松 芙 疏 初八日

细生地 丹皮 陈皮 泽泻 石决明 橘络 土贝母 赤苓 赤芍 黑山栀

五诊 绿 上松 十七日

制香附 广皮 赤芍药 土贝 茯苓 黑山栀 泽泻 焦六曲 石决明 丹皮

六诊 异 交 绿

乳孔溃眼未敛，旁围乳癣流水，头眩眼花。

细生地 丹皮 赤芍 土贝 石决明 黑栀 橘核 泽泻 钩钩

七诊 一笔 十一月十一日

乳癣结核，渐成乳疬。

三原生地 丹皮 归身 橘核 青皮 川贝母 赤芍 茯苓 煅石决明 黑栀

八诊 一笔 廿三日

乳疬未消。

青皮 丹皮 川贝母 石决 东白芍 黑山栀 橘核 瓦楞子 丹参 归身

膏方接服。

大生地 小川芎 远志 黑栀 紫丹参 细香附 甘草 橘核

---

① 原缺首诊方药，据他本补缺。

白芍　制於术　川贝母　石决明　当归身　茯苓　丹皮　瓦楞子

上药如法制度，煎三次滤净，收至药汁稠厚时，调入藕粉，收至成膏，磁器收藏。每清晨挑膏四五钱，用雪羹汤送下。

◉ 乳疬

◎ **徐右**昆山　巴　疏　正月初十日

肝郁气阻挟痰凝聚，右乳结疬，时有酸楚，已经两月，药力难以骤效者。

制香附　黑栀　当归身　茯苓　丹皮　煅石决　赤芍　香橘核　鳖血柴胡　甘草

二诊　疏　十五日

景岳化肝煎　加香附　煅瓦楞子

三诊　疏　巴　十七日

制香附　丹皮　归身　橘核　石决　黑山栀　白芍　茯苓　鳖柴胡　甘草　橘络

◎ **陆右**白莲桥　巴　疏　闰七月十六日

阴虚木郁，郁则生火，火盛生痰，痰随气阻，痹于络中。右乳结疬，起经七载，渐次长大，时痛时止，色白不变，情志病也。脉左细弦右濡，舌红苔糙，中心裂纹。心嘈悸惕，巅顶头痛，两手麻木，少腹酸楚，带下频频。是阴虚阳亢之见端，内风上旋，冲任督失于荣养，内外同病，岂是寻常外疡耶？拟仿景岳逍遥散损益。

大生地六钱　白茯神二钱，辰拌　嫩白薇二钱　橘核三钱　东白芍二钱　黑山栀一钱

煅石决一两　甘草五分　当归身二钱　酸枣仁三钱　左牡蛎四两　钩藤三钱　鲜藕肉一两

◉ 乳岩

◎ **王右**嘉兴　三香　疏　八月初六日

木郁失条，郁则生火，火甚生痰，痰随气阻。右乳成岩，块磊高突，色渐转红，时痛时止。脉来细涩，舌苔糙白。情志之病，不宜成溃。药石必佐以开怀，冀其迟破为妙。拟仿逍遥散加味。

按：此等病治之得法，带疾延年而已。

鳖血柴胡　归身　白茯神　丹皮　制香附　东白芍

远志　黑山栀　九蒸於术[①]　川贝　藕肉

二诊　三香　疏　初八日

鳖血柴胡　归身　牡丹皮　川贝　香附　东白芍

黑栀　广橘核　煅石决明　茯神　佛手

◉ 风

◎ **叶左**虎丘　绿杨　二月十二日

脾主四肢，脾虚湿盛，湿生热，热生风。风湿热三气交蒸，四肢烂皮风，两手为盛，流水

---

① 九蒸於术：原作“九蒸附术”，据他本改。

痒痛，滋蔓不已，舌红苔白，脉息小数。乃淹缠候也。

细生地　黑山栀　枳壳　泽泻　丹皮　滑石　赤茯苓　生草　淡芩　大连翘　淡竹叶

二诊　绿杨　十五日

细生地　淡芩　福泽泻　草梢　赤芍　黑山栀　赤苓　童木通　白蒺藜　丹皮

三诊　绿　十九日

风热仍然。

桑白皮　黑栀　白蒺藜　赤苓　生草　细生地　赤芍　福泽泻　地骨皮　丹皮　童木通

◎ **陈幼**山塘　如　灵　六月初九日

风邪袭郁少阳、阳明，头面游风，肿胀游走，耳后、眼眶、皮毛泛青。身热复作，腹膨作痛，舌苔红糙，脉来弦数。病经五日，邪未外达，尚虑增端。拟仿普济饮[①]意。

北柴胡　薄荷　大连翘　中黄　淡芩　荆芥穗　牛蒡

白桔梗　西赤芍　马勃　广陈皮　枳壳　马蓝根

二诊　如　灵　十一日

热退，咳嗽，耳痛，舌黄。

冬桑叶　连翘　紫马勃　中黄　杏仁　白桔梗　赤芍　广陈皮　羚羊角　牛蒡　枇杷叶

◎ **项左**普安桥　柳　闰七月初六日

风邪袭郁少阳、阳明之络。左偏头风作痛，痛连牙龈，时发时止，已经三月。舌糙白，脉濡细。拟清散法。

桑叶　白蒺藜　石决明　云苓　丹皮　煨天麻

竹茹　橘红　羚羊角　甘菊花　枳壳　钩勾

◎ **谢左**宜兴　十月廿四日

内风挟痰，眩晕肢麻，艰于举动。恐成类中，理之非易。

制首乌　白蒺　橘红　石决　云苓　煨天麻　陈胆星　制半夏　钩勾　甘草

◉ 血汜、血箭

◎ **沈幼**临顿路　一笔消　正月廿五日

两臀血汜，起经三月。苔火深蕴营中，药力以图迟破为妙。

按：血汜状如豆，色紫，破即出血。

犀角尖　丹皮　青黛　玄参　钩勾　粉赤芍　黑栀　煅石决明　细生地

◎ **费左**胥门　止血　八月廿四日

阳明络热，右颧血箭，血出盈盆，左脉细右数，舌红苔糙，理之棘手者。

按：毛窍中出血如箭。

乌犀角　天花粉　赤芍　怀膝　鲜生地　丹皮炭　黑山栀　银花　大连翘　茅根

---

① 普济饮：即普济消毒饮，方出金·李东垣《东垣试效方》。

◉ 血菌

◎ **金左**蚬子巷　止血三分　七月廿八日

阳明络热，右臂后血菌，起经数月，溃已月余，频频流血，渐次肉突翻花，极难理治之症。拟清营泄热。

香犀角　知母　怀牛膝　白茅根　花粉　粉丹皮　黑栀　藕汁　鲜生地　赤芍　麦冬肉

二诊　止血三分　一笔消三锭　闰月初三日

乌犀角　花粉　地骨皮　怀膝　丹皮　肥知母　黑栀　白茅根　西赤芍　茯神　扁柏炭①

三诊　生肌三分　一笔消三　初八日

乌犀角　茯神　飞青黛　赤芍　丹皮　川贝母　黑栀　怀膝　细生地　知母　茅根　藕肉

四诊　生肌　十五日

细生地　花粉　茯神　怀膝　麦冬肉　知母　生草　丹皮　紫丹参　赤芍　藕汁

五诊　止血三分　廿一日

近又出血。

大生地　白芍　生石膏　丹皮　丹参　云茯神　知母　怀牛膝　麦冬肉　甘草　鲜藕汁

◎ **马左**无锡　止血三分　闰七月初五日

肝胆郁火内炽，右耳之下结为血菌，起经五月，渐次长大，频频出血。内因之症，药难骤效，宜静养善调，冀其带疾延年而已。

三原生地　炒丹皮　石决明　黑山栀　白芍　川贝

钩勾　甘菊炭　稆豆衣　云茯神　鲜藕汁

◉ 黄水疮、肥疮

◎ **徐左**常熟　绿三钱　六月初三日

肝火湿热上乘巅顶脑后，黄水疮流水作痒，滋蔓成片，现有红晕，脉数左弦，舌红苔糙。拟清渗泄化法。

鲜首乌　川连　甘菊花　通草　丹皮　黑山栀　蒺藜　赤茯苓　冬桑叶　连翘心

二诊　青芝二钱

肥疮窜生略定，大便之后下血，色紫。是肝火迫入庚金也。

鲜生地　川连　饭赤豆　川柏　丹皮　黑山栀　赤芍　肥知母　冬桑叶　赤苓　侧柏叶

◎ **程左**　绿三钱

左脉细弦右濡，舌苔糙黄根厚。右耳流水作痒，起经逾年，时盛时衰。下体阴癣，痒不可当，由来三载。无非肝火湿热蕴于下焦，挟风阳上旋也。病道已深，药难骤效。

鲜首乌　泽泻　黑山栀　石决　赤芍　赤茯苓　土贝　钩勾　粉丹皮　青皮

朝服当归龙荟丸，菊花汤送下。

---

① 扁柏炭：即侧柏炭。

二诊　绿三钱　十四日

鲜首乌　桑叶　石决　云茯苓　蒺藜　粉丹皮　钩勾　赤芍　羚羊角　黑栀

朝服当归龙荟丸。

三诊　绿三钱　十七日

细生地　黑栀　石决明　川柏　丹皮　金石斛　钩勾　茯苓　白蒺藜　菊花

朝服当归龙荟丸。

四诊

羚羊角　菊花　石决明　知母　丹皮　黑山栀

钩藤　川黄柏　冬桑叶　川贝　橘红　竹茹

◉ 烂皮癣

◎ **沈左**朱家角　绿五钱　七月廿九日

肝火湿热交蒸，玉茎肾囊烂皮癣，流水作痒，延及胯间，脉左细右濡。病逾两月，药力难以骤效。

细生地　连翘　童木通　泽泻　丹皮　西赤芍　草梢　车前子　黑山栀　川柏　淡竹叶

二诊　绿五钱　闰七月十一日

细生地　川柏　益元散　泽泻　丹皮　肥知母　赤苓　白通草　黑山栀　川贝

三诊　绿八钱　廿三日

细生地　草梢　丹皮　淡竹叶　萆薢　童木通　泽泻　黑栀　赤茯苓

四诊　绿一两　八月初二日

细生地　黑山栀　赤苓　生草　川柏　丹皮　茵陈　泽泻　粉萆薢　淡苓　淡竹茹

◎ **柳左**乐荣坊　绿　一笔　松　白玉　八月廿四日

湿热下注，肛旁肾囊烂皮癣流水，作痒而痛，复发湿毒，结肿而痛。势欲溃脓，生发未定。

细生地　川连　生草　车前子　赤芍　黑山栀　木通　泽泻　连翘心　淡芩　淡竹叶

二诊　绿　一笔　松　白玉　廿六日

细生地　川连　中黄　泽泻　赤芍　黑山栀　木通　车前　连翘心　淡竹叶　滑石

三诊　绿三钱　白玉　廿九日

细生地　黄连　中黄　赤苓　赤芍　黑栀　木通　泽泻　萆薢　淡竹叶

四诊　绿三钱　白玉　九月初三日

细生地　黑栀　川柏　泽泻　丹皮　大连翘　赤苓　车前　萆薢　赤芍　淡竹叶

五诊　冰五钱　白玉　初七日

细生地　赤芍　赤茯苓　草梢　丹皮　黑山栀　泽泻　木通　白蒺藜　淡芩

◎ **华左**塘口　青芝　八月十八日

湿热上聚，右耳脑后肥疮复发，流水作痒，滋蔓不已。最淹缠也。

细生地　川连　白蒺藜　泽泻　桑叶　黑山栀　赤芍　赤茯苓　粉丹皮　连心

二诊　芝八钱　廿四日

肥疮旁延下体。

细生地　川连　草梢　泽泻　连翘　淡黄芩　木通　滑石　黑山栀　赤芍

三诊　芝　白玉　松　九月初十日

细生地　淡芩　草梢　泽泻　蒺藜　黑栀　木通　赤苓　赤芍

◉ 痰瘤

◎ **沈右**吴江　十全　消

肝郁气阻，挟痰凝聚，右额痰瘤，起经一载，渐次长大，色白木痛。情志之病，药力难以骤效者。

制香附　半夏　白蒺藜　风化硝　丹参　白茯苓　贝母　远志　陈胆星　橘红　鲜藕汁

◎ **周左**船上　巴　六月初六日

脉来弦滑，舌苔薄白。天柱痰瘤，起经三载，结核坚肿，色白木痛。本原之病，药难骤效。

制首乌　广皮　风化硝　昆布　茯苓　姜半夏　浮石　陈胆星　甜冬术　蒺藜

二诊　小巴　十二日

白茯苓　橘红　白芥子　浮石　冬术　姜半夏　蒺藜　昆布　生甘草　胆星

◎ **朱左**鸡毛场　十月廿二日

中虚积饮，咳吐黏痰，动则气促。胃谷减少，右颈痰瘤，溃脓不爽，余坚未化，脉右濡左部弦滑。乃本原病也，药难骤效者。

潞党参　橘红　旋覆花　苏子　茯苓　姜半夏　瓦楞子　白芥子　野於术　甘草

◎ **蒋右**　一笔消　闰七月十一日

肺开窍于鼻，肺气郁则生火，火盛生痰，痰火痹络。右鼻孔痰瘤结肿，起经三载，渐次长大，色白木痛，难以消退者。

桑白皮　橘红　黑栀　云苓　杏仁　川贝母

瓜蒌皮　生草　白蒺藜　桔梗　枇叶　鲜竹茹

二诊　消　一笔消　十四日

陈胆星　橘红　云茯苓　桔梗　蒺藜　川贝母　生草　风化硝　桑白皮　竹茹

三诊　消　一笔　三十日

桑白皮　川贝　瓜蒌　风化硝　杏仁　橘红　桔梗　甘草　地骨皮　茯苓　鲜竹茹

四诊　消　一笔　八月初五日

桑白皮　橘红　茯苓　风化硝　杏仁　丹皮

生草　海浮石　真川贝　蒺藜　枇叶　鲜竹茹

◉ 下疳

◎ **张左**山西　巴　青雪三分　六月廿八日

始起下疳，继起广痘，毒火蒸痰痹络，头颐广病累累，复兼锁口梅疮。势非轻视者。

犀角地黄汤　连翘　中黄　土贝母　羚羊角　黑山栀　瓜蒌　忍冬　土茯苓

二诊　柳三分　青三分　七月初三日

乌犀角　鲜生地　石决明　中黄　丹皮　赤芍　瓜蒌　土贝母

连翘心　羚羊角　黑山栀　夏枯草　忍冬藤　土茯苓

三诊　翠云　柳青　初七日

羚羊角　丹皮　黑山栀　中黄　细生地　赤芍　土贝母　瓜蒌　石决明　忍冬藤　土茯苓

四诊　一笔消　翠云　柳　十二日

鲜生地　石决明　炒槐米　泽泻　丹皮　黑栀

中黄　木通　赤芍　连翘　忍冬藤　土茯苓

五诊　一笔　翠云　柳　十四日

细生地　黑栀　中黄　泽泻　川柏　粉丹皮　木通　赤苓　肥知母　石决明

接服丸方

细生地五两　丹皮一两五钱　石决明八两　飞琥珀七钱　川柏一两　泽泻一两五钱　龟板五两

茯苓三两，琥珀同研　肥知母一两五钱　黑山栀一两五钱　土贝三两　甘中黄七钱

黑豆五两　赤芍一两五钱　滑石三两　炒槐米三两　薏苡仁五两　忍冬藤五两

上药共为细粉，水泛丸如椒目大。每朝服四五钱，开水送下。

◎ **程左**接驾桥　三黄丸　松　七月十二日

湿火下注，袖口下疳，腐溃流水，曾经出血，势非轻视者。

细生地　丹皮　甘中黄　泽泻　萆薢　黑山栀　木通　赤苓　琥珀　竹叶

二诊　三黄丸　松　十四日

细生地　中黄　丹皮　淡竹叶　萆薢　木通　泽泻　黑山栀　赤茯苓　滑石

三诊　三黄丸　松　十二日

细生地　黑山栀　中黄　木通　丹皮　赤苓　黑豆　泽泻　萆薢　赤芍　淡竹叶

四诊　三黄丸　松　十六日

细生地　赤苓　中黄　木通　丹皮　萆薢　泽泻　车前　黑山栀　淡竹叶

五诊　松　闰七月初二日

作痛不已。

琥珀　川柏　中黄　丹皮　黑栀　知母　木通　泽泻　细生地　辰茯神　远志

六诊　上松　初五日

细生地　中黄　泽泻　赤苓　石决明　木通　丹皮　川柏　黑大豆

七诊　生肌三分　初八日

出血四五次，鼻头腐烂。

细生地　琥珀　中黄　丹皮　龟板　知母　黑大豆　赤芍　茯苓　川柏　莲子心

八诊　生肌　十一日

出血已止，流脓肿势稍退。

细生地　龟板　川柏　中黄　丹皮　车前　知母　黑豆　琥珀　赤苓　淡竹叶

九诊　生肌三分　十四日

作痛不寐，腐势仍然。

细生地　川柏　中黄　丹皮　龟板　知母　黑豆　泽泻　石决明　茯苓

十诊　上松　十七日

玉茎肿势稍退，脓出未尽，尿管作痒已久。湿热郁久成毒也。

细生地　丹皮　中黄　土贝母　茯苓　川柏　黑大豆　赤芍　龟板　泽泻

十一诊　一笔　上松　二十日

旁有窜头，脓多，有寐，胃呆，神疲。

原生地　丹皮　中黄　川柏　龟板　赤芍　黑豆　知母　川石斛　土贝　云苓

十二诊　一笔　松　廿三日

原生地　茯苓　中黄　萆薢　龟板　丹皮　黑豆　米仁　石决明　泽泻

◎ **王左**西塘　青雪三分　九月十七日

湿火挟毒，下疳浮碎，出水痒痛，渐有作腐之象。症机靡定也。

细生地　川连　中黄　制军　丹皮　黑栀　木通　泽泻　大连翘　淡竹叶

二诊　青雪三分　十九日

细生地　川连　中黄　泽泻　丹皮　黑栀　木通　土贝　萆薢　车前　制军　竹叶

三诊　巴　十月二十日

金铃子　丹皮　橘核　赤苓　青皮　黑栀　土贝　泽泻　炒延胡　赤芍

四诊　廿三日

细生地　丹皮　甘草　橘核　赤苓　泽泻　川柏　猪苓　萆薢　乌药　青盐

五诊　巴　廿五日

三疟经久，肾子胀大，淋浊未止。

细生地　半夏　茯苓　丹皮　川柏　橘红　甘草　泽泻　肥知母　归身

◎ **袁左**常熟　松　六月初七日

嗜饮之客，湿热蕴蒸化毒，发为鸡膯下疳[①]。腐溃流脓，结肿不化，尚在延蔓，脉数，舌白罩黄。下焦之病，湿热生之。拟清渗化毒法。

细生地　丹皮　中黄　土贝　川连　赤芍　木通　泽泻　萆薢　黑栀　淡竹叶

① 鸡膯下疳：一名鸡膯疳，疳疮的一种。指秽疮发于阴部，痛引睾丸，阴囊肿大偏坠之病证。

二诊 松 初九日

细生地 萆薢 中黄 木通 丹皮 川连 黑豆 泽泻 黑山栀 连翘

三诊 松 十五日

川连 土贝母 黑栀 赤芍 连翘 木通 中黄 萆薢 细生地 泽泻

赤绿黑三豆代水。

◉ 结毒

◎ **张左**施家浜 翠 巴 六月廿六日

盘肛杨梅，浮腐流水，颈项广疬，结核累累。火毒深蕴，理之非易者。

鲜生地 黑山栀 中黄 泽泻 赤芍 蒌仁 木通 生军 连翘心 淡芩 冬藤 赤苓

二诊 翠 一笔 巴 廿八日

羚羊角 鲜生地 中黄 生军 丹皮 赤芍 冬藤 槐米 白杏仁 连翘 木通 土苓

三诊 一笔 翠 巴 七月初二日

细生地 桑皮 中黄 生军 丹皮 黑栀 木通 赤芍 石决明 槐米 冬藤 土苓

四诊 翠 巴 初五日

细生地 石决明 橘红 生军 丹皮 黑栀 木通 赤芍 夏枯草 中黄 冬藤 土苓

五诊 翠 巴 初七日

细生地 石决明 橘红 中黄 川柏 夏枯 土贝

冬藤 知母 丹皮 瓜蒌 土苓 淡竹叶

◎ **许左**尚义桥 闰七月十二日

两腿结毒流痰，腐溃如岩，孔眼数十枚，脓水淋漓。筋络受伤，不得伸屈，症延八载，气阴并耗，毒留不化，近感风热，右牙龈肿痛，牙关紧闭。恐其节外生枝，殊难理治也。拟清泄法。

桑叶 连翘 桔梗 赤芍 丹皮 牛蒡 生草 制蚕 防风 枳壳 荷边

二诊 松 柳 廿四日

细生地 蒺藜 忍冬藤 土贝 归须 花粉 中黄 云苓 赤芍 丹皮 煅石决明

◎ **顾左**斜塘 松 七月廿六日

左肩前及颈下，湿火结毒，腐溃流脓，结盖成片。已经二载，药力难以奏效者。

按：此病当求掺药，非松、升可了。

细生地 黑山栀 枳壳 泽泻 滑石 淡芩 赤茯苓 甘中黄 天花粉 绵茵陈 赤芍

◎ **侯左** 一笔消 柳 闰七月廿二日

肺火结毒，鼻中腐溃，常流浊涕，鼻梁崩塌，脉沉细数。宿毒积久而发，非是轻浅，虑有外溃天窗之累。拟清化法。

桑白皮 白蒺藜 桔梗 赤芍 羚羊角 黑山栀

甘中黄 土贝母 杏仁 细生地 枇杷叶

◉ 肚脂

生于脐之左右。

◎ **王左**娄门　绛　银　点　闰七月十一日

暑热化毒，结为肚脂，起经二候，溃眼不一，形如蜂窠，色泽紫滞，根围散蔓，势如盘旋，舌糙中剥，脉来细数。毒蕴于里，怕有内陷之险。拟提托法。

大有黄芪　赤芍　中黄　制蚕　瓜蒌根　归身

桔梗　土贝　广陈皮　川芎　大香菌　鲜稻叶

二诊　绛　点　银　十三日

大有黄芪　姜半夏　桔梗　制蚕　归身　陈皮　甘中黄

土贝母　西赤芍　瓜蒌　枳壳　赤苓　大香菌

◉ 横痃、鱼口、便毒

古书之横痃，结于毛际茎根之上，则胯上结肿横长者，亦可名“横痃”；指缝中则未溃为系，痈已溃为鱼口。

◎ **郑左**船上　如　三黄丸　一笔　二月十一日

始因淋浊，湿热蒸痰，痹阻左胯，横痃结核坚肿，形势颇大，恐难消退者。

旋覆花　赤芍　连翘仁　制蚕　归须　鲜新绛　青皮　土贝母　烊桃仁　枳壳

二诊　如　一笔　三黄丸　十三日

大连翘　苏木　乳香　炙甲末　土贝　当归须　石决明　制蚕　鲜红花　黑丑

◎ **张左**同里　如　松　十一月二十日

湿火下注，小溲淋浊，曾经见红。两胯鱼口便毒，溃者溃，肿者肿。毒留不化，尚虑破头。理之非易者。

飞琥珀　黑山栀　草梢　赤苓　生地　丹皮　木通　泽泻　萆薢　淡竹叶

二诊　白玉膏　松　如

尿血作痛，淋浊，鱼口之旁烂皮风。

细生地　琥珀　草梢　车前　丹皮　萆薢　木通　泽泻　黑栀　赤苓　淡竹叶

三诊　白玉　绿　二月初一日

淋浊未止。

细生地　黑栀　草梢　茯苓　丹皮　滑石　木通　泽泻　萆薢　萹蓄　淡竹叶

四诊　松　绿　一笔　白玉　初十日

生芪皮　赤芍　草梢　丹皮　冬术　归须　土贝　泽泻　赤苓　陈皮

◉ 淋浊

◎ **陈左**余姚　六月廿六日

阴虚体质，湿火下注，小溲淋浊，溲时微痛，脉息细数，舌黄中剥。病将三月，真阴暗耗。本原之病，药力必佐养静功夫，取静则生阴之义。拟益阴清化法。

大生地　川柏　甘草　龟板　知母　车前　白茯苓　萆薢　青盐

二诊　七月初一日

淋浊已久。

大生地　石苇　丹皮　知母肉　草梢　云苓　泽泻　川柏　元武板　莲子心

◎ **钱左**信心巷　六月初七日

阴虚湿热下注，始因白浊，继而血淋，窒涩而痛，舌红苔黄，脉来小数。拟清泄法。

飞琥珀　黑山栀　川柏　茯苓　丹皮　茜草　知母　泽泻　鲜生地　血余炭

◉ 翻花疮

◎ **许左**盛泽　松　二月廿三日

素有遗泄，阴分内亏，湿火下注，玉茎翻花疮，腐溃流脓，肉肿高突，由来数月，理之棘手者。

按：玉茎翻花疮初起，形如豆粒，《心得集》名为“肾岩”，不治。

细生地　黑山栀　甘中黄　泽泻　川柏　丹皮　木通　茯苓　肥知母　石决明　淡竹叶

◎ **徐左**吴江　青雪　闰七月初一日

酒湿伤中，痰随气升，纳食则呕，腹中膨胀，四肢浮肿，大便艰涩，小溲短少，舌苔白，脉濡细，非膨即膈之见端也。湿郁化毒，玉茎翻花疮，肉突腐溃，脓水并流。此属难治之症，内外两病，一身何堪抵御耶！权拟治内主之，理外佐之，冀其带疾延年而已。

穹术　飞琥珀　中黄　车前子　赤茯苓　滑石　黑山栀

萆薢　猪苓　泽泻　丹皮　益智仁　青盐

二诊　青雪三分　初四日

生白术　猪苓　大腹皮　广木香　赤苓　福泽泻　炒麦仁

草梢　粉萆薢　枳壳　石菖蒲　益智仁　青盐

◎ **倪左**江北　松　八月廿三日

肝郁化火，火盛生痰，痰火上乘，巅顶翻花疮，起经半载，腐溃如岩，流水无脓，易于出血。脉息细弦，舌红苔剥。阴伤火郁，难许收工。勉拟养肝之体，清肝之用。

按：此疮初起，必是僵疙瘩木痛者。

西洋参　夜交藤　川贝母　石决明　东白芍　丹皮

稆豆衣　钩钩　大生地　茯神　鲜藕汁

◉ 痔疮

◎ **张左**齐门　一笔消　又七月十一日

嗜饮之客，中虚湿胜，湿蒸化热，二气下注，肛旁结肿而痛，渐成痔疮，脉右濡左大，舌薄白腻，中心罩黄。不仅湿热内蒸，肝火亦属偏旺也。拟清苦渗泄法。

小黄连　穹术　枳壳　草梢　连翘　赤芍　陈皮

瓜蒌　防风根　赤苓　桔梗　通草　鲜佛手

二诊　一笔消　十六日

小川连　赤芍　通草　枳壳　防风根　制半夏

草梢　桔梗　赤苓　新会皮　瓜蒌　火麻仁

◎ **徐左**王江泾　九月二十日

阴虚体质，湿热蕴于腑络。鸡心痔疮，时发时止，肿胀而痛，舌糙脉濡。乃淹缠候也。

细生地　丹皮　茯苓　槐米　川柏　归尾　草梢　陈皮　肥知母　黑栀

以下两症乃血痔脱肛，寿尝治尹山陈介山、城中陆濂生兄痔疮，肛翻如盂，皆以清化湿热而愈。

◎ **陈左**木渎　九月初九日

先便后血，此远血也。血去过多，肝脾两伤，肝阴不足，肝火有余，而为痔疮，红肿而痛。脾虚气陷，致有脱肛，红肿出水，渐有作腐之象，六脉濡细，舌苔糙白，乃本原之病。拟东垣法。

补中益气汤。

◎ **谈左**普安桥　灵三分　又七月廿四日

中虚气陷，脱肛不举，复兼痔疮，舌白脉濡。拟进东垣法。

补中益气汤入茯苓。

◉ 络痰

鼻上结核，坚硬木痛，即是络痰。

◎ **沈左**震泽　一笔　又七月十三日

素有遗泄，少阴之虚，少阳相火上炎。火盛生痰，痰生热，热生风，风火痰痹络。左鼻络痰结肿，按之坚硬，肿而木痛，鼻渊流涕，舌苔白，脉右滑细左数。胃谷减少，腑气燥结，病经四月，难以消退，溃则易于翻花，不克收敛者。拟清泄化痰法。

桑叶　白蒺藜　川贝　云苓　丹皮　甘菊　橘红　枳壳　胆星　石决　远志　竹茹　钩钩

二诊　一笔　消　十六日

陈胆星　川贝母　石决明　云苓　蒺藜　橘红　钩钩　风化硝　羚羊角　丹皮　鲜竹沥

◎ 阴亏体质，痰火有余，痰痹于络，左迎香之旁，结为络痰，甫经数月，日渐长大，坚硬木痛，曾经失血，舌黄脉细。内外病情断难速功，拟养阴和营通络法。

沙参　丹皮　茯神　贝母　橘红　竺黄　石决　生地　夏枯　昆布

◎ 阳明络热生痰，痰痹不宣，右颧络痰，结核木痛，按之板硬，色白不变。由来匝月，舌白脉濡滑，消退非易[1]。

---

① 消退非易：原作“消退不非易”，当为传抄错误，据文义改。

羚羊角　竺黄　半夏　橘红　丹皮　胆星　蒺藜　钩勾

◎ 上膀络痰，起经数年不痛，按之坚硬，病道深远，药力难于聚效者。

方二陈汤加胆星　藜子[①]　竺黄　石决　昆布

◎ 真阴不足，痰火有余，左腮络痰，结核坚硬，色白不痛，起逾一月，牙关不利。其病在络，拟清滋和络，佐以化痰。

沙参　蒺藜　川贝　丹皮　昆布　生地　钩藤　海石　橘红　夏枯

◎ 情怀抑郁，郁则生火，火盛生痰，痰痹于络，右迎香络痰，肿连上颚，迄今百日，渐渐长大。此系本原情志之疾，若溃恐难于收敛，拟清滋泄降法。

沙参　生地　橘红　远志　石决明　黑栀　茯神　丹皮　川贝　钩藤

◎ 右臂痰疣，坚硬漫肿，起经七载，渐次转红作痛。势有成溃之象，溃则艰于收敛。

首乌　昆布　茯苓　蒺藜　石决　白芍　半夏　当归　橘红　甘草

◉ 血瘤、肉瘤、胎瘤、渣瘤

◎ **胡左**北拆　一笔消　又七月廿二日

肝火挟痰，凝聚左乳头之下，结为血瘤。色红坚肿，迁延八月，不宜成溃。药力以图冀其迟破为妙。

鲜首乌　川贝母　橘红　石决明　丹皮　黑栀　茯苓　钩钩　粉赤芍　夏枯花

二诊　一笔消　三十日

鲜首乌　丹皮　川贝　赤芍　钩钩　黑山栀　橘红　云苓　石决明　青皮　藕汁

三诊　一笔消　八月十二日

色红而痛，形如栗大。

鲜首乌　制半夏　云苓　石决　丹皮　橘红　甘草　钩钩　川贝母　川石斛　藕汁

四诊　生肌三分　廿四日

已溃流水。

制首乌　川贝母　茯苓　石决　白芍　橘红　甘草　钩钩　当归身　丹皮　藕汁

◎ **陈右**正义　止血　十二月十七日

左耳根血瘤，翻花肉突如菌，频频出血。病由肝郁火旺，挟痰而成，难许全功者。

按：血瘤自溃亦难收工。

大生地　橘红　石决明　远志　丹皮　川贝母　钩钩　熟枣仁　生白芍　茯神　藕节

---

① 藜子：即白蒺藜子。

二诊 生肌五分 廿一日

大生地 丹皮 石决明 茯苓 白芍 川贝母 钩钩 生甘草 稆豆衣 橘红

◎ **吴左**南浔 生肌三分 八月初六日

郁怒伤肝，思虑伤脾，肝脾气郁，郁则生火，火盛生痰，痰随气阻。左腿下面结为肉瘤。起经十有七载，渐次长大，腐溃翻花，滋水淋漓，或时出血，舌苔糙黄，脉来濡细。本原情志之病，药难奏效。

按：当知肉瘤亦要自溃。

人参须 草节 远志 归身 制首乌 藕汁 川贝母

◎ **杨左**海门 一笔消 八月廿二日

左太阳胎瘤，起经五十一载，渐次长大，块磊高突，按之已软，势欲为溃，溃则恐其流血，变险莫测。

按：胎瘤五十一年，方将就溃，亦是奇疾。

鲜首乌 川贝母 甘草 钩钩 丹皮 陈皮 石决明

丹参 生白芍 云茯神 夏枯花 藕汁

◎ **许左**城里 松 十一月十六日

右臀下渣瘤，起经三十余年，腐溃翻花，肉突如菌。此由营卫不和，湿痰凝聚而成。如此沉疴，非计日所能奏效者。

按：此非渣瘤，乃肉瘤之类。若渣瘤，乃溃出如渣，色白。

二陈汤 党参 归身 白芍 制首乌 冬术 牡蛎

陈莘田先生外科临证·信集

◉ 流注

◎ **赵左**蠡市 如 万灵 正月廿二日

风温挟痰痹络，右手腕漫肿而痛，形寒身热。舌苔白，脉滑数。渐成手腕流注重症。势张未定也。

老苏梗 防风 枳壳 当归尾 杏仁 姜半夏 赤芍 片姜黄 白蒺藜 陈皮 丝瓜络

二诊 如 灵 二十四日

痛缓。

老苏梗 陈皮 生甘草 归尾 防风 全瓜蒌 赤芍

片姜黄 白蒺藜 半夏 江枳壳 丝瓜络 鲜桑枝

三诊 如 灵 二十七日

羚羊角 秦艽 大贝母 瓜络 防风 白蒺藜 独活 鲜桑枝 白杏仁 瓜蒌 生草节

四诊 如 灵 二月初五日

蒸脓未熟。

黄防风　陈皮　白桔梗　土贝　赤芍　全瓜蒌　生草　皂角刺　当归身　乳香

五诊　松条　如　初六日

生绵芪　赤芍　半夏曲　陈皮　茯神　当归身　冬藤　生草节　生西洋参

六诊　松　如　初九日

西洋参　归身　忍冬藤　陈皮　绵芪　小川芎　草节　大贝母　云茯苓　赤芍　鲜桑枝

七诊　如　松　十三日

绵黄芪　赤芍　忍冬藤　陈皮　茯苓　当归身　大贝　鲜桑枝　大生地　生草

八诊　如　松　十七日

手背仍肿。

北沙参　赤芍　云茯神　大贝　黄芪　白归身　生草　忍冬藤　夜交藤　川芎　鲜桑枝

九诊　如　松　廿四日

手背及手指不能屈伸。

细生地　陈皮　忍冬藤　川贝　川芎　白归身　草节　丝瓜络　绵芪　桑枝

十诊　松　条　如　三十日

小生地　陈皮　大贝母　丹皮　归身　忍冬藤　茯苓　丝瓜络　黄芪　桑枝　赤芍

十一诊　上松　三月廿七日

中地黄　夜交藤　草节　赤芍　玉竹　瓜络　陈皮　归身　云茯苓　白蒺藜　桑枝

十二诊　松　四月初二日

细生地　橘红　草节　丹皮　洋参　丝瓜络　石决明

赤芍　川贝母　夜交藤　玉竹　鸭血炒桑枝

◎ **赵左**吴江　铁　正月十七日

风寒湿痰痹络，左腿上面冬瓜流注，漫肿而痛，形势颇大。现在蒸脓，当恐特重。拟活命饮。

银花　陈皮　贝母　穿山甲　防风　白芷　花粉　没药　当归　草节　乳香　角针

二诊　松　条　铁　二十日

冬瓜流注已溃。

潞党参　陈皮　当归身　甘草　绵芪　半夏曲　白芍　云茯苓　甜冬术　夜交藤

三诊　松　铁　廿六日

潞党参　归身　半夏曲　茯苓　黄芪　西赤芍　草节　怀牛膝　夜交藤　陈皮　忍冬藤

四诊　松　铁　二月初一日

潞党参　半曲　归身　怀膝　黄芪　炙陈皮　赤芍　木瓜　云茯苓　草节　鲜桑枝

五诊　松　铁　初七日

潞党参　半曲　归身　怀膝　黄芪　陈皮　赤芍　木瓜　云茯苓　草节　鲜桑枝

六诊 松 铁 初七日

党参 归身 茯苓 陈皮 生地 赤芍 甘草 忍冬 夜交藤 川芎 桑枝

七诊 松 十九日

党参 夜交藤 白芍 茯苓 木瓜 生地 归身 川芎 甘草 杜仲

◎ **金左**齐门 琥 灵 二月初七日

风寒湿痰痹络，右腿冬瓜流注，漫肿胀痛，按之坚硬。形势颇大，往来寒热，虑其蒸脓转重。

荆防败毒散去桔梗、薄荷、生姜，加桑枝。

二诊 琥 灵 中散 初九日

苏梗 半夏 桔梗 赤芍 木香 陈皮 生草 当归 防风 枳壳 赤苓 牛膝 鲜桑枝

三诊 灵 铁 十七日

面浮，小溲作痛，流注漫肿而痛。

甜桂木 陈皮 制半夏 腹绒 冬术 赤茯苓 猪苓 五加皮 桑白皮 泽泻

◎ **徐左**大窑 琥 保 二月初八日

风寒湿痰痹络，右臂流注，漫肿而痛，按之板硬，形势颇大，往来寒热，难以消退。

老苏梗 赤芍 姜半夏 生草 黄防风 广皮 当归 瓜络 杏仁 江枳壳 桑枝

二诊 琥 保 初十日

紫苏梗 白蒺藜 川芎 赤苓 防风 广皮

当归 生草 姜半夏 片姜黄 枳壳 鲜桑枝

三诊 琥 保 十三日

流注渐小。

紫苏梗 蒺藜 陈皮 川芎 防风 片姜黄

枳壳 当归 姜半夏 白芥子 甘草 鲜桑枝

四诊 琥 保 十八日

流注似消。

羌活 白蒺藜 半夏 川芎 防风 片姜黄 橘红 当归 防己 纹秦艽 桑枝

◎ **吴右**同里 灵 大散

风邪湿痰，痹阻于络，左腿上面，附骨流注，漫肿酸楚，色白不变，往来寒热。来势甚重，恐难消退。

广藿梗 白蒺 汉防己 怀膝 防风 粉萆薢 归尾 晚蚕沙 大豆卷 独活 鲜桑枝

二诊 灵 廿三日

黄防风 陈皮 赤茯苓 萆薢 苏梗 制半夏

归尾 怀牛膝 汉防己 生草 粉赤芍 桑枝

◎ **胡左**杨盛　松　如　六月廿三日

湿热郁蒸化毒，左足廉、足背烂皮流注，腐溃如岩，流水无脓，坚肿不化，毒尚恋络，舌苔白濡，脉右濡左弦。营卫两伤，络脉不和，成损可虑也。拟托毒和营，佐以清渗之法。

生黄芪　赤苓　怀牛膝　粉萆　归身　汉防己　米仁　甘草梢　粉赤芍　忍冬藤

二诊　松　如　廿七日

细生地　赤芍　忍冬藤　丹皮　黄芪　当归身

草梢　炒泽泻　白茯苓　陈皮　粉萆薢　桑枝

三诊　松　如　七月初四日

细生地　大贝　赤茯苓　丹皮　赤芍　薏苡仁　甘草　福泽泻　白归身　冬藤

◎ **刘左**姚家巷　琥　保　六月廿六日

左腿上面冬[①]瓜流注，漫肿酸楚，由来七日，曾有寒热，恐难消退。

荆防败毒散　加桑枝

二诊　琥　保　廿八日

老苏梗　半夏　当归　独活　防风　炒枳壳　川芎　怀牛膝　汉防己　陈皮　鲜桑枝

三诊　保　琥　七月初一日

独活　粉萆薢　陈皮　小川芎　桑枝　防风　防己

江枳壳　当归　广藿梗　姜半夏　蒺藜　怀牛膝

四诊　琥　保　初三日

桂枝　独活　当归　粉薢　防己　灵仙　川芎　怀膝　防风　秦艽　芥子　桑枝

五诊　保　琥　初五日

桂枝　全瓜蒌　半夏　赤芍　当归　黄防风　陈皮　怀膝　独活　汉防己　佩兰　桑枝

六诊　保　琥　初八日

桂枝　黄防风　赤芍　萆薢　防己　全瓜蒌　归尾　怀膝　独活　江枳壳　佩兰　鲜桑枝

七诊　琥　保　十二日

独活　防风　川芎　怀膝　防己　蒺藜　当归　泽兰　白芥子　粉薢

◎ **陈左**芦墟　铁　松　六月廿三日

春间曾为患烂喉痧症，痧火逗留未尽，袭受风温，挟痰痹络。左乳房胁间结为牵藤流注，红肿而痛，蒸脓欲溃，舌绛裂纹，脉来弦滑。邪未外泄，阴气先伤，有不克支持之虑。

桑皮　花粉　川贝　桔梗　藿斛　芦根　杏仁　橘白　瓜络　生草　茯神　米仁

二诊　琥　松　廿三日

咳嗽已止，流注外溃。

西洋参　花粉　茯神　生米仁　麦冬　川贝　甘草　川石斛　黄芪　橘白　白粳米

---

① 冬：原作“东”，据文义改。

◎ **宋左**李王庙　巴膏[1]　灵　六月廿九日

暑湿风痰痹络，左腋臂间结核三枚，漫肿胀痛，按之坚硬，色白不变。是乃臂流注也，恐难消尽。拟疏泄化痰法。

广藿梗　白蒺　陈皮　赤芍　白杏仁　防风　瓜蒌　土贝　片姜黄　瓜络　荷梗

二诊　灵　七月初二日

苏梗　枳壳　赤芍　土贝　半夏　瓜蒌　归身　瓜络　陈皮　覆花　佩兰叶

三诊　灵　初四日

藿梗　赤苓　神曲　莱菔子　陈皮　甘草　枳壳　土贝　半夏　桔梗　赤芍

四诊　巴　灵　初六日

消而未尽。

制香附　半夏　石决明　生草　旋覆花　陈皮　赤芍　赤苓　当归尾　枳壳　佛手皮

五诊　六神丸三粒，三服　初八日

制香附　半夏　白蒺藜　赤芍　旋覆花　陈皮　片姜黄　归尾　丝瓜络　佛手

六诊　六神丸　巴膏　十一日

旋覆花　白蒺　青皮　石决明　当归尾　片姜黄　陈皮　海浮石　夜交藤　丝瓜络

七诊　六神丸三粒，三服　巴膏　十四日

旋覆花　白蒺藜　云苓　赤芍　夜交藤　丝瓜络　陈皮　归尾　石决明　姜半夏

八诊　六神丸三粒，三服　十七日

旋覆花　青皮　丝瓜络　云苓　当归尾　广陈皮　白蒺　生草　夜交藤　石决明　鲜藕汁

九诊　巴膏　廿二日

旋覆花　川贝母　丝瓜络　石决明　白芥子　橘红　黑栀　半夏曲　归尾　佛手皮

十诊　巴膏　廿六日

旋覆花　半曲　枳壳　赤苓　归尾　橘红　甘草　土贝　白蒺　芥子　佛手

◎ **程左**普安桥　六神丸　巴　六月廿七日

湿痰痹络，气阻营凝，左胯结核酸楚，色泽不变，按之坚硬。渐成湿痰流注，冀消为善。拟疏通化痰法。

旋覆花　姜夏　枳壳　怀膝　老苏梗　陈皮　土贝　赤苓　归尾　赤芍　佩兰叶

二诊　六神丸三粒，三服　巴　七月初七日

旋覆花　广陈　川芎　半夏　当归尾　黑栀　赤芍　土贝　制香附　神曲

三诊　六神　巴　初九日

广藿梗　姜夏　赤芍　香附　泽泻　白杏仁　陈皮

归尾　土贝　怀膝　黄防风　枳壳　鲜佛手

---

① 巴膏：原作“巴交”，据他本改为“巴膏”。

四诊 六神 巴膏 十一日

制香附 白蒺藜 赤芍 怀膝 旋覆花 姜半夏

防己 赤苓 当归尾 陈皮 枳壳 桑枝

◎ **沈左**尧峰山 灵 巴 七月十二日

湿痰痹络，气阻营凝，左跨马流注，结核酸楚，足屈不伸，小溲窒涩而痛，大便闭结。是湿热壅阻腑络也。

广木香 归尾 瞿麦 车前 红琥珀 郁金 萹蓄 木通 益元散 佛手 佩兰叶

二诊 灵 十四日

藿梗 姜夏 益元散 归尾 萆薢 江枳壳 川通草

赤芍 防己 瓜蒌 赤苓 丹皮 佩兰

◎ **李幼**斜塘 闰七月初四日

暑风湿热首先犯肺，传入肝胆，发为慢惊。角弓反张，目光上窜，口如鱼口，直声无泪。灼热生痰，多脑后暑毒流注，腐溃如岩，脓出清稀，舌糙脉细，阴液大伤，内风未息。病机仍在险津也，勉拟。

上濂珠 麦冬 石决明 炒丹皮 西洋参 朱茯神

真川贝 橘红 鲜霍斛 钩藤 竹沥 鲜稻叶

◎ **钱左**吴江 琥 灵 闰七月初一日

湿热挟痰阻气，少腹穿肠流注，肿硬作痛，形如盘旋。已经二月，断难消退，防重。

广藿梗 姜半夏 赤芍 金铃子 旋覆花 青皮 归身 炒延胡 川郁金 枳壳汁

二诊 琥 灵 初四日

广木香 枳壳汁 桃仁 赤芍 小青皮 全瓜蒌 党参 归身 旋覆花 姜半夏 佩兰叶

三诊 琥 灵 初七日

广木香 青皮 瓦楞子 楂炭 川楝子 枳壳 归须 赤芍 延胡索 覆花 佩兰

四诊 灵 铁 十五日

欲蒸脓象。

防风 陈皮 桔梗 归尾 赤芍 土贝 角针 枳壳

◎ **归左**常熟 白玉膏 绿杨散 闰七月十九日

暑湿挟痰痹络，右腋及臂间烂皮流注，结核坚肿，皮破流水，易于作腐，不克全消，舌苔糙黄，脉来濡细。拟疏泄化痰法。

广藿梗 陈皮 全瓜蒌 土贝母 杏仁 姜半夏 枳壳 赤芍 金铃子 瓜络 佩兰叶

二诊 一笔消 白玉膏 绿杨散 廿一日

浮烂已退，腋核未消。

制香附 黑栀 陈皮 赤芍 旋覆花 六曲 土贝 甘草 归须 枳壳 佛手

三诊 一笔 绿杨 白玉膏 廿三日

旋覆花　陈皮　丹皮　泽泻　石决明　赤芍　黑栀　土贝　姜半夏　归尾　藕汁

◎ **王幼**承天寺前　芙　巴膏　闰七月廿七日

暑风湿热，袭郁肺脾，遍体天疱疮，背部为盛，作痒流水，时发时止，已经匝月。湿胜挟痰痹络，复发腋胛流注，结核坚肿，恐难消退。

嫩苏梗　姜夏　白桔梗　赤苓　覆花　炒枳壳　生草　土贝母　当归尾　陈皮　荷梗

二诊　灵　巴　廿六日

广藿梗　陈皮　益元散　赤芍　丹皮　姜半夏　瓜蒌　当归尾　苦杏仁　覆花　枇杷叶

三诊　芝四钱　芙四钱　松　巴膏　十一日

青蒿梗　半夏　白茯苓　米仁　丹皮　广橘红　甘草　丝瓜络　江枳壳　川贝　炒竹茹

◎ **成左**林家巷　六神丸三厘，三服　巴膏　闰七月廿九日

湿热痹络，气阻不宣。右少腹之下，结硬作痛，痛经旬日，渐成湿痰流注。恐难消退者。

老苏梗　青皮　郁金　覆花　瓜蒌　川厚朴　枳壳　半夏　归尾　佩兰

二诊　六神丸　八月初一日

舌苔满白，胃纳呆少。腹胸痞稍舒，腹痛未渐。

川桂木　金沸草　青皮　金铃子　厚朴　新绛　枳壳　延胡　姜半夏　当归须　青葱管

◎ **唐右**朱家角　琥

暑风湿痰痹络，环肩流注，漫肿而痛，形如盘旋，内溃吐脓，脓出无数，正气大伤，舌苔剥落，脉来濡细。深恐告脱也。

人参须　桔梗　炒归身　川贝　麦冬　生甘草　赤芍　广橘白　白茯神　粳米

二诊　琥二钱　初六日

咳嗽吐痰，额汗神疲。

人参须　川贝　白茯神　蛤壳　麦冬　炙橘白　甘草　生苡仁　蜜炙桑皮　甜杏　粳米

三诊　琥　松　十一日

内外两溃。

参须　川贝母　黄芪　苡仁　麦冬　橘白　川斛　稻根须　炙草　茯神

四诊　巴　松　十七日

咳嗽便积。

潞党参　川贝母　茯苓　归身　制於术　橘白　甘草　白芍　绵黄芪　川石斛　糯稻根须

◎ **吴左**大窑　琥　灵　八月初二日

痰凝湿阻，腋胛流注，结肿而痛，已逾旬日。欲蒸脓象，防重。

苏梗　陈皮　桔梗　角针　防风　赤芍　生草　土贝　当归　瓜蒌

二诊　琥　灵　初四日

防风　赤芍　甘草　角针　瓜蒌　当归　桔梗　土贝　陈皮　乳香

三诊　如　琥　灵　初八日

复感新风，颈间风痰，结核肿胀，寒热往来。

柴胡　牛蒡　枳壳　土贝母　杏仁　桔梗　橘红　赤芍　防风　荆芥　荷边

◎ **李左**唯亭　铁　灵　八月初二日

伏暑热痰痹络，左环肩流注，漫肿而痛，已逾旬月。势蒸脓象，防重。

老苏梗　陈皮　桔梗　角针　黄防风　赤芍　生草　大贝　全当归　瓜蒌

◎ **李左**唯亭　铁　灵　八月初二日

伏暑热痰痹络，右环肩流注，漫肿而痛，形如盆碗。欲蒸脓象，虑其转重。

防风　陈皮　桔梗　角针　当归　瓜蒌　生草　土贝　赤芍　白芷

二诊　铁　初六日

芪皮　桔梗　赤芍　角针　瓜蒌　生草　归身　土贝　陈皮　川芎

三诊　松　铁　十一日

开溃。

党参　制冬术　白芍　甘草　土贝　绵芪　归身　茯神　夜交藤

四诊　松　铁　十四日

脓出清稀。

党参　黄芪　归身　茯苓　杜仲　生地　白芍　川芎　甘草　夜交藤

五诊　铁　松　二十日

肿痛便泻。

广藿梗　炙陈皮　桔梗　赤芍　川朴　木香　生草　茯苓　炒冬术　江枳壳

六诊　松　柳五分　廿五日

便痢已止，满口生疳。

细生地　淡芩　人中黄　泽泻　金石斛　黑栀

赤芍　赤苓　天花粉　枳壳　绵茵陈　杷叶

◎ **余右**平望　琥　灵　中散

暑风湿痰痹络，左臂腕中牵藤流注，漫肿而痛。起经一月，已有蒸脓之象，虑其转重。

老苏梗　陈皮　枳壳　赤芍　广木香　甘草　桔梗　归身　制半夏　乌药　赤苓

二诊　琥　灵　散　廿五日

广藿梗　姜夏　白桔梗　赤苓　炒防风　广木香　生草

赤芍　当归身　枳壳　广木香　怀牛膝　鲜桑枝

三诊　灵　琥　八月初一日

木香　姜半夏　茯苓　新绛屑　归尾　江枳壳

生草　怀牛膝　旋覆花　陈皮　赤芍　桑枝

四诊　琥　灵　初八日

蒸脓象也。

芪皮　陈皮　桔梗　土贝　赤芍　瓜蒌　姜夏　生草　归身　角针

五诊　琥　灵　十八日

旋覆花　姜半夏　莱菔子　茯苓　制香附　广陈皮

白芥子　甘草　当归尾　赤芍　杜苏子

六诊　琥　松　廿八日

刺溃，腕中结硬觉小，右臂漫肿。

党参　茯苓　陈皮　桔梗　赤芍　黄芪　姜夏　甘草　归身　夜交藤

七诊　琥　松　九月廿五日

腕中似消，纳食颇旺。

党参　茯苓　陈皮　归身　制香附　黄芪　半夏　草节　赤芍　白芥子

◎ **沈右**寒山寺　琥　灵

风邪湿痰痹络，左手腕流注，漫肿而痛。欲蒸脓象，防重。

防风　白蒺藜　赤芍　瓜蒌　苏梗　纹秦艽　归身　枳壳　防己　片姜黄　桑枝

二诊　琥　灵　廿九日

黄防风　白蒺藜　赤芍　草节　纹秦艽　片姜黄

当归　土贝　汉防己　丝瓜络　枳壳　桑枝

三诊　如　松　九月初三日

流注已溃。

生芪皮　赤芍　生草节　陈皮　花粉　白归身　大贝　忍冬藤　浙茯神　川芎　鲜桑枝

◎ **王左**北拆　保　巴膏

风寒湿痰痹络，左胯及环跳肿痛，渐成流注。冀消为善。

老苏梗　秦艽　全当归　萆薢　防己　白蒺藜　赤芍　怀牛膝　川独活　桑枝

二诊　保　琥　十一日

独活　白芥子　归身　防风　广皮　怀膝　防己　赤芍　泽泻

三诊　灵　铁　十四日

右胯蒸脓象也。

防风　陈皮　桔梗　角针　当归　瓜蒌　生草　土贝　赤芍　白芷　桑枝

◎ **王右**北拆　琥　灵　八月廿六日

湿痰痹络，气阻营凝，左跨马流注，结核肿痛。形势颇大，已经两旬，难以消退者。

苏梗　赤芍　香附　赤苓　防己　陈皮　枳壳　怀膝　当归　半夏　桑枝

二诊　琥　灵　巴　九月初一日

老苏梗　归身　江枳壳　赤苓　防己　白芥子　陈皮　怀牛膝　旋覆花　赤芍

三诊　灵　琥　初八日

两肿消一。

老苏梗　旋覆花　白芥子　枳壳　怀膝　汉防己　归身　赤芍　陈皮　赤苓

◎ **田左**屯村　散膏　保　八月廿三日

风寒湿邪痹络，右腿膝痹痛，微有肿胀。防发流注，冀消为善。

老苏梗　纹秦艽　萆薢　怀牛膝　防风　白蒺　赤茯苓　归须　汉防己　晚蚕沙　桑枝

二诊　保　铁　九月十三日

势欲蒸脓。

苏梗　防风　当归　陈皮　赤芍　土贝　甘草　桔梗　角针　乳香

三诊　灵　铁　十七日

防风　陈皮　桔梗　角针　当归　瓜蒌　生草　土贝　赤芍　赤苓　川芎

四诊　松　铁　廿一日

已溃。

党参　黄芪　茯苓　陈皮　川芎　炒冬术　归身　赤芍　甘草

五诊　松　铁　廿五日

溃孔巨大。

党参　生地　白芍　川芎　陈皮　黄芪　归身　冬术　茯苓　甘草

◎ **程右**尚书弄　松　九月十八日

半产之后，伏暑挟痰痹络，左腿外侧附骨流注，起经两月有余，溃逾四旬，脓水淋漓，肉理空虚，孔眼深远，不得生新，渐有成管之象。筋络受伤，屈伸不利，惟恐延损，脉息濡细，舌苔薄白，神情委顿。气阴两亏，最难结局也。拟仿十全大补汤加减。

人参条　白芍　茯神　制於术　生地　当归身　炙草　夜交藤　绵黄芪　川芎

◎ **宣左**西水仓　冲　松　十月初六日

左腿贴骨流注，起经八月，溃孔成管，管眼深阔，旁围坚肿，欲腐不腐，肉色泛紫。此营卫两亏，毒尚留恋，病在太阳经。非温补内托，不足以济事也。

上肉桂　大熟地　川芎　茯苓　潞党参　东白芍　冬术　甘草　绵黄芪　白归身

二诊　冲　松　初九日

面黄浮肿，溃孔无脓，坚硬巨大。

上肉桂　黄芪　茯苓　川芎　潞党参　归身　甘草　夜交藤　熟地　白芍

三诊　冲　绛　十四日

作痛黑腐。

肉桂　归身　川芎　茯苓　党参　白芍　陈皮　甘草　黄芪　大生地

四诊　冲　绛　十九日

党参　东白芍　草节　制冬术　熟地　归身　茯苓　陈皮　肉桂　绵芪　远志

◎ **周左**横街　松　九月廿八日

流注溃久不敛，势欲生管之象，肉理空虚，脉和神爽，正气尚可支持。惟症在筋络，筋失荣养，络气不和。拟养阴荣舒筋法。

人参条　归身　生鳖甲　杜仲　生地　白芍　龟板

木瓜　夜交藤　茯苓　桑椹子　猪脊髓

二诊　松　十月十四日

人参条　熟地　归身　龟板　杜仲　麦冬肉　山药

白芍　知母　猪脊髓　炙甘草　云神　川柏

三诊　异小　松　十九日

人参条　熟地　茯苓　杜仲　麦冬　怀药　川柏　龟板　五味　白芍　知母　象牙屑

四诊　异小膏　八宝二分　廿七日

参须　白芍　象牙屑　川柏　知母　熟地　归身

炙龟板　杜仲　猪脊髓　山药　茯神　沙苑子

◎ **尤左**无锡　大巴　灵　十月初十日

右肋下流注，结硬作痛，往来寒热，恐难消退。

老苏梗　制香附　归尾　半夏　枳壳　旋覆花　新绛　赤芍　陈皮　瓜蒌

二诊　铁　灵　十二日

老苏梗　姜夏　归身　赤苓　白芥子　枳壳

新绛　怀膝　旋覆花　广陈皮　香附　青葱管

三诊　铁　灵　十四日

老苏梗　姜半夏　赤苓　甘草　白芥子　陈皮　归尾　香附　制香附　枳壳

四诊　铁　廿二日

芪皮　桔梗　陈皮　归身　川芎　瓜蒌　甘草　赤苓　赤芍　角针

五诊　松　廿二日

开溃。

党参　冬术　归身　半曲　甘草　黄芪　茯苓　赤芍　陈皮

六诊　松　廿四日

出汗。

党参　归身　茯神　夜交藤　生地　赤芍　甘草　炙陈皮　绵芪　川芎　淮小麦

七诊　松　廿六日

党参　黄芪　茯苓　陈皮　甘草　冬术　归身　赤芍　半曲

◎ **朱左**孙家桥　灵　琥　十一月十六日

远行气阻，挟痰痹络，左胯湿痰流注，结核肿痛，坚硬色白。起经旬日，势难消退。

老苏梗　新绛屑　瓜络　陈皮　旋覆花　归须　枳壳　土贝　制香附　赤芍　青葱管

二诊　灵　如

旋覆花　新绛　青皮　生草　桃仁　当归身　枳壳　大贝母　广木香　赤芍　葱管

◎ **华右**荡口　散膏　灵　琥　十二月初九日

产后营虚，风寒湿痰痹络，左环肩流注，漫肿而痛，往来寒热。起经旬日，难以消退。

苏梗　木香　陈皮　桔梗　赤芍　归身　防风　半夏　枳壳　生草　赤苓　川芎　鲜桑枝

二诊

防风　陈皮　桔梗　土贝　归身　瓜蒌　生草　角针　赤芍　乳香

◉ 流痰

◎ **朱左**石港　巴　消　元月十四日

肝肾阴虚，寒痰入络，右腿外侧，附骨流痰，漫肿酸楚，色白不变，按之板硬。由来四月，久则恐其延损，殊非细事也。拟仿阳和汤法。

上肉桂　鹿角胶　怀膝　炙麻黄　大熟地　炙草　白芥子　归身　陈元酒

二诊　消　巴　廿一日

独活寄生汤去寄生、生地，加续断、鲜桑枝。

三诊　消　廿五日

川桂枝　怀膝　归身　川断　防风　桑寄生　杜仲　茯苓　川芎　秦艽　独活　白芍

◎ **钱右**昆山　消　巴　元月廿二日

营卫不和，痰凝气聚，左右颈间及肩腋梅核流痰，结核酸楚，色白不变。由来五月，其病在于筋络，药力难以骤效者。

制首乌　白蒺藜　归身　石决明　北沙参　川贝母　白芍　海石　浙茯苓　橘红　甘草

二诊　消　巴膏　二月初六日

制首乌　归身　远志　陈皮　石决明　东白芍　茯神　甘草　川贝　钩藤

◎ **莫左**昆山　巴膏　消　三月十一日

肝肾阴虚，湿痰痹络，右鹤膝流痰，漫肿酸楚，艰于举动。窜生于委中之下，由来一载，成损显然。溃则难于收敛。

制首乌　煨天麻　木瓜　怀膝　淡苁蓉　白蒺藜　杜仲　茯苓　当归身　粉萆薢　鲜桑枝

二诊　巴膏　十八日

煨火麻　归身　木瓜　白芥子　白蒺藜　白芍　粉薢　夜交藤　杜仲　怀膝　金毛狗脊

◎ **包左**西津桥　十全　三月十九日

阴虚木郁，郁则生火，火盛生痰，痰随气阻，痹于络中，背脊流痰。起经匝月，漫肿胀痛，色泽泛紫，渐有成管之象，脉来弦滑，舌红苔糙，乃本原病也。拟和营泄郁，佐以化痰。

制首乌　远志　姜夏　牡蛎　东白芍　甘草　陈皮　杜仲　白归身　茯苓　白蒺藜

二诊　十全　松　廿三日

流痰已溃。

洋参　茯苓　橘红　归身　蒺藜　首乌藤　玉竹　半夏　甘草　赤芍　雪羹汤代水。

◎ **郑左**蒲林巷　消　巴膏　六月廿三日

肝肾阴虚，湿痰痹络，左腿环跳贴骨流痰，漫肿酸楚，按之板硬。骨骱损伤，艰于步履，病逾两旬，恐难消退。

制首乌　粉萆薢　宣木瓜　怀膝　金毛脊　白蒺藜

杜仲　云苓　白归身　白芥子　鲜桑枝

二诊　消　廿五日

制首乌　煨天麻　木瓜　赤苓　桑椹子　白蒺藜

杜仲　怀膝　金毛脊　白归身　粉薢　桑枝

三诊　消　廿九日

制首乌　白蒺　怀牛膝　茯苓　归身　粉萆薢　杜仲　宣木瓜　东白芍　秦艽　鲜桑枝

四诊　消　巴膏　七月初四日

制首乌　归身　宣木瓜　茯苓　白蒺　粉萆薢　杜仲　怀牛膝　煨天麻　狗脊　鲜桑枝

五诊　消　散

制首乌　半夏　白蒺藜　怀膝　桑椹子　川断

陈皮　木瓜　归身　杜仲　茯苓　鸭血拌桑枝

六诊　散　消　巴　十三日

制首乌　白蒺　杜仲　茯苓　归身　煨天麻　木瓜　怀牛膝　淡苁蓉　粉薢　鲜桑枝

七诊　巴　散　消　二十日

制首乌　归身　丝瓜络　茯苓　桑椹　炒赤芍　杜仲　怀牛膝　白蒺藜　橘红　鲜桑枝

八诊　巴　散　消　廿六日

制首乌　陈皮　白茯苓　怀膝　狗脊　白归身　甘草　绵杜仲　桑椹子　半曲　佛手皮

◎ **钱左**章练塘　异　松　闰七月初五日

先天不足，肝肾阴虚，筋骨失于荣养，背脊虚损，由来数载。阴虚浊液生痰，痰痹于络，流痰二年，溃孔成管，脓水淋漓，阴液暗耗，咳呛灼热，舌糙脉细，动则气促，渐延虚怯一途，极难理治也。拟仿大补元煎意。

党参　山萸肉　杞子　怀膝　黄芪　牡蛎　白芍　杜仲　怀膝　炙草

◎ **万左**湖州　巴　松　闰七月廿六日

营卫不和，痰凝气聚，痹阻络中，右臂流痰，起经八载，结肿坚硬，色白不变，势难消退。窜生于右腿，溃孔成管，脓水淋漓，难于举动。筋络损伤，最虑成损，殊难理治。

制首乌　木瓜　白蒺　陈皮　煨天麻　白芍　茯苓　杜仲　姜半夏　归身　桑枝

◎ **金左**司前街　巴　消　八月初十日

先天不足，肝肾阴虚，筋骨失于荣养，背脊虚损，复发肾俞流痰，漫肿木痛，形如覆碗，色白不变，舌心光剥，脉来濡细。本原之病，药力难以奏效者。

六味丸去丹皮、泽泻，加黄芪、川贝、陈皮、鸭血炒桑枝。

二诊 冲和 松 廿二日

清暑益气汤去麦冬、五味、苍术、升麻。

三诊 冲 巴 八月初三日

党参 归身 茯苓 木瓜 制首乌 赤芍 甘草 怀膝 黄芪 陈皮 杏仁 鸭血桑枝

四诊 松 冲 十七日

制首乌 绵芪 归身 茯苓 怀膝 潞党参 白芍 杜仲 木瓜 鲜桑枝

◎ **胡左**船上 十全 松 九月初五日

三阴亏损，浊痰痹络。右足踝钻骨流痰。起经载半，溃孔不一，成管不敛，滋水淋漓，舌苔薄白，脉来濡细。本原之病，最难结局也。

四阴煎入 阿胶 地骨皮 川贝母

二诊 异 八月十三日

疮口渐敛，咳呛不已。

北沙参 川贝 炙桑皮 茯神 麦冬 天花粉 生草 生蛤壳 甜杏仁 阿胶 枇杷叶

三诊 异 廿一日

咳呛寒热，痰黏带脓。

蜜桑皮 麦冬 橘白 蛤壳 北沙参 炙草 地骨皮 川贝 茯神 川斛 白粳米

◎ **姚左**吴江 冲 松 闰七月初八日

肝肾阴亏，浊液生痰，痰痹于络，循经着骨，右鹤膝流痰，起逾两载，溃经半年，其眼数孔，成管不敛，滋水淋漓。气阴暗耗，筋络损伤，肌肤色黑，不得举动，营卫失和，毒留筋络。如此沉疴，最难结局也。

人参须 归身 白茯苓 鳖甲 赤芍 制首乌 草节

忍冬藤 川贝母 陈皮 绵杜仲 牡蛎 怀牛膝

二诊 消 十三日

制首乌 归身 生鳖甲 橘白 茯苓 东白芍

牡蛎 杜仲 北沙参 川贝 川石斛 糯稻根须

三诊 消 巴 十九日

制首乌 麦冬 白茯苓 生草 生杜仲 白芍 北沙参

橘红 白蒺藜 鳖甲 当归身 川贝 糯根须

◎ **金左**角直 松 又七月廿八日

左胁流痰，起经三载，溃孔成管，脓水淋漓。曾经失血，血去阴伤。咳呛频频，脉左细右数，舌光无苔，午后潮热。疮怯之机已著，有何恃而不恐耶！勉拟景岳法。

党参 归身 茯苓 木瓜 制首乌 白芍 甘草 怀膝 绵芪 杜仲 桑枝

二诊 十全 松 八月初七日

制首乌 陈皮 杏仁 生鳖甲 东白芍 甘草 茯苓 牡蛎 白归身 川贝 鸭血炒桑枝

三诊 十全 松 十七日

制首乌 归身 生鳖甲 川贝 潞党参 白芍

生牡蛎 橘红 白茯苓 甘草 绵杜仲 桑枝

◎ **陆左**刘河 十全 绿 松 九月初十日

肝肾阴虚，浊液生痰，痰痹于络，左手大指僵节蛀，漫肿作痛，渐有成溃之象。左足背流痰，溃孔成管，滋水淋漓，舌苔光剥，脉息细数。本原之病，药力难以奏效者。

洋参 丹皮 川贝母 牡蛎 天冬 白芍 茯苓 陈皮 生地 生鳖甲 地骨皮

二诊 十全 绿 白玉膏 松 十三日

洋参 川贝母 炒丹皮 牡蛎 生地 橘红 茯苓 炒泽泻 东白芍 归身

三诊 绿 松 白玉膏 十六日

制首乌 川贝 生草 牡蛎 北沙参 橘红 白蒺 泽泻 白茯苓 白芍 归身

四诊 白玉 十全 绿 二十日

生洋参 丹皮 炒赤芍 茯苓 生地 白蒺藜 甘菊 石决明 川贝母 陈皮 鲜桑叶

五诊 十全 松 廿五日

生黄芪 归身 草节 赤苓 洋参 赤芍药 土贝 忍冬藤 小生地 杏仁 鲜桑枝

◎ **倪右**吴江 散 九月十六日

肠红半载有余，复经咯血，真阴亏损。阴虚，八脉不调，经事参差。近又乍寒乍热，两足穿踝流痰，漫肿酸楚，难以举动，最虑延损。

制首乌 白蒺 生鳖甲 茯苓 东白芍 川贝母

炒丹皮 杜仲 白归身 橘红 鸭血拌瓜络

二诊 散 廿一日

制首乌 白蒺 川续断 云苓 怀膝 归身 纹秦艽

白芍 丹皮 鸭血桑枝 桑椹子 鳖甲 川杜仲

三诊 散 廿八日

制首乌 煨天麻 杜仲 牛膝 粉萆 苁蓉 白蒺

宣木瓜 茯苓 鸭血桑枝 白归身 纹秦艽 鳖甲

◎ **徐右**塘口 巴 消 松 九月二十日

肝肾阴亏，湿痰痹络，右足踝流痰，起经百日，溃孔成管，脓水淋漓，足背漫肿，尚虑窜头。步履维艰，最易延损。拟调和营卫，佐以化痰法。

制首乌 川贝 黄芪 茯苓 陈皮 杜仲 潞党参 归身 白芍 甘草 怀膝

二诊 消 巴 松 廿四日

制首乌 茯苓 白芍 甘草 木瓜 杜仲 潞党参 归身 川贝 陈皮 桑枝

三诊 冲 消 十月初一日

旁围红肿，足背仍肿。

首乌　黄芪　白蒺　陈皮　木瓜　怀膝　党参　白芍　川贝　归身　桑枝

四诊　巴　消　松

党参　草节　制首乌　白芍　米仁　木瓜　归身　怀膝　茯苓　刺蒺　桑枝

◎ **周左**护龙街　异　松　九月廿五日

肥疮之后，三阴亏损，痞积腹膨，形肉暗消，饮食水谷不得输[①]化津液，而为浊痰，痰痹于络。胸膈之右，流痰成管，已通内膜，曾经吐脓，空虚有声有泡，旁围肉色泛紫，其孔阔奚似，神色青皖，脉来细软，大便溏薄。中土不足，阴虚难复，疮怯之机已著。断难结局耳，勉拟。

参须　怀药　白芍　鳖甲　茯苓　甘草　制首乌　归身　川贝　牡蛎　象牙屑

◎ **谢幼**　消　芝　巴

背部流痰，结核坚肿，皮色不变，木痛可按。明系痰之痹络，营卫不和也。拟和营卫，必佐化痰。

制首乌　归身　川贝母　风化硝　东白芍　白蒺　橘红　茯苓　海浮石　煅牡蛎　竹沥

二诊　巴　消　初九日

制香附　归身　风化硝　海石　覆花　川贝母

茯苓　淡昆布　夜交藤　白芍　白蒺　姜竹沥

三诊　消　十二日

旋覆花　川贝母　风化硝　海石　归尾　橘红　云苓　白芥子　夜交藤　白蒺藜　鲜竹沥

◎ **曹右**　生肌　十一月初六日

肝脾肾三阴并亏，浊液生痰，痰痹于络。右胯流痰，起经八月，溃孔成管，脓水淋漓，所出颇多，阴液更伤。右腰背着筋贴骨酸楚，身不能仰面，神色青皖，乍寒乍热，咳呛频频，舌苔糙白，脉情细数。经阻不行，虚怯之机已著。断难结局也。勉拟培补三阴，宗景岳法。

潞党参　萸肉　煅牡蛎　杜仲　熟地　甘杞子

怀膝　生鳖甲　白归身　淮药　白茯苓　炙草

◎ **蒋左**　十全　消

肝肾阴虚，浊液生痰，痰痹于络。右腰肾俞流痰，起经四月，漫肿不痛，渐有蒸脓之象，溃则难以收敛。神脉交虚，作内伤症治。拟和卫，佐以化痰。

制首乌　茯苓　煅昆布　白芍　川贝母　牡蛎　北沙参　橘红　白归身　刺蒺藜

◎ **潘**　巴　十二月廿五日

三阴不足，湿热下注，挟痰凝聚，海底流痰。结核坚硬，色白不变，按之酸楚。已经逾月，舌糙白，脉细濡。本原之病，不宜成溃，溃则易漏。

中生地　归身　川贝母　知母　龟板　西赤芍　陈皮　川柏片　白茯苓　远志　粉甘草

---

① 抄本此案“化津液”一段后至蒋左肾俞流痰一案，位于沈幼脊损案之后，当为抄本装订时错简。

二诊 紫金五锭

生赤芍 生草 赤茯苓 粉萆 归尾 细生地 泽泻 炙远志 粉丹皮 土贝 红琥珀

◎ **汪左** 松

三载之前，曾经大雷头风。风邪化火，火盛生痰，痹于络中。巅顶脑后结为风毒流痰，窜生不一，溃孔成管，脓水淋漓，愈肿愈坚不化，最虑窜头。病道深远，非计日所能奏效者。

制首乌 洋参 白蒺 川贝 石决 生芪皮 丹皮 茯苓 橘红 钩藤

二诊 一笔消 松 十八日

洋参 白蒺 石决明 甘草 制首乌 丹皮 钩钩 土贝母 归身 生鳖甲

◉ 虚怯、遗尿、脊损、刀截伤指

◎ **徐右** 七月廿四日

及髫之年，先天不足，八脉失调。经来腹痛，室塞淋漓，小溲不利。往来寒热，乍发乍止，神色青皖，脉左细右数，舌光苔少。经阻两月，渐延虚怯一途，非是内痈见端也。

鳖血拌炒柴胡 归身 丹皮 草梢 九蒸於术 白芍 黑栀 茯苓 四制香附 藕肉

◎ **蔡童** 九月初七日

少阴之虚，暗生内热，夜则遗尿，自幼及今，舌红，脉左细数。难以图治。

知柏八味丸 加炙龟板

◎ **沈幼** 十一月初七日

先天不足，肝肾阴虚。肝主筋，肾主骨，筋骨失于营养，背脊虚损，已有三节，脉息细软，乃本原病也。拟仿景岳法。

大熟地 甘杞子 鹿角胶 怀膝 怀山药 白归身 菟丝子 杜仲 山萸肉 补骨脂

◎ **上人**[①] 生肌 八月初三日

截手供佛，筋骨受伤，营卫不和，肌肉浮肿，络脉作痛，脉细神疲，理之非易者。

按：此僧自讨苦吃，不死已为侥幸。

潞党参 白芍 茯苓 丝瓜络 生地 当归身 甘草 夜交藤 制首乌 川芎 鲜桑枝

二诊 异 玉红膏 初五日

潞党参 归身 甘草 丝瓜络 生地 东白芍 茯苓 木瓜 制首乌 川芎 桑枝

三诊 异 玉红

制首乌 茯苓 宣木瓜 桑枝 党参 白归身 川芎 怀山药 炙甘草 白芍 象牙屑

四诊 异 玉红

潞党参 归身 白茯苓 木瓜 生地 东白芍 甘草 象牙屑 夜交藤 怀药

◉ 马刀挟瘿、瘰疬

◎ **葛左** 巴膏 禁三分 上清丸 正月廿二日

脉左细弦，右濡滑。弦为木旺，滑必有痰，痰即有形之火，火即无形之痰。木旺生风，风

---

① 抄本此案位于祝右痰疬案之后，当为抄本装订时错简。

阳上旋。始因左偏头疼，巅顶为甚，继而左右耳根之下，结为马刀挟瘿，其核坚硬，肿连喉道，痰多黏腻，咽物有碍，如是者百日矣。舌苔黄厚，口干唇燥，腑气闭结，纳谷式微。肝胆之病，当此春升，益助其势，阴液暗伤，痰火日盛，莫可制也。拟育阴制火、咸降化痰法。

濂珠粉冲　茯神　石决明　丹皮　生洋参

川贝母　柏子仁　钩藤　大生地　橘红　鲜竹沥

二诊　禁三分　上清丸　廿四日

咽痛痰多。

上濂珠三分　川贝母　炒枳壳　甘草　金石斛　茯神　瓜蒌

钩藤　西洋参　石决明　生地　竹沥橘红汁一小匙

◎ **祝右**　一笔四锭　消瘰丸一钱，二包

脉来细涩，舌白，中心罩黄。牙宣出血，口味或甜或苦，右颈瘰疬，块磊坚硬，肤色泛紫，时痛时止，窜生右颈。此阴虚木郁，郁则生火，火盛生痰，痰痹络中也。病属内因，药难骤效。拟育阴泄木、咸降化痰法。

洋参　川贝母　炒丹皮　黑栀　中生地　茯神　炙橘红

夏枯草　金石斛　石决明　昆布　藕肉

二诊　一笔　消一钱二　碧三分　廿一日

牙宣出血，痰疬作痛蒸脓。

洋参　丹皮　川贝　茯苓　麦冬　黑栀　橘红　石决明　生地　川斛　鳖甲　藕肉

三诊　一笔消　碧　松　廿四日

洋参　花粉　鳖甲　怀膝　玉竹　知母　丹皮　茯苓　麦冬　川贝

四诊　消瘰丸一钱，四包　一笔四锭　松　七月初一日

玉竹　川贝母　茯苓　川石斛　北沙参[①]　橘红　鳖甲　藕肉　麦冬　丹皮　夏枯草

五诊　消一钱四　一笔　松　巴　初八日

洋参　川贝母　丹皮　石决　生地　橘红　茯苓　钩钩　玉竹　鳖甲　川石斛

◉ 失荣

◎ **孙左**　松　又七月廿二日

郁怒伤肝，思虑伤脾。肝脾郁火，蒸灼生痰，痰痹于络，右耳根失荣，起经十有余年，渐次长大，块磊高突，腐溃翻花，流水气秽，舌苔剥落，脉来细数。耄耋之年，当此病魔，何能胜任耶！勉拟方，再商高贤酌之。

洋参　白芍　茯神　川贝　制首乌　炒丹皮　远志　甘草　石决明　钩藤　藕汁

前案本不能治之病，备此以见外科有此病耳。先生外科，而通内科，古所谓多读书而通于意者。近日外科家何能望其肩背。前案本绝症不治，写此一方，聊慰病人耳。然舍此方亦无

① 抄本此案自“北沙参”至“川石斛”，页面位于失荣案黄寿南批注之后，当为抄本装订时错简。

他法。

宣统二年，为生流痰人立膏方，翻阅一遍，偶纪数言。

六十二老医寿南

辜葭[1]十有四日

◉ 痰瘿

◎ **朱左** 消 十全 六月初三日

木郁失条，郁则生火，火盛生痰，痰痹于络。右腰软肉之间结为痰瘿，起经七载，渐次长大，形如覆碗，色泽带紫，时痒时痛。肝病显然，不宜成溃，溃则难于收敛者。

制首乌 丹皮 橘红 归身 制香附 石决明 茯苓 白蒺 川贝母 白芍 浮石

海蜇、荸荠代水[2]。

二诊 消 十全 廿五日

制首乌 蒺藜 茯苓 石决 东白芍 白菊 川贝 钩藤 丹皮 夏枯花 橘红

◎ **戴幼** 闰七月初七日

左少腹痰瘿，起经数载，溃已五月，脓水清稀，结肿不化。营卫不和，痰凝气聚使然。最难结局也。

制首乌 茯苓 夜交藤 归身 陈皮 於术 白芍 草节 川贝 石决

◎ **徐右** 消一钱，四包 九月初九日

中虚积饮，素有咳嗽，木郁失条，郁则生火，火盛生痰，痰痹于络。左臂膊痰瘿，起经十有二年，渐次长大，形如覆碗，色白木痛，右胁结癖，脉来滑数而细，舌苔薄白。本原之病，药力以图迟破为妙。拟培中泄木、咸降化痰法。

制於术 半夏 白芍 瓦楞子 茯苓 陈皮 归身 昆布 制香附 甘草 夜交藤

二诊 消 巴 廿二日

香附 姜夏 白芍 半曲 於术 陈皮 甘草 牡蛎 茯苓 川芎 夜交藤 六曲

◎ **蔡左** 大巴 消 十二月廿三日

病由诸气膹郁，皆属于肺，肺气郁则生火，火盛生痰，痰随气阻。胸右痰瘿，起经百日，色白木痛，按之坚硬，形如覆碗。拟通络化痰法。

苏子 川贝 橘红 黑栀 茯苓 杏仁 瓜蒌 覆花 枳壳 浮石

◎ **陆左** 十全 松 十二月廿二日

肝郁化火，脾湿蒸痰，痰痹于络。右胯痰瘿，起经数月，溃流滋水，全无脓泄，旁围肿硬，块磊高突，肿连少腹。本原情志之病，难许收工。

香附 茯苓 川芎 黑栀 川贝母 冬术 归身 白芍 神曲 瓦楞子

---

① 辜葭：即冬月，为农历十一月。《尔雅·释天》载曰："十一月为辜。"郝懿行义疏："辜者，故也。十一月阳生，欲革故取新也。"冬月葭草吐绿头，故十一月又称葭月。

② 海蜇、荸荠合用，即为雪羹汤。

二诊 十全 松 廿五日

香附 茯苓 赤芍 黑栀 半夏 冬术 归身 川芎 神曲 陈皮

三诊 十全六钱 松 甲寅廿四年正月初五日

党参 茯苓 赤芍 半夏 甘草 冬术 归身 香附 陈皮

四诊 十全 松 初七日

肿及足背，气机下滞，硬坚无脓。

党参 归身 半夏 茯苓 冬术 赤芍 陈皮 甘草 绵芪 川芎

此本已流传六十五年矣。

陈莘田先生医案续集

原著　清·陈莘田

点校　刘昊辉　常城　陈志强　马东瑞

上卷

黄沁梅手集珍藏

◉ 大头风

厉毒化脓，外溃故有出路，然神昏者仍在不治之例。头肿者为之大头风，耳鸣如雷者为雷头，此必痛而耳鸣，故曰大头雷风也。黄寿南丁未三月初八日起注此书。

◎ 头为诸阳之首，风厉之邪袭郁三阳，大头雷风，肿胀散蔓，形如巴斗，溃脓盈盆成碗。正气内亏，邪恋未化，变险可虑。治以清托化毒法。

按：大头风始于北金泰和间，李东垣北方名医，著“普济消毒饮”治之，全活甚众，后世遂有此疾。然考《通鉴》正史，约南宋宁宗时，北金有“太和”年号，无“泰和”年号，大约医书失考耳。

羚羊角　防风　丹皮　赤芍　中黄　芪皮　花粉　制蚕　土贝　荷叶

二诊

芪皮　细生地　花粉　丹皮　桔梗　羚羊角　中黄　连翘　赤芍　土贝

三诊

黄芪皮　连翘　桔梗　赤芍　细生地　甘中黄

丹皮　土贝母　夏枯草　菊花　钩藤　甘草

◎ 金

大头风毒，不可泛视。

黄防风　升麻　白蒺藜　土贝　豆卷　炙制蚕

生草　花粉　牛蒡子　桔梗　大连翘　佩兰

按：此为初起治法，如气急咳窒，升麻不宜用，《温热经纬》注有戒辞也。

◎ 任

风温湿热熏蒸于上，而成大头风毒，起经五日，肿势未透。须防内传昏喘，不可泛视。

普济消毒饮去元参、板蓝根、薄荷、连翘，加土贝、橘红。

按：此病以普济消毒饮为主方，其加减法以吴鞠通之方再妥。

又

大头风毒，肿形未透，温邪内伏，犹虑昏喘。

按：重而传染者，为大头瘟；不传染而稍轻者，为抱头火丹。

绿升麻一钱　川连　紫马勃　元参　柴胡一钱　生甘草

连翘　板蓝根　淡黄芩　桔梗　牛蒡子　制蚕

东垣普济消毒饮

此方虽出古法，然药味颇杂，须择用之。庚寅八月十七日识。

人参　连翘　淡芩　元参　生草　川连　桔梗　制蚕　柴胡　陈皮　升麻　牛蒡　马勃

◉ 火疖

◎ 暑风湿热交蒸化毒，头面火疖丛生不已。溃肿互现，邪恋卒难克化，清理为治。

按：热疖虽系小恙，然竟寒热发厥者，非亲手见过，必不信此言。

羚羊角　桔梗　益元散　细生地　连翘　土贝　花粉　赤芍　通草

◎ 暑湿热化毒，满头火疖肿溃。毒恋未克卒化，治以清泄。

羚羊角　桔梗　丹皮　土贝　牛蒡　赤芍　花粉　益元散　连翘　桑皮

◎ 暑湿热不节，以致化毒，满头攻窜，十有余处，溃肿不一。虑其不克胜任之险，治宜清化。

用泻白散去米，加桔梗、丹皮、陈皮、赤芍、土贝、忍冬藤。

◎ 暑热化疖，结于头颐，肿胀溃脓。毒火恋络，法以清理。

羚羊角　桔梗　赤芍　草梢　花粉　土贝　连翘　丹皮　制蚕　丝瓜叶

◉ 暑丹

按：古之丹毒，有“雄黄”“朱砂丹”等名，因人误服金石毒发，故有此等名目，近时之丹乃暑湿热所化，不可误会。

◎ 暑湿热化毒，头额火丹，势欲结疖。增有寒热，治以清化。

羚羊角　牛蒡　丹皮　连翘　桑叶　黑山栀　通草　六一散　淡黄芩　赤芍

◎ 暑风湿热犯肺，肺主皮毛，遍体火丹，起瘰作痒。治以清泄。

冬桑叶　连翘　白桔梗　六一散　淡芩　牛蒡子　通草　炒泽泻　赤茯苓　杏仁

◎ 暑湿热郁蒸三焦，左缠腰丹毒，起泡作痛，蔓延无定，胸闷，大便阻闭，小溲短少，舌浊，脉右弦左濡。此系邪未外达，法疏泄理暑。

按：缠腰丹毒，因躯壳之内即脏腑，故较重。

川黄连　枳壳　粉丹皮　瓜蒌　桑叶　白通草　连翘　益元散　黑山栀　牛蒡

◎ 风温厉邪化毒，左缠腰丹毒，起泡作痛，蔓延未定。治以疏化。

川黄连　牛蒡　黄防风　木通　淡芩　甘中黄　滑石　黑山栀　荆芥穗　连翘

◎ 暑风湿郁于肺胃，头面丹毒，肿势散募，右手中指蛀节疔，紫肿而痛。其象蒸脓，毋忽视之。

羚羊角　黑山栀　赤芍　荷梗　桑叶　炒枳壳

土贝　益元散　川黄连　连翘　桔梗　菊叶

◎ 暑湿热蒸郁三焦，右腿丹毒，络脉作痒，肤瘰色紫。拟疏化法。

冬桑叶　连翘　童木通　牛蒡　淡黄芩　赤芍　粉丹皮　黑栀　黄防风

◎ 暑湿热袭郁肺胃，遍身起泡流水，腐溃成片，身热音低，啼泣无泪，目定神呆，咳嗽不爽。质小任重，渐防风动劲厥之虞。

按：前后两症，均属险恶，不能收工，后之学者勿忽之也。

羚羊角　钩藤　中黄　茅根　杏仁　牛蒡子　通草　枇杷叶　冬桑叶　桔梗

◎ 暑湿作疟之后，火毒遍体攻窜，色紫成片，起泡流水，目窜无泪，鼻煽气促，大便不行，身热烦躁，舌红口渴，脉象沉细，神情痿顿。慎防惊厥内陷之虞。

按：暑丹最易化疖，热疖又易变鳝拱头，此虽外症中之传变，然则当是毒从外达。暑热若内传，即有身热、躁烦、惊厥之险，岂可以丹疖忽之乎。

乌犀角　丹皮　黑山栀　赤芍　川连　鲜生地　连翘

六一散　羚羊角　青黛　土贝母　通草　三豆汤代水

◉ 风痰

◎ 李

风湿合邪，袭而成痹痛，更感温毒，颈项紫肿作痛。拟清解之中，佐以宣络一法。

按：李症险恶，能变风痰已属幸矣。

羚羊角　防风　丝瓜络　生草　茯苓　粉萆薢　赤芍　莱菔汁　牛蒡子　羌活

二诊

温邪时毒，成颈项风痰。

羚羊角　土贝　花粉　赤芍　制蚕　大连翘　桔梗　丝瓜络　牛蒡子　生草　忍冬藤

◎ 朱

缠颈风痰，势恐成溃。

按：缠颈风成脓时，必寒热交作，气升痰塞颈歪，其势可怕，溃后方松。

荆芥穗　桔梗　草节　防风　土贝母　赤芍　白蒺藜　连翘　野菊叶

◎ 韩

风痰凝络，成猢狲袋。

按：猢狲袋又名“猴痰”，生腮下、项间，其肿如袋，成脓可刺。

芪皮　角针　白芷　茯苓　归头　甘草　土贝　水姜　制蚕　桔梗　陈皮　红枣

◎ **陈**

风痰时毒，两颐肿胀。

牛蒡　制蚕　马勃　生草　淡豆　土贝　桔梗　菔汁

复

颐肿未透，厉毒内蕴。

小川连　淡芩　甘草　连翘　元参　绿升麻　桔梗

炙制蚕　牛蒡子　柴胡　紫马勃　苏薄荷

三诊

颐肿渐透，身热未解。

牛蒡子　川连　制蚕　柴胡　元参　白蒺藜　连翘　土贝　紫马勃　淡芩

四诊

羚羊角　桔梗　连翘　防风　元参　土贝母　牛蒡子　制蚕　菊叶

◎ **梁**

脑后风痰结毒，势恐成脓穿溃。

防风　牛蒡子　制蚕　桔梗　白蒺藜　当归　土贝母　草节　羌活　羚羊角

◎ **右**

脑后风毒，势欲成溃，妊将临月之躯，更兼子宫下坠。法当升提托毒，俾得速溃稠脓为告。

按：子宫下坠，即女科亦不常见，况外科乎？非陈先生敢细用药，安可无误？后学于此等处宜留意也。

羌活　芪皮　川芎　角刺　防风　当归　升麻　草节　白芷　菊叶　野蔷薇露①

复诊

芪皮　升麻　桔梗　白芷　当归　羌活　甘草　菊叶　小川芎　防风　角针

◉ 骨槽风

◎ 穿腮骨槽风，起逾四旬，外溃成管，脓水淋漓，余肿不化，牙关紧闭。其病在络，正虚邪恋，理之非易。

首乌　土贝母　丹皮　橘红　芪皮　当归　石决　钩藤　白蒺　赤芍

◎ 风温袭郁阳明，牙槽风起经匝月，脓泄不爽，牙关紧闭，外腮及颏下结核作痛，势欲穿腮。兼有牙疳糜腐，龈肿齿牙动摇。淹缠成漏，理之非易。

按：牙槽风一症，惟《喉科经验秘传》中有见，症如案中说法耳。

---

① 野蔷薇露：《本草纲目拾遗》载“蔷薇露：出大食、占城、爪哇、回回等国。番名“阿刺吉”。洒衣经岁，其香不歇，能疗心疾，以琉璃瓶盛之，翻摇数回，泡周上下者真，功同酴醾露”。

羚羊角　土贝母　丹皮　江枳壳　连翘　防风

泽泻　赤芍　牛蒡子　炙制蚕　花粉　白桔梗

◎ 内有痰火，外感风邪，穿腮骨槽风，起经五月，内外两溃，成管不敛，脓水淋漓，多骨已出。正虚毒恋，难以计日奏效，拟清托涤痰为治。

按：多骨已出，尚有可治之机。

黄芪皮　知母　丹皮　甘草　生地　白蒺藜　赤芍　麦门冬　天花粉　牛蒡

复诊

生地　白芍　茯神　生草　鳖甲　地骨皮　丹皮　象牙屑　川贝母　麦冬

◎ 客袭新风，由痰凝气滞蕴结而成，病经数月，肿连两腮，以致牙咬开合不利，饮食艰进。药力恐难奏效，调理得宜，带病延年而已。

党参　附子　白蒺　青皮　制蚕　姜皮　柴胡　独活

蔓荆　防风　赤芍　红枣　葛根　羌活　川芎　升麻

◎ **吴左**

肾水亏乏于下，肝火郁蒸于上，牙咬肿胀，牵引腮颊，甚致开合不利，已经半载有余。此骨槽重症也，将有多骨穿腮之虞。

生洋参　天冬　川石斛　橘叶　元参　川贝母　茯神

晚蚕沙　大生地　麦冬　远志肉　蔷薇露

◎ **朱**

牙咬肿胀，开合不利，肿连面颊，发热憎寒。防成骨槽风，未可轻忽视之。

荆芥穗　白蒺　土贝母　归头　牛蒡　炙制蚕　桔梗　赤芍　黄防风　羌活　连须葱头

二诊

荆芥穗　牛蒡　苏叶　制蚕　草节　白蒺藜　防风　穹术　川芎　归头　桔梗　菊叶

三诊

荆芥穗　白蒺藜　桔梗　连翘　防风　归头　草节　制蚕　小川连　赤芍　夏枯草

◎ **徐**

牙关紧闭，腮颊坚肿，开合不利，艰于食饮。此属骨槽重症也，阴气素虚，近增喉癣，药石恐难应手者。

元参　远志　石决　丹皮　甘中黄　川贝　麦冬　钩藤　中白　白蒺

二诊

生地　钩藤　当归　甘中黄　石决明　麦冬　白芍　桑枝　茯神　刺蒺　人中白

三诊

骨槽风毒，牙关紧闭，必须针刺宣通。

羚羊角　赤芍　白桔梗　制蚕　白蒺　煅石决　生草　荷花露[①]　当归头　勾勾

四诊

生地　制蚕　桔梗　当归　煅石明　钩藤　生草　野蔷薇露　白蒺　远志

五诊

荆芥　白蒺　当归　连翘　防风　制蚕　赤芍　玉桔梗

六诊

西洋参　芝麻　麦门冬　生地　当归　茯神　冬桑叶　白芍　白蒺藜

◎ 朱

牙咬风毒，开合不利，屡发屡愈，艰于饮食。冬恐成骨槽重症。

淡豆豉　白蒺　甘中黄　象牙屑　苏梗　当归　桔梗　野蔷薇露　大生地　制蚕

◎ 陆

骨槽风毒，结肿作痛，开合不利。治以宣散。

香犀角　防风　土贝母　桔梗　牛蒡　藿香梗　制蚕　甘中黄　荆芥穗　白蒺　连翘

◎ 左

骨槽风毒，起经四载，腮颊俱破，骨不易出。法当气营并补。

潞党参　天冬　当归　甘草　熟地　云茯苓　白芍　象牙屑　黄芪皮　冬术

骨槽风者，乃毒袭于牙根尽处，颊车诸骨交会之骨缝槽中。故必先酸痛，而后牙关拘紧，甚至饮食难进，腮颊坚肿。然有内外因之不同，体有虚实之异致。如外感风毒，用荆防、葱头、白蒺、羌苏之类；如阴虚多郁怒，肝胆木火上炎，挟风袭络者，养阴宣络为法。内外皆溃，为之穿腮骨槽风，若渗水、食少、形夺，不能收功。丁未三月初八日寿南注。

◉ 络闭、刚痉

◎ 风邪袭郁于少阳阳明，牙骱酸楚，牙关紧闭，口不能开，乃络闭至险候也。

桂枝尖　防风　冬桑叶　丹皮　白蒺　荆芥穗　天麻　生草　羚羊角　桔梗

络闭之症，诸书少载，故医亦不识，惟先生医案中有之，但言风邪袭少阳阳明，未详致病之由。余则屡见之，见于半产后及血崩后者两妇人，均见不收功耳。丁未三月初八日寿南谨识。

◎ 风邪袭络，脑项不能转侧，牙关紧闭，两项痰串，结核累累，色白不异，肿引外喉，咽物有碍，症延三月。是乃刚痉重症，内外两兼，理之棘手，且拟如圣饮[②]。

柴胡　防风　半夏　当归　淡芩　白芷　川芎　生草　羌活　乌药　鲜竹沥

痰串结核，本是络空，痰得流窜结核，甚至阻碍咽喉。其痰之多，由邪挟身中之津液所

---

① 荷花露：即白荷花露，为睡莲科植物莲的花蕾蒸馏所得的芳香水。《金氏药帖》："治喘嗽不已，痰中有血。"《广和堂帖》："止血消瘀，清暑安肺。"

② 如圣饮：方出清·徐灵胎《医略六书》，由羌活、秦艽、川芎、白芍、当归、白芷、黄芩、人参、半夏、甘草组成。功效活血祛邪。主治刚痉。

变，再受风邪，遂成刚痉。痉之无汗者，但牵掣瘛疭吐沫者，必厥闭。如在夏月，湿热化风，薛生白先生《湿热条辨》有治法，当用之，颇效。丁未三月寿南识。

◉ 眼胞菌、眼癣、眼漏、眼丹

◎ 陈

风热内伏，蕴阻心胃之络，而成眼胞菌毒，起经二月有余。若不消散，每恐翻花。

按：眼胞菌毒者，结核如豆，头大蒂小，须用手法取去。

桑叶　防风　石决明　白蒺　桔梗　池菊　丹皮　生地　赤芍　黑芝麻　夏枯草

◎ 沈

风热眼癣，不易除根。

按：眼癣用外搽药有效。

羚羊角　丹皮　决明子　白蒺　白鲜皮　冬桑叶　赤芍　黑芝麻　黑栀　生草

◎ 陆

风毒凝结，恐成眼漏。

按：眼漏生眼眶骨内陷中，破而不敛者是。若生于眼下睛明穴者，名“睛明漏”，另为一症矣。

桑叶　土贝　赤芍　桔梗　丹皮　牛蒡子　池菊　连翘　草节

又

川黄连　池菊　白蒺　连翘　桔梗　黄防风　蔓荆子　土贝　草节

◎ 姚

眼漏已成，不易速愈。

羚羊角　当归　草节　赤芍　池菊　土贝母　白桔梗　芍花　细生地　连翘　菊叶

又

羚羊角　赤芍　白蒺藜　归头　池菊花　丹皮　石决明　生草　二原生地

◎ 朱

眼漏成管，频频举发，不易除根。

羚羊角　丹皮　桔梗　天花粉　桑叶　甘菊花　生甘草　决明子　川黄连　栀子

又

原方加银花、夏枯草、茅根，去桔梗、花粉。

◎ 夏

风毒凝结，眼丹已成。

按：未成可消，已成脓熟可刺。

羚羊角　白蒺　决明子　归头　防风　川黄连　生草　鲜菊叶　牛蒡子　桔梗

◉ 眼瘤

◎ 素质阴亏，痰火有余，右眼瘤起经半载，渐渐长大，坚硬木痛，色泽不异。袭受新风，耳目结肿，复起痰痈，又将匝月，溃经五日，脓出清稀，腐肉未化，舌黄脉细。阴伤邪恋，理非易者。

羚羊角　陈皮　川石斛　细生地　赤芍　土贝母　连翘　忍冬藤　粉丹皮　淮麦　生草

◎ 肝脾郁结，左目眼瘤，由来载半，渐次长大，稍有作痒，里无痛楚，色红而焮，势欲成溃，脉带细数，舌白苔黄。内因之病，且拟养肝之不足，清肝之有余，一定章程也。

羚羊角　白蒺　钩藤　半夏　生地　石决明　青皮　料豆　粉丹皮　山栀

◉ 睛明毒痈

◎ 风热上乘，左睛明毒，肿胀作痒，已经五日。恐难消尽，法疏散治之。

荆芥　菊花　桑叶　连翘　枳壳　牛蒡　条芩　土贝　桔梗　赤芍

◎ 风温时厉，袭伏阳明孔窍，右睛明痈，起经半月，虽溃，脓泄不爽，肿势方张，引及鼻旁，兼有寒热，舌白脉数，加以便泻腹痛，治当两顾。

荆芥　桑叶　麦芽　防风　牛蒡　枳壳　赤苓　六曲　福泽泻

按：睛明穴在眼下近大角，俗名“泪堂”。此处肿者是睛明痈。若溃，易生管漏。丁未一月寿识。

◉ 月蚀疮

◎ 徐

月蚀疮久延，肝火凝结所致，不易速愈也。

按：月蚀疮生耳后折缝，碎烂以月盈亏为盛衰，故名月。

白前胡　丹皮　土贝　青黛　牛蒡　大连翘　生草　夏枯草　黑山栀　赤芍

◎ 陆

月蚀疮，时发时止，痒痛滋水。由于肝经湿热熏蒸于上，不易速痊也。

川连　粉丹皮　生草　青黛　鸡内金　白蒺　杏仁　桑叶　夏枯草

另服更衣丸[①]五分。

◉ 耳门痈

◎ 陈

风痰凝结，发耳门痈。

按：耳门在耳小肉之傍，此处有穴，溃易生管。

牛蒡子　土贝　炙制蚕　草节　连翘　白桔梗　赤芍　橘核　制南星　银花　野菊花

又复

柴胡　桔梗　银花　杏仁　牛蒡子　土贝母　赤芍　橘核　制蚕　连翘　草节　菊叶

---

① 更衣丸：方出《太平惠民和剂局方》，由朱砂、芦荟组成，功效泻火通便。主治肠燥便秘、目赤易怒、头晕、心烦、失眠。

◎ 姚

风热郁阻，耳痈肿胀。

羚羊角　连翘　赤芍　甘草　菊叶　牛蒡　土贝　丹皮　桔梗

◎ 胡

耳门痈，由风痰结毒所致，肿连面颊，牙关渐紧。势将成脓穿溃，慎风忌口为要。

荆芥穗　白蒺　归头　防风　生甘草　制蚕　牛蒡子　桔梗　桑枝

◉ 耳漏

◎ 王

耳门漏管，治以补托。

西洋参　归尾　东白芍　土贝　生地　粉丹皮　白薇　白桔梗　黄芪皮　黑山栀　象牙屑

◎ 李

耳痈成漏，收功不易。

羚羊角　丹皮　甘草　银花　生地　归身　桔梗　菊叶　赤芍　制蚕　川石斛

复诊

羚羊角　桔梗　角针　防风　芪皮　炙制蚕　甲末　甘草节　全当归　白芷

三诊

黄芪皮　草节　土贝母　花粉　象牙屑　归头　白桔梗　银花　净连翘

四诊

羚羊角　丹皮　草节　桔梗　牛蒡　当归　连翘　菊叶　土贝母　银花　黑山栀

五诊

细生地　连翘　麦门冬　丹皮　金银花　生草　赤芍药　土贝　鲜菊叶

◉ 耳停

◎ 湿热肝火熏蒸于上，为停耳流脓。冬惟恐失聪，先从清泄上焦。

按：停耳亦名“耳停”，耳窍内流脓也。

羚羊角　丹皮　浮石　菖蒲　桑叶　白茯苓　竹茹　玫瑰花　石决明　蒲青黛

◉ 耳痈

◎ 右

肝阴素亏，风阳郁结，兼挟郁火上扰，以致耳内痈脓，患逾一月，舌苔垢腻。拟两和肝胃，化风阳兼清湿热一法。

羚羊角　土贝　石决明　丹皮　女贞子　二元地[①]　金石斛　茯苓　西瓜翠衣

◉ 耳菌

按：耳菌形类初生蘑菇，头大蒂小，色红，微肿闷痛，点硇砂散[②]。此症以外治法为第一，

---

① 二元地：即二原地黄，中药干地黄之别名。

② 硇砂散：方出明·陈实功《外科正宗》，具体剂量见于《陈氏配置内外丸散膏丹秘集》，主治鼻痔、耳痔。

但必有真硇砂，用之方验。

◎ 肾开窍于耳，肝胆之脉亦附于耳，肾阴亏则肝火上升，炎炎不息，结为耳菌。起经三载，耳门涌塞，渐次失聪。最虑翻花出血，拟清滋养肝法。

细生地　丹皮　甘菊　橘红　首乌　白蒺藜　山栀　稆豆衣　石决明　泽泻

◉ 鼻痔

按：鼻痔生于鼻内，形如石榴子，渐大下垂，色紫微硬，撑塞鼻孔，碍人气息，或痛或不痛，点硇砂散。

◎ 风热蕴于太阴，鼻痔肿胀，破则流血。慎其作腐翻花，拟清泄法。

桑皮　天花粉　麦冬　生草　地骨皮　辛夷　黑山栀　枇杷叶露　条芩　知母肉

◎ 周

此翻花痔也，起经一月，色赤不痛。由肺胃二经积热所致，溃最难治。

桑皮　黑山栀　赤芍　芦根　桔梗　鲜生地　川连　甘草　枇杷叶

复诊

鼻痔之根在脑，最属棘手。

知柏八味丸，每服四钱，淡盐汤送下。

◉ 鼻[NOTE: 𪖙]疮、鼻皻

◎ 某

鼻䘌疮发时痛痒，由湿热熏蒸所致，不易速愈，恐其增剧。

桑叶　黑山栀　桔梗　细生地　土贝母　赤芍　丹皮　白蒺藜

按：鼻䘌疮生于鼻下两旁，色紫斑烂。由风热客于肺经，浓汁浸淫，痒而不痛，青蛤散[①]。

◎ 尼

肺经伏火，面鼻赤皻，不易除根之症。

芦根　丹皮　知母　杏仁　薄荷　紫菀　甘草　菊花　黑山栀　土贝

按：面鼻赤皻，即面鼻色红起瘰。虽肺胃热而思虑过度，少睡多醒，以被覆首，皆生此病。用皮硝水洗，久久神效，服药皆不有功也。

◉ 舌菌

按：舌菌多因气郁而生，生舌上初如豆，次如菌，或如木耳，紫色，疼痛，红烂无皮，朝轻暮重。

◎ 舌为心苗，舌本属脾，心脾抑郁，郁则火炎于上，结为舌菌，饮食妨咽，舌黄苔糙，左寸关弦数。症起情志，宜舒养开怀，佐以药力，冀缓图功，拟仿二阴煎意。

生地　枣仁　茯神　木通　川连　元参　生草　灯心　麦冬

---

① 青蛤散：方出清·祁坤《外科大成》，由青黛、蛤粉、石膏、轻粉、黄柏组成。功效清热解毒，燥湿敛疮。主治黄水湿热等疮，小儿鼻䘌疮。

◎ 病由郁火内炽，结为舌菌，已经三月，渐次张大，木痛妨咽。缘皆情志不舒而成，理之非易。

川连　连翘　川贝　茯神　玄参　丹皮　石斛　竹卷心[①]　条芩　山栀　桔梗　灯心

◎ 陆

心火郁结，发为舌菌。六旬之年，最虑翻花。不能除根之疾，静养调摄为上。

生洋参　白芍　茯神　石斛　二原地　黑栀　远志　橘叶　川贝母　丹皮

◉ 舌疳

◎ 邬

心境不怡，五志火炎，肾水内乏，不主上承，以致舌疳。起经一载有余，先曾出血，每虑翻花。

黑元参　远志　枣仁　青黛　生地　云茯神　蛤粉　竹叶　麦门冬　甘草

二诊

壮水之主，以制阳光。

淡海参　天冬　远志　茯神　熟地　龟板胶　女贞　旱莲　大生地　麦冬　杜阿胶

舌起僵肉如豆瓣，渐渐长大，此为舌菌。迫皮破肉绽，痛楚出血，此名“舌疳”。烂及舌根里牙根肉，遂名“牙岩”，以肉腐翻花，嵌空如岩也。三病传变而有三名，本皆七情内因，难以收功者。丁未三月寿南记。

◉ 舌下痰包

◎ 经云：火即无形之痰，痰即有形之火。痰火遏结上乘，舌下结成痰包，肿胀木痛，已逾旬日。虽经刺泄，血水黏腻，色如桃李，脉数舌黄。肺胃之邪留恋蓄结，治当清泄为法。

白杏仁　连翘　象贝母　山栀　薄荷　牛蒡子　生草　橘红　白桔梗　丹皮　花粉

◎ 右

心火挟痰，舌下胀肿。防发痰包，须忌鲜发。

小川连　麦冬　白桔梗　连翘　薄荷　制半夏　橘红　竹叶　黑元参　生草

◉ 重舌

按：重舌由心脾蕴热，上冲舌本，遂令舌下血脉胀起如小舌状，故名重舌。吹子字[②]。

◎ 汪幼

阳明积热，兼挟风邪上攻，而发重舌。防其内攻入喉，不可泛视。

乌犀角　土贝　白桔梗　海浮石　牛蒡　紫马勃　生草　黑山栀　苏薄荷　连翘　竹卷心

◎ 张

心火郁结，挟痰上扰，而发重舌有年。不能速愈，静养调摄为要。

小川连　黑元参　土贝　薄荷　桔梗　大连翘　制中黄　焦山栀　竹心

---

① 竹卷心：原作“竹捲心”，为禾本科植物淡竹卷而未放的幼叶。功效清心除烦，利尿解毒。用于热病烦渴、小便短赤、烧烫伤。

② 子字：方见《抄录陈氏秘方》及《陈氏配制内外丸散膏丹秘集》。

◎ 王

重舌肿胀，不能速痊。

川黄连　陈皮　云茯苓　连翘　元参　鲜竹茹　黑栀　生草　制半夏　麦冬　白茅根

二诊

舌肿渐消，语言未利。

香犀角　桔梗　广橘红　丹皮　牛蒡　制蚕　海石　鲜生地　草节　连翘

◎ 陶

重舌肿胀，温毒挟火上扰也。

川连　生草　连翘　土贝　牛蒡　桔梗　杏仁　莱菔汁

二诊

重舌由于温毒内蕴，法当清营泄热。

香犀角　丹皮　元明粉　鲜地　海浮石　土贝　赤芍　连翘　清灵丸

三诊

舌胀渐消，而腑气未通，仍从昨法，制小其剂。

原方去土贝、加黑元参。

◎ 李

温毒挟痰上壅，重舌咽喉不利，须防塞闭。

前胡　土贝　制蚕　甘草　瓜蒌霜一钱五分　牛蒡　杏仁　海浮石

薄荷　桔梗　莱菔汁　梅花点舌丹[①]噙化咽津。

◎ 高

温毒内蕴，先发重舌，延及咽喉，半月有余。须防痰涌塞闭，未可轻忽视之。

麻黄　香薄荷　生草　制蚕　香犀角　连翘　白桔梗　海浮石　牛蒡　土贝母　莱菔汁

二诊

时厉温毒，郁伏未透，所以咽喉之肿不消，仍虑痰潮涌闭之险。

麻黄五分　豆豉三钱，泡汤，拌炒，去麻黄　苏子　制蚕　甘中黄

射干　蒌霜　薄荷　犀角　杏仁　土贝母　白桔梗

按：重舌本是温邪痰火上乘，所以重舌而喉症。余尝见烂喉风而兼重舌者，以病者形肥多郁之人，势虽甚险，以解毒涤痰之药收功也。

◉ 茧唇风

按：茧唇风，破碎结皮如茧。如破碎渗不起茧皮者，名“唇风”，稍轻，易愈。

◎ 阳明湿热上乘，茧唇风蔓延作痛作痒，肤燥裂纹。不易速全，法清泄。

细生地　黑山栀　川石斛　泽泻　淡黄芩　花粉　枳壳　苓皮　茵陈　甘草　枇杷叶

① 梅花点舌丹：方见《抄录陈氏秘方》及《陈氏配制内外丸散膏丹秘集》。

按：此即甘露饮也。

◎ 湿热蕴蒸阳明，茧唇风蔓延作痒，拟清化法。

羚羊角　黑山栀　花粉　泽泻　霍石斛　细生地　枳壳　甘草　淡黄芩　赤苓　枇杷叶

◉ 口糜疳蚀

按：口疳一症，虽是小症，亦有根蒂甚深者，观此一卷，有用清化，有用温中，有用滋养，各各不同。

◎ 王

满口发疳，黑腐延蔓，臭秽不堪，频频流血。有腮穿唇破之险，恶症也，勉拟方。

胡黄连　土贝　青蒿子　赤苓　石决明　金石斛　丹皮　陈金汁　炙干蟾　银花

◎ 沈

阳明湿热熏蒸，更感风邪，发为鹅口疳症。

川黄连　土贝　连翘　薄荷　牛蒡子　甘中黄　大豆卷　桔梗　大竹叶

二诊

鹅口疳，渐延入喉，仍当清解肺胃。

羚羊角　连翘　甘中黄　枇杷叶　薄荷　紫马勃　土贝　茅根　淡黄芩　桔梗

◎ 左

脾胃虚衰之上炎，上为口糜，下复便泄。拟宗王肯堂先生附子理中法，俾土温则火自敛，未识有当病情否也。

制附子　炮姜　肉果　益智仁　桂枝　白茯苓　菟丝子　蔷薇露　冬白术　炙草

◎ 陈

暑风湿热，郁蒸咽喉，口舌疳糜。时当夏令，心火上炎，不易速愈也。

羚羊角　麦冬　黑山栀　竹卷心　薄荷　黑元参

赤苓　益元散　香犀角　连翘　野蔷薇露

复

仍从前法加减。

香犀角　钩勾　石斛　竹心　麦冬　白桔梗　茯神　扁豆壳　石决明　川贝　蔷薇露

◎ 吴

肠气不通，湿热熏蒸，上为口糜。

川连　草梢　萆薢　细生地　竹叶　赤苓　木通　黑栀　蔷薇露

◎ 彭

胎火上炎，发鹅口疳。

川连　桔梗　土贝母　细生地　黑山栀　连翘　中黄　淡芩

雪水煎。

◎ **王**

体虚劳瘵经久，日来更增口糜便泄，是为末传，胃纳不思。勉拟温补，即所以敛火一法，以冀万一耳。

党参　附子片　白芍　肉果　冬术　炙草　伏龙肝　炮姜　茯苓　东行野蔷薇根皮

◎ 咳呛之后，大便溏泄，虚阳上浮，口舌疳碎，宜宗治许少薇土温则火敛为法。

按：许少薇当是许叔微，叔微有《本事方》。

附子理中加白芍、肉果、益智、菟丝、薇露。

◎ 口糜由于郁火，水亏无制。其来也渐，焉能速痊？

西洋参　龟板　女贞子　元参　石决明　川贝　鲜生地　丹皮　青盐橄榄七分

复诊

西洋参　丹皮　生地　女贞子　茯神　人中白　东白芍　甘草　石决明　灯心　炙龟板

◎ 少阳风热，兼挟心火上扰，而为龈舌掣痛，牵引耳颊。有年血虚，不易速痊。

川黄连　淡芩　黑元参　桔梗　川贝　当归　丹皮　蔷薇露　细生地　白芍　甘草

◉ 牙痈

◎ 阳明蕴结风温，致为穿腮牙痈，溃脓不畅，肿痛尚甚。邪愈难化，恐涉牙槽风，拟疏泄法。

羚羊角　丹皮　陈皮　当归　桑叶　制天虫　川贝母　赤芍　白桔梗　生草

复诊

细生地　桔梗　花粉　赤芍　羚羊角　土贝母　丹皮　甘中黄　枳壳　连翘

◎ 暑风湿热，郁结阳明、少阳，牙龈肿胀作痛，寒热不退。势将成溃，拟法清散。

柴胡　荆芥　连翘　枳壳　桔梗　黄芩　牛蒡　赤芍　土贝母　生草

◎ 暑风袭郁阳明，穿腮牙痈，内外皆肿，脓未畅泄，舌红苔黄，脉来细小。治宜清泄。

羚羊角　赤芍　天花粉　制蚕　连翘　土贝母　桑叶　生甘草　白桔梗　牛蒡

◎ **夏**

阳明湿热，兼挟风邪上攻，而发牙痈，肿连面颊，势欲成溃矣。

升麻　归头　丹皮　白蒺藜　石膏　草节　马勃　竹叶　鲜生地　桔梗

二诊

羚羊角　土贝　生草　芦根　薄荷　大连翘　桔梗　枇杷叶　淡黄芩　马勃

◎ **顾**

穿腮牙痈，兼发重舌，肿连喉颊，开合不利。此由时厉郁伏，风痰上扰所致，须防壅闭。

香犀角　薄荷　海浮石　土贝　牛蒡　紫马勃　桔梗　甘中黄　淡豆豉　制蚕　莱菔汁

二诊

羚羊角　连翘　土贝母　茅根　薄荷　黑山栀

川连　紫马勃　牛蒡子　桔梗　甘中黄　竹叶

三诊

川连　牛蒡子　桔梗　土贝　连翘　羚羊角　元参　甘中黄　卷心竹叶

◎ **金**

上腭牙痈，由风火郁结所致，患经四日，恐难全消矣。

羚羊角　制蚕　川连　茅根　鲜地　大连翘　生草　竹叶　白桔梗　牛蒡　土贝

二诊

肿势已消，余热未退。

羚羊角　赤芍　土贝　马勃　丹皮　连翘　桔梗　茅根　细生地

◎ **沈**

穿腮牙痈，已成未溃。

芪皮　当归　桔梗　连翘　竹叶　制蚕　赤芍　生草　土贝　银花

二诊

牙痈已溃，余肿未消。

细生地　制蚕　桔梗　土贝母　当归　花粉　甘草　银花

◎ **汪**

风毒凝结，恐成牙痈。

川黄连　柴胡　细生地　桔梗　石膏　牛蒡子　当归　生甘草　绿升麻　薄荷　粉丹皮

◎ 阳明湿热熏蒸，兼挟内风袭络，成双牙痈，左右间发，已将数月有余。近交夏令，偏于右颊，甚至牙咬坚肿，开合不利，食饮艰进。势有成浓外溃之机，不敢轻视，体质阴亏，脓深难泄，每恐延成多骨耳。

二原生地　当归　金石斛　桔梗　象牙屑　丹皮

甘草　白蒺藜　黑元参　女贞子　野蔷薇露

按：牙痈之成，每由其人性躁多怒，肝胃之火兼挟风阳上乘，因之肿痛，性复焦急，其势有增无减。能刺者效速，若性畏刀针，及情性偏执之人，病虽小恙，不易见效矣。

◉ 牙漏

按：牙漏之症，惟六七岁之幼儿待发牙时可以除根，若大人患此，脱根者少。

◎ 少阴不足，阳明有余，牙漏之孔，时发时止。病属棘手，未克速效，拟玉女煎加减。

生地　花粉　知母　怀牛膝　丹皮　黑山栀　泽泻　麦冬

◎ **朱**

阴亏牙漏，痛甚于麻，夙有失血咳呛，每易怯弱一途。

洋参　麦冬　芪皮　归须　生地　龟板　茯苓　象牙屑　野蔷薇露

二诊

羚羊角　鲜生地　黑山栀　甘草　归头　淡豆豉　丹皮　桔梗　芪皮

◉ 牙疳

◎ 痧后毒火未清，复感风温，牙疳、口疳并起，身热烦躁。势将掣肘，毋忽，拟清泄法。

牛蒡　条芩　连翘　土贝　桑叶　山栀　中黄　茅根　薄荷　赤芍

◎ 温邪内蕴阳明，引动湿热，发于牙疳糜腐，龈肿作痛，牙宣流血，舌黄脉濡数。邪势方张，虑其转剧。

犀角　淡芩　花粉　泽泻　鲜地　黑栀　茯苓　土贝　赤芍　枳壳

◎ 痢后湿热留恋阳明，发为走马疳，黑腐气秽，龈肿齿落。势将穿腮破唇，勉拟清肝饮。

薄荷　石膏　羚羊角　桔梗　柴胡　黄芩　黑元参　山栀　胡连　牛蒡子　芦荟　中黄

◎ 伤寒之后，余邪抑遏阳明，走马疳黑腐气秽，齿脱，脉细。势成扼腕。

犀角　条芩　芍药　土贝母　桔梗　丹皮　知母肉　中黄　鲜地　花粉

◎ 风寒湿邪，痹阻三阴，两腿酸楚，漫肿青紫，艰于举动，牙龈糜腐气秽，曾经流血。此所谓阴寒结于下，阳火炎于上，乃青腿牙疳也。拟疏通解毒法。

按：青腿牙疳之症，载于《御纂金鉴》，其病为阴寒结于下，阳火炎于上，此为扼要。

五积散加　川柏　防己　中黄　滑石　黑豆

另服白马乳。

◎ **徐**

穿腮牙疳，由脾胃中蕴热所致，起将两月，上齿已落。最虑黑腐延蔓，不可泛视。

川连　黑栀　土贝　升麻　石膏　生草　藿梗　赤苓

◎ **左**

先发牙疳，继为青腿，已经两月，足不任地。此由天行时厉，从阳明而传入三阴所致，脉细恶寒，阳分已虚，须防脾泄胃惫。

羌活二钱　附子二钱　麻黄二钱　牛膝二钱　乌药二钱　枳壳一钱五分

独活二钱　穹术二钱　川柏二钱　木瓜二钱　干姜一钱五分

槟榔一钱五分　黑豆四十九粒　生姜一片　生草七分　楂肉二钱

◎ 王

阴亏于下，火炎于上，牙齿浮动，脉浮无力。遍体肌肉削脱，渐入虚劳之途，法当从阴引阳，踞其窟宅而招之，非一朝一夕之故也。

金匮肾气丸每服一钱五分，用野蔷薇露炖送。

按：此等方法虽佳，但终不济事。特既为名手，不能不勉为指手耳。

二诊

脾胃虚衰之火，被迫上炎，作为口疮，以致满口齿牙摇动不牢，所以大便终年不实也。

高丽参　附子　茯苓　炙草　野於术　干姜　野蔷薇露

◎ 咬牙疳蚀，气来腥臭，紫血成块，不易速痊。

按：咬牙乃肝经热。

薄荷　黄连　黑栀　甘草　当归　石膏　细生地　丹皮　桔梗　蔷薇露

◎ 疳发于颊，齿落臭腐，坚肿不消，将有穿腮破唇之险。

川连　冬术　茯苓　柴胡　枳壳　石膏　鸡子黄　麦仁　淡芩　蔷薇露

◎ 阳明湿热熏蒸，以致牙龈发疳，色紫气臭，咳呛痰红。宜先清理肺胃。

犀角　薄荷　杏仁　元参　甘中黄　鲜生地　山豆根　土贝
中白　枇杷叶　淡芩　金银花　野蔷薇露

复诊

小生地　桑皮　元参　杏仁　枇杷叶　川黄连　地骨皮　桔梗　生草　蔷薇露

◎ 少阴不足，阳明有余，兼感风邪，发咬牙疳。不易速痊。

鲜生地　石膏　淡黄芩　麦冬　桔梗　牛蒡　元参　生草　黑山栀　川连　知母　薄荷露

◎ 烂牙疳，由阳明风热郁蒸所致。不易速痊也。

薄荷　牛蒡　甘草　连翘　川连　元参　石膏　桔梗　黑栀　竹叶

◎ 阴亏之体，风火郁结，牙衄之后，龈疳作痛。

元参　竹叶　鲜石斛　甘草　马勃　丹皮　连翘　薄荷　桔梗　蔷薇露

二诊

犀角　鲜生地　薄荷　淡芩　羚羊角　丹皮
甘草　元参　石决明　黑山栀　连翘　蔷薇露

三诊

羚羊角　丹皮　鲜石斛　中白　麦冬　女贞子　茯神　生甘草　石决明　旱莲草　蔷薇露

◎ 牙龈疳蚀，牙咬不开。少阳阳明见症，先以清散疏解。

柴胡　防风　牛蒡　独活　桔梗　生草　荆芥　薄荷　元参　制蚕　蔷薇露

按：牙疳之发，有寒郁，有风温，有湿热，有阴亏胃火，以[①]上症，能掺药得力，煎剂对病，无不可愈。惟伤寒、湿温病后，及疟后、痢后、小儿痧痘后，余毒所发，成走马疳者多，若此之流，十全一二。何也，因正气既乏于前，毒火弥漫于内，乃循阳明之络，上攻于牙龈，而腐蚀成疳，黑臭齿落，颊穿唇破。其所见之标如此，其凶内之毒火交炽之本之盛可知。专藉吹药，正如杯水车薪耳。至青腿牙疳，见于《御纂金鉴》，以军行南人不耐北地苦寒，至阴寒结于下，阳火炎于上，方用温散，白马乳等法救之。而先生所见，不在北方，亦必有致病之因，故曰时厉耳。但有葡萄疫一症，载在儿症，亦牙疳，腿起紫点，葡萄之形，用羚羊角散。过时宜辨之。

◉ 牙菌

按：牙菌生于牙根，其状紫黑色，高低如菌。此属火盛，火热兼气郁而成。

◎ 少阴不足，阳明有余，不足者阴之亏，有余者火之盛也。下牙龈肿胀出血，此为牙菌，舌红苔黄，脉滑而数。怀麟八月，手阳明司胎，拟滋化法。

细生地　子芩　石斛　山栀　麦冬　知母　骨皮　花粉

◎ 右

此翻花牙菌是也，起逾数年，日渐长大，破流滋水，艰于食饮，癸期不至，已将数月。沉疴难医之证，殊非煎剂可以奏效者。

人参养营丸[②]，每服三钱，甲子一周[③]再商。

◎ 顾

痰火风邪袭络，防成翻花牙菌。起经五年，恐难消退。

苏梗　桔梗　丹皮　白蒺藜　当归　元参　生草　茯神　川贝母　远志　金石斛

◉ 烂喉风

按：腐重而寒热不扬，脉细涩，蒂舌肿缩而腐，音闪哑，皆属不治。

◎ 暑风湿热，袭郁肺胃，烂喉风三日，咽关白腐，紫肿而痛，身热形寒，脉濡不扬。邪恋未达，防其更张，拟疏解治之。

豆豉咸寒解热　牛蒡透　赤芍凉血　桔梗开泄　中黄解毒

---

① 以：原作“已”，据文义改。

② 人参养营丸：即人参养荣丸，方出《太平惠民和剂局方》，由人参、当归、黄芪、白术、茯苓、肉桂、熟地、五味子、远志、陈皮、杭芍、甘草组成。功效益气补血、养心安神。

③ 甲子一周：即周甲，指六十日。《素问·六节脏象论》曰：“日六竟而周甲，甲六复而终岁。”

防风辛散　桑叶清表　马勃清咽　枇杷叶清肺胃

◎ 风温袭郁手经，烂喉风五日，肿痛白腐，咽物有妨。寒热交加，邪未外达，最虑痰涌肿闭之险，拟疏解法。

淡豆豉　荆芥　前胡　马勃　杏仁　牛蒡　防风　桔梗　赤芍　土贝母

按：此用疏邪荆防散，去甘草、莱菔汁，加豉芍。

◉ 喉风

◎ 风温时厉，挟痰上升，为新凉遏郁，因致咽喉腐痛，绕出项外，恶寒发热，胸脘痞闷，欲咳而不能畅达，全无汗泄，呼吸气粗。恐成缠喉风重症，须防痰潮壅闭之险，不可泛视也。

麻黄　牛蒡　苏子　桔梗　马勃　生草　荆芥　海石　杏仁　象贝　莱菔汁

二诊　转方

淡豆豉　荆芥　桔梗　杏仁　马勃　鲜生地　牛蒡子　象贝　生草

◎ 缠喉风症，防痰潮壅闭。

按：喉风肿势虽不甚，而吹药打入即作口噤而呛，及入食即呛者，不治。

前胡　苏子　海石　桔梗　豆卷　防风　马勃　土贝　甘中黄　牛蒡

二诊

豆卷　前胡　杏仁　桔梗　甘中黄　牛蒡　防风　海石　马勃　莱菔汁

◎ 咽喉肿痛，绕出项后，艰于食饮。缠喉风重症，老年须防痰潮涌闭之险。

前胡　苏子　制蚕　马勃　甘草　桔梗　牛蒡　象贝　杏仁　海石　莱菔汁

二诊

喉风肿胀，汤水难入。须防痰潮涌闭，断断不可泛视。

川连　牛蒡　杏仁　甘草　海石　制蚕　前胡　苏子　马勃　桔梗　莱菔汁

◉ 丹痧

按：昔贤所谓骤寒则火郁而内溃，过散则火焰而增腐，洵属至理名言，即缪氏《笔记》中肺胃为本，先散后清之旨耳。

◎ 风温厉邪，袭郁上焦，烂喉丹痧，现而未透，胸闷呕恶，大便泄泻，咽关肿腐，舌白脉濡。邪未外达，最虑内传营分而陷，拟解肌透痧法。

按：肤红如云朵者为丹，琐碎小粒者为痧子。

葛根　浮萍　荆芥　防风　杏仁　豆卷　牛蒡　蝉衣

赤芍　枇杷叶　枳壳　桔梗　土贝　西河柳

◎ **余**

丹痧不透，厉毒内攻咽喉，肿胀绕及颈项，欲结痈而毒不能聚，喉间痰鸣。喘闭可虞矣，勉拟方。

犀角　桔梗　葛根　海浮石　制蚕　土贝　淡芩　甘中黄

二诊

厉毒凝结，喉肿项强，内攻肠胃而为泄泻。势虑陡然作喘，危险之至也。

葛根　羚羊角　荆芥　马勃　桔梗　淡芩　制蚕　蝉衣　土贝　甘中黄

按：前年一七八岁女如此症者，尝见先喉外腮颊肿，先某同道指为痰痈，既而寒热交作，烦躁种种，见症一如此案。虽竭透达法解厉毒，然卒不能救也，遇之不可妄冀挽回，必招求全之毁，戒之！戒之！

◎ **孙**

丹痧之后，毒结在膝，腐筋蚀骨。势已成脓，童体焉能胜任。

川连　牛膝　忍冬藤　丝瓜络　川贝　生地　归尾　赤芍　络石藤

◎ **王**

丹痧已回，皮脱不畅，咽喉痛腐，灼热音嘶，杳不思纳，干呛下利，脉来细数，形体枯槁。乃肺胃津液欲涸，时厉郁毒内蕴也，理之棘手。

犀角　丹皮　桔梗　霍斛　土贝　银花炭　黄芩　元参　甘中黄　赤芍　蔗浆

二诊

津液未回，厉毒不化，喉腐咳呛，舌干脉数。必得热退知味，方许收功也。

犀角　茯苓　元参　丹皮　土贝　麦冬　霍斛　银花　淡芩　甘草

三诊

丹痧之后，下利血积，温毒之邪，由肺达肠也。

川连　赤芍　侧柏　桔梗　生草　霍斛　丹皮　枳壳　银花　柿饼

四诊

丹痧之后，热毒内传，下利红积，皮脱不畅。拟咸降之品一法。

川连　地榆　丹皮　阿胶　淡芩　赤芍　霍斛　银花

五诊　转方

白头翁　川连　秦皮　楂炭　青皮　银花炭　川柏　生地　红花　荷蒂

◎ **谢**

风痧夹丹，咽喉紫肿作痛，防重。

荆芥　淡豆豉　桔梗　赤芍　中黄　西河柳　羚羊角　鲜生地　蝉衣　丹皮　棉纱线

◎ **仲**

丹痧不透，咽喉痛腐。温毒内蕴，须防转重。

升麻　淡豆　蝉衣　甘中黄　桔梗　葛根　荆芥　赤芍　马勃　莱菔汁

二诊

厉毒深郁，喉腐发丹。

犀角　淡豉　荆芥　赤芍　甘中黄　西河柳　牛蒡　鲜地　防风　丹皮　棉纱线

三诊

丹痧已回，喉腐未脱。

犀角　赤芍　元参　桔梗　土贝　鲜地　丹皮　连翘　生草　茅根

◎ **高**

温邪时厉，咽喉痛腐，防发丹痧。

麻黄　淡豆豉　马勃　土贝　甘中黄　杏仁　牛蒡　连翘　桔梗　莱菔汁

◎ **朱**

丹痧不透，咽喉痛腐。势防塞闭，不可泛视。

豆卷　荆芥　蝉衣　丹皮　马勃　甘中黄　前胡　牛蒡　赤芍　土贝　连翘　棉线

二诊

痧毒渐化，咽痛势缓，续增咳呛。邪从肺达也，治以清解。

桑叶　羚羊角　土贝　连翘　马勃　枇杷叶　杏仁　甘中黄　桔梗　芦根

◎ **高**

时厉郁伏，丹痧未透，咽喉痛腐，大便泄泻。有内传昏陷之虞，险候也。

升麻　荆芥　赤芍　杏仁　甘中黄　西河柳　葛根　蝉衣　丹皮　桔梗　棉纱线

二诊

丹痧未透，身热不解，仍防喘陷。

犀角　蝉衣　丹皮　土贝　升麻　茅根　荆芥　赤芍　桔梗　淡豆豉　甘中黄

◎ **孙**

丹痧不透，温毒内传，咽喉痛腐，舌干津涸。其势恐难挽救。

犀角　马勃　牛蒡　淡豉　甘草　连翘　荆芥　桔梗　土贝　鲜地　蔗浆

◎ 风温郁毒，发丹未透。须防喘厥昏陷，有年不可泛视。

按：丹色赤如云朵，此只丹而不兼痧子。有浑身肤红如丹，续有痧子者，不可不防。

荆芥　浮萍　赤芍　生草　枳壳　防风　蝉衣　丹皮　牛蒡　桔梗

二诊

犀角　浮萍　淡豆豉　赤芍　连翘　当归　麻黄　甘中黄　鲜生地　丹皮　野菊

◎ **俞**

风毒郁伏，丹痧不透，咽喉痛腐。须防壅闭，断断不可忽视。

牛蒡　荆芥　杏仁　赤芍　甘中黄　制蚕　防风　蝉衣　桔梗　丹皮　莱菔汁

◎ **张**

时厉郁伏，丹痧不透，而为咽疼起腐。须防痰潮涌闭，不可忽视。

浮萍　荆芥　元参　甘中黄　西河柳　牛蒡　蝉衣　制蚕　桔梗　棉纱线

二诊

丹痧已透，喉腐渐脱，而舌绛如朱，脉洪数大。阳明郁毒未解也，犹防传变。

犀角　鲜生地　芍药　蝉衣　生草　银花露　粉丹皮　淡豆豉　牛蒡　元参　薄荷露

三诊

羚羊角　淡豆豉　连翘　花粉　甘草　桔梗　粉赤芍　鲜生地　丹皮　元参　茅根

丹痧冒风隐缩，舌黑神昏者，死极速。庚寅八月十七日识。

◉ 温邪厉毒咽喉（附：天花咽喉）

◎ 温邪厉毒，发于九秋，其邪深，其发暴，兼挟食滞互阻，而于夺精之后，先有形寒表热，旋增咽喉痛腐，肿及项间，痰吐不利，甚致难于汤饮，气塞痰潮，声如曳锯。今早鼻衄点滴，脉息往来模糊，按之细小复不鼓指。此属正气有亏，毒痰毒火壅结，肺窍渐闭，不能俯仰，有厥脱之险。勉拟降气开痰，宣肺解毒一法，以冀应手为吉。

苏子　莱菔子　杏仁　桔梗　白芥子　西牛黄

濂珠　甘中黄　海浮石　鲜竹沥　野蔷薇露

◎ 温毒上受，咽喉痛腐，汤水难入，鼻流清涕。花甲以外之年，而患如此险症，奈何，勉拟方。

犀角　元参　桔梗　连翘　牛蒡　土贝　甘中黄　海石

◎ 时厉郁伏，心火上扰，咽关色赤，艰于食饮，上为干呛，下复便秘。微有恶寒象，当先辛温散解。

麻黄　豆卷　元参　桔梗　牛蒡　杏仁　马勃　土贝　薄荷　海石　生草

◎ 朱

咽喉痛腐，身热失血，温毒入营，治以清解。

犀角　鲜生地　丹皮　桔梗　银花　元参　赤芍　连翘　甘中黄

◎ 卞

风邪时厉内蕴，兼挟风痰上扰，而为咽喉肿痛。

前胡　制蚕　生草　马勃　海石　牛蒡　土贝　桔梗　杏仁　莱菔汁

二诊

厉毒未解，咽嗌不利，色紫肿痛，仍防起腐。

犀角　土贝　连翘　甘中黄　马勃　牛蒡　桔梗　海石　莱菔汁

◎ 沈

天花六朝，正当起胀行浆之际，色虽浓厚，定不高尖。气分弱也，而毒火正炽，咽喉肿痛。补托之中兼佐清化，看守勿懈为妥。

按：此症本属痘科，因先生当时名手，故病者求治，而药味与痘科一无抵触，所以为能耳。

芪皮　紫菀茸　桔梗　角针　川连　银花　甘草　茅根　细生地　牛蒡　芦根

◉ 乳蛾、木蛾

◎ 风温夹痰，蕴结上焦，双乳蛾复发，肿赤而痛，痰多黏腻，寒热头疼，舌黄腻，脉濡细。邪未外达，恐其作腐，拟疏解法。

荆芥　土贝　防风　牛蒡　桔梗　杏仁　前胡　豆豉　赤芍　枳壳　马勃

◎ 风温厉邪，袭郁上焦，烂头发蛾，两关白腐，痰多黏腻，汤饮艰进，舌白垢，脉濡数，形寒身热。邪踞未达，最恐痰塞肿闭之险。

荆芥　豆豉　前胡　枳壳　制蚕　桔梗　防风　牛蒡　杏仁　中黄　土贝

◎ 阴虚木火刑金，发木蛾肿胀，咽中噎塞，时盛作痛，舌黄有刺，脉息细数。病经三月，势难速效。

黑元参　麦冬　丹皮　赤芍　知母　生地　怀膝　骨皮　茯神　生草

◎ 肥盛之体，中虚湿胜，湿盛生痰，痰多火旺，郁于手经，发木蛾肿胀，历今半载，时发时止，咳嗽痰黏，舌黄脉细滑。病道深远，非计日可效也，法泄肺降痰意。

紫菀　苏子　桑叶　杏仁　桔梗　甘草　土贝母　山栀　橘红　海石　竹茹　枇杷叶

乳蛾生发两喉关之内，红肿高突如蚕蛾，故曰乳蛾，有单有双。起白腐如珠者，名烂头乳蛾，皆风热痰火为肿，甚则喉道壅塞，痰升气阻致危，如吹药不及，可用银刀刺之，但此为手术，须谨慎行之。木蛾是阴虚痰火，大断以吹药、煎剂为要，病深治缓，大忌刀针，妄刺则祸不旋踵。甲寅六月注。

◉ 喉癣

◎ 少阴之脉循喉咙，少阴阴亏，少阳相火上炎，一阴一阳，结为喉癣。当喉块磊，红丝扰缠，色赤作痛，蒂舌下坠，由来三稔，时盛时衰，纳谷妨咽，下午为盛，潮热往来，音闪不亮，脉细而数，舌红苔少。渐涉虚怯一途，势成扼腕，仿景岳法。

四阴煎加味。

四阴煎：生地、白芍、沙参、生甘草、麦冬、百合、茯苓。

◎ 症由失血阴伤，虚火刑金，久嗽不已，音嘶咳呛，喉癣咽哽，左穿腮牙漏，腐溃颇大，脓水淋漓，形瘦色皖，脉细数，纳少，骨蒸灼热。考之现症，已涉损怯之途，将届秋暑蒸迫，虑其红症复发，虽仗药力，亦无如之何矣。

沙参　杜阿胶　川贝母　生草　麦冬　骨皮　石斛　茯神　生地　白花百合

◎ 素体阴亏，水不涵木，木之火刑金，而为喉痹。咽哽艰通谷食，糜腐且肿，痰如涎沫。起于胎前，今则新产四朝，瘀露少下，脘腹膨胀，音闪咳呛，寐则盗汗，脉左细数右弱濡，舌红苔黄。虚怯已萌，甚为掣肘，姑拟和营清降消息。

细生地　肥知母　桔梗　茯神　元参　丹皮　怀牛膝　藕汁　川贝母　冬桑叶

◎ 少阴阴虚，虚火上炎，水不制火，喉痹咽痛，红丝绕缠，蒂舌下坠，咳呛嗌干，舌红苔黄，脉情细小。久而不已，恐蹈音恶涉怯。

黑元参　茯神　生地　川贝母　白芍　鸡子黄　阿胶　海石

◎ 金水两亏，虚火上炎，咳嗽音闪，喉痹咽干，子舌下坠，舌苔滑，脉细数。病在本原，乃虚怯之萌也，拟四阴煎。

生地　麦冬　白芍　百合　阿胶　沙参　茯苓　生草　川贝　骨皮

◎ 阴虚火炎，喉痹复发，咽中哽痛，红丝绕缠，舌红脉细。此系本原损弱，涉怯之萌也。

四阴煎加阿胶、川贝母、梨肉，去百合。

◎ 失血之后，金水两亏，咳呛音哑，喉痹咽哽，红丝绕缠，谷食艰纳，骨蒸潮热，形肉大削，舌苔糙白，脉息细数。怯症已成，春末夏初，阳气大泄，恐增喘汗，殊属棘手，勉拟方。

生地　沙参　白芍　阿胶　川贝　麦冬　茯苓　生草　百合

◎ 少阴之脉，循喉而贯，水不胜火，火逆上行，致发喉痹。咽哽红丝缠绕，当喉起累，延绵匝月，乍盛乍衰。此系本亏之故，恐药力诚难速效。

黄连　元参　茯神　丹皮　骨皮　阿胶　生地　川贝　海浮石

◎ 阴虚火炎，喉痹咽哽，红丝绕缠，蒂舌下坠，脉息细数，舌红无苔。此系水涸火动，理之不易。

细生地　沙参　元参　知母　麦冬　地骨皮　川贝母　花粉　杜阿胶　茯神　生草

◎ 少阴之脉，循贯喉咙，阴亏质弱，以致少阳相火上炎。喉痹咽痛，红丝绕缠，舌光而红，脉息濡数。病经一载，理之扼腕。

生地　阿胶　丹皮　生草　茯神　川连　元参　白芍　川贝

◎ 病后阴耗未复，水枯火炎，结为喉痹，当喉起腐，舌红无苔，脉象细数。慎防涉怯，拟四阴煎。

生地　茯苓　百合　阿胶　沙参　白芍　茯神　骨皮　麦冬　生草　川贝　梨肉

◎ 阴亏内热，虚火上炎，而为喉痹，频频举发，治以滋降。

元参　麦冬　怀牛膝　丹皮　生地　白芍　龟板　地骨皮

二诊

肾阴不足，虚火上炎，而为喉痹，频频举发，治且导火归元，踞其窟宅而招之。

东垣滋肾丸[1]，每服二钱。

◎ **顾**

真阴亏于下，虚阳越于上，喉咽痹痛，有时作痒，拟益阴潜阳一法。

洋参　生地　龟板　粉丹皮　熟地　麦冬　阿胶　生草　天冬　川贝母

◎ **僧**

真阴亏于下，虚阳越于上，咳呛失血，咽喉痹痛。劳损之根，理之非易。

玄参　阿胶　麦冬　百合　生地　川贝母　生草　藕汁　龟板　沙参

又

阴亏阳亢，喉痹咳呛。

生地　阿胶　甜杏仁　猪肤　白蜜　龟板　玄参　川贝母　生甘草

◉ 郁火结毒喉咙

◎ 症由郁积，郁则生火，火盛生痰，痰火交并，结成郁火结毒。咽关腐溃，频频流血，痰涎颇多，谷食难咽，语言不利，牙关紧而外腮结核，舌红苔黄，脉左濡细，右部滑数。病经载半，阴液暗耗，痰火日增，势已成怯，法清滋降泄化痰为治。

细生地　元参　山栀　石决　黑豆　霍石斛　茯神　丹皮　钩藤　青黛

◎ 久咳不已，肺火结毒，咽腐肿痛，痛连上腭，蒂舌已损。绵延三纪，恐药力骤难奏功。

桑皮　细生地　川贝　花粉　黑山栀　骨皮　羚羊角　知母　中黄　枇杷叶

◎ 舌为心苗，舌本属脾，心脾抑郁，郁火生痰，成为郁火结毒。舌下龈肿腐溃如岩，颏下结核，舌强难言，纳谷艰咽，舌红苔黄，脉息细数。虑防流血伤阴涉怯，治之扼腕。

大生地　赤芍　中黄　陈皮　麦冬　丹皮　木通　知母　石斛　川贝　茯神

◎ 症象火郁结毒，咽喉糜腐，齿牙脱落，鼻音已变。绵延三岁，阴液大伤，舌光无苔，脉息细数。久而不已，势恐涉怯。

细生地　丹皮　桑叶　石决　土贝　沙参　龟板　骨皮　黑豆　中黄　大麦冬

---

① 东垣滋肾丸：一名滋肾通关丸，方出金·李东垣《兰室秘藏》，由黄柏、知母、肉桂组成。功效清热泻火、滋阴化气。

◎ 郁火结毒，绵延数秋，喉腐如岩，鼻梁崩塌，余毒留恋络中，右颧肿痛，牙骱肿胀。势将窜头，岂易消退，法清泄化毒治之。

羚羊角　桑叶　丹皮　石决　中黄　白蒺　花粉　钩藤　赤芍　土贝

复诊

细生地　石决　桑叶　赤芍　中黄　龟板　羚羊角　骨皮　丹皮　土贝

◉ 喉痈

◎ 风温挟痰，袭郁肺胃，右喉痈内外皆肿，痛楚色紫，溃脓不爽，痰多黏腻，脉细而数。邪未畅达，虑其更张，法宣泄肺气，解表化痰。

前胡　防风　桔梗　土贝母　苏子　豆豉　制蚕　马勃　杏仁　牛蒡　赤芍　枇杷叶

◎ 风温挟痰，互阻太阴，左喉痈肿痛，痰多黏腻，谷食妨咽，寒热常作，舌心剥落。阴伤邪恋未化，治以疏解。

防风　马勃　豆豉　甘草　制蚕　牛蒡　桔梗　赤芍　前胡　土贝　白杏仁　枇杷叶

◎ **谢**

时行风热，咽喉肿痛，防成喉痈塞闭。

羚羊角　桔梗　马勃　土贝　赤芍　制蚕　连翘　牛蒡　生草　莱菔汁

二诊

喉痈肿胀，势欲成溃。

牛蒡　当归　连翘　桔梗　杏仁　制蚕　赤芍　土贝　生草

◉ 喉瘤、喉菌、梅核气

◎ 证象喉瘤，起经三载，日渐长大，肿硬木痛。痰火郁结所致，溃则防其翻花流血，理之棘手。

胆星　橘红　海浮石　茯苓　天竺黄　丹皮　昆布　生草　半夏　山栀

◎ **朱**

耳聋鼻塞，目泪口歪。昔贤云：九窍不利，都属胃病。加以喉关起菌，势欲翻花，有年何堪当此。

珠粉　白蒺　桔梗　甘中黄　人中白　远志　茯神　石斛　野蔷薇露

◎ **某**

七情气恼[①]上逆，咽中有如炙脔所阻，拟七气汤[②]主之。

半夏　紫苏　覆花　远志　厚朴　生姜　杏仁　香附　茯苓

---

① 恼：原作“脑”，据文义改。

② 七气汤：出自宋·陈无择《三因极一病证方论》，由半夏、茯苓、厚朴、紫苏组成。功效行气开郁，补虚化痰。主治七气相干，阴阳不得升降，攻冲作痛。

◉ 锁喉痰痈

◎ 风温与痰互阻，致成右偏锁喉痰痈，肿胀增巨，内撑喉道，业已妨咽，作痛寒热，蒸脓未透，而头形非一所，舌黄苔浊，脉息滑数。气机涌逆，大便不行，痰升少降。体虚之质，当此重候，势恐陡然痰升塞厥之虞，至险！至险！姑拟疏解涤痰，佐以提托，冀其速溃为幸。

白前胡　防风　白桔梗　角针　牛蒡　江枳壳　马勃　大连翘

杜苏子　制蚕　赤芍　生草　鲜枇杷叶　鲜竹沥

◎ 风温挟痰，袭于太阴阳明，结成锁喉痰痈，起经两候，内外皆肿，肿势极甚，屡次闭塞，气逆汗泄，清晨[①]内溃，今已外溃，溃脓盈碗，汤饮可以下咽，舌苔黄厚，脉濡而数。腑气未通，痰多黏腻，温邪难化，毒痰仍恋，症情虽得转机，然而在险途也，仿清泄化痰法。

羚羊角　中黄　桑白皮　桔梗　赤芍　白杏仁　茯苓

土贝母　大连翘　橘红　瓜蒌仁　茅根　活水芦根

◎ 锁喉痈，昨日一经溃泄之下，稍可得寐，神识略宁，汤饮可以下咽，脓虽大出，内外之肿，犹未全消，痰多咳呛，腑气不通，舌苔灰浊，脉息细数滑。余邪化热化痰，有伤正气，此时未便进补，再守清化，佐以通泄腑气一法。

冬桑叶　桔梗　瓜蒌仁　杏仁　霍斛　火麻仁

茯神　甘中黄　土贝母　赤芍　枇杷叶　芦根

◎ 锁喉痈溃交三日，脓泄盈碗成盆，腐肉并出，长以数寸，肉里空虚。然内喉之肿未平，颏下尚未能化尽，舌苔发黄，脉软滑数，大便欲解未解，神倦易汗。阴气日亏，余邪未疏，肺气失降，腑气不通，拟清化肺胃、通腑一法。

桑白皮　霍斛　土贝　白茯神　麻仁　瓜蒌仁　赤芍药

桔梗　肥知母　蛤壳　杏仁　甘中黄　茅根肉

◎ 舌苔稍化，脉情细数，胃虽进谷，腑气未通，内喉肿势渐减，外喉之脓尚属不少，脓既去多，肉里空虚，还有积脓留恋，肺胃余热未清，阴气受戕矣。仿西昌[②]法。

北沙参　天花粉　桔梗　云茯神　杏仁　麦冬　甘中黄

麻仁　桑白皮　川贝母　枇杷叶　芦根

◎ 今午腑气得通，先结后溏，神倦汗泄，胃气尚未能振，纳谷不多，舌黄苔薄，脉左细右软

---

① 晨：原作“辰”，据文义改。

② 西昌：即喻嘉言，本名喻昌，字嘉言。明末清初著名医学家，江西南昌府新建（今南昌市新建区）人。因新建古称西昌，故晚号西昌老人。

数。溃疡脓去过多，空虚已极，正气亏而毒火恋，难许全吉，拟扶胃清金，佐以化痰解毒之法。

人参须　桑皮　茯神　橘红　麦冬　花粉　川贝　桔梗　霍石斛　白粳米

◎ 脉来细小，舌苔渐化，得寐加谷，神宁汗止，溃疡脓少痛止，肿势日平，内喉之肿亦减，咽物不致有碍，是转佳之兆。惟此处肉薄空虚，宜乎生新能速为善。

人参须　赤芍　川贝母　知母　桔梗　麦冬　桑白皮

橘红　霍斛　生草　天花粉　粳米　竹茹

◎ 左脉稍起，胃气略醒，可以加谷，舌苔渐化，余红不减，锁喉痈脓少而清，内深孔阔，喉关尚有脓来，余肿未消。正虚毒恋，然于生长收敛，诚非易，易养阴托毒，一定之理。

人参须　桑白皮　霍斛　竹茹　芪皮　天花粉　橘红

赤芍　川贝母　丹皮　桔梗　生草　茅根

◎ 风温挟邪互阻，锁喉痈复兼摿舌，内外皆肿。肿势散蔓方炽，虑其转重，拟疏散化痰法。

淡豆豉　枳壳　前胡　赤芍　牛蒡　土贝母　荆芥　杏仁　黄防风　桔梗

◎ 少阴不足，阳明有余，牙漏三载，时发时止，近感风温，袭郁太阴，始先咳嗽，两胁刺痛，咳吐腥痰，色如杨妃，已历半载，寒热往来。肺痈已成，复感新邪，又起锁喉痈，内外皆肿，肿及喉道，汤饮妨咽，舌强艰语。势有闭塞之险，急宜疏导先之化郁而治。

前胡　荆芥　桔梗　牛蒡　杏仁　苏子　生草　橘红　土贝母　枳壳　制蚕　莱菔子

◉ 马刀瘰疬

◎ 乙癸同源，肝为先天，先天不足，则木失水涵，火自有余也。火则即痰，痰即是火，火即无形之痰，痰为有形之火，火盛即生痰也。其痰痹于少阳阳明之络，右颈颐及缺盆之上，结为马刀瘰疬，起经半载，渐次长大，不甚作痛，根坚中软，形如桃李，已见成溃之象矣。今按脉左部濡细，右软滑，细是阴虚，滑必有痰也。舌苔薄黄，眠食均安如常，癸水二年不通，此血虚之明征也。有痰不嗽，痰之循筋入络也。内因之病，成势必逆，溃头亦迟，而收功更迟矣。日月难计，药力恐不能速效耳。拟养肝之体，清肝之用，参入咸降化痰之品。

生地　归身　橘红　丹皮　野於术　川贝母　云苓　昆布

制香附　白芍　黑山栀　石决明　鲜藕汁一两

◎ 心生血，脾统血，肝藏血。肝不藏血则失荣养，而不能灌溉筋络，阴愈亏，火愈炽，火盛生痰，痰随气凝，留而不化，遂生马刀瘰疬。现结两处，其核累累不一者，在于四围之根，其高肿色变在于上，形象如蛤，色若桃李，虽未作痛，为日已多，久之惟恐成溃。诊脉情如前日，述舌亦如前。拟守八味逍遥散加入咸降化痰之品，取肝得血养，木喜条达，治痰必先理气，咸[①]能软坚之义，拙论是否？

大生地　归身　奎白芍　黑山栀　制於术　茯苓　鳖血柴胡

紫丹参　平川贝　丹皮　制香附　陈皮　海带菜一两，代水

另煎《金鉴》夏枯草膏[②]，去红花，入新绛。

◎ 身中之水火即阴阳也，即气血也。气血不调，八脉亦不调，癸水不通，由是来也。血虚则气火郁结生痰，痰之凝聚少阳络分，而为马刀瘰疬，起经半载，渐次高肿，色红，根坚中软，按之则痛，势难消尽。诊左脉和缓，右仍滑细，舌苔薄而不黄，起居饮食如常，拟进四物汤、舒肝溃坚汤[③]加减。

柴胡　白芍　归身　生草　生地　香附　云苓　陈皮　石决明　川芎　川贝母　夏枯草

◎ 阴虚木郁，郁之则生火，火盛生痰，痰之循筋入络，络在少阳部分，而少阳清净之府，不容痰浊，乃留于皮之内、膜之外，遂生马刀瘰疬。起逾半载，由渐长大，色红而软，按之则痛，已见脱皮，欲成脓也，脉左部濡缓，右部细滑，有痰艰咯，饮食甘美，腑气通调，是手阳明无恙。斯症不外肝胆两经也，前剂平善，当守其意加减，还从消散为治，拟方。

制首乌　制香附　茯苓　川贝母　白芍　归身

石决　桔梗　鳖血柴胡　小川芎　陈皮　甘草

十四日二更时，瘰疬其上自溃，即诊，用硇砂膏。

◎ 马刀瘰疬，昨宵自然而溃，溃于上者，脓出清稀，此正气虚也，色淡肿消，毒有宣泄之机矣。其下色红皮脱，稍觉胀痛，痛连筋络，溃头亦近，脉情平静，舌色亦正，眠食均安，乃属顺象。所有根坚不化，余核垒垒，其中尚有痰留于络也。此时溃者溃，肿者肿，日须挟正内托，调和营卫为主，拟进何人饮合六君子汤加味。

台人参　制首乌　茯苓　绵芪　归身　生草　白芍　陈皮　野於术　制半夏

◎ 前进扶正内托，调和营卫法。瘰疬溃后肿势大平，脓色微黄而稀转稠厚，甚为佳象，至于根脚之坚，结核不一者，尚非旦夕可松。现在稍有咳嗽，苟能痰从嗽出，未尝不为美事，其下之未溃，亦见高肿色红，皮肤光亮，溃不远矣。神脉平善，舌苔微黄，拟守原法损益。

人参　白芍　川贝母　生草　野术　茯苓　陈皮　归身　黄芪　海石

---

① 咸：原作“盐”，据文义改。

② 夏枯草膏：方出清·吴谦《医宗金鉴》，由夏枯草、当归、白芍、玄参、乌药、浙贝母、僵蚕、昆布、桔梗、甘草、川芎、陈皮、红花、香附组成。功效化痰活血，软坚散结。主治瘿瘤、瘰疬、痰核等，伴见舌淡苔白，脉濡缓。

③ 舒肝溃坚汤：方出清·吴谦《医宗金鉴》，由夏枯草、僵蚕、香附子、石决明、当归、白芍、陈皮、柴胡、川芎、穿山甲、红花、姜黄、甘草组成。功效疏肝解郁，化瘀溃坚。主治筋疬、石疽。

◎ 治溃疡，古人论以扶脾补气为主，盖脾主肌肉，脾为生痰之源也。脾生湿，湿生痰，痰化为脓，脓虽转厚，肿难得平，尚有余坚，疮口四围肉色紫暗，亦有化腐之象，按脉濡细，眠食皆安，乃佳境耳。宗归脾汤意。

人参　广木香　归身　於术　枣仁　茯苓　黄芪　陈皮　川贝母　远志　生草

◎ 前进归脾汤加减，溃疡脓厚而畅，肿势日衰，旁围结核未能消化，想是痰之痹络经久，一时不克即解也。必得调和营卫，使气血日充，筋得营养，络中所阻之痰，渐次消息。至于现在，神脉平善，胃气亦佳，拟宗八珍汤，加入化痰之品。

人参　黄芪　生地　於术　生草　归身　川芎　陈皮　夜交藤

◎ 时近冬至，阳气衰微之际，无阳则阴无以生矣，故物不生于阴而生于阳也。兹者溃疡瘰疬，脓得渐稠，其色尚白，根坚稍化，有所未尽，下之肿者，按之已软，溃脓坚成。亦当助其阳气，培其营分，盖脓血内挟痰所化耳，脉息平和，胃气亦佳，拟进十全大补合二陈汤意。

人参　於术　生地　归身　肉桂　绵芪　交藤　云苓　赤芍　川芎　制半夏　桔梗

◎ 日来溃疡之势渐平，下之肿者，内脓已成，皮顽难消，所积之脓肿引下也。日须托里提脓，冀其速溃再商拟方。

人参　归身　角针　於术　白芍　桔梗　云苓　川芎　生草

◎ 今晨瘰疬自溃，溃脓虽稠还清稀，余肿余坚不化。气血亏而营卫失和，痰凝犹未消也，拟进人参养营汤加味。

人参　於术　大生地　远志　云苓　肉桂　白芍

陈皮　绵芪　归身　炙草　土贝　真夜交藤

◎ 交一阳节后，阳气初萌，当此溃疡脓血生多之际，阴分更伤，筋络失和，疮口之旁，脉络作痛，余核未消，痰浊有阻。仍宗昨法，佐以和络之品。

人参　白蒺藜　生地　生草　白芍　钩勾　茯神　川贝　远志　黄芪　陈皮

◎ 瘰疬相继而溃，中下贯通。皆由脓路不顺，积痰化毒使然。溃处已松，肿势渐瘪，脉情亦平，惟旁围结核不化，络脉作痛。不外乎营卫两亏，筋络不舒也，拟进八珍去术加芪合妙灵散[①]意。

① 妙灵散：方出明·徐用诚《玉机微义》，由木香、沉香、川牛膝、何首乌、当归、海螵蛸、桑寄生、海藻、青葙子、昆布、海带、甘草节组成，功效软坚，消滞，解毒。主治瘰疬马刀腋下生者。

人参　归身　白芍　绵芪　橘络　海藻　首乌　川芎　生草　茯苓　沉香汁　鸭血拌桑枝

太旱物不生，火偏盛；太涝物亦不生，水偏盛也。水火偏胜则营卫不调，营卫不调则气失统，其马疬大溃之后，成脓化腐，全赖气血运毒，所蓄之痰，在筋在络，化而不尽，尚有余核，一时不克消化，亦属情理之常。疮口之旁，按之则痛，无非脓已泄多，肉里空虚，筋络不和。前进八珍合妙灵散加减，诊脉息平善，饮食如常，还当宗此理治。

人参　首乌　归身　绵芪　茯苓　川贝　生地　炙草　海藻　川芎　白芍　沉香汁

◎ 右关脉不和，大便溏泄。脾阳失司健运，溃疡之势依然。再当先理中宫，拟疏补兼施。

人参　赤苓　陈皮　归身　制半夏　炙草　白芍　苏梗　焦谷芽

续进膏滋方。

乙癸同源，肝肾同治，肝为先天，论木本水源之象，夫水亏则木失涵养，木郁则生火，火盛生痰，痰即有形之火，火即无形之痰也。且脾为生痰之源，土衰则湿胜，湿胜则生痰也。痰之循经入络，痹于少阳、阳明之间。少阳之脉，绕于耳，行身之侧。阳明之脉，从缺盆行身之前。胆为清净之腑，焉容痰火归之于络？胃为多气多血之腑，营卫失和，逆于肉里，乃生斯恙。盖谷入于胃，洒陈于六腑，气至和调于五脏而血生，所以脾为后天，能生万物。水生木，木生火，火生土，土生金，金生水，此五脏相生之议也。至于癸水不通，谅由八脉不调，经事一层，愧不明理，未敢妄论。今之马刀瘰疬为日已多，其始也迟，成溃亦迟，而收敛更迟矣。皆由病起内因，脏腑相兼，有诸内必形诸外焉，谨呈拙论，祈钧政。

人参一两五钱　天冬三两　海藻十两　於术二两　白芍二两，土炒　归身二两

丹皮二两　黄芪四两　川贝三两　生草七钱　泽泻二两　云苓四两

钩勾三两　制半夏二两　川芎七钱　阿胶二两　石决明十两　陈皮一两

远志一两　香附二两　桂心三钱　生地六两　夜交藤五两

上药如法制度为膏。

◎ 阴虚气郁，郁则生火，火结成痰，痰痹于络。两颐马刀瘰疬，起经三月①，渐次长大，肿连喉内，痰多黏腻，谷食难咽，脉滑而细，舌红苔糙。病因情志，恐起痰涌阻闭，至险候也。拟宗“诸气膹郁，皆属于肺”例治。

杜苏子　紫菀　黑山栀　茯神　蛤壳　海浮石　杏仁　川贝母　白桔梗　橘红

◎ 素患失血，真阴亏损，阴虚火炎凝生痰，痰痹于络，颈项致生马刀瘰疬，累累成串，起经半载，溃孔不一，滋水淋漓。阴液全耗，正难敌邪，甚为扼腕，药力非计日可奏。拟滋水制

① 三月：原抄本此处无“三月”，据他本增补。

火，咸降化痰法。

大生地　天冬　昆布　橘红　元参　川贝母　牡蛎　夏枯草　北沙参　丹皮

◎ 阴虚内热，热蒸化痰，右项马刀瘰疬，累累成串，结核坚硬，木痛酸楚，业经三载，脉数舌黄。本原亏损，恐药力不能计日而奏。

生地　石斛　石决明　白蒺藜　沙参　海浮石　半夏　夏枯草　茯苓　昆布

◎ **陆**

马刀挟瘿瘰疬，喉痹劳损之根，理之不易。

黑元参　云苓　生地　丹皮　牡蛎　当归　橘核　夏枯草　川贝母　白芍

◎ 马刀挟瘿瘰疬，皆以劳得之。

逍遥散加　香附　贝母　陈皮　橘核　功劳叶

◎ 马刀瘰疬，势欲成溃。

元参　牡蛎　丹皮　归头　川贝母　橘核　夏枯花　茯苓

复诊

羚羊角　海藻　橘核　天葵　元参　川贝母　制南星　夏枯花　昆布　牡蛎

◉ 瘰疬、疬串

◎ 肝胆木火，兼挟风痰上扰，头项结核，忽聚忽散，久延恐成瘰疬。

元参　连翘　山慈菇　川贝　桔梗　橘核　草节　夏枯草　牡蛎

◎ 左项瘰疬，起经半载，牵引喉颊，开合不利。肝经郁火生痰，痰气入络，痹阻使然，消之非易。

羚羊角　首乌　白蒺　橘络　白芍　西洋参　丹皮　云神　夏枯草

◎ **凌右**

肝胀，左胁作痛，起见两月有余，近增缺盆穴间结疬肿胀，色白不变。水亏，木火挟痰上扰所致。而妊将三月，腹痛腰酸，须防胎气不固，而有半产之虞。

西洋参　橘核　石斛　十大功劳叶　生地　川贝母

草节　白芍　茯神　川断　当归　玫瑰花

◎ 郁痰入络，而成瘰疬，发于右项，推之不动，惟恐成脓穿溃。

柴胡　当归　冬术　元参　橘核　茯苓　白芍　生草　川贝　牡蛎

◎ **彭**

风痰凝结，恐成疬串。

羚羊角　防风　土贝　生草　橘核　牛蒡　白芷　桔梗　连翘　白蒺

二诊

风痰瘰疬，势不能消。

羚羊角　制蚕　归头　桔梗　连翘　牛蒡　土贝　元参　甘草

三诊

左项风痰，色白不痛。阴亏体质，瘰疬之根。

羚羊角　川贝　海藻　橘核　草节　元参　牡蛎　昆布　茯苓　茅茶

◎ **陶**

阴虚疬串，已溃多头，脓水滋多，余核累累。夏令初交，肝阳升动而为晕厥。治以滋潜，尤宜戒鲜发，慎起居为要。

洋参　石决　元参　瓦楞子　川贝母　生地　龟板　牡蛎　茯神　十大功劳叶

复诊

洋参　生地　麦冬　牡蛎　川贝母　熟地　天冬　茯神　龟板　丹皮　十大功劳叶

三诊

生地　龟板　川贝　女贞　橘核　元参　牡蛎　茯神　丹皮

◎ **左**

痰疬成串，起经半载，已溃一头，余核不消，日来渐增干呛，下午微寒微热，脉象细数，咽干且痒。病起大疟之后，厥少之阴先亏，若再见红，尤难措治。

石斛　生地　龟板　川贝　银柴胡　沙参　天冬

阿胶　牡蛎　丹皮　元参　麦冬　十大功劳叶

◎ 郁怒伤营，营气不从，逆于肉里，颈项结核，已经一月，盗汗灼热，咳呛痰红气促，防入虚劳之门。

细生地　白芍　银柴胡　陈皮　淮麦　冬术　归身

茯苓　川贝　牛膝　西洋参　炙草　小红枣

◉ **痰瘿**

右肘痰瘿，起经数年，块磊高突，酸楚坚硬作痛，色白不变，形势颇大。久则虑其翻花流血，乃危症也。

沙参　丝瓜络　白芍　天竺黄　首乌　料豆　桔梗　白蒺藜　茯神　当归　川贝

◎ 痰瘿起历多年，在于右臂，形如覆碗，业已穿溃，现有两孔，但流滋水，而无脓泄。势必翻花流血，是乃危症，岂草木所可起效？勉拟清理祛痰法。

沙参　归炭　料豆衣　白蒺藜　橘红　首乌　昆布　石决明　白芍　川贝　丝瓜络　藕肉

◎ 阴虚木郁，郁则生火，火盛生痰，痰生痹络，颈颐胸腋结为马刀挟瘿，块磊高突，色白坚硬，木痛而麻，甫经一载，日渐攻窜，肿及咽关，咽物有碍，舌红苔糙，脉滑而细。本原情志之病，药力以图迟破为妙，拟泄木咸降、育阴化痰法。

沙参　钩勾　夏枯草　首乌藤　远志　丹皮　橘红　茯神　川贝　石决　昆布　黑山栀

◎ 气滞痰瘀，左项发瘿，患涉年余，大如覆盆，恐难消散。

昆布　当归　茯苓　草节　海藻　陈皮　橘核　功劳露　蛤粉　川贝

◎ 丧子悲哀抑郁，兼挟酸冷凝滞，颔下发瘿，日以益大，已经一月有余，恐难消散。气阴并亏之质，不可过分消克。

於术　制半夏　瓦楞子　海藻　茯苓　橘核　牡蛎　昆布　十大功劳露

◉ 猢狲袋、瘰疬痈

◎ **韩**

风痰凝络，成猢狲袋。

芪皮　角针　白芷　茯苓　归头　甘草　土贝　水姜　制蚕　桔梗　陈皮　红枣

◎ 此瘰疬痈是也，由左项而延及右项，起经数载，不易除根。

芪皮　龟板　川贝　夏枯草　茯苓　生地　元参　牡蛎　草节　丹皮

◉ 流注

◎ 痰气交阻，右腋胛流注，按之坚硬。已经半月，加以寒热，断难消退，法疏通化痰理之。

苏梗　旋覆花　半夏　青皮　香附　新绛　陈皮　白芥子　青葱管

◎ 疮久湿痰痹络，右腿上面冬瓜流注，漫肿作痛。已及两旬，恐难消散，拟化解法。

苏梗　防风　白芥子　赤芍　赤苓　桑枝　灵仙　防己　陈皮　归身　牛膝

◎ 风邪挟痰痹络，左结胸流注，漫肿酸楚，按之板硬，形如覆碗。今交两旬，艰于消散，防重。

前胡　防风　半夏　枳壳　蒺藜　杏仁　苏梗　陈皮　瓜蒌　草节

◎ 右腿湿痰流注，溃眼两孔，脓泄不畅。余肿未化，毒尚留络，法清化治之。

黄芪　防己　土贝　赤苓　瓜络　归身　花粉　赤芍　陈皮　草节

◎ 痰气交阻，腋胛流注，结核肿痛，按之坚硬，寒热交加。已经匝月，势有蒸脓之象，恐其增剧，拟疏泄化痰法。

苏梗　旋覆花　归须　甘草　白芥　赤芍　半夏　陈皮　香附　茯苓　新绛

复诊

照原方去苏梗、香附、茯苓、赤芍、甘草，加江枳壳、制蚕、土贝、青皮。

◎ 疮久湿盛生痰，痰随气阻，痹于络分，左腋胛流注，结核肿痛，按之坚硬。形势颇巨，难以消退。

旋覆花　苏梗　青皮　半夏　橘红　新绛　香附　枳壳　归须　白芥子

复诊

疏肝导滞汤[①]加土贝母、橘核。

◎ 臂膊寒痰流注，漫肿板硬，色白木痛。形势颇巨，难以消散，虑其正不克邪之险。

方用二陈汤加桂枝、羌活、川芎、白芥子、当归、赤芍。

◎ 风邪挟痰痹于右臂，流注漫肿作痛，按之板硬，寒热频加。势欲蒸脓，治非易之。

苏梗　土贝　川芎　杏仁　蒺藜　陈皮　当归　桑枝　姜黄　防己

◎ 暑风湿热化毒，烂皮流注，发于右臂，漫肿作痛，溃脓不爽，糜腐迅速，紫肿异常。毒恋不化，宜清化提毒法。

犀角　藿梗　防风　枳壳　土贝母　鲜生地　黄芩　赤芍　山栀　六一散

◎ 病后元虚邪恋，挟痰凝聚，臂膊流注，溃者溃，肿者肿。体亏任重，变险莫测，毋作忽视，法提理之。

托里消毒散[②]去参芷、银花，加陈皮。

◎ 暑风湿热痹络，左肋流注，漫肿作痛，形如覆碗，延及二旬，寒热交加，咳嗽痰出不爽，舌白脉滑。病属扼腕，正不克邪，淹缠靡定，拟疏泄法。

苏子　杏仁　丝瓜络　赤苓　前胡　半夏　桔梗　甘草　枳壳　陈皮　佛手

◎ 左肋流注，起经数月，渐次长大，时痛时止。其病在络，势难速功。

首乌　蒺藜　川贝　钩钩　香附　当归　白芍　橘红　茯神　石决明

---

① 疏肝导滞汤：方出清·高秉钧《疡科心得集》，由川楝子、延胡索、青皮、白芍、当归、香附、丹皮、山栀组成。主治肝经郁滞，欲成乳癖、乳痈、乳岩。

② 托里消毒散：方出明·薛己《校注妇人良方》，由人参、黄芪、当归、川芎、芍药、白术、茯苓、金银花、白芷、甘草组成。主治疮疽元气虚弱，或行攻伐，不能溃散。

◎ 暑湿挟痰痹络，右腋胛流注，肿胀而痛，色渐转红。已现成脓之象，防重。

防风　赤芍　当归　土贝　陈皮　白芷　桔梗　角针　甘草

◎ 气阻于络，痰痹不宣，右胁漫肿作痛，色白不变。业经匝月，乃流注也。

覆花　苏梗　白芥子　枳壳　青皮　新绛　香附　蒌皮　桔梗　归须

◎ 暑风湿痰痹络，结为牵藤流注，现发四枚，寒热往来。已见蒸脓之象，难以消退。

苏梗　川芎　赤芍　当归　防风　防己　乌药　牛膝　半夏　枳壳　陈皮　甘草

◎ 暑风湿痰痹络，牵藤流注，现结五枚，溃者溃，肿者肿。邪势方张，最虑他窜，仿流气饮。

方同上，去防己，加茯苓、木香。

◎ 暑风湿痰痹络，牵藤流注，现患两枚，漫肿作痛，曾有寒热。已经半月，难许消尽，拟疏散法。

荆防败毒散因有寒热用此

◎ 暑湿挟痰痹阻，结为牵藤流注，漫肿作痛，加以寒热。势张未定也，拟疏解法。

苏梗　防风　防己　陈皮　白蒺　豆卷　杏仁　甘草　半夏　赤苓　酒炒桑枝

◎ 暑风湿痰痹络，下肢牵藤流注，现发两枚，漫肿作痛，兼之腹胀，难以消退。

苏梗　乌药　半夏　木香　防风　陈皮　枳壳　桔梗　当归　川芎　牛膝　赤苓

◎ 暑湿挟痰阻气，牵藤流注，现生两枚，溃者溃，肿者肿。毒郁不化，攻窜未定也，拟进和络之法。

芪皮　茴香　红花　赤芍　枳壳　当归　乌药　独活　川芎　牛膝

◎ 暑风湿热，挟痰痹络，发为牵藤流注，现在两枚，漫肿作痛，寒热往来。起经匝月，势欲蒸脓，拟疏通法。

托里消毒散去参苓，加土贝母。

◎ 风寒湿痰痹络，牵藤流注，现成四枚，溃者溃，肿者肿。起经二月，正虚邪恋，虑其不克胜任之险，拟托里提脓法。

芪皮　赤芍　茯苓　当归　角针　川芎　桔梗　土贝　陈皮　生草

◎ 风寒湿痰痹阻于络，两臂牵藤流注，漫肿痛甚，形势巨大，寒热往来，舌红脉濡。阴亏质本，虑其正虚不克之险，拟疏通化痰法。

紫苏梗　乌药　半夏　川芎　防风　广木香　当归　桔梗　泽泻

复诊

防风　当归　白芷　川芎　陈皮　乳香　赤芍　桔梗　土贝　角针　甘草

◎ 风温挟痰痹络，牵藤流注，现发三枚，漫肿切痛，舌红苔剥，脉见细数。欲蒸脓象，虑其正不克邪之虞，拟清托提脓法。

羚羊角　花粉　土贝母　丝瓜络　粉丹皮　知母　陈皮　甘草　连翘　制蚕　桔梗　桑枝

◎ 风寒湿痰痹络，牵藤流注，现透三枚，漫肿作痛，寒热往来。生发之机未定也，拟疏散治法。

荆防败毒散加葱头。

复诊

桂枝　防己　大豆卷　牛膝　威灵仙　姜半夏　防风　陈皮　独活　茯苓　白芥子　桑枝

◎ 风寒湿痰痹阻于络，结成牵藤流注，现有三枚，溃肿互见，绵延三月，胃纳维艰，乍寒乍热，神脉皆虚。正气日危，而毒壅不化，深恐涉怯，势将扼腕，拟和营卫、化痰调胃法。

首乌　当归　半夏曲　石斛　於术　白芍　橘红　谷芽　甘草　茯苓

◎ 暑风湿痰痹络，发为牵藤流注，现结十有一枚，溃者溃，肿者肿。迁延五旬，正虚邪恋，变险可虑也，拟补托法。

八珍汤加陈皮、黄芪。

◎ 风热湿痰痹阻于络，左腿外侧附骨流注，结核肿硬，着骨作痛，色白不变，由来两月，胸闷不饥，入夜少寐，往来寒热，舌白脉濡。体虚邪实，难许消退，防其不克胜任之险，拟疏通络痹之法。

桂枝　防己　独活　陈皮　半夏　灵仙　枳壳　白芥子　牛膝

◎ 乳孩体质，风寒湿痰乘虚袭络，右腿伏兔附骨流注，漫肿如轴，色白不变，板硬木痛，往来寒热，舌白脉濡。症经两候，热难消退，质薄任重。虑其正不克邪之险，溃后虚波不测为忧，拟温通化痰法。

桂枝　防己　白芥子　牛膝　川断　赤苓　鹿角　独活　灵仙　归尾　桑枝

◎ 风寒湿痰痹络，右胯作痛结核，痛引少腹，足屈不伸。已交匝月，乃缩脚流注，冀消为吉，拟疏解痹络。

桂枝　防已　秦艽　牛膝　独活　片姜黄　归须　木瓜　蒺藜　灵仙　炒桑枝

◎ 先天不足，肝肾两亏，浊痰凝痹于络，鹤膝流注，四弯[①]皆有，结核累累，舌白，神脉皆虚。虑其背脊损变，理之棘手。

党参　怀山药　杞子　当归　甘草　首乌　山萸肉　杜仲　丝瓜络

◎ 风寒湿痰痹络，左膝漫肿酸楚，难于举动。将成鹤膝流注重症，冀消为吉。

桂枝　灵仙　防风　秦艽　木瓜　独活　牛膝　归尾　蒺藜　桑枝

◎ 风寒湿痰痹络，右缠腰流注，漫肿作痛，形如覆碗，已经旬日，艰于移动，不克消退，虑不胜任之险。

苏梗　牛膝　赤苓　赤芍　半夏　木香　陈皮　桔梗　枳壳　当归　川芎　甘草

◎ 风寒湿痰痹络，右缠腰流注，漫肿作痛，皮色不变。起经两旬，兼以寒热，势难消退。

二陈汤加苏梗、木香、乌药、枳壳、防风、归尾、赤芍、桔梗。

◎ 风寒湿痰痹络，右缠腰流注，漫肿作痛，形如覆碗。已经旬日，难以消退，虑其正不[②]克邪之险。

二陈汤　苏梗　木香　乌药　枳壳　归身　赤芍　桔梗　川芎　生草

复诊

芪皮　白芷　赤芍　陈皮　独活　牛膝　川芎　乌药　当归　茴香　生草

◎ 风寒湿痰痹络，右缠腰流注，漫肿作痛，皮色不变。起经两旬，寒热交加，势难消退。

苏梗　防风　半夏　陈皮　桔梗　赤芍　木香　乌药　归尾　枳壳　生草

复诊

旋覆花汤加白芥子　归尾　半夏　香附　生草　陈皮

◎ 湿痰痹络，右脐旁穿肠流注，漫肿作痛。已经五候，难以消退，拟疏通法。

二陈汤加苏梗　覆花　桔梗　白芥　枳壳

---

① 四弯：原作“四湾”，据文义改。四弯即四肢弯曲处。

② 不：原文无“不”，据文义增补。

◎ 气阻瘀痹，挟痰凝聚，左肋之下，结核作痛，按之板硬。已经旬日，渐成穿肠流注，冀消为吉。

归须　青皮　白芥　香附　覆花　苏梗　瓜蒌　桃仁　枳壳　新绛

◎ 风寒湿痹阻于络，右环跳着骨酸楚，漫肿色白，难于步履。将及一载，是为贴骨流注重症，冀消为吉。

桂枝　独活　川断　白芥　牛膝　防己　灵仙　白蒺　当归　赤苓

◎ 风寒湿痰痹络，环跳酸楚作痛，艰于步履，寒热交加，舌白脉数。已有半月，将成贴骨流注重症，冀消为要。

苏梗　威灵仙　川芎　陈皮　防风　归身　防己　赤苓　左秦艽　酒炒桑枝　牛膝　泽泻

◎ 气阻瘀痹，挟痰凝聚，左肋之下，结核肿痛，按之板硬。迄今旬日，渐成穿肠流注，以冀消散为吉。

苏梗　新绛　蒌仁　归须　青皮　旋覆花　白芥　香附　桃仁　枳壳　葱管

◎ 湿热阻气，挟痰凝滞左少腹，穿肠流注，漫肿作痛，按之坚硬。势张未定，延及两旬，恐正不敌邪之虑。

广木香　蒌仁　归须　覆花　金铃子　小青皮　枳壳　桃仁　新绛　延胡索

◎ 暑风湿热痹络，右腿内侧脉络肿胀，色泽泛红，胯间结核，渐成流注暑毒也。

藿梗　枳壳　广皮　防己　防风　牛蒡　土贝　连翘　赤芍　通草

◎ 半载婴孩，暑湿热深蕴，结为暑毒流注，攻溃不一，孔深眼大，余肿累累，尚欲延窜，满口生疳，乳哺难咽，面浮色皖。正虚邪恋，变端莫测，危症毋忽，勉拟养肝胃、化毒、化痰法。

北沙参　佩兰　土贝　茯苓　麦冬　扁豆　石斛　广皮　桔梗　海石　甘草

◎ 暑湿热三气化毒，头面火疖窜生，复发暑毒流注，腐肉如岩，流水无脓，气秽异常，耳痈流水，兼之作疟，神疲烦燥。质亏任重，变险萧墙为虑。

淡芩　羚羊角　丹皮　广皮　甘草　青蒿梗　枳壳　土贝　荷叶

◎ 暑湿热化毒，胸部暑毒流注，溃孔成管，滋水淋漓。阴气暗耗，余热未化，深虑淹缠，拟进补托。

泻白散去米，加细生地、知母、丹皮、赤芍、花粉、川贝、陈皮。

◎ 跌仆伤络，瘀阻不行，右肘败瘀，流注虽溃，脓泄不爽，余肿不化。再易淹缠成漏，拟托里和阴，佐以宣络。

四物汤加白蒺藜、陈皮、丝瓜络、芪皮、土贝、甘草。

◎ 始于跌仆，湿痰凝聚右臂，败瘀流注，已溃二孔，成管不敛，滋水带血。绵延两载，筋骨皆伤，正虚毒恋，非计日所能奏效者，拟调和营卫、托毒和络法。

芪皮　丝瓜络　赤芍　土贝　甘草　当归　茯苓　冬藤　陈皮　桑枝

复诊

党参　首乌　归身　赤芍　土贝　芪皮　冬藤　茯苓　陈皮　甘草　桑枝

◎ 跌仆伤络，湿热内痹，右足委中之下，结为败瘀流注，腐溃如岩，流脓滋蔓，足屈不伸，络脉作痛。势将成脓穿溃，溃[1]后虑其成损，不易收敛，拟和营托毒，佐以宣络一法。

芪皮　当归　木瓜　牛膝　冬藤　生地　川芎　赤苓　赤芍　甘草　桑枝

◎ 种花之后，毒火恋络，痘毒流注，四肢皆有肿溃，已见三枚。绵延二旬，脓水清稀，正虚毒郁，深恐他窜淹缠。

党参　冬术　陈皮　天虫　冬藤　绵芪　当归　赤芍　土贝　甘草　桑枝

◎ 种花未出，苗毒留络，右臂痘毒流注，肿硬作痛，形势颇大，寒热往来，难以消退，拟清泄化毒法。

羚羊角　防风　枳壳　桑叶　忍冬藤　牛蒡　赤芍　土贝　甘草

◉ 流痰

◎ 风寒湿痰，乘虚袭络，始因右环跳作痛，继而内外皆肿，不能举动。势已成损，病延一载，正虚邪实，溃则难敛。若药力善调，冀能迟破为妙。乃贴骨流痰是也，勉拟滋阴化痰运络之法。

首乌　於术　半夏　陈皮　党参　泽泻　云苓　牡蛎　蒺藜　木瓜　归须

◎ 先天不足，肝肾阴亏，寒痰乘虚痹络，右腿贴骨流痰，起经三载，漫肿板硬，着骨酸楚，屈伸不利，舌苔白，脉濡细。病道深远，药力难以消退，溃则不易收功，仿阳和法。

肉桂　鹿角霜　麻黄　怀牛膝　熟地　全当归　白芥子　炙甘草

① 溃：原文无“溃”，据文义增补。

◎ 右腿附骨流痰，起经二十余载，屡发屡痊，溃孔不一，脓水淋漓，余肿不化。尚防攻窜，系三阴不足所致，难许收效。

党参　绵芪　首乌　归身　白芍　云苓　杜仲　半夏　陈皮　炙草

◎ 本虚之质，挟痰凝聚，右臂膊流痰，起逾半载，溃将一月，脓出清稀，腐肉频去。阴气日耗，神脉皆虚，久延防其成管，涉怯可虞。

参须　归身　白芍　川贝　炙草　生地　於术　茯神　枣仁

◎ 三阴不足，情怀郁勃，郁则生火，火盛生痰，痰痹于络，右臂流痰，溃孔成管，脓水淋漓，绵延日久，脉软无神，形肉削消，胃纳呆少，腑气或溏或结，遗泄腰痛，舌黄边绛。气阴并耗，虚怯已萌，殊难结局。

党参　绵芪　生地　龟板　归身　白芍　茯苓　杜仲　川贝　甘草

◎ 本质三阴不足，情志郁勃，以致郁火生痰，痰痹于络，左腰肾俞穴下，漫肿板硬，色泽不异，坚结如石，按之微酸，并无痛楚，由来五月，渐渐长大，形瘦纳少，脉左细数，右弦滑，舌苔糙黄。本原为病，乃流痰是也，久延难免成怯，殊属掣肘。姑拟培补三阴，佐以和胃化痰，治内即可外解。

首乌　川贝　陈皮　石决　半夏　沙参　於术　瓦楞　白芍　茯苓

◎ 素有肝气，木郁失条，郁火凝痰痹络，左腋流痰，起经四月，溃流清脓，成管不敛，余核累累欲窜。理之非易，拟养肝泄肝，参入化痰法。

北沙参　首乌　橘红　川贝　石决　昆布　瓜络　茯苓　白芍　甘草

复诊

原方去昆布、橘红、丝瓜络，加海浮石、芪皮、橘核。

◎ 营卫内亏，痰凝气聚，左腋流痰，起经两月，现结三枚，溃肿互发，脓出清稀，孔眼深大。最虑淹缠成管，非细事也，拟和补营卫，宣络化痰法。

沙参　当归　川贝母　石决　瓜络　首乌　赤苓　广皮　茯神　甘草

◎ 右肋流痰，起经半载，溃孔成管，脓水淋漓。气阴并耗，神脉皆虚，理之棘手。

沙参　芪皮　当归　川贝　甘草　茯神　牙屑　首乌　白芍　鳖甲[1]

---

① 原抄本此段五味药缺如，据他本增补。

◎ 下疳之后，结毒未尽，挟痰挟湿，痹阻络中，左胯结毒，流痰累累。绵延四月，消退不易，拟疏泄化痰法。

桑叶　白蒺　赤苓　陈皮　归尾　丹皮　瓜蒌　赤芍　土贝　防己

◎ 四肢结毒流痰，起经三载，溃孔不一，成管不敛，脓水清稀，气阴并耗，形神瘦削，脉象濡细，胃纳减少。渐成疮怯一途，恐难全功，拟扶正养阴、和络托毒法。

沙参　当归　中黄　龟板　川贝母　黄芪　石决明　首乌　白芍　茯苓

◎ 头额结毒流痰，起经逾年，溃眼不一，流脓作痛，目眩肿胀。势欲窜头，本虚毒恋，药力难于骤效。

沙参　石决明　豆衣　钩勾　橘红　首乌　丹皮　白芍　川贝　白蒺

◎ 右膝内侧，湿毒流痰，起延四载，溃孔成管，脓水淋漓，肉色紫暗。正虚毒恋，理之棘手，拟和营卫，参入运湿化痰法。

芪皮　首乌　米仁　瓜络　鳖甲　川贝　当归　茯苓　白芍　甘草　陈皮　石决

◎ 两腿结毒流痰，腐溃如岩，起经一载，遍体广痘。毒火神蕴，势成扼腕。

细生地　黑栀　土苓　冬藤　赤芍　赤苓　归须　中黄　大贝　石决　丹皮　泽泻

◎ 湿毒流痰，结于肾囊少腹，起经四载，溃眼成管，腐溃流水，滋蔓不已。病道深远，难以速奏。

细生地　川贝母　龟板　赤芍　泽泻　当归　丹皮　中黄　石决明

◎ 湿毒流痰，两腿皆有，右盛于左，腐溃流脓不已，紫赤而肿，攻窜之机未定，阴液暗伤，舌光而绛，脉象细数，胃纳减少，食后脘胀。脾阳亦弱，五载沉疴，理之非易，涉怯已萌，调摄宜周，姑拟清养和中冀幸。

沙参　石斛　白芍　茯苓　甘草　麦冬　川贝　橘红　谷芽

◎ 四肢湿痰毒流痰，起延一载，溃后滋水淋漓，色滞攻窜难定。病道深远[1]，药力难以速效，拟培托化毒法。

党参　陈皮　冬术　白芍　蒺藜　归身　米仁　茯苓　川贝　甘草

---

① 此案“病道深远”至“上胯络痰”一案，原抄本置于《陈莘田先生医案续集》下卷，穿插于“面部疔”一节中，当为装订时错简。

◎ 阴亏体质，痰火有余，痰痹于络，左迎香之旁，结为络痰，甫经数月，日渐长大，坚硬木痛，曾经失血，舌黄脉细。内外病情断难速功，拟养阴和营通络法。

沙参　丹皮　茯神　贝母　橘红　竺黄　石决　生地　夏枯　昆布

◎ 阳明络热生痰，痰痹不宣，右颧络痰，结核木痛，按之板硬，色白不变。由来匝月，舌白脉濡滑，消退不非易。

羚羊角　竺黄　半夏　橘红　丹皮　胆星　蒺藜　钩勾

◎ 上胯络痰，起经数年，木痛，按之坚硬。病道深远，药力难于骤[1]效者。

二陈汤加胆星、藜子、竺黄。

◎ 背脊虚损，由来一十五稔。真阴大亏，浊液恋挟，生痰痹络，右肾俞缠腰流痰，抽掣作痛，色白不变，脉弦而数，兼以寒热，不易消退。

首乌　沙苑子　石决明　瓜络　茯苓　白芍　川贝母　橘络　甘草

◎ 先天不足，肝肾阴虚，筋骨失于营养，背脊虚损，两足痿软，右腰流痰，溃眼两孔，成管不敛，滋水淋漓，舌光脉软，乍寒乍热，咳呛痰少，胃呆。损怯之机显著，恐难结局，法培补三阴意。

大补阴加萸肉、怀山药、杞子、归身、茯苓、杜仲、菟丝子。

复诊方

大补元煎加黄芪、牛膝、菟丝子。

◎ 右臂流痰，起经半载，溃孔成管，滋水淋漓。阴气暗耗，挟受温邪，烂牙疳糜腐，龈肿色紫，动则流血。切莫泛视，治以两顾。

犀角地黄汤加连翘、花粉、中黄、土贝、知母、山栀。

◎ 右手腕流痰，起经一载，漫肿酸楚，不得屈伸。渐有成溃之象，恐溃后淹缠可虞。

首乌　橘红　白芍　瓜络　当归　牡蛎　蒺藜　昆布　茯苓　川贝

◎ 阴亏木虚，虚火生痰，痰痹右胁肩臂，结为流痰，其核累累，坚硬酸楚，延今百日，脉滑而细，舌红苔黄。本原衰弱，恐难速奏，拟育养阴分、泄木咸降化痰法。

沙参　白蒺　丹皮　昆布　茯神　海石　首乌　山栀　夏枯　橘红　川贝

---

① 骤：原作“聚”，据文义改。

◎ 右肘流痰，起经二载，溃孔不敛，滋水淋漓，阴气暗伤，余核累累。尚防攻窜，神脉皆虚，延久恐其涉怯，拟培补气阴、化痰宣络法。

党参　鳖甲　归身　橘红　石决明　黄芪　首乌　白芍　川贝　甘草

◎ 真阴不足①，痰火有余，左腮络痰，结核坚硬，色白不痛，起逾一月，牙关不利。其病在络，拟清滋和络，佐以化痰。

沙参　蒺藜　川贝　丹皮　昆布　生地　钩藤　海石　橘红　夏枯

◎ 情怀抑郁，郁则生火，火盛生痰，痰痹于络，右迎香络痰，肿连上颚，迄今百日，渐渐长大。此系本原情志之疾，若溃恐难于收敛，拟清滋泄降法。

沙参　生地　橘红　远志　石决明　黑栀　茯神　丹皮　川贝　钩藤

◎ 右臂痰疣，坚硬漫肿，起经七载，渐次转红作痛。势有成溃之象，溃则艰于收敛。

首乌　昆布　茯苓　蒺藜　石决　白芍　半夏　当归　橘红　甘草

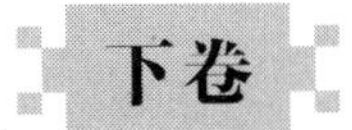

下卷

黄沁海手集珍藏

◉ 面部疔

◎ 风温袭郁阳明，翻唇疔肿胀而痛。欲蒸脓象，防其走黄，拟清泄提托法。

羚羊角　花粉　连翘　桔梗　淡芩　土贝母　枳壳　赤芍　冬桑叶　角针

◎ 风温化毒，蕴蒸阳明，右锁口疔，起经六日，脓泄不爽，肿势散漫，作痛寒热，舌黄脉濡数。邪不外达，虑其内伤营分之险，拟清泄提托法。

羚羊角　川连　条芩　连翘　土贝母　角针　赤芍　枳壳　天花粉　桔梗　中黄

◎ 风热化毒，左颧疔起经五日，脓未畅泄，顶平根散。势有走黄之兆，变险可虑。

羚羊角　连翘　桔梗　角针　条芩　土贝母　甘中黄　荷梗　甘菊花　赤芍

◎ 暑风湿热，右太阳风毒疔虽溃，脓泄不爽，肿势散漫。毒郁未化，拟清泄法。

羚羊角　条芩　桑叶　牛蒡　枳壳　土贝母　连翘　赤芍　甘菊花　桔梗　荷梗

① 此案至“右臂痰疣”一案，原抄本置于《陈莘田先生医案续集》下卷，穿插于“面部疔”一节中，当为装订时错简。

◎ 暑风湿热，蕴蒸阳明，虎须疔业经逾候，不得脓泄，根围散漫。虑其走黄，治以清泄提毒法。

羚羊角　枳壳　角针　荷梗　淡芩　大连翘　赤芍　生草　桔梗　土贝　地丁草

◉ 臂指各疔

◎ 温邪化毒，右手合谷蟹钳疔，肿痛溃脓。毒恋未化，拟清托法。

羚羊角　丹皮　土贝母　茅根　连翘　天花粉　桔梗　忍冬藤　细生地　赤芍　甘中黄

◎ 风温化毒，右手丫疔，红肿而痛。欲蒸脓象，勿泛视之，法清泄理之。

羚羊角　赤芍　土贝母　花粉　丹皮　白桔梗　连翘　生草节　江枳壳　桑叶

◎ 暑湿热化毒，右手当脉兑疔，红肿而痛。势欲蒸脓，宜清泄提托法。

羚羊角　赤芍　白桔梗　花粉　土贝母　甘草　牡丹皮　角针　连翘

◎ 暑邪化毒，左手芝麻疔，溃脓不爽，毒留于络。右手合谷蟹钳疔，肿胀作痛。又欲蒸脓，势成扼腕，不可泛视。

羚羊角　连翘　土贝母　角针　花粉　条黄芩
赤芍　白桔梗　冬桑叶　枳壳　荷叶　甘草

◎ 右手掌劳宫之旁膣泛疔，起经两候，肿痛溃脓。毒留于络，尚虑更张。

细生地　赤芍　中黄　丹皮　羚羊角　花粉　冬藤　土贝　连翘　陈皮　茅根

复诊

照原方，去中黄、丹皮，加甘草、桔梗。

◎ 温邪化毒，右掌膣泛疔虽溃，脓泄不爽。毒郁不化，拟清托法。

羚羊角　桔梗　赤芍　土贝母　冬藤　细生地　生草　连翘　粉丹皮　花粉

◎ 温邪痹络，右手掌膣泛疔，肿胀而痛，寒热往来。势难消退，宜清理法。

羚羊角　土贝母　杏仁　赤芍　枳壳　牛蒡　桔梗　地丁草　冬桑叶　大连翘

◎ 暑风湿热，蒸蕴阳明，右臂疔走黄，肿势散漫，脓泄清稀。毒恋未化，防其更张。

羚羊角　条芩　骨皮　知母　花粉　土贝母　菊花　赤芍　细生地　甘草　荷梗

◎ 暑风湿热化毒，左臂疔走黄，脓蓄不泄，肿势散蔓。毒郁于里，防其内陷之险。

羚羊角　桑叶　六一散　赤芍　条芩　大连翘
枳壳　土贝母　皂角针　菊花　白桔梗　荷梗

◎ 暑湿热化毒，右手烂皮疔腐溃，脓泄无多，流水极甚，肿势散漫。虑恐走黄之险，毋为泛视。

羚角　通草　连翘　枳壳　赤芍　黄芩　黑栀　六一散　桔梗　土贝

◎ 湿邪化毒，蕴蒸阳明，右臂烂皮疔走黄，腐溃流水，蔓延迅速，舌红无苔，脉息细数。深恐毒陷，至险候也。

犀角地黄汤加　花粉　知母　土贝　连翘　中黄　冬藤　茅根

◎ 暑湿热化毒，右手当脉兑疔，红肿而痛，势欲蒸脓。宜清泄提托法。

羚羊角　赤芍　连翘　花粉　土贝母　生草　牡丹皮　角针　桔梗

◎ 冬温化毒，右手大指蛇眼疔，肿胀而痛。势欲蒸脓，防其转重。

羚羊角　连翘　赤芍　甘草　桑叶　花粉　土贝　茅根　粉丹皮　桔梗　地丁草

◎ 冬温化毒于手厥阴经络，右手中指蛀节疔[①]，肿胀溃脓。毒恋不化，恐其损指为忧。

川连　赤芍　土贝　地丁草　细生地　连翘　桔梗　生草　丹皮　花粉

◎ 冬温化毒，左手无名指竹节疔走黄，肿势散漫，指节腐甚，作痛则厥，舌黄脉细数。邪郁不化，深虑内传昏陷之险。

犀角地黄汤加　花粉　连翘　桔梗　土贝　中黄　冬藤

◎ 右手大指指节疔，起已两月，溃而不敛，肿势不化，脓水淋漓。毒恋于络，延恐成损。

细生地　天花粉　陈皮　冬藤　桑皮　丹皮　土贝　生草　地骨皮　赤芍

◎ **陈**

小指疔毒，由于心火凝结，兼挟暑邪所致，势正方张，不易速愈。

川黄连　连翘　角针　花粉　银花　土贝母　地丁草　菊叶　白桔梗　草节

◎ **王**

蛇眼疔毒，势防走散。

川黄连　生草　白桔梗　地丁草　土贝　角针　银花　连翘　菊叶

---

① 蛀节疔：一名蛇节疔、竹节疔，生于手指中节接骨处，绕指俱肿，其色或黄或紫。多因火毒凝结。

二诊

蛇眼疔毒已溃，脓出不畅。

细生地　银花　角针　连翘　生草　地丁草　土贝　桔梗　赤芍　菊叶

◎ 蛇背疔毒，已成未溃，寒热麻痒。五旬以外之年，恐其痛甚至厥。

芪皮　甲末　白芷　银花　生草　地丁　土贝　菊叶　归头　乳香　桔梗

二诊

疔毒初溃，余肿不定。

细生地　地丁草　银花　桔梗　土贝　当归　角针　池菊　生草

◉ 足脛泛疔

◎ 右足脛[①]泛疔走黄，湿热化毒，肿胀而痛，溃脓不爽，攻头于小指，肿连足踝。毒郁不化，虑有毒陷之险。

小川连　赤芍　连翘　草梢　花粉　丹皮　泽泻　冬藤　细生地　土贝

◎ 湿热下注，右足底脛泛疔，肿胀而痛。蒸脓欲溃，拟清化托毒法。

细生地　赤芍　角针　花粉　土贝　连翘　防己　归尾　赤芍

◎ 湿热痹于络中，右足跟脛泛疔，肿痛溃脓，旁围攻头，肿势散蔓，红晕游走，舌黄腻浊，脉濡带数。毒火深蕴，未可忽视，拟清化渗泄。

川连　萆薢　土贝　黑栀　木通　细生地　连翘　泽泻　竹叶　赤芍

◎ 湿热下注，两足脛泛疔，溃脓作痛，兼有滋窜，拟清肝甘露法。

细生地　茵陈　川柏　泽泻　连翘　黑山栀　白术　生草　滑石　苓皮

◉ 僵节蛀

◎ 三阴不足，浊液生痰，痹结络分。右手大指僵节蛀，起经一载，溃恐生管，滋水淋漓。本虚不复，难以药力计日而奏效，拟育阴培元法。

党参　白芍　川贝母　茯苓　冬术　当归　鳖甲　牡蛎　制首乌　陈皮

◎ 右手无名指僵节蛀，肿硬色白，由来已久。阴虚痰痹络中，溃则难以收敛，治宜养阴宣络法。

制首乌　白蒺　川贝母　昆布　沙参　东白芍　橘红　煅牡蛎　归身　茯苓

---

① 脛：系造字，保留钞本原貌照录。

◎ 下疳余肿，余毒挟痰，凝聚四肢，僵节蛀漫肿木痛，色白不变，时痛时止。若溃难于收敛。

制首乌　白芍　川贝母　茯苓　当归　海浮石　橘红　甘草　白蒺藜　昆布

◎ 右手中指僵节指，延今四月，腐溃流脓，肿硬未消，神脉皆虚。本原病也，淹缠之症，非计日可以奏功。

潞党参　橘红　川贝母　生草　当归　东白芍　鳖甲　煅牡蛎　黄芪皮　首乌

◉ 对口疽

◎ 郁火湿热上乘，右偏对口疽，起经旬日，脓虽泄而不畅，根围坚肿。毒恋未化，更张未定，拟托里提脓。

芪皮　陈皮　角针　川芎　生草　当归　白芷　土贝　桔梗　茄蒂

◎ 素体外丰内空，阳虚多湿多痰，兼之操劳耗烦，中下两衰。情怀抑郁，郁则火亢于内，膀胱湿热上乘，会于督脉、太阳部分，遂生右偏对口疽。及今十有三日，顶不高耸，根坚脚散，蔓延至两颐，色泽紫滞，坚硬异常，痛不归中，脓泄无多，窜头靡定，界限不分。此多阴阳少之见症也，脉来濡细，舌白苔腻，胃纳维艰，下肢不温。阳微湿困，惟恐内陷，待交三候关津，冀其易腐易脓，而顶高根束为吉，拟温通提托法。

上桂心　当归　角针　姜夏　黄毛毛角　川芎　广皮　茄蒂　芪皮　赤芍　制蚕

◎ 经云：督脉经虚从项出。郁火湿热会于膀胱，积久成毒，瘀阻成疽，而为对口偏右发者，督脉与太阳部分，此二经皆寒水司行之道也。是以见症阴多阳少，窜头不一，顶不高耸，而根盘不束，毒势游行，痛不归中，色不焮赤，按之坚结，毒脓未泄，浮腐流水，旁围横肆，不得向外直起。概缘毒瘀深固，艰于转阳透达。舌苔白厚，脉息濡数，易汗口腻，两足不温，阳微湿困之象，正交两候，其势方张，最虑毒陷，诚属棘手，姑拟温通督脉提托法。

上肉桂　土贝　陈皮　当归　黄毛毛角　芪皮　生草　制蚕　小川芎　角针　赤芍　桔梗

昨进温通督脉，佐以提托。对口疽顶渐高耸，色泽转红，脓路初通而不爽，腐尚未化，根脚仍欲延走，虽有从阳之意，蕴毒深固，难于外达。按脉濡迟，舌苔满白，足冷泛酸，胃呆阳虚，痰湿内胜，症经两候有半。正当化脓腐蒸脓之时，全赖脾胃健而阳气振，庶可不致内陷。然三候之期，冀能转机为幸，仍守前法。

鹿茸　云苓　当归　角针　黄芪　於术　川芎　赤芍　制蚕　制半夏　陈皮　甘草

◎ 对口疽今交五候，虽得转阳外达，化脓化腐，腐少脓多而未尽。毒有所恋，续布牙疳，口舌之疳一糜极甚，流涎气秽，牙宣出血，谷咽艰难，腑气阻闭，舌黄脉濡。阳明湿热内蒸，阴气受戕矣。此时当先治疳为要，拟清化解毒法。

犀角　花粉　甘中黄　赤芍　细生地　石斛　黑豆　丹皮　元参　知母　牛膝　蔷薇露

◎ 舌边牙龈之疳，气秽流涎，牙宣之血减而未止，饮食有碍，大便阻闭，舌黄苔腻，小溲短少。对口疽起逾匝月，脓去已多，气营暗耗，湿热尚恋，变幻莫测。

犀角　花粉　中黄　牛膝　鲜生地　石斛　黑豆　赤芍　黑元参　知母　丹皮　蔷薇露

◎ 年逾五旬，素体肥盛，阳虚多湿多痰，郁火湿热上乘，会于督脉，酿成对口疽，起经两候，虽溃全无脓泄，腐肉色黑，滋水频流，根脚散漫，界限不分，疮顶平塌，色泽不赤，坚硬木痛，有时作痛，四肢不温，纳少神疲，脉左部细小，右弦滑数，舌苔白腻。其毒深踞，未能外达，恐正不运毒，毒从表陷之险。姑拟温通托毒法，冀其转机乃幸。

鹿角屑　当归　制蚕　土贝　甘草　桂木　川芎　赤苓

陈皮　茄蒂　绵黄芪　角针　白桔梗　笋尖

◎ 正对口疽发于哑门之部，太阳、督脉行经之所，二者皆属寒水司行之道，属阴曰疽。疽者，阻也，是由肾经不足，湿火上乘使然，动于七情，发于五脏，有诸内形诸外。前方温通内托，脓路稍通，不得稠厚，腐肉起而未化，色泽略润，板硬依然，其根脚左聚右散，知痛不为大作，悉谓阴阳兼丰，毒泄未畅也。按脉细数，细为阴气不足，数为毒气有余，舌苔仍白，口干喜冷，胃呆纳少，不时干恶。症经两候，苟能阴转为阳，易于脓腐，不致内陷乃吉。前法有小效，还当宗此损益。

上肉桂　川芎　制半夏　制蚕　鹿茸　角针　陈皮　茄蒂　黄芪　赤芍　当归　生草

◎ 对口疽脓路初通，不能畅达，浮腐虽有，肉板木痛，根脚不束，界限未分，色不焮赤，肿及满项。毒邪深踞，难于外达，究系阴多阳少之见端也。脉象濡细，舌苔白腻，面部浮肿，易于汗泄，胃气不振，小溲短少，两足仍冷，阳虚之体，督脉下衰，太阳湿热未克输化，三候关期，惟恐内陷。拟温通中下提托之法，必得速腐速化为吉。

肉桂　於术　当归　赤芍　生草　鹿茸　半夏　川芎　角针　鲜笋尖　芪皮　赤苓　茄蒂

◎ 对口疽自偏至正，及今两候有半，界限未分，顶仍不高，脓路泄而未畅，腐肉不化，根脚散漫，知痛未得归中，色复紫滞，毒踞阴道，难于转阳透达，脉来濡细，舌苔满白，胃呆纳少，神疲易汗，足还不温。阳虚湿胜之质，当此大疡不克而致陷变，就症论治，温通提托一定之章程也。

肉桂　芪皮　远志　制半夏　鹿茸　当归　赤芍　角针　於术　川芎　茄蒂　冬笋尖

叠进温通提托，对口疽脓路虽通，泄而不畅，知痛不为大盛，浮腐积有，肉紫未化，根未束而顶不高，左偏坚硬，界限未分。仍属阴多阳少，真阴不亏，土衰湿困，气营乏力，运毒三侯，临期还防变陷之险，仍宗前意，冀其应药为善。

肉桂　赤芍　制蚕　谷芽　半夏　於术　角针　川芎

煨姜　甘草　黄芪　归身　赤苓　冬笋尖

连进温通督脉、肾经，佐以大提大托，对口疽始得转阳外达，痛势阵作，脓出觉多，顶高根束，色泽转红，界限渐分，舌苔化薄，腹鸣止而胃稍可，两足已温，阳气通而湿浊亦化，似有转机之象矣。然脉仍濡细，大便溏薄，疽腐未化，根盘为盛，中虚脾弱，不易运毒，三候届期，冀无变端为吉。拟法照昨日加减。

鹿茸　黄芪　制蚕　土贝　紫茸　肉桂　川芎　桔梗

赤芍　陈皮　全当归　角针　赤苓　茄蒂

◎ 对口疽今交两候，脓路初通，通而未畅，腐肉不化，顶虽高耸，界限初分，根脚散漫之势未定，旁围红晕，痛楚阵作，脉仍细数，舌白中心罩黄，湿热郁火上乘，时时作呕。毒邪虽得转阳，易于汗泄，能不内陷乃吉，再拟温通提托。

鹿茸　黄芪　角针　土贝　陈皮　肉桂　赤芍　川芎　桔梗　制蚕　於术　当归　茄蒂

◎ 日来疽脓泄而未畅，腐肉略化，旁围红晕略淡，其根脚散漫之势稍定，痛楚大作，夜无安寐，毒邪从阴转阳之兆。牙龈浮肿，虑其续布牙疳，按脉细小，右部濡数，舌黄边白，纳谷维艰，神疲易汗。深忧正不运毒，毒从表陷之险，尚在交关之际，毋忽。

黄芪　赤苓　紫茸　桔梗　於术　制蚕　陈皮　土贝　当归　川芎　赤芍　生草　茄蒂

◉ 臭田螺

◎ 湿热化毒，右手中指臭田螺，腐溃如岩，流脓带血，气秽异常，肿胀作痛。毒火上郁，理之棘手者。

川连　细生地　牛蒡　赤芍　丹皮　黑栀　冬藤　土贝　通草

◎ 湿热化毒，右手无名指臭田螺，流水气秽，指甲脱而未尽，兼有锁口梅疮，咽中哽痛。毒结于里，势成掣肘。

羚羊角　银花　细生地　花粉　中黄　川连　黑栀　土贝　赤芍　丹皮

◎ 湿热化毒，右手大指臭田螺，腐溃流水，指甲脱落。毒壅未化，最淹缠也。

羚羊角　赤苓　骨皮　丹皮　赤芍　中黄　细生地　土贝　冬藤　桑叶

◎ 湿热化毒，右手大指臭田螺，腐溃流水，气秽异常，更虑滋漫。

川连　条芩　翘心　赤芍　细生地　草节　丹皮　土贝　黑栀　冬藤　黑豆

◉ 鬓疽

◎ 内因郁火，外感暑湿热互阻蒸迫，始由太阳经结疽，继则攻窜两臂，大小不一，复发鬓疽，疽势散蔓，平塌不起，溃脓未畅，微寒微热，呕恶胸闷，脉濡舌糙，纳少便闭。防其转重，仿清肝汤[①]意。

◎ **朱**

鬓疽溃脓不畅，势防翻花渗血。

二元地　白芷　桔梗　银花　防风　大连翘　草节　菊叶　当归头　花粉

◎ **刘**

鬓疽已成，风毒所致。

牛蒡子　草节　大连翘　制蚕　草决明　池菊　土贝母　赤芍　白桔梗

二诊

鬓疽虽溃，而脓毒未化，余肿未消，法当清解托毒。

羚羊角　赤芍　生草　连翘　青皮　炙制蚕　桔梗　银花　当归　防风　土贝母

◉ 臂痈

◎ **沈**

臂痈寒热，当先疏解。

柴胡　土贝　甘草　豆豉　银花　牛蒡　连翘　桔梗　防风　当归

二诊

臂痈肿胀，色赤寒热，势恐难消矣。

当归　制蚕　花粉　连翘　草节　赤芍　土贝　桔梗　银花　菊叶

三诊　转方

芪皮　土贝　桔梗　连翘　当归　银花　赤芍　花粉　制蚕　草节　菊叶

四诊

芪皮　归身　桔梗　土贝　赤芍　陈皮　白芷　草节　银花

◉ 肩疽

◎ 年近古稀，气血就衰，郁火湿热交蒸。右肩疽起经旬日，溃眼不一，流水无脓，疽顶平塌，根脚散漫。尚在可虑，深恐内陷，治以疏通提毒法。

真人活命饮加茄蒂。

◎ 湿火化毒，肩疽虽溃，脓未外泄，旁围红肿作痛，脉弦且数。正在蒸脓之际，防其转重。

真人活命饮加连翘。

---

① 清肝汤：即柴胡清肝汤，方出明·陈实功《外科正宗》，由川芎、当归、白芍、生地黄、柴胡、黄芩、山栀、天花粉、防风、牛蒡子、连翘、甘草节组成，功效养血清火，疏肝散结。主治血虚火动，肝气郁结，致患鬓疽，初起尚未成脓者，毋论阴阳表里，俱可服之。

◎ 疮发不透，湿热风邪走注于络，成右肩疽，肿势散漫，脓泄不畅。老年气血两亏，不易腐敛。

芪皮　防风　桔梗　陈皮　米仁　当归　白芷　土贝　川芎　桑枝

复诊

芪皮　赤芍　白芷　银花　甘草　桔梗　归身　甲末　乳香　陈皮　桑枝

三复

右肩臑疽，起经多日，正当流脓起腐之时，近增大便溏泄。天令甚寒，年逾古稀，惟恐不克支持而败，断断不可泛视。

鹿角　当归　川芎　陈皮　桑枝　芪皮　冬术　木香　茯苓

◉ 臂疽、石榴疽

◎ 风湿化毒，蕴蒸阳明，右臂疽肿胀溃脓，腐势蔓延。毒郁不化，未可泛视，拟清泄兼托。

芪皮　赤芍　陈皮　冬藤　花粉　细生地　土贝　生草　丹皮　桔梗

◎ 湿热化毒，右臂旁结疽，溃脓不爽，腐肉未化，根围坚肿。毒郁于里，拟提托法。

托里消毒散去参术、银花，加陈皮。

◎ 石榴疽起经三月，坚硬酸楚，渐次长大，不能举动，舌黄脉细，治非易也。

羚羊角　连翘　石决明　甘草　白蒺　地骨皮　丹皮　土贝母　细生地　菊花

◎ 努力伤络，风邪湿热内痹，右肘石榴疽，漫肿酸楚，艰于举动。已逾两旬，恐难消退，拟疏通痹络法。

羚羊角　秦艽　川芎　丝瓜络　苏梗　防风　当归　桑叶　片子姜黄　白蒺

◉ 蝼蛄串

◎ 蝼蛄串已溃三头，起经两月，不易收口。

洋参　茯苓　草节　芪皮　当归　川贝　麦冬　白芷　忍冬藤

◉ 背疽

◎ 郁火湿热交蒸，左骑梁发背，起将逾月，脓腐虽脱，滋水频流。新生未满，正虚不振，法扶元托毒理之。

归芍六君汤加　芪皮　土贝母　远志　陈皮

◎ 督脉阴虚，膀胱湿热内蒸，郁而不宣，瘀阻成疽，右肾俞发背，起经两旬，溃眼不一，滋水无脓，顶平脚塌，红晕散漫，寒热胸闷，脉息细弦，暑湿挟混，第恐邪陷之险，先且疏通法。

藿梗　蔻仁　制半夏　杏仁　甘草　制川朴　茯苓　陈皮　佛手

◎ 郁火湿热交蒸，右腰肾俞发背，起经逾候，溃眼不一，形如蜂窠，疽顶平塌，根脚散漫，脓不外泄，色不焮赤。毒踞深道，势难转阳外达，年高症重，恐其内传昏陷之险，当先疏通提托，以冀幸。

防风　当归　陈皮　角针　白芷　芪皮　赤芍　川贝　乳香　荷梗　佩兰叶

◎ 内之郁火，外之暑热，互相交蒸，结成背疽，窜头不一，脓未畅达，根盘坚硬，色泽紫滞，兼有寒热，舌白脉濡。邪踞不宣，防其转巨，拟疏通提托法。

防风　当归　土贝母　桔梗　白芷　赤芍　陈皮　连翘　角针　生草　茄蒂

◎ 郁火湿热交蒸，会于督脉、太阳部分，骑梁中发背，起经一候，疽顶平塌，根围散漫，色不焮赤，兼不知痛，欲蒸脓而未熟。毒尚在里，更张难决，高年当此重任，虑其内陷之险，拟疏通提托法。

防风　桔梗　乳香　赤芍　角针　当归　陈皮　白芷　土贝　生草　茄蒂

◎ 年逾花甲，气血就衰，郁火湿热会于督脉、膀胱之所，左偏骑梁发背，起经两旬，溃眼不一，流水无脓，色泽紫滞，顶平根散，毒郁不宣，舌红苔白，两脉濡细，纳谷无多，神情痿顿。正虚毒重，最虑内陷之险，急宜温通提托，冀其转阳外达为佳。

鹿角　当归　桔梗　角针　芪皮　赤芍　制蚕　生草　远志　川芎　茄蒂

◎ 花甲已周，郁火湿热交蒸于督脉、膀胱部分，左骑梁中发背，起经两候，溃眼不一，形如蜂窠，疽顶平塌，根盘散漫，色不焮赤，胸闷作呕，舌白脉濡，大便燥结，寐中呓语。邪毒踞于阴道，不得转阳外达，年高症重，三候关头，窃恐内陷昏危之险，勉拟温通提脓，冀其顶高根束为幸。

鹿角　川芎　赤芍　制蚕　桂枝　当归　陈皮
白芷　芪皮　蔻仁　土贝　角针　佛手　茄蒂

◎ 年逾五旬，平素操劳，痰火素盛之体，暑毒湿热挟痰，郁火结肿于灵台部位，成中骑梁发背，起经两候有余，增有寒热，似退未退，肿势散漫，溃后毒腐不化，常流血水，大如尺许，全不知痛，脉息无神，纳少泛恶，胃气渐败，中无砥柱，所以小溲点滴不爽，大便八九日未行，神倦口干，舌苔冷白。实属阴症而阳虚，交四候关期，须防陷脱风波不治之症，为之奈何？勉拟十全大补加味，望其希冀一二。

十全大补加　制蚕　土贝母　霍石斛　益智仁　茄蒂

◎ 气血两衰，郁火湿热，会于督脉、膀胱之所，致成骑梁发背，今交一候，溃无脓泄，根脚散蔓，旁围红晕，顶不高耸，知痛时少，木痛时多，舌白苔黄，脉濡而数，两颧色赤，寒热形寒，频频作恶，胸闷纳少，大便不行，寐则多梦纷纭。其毒盘踞阴道，不得外达，窃恐内陷神昏，勉拟提托法，冀其转机为善。

香薷　赤芍　防风　制蚕　归须　厚朴　土贝　桔梗

陈皮　角针　姜夏　枳壳　香菌　茄蒂

◉ 搭疽

◎ 郁火湿热交蒸，右偏中搭疽，起经逾旬，虽溃脓未外泄，根围散漫，拟提托法。

芪皮　当归　白芷　桔梗　小川芎　赤芍　土贝　角针　赤苓　甘草

复诊

芪皮　土贝　制蚕　陈皮　赤芍　当归　桔梗　花粉　赤苓　生草

郁火湿热交蒸，左中搭疽，已经旬日，形如蜂窠，脓泄不爽，根围散漫。毒恋于内，更张未定。

芪皮　赤芍　角针　土贝　川芎　桔梗　白芷　陈皮　归身　甘草　茄蒂

◎ 郁火湿热交蒸，左上搭疽，起经两旬，溃眼不一，形如蜂窠，根围散漫，色泽紫滞。毒恋于内，防其更张，提托治之。

芪皮　川芎　陈皮　角针　当归　赤芍　白芷　桔梗　茄蒂　生草

复诊

党参　当归　土贝　於术　生草　芪皮　赤芍　橘白　茯苓

◎ 湿火化毒，上下搭疽，现见两头，脓未畅泄，停滞腹痛，大便欲解不解，漾漾欲呕，舌黄脉濡，法苦辛宣泄治之。

枳实　川朴　川连　焦曲　陈皮　瓜蒌　制半夏　麦仁　茯苓　泽兰

湿火化毒，左右串搭，紫肿而肿痛。势欲蒸脓，防其增剧，拟疏通宣毒法。

防风　白芷　角针　桔梗　归身　陈皮　乳香　生草　土贝　赤芍　茄蒂

◎ 湿热暑风化毒，左串搭疽，起经一候，顶平根散，脓未外泄，旁围红肿，兼增寒热，舌黄苔厚，胸闷纳少，脉细右数。邪势方张，姑以疏泄化之。

藿梗　牛蒡　连翘　枳壳　防风　黄芩　赤芍　桔梗　土贝母　六一散　荷梗

◉ 腋疽

◎ **范**

疮发未透，毒结于腋，盘坚散大，顶不高尖，疽症也。面浮腹膨，大便易溏。虑延疮臌重候，法当和中托里。

芪皮　茯苓　当归　陈皮　白芷　於术　米仁　乳香　丹皮

二诊

腋疽已溃，脓出未畅，仍当清解托毒。

芪皮　乳香　甲末　甘草　土贝　当归　白芷　角针　桔梗　花粉

◎ **朱**

左腋疽已溃，余毒未清。

芪皮　当归　赤芍　连翘　生草节　川连　细生地　土贝　银花　野菊叶

二诊

芪皮　川贝　桔梗　银花　当归　赤芍　草节　连翘

◉ 肺痈

◎ 去秋袭受风热，酿成肺痈，咳吐脓痰，气秽异常，色带妃红，胸中隐痛，脉细右数。病经半载，阴伤邪恋，理之非易。

苇茎汤加　桑皮　瓜蒌　桔梗　土贝　花粉　杏仁

◎ 内之湿热，外之风温，郁蒸太阴，自手传足。肺痈两月，咳吐脓痰，气臭异常，遍体浮肿，腹膨作胀，大便闭塞，小溲短，黄汗多，气促，神情委顿，舌白脉滑数。中满之象，已著一身，岂能两胜其任？姑拟泄肺化痰，和中渗湿。以冀幸。

桑皮　杜仲子　陈皮　赤茯苓　地骨皮　紫菀

川贝母　桔梗　苡仁　白杏仁　甘草　冬瓜子

◎ 风温袭于太阴手经，咳嗽气臭，脓痰大吐，曾经带血，脉数右大。肺痈已成，际此木火刑金之令，防其转剧，拟千金法加减。

桑叶　白桔梗　生草　薏苡仁　川贝母　夏枯草　糯稻根须代水

复

腥痰不止，咳呛阵作，脉象濡弱无力，大便仍然作溏，舌白根垢，神情疲倦。法当崇土以生金，必得泄泻止而纳谷增，方为妥当也。

沙参　川贝母　山药　米仁　麦冬　扁豆　云苓

复

连进崇土生金一法，大便之溏泄已缓，而腥痰虽止，咳呛仍甚，两胁之痛不定，舌苔白根垢腻，纳谷增，神情疲倦。肺病而当此湿土司令之际，平素又嗜酒，中虚痰湿内盛。燥之不可，自宜脾肺两调，扶土即所以生金之法为稳。然炎暑伊迩，金病所畏，加慎调养，当在药先也。

北沙参　蛤壳　制半夏　粳米　麦冬　白及片　茯苓　白桔梗　霍石斛　荷瓣　冬虫夏草

复

恼怒之下，气逆不降，咳吐腥痰，兼带粉红，犹是肺痈之象。夫为娇脏，形如华盖，为五脏长，位居膻中之上，外感六淫，内因情志所伤。时当夏令，炎暑将至，宜节怒戒劳，耐性静养，惟恐延入劳怯一途，莫谓言之不早也。

北沙参　地骨皮　生草　川贝　桑皮　黄芪皮　茯苓　霍石斛

白及片　紫菀　杏仁　桔梗　扁豆衣　糯米　冬虫夏草

◎ **戈**

积劳辛苦，冬温春发，为寒郁遏，肺痹失宣初起，先曾寒热，既而胁痛咳呛，痰气作腥，肺络受伤矣。须防呛甚见红，拟从手太阴清泄。

玉竹　桑叶　桔梗　海石　杏仁　川贝　芦根　枇杷叶　生草　瓜子　茅根

复

痰吐腥臭，频作咳呛，而胁痛得止，恐成肺痈，小心失血。

枇杷叶　桔梗　杏仁　瓜子　海石　川贝母　生草　米仁　蒌仁　芥卤[①]

复

咳势略缓，腥痰亦稀，而脉不静，犹虑反复，拟仍千金合泻白方。

桑皮　杏仁　桔梗　瓜子　橘络　芦根　地骨皮　川贝　生草　米仁　芥菜卤

◎ 冬温袭郁上焦，酿成肺痈，咳吐脓痰，痰中见红，加之寒热，舌苔黄厚，脉濡数。尚在蒸脓之际，拟千金法。

苡米仁　丹皮　桑叶　花粉　冬瓜子　桔梗　桃仁　甘草　丝瓜络　川贝

复诊

泻白散加　葶苈　杏仁　知母　川贝　花粉　桔梗

再复

乌犀角　冬花　川贝母　百合　紫菀　地骨皮　杏仁　阿胶　桑白皮　生草

◎ 过食生梨，因而便泄，然肺痈已溃，创口未合，所以作痛仍然，腥痰不止，咳呛频作也。日来纳谷稍增，舌不知味，神倦少寐，脉濡，汗泄。此不独肺阴所当清理，而脾胃亦须兼顾也。拟扶土生金，佐清浊痰、降火一法。

玉竹　云苓　桑皮　米仁　蛤壳　霍斛　桔梗　芪皮　生草　山药

◎ 牛蒡子　桔梗　象贝母　瓜子　竹茹　淡豆豉

桑叶　丝瓜络　炙橘红　黑栀　白杏仁　生草[②]

---

① 芥卤：即芥菜卤，据考证，其道地产地为浙江嘉兴地区，尤以嘉善天凝镇天宁寺所藏出名。功效清热化痰，主治肺痈吐脓血。

② 此处原书缺案，仅存方。

复

表热虽已渐解，腑浊八日未通，痰仍腥臭，右乳腋痛。肺痈溃虚不敛也，古人病加于小愈之说，不可不慎也，极当格外小心，毋使反复变幻为嘱。

白桑皮　糯米　地骨皮　生草　杏仁　白桔梗

瓜子　白及片　肥知母　芦根　瓜蒌仁　芥卤

◎ **又**[1]

肺痈未敛反疱，延久恐成瘘怯，屡经申说不已，莫谓言之不早也。

桑白皮　杏仁　川贝母　草节　紫菀　地骨皮　蒌仁　白芦根　枇杷叶　桔梗　芥菜卤

◎ **又**

肺痈溃久不敛，咳呛痰多，胁痛，面部不华，六脉濡弱，形肉羸瘦，饮食减少。若不耐性静养，诚恐延入瘘怯一途。

芪皮　桑皮　桔梗　米仁　茯苓　川贝母　地骨皮　草节　白及片

◎ **又**

脓从呕出，腥秽异常，右胁之隐痛反缓。可知脓积使然，清化之中当佐挑托，立夏大节伊迩，耐性静养为要。

黄芪皮　生地　白桔梗　草节　川贝　地骨皮　米仁　忍冬藤　桑白皮　茯苓　陈芥菜卤

◎ **又**

肺痈溃久，腥痰不静，痰带粉红。创口未合也，补剂既不合拔，法当清托。

黄芪皮　白芍　川贝母　桑皮　云茯苓　糯米　地骨皮　白及　忍冬藤

转方

加百合、米仁、知母秋石粉二分，泡汤，炒。

◎ **又**

肺痈之恙，经久不除，此时复有寒热，乍来乍去，咳脓腥臭，脉形濡细，面色萎黄，舌白苔腻，右胁隐隐掣痛，神倦不能着右而卧。淹缠数月，势恐渐延瘘损。

北沙参　霍石斛　茯苓　瓜子　菩提根　瓦楞子

米仁　丝瓜络　鲜竹沥　海浮石　地骨皮

◎ 风伤皮毛，温邪郁伏，热伤肺胃，身热咳呛，络气痹阻，右胁作痛，郁热挟风邪鼓荡，痰涌秽气，上蒸头汗，便秘，脉情滑数无力，不思纳谷，夜不安寐。操劳之质，营气不充，客邪内侵，不克骤化。倘热恋伤阴，虑延虚弱。拟肺肝两清、宣络开痹之法。

川贝母　杏仁　黑山栀　橘白　紫菀　旋覆花

瓜蒌　海浮石　桑白皮　竹茹　白前胡　芦根

---

① 又：虽案名为“又”，揣其立意，似非连属，本节多如此状。

复诊

白芦根　瓜子　白桔梗　瓜蒌　桃仁　桑白皮　米仁　川贝母　肥知母　草节　陈芥菜卤

◎ **又**

两进清金化痰、保肺和络之法，与病颇适。惟咳呛之势依然，阵作腥痰不止，胃气虽醒，脉犹未静，仍当小心及复，尚未臻于坦途也。养气调息，使肺宁静，自能水升火降，渐入佳境，断勿欲速心焦，病及难愈耳。

肥玉竹　米仁　川贝母　芦根　桑皮　白桔梗

杏仁　地骨皮　霍石斛　百合　生草　芥菜卤

◎ **又**

每交寅正，其咳必甚，腥臭浊痰，随咳而出，色亦杂带粉红，不能侧右而卧，咽喉哽痛，腑浊不行，右胁引胸隐痛不止，娇脏损伤已甚，犹恐痰血不止也。土壬立春，加意小心为嘱。

黑元参　杏仁　川贝母　米仁　桔梗　地骨皮

生草　芥菜卤　桑白皮　瓜子　瓜蒌霜　芦根

◎ **又**

连日腥臭浊痰，兼带红色秽脓，频频咳吐，盈盆盈盏，脉象之数而且大者，略得和缓。惟是肌腠蒸热，下午为甚。腑浊半月，欲通未通，娇脏损伤，余热犹炽，必得耐性静养，俾毋反复增端为要。

川贝母　茯苓　桔梗　蒌仁　桑叶　白杏仁　生草　芦根　地骨皮　米仁　瓜子

复

黑元参　杏仁　川贝母　瓜子　桑皮　海浮石

桔梗　白茅根　地骨皮　茯苓　合欢皮　米仁

复

偶触新风，因而寒热，痰红复至，头额作胀，口中甜腻，舌苔糙白，脉象浮数无力。当先疏解宣泄，尤须加意小心为嘱。

杏仁　丝瓜络　蒌仁　芦根　川贝母　冬瓜子

◎ 肺痈数月，咳吐脓秽，曾经见红，膺次隐痛，舌红苔薄，脉息细数。阴伤热郁，恐其成痿之虑，颇为棘手，勉仿西昌法。

喻氏清燥救肺汤[①]加桑皮、蛤壳、川贝母、沙参，去桑叶。

◎ 风伤皮毛，热伤血脉，咳嗽胁痛，脓痰大吐，曾经见红，脉象右大。肺痈已成，理之掣肘，仿千金法。

---

① 清燥救肺汤：方出清·喻嘉言《医门法律》，由桑叶、石膏、甘草、人参、胡麻仁、阿胶、杏仁、麦门冬、杏仁、枇杷叶组成。功效清燥润肺。

苇茎汤去桃仁，加桑叶、瓜蒌根、丝瓜络、桔梗、川贝母、杏仁、生草。

始由鱼骨哽伤，袭受温邪，咳吐脓痰，气臭异常，右胁抽痛，已增寒热。肺痈已成，变险可虑也。

苇茎汤加桑白皮、川贝母、瓜络、瓜蒌。

◎ **又**

右脉滑数，左脉濡细，心中热辣且痛，咳呛痰臭，口干思冷，舌苔薄白。此金不生水，肺胃郁热未尽耳。天时寒暖，诸宜调摄为要。

生洋参　霍石斛　知母　丹参　川贝　蛤壳　云茯神

丝瓜络　菩提根　白桑皮　瓜子　竹沥

◎ **又**

日来咳痰之臭稍缓，脘闷亦舒，而胃口亦渐加增，惟心中热辣之状未除。此肺胃之伏热，究属不清也。

北沙参　竹沥　淡黄芩　蛤壳　霍石斛　橘络　川贝母　生草　茯神　海浮石　骨皮

转方

加丹皮、杏仁。

◎ **又**

又因恼怒动肝，右胁掣痛，乳肿，咳痰兼臭且有带血，精神较昨更倦，脉象细数。素体虚弱，反复多端，久延大非所宜。

旋覆花　淡芩　川贝母　牛蒡子　丹皮　白杏仁

生草　竹茹　海浮石　桔梗　橘络　丝瓜络

◎ **又**

体虚易感寒热，得汗而解，咳痰仍臭，肩背隐隐作痛，究属肺虚郁热未清也。

玉竹　川贝　桔梗　淡芩　瓜子　桑皮　杏仁　生草　杷叶　丝瓜络

转方

加茯苓、米仁。

◎ **又**

日来眠食俱佳，惟咳妃色，腥秽渐减。想是肺之郁热渐清，病久阴尚恐反复。

霍石斛　生地　生米仁　茯苓　洋参　白桔梗

瓜子　海浮石　川贝母　草节　淡黄芩　橘白

◎ **方**

面浮气促，痰吐黏浓，有时腥臭，肌肤甲错。乃肺痈重症也，势防骤然喘塞，勉拟方。

葶苈　杏仁　瓜子　米仁　芦根　桔梗　川贝　丝瓜络　生草　芥菜卤

◎ 沈

嗜酒，湿郁久而化热，上熏于肺，而作咳呛，甚致胁痛喘促，痰多而小溲短赤，午后寒热，大便维艰。此症近虑痈脓，久恐延瘘。

芦根　瓜子　茯苓　桑皮　米仁　生草　丝瓜络　地骨皮

◎ 又

胁痛咳呛，转侧维艰，痰多腥臭，中带紫血。肺痈之势将成，防有塞厥之变。

葶苈　桑皮　瓜子　川贝　芦根　米仁　地骨皮　丝瓜络　桔梗　芥菜卤

◎ 又

适交大节，痰中见红，阴虚而余热留恋，脉象数促，防其互冒。

洋参　阿胶　杏仁　白芍　丹皮　炙草　生地　麦冬　麻仁　川贝　藕节

又

前法既投，毋事更张。

洋参　桑皮　川贝母　瓜子　桔梗　生地　骨皮　云苓　合欢皮

◎ 沈

咳痰腥臭，右胁掣痛，肺痈之象也，但已屡经失血，近复气促音嘶。娇脏损伤，瘘怯可虞矣。

沙参　米仁　川贝母　桔梗　杏仁　麦冬　茯苓　地骨皮　生草　芥菜卤

◎ 又

臭浊略减，咳呛较缓，而血犹未止，声音嘶哑。娇脏损伤已极，若加喘促，尤难为力也。

桑皮　生地　瓜子　杏仁　参山漆　骨皮　川贝　丝瓜络　桔梗　芥菜卤

◎ 又

肺痈溃吐脓血之后，娇脏损伤，余热未化，峻补不可，投以清金宁肺之法治之。

鲜百合　米仁　款冬花　杏仁　麦冬　川贝母　茯苓　白桔梗　桑白皮　甘草　荷花露

◎ 肺痈溃后，半年有余，咳呛不已，频吐脓血。童体娇脏损伤，岂能旦晚图功。

百合　桑白皮　杏仁　瓜蒌露　红枣　地骨皮

桔梗　川贝母　糯米　生甘草　白及　荷花露

◉ 肝痈

◎ 左

左乳之下，季胁之上，正当期门之穴，闪刺作痛，艰于引息，咳吐黄痰瘀血，甚致转侧维艰。肝痈见症也，不可泛视。

旋覆花　米仁　当归　川贝母　青葱　郁金　丹皮　丝瓜络

新绛　橘络　桔梗　赤芍　藕节　甘草　玫瑰露

◉ 胃脘痈

◎ 积滞脾家兼挟痰，痹阻不宣，结为胃脘痈，漫肿作痛，形如覆碗。内脓已成，溃后虚波莫测，至险候也，治宜提托法。

芪皮　川芎　桔梗　角针　当归　赤芍　白芷　陈皮　茯苓　甘草

◎ 脾湿积于胃脘，脘中作痛结硬，形如覆碗。起经匝月，冀其蒸脓外溃，不致穿膜乃幸，法疏通。

苏梗　枳壳　砂仁　半夏　茯苓　赤芍　陈皮　木香　生草

◎ 湿温病后，余邪留恋，痰气互阻，脘中作痛结硬，形如覆碗，手不可按。绵延四旬，乃胃脘痈也，仿景岳法。

大和中饮①合小和中饮。②

陈皮　砂仁　麦芽　泽泻　甘草　枳实　南楂　川朴　茯苓　扁豆

◎ 郁火湿热交蒸，胃脘疽红肿而痛，根围坚固，虽溃，脓未外泄。毒郁于内，莫作泛视。

防风　当归　土贝　乳香　白芷　陈皮　角刺　桔梗　赤芍　生草

◎ **左**

胃脘痈内溃，脓血从口出，百余日，脉络未知，内溃之创口想未全合也。

党参　橘络　白及片　生草　芪皮　远志　合欢皮　糯米　旋覆花　白芍

◎ **王**

鸠尾之下一寸五分，正当胃脘，结肿如盂，色白不变，推之不动，初起先曾寒热。胃脘内痈见症也，二十余日，恐难消退。

制军　瓜蒌　川贝母　桔梗　肉桂　乳香　红花　银花　丹皮　没药　米仁　草节

二诊

制军　乳香　丹皮　没药　草节　肉桂　桔梗　川贝　瓜蒌　红花　米仁　党参　银花

◎ **左**

左胁之下，积痰结癖，起经十载，日以益大，近来推之不动，午后微寒微热。防作痈脓。

苏梗　杏仁　枳壳　白芥子　茯苓　瓜蒌　当归　瓦楞子　青皮　风化硝

二诊

当归　茯苓　枳壳　米仁　木香　甘草　蒌仁　杏仁　瓦楞子

---

① 大和中饮：方出明·张景岳《景岳全书》，由陈皮、枳实、砂仁、山楂、麦芽、厚朴、泽泻组成，功效消食除痞。主治饮食留滞、积聚等证。

② 小和中饮：方出明·张景岳《景岳全书》，由陈皮、山楂、茯苓、厚朴、甘草、扁豆组成。主治胸膈胀满，或妇人胎气滞满；因食而成疟；病后浊气未净，或余火未清，胃口不开，饮食不进；呃逆；食饮寒凉，或误食性寒生冷等物，致伤胃气因而作呕，寒滞未散而兼胀兼痛；吐利因于过食，或瓜果生冷，以致食留不化，遂成痞膈霍乱；积聚，不堪攻击，只宜消导渐磨者；恶阻，饮食停滞作胀；小儿伤食呕吐，但有食滞而胃不寒者；小儿痞块，兼胃脘停积，食滞作胀；宣疹，饮食停滞，中满作痛者。

三诊

坚肿不消，盘来散大，色渐焮赤。已具蒸脓之象矣，小心内溃。

木香　白芷　茯苓　桔梗　丹皮　当归　苏梗　川贝　米仁　陈皮　甘草

◎ 湿热痰瘀，挟气互阻，当脘作痛，日以益大，大如旋盘，推之不动。恐成胃脘内痈。

冬术　瓜蒌　橘红　槟榔　枳实　川贝母　赤芍　木香　瓦楞子　制军　草节

◉ 肠痈

◎ 病由深秋伏邪蕴蒸，气阻瘀痹，少腹结癖，时痛时止，邪无出路，酿成小肠痈症，脓从脐出，小溲不利，脉滑而数，舌红苔白。延今四月，正气受戕，邪恋未达，最虑淹缠成漏，非细事也。

丹皮　桔梗　赤芍　陈皮　苡仁　枳壳　冬仁　生草　桃仁　赤苓

◎ 湿热瘀痹，右小腹坚硬作痛，舌白脉滑数。乃是肠痈重症，法苦辛宣泄以治。

苏梗　川楝子　旋覆花　枳壳　青皮　延胡　新绛　归须　楂炭　槟榔

◎ 湿热阻气，少腹结硬作痛，足屈不伸，伸便不利，舌白脉濡数。乃缩脚肠痈，未易消退，法苦辛宣泄。

川楝子　木香　旋覆花　枳壳　延胡　青皮　新绛　归须　瓜蒌皮　佩兰叶

◎ 产后营虚瘀滞，酿成缩脚肠痈，绵延三月，漫肿作痛，形如覆碗。内脓已成，毒虽未泄，正气已衰，神疲色皖，脉来濡数。深恐溃后虚波不测，提托法。

芪皮　赤芍　陈皮　赤苓　归须　土贝　桔梗　生草　川芎　角针

◎ 湿热蕴滞，气阻痰痹，右少腹结肿作痛，曾有寒热。渐成肠痈重症，拟疏解法。

旋覆花汤、金铃子散[①]加青皮、赤苓、桃仁、枳壳、归须、六一散。

◎ 肠痈外溃，业已成漏，滋水淋漓，努肉不收。病经半载，气阴暗耗，理之棘手。

归脾汤去龙眼肉。

◎ 湿热为无形之气，浑扰于有形气血之中，传道失宣，酿成大肠痈，及今四月，漫肿作痛，形如盘旋。内脓已成，深恐溃后虚波之险。

托里消毒散去参术、银花。

---

① 金铃子散：方出宋《太平圣惠方》，由金铃子、玄胡组成，功效疏肝泄热，活血止痛。

复诊

人参　黄芪　归尾　赤芍　茯苓　米仁　半曲　甘草　谷芽

三诊

归脾汤去龙眼肉。

四诊

黄芪　生地　白芍　川芎　於术　茯苓　甘草　当归

◎ 右

少腹偏右，结块如卵，作痛拒按，漉漉水鸣，身体转侧维艰，大腿屈伸不利。病将匝月，脉数而弦，据述经行不断，起见将成肠痈重症，断断不可泛视。

川贝　肉桂　木香　米仁　青皮　制军　丹皮　枳壳　乳香　蒌仁

复

肠痈已溃，脓从小便而出，然腹右之结块未消，肠中漉漉水鸣，脓犹未清也。

丹皮　肉桂　车前　赤苓　枳壳　制军　牛膝　木香　赤芍　青皮　乳香　米仁　当归须

复

少腹偏右之块日渐消退，所下之脓略觉清稀，而神情疲倦，形目眩晕，纳谷虽增，口苦无味。现正炎暑蒸迫，当以和肝运脾益胃为先。

人参　白芍　砂仁　陈皮　芪皮　丹皮　木香　茯苓　归身　米仁　川贝　怀忠丹①另炒

复

据述经来色紫而多，少腹结块，缓而复剧，大便艰行，小溲痛涩。营虚瘀阻，气滞不宣所致也。

生地　当归　黑栀　米仁　五灵脂　香附　白芍　丹皮　木香　血珀

◎ 胡

少腹疞痛，下痢白积，下体佝偻不能转侧。肠痈之象也，但病经匝月，寒热不解，肌肤瘦削，虚体何能堪此。

丹皮　芪皮　桂心　当归　赤芍　制军　青皮　木香　茯苓

复

肠痈溃脓不透，少腹仍然疞痛，午后寒热自汗，纳减。转虚之象矣，慎之。

制军　桂心　芪皮　米仁　楂炭　生地　丹皮　归尾　木香　茯苓

复

肠痈溃后，瘀脓未楚，少腹阵痛，自汗纳减，午后仍然寒热。深虑转虚变幻。

芪皮　丹皮　白芍　炙草　角针　归须　米仁　五味　茯苓

---

① 怀忠丹：方出《本草纲目》引《坦仙皆效方》，由单叶红蜀葵根、白芷、白枯矾、白芍药组成，功效排脓下血。主治内痈有败血，腥秽殊甚，脐腹冷痛。

◎ 沈

病后营卫不和，气血循行失度，少腹脐傍偏右作痛，午后憎寒微热，夜寐转侧维艰。防成肠痈，未可泛视。

丹皮　川贝　川楝子　茯苓　枳壳　米仁　赤芍　延胡　藕节

复

痛势已缓，转侧稍松，可以冀其消散。

川楝子　桂心　青皮　归尾　米仁　延胡　楂炭　丹皮　赤芍

◎ 沈

少腹偏右，有形坚硬，作痛拒按，二便艰涩，身体转侧维艰，大腿屈伸不利。肠痈之象也，年届花甲，恐难胜任。

制军　丹皮　米仁　当归　乳香　川贝　肉桂　瓜蒌　赤芍　草节

复

丹皮　制军　瓜蒌　赤芍　乳香　桂心　木香　当归　川贝

◎ 右

崩漏之后，败血流经，少腹偏左作痛，大腿屈伸不利，大便见脓。肠痈已溃之象也。

制军　丹皮　桃仁　当归　木香　肉桂　蒌仁　米仁　赤芍　枳壳

复

肠痈溃后，气血两虚，纳减神倦，脉濡肢肿，大便溏而不实。须防脾伤腹满，宗香砂六君法，以冀应手为吉。

党参　炙草　砂仁　当归　於术　陈皮　丹皮　白芍　茯苓　木香　红枣

◎ 右

产后瘀行不畅，败血流经，少腹偏右作痛，右腿屈伸不利，身体伛偻而行，拒按，寒热。防成肠痈。

制军一钱　米仁　瓜蒌　五灵脂一钱五分　生蒲黄五分　肉桂五分　木香　赤芍　归须

◎ 右

努力劳伤，营卫失调，湿郁气滞瘀痹，以致少腹偏右作痛，拒按。防有肠痈之患，不可泛视。

藿梗　穹术　白芷　茯苓　焦曲　苏梗　延胡　陈皮　枳壳　楂炭　制川朴　防风　泽泻

复

藿梗　砂仁　焦曲　丁香　川朴　青皮　茯苓　桂心　苏梗　楂炭　玫瑰露

◎ 王

先天阴气不足，加以自幼渴乳，种花之后，两手未复。仲春唇口发疮，未及畅达而止，风邪湿热自表入里，毒归于腑，先曾滞下，既而痢次轻减，复增小溲淋浊，溺管作痛，所下黏黄，如粉如胶，形肉日削。虽曾红白瘖疹，而在腑之邪焉能藉达，此所以身体转侧维艰，腿足屈伸不利也。内痈见症，居然齐备，而惟前后两窍尚未下红，可见湿滞积滞之在大小肠膀胱者。有路而出，虽不成痈，而所伤实多矣。若再浮肿，或为口糜，则更难措手也。备拟宣腑泄浊、理气通络一法。

清灵丸　川贝母　木香　草梢　血珀屑　米仁　枳壳　车前　粉丹皮　蒌仁　野蔷薇露

◎ 右

少腹偏右，结块作痛。由于产后营虚瘀阻，兼挟气滞所致，冬防成内痈。

制军　丹皮　当归　瓜蒌　生地　米仁　白芍　木香　肉桂　枳壳　益母草

复

肠中漉漉，内脓已成，所下不畅，仍冀宣通。

肉桂　丹皮　木香　赤芍　当归　制军　米仁　瓜蒌　杏仁　草节

◎ 少腹偏左作痛，拒按，身体转侧维艰，左腿屈伸不利。瘀阻气滞，防成内痈。

归尾　制军　瓜蒌　赤芍　草节[①]

◎ 肠痈，脓从脐出，溃经一载有余，脓水滋多，屡次反复，脉数，咳呛。营阴亏也，虑入虚劳之途。

洋参　米仁　当归　草节　生地　丹皮　白芍　冬虫夏草　川贝母　瓜蒌

◉ 乳癖、乳岩

肝胃气滞，右乳癖结疬，时痛时止。已经三载，缘因情志起见，若不开畅襟怀，而仗药力奏效者，难矣。

柴胡　丹皮　白芍　远志　青皮　香附　山栀　茯神　归身

◎ 病起于郁，郁火成痰，痰痹气阻，两乳结癖，已经七载，坚肿如石，随气消长，色白木痛，稍有酸楚，神脉皆虚。非草木可功，必须静养善调。

柴胡　茯神　石决明　白芍　香附　瓦楞子　山栀　远志　於术　丹皮

◎ 症属乳岩，由来三载，曾经出血，气秽异常，形如石榴翻子。病已不治，拟八味逍遥散合化肝煎一法，冀幸。

柴胡　丹皮　青皮　白芍　土贝　山栀　归身　茯神　枣仁　泽泻

◎ 症由郁起，郁盛生痰，痰凝气阻，右乳结癖，起经三载，随气消张，坚肿如石，溃流滋水，且有血出，即是乳岩，形神渐削，天癸不行，舌苔薄白，脉左细数，右弦滑细。属阴虚，

---

① 原方缺，药味不全。

弦为木旺，滑必有痰，数则为热，皆情志蕴结所致，岂草木所能挽哉！倘能怡养天和，然后继之药力，庶可冀其一二。勉拟八味逍遥散，参入咸降化痰之品。

逍遥散加入化肝煎。

◉ 乳串

◎ 肝胃气阻，右乳成串，虽溃，毒恋未化。尚防攻窜，拟清托法。

细生地　花粉　茯神　冬藤　芪皮　赤芍　土贝　甘草　归身　陈皮

◎ 肝胃蕴结气阻，左乳结核成串，肿硬作痛，寒热往来。业经匝月，难以消散，防重。

香附　川贝母　丹皮　石决明　野於术　远志　归身　白芍　山栀　茯神

◎ 怀孕之体，肝胃郁火内炽，右内吹乳串，肿痛溃脓，脓泄不畅。方张之际，防其再窜，宜疏托并进。

香附　青皮　当归　土贝母　芪皮　枳壳　冬藤　草节　瓜蒌　小川芎

◎ 气蕴肝胃，左右双乳串，溃脓交攻。势张未定，宜疏散法。

香附　土贝　当归　赤芍　瓜蒌　连翘　枳壳　青皮　冬藤　牛蒡

◉ 肚脂

◎ 湿热化毒，偏肚脂虽溃，脓未外泄，根围坚肿，色红滞紫。毒郁未化，其防更张。

防风　当归　桔梗　土贝　白芷　赤芍　甘草　陈皮　角针　乳香

◎ 右偏肚脂，现结两头，红肿而痛。欲蒸脓象，防重。

真人活命饮。

◉ 少腹痈疽

◎ 湿热气阻，痹于络中，少腹痈结硬作痛，形势颇大，寒热往来，舌白脉数，兼之积痢。肠胃湿热亦恋也，法疏通意。

藿梗　川朴　枳壳　楂炭　川连　川芎　陈皮　赤苓　六一散　归须　桔梗　荷梗

◎ 湿痰阻气，少腹痈肿硬作痛，形势颇大。已逾旬日，拟疏泄之法。

川楝子　瓜蒌　枳壳　覆花　延胡　桃仁　归须　新绛　广木香　青皮

◎ 肝火挟湿交蒸，左少腹疽，起经旬日，虽溃，脓未外泄，根围坚肿，疽顶平塌。毒恋于里，拟疏通托毒法。

防风　土贝　赤芍　桔梗　白芷　当归　甘草　陈皮　角针　乳香

复诊

照原方去防风、白芷、乳香，加芪皮、川芎、赤苓。

◎ 肝火湿热郁滞，右少腹结疽，虽溃，脓未外泄。毒郁于里，防其增重，拟疏通提托法。

仙方活命饮加茄蒂。

◉ 腰疽

◎ 湿火化毒，左腰疽结肿，溃眼不一，流脓不畅。毒恋于里，治以清托法。

托里消毒散去参术、银花，加陈皮。

◎ 暑湿热化毒，两腰结疽，肿胀而痛，治以疏泄。

藿香　连翘　赤芍　枳壳　防风　山栀　土贝　佩兰叶　牛蒡　丹皮

◉ 鹳口疽

◎ 湿火化毒，鹳口疽起经匝月，溃孔不一，脓泄不爽，根围肿胀。毒恋未化，法托里意。

托里消毒散加茄蒂。

◎ 督肾阴虚，湿痰痹络，尾闾之旁，着骨酸楚，按之板实。渐成鹳口疽，冀消为吉。

桂枝　白蒺　牛膝　防己　赤苓　独活　茄皮　归尾　杜仲　川断

◉ 臀痈

◎ 阳明湿热蕴蒸，左臀痈皮破流水，肉色紫黑，旁围起泡，色赤而肿胀巨盛，舌黄脉濡数，拟苦渗清泄法。

细生地　赤芍　连翘　滑石　条芩　枳壳　赤苓　生草　丹皮　泽泻　竹叶

◉ 子痈、子漏

◎ 湿热蕴于肝络，子痈结肿而痛，脉弦数，势难消退。

金铃子散加　青皮　赤芍　橘核　泽泻　川连　萆薢　土贝　六一散

按：因以化热蒸脓之象，故用川连。

◎ 寒郁气凝，疝气复发，囊肿而痛。虑成子痈，宜辛通苦泄法。

豭鼠粪汤朱南阳方[①]两头与韭菜根白。

金铃子散　桂枝　小茴香　泽泻　吴萸　赤茯苓　荔枝核

◎ 子痈起经七月，溃孔成管，滋水淋漓，气阴暗耗，乍寒乍热，舌红苔糙，脉情细数，理之掣肘。

① 朱南阳方：朱南阳，即朱肱，其《伤寒类证活人书》载有豭鼠粪汤，由韭根（一大把）、豭鼠粪十四枚（鼠屎两头尖者）组成。

细生地　当归　净鳖甲　丹皮　首乌　赤茯苓　赤芍　象牙屑　黄芪皮　土贝

◎ 子痈成漏，溃孔三处，脓水淋漓。阴气并耗，病在肝络，理之非易。

潞党参　赤芍　石决明　鳖甲　首乌　当归　土贝　白茯苓　黄芪皮　陈皮

◉ 肛痈

◎ 丹痧之后，肺热下移大肠，结为肛痈，肿胀作痛，业已六日，舌白中黄，脉来濡数。恐计日难消，法清化治之。

芪皮　赤芍　杏仁　赤苓　桔梗　归尾　米仁　陈皮　草梢

◎ 先便后血，此远血也。便血已久，今春咳呛失血，肺热移于大肠，致成肛痈，溃经五月，成管不敛，脓水淋漓，旁围坚肿，势欲窜头，下午潮热，形疲纳少，易于便溏，脉来细数，舌苔薄白尖绛[①]。阴阳两亏之体，既有天穿，又有地漏，久延难免成怯，殊属扼腕。

养阴泄肺法。

◎ 内之湿盛于脾，外之风袭于肺，湿热蕴蒸，下移大肠，结为肛痈，已经旬日，肿硬而痛，痛势极盛，咳呛频频，彻夜无寐，舌黄脉数，形寒微热。势有蒸脓之象，恐溃后虚波莫测。

桑叶　土贝　槐米　赤苓　丹皮　杏仁　泽泻　通草　赤芍　蒌仁　生草

◎ 阴虚湿热下注，发为合盘肛痈，溃脓不畅，坚肿不化。正虚毒恋，延恐成管，最难速效，治以清化。

细生地　沙参　赤芍　茯苓　忍冬　芪皮　当归　川贝　草梢

◎ 阴虚湿热下注，结为合盘肛痈，溃脓不爽，坚肿不化。正虚毒恋，法当清托。

沙参　芪皮　土贝　当归　赤芍　茯苓　冬藤

◎ 阴虚之体，湿热下注，尾闾之下，结核微痛，色白不变，渐成肛痈，舌红苔糙，脉息细数，拟滋阴八物汤。

滋阴八物汤[②]。

◉ 肛漏

◎ 上有失血，下有脱肛，滋水淋漓，内已成漏。阴气大耗，怯萌显著，断难奏效。且拟金水同治法，得邀转机为幸。

---

① 绛：原作“降”，据文义改。

② 滋阴八物汤：方出明·陈实功《外科正宗》，由川芎、当归、赤芍、生地、牡丹皮、天花粉、甘草、泽泻组成。主治悬痈初起，状如莲子，红赤焮肿，悠悠作痛者。

沙参　川贝母　阿胶　甘草　白芍　龟板　生地　象牙屑　麦冬　茯苓

◎ 肛漏八月，脓水淋漓，三阴不足，所致难许全功。

六味地黄丸加党参、归尾、赤芍、象牙屑。

◎ 肛漏半载，溃孔如岩，滋水淋漓，舌白苔滑，脉虚数。阴气暗耗，三阴不足所致，难许全功。

大补阴丸加归须、白芍、沙参、茯苓、土贝、象牙屑。

◉ 海底悬痈

◎ 仲春失血，阴伤未复，初夏即起海底悬痈，溃孔成漏，滋水淋漓，绵延三月，阴液更伤，形肉渐削，乍寒乍热，咳呛白沫，舌红苔薄，脉来细数。怯机显著，恐不克收局耳。

生地　白芍　地骨皮　川贝　麦冬　北沙参　阿胶　茯神　生甘草

◎ 三阴亏损，失于保摄，迩复湿火下迫，右偏海底悬痈，溃眼两孔，时流脓水。气阴已伤，易于成漏，势难结局。

六味地黄丸加党参、龟板、象牙屑。

◎ 阴虚湿热下注，结为海底悬痈，肿胀而痛。欲蒸脓象，仿清化法。

细生地　赤芍　丹皮　花粉　土贝母　泽泻　当归　连翘　生草

◎ 三阴久亏，湿火下注，海底悬痈，形如覆碗，内脓已成，舌黄苔薄黄，脉息弦数，动则气喘，胃呆少纳。正虚邪实，溃后虚波莫测，法托里清化理之。

芪皮　桔梗　花粉　赤芍　陈皮　白芷　角针　甘草　当归　土贝

◉ 痔

◎ 外痔成脓，已经穿溃。乃由阴虚湿热下注而成，难许全功。

沙参　赤芍　川连　细生地　茯苓　泽泻　当归　丹皮　生草

◎ 外痔载半，屡发屡痊，肿胀而痛，便难下血。中虚湿热熏蒸，治以清化。

细生地　川柏　陈皮　赤苓　丹皮　赤芍　米仁　泽泻　知母　枳壳

◎ 肠红逾年，阴气交虚，湿热瘀恋，发为翻花痔疮，盘肛溃烂，滋水淋漓，面色萎黄，神疲气促，脉息细数，舌光。津液枯槁之象显著，风波莫测也，勉拟育养调和营卫，以尽人事而已。

人参须　阿胶　茯苓　牡蛎　麦冬　白芍　石斛　甘草　五味子　山药

◎ 中虚湿热下注，内痔复发，更兼脱肛，肿腐作胀，舌黄苔厚，脉息细数。先宜清化，再商补中。

细生地　槐米　赤苓　陈皮　丹皮　冬术　泽泻　川柏　归须　知母

◉ 阴户症

◎ 阴虚郁火内炽，阴挺下脱，绵延两季，频频带下，渐次翻花，脉来濡细。病道深邃，药力难许计日而效。

柴胡　於术　归身　白芍　丹皮　香附　山栀　茯苓　生草

◎ 湿热下注，阴户肿胀，浮碎作痛，兼挟风疹。防变下疳，拟清化法。

柴胡　条芩　车前　山栀　细生地　归须　泽泻　草梢　川连　木通

◎ 阴虚郁火内炽，阴挺下脱，绵延半载，渐次翻花，带下频频，脉息濡细，理难奏效。

加味逍遥散加香附。

◎ 肝经郁火互阻，挟湿热下注，而发阴蚀疮，痛痒兼作，形寒身热，上为咳呛，纳减形浮，脉细数，夜不成眠。产育频多之体，兼常操劳，气营并弱，防延虚怯，宗加味逍遥散。

柴胡　归尾　陈皮　薄荷　於术　白芍　山栀　炙草　细生地　丹皮　姜枣

◉ 结毒（附：猴疳）

◎ 结毒，咽腐红肿而痛，痛引头巅，杨梅肢体皆有。时在春升，防其滋蔓，拟清化下夺法。

川连　生军　山栀　冬藤　鲜地　连翘　中黄　丹皮　羚羊角　土贝　赤芍　土苓

◎ 结毒深蕴，色头下疳，胀痛肿甚，小溲窒塞，理之非易。

川连　木通　细生地　黑栀　车前　草梢　萆薢　川柏　丹皮　泽泻　生军

◎ 始因下疳，继而咽痛，红肿作腐，复发广痘。毒火深蕴，尚虑更张。

犀角　桑皮　土贝　桔梗　生地　连翘　赤芍　甘中黄　生军　杏仁

◎ 结毒下疳，复发顶项梅疮，四肢广痘，曾经咽痛。毒火深蕴，理之非易。

犀角　川连　赤芍　中黄　木通　鲜地　生军　泽泻　山栀　冬藤　土茯苓

◎ 半载婴孩，胎火胎毒深蕴，下体猢狲疳，渐延七窍，色赤皮脱，最淹缠也。

犀角地黄汤加　赤苓　连翘　青黛　灯心　山栀　中黄　木通

◉ 诸疮

◎ 风湿热三气交蒸，遍体棉花疮，赤色作痒，破流滋毒，最为棘手。

细生地　苦参　牛蒡子　花粉　胡麻　肥知母　防风　童木通　荆芥　赤芍

复诊

鲜首乌　荆芥　冬桑叶　花粉　苦参　粉丹皮　木通　肥知母　细生地　草节

复诊

细生地　苦参　冬桑叶　丹皮　荆芥　白蒺藜　赤芍　地骨皮　肥知母　花粉　茯苓皮

复诊

细生地　花粉　粉丹皮　猪苓　胡麻　江枳壳　防风　童木通　荆芥　知母　豨莶草

◎ 脾生湿，湿生热，湿热交蒸，遍体疥疮，下体为甚，起逾半载，日增滋蔓，舌苔黄，脉濡。功难计日，拟清泄为治。

细生地　淡竹叶　连翘　黑山栀　泽泻　茵陈　枳壳　六一散　条芩　茯苓皮

◎ 湿热交蒸，遍体疥疮，下肢尤盛，舌糙白，脉弦数。治以清苦渗泄。

川黄连　丹皮　车前子　甘草　黑栀　条黄芩　木通　淡竹叶　鲜生地　泽泻

◎ 疥疮绵延四月，兼之脓窠遍发，郁蒸不化，周身作胀，腹膨，小溲不利，大便溏泄。势成疮臌之兆，颇称扼腕。

用大橘皮汤[①]。

去秋水湿漫淫，曾发疮痍，延绵已久，中虚湿困，遍体浮肿，腹膨气逆，咳呛频频，舌白脉濡，小溲断赤。势延疮臌之象，治非易之。

五苓散加　木香　姜皮　六一散　陈皮　槟榔

◉ 血箭、血痣

◎ 暑邪袭郁阳明，右太阳血箭，盈碗成盆，身热烦燥，脉象小数。质小任重，变险莫测。

犀角　赤芍　知母　竹叶　鲜地　山栀　银花　茅根　丹皮　连翘　益元散　西瓜翠衣

◎ 疔后热郁阳明，下唇血箭，频频流血。阴液暗耗，里热未化，拟仿玉女煎意。

玉女煎内用鲜生地、黑栀、丹皮。

◎ 暑湿热首先犯肺，传布少阳、阳明，右太阳血箭，血出如注，有成盆盈碗之多，脉细数，

---

① 大橘皮汤：首出金·刘完素《黄帝素问宣明论方》，由橘皮、木香、滑石、槟榔、茯苓、猪苓、泽泻、白术、官桂、甘草组成，功效化湿利水。主治湿热内甚，心腹胀满，水肿，小便不利，大便滑泄。

舌光少苔。阴伤邪郁，变险可虑也。

犀角　石决明　山栀　竹叶　鲜地　知母　丹皮　茅根　石膏　赤芍　钩藤　西瓜翠衣

◎ 王

心火蕴炽，左项发迹发为血箭。每虑翻花，不可泛视。

西洋参　白芍　桑叶　天冬　归身　女贞子　黑芝麻　丹皮炭　鲜首乌　旱莲草　野蔷薇露

阴虚木火内炽，左太阳血痣，不时流血，胬肉破碎。最虑翻花，毋忽。

细生地　料豆　石决明　茯神　首乌　土贝母　山栀　钩藤勾　女贞子　丹皮

◉ 肉蕈、肉瘊

◎ 痰火郁结阑尾之间，结为肉蕈，由来两载，渐次长大。久则虑其成溃，溃则易于翻花流血。

用化肝煎加石决明、橘核。

◎ 肺主皮毛，脾主肌肉，肺脾湿热内蕴，遍体肉瘊，丛生不一，延及三载，日渐滋蔓，难许除根。

泻白散去米，加白蒺、夏枯、花粉、半夏、陈皮、赤苓、海石、米仁。

◉ 翻花疮

◎ 右目胞翻花疮，起经五载，腐孔如岩，常常出血。阴虚肝火郁结，非药力所能奏效。

细生地　粉丹皮　川贝母　沙参　煅石决　黑山栀

远志　甘草　东白芍　钩藤　茯神　藕汁

◎ 肝胆湿火郁结，右太阳翻花疮，肉突如菌，腐溃流脓漓水，延及一载。最虑流血，病由七情而起，奏痊难许。

细生地　黑栀　石决明　丹皮　川贝母　首乌　白芍　茯神　料豆　钩藤

◎ 郁怒伤肝，思虑伤脾，肝脾郁结，左足背外侧翻花疮，肉菌起经五载，腐溃如岩，频频滋水。情志之病，恐药力难挽，姑拟方以试之。

归身　淡芩　薄荷　藕汁　白芍　於术　川贝母　鲜姜渣　炒柴胡鳖血拌　水炙草　远志

◎ 阴虚体质，湿火下注，玉茎翻花疮，肉突如菌，绵延四月，日渐长大。慎恐流，难许收功，拟清化法。

细生地　川贝　竹叶　炙龟板　黄柏　粉丹皮　知母　泽泻　草梢　木通　煅石决明

◉ 诸风

◎ 风湿热交蒸，面部烂皮风，流水作痒，绵延滋蔓，势难速效。

羚羊角　细生地　知母　泽泻　赤芍　桑皮　条芩　苓皮　丹皮　滑石　山栀

◎ 湿热蕴蒸，两腿为烂皮风，流水作痒，滋蔓成片。绵缠之症，未许速效，拟清渗泄风主之。

细生地　黑荆芥　苦参　木通　滑石　白术皮　胡麻　赤芍　知母　草梢

◎ 风温郁袭少阳、阳明，右耳及颈烂皮风游走，流水作痒，起瘰色赤，寒热往来。蔓延莫定，姑拟清泄法。

防风　牛蒡　马勃　丹皮　赤芍　荆芥　桑叶　桔梗　连翘　甘草

◎ 脾生湿，湿生热，热生风，风淫于外，三气交蒸，两腿烂皮风，流滋作痒，皮色泛紫，遍处起瘰，舌白脉濡数。延今半载，势成扼腕，清泄主之。

细生地　条芩　桑皮　骨皮　赤芍　山栀　腹皮　陈皮　白蒺　苓皮　泽泻　木通

◎ 郁热风淫挟湿交蒸，四肢烂皮风，流水作痒，滋蔓缠绵，理之棘手。

细生地　丹皮　茯苓皮　连翘　黄芩　黑山栀　滑石　福泽泻

◎ 暑风厉邪，郁于肺胃，烂皮游风，起在鼻间，面目皆肿。邪势方张，防重，拟疏解法。

防风　冬桑叶　杏仁　赤芍　紫马勃　荆芥　牛蒡　桔梗　连翘　枳壳

◎ 风湿热郁蒸少阳、阳明，左额烂皮风，流滋作痒，发瘰红肿，曾有寒热。势在方张，治以清泄散邪为主。

黄芩　桑叶　连翘　桔梗　丹皮　通草　牛蒡　荆芥　赤芍　杏仁　枳壳　枇杷叶

二诊

淡芩　桑叶　赤苓　丹皮　黑栀　菊花　牛蒡　连翘　赤芍　通草　甘草

◎ 郁热风淫挟湿热郁蒸，遍体紫癜风，肤肿作痛，滋蔓淹缠。未易速奏，法清疏。

细生地　苦参　赤芍　丹皮　荆芥　蝉衣　花粉　知母　牛蒡　防风　胡麻　木通

◎ 脾中湿热，风淫于外，两腿紫癜风，起经四月，屡发屡痊。病已深远，未能许速。

细生地　木通　荆芥　胡麻　甘草　花粉　黄芩　防风　牛蒡　知母　赤芍

◎ 肥疮延久，复感风邪，面部游风，红晕作痒，身热频发，游漫莫定，拟疏散法。

荆芥　牛蒡　制蚕　连翘　杏仁　防风　桑叶　马勃　赤芍　桔梗

◎ 肝阴不足，营热生风，上炎巅顶，白屑风作痒皮脱，易于滋漫。难许速效，拟清营泄风法。

细生地　桑皮　白蒺　知母　石决明　首乌　丹皮　钩藤　川柏　甘菊

◎ 风寒湿邪，深伏三阴，营卫失司，流畅下体，紫云大麻风[1]，麻木不仁，足底起块，由今半载。久则恐其腐溃，理之非易。

当归　羌活　首乌　荆芥　胡麻　川芎　天麻　独活　防风　大枫　白蒺　苦参

◎ 面部紫云麻风，延及四肢，麻木不知痛痒。久则虑其发眉脱落，难许收功。

归身　川芎　大枫露　防风　羌活　麻仁　鲜首乌

白芷　白蒺藜　苦参　炙独活　荆芥　明天麻

◎ 右足踝大麻风，色紫麻木，艰于举动。起经七月，恐药力未能克日奏效。

首乌　当归　枫露　牛膝　荆芥　羌活　天麻　白术　苦参　防风　独活　川芎

◎ 风湿热淫蒸，四肢赖皮风，肤燥，延及头部，已经八月。症属深远，难许速效。

细生地　胡麻　荆芥　赤芍　苦参　花粉　防风　蝉衣　知母　木通

◎ 赖皮风延及遍体，色赤作痒，滋蔓成片，皮落频频。势成扼腕，病属风湿热交蒸所致，断难速效，治以清营祛风法。

羚羊角　首乌　桑叶　知母　苦参　木通　细生地　荆芥　丹皮　花粉　豨莶草

◎ 肺脾湿热生风，风淫于四肢，赖皮风蔓延头面，秋半则发，甚则流水，肤燥作痛。已经三年，痼疾显然，治非易之。

细生地　荆芥　牛蒡　花粉　木通　胡麻　赤芍　苦参　知母

◎ 始因右头风作痛，风邪湿热混扰，郁蒸肺胃，面部癞皮风流水作痒，滋蔓成片，曾结风毒，肿痛溃脓，屡屡厥逆，舌苔薄白，脉息细数。阴虚体质，邪火之势尚在炎焰，虑其滋火不易收敛。拟清营息风，参入淡渗之品。

细生地　丹皮　赤芍　赤苓　桑皮　羚羊　白蒺　荆芥　连翘　山栀

◎ 营热风淫挟湿交蒸，右手鹅爪风起瘰，流滋作痒，脱皮蔓延，未易速理。

细生地　胡麻　牛蒡　防风　苦参　木通　花粉　荆芥　知母　赤芍　侧柏叶

◎ 右肘癣风结毒，腐溃流脓，红肿而痛。毒郁不化，慎防滋蔓，法宜清化。

羚羊角　桑叶　赤芍　连翘　冬藤　细生地　丹皮　花粉　土贝　甘草

① 紫云大麻风：即紫云风，病症名。指皮肤出现紫黑斑点的病症。

◎ 脾虚湿热交蒸，风淫于四肢，癣风游蔓，巅顶作痒异常，已经廿载，四肢痹痛，手指黑斑累累，脉来濡细，舌苔薄白。渐成风痹，已见鞭长莫及之势，姑拟和营祛风、运湿宣络法。

羚羊　桑叶　细生地　白蒺　茯苓　赤芍　花粉　防己　秦艽　归身　知母

◎ 肝火挟湿交蒸，毛际烂皮风癣，流水作痒，滋蔓不已。最为淹缠，治以清泄法。

川连　泽泻　山栀　车前　草梢　细生地　淡芩　苓皮　木通

◉ 瘤

◎ 血瘤患经二十余载，去冬自溃，溃流惟血，成盆盈碗，及今尚流血水，余坚不化。营卫两亏，血积痰凝留恋，难许奏功，拟和补营卫化痰法。

党参　冬术　当归　首乌　白芍　川贝　茯神　昆布　石决　陈皮　甘草　藕肉

◎ 右腿渣瘤，起经数月，溃孔流水，渐成管漏。元虚痰痹络中，奏功不易。

党参　茯苓　海石　昆布　於术　半夏　陈皮　炙草

◎ 右臀部痰瘤，起经十有余年，溃经半载，不得脓泄。余坚不化，痰尚痹结，营卫不和也。拟和营卫之中，参入化痰之品。

首乌　当归　牡蛎　川贝母　白蒺　赤芍　昆布　茯苓　甘草　橘红

◎ 左肾俞之下结渣瘤，起经十有余年，日增长大，溃出渣脓，脓泄不爽，根围坚硬，肉色紫黑。已有管象，本虚痰痹络中也，不易即痊。

党参　绵芪　当归　首乌　半夏　白芷　广皮　土贝　茯苓　甘草

◎ 湿痰流络，下注三阴，海底渣瘤，起经十有余年，复发肿痛。势欲溃象，溃则难于收敛。

鲜首乌　当归　半夏　制蚕　茯苓　瓜蒌根　白芍　陈皮　昆布　甘草

◎ 嗜饮之客，中虚多湿多痰，痰痹络中，右手中指合谷之上，结为痰瘤，甫经半载，日渐长大，色白木痛。病属本原，非计时药力可以挽者。

党参　川贝　白蒺　昆布　白芍　当归　茯苓　冬术　橘红　生草

◎ 营卫不调，挟痰凝聚，右臀部渣瘤，起经十有余年，日增长大，肿痛流滋，余肿余坚，作痛频频，势象蒸脓，舌苔黄白，脉来濡细。病在本元，药力未易骤效。

沙参　当归　首乌　牡蛎　昆布　茯苓　甘草　橘红　白芍　川贝母

◎ 营卫不和，湿痰凝聚，右臀渣瘤，起经十有余年，日渐长大，复发肿痛，溃流滋水，坚肿不化，作痛频频，欲蒸脓象，舌苔黄白，脉息濡细。病由本原，艰于速效。

沙参　首乌　归身　白芍　川贝母　茯苓　牡蛎　昆布　橘红　甘草

◎ 脐上痰瘤，起经二载，去冬始溃，溃流清脓，余肿余坚不化。正虚毒恋，第恐淹缠生管，拟托里化痰法。

六君子汤加归芍、黄芪、石决明。

◎ 右肋翻花肉瘤，起经七载，腐流脓水，有时出血。肝脾郁结所致，难许奏效。

归脾汤去龙眼肉。

◎ 右胯痰瘿，翻花出血，溃形如岩，起经半载，渐次散蔓。病由肝郁生火，火盛生痰，痰痹络中为患，缠绵之疾，理之棘手。

首乌　白芍　川贝　桔梗　远志　藕肉　石决　茯神　丹皮　黑栀　钩藤

结语

枫江陈莘田先生，医通内外，而以疡科名世，声动公卿，与光福顾介标、跨塘顾庭纲先后驱驰，而先生为巨擘。其医案皆及门所集，而兵燹之后，又散失者多。申以刁斯案，搜求编集成书，为案头临证之助。后人其宝之。

光绪十八年，岁在元默执徐姑洗[①]三月

元和黄福申识

① 元默执徐姑洗：元默，即玄默，天干中“壬”的别称；执徐，地支中“辰”的别称；姑洗：指农历三月。

抄录陈氏秘方

莘田家传

原著　清·陈莘田

点校　刘昊辉　关洁

子字

治风热、喉中肿痛、乳蛾、烂喉痧，一切皆可用。

硼砂五钱　玄明粉五钱　辰砂五分　梅片[①]三分　生珠粉五钱

共研极细末。

丑字

治一切腐烂。不宜多用，孕妇忌之。

雄黄水飞，一钱　梅片半分　胆矾煅，三两

共研极细末。

寅字

治口疳，伤寒后口疳尤佳。

人中白水飞，五钱　飞青黛一两　黑山栀五钱　梅片一钱　松罗茶一钱　厚朴五钱

以黑大枣三两，去核，入厚朴，切条，煅，共研细末。

卯字

治一切咽喉。

梅片一钱　川连二钱　元明粉二钱　蜜炙黄柏二钱　雄黄二钱　枯矾一钱

靛花二钱　硼砂五钱　鹿角霜一两　生甘草一钱　人中白煅，三钱

铜青五钱　钞纸三张，上写某年某月某日合煅　鸡内金炙存性，一钱

上药共研极细末。

辰字

治牙关紧闭，口不能张，用之即开。

胆矾：冬月取青鱼胆汁，和矾拌匀成块，必须陈至三四年者为佳。共研极细末。

---

① 梅片：即梅花冰片，为龙脑香科植物龙脑香树的树脂中析出的天然结晶性化合物，功效开窍醒神，散热止痛，明目去翳。主治中风口噤、热病神昏、惊痫痰迷、气闭耳聋、喉痹、口疮、中耳炎、痈肿、痔疮、目赤翳膜、蛲虫病。

巳字

治双单乳蛾初起一二日，用此开痰。已溃不用。

焰硝煅，一两五钱　梅片一钱　硼砂五钱　雄黄水飞，二钱　姜蚕[①]拣宜者，须去石灰，炒黄，一钱

共研细末。

午字

治咽喉痰塞。孕妇忌用。

牙皂一钱　川连一钱　白矾一钱

以白矾同牙皂二味，瓦上煅枯，同川连共研细末。须令流出痰涎，声如雷鸣。以温水漱之。

未字

治咽喉闭塞，即将此药吹入鼻内。

明矾雄黄二钱　朴硝五钱　硼硝五钱

共研细末。

申字

治一切喉症，去痰消肿。孕妇及虚弱人忌用。

玄明粉七两　水飞雄黄三钱

共研极细末。每药三钱，用莱菔汁半饭碗漱口。

酉字

治咽喉腐烂疼痛。

鸡内金不落水者为上，炙燥，研，一钱　粉口儿茶二分　梅片一分

上药各研极细末，和匀再研。

① 姜蚕：即僵蚕，下同。

戌字

专治重舌、莲花舌。

青矾煅红，放地上以去火毒，一钱　硼砂三分　玄明粉三分　梅片少许　麝香少许

共研极细末。

亥字

一名回生丹。治牙关闭塞。能开关通窍降痰，诚起死回生之剂也。

明矾一两　巴豆廿一粒

同入银罐内煅滚，候矾枯，去巴豆，用小姜黄一钱，用糯米粉浆作丸，如桐子大，明雄黄三钱为衣。

玉钥匙

治一切咽喉症，探吐痰。

马牙硝一两五钱　白姜蚕二钱五分　硼砂五钱　片脑一匙

共研细末。

青金锭

治一切咽喉症昏闭。用杜牛膝打汁代水，磨浓汁滴入鼻孔内。

延胡索二钱　牙皂晒脆，十四条

上药为细末，加入水飞青黛六厘、麝香五厘，清水调作锭子，每重五分。临用以杜牛膝打汁代水，磨浓。如无，即以井水将药磨化，用绵纸条蘸药滴入鼻中，少顷痰响即吐出。

口疳药

治一切咽喉症、走马穿牙毒及口疳腐烂、小儿胎毒口疳。

制黄柏一钱　荆芥　甘草用荆芥为君，甘草为臣，滚水浸三次，俟软取起，瓦上炙至黄金色，勿令焦，再入蜜汤煎一次，晒干研粉　白熟龙骨[①]研粉，二分，如痘后口疳不用此味　真珠粉五厘　白芷二分　儿茶一钱五分　生甘草粉五分　梅片三分　辰砂少许　薄荷三分　人中白三黄汤制，三分

① 原书作“热龙骨”，据他本改为“熟龙骨”。

各研细末和匀，再研，无声为度。

紫金锭

治一切无名肿毒。即玉枢丹、太乙丹。

山慈菇去皮毛，洗，二两　川文蛤焙，洗，一两　麝香三钱　千金子去油，一两

红芽大戟一两　辰砂飞，三钱　明雄黄飞，三钱

各研细末，和匀再研，用糯米浆调和作锭子。晒干用米醋或开水磨敷，亦可用酒或米饮化服。

翠云锭

治眼癣、盘肛梅疮。

铜绿五钱　胆矾五钱　轻粉五钱　煅石膏一两　川连五钱

共为细末，面浆调成锭。每用清水或菊花汤磨敷。

枯瘤锭

治瘤初起成形未破及根蒂小而不散者。

白砒一钱　雄黄一钱　硇砂一钱　黄丹[①]一钱　斑蝥廿一个

硼砂一钱　乳香一钱　轻粉一钱　没药一钱

共为细末，糯米浆调作锭，捏薄晒干。先炙瘤顶三炷，以药贴之，上用黄柏末，水调盖敷药外，十日后见瘤自然枯落。

一笔消

治一切无名肿毒疔疮。

生大黄四两　生南星一两　生半夏一两　白及一两　黄连一两

上各药切片晒脆，磨粉，用猪胆汁和匀作锭，阴干。每用清水或菊叶汁磨敷。

---

① 黄丹：为用铅加工制成的四氧化三铅，功效解毒祛腐、收湿敛疮、坠痰镇惊。主治痈疽、溃疡、金疮出血、口疮、目翳、汤火灼伤、惊痫癫狂、疟疾、痢疾、吐逆反胃。

一扫光

治诸疮。

苦参一斤　黄柏一斤　真烟胶[①]一升　木鳖肉三两　白砒五钱　枫子肉三两　明矾三两
枯矾三两　蛇床子三两　点红椒三两　硫黄三两　樟冰三两　轻粉三两

共研细末，和匀，磁瓶收贮。用大枫子油或柏子油调。

一粒珠

犀黄三钱　蟾酥一钱五分　明雄黄六钱　廉珠[②]三钱　冰片六钱
苏合油一斤　麝香六钱　辰砂六钱　全山甲一只

分作四股。一用麻油炙，一用苏合油炙，一用醋炙，一用武夷茶[③]炙。各研细末和匀，人乳为丸，如黄豆大，蜡丸收贮。每服一丸，陈煮酒化下。

点药

治结毒梅疮。

白杏仁研，五钱　轻粉三钱　雄黄二钱

共研细粉，用猪胆汁调搽。

药枣

治烂喉丹痧神方。

白胡椒七粒　巴豆七粒　干姜三分　麝香一分

共研细末，丸如桐子大，朱砂为衣。用红枣一枚，去核，将药放在枣内，塞鼻中一周收，男左女右。

立消疔疮神效方

松香先用桑叶灰汁，锅内同煮烂取出，纳冷水中少时，再纳灰水中，煮以色白如玉为度，二两

① 烟胶：为老法熏硝牛皮过程中，牛皮受热后煸出的油状液体，淋沥于灶面之上，日久积累而成的黑褐色胶状物。
② 廉珠：即珍珠，又名“廉珍珠”，因产于廉州（主要指今广西北海市区与合浦县一带），故得名。
③ 武夷茶：出自福建崇安，其茶色黑而味酸。《本草害利》谓其：“下气消食，去痰热，除烦渴，清头目，利小便，解炙煿油腻之毒，消痔漏等疮。”然胃寒之人，以热饮为宜，冷则聚痰。

白蜡研末，一两　乳香形如乳头明透者良，赤如樱桃者为上，黄白者次之，用灯草同研易细，研末，三钱

黄蜡研末，一两　没药要色赤类琥珀者良，法同乳香，研末，三钱　铜绿研末，五钱

百草霜锅底先须刮净后，专烧芽柴，取烟煤用。如以别种柴烟煤用，入则不验，研末，五钱　麻油六斤

制法：选吉日净宝焚香，斋戒虔诚修合，忌妇人、鸡、犬及孝服人见。用桑柴火煎，先将麻油入锅煎滚，次下松香；俟稍滚，三下白蜡；候稍滚，四下黄蜡；候稍滚，五下乳香；候稍滚，六下没药；候稍滚，七下铜绿；候稍滚，八下百草霜。滚过数次，于锅内冷透，搓成条子，藏于净磁器中，蜡封口。临用时以桂圆核呵软贴于患上，顷刻止痛，次日即肿消愈矣。不拘极重及易走黄者，无不霍然。神速之验，百发百中，疔疮药之至宝也。此药贴后，忌食荤腥辛辣、沸汤大热、食豆腐生冷，忌酒面发物，忌水洗，忌恼恨愁怒，大忌房事。

急、慢惊风方

青蒿蠹虫。其虫在秋分前后取之，用虫捣，和朱砂、汞粉各五分，丸如粟粒大。一岁一丸，乳汁化下。

臁疮必效方

治已溃瘰疬亦效。

蓖麻仁去皮，三百粒　乳香四两　铜绿八两　没药二两　松香八两　杏仁去皮尖，三百粒

先将蓖麻仁、杏仁用石臼捣烂如泥，后将下四味研极细末，续入真麻油和匀，捣成如膏，以拔成丝为度，然后入水中拔洗。如拔不成丝，再捣，洗拔并洗去其火气，收贮。用时以重水化开，摊药油纸上，贴患处即愈。

神灯照

朱砂　雄黄　血竭　没药各三钱　麝香四分

共为细末。每用三分，红棉纸裹药搓撚，长七寸，麻油浸透听用。

离公锭

治一切疔毒肿毒，皮肉不变，漫肿无头，搽之即效。

血竭三钱　朱砂二钱　胆矾三钱　京墨一两　蟾酥三钱　麝香一钱五分

共为末，凉水调成锭，凉水磨浓涂之。

麻药

川乌尖五钱　草乌尖五钱　生南星五钱　生半夏五钱

胡椒一两　蟾酥四钱　荜茇五钱　细辛五钱

共研细末，滚水调敷。

又方

荜茇一钱　生半夏一钱　草乌二钱　生南星一钱　肉桂一钱　乳香一钱　没药一钱　丁香八分

胡椒一钱　川乌二钱　三七二钱　麝香少许　花蕊石二钱五分　风茄子[①]三钱　蟾酥二钱

共研细粉。

赤痢药

枯黄芩七钱五分　赤芍药七钱五分　车前子三钱　陈皮一钱

各为细末，每服用药粉九钱，加入陈黄米一撮、水姜三片、红枣三枚、乌梅一个，煎服。

白痢药

枯黄芩七钱五分　赤芍七钱五分　甘草二钱五分　紫苏叶一撮

各研细末。每用药粉九钱，加入陈米一撮、葱一根、红枣三枚、姜五片，煎服。

赤白相兼药

枯黄芩七钱　赤芍七钱　甘草一钱　细芽茶一撮

各研细粉。每服用药九钱，加入陈黄米一撮、红枣四个、乌梅五个、姜三片，煎服。

红多白少痢药

黄芩七钱五分　赤芍六钱五分　甘草一钱

各研细末，每服用药四钱，加入陈黄米一撮、葱对开，半根、乌梅五个、淡竹叶七片，煎服。

---

① 风茄子：为茄科植物曼陀罗的成熟种子，辛、温、有毒，功专止痛、定喘。主治胃痛、风湿痹痛、寒哮气喘。

鱼脑痫药

黄芩一两　赤芍一两　甘草二钱

各研细末。每服用药粉九钱，加入水姜六片、乌梅一个、葱三根、红枣六个、淡竹叶五片，煎服。

炼升药

水银一两　明矾一两　火硝一两

同入小铁锅内，先架旺炭火一炉，将锅放于炉上慢炼，俟黄烟起后，即以磁碗盖合湿棉纸条四围，塞嵌厚铅粉搽密，再以拌潮，河砂打结，露出碗底，再置炉上文火炼三炷香为度。

玉容丸

甘松　荆芥　羌活　细辛　白蔹　山柰　防风　白芷　姜蚕

山栀　枯矾　白及　独活　藁本　檀香　天麻　川椒　甘菊

上药切片晒脆，共磨细末，加皂荚粉一斤，用生蜜同捶，和作丸。

六神丸

犀角一钱五分　辰砂一钱五分　蟾酥烧酒化，一分五厘　濂珠一钱五分　麝香一钱五分

各研细末，用百草霜五分为衣，白米浆为丸，如芥子大。每服三丸，陈煮酒下。

琥珀蜡矾丸

白矾一两　雄黄一钱二分　朱砂一钱二分　琥珀用灯心同研，一钱

各为细粉，用白蜜二钱、黄蜡一两溶化，离火片时，候蜡四边稍凝，将前药粉抖入，搅匀成块，众人急丸如豆大，朱砂为衣。每服二三十丸，食后开水送下。

蟾酥丸

治疗疮、发背、脑疽、乳痈、附骨臀腿等症，一切恶症及疮不补，或麻木，或呕吐痛重者，必多昏愦。此药服之，不起发者即发，不痛者即痛，痛甚者即止，昏愦者即苏，呕吐者即解，未成者即消，已成者即溃。

蟾酥酒化，二钱　轻粉五分　雄黄二钱　蜗牛廿一个　朱砂三钱　没药去油，一钱
枯矾一钱　铜绿一钱　寒水石煅，一钱　胆矾一钱　麝香一钱　乳香去油，一钱

各研细粉，先将蜗牛打烂，再入蟾酥和匀，同前药共捣为丸，如绿豆大。每服三丸，或陈酒、葱白汤送下。

闭管丸

治脏毒肛漏。

胡黄连五钱　石决明盐水煅，五钱　槐米炒，五钱　象牙屑一两五钱
蚕茧壳炙灰存性，夹于丸中，廿个

各研细粉，和匀，以熟蜜为丸，如桐子大，盐汤下。

玉液上清丸

治一切咽喉痰火肿痛。

净薄荷叶七两　百药煎二钱五分　桔梗二两三钱　青黛水飞，一钱五分　元明粉一钱　月石[①]一钱
梅片一钱　甘草一两五钱　防风九钱　阳春砂仁二钱三分　川贝母九钱　柿霜二两三钱

各为细末，用炼蜜十二两捶和作丸，约重三分，不拘时噙化。

疏肝清胃丸

治一切乳症。

山慈菇　漏芦　茜根　紫花地丁　明乳香　瓜蒌仁　豭鼠粪[②]　鲜橘叶
甘菊花　大连翘　银花　陈皮　甘草　没药　土贝去心　蒲公英

各等分为细末，用夏枯花煎汤代水泛丸。每服一二钱，或橘叶鲜藕陈皮汤下。

六合定中丸

苏叶四两　藿香四两　香薷四两　广木香　枳壳　赤苓二两
木瓜二两　檀香一两　厚朴一两五钱　粉草一两　朱砂五钱

各为细末，用神曲为丸，如桂圆大。

---

① 月石：即硼砂。
② 豭鼠粪：即“牡鼠粪”，为鼠科动物雄性褐家鼠等的干燥粪便。

消瘰丸

治瘰疬、乳痈、痰疬。

元参焙，四两　土贝去心，四两　牡蛎盐水煅，四两

各为细末，夏枯草四两煎汤泛丸。每服二钱，夏枯汤下。

三黄丸

治结毒。

黑大豆四两　大黄四两　甘草四两

各为细末，水泛为丸，或淡竹叶土茯苓汤下。

清燥丸

治一切风症。

豨莶草二斤，去净硬梗，陈酒拌蒸，晒，磨细末，水泛为丸。每服二钱，甘菊汤下。

养中丸

治下焦湿热。

茅术、黄柏各等分，磨细粉，水泛为丸，米仁汤下。

十全丸

调和营卫，疡流宜行。

党参三两　白芍酒炒，一两五钱　云苓晒，三两　炙草五钱　冬术一两五钱　大生地三两

白归身酒炒，一两五钱　川芎酒炒，五钱　绵芪三两　上肉桂一钱五分

共为细末，炼蜜为丸，如椒子大。每服一二钱，建莲汤下。

补阴丸

大熟地盐水炒，三两　川柏二两　龟腹版盐水炙，三两　知母盐水炒，二两

各为细末，用白蜜为丸，每服一二钱，淡盐汤下。

护心丸

开疖前服二丸。

绿豆粉　乳香去油　甘草各三钱

各研细末，米浆和丸，用辰砂为衣，或建莲汤开水下。

冰梅丸

治十八种咽喉，消痰利膈。

生南星四两　桔梗四两　牙皂半斤　青盐半斤　生半夏四两　明矾四两　朴硝四两

各为细粉，用半熟大梅子一百个，略槁，置大磁盆内，以药拌匀，七日后将梅子取出晒干，复入药水，再浸再晒再浸，汁尽为度，晒干收贮磁瓶。每用一枚，不拘时噙化。

止痛丸

治外疡疼痛，肚腹坚硬作痛。

鸦片烟三钱　羌活粉一两

二味调和作丸，如小绿豆大。每服一二丸，米饮汤下。

大生丸

治痈疽初起肿硬。

全山甲沙炒，四两　明雄黄四钱

二味研粉，炼蜜为丸，朱砂为衣。

解骨丸

治一切多骨。

蜣螂研　雄黄研　象牙末

共为细末，和匀，炼蜜为丸，如黍米大。纳入疮口，或作末掺在患上亦可。

苍龙丸

治一切无名肿毒。疔症忌用。

苍龙虫即苍耳子梗内虫也，入土贝母一两，同捣烂晒干为度，一两　锦地罗红色者佳，三钱　草河车五钱
川棓[①]五钱　血竭二钱　轻粉一钱五分　雄黄二钱　冰片一钱　麝香一钱　西牛黄二分
共为细末，用蟾酥五钱、人乳化烂，共捣为丸，如桐子大，朱砂为衣，蜡封固。轻者五丸，重者七丸，陈酒尽量饮送。

消坚宣络丸

治疝气。
橘核三两　海藻二两　川楝子一两五钱　制香附一钱五分　荔核二两　昆布二两　延胡索一两五钱
炒桃仁一两五钱　厚朴一两　枳实七钱　生木香五钱　小茴香一两五钱　陈皮一两　木通八两
各为细末，用干姜五钱煎汤，泛丸。

小蓟散

治牙衄。
小蓟五钱　百草霜五钱　蒲黄微炒，五钱　香附子五钱
上药醋浸，晒干，研极细末。搽牙上半刻时，温茶漱之。

珠黄散

真西黄[②]一分　廉珠五分　冰片一分　川连粉三分　儿茶三分
共研细末，和匀再研，无声为度。

通关散

青盐一钱　白矾一钱　硼砂五分
共研极细末。

柳青散

治一切风热成疳，口舌牙龈肿胀糜腐。
黄连四分　黄芩四分　梅片二分　甘草一分　青黛五分　川柏八分

① 川棓：即五倍子，又名五棓子，产自四川。
② 西黄：即牛黄，为牛科动物黄牛或水牛的胆囊、胆管或肝管中的结石。

白芷二分　儿茶八分　薄荷一钱

上药晒脆，各研细末，和匀再研极细，无声为度。

海浮散

治臁疮溃烂。

明乳香去油，一两　没药去油，一两

各研极细末。

生肌散

乳香去油，三钱　没药去油，三钱　熟石膏三钱

共研极细末，加入朱砂再研。

芙蓉散

治天疱、湿毒、烂皮风、烂脚丫、黄水疮。此方治烂皮红赤痏[①]神效。

东丹一两二钱　滑石三两　熟石膏三两

共研细末。湿疮干掺，干疮用麻油、鲜甘露根捣汁调敷或猪胆汁调敷。

如意金黄散

治乳串、风痰、风毒、流注、大头、天疱、火丹、漆疮。

天花粉一斤　白芷八两　陈皮三两　大黄八两　甘草三两二钱　苍术三两二钱

黄柏八两　厚朴三两二钱　姜黄八两　南星生用，三两二钱

上药切片晒燥，共磨细粉，用葱汁、蜜水调敷，或菊叶汁调敷。

铁箍散

治一切痈疽，色白漫肿，坚硬木痛，不发阳者。

花粉一两　川柏八钱　大黄六钱　五棓子[②]三钱　官桂三两

土木鳖三钱　生半夏三钱　生南星三钱　蟾酥三分

---

① 痏(wěi，音伟)：伤口。

② 五棓子：即五倍子。

共研细粉敷之，用葱汁、白蜜调敷。

三香散

治乳痈、乳疖、乳岩。

麝香一分　生香附一两　蒲公英一两

共磨细粉，鲜首乌汁敷。

十全散

治流痰。

白蔹　白芥子　生半夏　土贝母　白及　白附子　生南星　白芷　川乌　火硝各三两，晒脆磨粉，用鲜首乌汁敷。

封脐散

治脐疮滋水。

大草纸灰一钱　白枯矾一钱　龙骨煅，一钱　麝香一分

共研细粉和匀。

麦钱散

治白秃疮。

小麦粉一升　硫黄四两　白砒一两　枯矾二两　烟胶半斤　川椒三两　生矾二两

共研细粉，和匀，陈烛油调敷。油纸盖之，三日一换。

蛤粉散

肝火湿热敷之，治黄水疮、月蚀疮。

蛤粉一两　石膏一两　黄柏五钱　轻粉五钱

共研细末，和匀，猪胆汁、麻油调敷，湿疮干掺。

鹅黄散

治湿疮毒并梅疮溃烂成片。

绿豆粉一两　滑石五钱　轻粉二钱　川柏末三钱

各研细粉，和匀，猪胆汁、麻油调。

柏叶散

治天疱疮、赤游火丹等症。

侧柏叶炒，五钱　蚯蚓泥韭菜地上者佳，五钱　川柏五钱　大黄五钱　赤小豆三钱　轻粉三钱

共磨粉，鲜侧柏叶调敷。

桃花散

生肌。

陈石灰半升　大黄一两五钱

同炒，俟灰冷变桃花色者，去大黄，研极细。

硇砂散

治鼻痔、耳痔。

共研细粉[①]，滚水调敷。

翠云散

治杨梅疮。

铜绿五钱　胆矾五钱　轻粉一两　石膏煅，一两

共为细粉。

雄黄散

治诸疮并血风顽疮紫黑、风湿顽癣。

雄黄四两　硫黄八两

二味共研细粉，柏油调搽盖之，三日一换。

---

① 原书药缺。《陈氏配制内外丸散膏丹秘集》中有同名方剂配方。

珍珠散

孩儿茶末米泔浸净，五钱　胡黄连五钱　定粉[1]五钱　珍珠
轻粉　黄柏　象牙屑　五倍子　乳香　没药
各五钱，共研细末。

收痔散

治诸痔坚硬疼痛，或脏毒肛门泛出。

五倍子一枚，拣大者敲一小孔以阴干，癞蛤蟆草揉碎填塞其中，用纸塞孔，湿纸包煨，片时取出，待冷，去纸研末。每末一钱，加入冰片五厘、轻粉三钱共研细末，先以汤洗，后以此干掺搽之。

鳖头散

治痔疮。
大鳖头瓦上炙，一个　木鳖子切片，焙，三枚　熊胆三分　梅片五分
共研细末，冰片、田螺水调敷。

清膈散

治上焦风热，大便实者宜之。
薄荷一两　连翘四两　淡芩一两　甘草二两　制军二两　元明粉二两　黑栀一两
各研细粉，和匀。每一钱五分，或大竹叶菊花汤冲送。

针头散

治管漏。
赤石脂五钱　麝香五分　白丁香三钱　轻粉五分　乳香三钱　生砒一钱
黄丹一钱　蜈蚣炭火瓦上炙脆，如不枯，有油难研，一条
各研极细末，和匀，用牛皮胶溶化捶熟，揉成条如线，阴干，置筒中听用。

---

① 定粉：粉锡之别名，即铅粉。

冰莲散

治小儿癞。

黄连一两　蛇床子五钱　川椒一钱　黄柏五钱　冰片一钱　枯矾五钱　轻粉三钱　五倍子一两

共研细粉，麻油调敷。

吹耳散

蛤粉水飞，五钱　广陈皮五钱　冰片五分

共为细末。

蜂房散

肥疮。

蜂房一个　雄黄　白矾等分

将白矾纳入蜂窠内，后入雄黄，盖面，然后瓦上炙炭存性，研细收贮，麻油调敷。

圣济透关散

治一切咽喉急症。

雄黄一钱　皂荚一钱　藜芦一钱

共研极细末，吹之。备急如圣有白矾①，《准绳》一字②有白矾、蝎梢。

疗牙止痛散

马牙硝三钱　硼砂三钱　明雄黄二钱　梅片分半　麝香五厘

共研细末吹之。

---

① 原书作“如神”，据他本改。备急如圣散，方出《卫生宝鉴》，治时气缠喉风，渐入咽喉闭塞，水谷不下，牙关紧急，不省人事。方用生雄黄、白矾、生藜芦、猪牙皂角各等分为末，每用豆大，搐鼻立效。

② 一字：即一字散，考证方源《杨氏家藏方》，此处所指方出《证治准绳》当为讹传，实为王肯堂于《证治准绳·咽喉·喉痹》中辑录《杨氏家藏方》而来。此方治喉痹气塞不通欲死。以雄黄（一分，别研）、蝎梢（七枚）、猪牙皂角（七锭）、白矾（生研，一钱）、藜芦（一钱），共为细末。每用一字，吹入鼻中，即时吐出顽涎，立瘥。

束疔金箍散

治一切疔毒走黄。

郁金四两　白及四两　白蔹四两　轻粉五钱　绿豆粉一两　白芷四两　大黄四两　黄柏二两

共研细粉，酽醋调敷。

吹耳红绵散

上白枯矾三钱　炙胭脂灰三钱

共研细末和匀。

蛇床子散

治诸般风湿。

蛇床子一两　大枫子肉一两　松香一两　轻粉三钱　枯矾一两　黄丹五钱　大黄五钱

共为细末，胆汁、麻油或风子油调敷，湿则干掺。

顽癣必效方

土槿皮四两　轻粉四两　雄黄四两　百药煎[①]四大块　金斑蝥一钱

巴豆去油，二钱五分　大黄二两　海桐皮二两

上共为细粉，醋调薄敷。先以手搔损患处。

又方

真土槿皮四两　生南星二两　生半夏二两　槟榔二两

共为细末，滴花烧酒浸敷癣上，其效如神。

雌雄四黄散

治紫白癜风，皮肤作痒，日渐开火，用此搽之。

石黄　硫黄　雌黄　雄黄　土槿皮　白附子

各三两，共为细末。紫癜用醋调，白癜用姜切开蘸搽三日，忌下生水。

---

① 百药煎：中药名，为五倍子与茶叶等经发酵制成的块状物，具有润肺化痰、止血止泻、解热生津之功效。

生肌补漏散

治漏疮不敛。

人牙炙灰，三钱　油发灰三钱　鸡内金炙存性，三钱　麝香三分　轻粉三分

油调敷之。

神效瓜蒌散

治一切乳症未成者。

广皮五钱　生草五钱　当归五钱　乳香去油，二钱　没药去油，二钱

全瓜蒌约重每五钱，去核，焙，二个

各研细粉，和匀。每服一钱五分，或橘叶广皮汤冲送。

内固清心散

治一切外疡，预防毒气内攻。

西党参二钱　辰砂二钱　白豆蔻二钱　甘草二钱　雄黄二钱

元明粉二钱　冰片一钱　白茯苓二钱　乳香二钱　绿豆粉二两

各研细末，和匀。每服一钱五分，煎白蜜汤冲送。

神香排气散

公丁香五钱　陈皮一两五钱　藿香一两五钱　香附二两　厚朴一两　白豆蔻五钱

枳壳一两五钱　乌药二两　泽泻二两　广木香七钱

各为细末，每服二钱，用砂仁汤送下。

芫花壁钱散

芫花五钱　壁钱①二钱

用白色细绢线三钱，芫花、壁钱用水一碗，贮小磁罐内，慢火煎至汤干为度，取线阴干。凡遇痔疮、瘿瘤、舌菌顶大蒂小之症，用线一根，患大者为根，扎紧两头，余线寸许，日渐紧之，其患自然紫黑，冰冷不热为度。轻者七日，重者半月，自然枯落。枯落后用月石珍珠散收

① 壁钱：又名“壁镜”“壁虫”“壁蟢”，为蛛形纲壁钱科动物，全体可入药，功效清热解毒，定惊止血。

口。此方甚效。

玉红膏

生肌。

白芷五钱　甘草一两二钱　血竭研极细，调和油内，四钱　紫草二钱

用其麻油一斤，先将前药四味油浸三日，入铜锅内慢火熬至微枯，用夏布[①]滤清，将油复入锅内煎浓，再入血竭，再加白蜡三两、轻粉四钱，搅匀入磁瓶收贮。

冲和膏

治风毒。

紫荆皮焙，五两　独活炒，二两　赤芍炒，二两　白芷一两　石菖蒲一两五钱

共研细粉敷之，用葱汁蜜糖水调。

狼毒膏

治诸痒疮并肾囊风。

狼毒　槟榔　硫黄　五倍子　川椒　风子肉　蛇床子

各等分，共为细粉，用麻油一大杯煎滚，入皮硝三钱，再数滚，入公猪胆汁一个，和匀，调前药搽患上。

琥珀膏

治流注。

大黄二两　郁金一两　南星一两　白芷一两

共为细粉，葱蜜水调敷。

黄连膏

治一切干癞、白屑风、皮肤枯燥、蛀发癣、白秃疮。

黄连二两　黄柏二两　姜黄二两　当归三两　生地三两

① 夏布：即以苎麻为原料而编织的平纹布，质地轻薄，坚牢耐用，透气易干，适用于制作夏季服装、蚊帐及滤布等。

用真麻油三斤浸药三日，入铜锅内，炭火上慢熬，熬至药枯为度。夏布滤去渣，将油复煎极滚，下黄占[①]六两，俟其化尽收膏。每用少许搽之。

清凉膏

治一切痈疽发背。

官桂二斤三两　元参二斤三两　白芷二斤三两　赤芍二斤三两　土木鳖二斤三两　生军二斤三两

细生地二斤三两　阿魏研，后下，二斤五两　明乳香去油，后下，乙斤[②]　没药去油，研，后下，十两

当归二斤三两　轻粉研，后下，十三两　头发洗净，十三两　槐枝廿四两　柳枝廿四两

上药用陈麻油廿斤，将药入油先浸三日，然后入锅慢熬，俟药枯闭，布滤去渣，再熬至滴水成珠为度。方入以上研细药末，并加炒黑纬丹。每油一斤用丹四两，搅匀收膏。

巴膏

痰疬、乳疬、流痰。

生栀子五斤　山甲廿六两　杏枝廿一两　头发洗净，十二两

儿茶研，三两　乳香去油，研，三两　番硇研，六两

血竭研，三两　桑枝廿一两　桃枝廿一两　槐枝廿一两

用炼麻油四十斤，煎法同上膏，除去番硇，加入象皮[③]即是生肌膏。每油一斤，象皮五钱。

白玉膏

治足上湿疮、臁疮。

蓖麻肉十二两　巴豆廿八两　鲫鱼五个　槐枝廿两　柳枝廿两

用麻油二十斤熬膏，铅研粉代丹，煎法同上。

消痰膏

升麻七斤一两

用麻油廿斤熬膏，纬丹收膏，煎法同上。

---

① 黄占：又名蜜蜡、黄蜡，为蜜蜂科昆虫中华蜜蜂或意大利蜂分泌的蜂蜡。

② 乙斤：即一斤。

③ 象皮：象科动物亚洲象的皮，以去毛的干燥皮入药，功效生肌敛疮，用于疮疡久不收口。

散膏

治一切风痹酸楚及寒湿作痛。

麻黄七两　独活七两　细辛七两　草乌七两　羌活七两　狗脊七两

桂枝三两五钱　当归七两　桑枝廿六两五钱　桃枝廿六两五钱

用麻油廿斤熬膏，纬丹收膏，煎法同上。

朱砂膏

治瘰疬、痰核。

濂珠粉一钱　乳香一两　没药一两　川贝去心，二两　辰砂三两

麝香一钱二分　樟脑二两　冰片一钱　海石二两

各研细粉。用蓖麻油四两，入各药粉打成膏，勿经火，青布冷摊。

煎膏之法已详之于前矣，至于膏之老嫩宜练达者，自必随心所欲，无容多渎。下丹收膏，时刻不能迟早，须预备炭炉小锅于旁，随炒随下为宜。黄连膏煎之太上颜色则不黄，白玉膏煎之太上则不白。药力虽同，而色泽昏暗已不受看。至若配药起及收膏止，其间一应事宜，当留意。楮墨形容所谓巧存乎，人自必事事得心应手。

贝叶膏

此膏贴痈疽、发背，一切溃烂诸疮。

麻油一斤　血余鸡子大，一个　白蜡二两

上将血余以文火煠[①]化，去渣下火，入白蜡镕化，俟温，用绵纸煎块三张，张张于油蜡内蘸之，贴于磁器帮上。用时揭单张贴患处，日换八九次。力能定痛、去腐、生肌，其功甚速。

化腐紫霞膏

善能穿透诸毒。凡发背已成，瘀肉不腐及不作脓者，用此膏。

金顶砒[②]五分　潮脑一钱　轻粉三钱　血竭二钱　巴豆仁研，用白仁，五钱

螺蛳肉晒干为末，二两

共为细末，收贮磁瓶。临用时用麻油调搽顽硬肉上，以棉纸盖上或膏贴俱可。

① 煠：把物品放在沸油里进行处理。

② 金顶砒：药名。炼制：以铅一斤，纳小罐中，用炭火煨化；投白砒二两于烊化铅上，炼至烟尽为度；冷定，打开，其金顶砒即结于铅之面上，取下收藏听用。

金丹

风穿牙疔毒。消肿去毒，除风热闭喉，出痰涎。治牙痈、撞舌、重舌并牙关紧闭、骨槽。

提净枪硝[①]一钱八分　蒲黄粉四分　制蚕一分　香白芷一分　牙皂一分半　梅片一分

共研极细粉，磁瓶收贮。

又分量：

枪硝九钱　蒲黄二钱　蚕五分　芷五分　皂八分　梅片临加

龙溪丹

治黑腐恶疳，唇口肿胀头穿者。

铜青略煅，一钱　文蛤炒黑，七分　人中白水飞，五分　梅片一分　灯草灰五厘

共研细末。

壁钱丹

治时疠、咽喉风、烂头、乳蛾。

壁蟢窠白衣七个　活壁蟢两个　明矾七分

共研烂作一团，置小银罐内，煅枯存性出火毒，研极细，吹之。

玉珠丹

治咽喉症重者。

真犀黄生，分半　辰砂分半　元明粉一钱　硼砂一钱五分

粗廉珠分半　梅片三分　白姜蚕七分半

共研细粉，和匀，再研极细，无声为度。

黄金丹

治咽喉。

① 枪硝：《尤氏喉科秘书》载制枪硝法“择其明净纹路枪枪然者，故名。又名马牙硝，以其长白如牙而厚大者。先以温汤蘸过，棉花挹干，仍用纸包，放灶上椒盐洞内五六日，收其湿气自干，白如霜；或如提玄明粉法，提过数次则味淡而性平，且合药可以久留。此乃腊天制为妙。此金丹内用；玉丹内用不必此制”。

西黄分半　廉珠三分　枪硝六分　白芷分半　冰片分半　姜蚕三分　蒲黄三分　薄荷分半
共研细末。

禁丹

治咽喉及牙龈肿胀。
薄荷一钱五分　白芷二分　黄连一钱五分　枯矾少许　青黛五分　硼砂一钱　黄柏一钱
甘草五分　蒲黄一钱　朴硝一钱八分　梅片二分　人中白一钱　灯草灰二分
各研极细，和匀再研，极细为度。

碧丹

消痰、清热、解毒、祛风。治碎喉痹、喉癣良药。
煮矾用朴硝、硼砂二味煮，二分　灯草灰一厘　甘草一分　百草霜半分　薄荷半分　冰片五厘
各研极细末，和匀再研。

八宝丹

生肌。
象皮三钱　龙骨三钱　熟石膏三钱　血竭一钱五分　儿茶一钱五分　冰片分半
各研极细末。

大八宝丹

生肌。
珍珠七钱　琥珀一钱　象皮一钱　龙骨一钱　没药去油，一钱
儿茶一钱　血竭一钱　乳香去油，一钱
各为细末，加入冰片再研，无声为度。

青芝丹

治肝火肥疮、湿毒臁疮。
青黛一两　滑石五钱　黄柏末五钱
各研细粉和匀。湿疮干掺，干疮用猪胆汁或麻油调敷。

青雪丹

治结毒。

炉甘石三黄汤制，一两　青黛水飞，二钱

共研油粉敷。

止血丹

血余一两　血竭五钱　轻粉一钱　白蜡五钱　珠粉一钱

共研细粉。

七厘丹

姜黄一两　川乌泡去皮，切，晒，二钱五分　辰砂二钱五分　没药去油，二钱五分

巴豆去油，一两　雄黄三钱　乳香去油，二钱五分

各为细末，面浆作丸，如芥子大。每服七厘，陈酒下。

化毒丹

治小儿蕴积热毒、实热丹毒、大小便结、痘后余毒、一切火盛胎毒。

犀角尖三钱　青黛三钱　朴硝即元明粉，三钱　赤苓五钱　生地五钱

牛蒡五钱　连翘六钱　粉草三钱　桔梗一两

各为细末，白蜜为丸，如绿豆大，朱砂为衣。每服一二钱，或人乳银花露送下。

黑雪丹

治舌菌出血。

冰片二厘　朱砂一分　牙硝一分　月石五分　海盐一分　干姜一分　蒲黄五分　百草霜五分

共研极细和匀。

炼绛丹

水银三钱　食盐二钱　硇砂二钱　火硝三钱　皂矾二钱　明矾三钱　白砒二钱　月石三钱

各研细末和匀。先以阳城罐[①]洗净贮炉中，四围用旺炭火护烧，罐即红色，将药下之，须作四五次下之。药干，青烟散尽，白烟已起，药必结盖。预用洁净小脚盆一只，拣一样厚砖头，约三寸，品字势，置木盆内，上架磁盆一只，以清水护盆，其水离瓷盆高半寸许。再用直口钵一个，当中敲一孔，要圆，顷配阳城罐大小，然后将罐倒放，勿令泄外。以白棉纸条渐湿封固，厚铅粉涂密，以钵头套于洋成罐上，下着于砖，用旺火炭架于罐之四围，其炭要直立，缓缓架炭三次，候三炷香为度。忌见妇人、鸡、犬，密室为宜。

小八宝丹

熟石膏一两　血竭　乳香　轻粉各五钱　龙骨煅，一钱　鸡内金炙，一钱　白芷一钱　梅片五分

共研细末。

大八宝丹

龙骨一钱　儿茶　没药　乳香去油　血竭　旱三七各三钱　麝香二分　生珠五钱

共研细末。

梅花五气丹

梅片五分　轻粉六分　乳香一钱　没药去油，一钱　麝香五分　辰砂六分　血竭一钱　雄黄一钱

各研细粉，将蟾酥作丸，如黄豆大，用川椒、灯心同贮磁瓶，黄蜡封口。症轻者每服两丸，重者三丸，或酒葱汤化下。

梅花点舌丹

治对口疔疮、痈疽、发背。

朱砂水飞，二钱　雄黄二钱　蟾酥二钱　乳香二钱　葶苈二钱　熊胆六分　冰片一钱

没药二钱　麝香六分　白硼二钱　血竭一钱　西黄一钱　珍珠六分　沉香一钱

各研细粉，将方中蟾酥或人乳或烧酒化为丸，如桐子大。每服，轻者一丸，重者二丸，陈

① 阳城罐：又称“嘟噜罐”，其中部膨大，口部及底部缩小，系煅药容器，是用耐火土烧制成的小型坩锅。因产自山西阳城县，故称“阳城罐”。使用阳城罐时，如用于炼硫或炼丹，一般是大小两个罐子配套使用，小罐在上，大罐在下，中间接缝处用桑皮纸和盐泥密封严实，起到密闭隔绝空气的作用，小罐装入炼丹原料加热成熔融状态贴于罐内壁，大罐空置，在小罐顶部周围用炭火加热，使得液态硫或生成的丹药滴入下部的大罐；如用于一般烧矿物药，大罐和小罐可单一使用，根据矿物药质地选择，质轻用大罐，质重用小罐，装入八成满，放入烈火中煅烧至矿物药红透为止。使用后，需等阳城罐冷却后才能揭开密封处，避免灼热药物在空气中灰化。

酒化下。

灵宝如意丹

治一切痈疽初起能散。

茅术一两五钱　辰砂三两　麝香二钱五分　蟾酥四钱五分　冰片五钱　沉香三钱　甘草一两　麻黄一两　丁香三钱　月石五钱　天麻一两　大黄一两　雄黄一两五钱

各为细粉，水泛作丸，将方内辰砂为衣。

金液戊土丹

治肺痈已成。

人中黄一两　石菖蒲三钱　茯神一两　辰砂水飞，三钱　梅片一钱　五味子一两　胡连一两　西黄一钱　远志三钱　雄黄三钱　火硝石水飞，三钱　乌梅肉一两

各研细粉，炼白蜜为丸，每重五分，用金箔为衣。每服一丸，人乳化下，或童便化下。

保安万灵丹

茅术炒　全蝎炙　川斛焙　当归酒炒　天麻煨　川芎酒炒　甘草炙　羌活炒　荆芥炒　细辛焙　川乌泡，去皮，切片，姜汁炒　草乌泡，去皮，切片，姜汁炒　防风　麻黄醋制　制首乌切片

以上各一两，明雄黄六钱，共碾细粉，炼蜜为丸，辰砂为衣，每丸一钱。每服一丸或二丸，酒葱汤送下。

黄丹

统治一切喉症。

人中黄二两　儿茶一两　飞中白二两　薄荷五钱　朱砂飞，一钱五分　梅片临加

共研极细末。

玉丹

统治一切喉症，与黄丹和用。

石膏煅，四两　月石二两

共研极细末。

擦牙散

治牙痛。

骨碎补切片，四两　荆芥二两　青盐五钱

共研末擦之。

风衣散

治喉痈，喉癣，双、单乳蛾肿痛，吐咽不下，命在须臾者极效。

凤凰衣微火焙黄，一钱　橄榄核瓦上煅存性，一钱　儿茶五分　梅片分半，临加

共研极细无声。

烂喉痧方

手指甲五厘，男女互用　墙上壁喜窠廿一个　青黛六分

象牙屑瓦上焙黄存性，三分　冰片二厘　珠子三分

共研极细无声，吹患处神效。

一方去青黛加人参一分、西黄五厘、血珀五分。

吹药方

治咽喉立效。

黑大枣擘开，去核放入铜绿少许，合瓦上煅存性，研极细，加冰片少许，吹之。

吹药秘方

治久毒喉烂及重疳、舌烂、走马牙疳，皆神效。

西黄三分　珍珠一钱　陈金墨一钱　百草霜二钱　儿茶五分　梅片二分　中白一钱

上研极细无声。先洗净，后吹患处。

金箍膏

治痈疽肿毒阳症，初起即消。

急性子十两　芙蓉叶十两　大黄十两　陈小粉[①]十三两，三年者　五倍子十两

赤小豆四两　人中白一两五钱，如无，以皮硝代之

共入铁锅内，炒至焦黄色为度，磨末，用米醋调成膏。

铁桶膏

治痈疽将溃未溃，根脚走散不收束者。

文蛤炒，一两　铜绿五钱　明矾四钱　白及五钱　胆矾三钱　广郁金二钱　轻粉二钱　麝香三分

用陈米醋一大碗，文武火煎至半碗，以前各药磨粉调和敷。

银砂散

治一切疔毒、发背、痈疽、火疖。

白及炒，一斤　人中黄三两　矾红三块

共磨细粉，井水或葱蜜水敷。

紫桐散

专治手发背，止痛消肿。

梧桐叶初秋采取阴干，三两　紫地丁三两

共研细末，砂糖水调敷。

绣球丸

治疥疮。

川椒　樟冰　轻粉　雄黄　枯矾　水银

上药各二钱，共研细末和匀，入风子肉百枚，再研极细，加柏油一两化开，和药搅匀作丸，如圆眼大。先以鼻闻，次擦患处。

玉容散

治男女雀斑酒刺。

---

① 陈小粉：即陈小麦粉。制法：取陈小麦二斤，加水，以没为度。一般浸泡三天（夏季二天，冬季七天），捣烂，过滤去渣，静置沉淀后，去上清液，将沉淀物晒干（即成小粉浆）放锅内小火炒。炒时会翻泡，要不断地搅动，待至焦黄色成块状时，取出，隔纸放地上，冷却，研成细末，过筛，装瓶备用。功效消炎排脓。

荆芥　羌活　细辛　天麻　甘松　防风　独活　白芷　枯矾　山柰　白及

藁本　姜蚕　黑栀　白蔹　甘菊　川椒　柷香[①]各一钱　红枣去核，炙，七个

上药切片晒脆，共磨细粉，加皂荚粉一斤，和匀再研。每日用少许放手心内搽搓面上，良久再以热水洗之，早晚两次。

敷痔散

治痔疮成漏，脓水淋漓。

凤凰衣煅存性，三钱　血余煅，三钱　石膏煅，二钱　血竭三分　儿茶五分　梅片五分，临加

共乳研细干搽。

固齿散

治风火、虚火牙痛。

胆矾三钱　火硝一钱五分　樟冰一钱五分　月石三钱

上共为细末，擦患处。

治流注流痰秘方

雄黄三钱　甘草五钱　羚角片三钱　雄活蟾乙只[②]

用前三味，从口放入腹内，再用陈酒三斤煎服。

下疳神效方

取名鹅黄散。

黄柏　黄芩　黄连各五钱

三味，童便浸，晒干为末，加麝香三厘、冰片三厘，搽患处，立刻见效。

又方

番木鳖烧存性　轻粉　冰片

三味共为细末，搽上即愈。

---

① 柷香：即“檀香”。

② 乙只：一只。

下疳神效方

绿豆一升　甘草一两

生肌神方

石膏甘草汤煅透，九钱　升药三仙丹，一钱

共为细末。

阳和膏

川乌　草乌　川附　白芷　防风各五钱　官桂　归身　白蔹　川断

荆芥　白及　大黄　地龙　木香　赤芍　天虫[①]　陈皮　香橼

乳香　没药各五钱　苏合油沉香店家买得七十文，一两　川芎一两

原寸[②]二分半　肉桂五钱　鲜大力梗叶十二两　白凤仙梗一两

丹每斤油加七两。

治急、慢惊风方

屡试屡验神效方。

苏叶五分　薄荷五分　炒丹皮五分　伏龙肝二钱　香菌瓦上煅　麝香一分

如重者加葱白头三个，极重者加韭菜地上地龙一条。同捣和入膏药，上贴脐处，一夜如神。

珠粉散

治咽喉肿痛。

熟石膏三钱　月石一两　西瓜霜四五分

三味共研极细，再加冰片五分，同研至无声为度。入锡磁器内，不可走泄药气。

---

① 天虫：即"僵蚕"，为蚕蛾科昆虫家蚕蛾的幼虫感染白僵菌而僵死的干燥全虫。

② 原寸：一名"元寸"，即麝香，为鹿科动物雄麝体下腹部腺香囊中的干燥分泌物。气香强烈而特异，成颗粒状者俗称"当门子"，质量较优；成粉末状者称"元寸香"。

陈氏配制内外丸散膏丹秘集

原著　清·陈莘田

点校　刘昊辉　关洁

外科门

◉ 丸药类方

◎ 保安万灵丹

治痈疽对口，疔毒发颐，风痰流注，附骨阴疽，左瘫右痪，鹤膝风，口眼歪斜，半身不遂，气血凝滞，偏身走痛，步履艰辛，偏坠疝气，偏正痛风，破伤风牙关紧闭，截解风寒，无不应效。

真茅术八两，泔水浸，晒　明天麻一两　川石斛一两　全当归一两　北细辛一两　制首乌一两

川乌一两，汤泡去皮尖　全蝎一两，酒洗浸，炙　羌活一两　防风一两　草乌一两，汤泡去皮尖

川芎一两，酒炒　炙甘草一两　麻黄一两　荆芥一两　飞雄黄六钱

右为细末，炼蜜捣丸如弹子大，朱砂六钱为衣，水泛亦可。或葱白汤，或陈福酒化送，取寒避风忌口。每丸一钱，每服一丸。

◎ 灵宝如意丹

治一切痈疽初起能散，孕妇忌服。

茅术一两五钱，炒　辰砂三两，水飞为衣　麝香二钱五分　蟾酥四钱五分　沉香三钱

甘草一两　麻黄一两，去根节，焙　丁香三钱　月石五钱　天麻一两，煨　大黄一两

雄黄一两五钱，水飞　冰片五钱

共磨极细，水泛为丸，如椒子大。每服七九粒，用百沸汤送下。并治痧秽，用藿香泡汤送。

◎ 梅花点舌丹

治痈疽对口、发背疔疮，并一切无名肿毒，喉症痹亦用。

飞朱砂二钱　飞雄黄二钱　蟾酥一钱　乳香二钱　没药二钱　葶苈二钱，炒　熊胆六分

冰片一钱　麝香六分　白硼二钱　血竭一钱　犀黄一钱　珠粉六分　沉香一钱

各研细粉和匀，将方中蟾酥为丸，如桐子大。每服，轻者一丸，重者二丸，取含舌下，随舌运动，俟药化去一半，用热陈酒尽量饮醉出汗为度。孕妇忌服。

又方

加梅花五分。

◎ 梅花五气丹

治脑疽发背，诸般疔肿初起，寒热交作，筋骨疼痛，恶心呕吐但未成脓者，并宜服之。

梅片六分　轻粉六分　乳香一钱，去油　没药一钱，去油　飞雄黄一钱

飞辰砂六分　当门子五分　血竭一钱　蟾酥三钱，人乳化

各研细和匀，将方中蟾酥作丸，如黄豆大，用川椒廿七粒、灯心廿七段同贮磁瓶，黄蜡封口。轻者两丸，重者三丸，用陈酒或葱白汤化下。孕妇忌服。

◎ **蟾酥丸**

治疔疮、发背、脑疽、乳痈、附骨臀腿等症，不痛麻木，或呕吐痛重昏瞶。此药服之，不起发者即发，不痛者即痛，痛甚者即止，昏瞶者即苏，呕吐即解，未成即消，已成即溃。孕妇忌服。

蟾酥二钱，酒化听用　轻粉五分　飞雄黄二钱　枯矾一钱　胆矾一钱　铜绿一钱　寒水石一钱，煅

麝香一钱　乳香一钱，去油　没药一钱，去油　飞辰砂三钱　蜗牛廿一只

各研细粉，先将蜗牛打烂，再入方中蟾酥和研，同前药共捣为丸，如绿豆大。每用陈酒或葱白汤化下三丸。

◎ **苍龙丸**

治一切无名肿毒。疔症忌用，孕妇忌服。

苍龙虫一两，即苍耳子梗内虫也，入土贝母粉一两，共捣烂晒干为度　锦地罗三钱，炒红色者佳

血竭二钱　西黄二分　轻粉一钱五分　川棓五钱　冰片一钱　草河车五钱，炒，即蚤休

飞雄黄二钱　当门子一钱　蟾酥五钱，人乳化烂

共研极细，将方内蟾酥捣丸如桐子大，朱砂为衣，黄蜡封固。轻者三丸，重者五丸，陈酒尽量饮送。

◎ **一粒珠**

治痈疽大毒，消肿托脓定痛。孕妇忌用，疔症亦忌。

西黄三钱　蟾酥一钱五分，乳化　飞雄黄六钱　珠粉三钱　飞辰砂六钱

麝香六钱　冰片六钱　苏合油一斤

全山甲一只分作四股，一用麻油炙，一用方内苏合油炙，一用醋炙，一用武夷茶炙。各研细末和匀，人乳为丸，如黄豆大，蜡丸收贮。每用一丸，热陈煮酒化下。

◎ **六神丸**

治无名肿毒、疔疽恶疮等症。孕妇忌服。

西牛黄一钱五分　真廉珠一钱五分　麝香七分　飞辰砂五分　雄黄七分

陈酒化蟾酥一钱，捣丸如芥子大，百草霜为衣。每服三五丸，陈酒送下取汗。

一方无雄黄。

◎ **醒消丸**

治一切痈疽。孕妇忌服。

乳香一两，去油　没药一两，去油　雄精五钱，水飞　当门子一钱

共研极细，用黄米饭一两捣烂拌药，再捣为丸，如桐子大。每服二钱，热陈酒饮醉送下。

◎ **犀黄丸**

治乳岩、瘰疬、横痃、流注、肺痈、大小肠痈。孕妇忌。

犀黄三分　麝香一钱　乳香一两　没药一两

各研细末和匀，用黄米饭一两捣和，丸如桐子大。每服二钱，陈酒炖热送下。

又方

专治一切无名肿毒。每服一丸，用黄酒送下，化服亦可，酒随量饮，以微醉为度，服后盖被取汗为妙。

犀黄八分　蜈蚣七条，全者，炙　苏合油一两　寒水石三钱，煅　蟾酥四钱，切片，烧酒浸

梅片五分　没药四钱，去油　胆矾三钱　麝香一钱　轻粉一钱　乳香四钱，去油　雄黄四钱

全蝎十个　枯矾三钱　铜绿二钱　朱砂五钱，水飞

以上各为细末，将蟾酥捣烂，同苏合油和研，入各药打匀为丸。

◎ 三黄丸

治悬痈疼痛、大痈大疽，并杨梅结毒。孕妇忌。

熟大黄三两，切片　乳香一两，去油　没药一两，去油　雄精五钱，水飞　麝香一钱　西黄三分

上药先以熟军酒浸透，入碗内，隔水汤蒸，俟军软，捣烂，然后以下五药研极细粉和入，捣千余杵为丸，如桐子大。每服三钱，开水送下。

又方

治结毒下疳。

黑大豆四两　生军四两，切　生草四两

为细末，水泛为丸，淡竹叶或土茯苓汤送下二三钱。

◎ 五通丸

治大痈生要紧穴部，将在发威，服此甚效。如兼三黄丸间服更妙。孕忌。

五灵脂一两二钱　麻黄五钱，去根节，焙　乳香一两，去油　没药一两，去油　广木香七钱

共磨极细，用黄米饭捣和，丸如桐子大。每服五丸，用连翘、赤芍、芎归、甘草煎汤送下。

◎ 金液戊土丹

治脱疽肺痈。孕妇忌。

人中黄一两　石菖蒲三钱　飞辰砂三钱　茯神一两　胡黄连一两　五味一两，炙　梅片一钱

雄黄三钱，飞　硝石三钱，水飞　远志三钱，去心　乌梅肉一两，炒枯　西黄一钱

各研极细和匀，炼蜜为丸，每重五分，金箔为衣。每服一丸，人乳或童便化下。

◎ 蜡矾丸

治痈疽发背已成未溃，预防毒气内攻。

白矾二两　雄黄二钱四分，水飞　朱砂二钱四分，水飞　血珀二钱，灯心同研

共研细，用白蜜二钱、黄蜡一两熔化[1]，离火片时，候蜡四围稍凝，即将前药粉抖入搅匀成块。众人急丸如小豆大，辰砂为衣。每服二三十丸，食后沸汤送下。

◎ 琥珀蜡矾丸

琥珀一钱五分　黄占一两　朱砂二钱　明矾二两

---

① 熔化：原作“溶化”，今据文义改为“熔化”，下同。

各为末，将占化熔为丸。夏加绿豆粉一两，冬加胡桃肉八个。

◎ 化毒丹

治小儿一切胎毒、丹毒、痘后余毒，大小便结者宜之。

犀角尖三钱，镑屑　青黛三钱　赤苓五钱　朴硝三钱　牛蒡五钱，炒

连翘六钱　粉草三钱　桔梗一两　生地五钱，切片，焙

共为细末，白蜜为丸，如绿豆大，辰砂为衣。每服一二丸，人乳或银花露送下。

◎ 玉液清上丸

治喉痹、喉癣、舌菌，利痰清咽。

薄荷叶七两　百药煎二钱五分　桔梗二两三钱　飞青黛二钱五分　甘草一两五钱　月石一钱

梅片一钱　元明粉一钱　防风九钱　阳砂仁二钱三分　川贝九钱，去心　柿霜二两三钱

共磨极细，用陈阿胶三两熔化，捶和作丸，每重三分，噙化。

◎ 化坚丸

治乳痰、乳癖、乳岩、失营、马刀、郁痰、疬核。

大生地四两，切片　川芎二两，酒炒　白芍二两，酒炒　川楝子二两，连核打，炒

夏枯草三两，烘　丹参二两，酒炒　当归二两，酒炒　煅牡蛎三两　天花粉二两，炒

香附二两，醋炒　半夏二两，炒　煅石决三两　全蝎一两五钱，酒炒　橘核三两，炒

青皮二两，醋炒　郁金二两，切片，炒　沉香五钱，镑屑　茯苓二两　刺蒺二两，炒，去刺

土贝二两，去心　延胡二两，酒炒　柴胡五钱，酒炒　苏梗粉一两　两头尖[①]三两，炒

共磨细粉，水泛为丸，如桐子大。每服五钱，陈酒送下。

◎ 疏肝清胃丸

治一切乳症。

山慈菇一两五钱，去毛，焙　漏芦二两，甘草汤泡晒　茜草根一两五钱，酒炒　紫地丁一两五钱，酒炒

乳香一两五钱，去油　没药一两五钱，去油　两头尖一两五钱，晒干　蒲公英四两，酒浸晒

橘叶一两五钱　甘菊一两五钱，去蒂　连翘一两五钱　银花二两　陈皮一两五钱

白芷一两五钱　甘草一两　蒌仁一两五钱，捣　土贝一两五钱，去心

共为细粉，用夏枯煎代水泛丸。每服二钱，橘叶泡汤送下，或陈皮藕肉汤送。

◎ 闭管丸

治脏毒肛漏。

胡连五钱　煅石决五钱　炒槐米五钱　象牙屑一两五钱　蚕茧壳廿个，瓦上炙存性

共研细和匀，水泛为丸，如桐子大。每服二钱，盐汤送。

◎ 拔管丸

猬皮一张，瓦上炙存性　槐米三两　细牙茶五钱　飞青黛五钱　牙屑一两　绿豆粉二两

共磨极细，米饭为丸，银花汤送。服药时忌茶，以银花汤代之。

---

① 两头尖：为毛茛科植物多被银莲花的干燥根茎。功效祛风湿，消痈肿。用于风寒湿痹，四肢拘挛，骨节疼痛，痈肿溃烂。

◎ **清燥丸**

治一切风症。

豨莶草二斤，去净硬梗，陈酒拌蒸，晒干，磨细粉，水泛丸。每二钱，甘菊汤下。

◎ **养中丸**

治下焦湿热。

茅术一两，焙　黄柏末七两

磨细，水泛丸。每三钱，米仁汤送。

◎ **冰梅丸**

治十八种咽喉，消痰利膈。

生南星四两　生半夏四两　牙皂八两　青盐八两　朴硝四两　明矾四两　桔梗四两

各为细粉，用半熟大梅子一百个，略槁，置大磁盆内，以药粉拌匀，七日后将梅子取出晒干，复入药水，再浸再晒，以汁尽为度，晒干磁瓶收贮。每用一枚，不拘时噙化。

一方加防风四两。

◎ **七厘散**

治跌仆损伤出血，内服外掺。

麝香一分二厘　血竭一两　儿茶二钱四分　乳香一钱五分，去油

没药一钱五分，去油　朱砂一钱，飞　红花二钱

研细。每服七厘，陈酒冲送。

又方

详生肌类方门。

◎ **七厘丹**

治肠痈、肛痈，利大便。

姜黄一两，晒　川乌二钱五分，去皮，切晒　巴豆一两，去油　乳香二钱五分，去油

没药二钱五分，去油　雄黄三钱，飞　飞辰砂二钱五分

共磨极细。每服七厘，热陈酒送。

◎ **朱砂丸**

治一切痈疽发背。

朱砂一两，水飞　乳香二两，去油　没药二两，去油　全蝎二两，酒浸　大蜈蚣一两，炒

贯众二两，洗净　川山甲二两，沙炒　姜蚕二两，炒直

共为细末，酒糊面为丸，朱砂为衣。每服一钱，陈酒送下。

◎ **小金丹**

治流注、痰核、乳岩、横痃。

白胶香[1]　草乌　五灵脂　地龙　木鳖各一两五钱，制末　没药　归身

---

① 白胶香：为金缕梅科植物枫香树的干燥树脂，功效活血凉血，解毒止痛。治痈疽、疮疥、瘾疹、瘰疬、金疮、齿痛、吐血、衄血。

乳香各七钱五分　麝香三钱　墨炭一钱二分

以糯米粉一两五钱为厚糊丸，入诸药末，捣千捶为丸，如芡实大，晒干。临用取一丸入杯内，好酒化开送下，醉盖取汗，重者两丸。但方内灵脂与人参相反，不可与参同服。

◎ **八宝红灵丹**

专治时疫腹痛，足麻初起，急服神效。每服一分，孕妇忌服，小儿减半。

水飞朱砂一两　梅片三钱　水飞雄黄六钱　麝香三钱　礞石四钱

硼砂六钱　马牙硝一两　金箔五十张

此症切忌米饮汤及粉食腻滞等物。

◎ **五福丹**

即化毒丹。治小儿胎毒疮及肝火肥疮。

元参　桔梗　赤苓各二两　龙胆草　黄连　青黛　牙硝各一两

人参三钱　甘草五钱　朱砂三钱　冰片五分　金箔廿张

为末，炼蜜为丸，如黄豆大，薄荷或竹叶、灯心，生地等汤送下一丸。

◎ **定痛丸**

痈疽等症痛甚者，服下即止。

雅片[①]一钱　真金箔三十张

量加文蛤细末，共研和为丸，飞辰砂为衣，丸如梧子大。每服五七丸，开水送下。

◎ **止痛丸**

鸦片　羌活

将鸦片为丸，朱砂为衣，如桐子大。每服一丸，米饮汤送下。

◎ **神应定通丸**

痈疽、发背、对口大症，服之立刻止痛。

真鸦片上好者，三分五厘，次者不用　大珍珠粉七分，腐煮，研极细　真川贝一钱四钱，去心，研

真金箔二十张　五倍子一钱，炒黑，另研　上西黄五厘

用炼熟白蜜杵和为丸，飞辰砂为衣，如芥子大。

◎ **琥珀护心丹**

治一切疮疡溃烂，疼痛不止，服之护住心膜，止痛内托。

琥珀二钱，另研无声　白蜜四钱　明矾二两四钱，研

飞辰砂二钱四分　黄占二两　飞雄黄二钱四分

将占熔化，入白蜜搅匀，入药末四味，再搅和烘旋，丸如绿豆大。每二三十丸，开水送下。

◎ **十宝丸**

治瘰疬、串核、痰块。

---

① 雅片：即鸦片。

西牛黄一分　当门子一分　川贝五钱，去心　生黄芪五钱　飞雄黄三钱　制南星一两
制半夏五钱　制山甲五钱　飞辰砂一钱　大全蝎二个，炙，去头足　晒防风五钱
金头蜈蚣二条，炙，去头足　制蚕一两　昆布五钱　明矾一两

各为细末，米浆为丸，如椒目大，飞朱砂为衣。每服五分，夏枯草汤送下。

◎ 大灵丹

不拘男妇大小，一切流注、发背、诸色疔疮、阴阳异毒，并不论上下头疮、腹痛等症。

朱砂一钱五分　川山甲一两五钱，沙炒　姜蚕一两　蜈蚣二条，去头足　雄黄三钱
蟾酥一钱，酒化　斑蝥三钱，元米炒，去其头足　麝香一分

以上共为末，用飞白面一文(用此，毒从小便出)炒熟，放水调和浆，加入上项药末，搅匀为丸，如绿豆大，随症增减。

◎ 小灵丹

治诸疔肿毒。

乳香　没药　朱砂　硼砂

各等分，共为末，乳汁为丸，如黄米大，朱砂为衣。每服三五丸，温酒送下，汗出为度。或疮头破，入药一二丸就收敛。

◎ 瓜蒌散

治一切乳症，成者服之。

全瓜蒌子多者，去皮，焙，为细末　酒福橘每只广皮一钱五分，每只子五分，炙炭存性
当归五钱，焙　生甘草五钱　乳香一钱，去油，炙，研　没药二钱五分，炙，去油

共药为细粉。每服一钱，陈皮汤冲送。

◎ 十全丸

调和营卫，溃疡宜之。

西党参三两，焙　白芍一两五钱，酒炒　云茯苓三两，晒　炙草五钱　大生地三两，切片，酒炒
归身一两五钱，酒炒　川芎五钱，酒炒　黄芪三两，炒　冬白术一两五钱，土炒　上肉桂一钱五分

各磨为细粉，水泛为丸。

◎ 养中丸

治下焦湿热。

茅山苍术　川黄柏各四两

磨为细粉，水泛为丸。

◎ 消瘰丸

玄参焙　土贝去心　牡蛎煅，各四两

共为细粉，用夏枯草四两煎浓汁代水泛丸。

◎ **消瘰散**

蚯蚓泥一两，煅红　飞雄黄五钱　飞罗面[①]五钱

◎ **逐风丸**

大胡麻四十粒　白蒺藜二两，炒去刺　防风三两　乌蛇二两，炙干

共磨细粉，蜜丸如桐子，淡盐汤送下。

◎ **大生丸**

治痈疽初起肿硬，服之即消。

全山甲四两，酒炒　明雄黄四钱

为细粉，白蜜捶丸，朱砂为衣。

◎ **痔疮末药方**

龟板醋涂遍，用棉纸包，炭火上炙　槐米酒喷，晒干　木鳖放锅内，下酥炒，色变为度

黄麻头端午日午时收取，以方砧烧赤，喷酒放麻在上，将盆盖半日，焙干

上药另碾细粉，各另收贮。

◎ **护心丸**

护疡毒攻心。

绿豆粉　乳香去油　甘草　朱砂各三钱

各研细粉，米浆糊丸，朱砂为衣。

◎ **金丸子**

专治一切无名肿毒、疔疮、鱼口、便毒、乳痈，神效。

蟾酥五钱　雄黄五钱　西香[②]五钱　朱砂五钱　月石五钱

将药共为细末，蟾酥用火酒化为丸，绿豆大，金箔为衣。大葱豆汤三个送下，或二三丸，盖被出汗为度。

◎ **猴疳化毒丹**

真珠三分　血珀五分　滑石八分

右为末。每服三分，乳汁调下。

◎ **救苦圣灵丹**

每两三钱。治瘰疬事了，挟或在耳前耳后，或在项下头肩，或入铁甲中、胸腋间，累累如珠，或痛或肿，坚硬不化，乃手之少阳经。其瘰疬在颈下或至颊车，乃是少阳、阳明经久受心脾之邪而作也，今将三证合治。

黄芪　桂心　葛根　三棱[③]　连翘　麦芽　熟地　厚朴　独活　生地

羌活　黄柏　炙草　漏芦　昆布　当归　人参　丹皮　蓬术　白术

---

① 飞罗面：磨面时飞落下来混有尘土的面。

② 西香：即乳香，产自南印度者名曰“西香”。

③ 三棱：原书作“山棱”。

升麻　牛蒡　川连　柴胡　益智　防风　神曲

上药各将磨细为末，用蒸饼糊丸，如桐子大。每服三钱。

◎ **黄金散**

番木鳖四两，切片，入麻油煎枯，浮起取出，用麸皮炒，炒好去麸皮

姜虫二两，炒　山甲二两，土炒　大黄四两，酒制

共为细末，陈酒送下。

又方去大黄，用全蝎一两更妙。

◎ **消毒方**

生甘菊一两五钱，梗叶　甘草节五钱　茜根五钱，下部　忍冬五钱　贝母三钱　地丁五钱

连翘二钱五分　生苄[①]三钱，即地　恶实即牛蒡　白及三钱　白芷一钱三分

白蔹三钱　半边莲三钱　地榆六两，下部用　赤芍六两　夏枯草六两

未溃者痛加乳香、没药；煎好药下作渴加天花粉、大生地；大便秘加大黄；小便闭加车前子、赤茯苓；不食加莲肉，鲜者更妙；神昏加远志、茯神；呕吐加枇杷叶、竹茹、藿香；不眠加枣仁、茯神、灯心；催脓加角刺、姜蚕、全蝎；溃后加黄芪、麦冬各五钱，五味子一钱。

◎ **托里败毒散**

黄芪三钱，盐水炒　甘草一钱，炙　忍冬三钱　赤芍二钱　茜草三钱　首乌五钱

姜蚕六分，炙，研　白及二钱五分　角刺一钱　贝母二钱　花粉三钱

山甲一钱，土炒　恶实一钱，即牛蒡，炒研　全衣[②]一钱　夏枯草五两

煎浓汤以药，不拘时服。阴症去贝母后五味，加人参三钱、麦冬五钱。

◎ **追脓方**

连翘　忍冬　甘草　生苄　角刺　山甲　恶实　甘菊　地丁

茜草　桔梗上节　地榆　蚕茧灰　夏枯草　牛膝下部

◎ **溃脓方**

黄芪　木瓜　炙草　忍冬　夏枯草　人参　当归

苡仁　山药　贝母　白芷　甘菊　何首乌　角刺

◎ **溃后方**

人参三钱　麦冬五钱　黄芪五钱，蜜炙　甘草三钱，炙　五味子一钱，蜜炙

白芍三钱，酒炒　银花三钱　山药三钱

年高禁用白芷、官桂；难得收口加肉桂；胃气弱加生姜三五片、大枣三枚；烦躁倍麦冬，加远志；若渴，倍五味子、麦冬，加黄柏、天冬；小便秘倍麦冬，加赤苓、车前子、木通；大便秘倍当归，加枳实；自利加厚朴、泽泻；发热加柴胡、黄芩；恶寒加藿香、木通；有湿加半夏；胸胀加山楂、厚朴、桔梗。此加减法，托里药内亦用之，消毒内托亦用之。

---

① 生苄：即生地黄。

② 全衣：即蝉蜕。

◎ 溃不收口方

五味子五钱　麦冬五钱　黄柏五钱，蜜炙　车前子　炙甘草　山萸肉

莲肉　石斛　忍冬　黄芪炙　白芍　白芷　人参　山药

再服蜡矾丸。

◎ 蜀锦丸

治疮疡毒症。

锦纹大黄一斤，陈酒浸透，九蒸九晒，捣为丸，酌用。

◎ 贵金丸

治疮疡毒症、大便秘结。

生军十二两　香白芷四两

为末，水泛丸，酌用。

◎ 化瘀丸

治鱼口结毒、小水涩滞。

当归　红花　苏木　僵蚕　川贝　角针　连翘　山甲

乳香　石决明各五钱　生军一两五钱　牵牛一两

为细末，水泛丸，酌用。

◎ 四消丸

治浊症便毒。

黑丑　白丑　生军　淡芩各二两　飞滑石四两

为末，水泛丸，酌用。

◎ 戊己丸

治毒症。

冬笋土四两，筛净　生军四钱

为末，糊粥为丸，酌用。

◎ 九龙丸

治鱼口便毒、一切毒症。

江子①肉　木香　乳香　没药　儿茶　血竭各一两

共研细，生白蜜捣匀成块。重者一钱，轻者五分，丸如梧子大，陈酒送下，开水亦可。行六七次，以黄米饮汤食即止。

◎ 祛毒丸

治毒症。

大生地四两　川芎二两　生军四两，酒煮，焙　威灵仙二两　萆薢二两　蛇蜕一两，炙

---

① 江子：即巴豆，又名“刚子”。吴语“江”“刚”同音故然。

制首乌八两　白芷二两　麻黄一两，去节　归身二两　木通二两　炙鳖甲二两

角刺二两　苍术二两　花粉二两　银花二两　蝉衣二两　僵蚕二两

共捣烂晒燥，磨为细末。用大黑枣二斤，煮烂去皮核，连药捣丸，如梧子大。每日早晚，开水送下四钱。发过者去僵蚕。

又方

治痈疽、发背、对口、疔疮、鱼口、便毒、大便秘结。量病轻重，服下甚效。

生军二两，酒炒　白芷二两，酒炒　黄芩一两，酒炒　山甲七钱，陈壁土炒起泡

嫩黄芪二两，酒炒　露蜂房五钱，酒炙　蜈蚣三条，酒炙，去头足

为细末，神曲浆为丸，如椒目大，酌用。

◎ 消毒珠黄丸

治初起毒症。

真廉珠二钱，另研　真茅术五钱　广木香三钱，另研　飞辰砂二钱，另研　西牛黄一钱，另研

山慈菇五钱　丁香三钱，另研　飞雄黄五钱，另研　酒化蟾酥三钱

以方内辰砂为衣，酌用。

◎ 珠黄十宝丸

治下身结毒。

真廉珠五分，腐煮　西黄一分　寸香一分　血珀一钱　飞朱砂一钱

乳香一钱，去油　滑石一钱　血竭一钱　飞雄黄一钱　生草一钱

各另研细，无声为度。用冬米饭五钱捣烂为丸。每服四分，土茯苓汤送下。

◎ 神效丸

专治便毒初起。

芫花炒研末，不拘多少　红枣煮烂去核，不拘

捣为丸，如椒目大，辰砂为衣。每用一钱，弱者七分，空心陈酒送下。如大便不行，用开水催之，行四五次，米饮汤食之即止。

◎ 苍龙丸

治毒症。

苍龙八两　西黄八钱　麝香二两　冰片一两　轻粉一两二钱　血竭一两六钱

锦提炉①一两二钱　五棓一两六钱　明雄黄一两六钱　草河车四两

各为细末，蟾酥四两，人乳化，捣丸如绿豆大，金箔为衣。重者五丸，轻则三丸，陈酒量饮送下。

◎ 救苦丸

治痈疽、发背、疔疮、对口、鱼口、便毒、大便秘结，量病轻重服下甚效。

---

① 锦提炉：即中药锦地罗，功效消肿解毒，兼解瘴疠。吴语“提炉”“地罗”音近故然。

黄芪一两，酒炒　白芷一两，酒炒　生军二两，酒炒　连翘一两

蜈蚣三条，酒洗，去头足，瓦上炙五次　蜂房五钱，瓦上酒炙五次

为细末，神曲浆丸如绿豆大，酌用。

◎ **结毒至宝丹**

此叶香岩方。

麝香七分　石膏一两　乳香一钱五分　没药一钱五分　元明粉一两

乌药一钱　朱砂一钱　扫盆[1]三钱，此味减半用

研极细和匀。每服二分，松萝茶露稍冷调服。

◎ **遗精白浊丸**

血珀三钱，另研无声　细辛一钱二分　飞滑石五钱　生半夏一钱五分　生白果去衣，廿一粒

为细末，鸡子清同白果肉打和为丸。每服三钱，淡姜汤送。

◎ **白龙丸**

治白浊。

飞滑石一两　斑蝥三分，去头、翅、足

研末和丸。每服一钱，开水送下。

◎ **芫花散**

治鱼口、便毒。

芫花　松萝茶各三钱

为细末，均二服，酒调下，体弱者，均四服，服之。

◎ **清毒散**

上真珠五分，腐煮　血珀一钱　冰片三分　麝香一分

川连一钱　钟乳粉五分　辰砂五分，飞　飞面七钱

各研细末，无声为度。每服三分，金银花汤送下。

◎ **三黄丸**

专治结毒。

黑大豆　大黄　甘草各一两

各碾极细末，水泛为丸。

◎ **结毒紫金丹**

龟板四两，放炭火上炙焦，用酒蘸涂，炙三次为末　九孔石决明煅红，童便内渍一次，四钱　朱砂四钱

共为细粉，用米浆作丸。每服一钱，土茯苓汤送下。

◎ **珠黄散**

专治杨梅广疮、下疳、横痃汪认斋来。

① 扫盆：即轻粉，一名“扫盆粉”“汞粉”。

真珠五分　犀黄五分　白粉霜一钱　乳香一钱　没药一钱　雄黄一钱　麝香五分

牛膝三钱　木香五分　生甘草五分　滑石二钱　朱砂一钱五分

各研细末，加飞面八钱。每服五分，用土茯苓二斤煎浓汁送下。

◎ 泻毒黄连丸

元明粉一钱五分　川连三钱　川柏三钱　巴霜五分　牛膝二钱

如体虚者去元明粉。用青盐一钱五分，用甘草五钱煎汤打和为丸，每服五分。

◎ 外科飞龙夺命丹每服六分

治无名肿毒、疔疮、发背，一切外科或麻木或呕吐重者或昏聩，服之即愈，有夺命之功，乃恶症中之宝也。

南星一钱　雄黄一钱　巴霜一钱　黄丹五分　乳香五分

斑蝥十六个　红砒石五分　硇砂五分　麝香少许

共为细末，用蟾酥化烊和丸，如绿豆大。每服十丸至十四五丸，量人虚实渐渐好酒送下。疖在下者，食前服之；疖在上者，食后服之。

◎ 消毒圣灵丹一名乌金散

槐花四两　角刺四两　僵蚕一两　全蝎一两　山甲一两　雄黄三钱

朱砂三钱　乳香五分　没药五钱　蜈蚣五钱　胡桃一斤，煅存性

上研细为末。每服一钱，陈酒送下。

◉ 膏药类方

◎ 金箍膏

治痈疽肿毒，阳症初起即消。

急性子十两　五倍子十两　芙蓉叶十两　大黄十两　赤小豆四两

人中白一两五钱，如无，以皮硝代　陈小粉三年者，十三两

共入铁锅内，炒至焦黄色为度，磨末，用米醋调成膏，围四边。

◎ 铁桶膏

治痈疽将溃未溃，根脚走散不收束者。

文蛤一两，炒　铜绿五钱　明矾四钱　白及五钱　胆矾三钱　轻粉二钱　广郁金二钱　麝香三分

用陈米醋一大碗，文武火煎至半碗，以前各药磨粉调和敷。

◎ 狼毒膏

治诸痒疮并肾囊风。

狼毒三钱　槟榔三钱　硫黄三钱　五倍子三钱　川椒三钱　枫子肉三钱　蛇床子三钱

上为末，用麻油一大杯煎滚，入皮硝三钱，再煎数滚，入公猪胆汁一个，和匀调前药搽患上。

◎ **黄连膏**

治一切干癞、白屑风、皮肤枯燥、蛀发癣[1]、白秃疮。

胡黄连二两　当归三两　生地三两　川柏一两　姜黄二两

用真麻油三斤浸药三日，入铜锅内，炭火慢熬至药枯，滤去渣，将油复煎极滚，下黄占六两，俟其化尽收膏，每用少许搽之。

又方

黄连　黄芩　大黄各一两

用真麻油二斤，将药浸入油内三日后，入锅内慢火熬药枯色，用细绢滤清后，复入锅内煎滚，下黄占三两，化尽成膏。

◎ **芙蓉膏**

治一切汤火溃烂并一切烂疮。

罂粟花四十朵，如无，以壳代之。用真麻油十二两熬枯滤去渣，再入白蜡八钱，化尽倾入碗内候四围，将凝入真轻粉细末六钱，搅匀，浸冷水中。用时以抿脚挑膏，手心中捺化，先将烫疱挑破，搽上膏盖，日换二次，至次日以软帛挹去腐皮，再搽之，或摊薄纸上贴之亦可。

◎ **玉红膏**

治痈疽、发背、对口诸般溃烂。

白芷五钱　甘草一两二钱　血竭四钱，研极细加入　当归身二两　紫草二钱　轻粉四钱，研极细加入

用真麻油一斤，先将前药浸三日，入铜锅内，慢火熬至药枯，滤去渣，将油复入锅内，煎浓再入血竭末，搅匀下白蜡三两、轻粉末，再搅冷定收贮。每用抿脚挑膏，于掌中捺化，遍搽新腐肉上，外以膏盖，早晚二次。

◎ **五香膏**

敷血热疮最妙。

炒花椒五钱，研末　飞雄黄六钱　鲜猪油八两　黄占五钱　白占[2]三钱

先将猪油煎去渣后，入黄、白占烊化，再入椒、黄二末，待冷擦之。

◎ **瘰疬痰症膏**

紫背天葵一斤　紫菀四两　红花二两　紫背夏枯草一斤

用麻油二斤半煎膏，东丹[3]廿两收。

◎ **鲫鱼膏**

治湿毒、鸡眼。

蓖麻肉三两五钱　巴豆肉二两五钱　当归一两五钱　肉桂一两　大虾蟆二只，即赖潭[4]

---

① 蛀发癣：又称发蛀脱发，是以头发细软、稀疏、脱落，或伴有油腻瘙痒、白屑增多为主要表现的皮肤疾病。

② 白占：即蜜蜡，为白蜡之别名。

③ 东丹：即铅丹。

④ 赖潭：即蛤蟆、蟾蜍。吴语中称“赖团”，音近“赖潭”。

麝香二钱五分　全蝎十个　蜈蚣十五条　大鲫鱼一两个

麻油五斤煎铅粉四十两，研细晚收。

◎ **白雪膏**

治白秃疮，皮燥风湿。

轻粉二两，研细　白占四两　白蜜四两

猪油一斤去沫熔化，熬透入占，蜜化尽离火，稍冷下轻粉，搅匀，搽患处。

◎ **当归膏**

又名“润肌膏”，润肌活血。风弦赤烂，血风疮，脓窠疥疮治症。

全当归二两　紫叶四钱　黄占二两

麻油一斤煎枯去渣，入黄占熔化，搨之。

◎ **代刀膏**

桑柴灰　茄根灰　麻梗灰　斑蝥　石灰

上灰四种，不拘多少，惟石灰宜少熬膏，磁瓶收贮，治无名肿毒未成者，四面渐围，疮顶起疱出黑水者。其患可消，如已成者，将药点于疮顶，其脓自出。

◎ **拔疔膏**吕云樵先生来

杏仁五钱　桃仁一两　赤芍一两五钱　乳香四钱，去油　没药四钱，去油　银朱四钱　轻粉六钱

以上各为细末，麻油调，贮瓶内。遇疔毒用，随膏药将此膏放一些在上，贴之半日即拔出矣。

◎ **玉龙膏**

治男、妇人阴证寒酸，筋骨酸疼，敷之。

草乌五钱　玉桂[①]五钱　姜黄一两　南星一两　白芷一两　赤芍一两

◎ **神异膏**

蓖油二斤　黄丹十二两　黄芪一两　杏仁一两　元参一两

蛇壳五钱　蜂房一两　头发如鸡子大一枚

◎ **脓窠疮膏**

麻油四两　蓖麻子一两　江子肉七粒　黄占一两　人黄一两　硫黄一两

先将麻油与二肉煎之，肉枯去渣，再入黄占，搅冷，再入人黄、硫黄收之。

◎ **六黄膏**

黄连二两　黄柏一两　大黄一两　麻黄一两　蛇床四两　雄黄

用麻油半斤煎之，候药枯去渣，再入后雄黄细末，黄占收度。

◎ **象皮膏**

麻油四两　松香一两　龙骨三钱　铜绿一两　乳香五钱　没药五钱　白占二两　轻粉　象皮一两

---

① 玉桂：即肉桂。

先将麻油煎熟，象皮切片入，同煎。煎枯去渣，将上药共为极细末，入油内煎之。再入白占熔化，将纸入油提膏纸上。

◎ **红玉膏**

治小儿头上恶疮及肥水疮。

松香一斤　东丹六两　枯矾六两　川椒二两　轻粉一两五钱

菜油调搽。

◎ **清凉膏**

治一切痈疽发背。凡服治大小肠痈。

官桂三两五钱　元参三两五钱　白芷三两五钱　赤芍三两五钱　土木鳖三两五钱

生军三两五钱　细生地三两五钱　当归三两五钱　乱头发三两五钱，洗净

槐枝十四两，切断　柳枝十四两，切断　阿魏三两五钱，研细后下

乳香一两六钱，去油，研细后下　没药一两，去研细后下　轻粉一两三钱，研细后下

用真麻油十斤，将前药先浸三日，然后入大锅内，慢火熬至药枯，用夏布滤去渣。将油复入锅内，熬至滴水成珠为度，方入以上研细四末并加以黑纬丹①。每油一斤用丹六两，不住手搅匀，务要冬夏老嫩得所，离火倾冷水中，以柳棍搂成一块，待温以手拨扯，百转再换冷水投浸。每取一块，铜勺内化，薄纸摊贴。

◎ **万灵膏**

治一切痈疽发背。

归身一两　番木鳖一两　桔梗八钱　灵仙一两　独活一两　羌活八钱　牛膝一两　木瓜三钱

全蝎一两　三棱一两　荆芥六钱　防风六钱　草乌六钱　川乌七钱　丹皮一两　桑寄生五钱

白芷五钱　赤芍七钱　生军五钱　元参四两　姜黄五钱　骨脂五钱　花粉四钱　杏仁三钱，去皮尖

黄芩一两二钱　细地三两　蝉衣四钱　蛇壳一条　蜈蚣十条　猪毛八两，晒干　头发八两，晒干

用大麻油十斤将药先浸三日，煎法同上，纬丹收。

◎ **散膏**

治一切风痹酸楚及寒湿作痛，流注初起。

麻黄三两五钱　独活三两五钱　细辛三两五钱　草乌三两五钱　狗脊三两五钱　羌活三两五钱

桂枝一两七钱五分　当归三两五钱　桑枝十三两二钱，切断　桃枝十三两二钱，切断

用陈麻油十斤浸三日，煎法同上，纬丹收。

◎ **巴膏**

治痰疬、乳疬、流痰。

生栀子廿两　山甲六两五钱　头发三两，洗净　桃枝五两二钱，切断

---

① 黑纬丹：即黄丹，为用铅加工制成的四氧化三铅，功效解毒祛腐、收湿敛疮、坠痰镇惊。主治痈疽、溃疡、金疮出血、口疮、目翳、汤火灼伤、惊痫癫狂、疟疾、痢疾、吐逆反胃。

杏枝五两二钱，切断　番脑[①]一两五钱，研细后下　血竭七钱五分，研细后下

用陈麻油十斤，先将药浸三日，煎法同上，纬丹收。膏药用时勿经火，隔汤炖化，布摊贴。

此膏除去番脑，每油一斤，加研细象皮五钱，即是生肌膏。

◎ **消痰膏**

治风痰瘰疬，未成自消，已溃自敛。

升麻三斤十三两，用麻油十斤浸三日，煎法同上，纬丹收膏。

◎ **蟾酥膏**

治一切痈疽闷肿无头，不发热似阴症者。

槐枝嫩头一百四十枝，向阳者，先煎　干蟾用四十只，次下　蟾酥六两，研，后下

用大麻油十斤，煎法同上，每油一斤，铅粉十两，研，代丹。

◎ **白玉膏**

治湿毒，臁疮。

蓖麻肉三两　活鲫鱼一斤四两　巴豆七两　槐枝五两，切断　柳枝五两，切断

用大麻油五斤，先将蓖麻、巴豆、槐柳枝浸三日，临煎，入鲫鱼，煎法同上，铅粉研细，代丹。每用勿见火，隔沸汤炖，摊。

◎ **朱砂膏**

即绛珠膏，治瘰疬痰核。

珠粉一钱　乳香一两，去油，研细　没药一两，去油，研细　川贝二两　冰片一钱，研

樟脑二两，研　海石粉二两　麝香一钱二分，研　飞辰砂三两

和匀，研极细无声，入蓖麻油四两，打和成膏，勿经火，脱摊。

◎ **碧玉膏**

即绿云膏，治已溃瘰疬、马刀、乳痈、乳岩、湿毒、臁疮久不收口、小儿蟮拱头、疖。

蓖麻仁三四粒，捣烂　杏仁三四粒，去皮，捣　乳香四两，去油，研极细　没药二两，去油，研极细

片松香八两，研细筛过　铜绿八两，用水一碗，将铜绿研细投入水中，搅匀听用

用真麻油二斤，入锅内熬滚下二仁，再煎至滴水成珠，将夏布滤去渣，仍入油锅内，用文武火熬滚，徐徐投下，松香、乳没末，用桃槐枝，不住手搅匀倾入磁盆内，候四围将凝，然后入铜绿水，于膏内仍不住手搅匀，然后加冷水浸之，以手揉扯千余，转去火气。临用，隔热汤炖摊，如欲干而色绿，将膏在铜绿粉内拌干，手捻圆样如膏，放于青布上，其色即可爱。

◎ **绿云千搥膏**

松香八两，青葱汁煮　铜绿二两　麻油三两　猪胆汁三个　蓖麻子四十九粒，入麻油浸

将麻油熬数滚，候蓖麻肉色黑，去渣，入三味搅匀，打千搥即收，不可有多，多则太烂，

① 番脑：一名番硇，即硇砂。

不好摊。此方专贴蟮拱头，一张即愈。

◎ 贝叶膏

此膏贴痈疽发背，一切溃烂诸疮。

麻油一斤　血余鸡子大一团　白蜡二两

先将血余入油内，文火煠化，去渣下火，入白蜡熔尽，候温。以棉纸剪块三张，张张于油蜡内醮之，贴于磁器帮上，用时揭单张贴患处。八九次，定痛去腐生肌至速。

◎ 人参紫金膏

专医一切无名肿毒、发背、搭手作痛作烂作痒者，立止，此方都得中。

艾叶十斤　花椒四十粒　头发一钱半　葱头三个　人参三钱

用麻油四两先煎枯去渣，再用猪板油四两、乳香三钱、没药三钱，煎枯复去渣，二油再熬入黄占一两五钱收。

◎ 神验回燕膏

专治瘰疬未成者，消已成者，贴之收口。有宁波僧人患此，溃破，头颈尽腐，得此仙方，治之全愈。

穿山甲五钱，剉片　五灵脂五钱，要漂净研，筛去渣　壮年男子黑头发四两，皂角水漂净

三味用真麻油一斤四两慢火熬至发熔净，穿山甲已焦，将油滤去滓，称药油实重若干，以折半为准。另备淘净东丹炒过，又官粉[①]炒过，合油之半取，如油重一斤，丹、粉各四两，徐徐入油内，缓熬，以槐、柳枝搅，候丹、粉已发。用另研枯矾末二两，再用煮洗过松香四两，又洗过黄占四两，又用朝北坐南燕窠(研净细泥)二两，微火搅匀，候药成医畲色，离火稍冷，再下轻粉、乳香、麝香各五钱，搅匀，即倾入清水，拔去火毒，磁器收贮，临用摊贴。

◎ 铜皮膏凤来轩传

专治烂腿湿毒。

川椒一两、真麻油四两，同煎去渣后入黄占一两，油纸摊。

◎ 真朱砂膏

治瘰疬、痰核、乳癖、横痃。

麝香五钱，研　樟冰[②]十二两，研　乳香三两五钱，去油，研　没药三两五钱，去油研

冰片一两，研　银朱[③]六两　蓖麻油量加

用葱二三十斤打，绞汁，滤清，放锅内，投入松香五斤，微火熬至葱汁滚，松香化取下稍冷，以手在汁中揉几百下，然后放火上再烊再揉，如此五六次，揉至松香色白无油为度，磁钵研极细末，取松香连钵隔水烊化，即以前各药末并蓖麻油一并投入搅和，用时勿见火，桑皮纸

---

① 官粉：即铅粉。

② 樟冰：即樟脑。

③ 银朱：即灵砂。以水银与硫黄作原料，加热升华制成。功效攻毒杀虫，燥湿劫痰。主治疥癣恶疮，痧气心腹痛，痈疽，肿毒，溃疡。

摊贴。

◎ **白玉带膏**

龙骨　黄柏　黄芩生用，各五钱　栀子仁生用，三钱

先将上三味熬汁滤清，煮龙骨至干为末，再用铅粉五钱、麝香三分，同龙骨末研细，加黄蜡一两，坐滚汤中顿化拌和，用连四纸铺火炉盖上，将药刷在纸上，两面刷到待干，剪成窄条，临卧时，贴在牙上，次早取下，有黑色，可验真牙痛神方也。

◎ **罂粟膏**

止痛。

御米壳五朵，有花更妙　香油四两

熬枯滤清，入白占三钱熔化，待将凝时，下轻粉二钱，搅匀成膏，贴。

◎ **痢疾膏药方**

胡椒一两　生姜八两　巴肉五钱　麻油一斤　黄丹八两

共熬膏摊布上，贴脐，另用硫黄五钱、母丁香一钱、麝香三分，用大蒜十个打烂入药，研和为丸，梧子大，朱砂为衣。遇白痢水泻，贴膏上一粒。孕妇忌贴。

◎ **紫霞膏**

贴下身结毒疮。

明松香四两，葱汁煮，研　铜绿五钱

麻油一两，熬白烟尽收。

◎ **白夹纸膏**

治症同前，并治一切结毒及臁疮。

上炉甘石四两　黄连二钱　黄芩　黄柏各四钱

煎浓汁，煅汁干为度，研极细末。麻油二两调成膏，摊贴照前法。

又方

贴臁疮。

黄连一钱　麻黄二两　蓖麻肉一钱半　江子肉一钱　麻黄四两

上药将共入锅内，煎枯去渣，再将用白占五钱、铅粉五钱，入用纸蓬入油端。

又方

蓖麻肉　铜绿

即此二味同打成膏，用金纸摊上两面，用针刺以托上。

◎ **杏麻膏**

未溃能消，已溃能敛，专治疬串。

沥青五钱，研　蓖麻仁五十粒　苦杏仁十三粒，去皮尖

同捣千搥如膏，隔水炖化，摊贴患处。

◎ 太乙膏

治一切痈疽发背。

肉桂二两　当归二两　元参二两　赤芍二两　生地二两　土木鳖二两

大黄二两　白芷二两　真阿魏二钱　槐枝二百段　柳枝二百段

用真麻油五斤，将药浸入，春三夏五秋七冬十日，数入锅内，慢火熬至药枯，布袋滤清，复入锅内，将血余二两投下，慢火熬至血余浮起，净油一斤，将飞过黄丹六两五钱徐徐投下，加些大火，不住手搅，候锅内将发青烟后至白烟，其膏已成，即便住火。如老，加熟油；如嫩，加炒丹。仿下阿魏切成薄片散于膏面上化尽，次下乳香五钱、没药三钱、轻粉四钱，搅匀倾入水内，退火毒，用方内肉桂，磨细粉收膏。本方去肉桂，加半枝莲一斤，即作清凉膏。

◎ 千槌膏

蓖麻肉一两　制松香四两　银朱二钱

◎ 黑千槌膏

全禾即蟾酥，人乳化开，一两　雄黄三钱　藤黄三钱　铜青三钱　寸香三钱

朱砂三钱　杏仁去皮尖共研，二两　蓖麻子六两　轻粉一两　乳香一两

没药去油，一两　黄狗脑子一两　血竭五钱　儿茶一两　冰片一钱

上药共为细末，将全禾化开，先用杏仁研烂，次研蓖麻子。研好二件起，再研藤黄、冰片等，共研和，然后放在青石臼内，老松香二斤分二十次下，打得极细匀为妙要。黑加百草霜。

◎ 拔毒膏

呼脓长肉。

蓖麻子一两　铜青同前研，一两　大蓟汁一碗　松香水煮过，滤净，一斤　绿豆春夏三两，秋冬四两

先将油煎滚，下松香熔尽，下大蓟汁，沸水净下水缸内，如绞糖法，入蓖麻子、铜青，绞匀以器盛之，隔汤摊贴。

◎ 白玉膏

治湿热臁疮并一切疮。

乳香三钱　没药三钱　大贝母三钱　蓖麻子三钱　江子肉七钱　鲫鱼六两　麻油八两　芸香二两

先将槐、柳、桃、桑嫩枝各七钱入油煎好，滴水不散成珠，用银珠粉八两收交离火，入乳、没、贝等药，隔水摊贴。

◎ 祛风活血内伤膏

专治五劳七伤、寒湿气漏、肩风腰疼背痛、女人经水不调、冷嗽、跌打损伤等症。

川乌四两　草乌四两　附子四两　虎骨四两　赤芍四两　红花四两　血余四两

当归六两　苍术六两　肉桂六两　川椒六两　破故纸六两　荆芥三两　防风三两

郁金二两，煎好下后味　麝香一两　乳香一两　没药二两　水姜八两　葱头八两

麻油六斤　菜油二斤　桐油一斤　板油一斤　丹五两

煎法照前。

◎ 乌龙透骨膏

闹羊花　五爪龙①　见肿消②　夏枯草　血见愁　黄地丁　山慈菇③

杜牛膝　金银花　蟹沿草　紫地丁　甘菊叶　马鞭草　高良姜

共药十四味，分均，一齐打汁，煎加砂糖样，用四五年陈小粉炒黄色，和入汁内，收干听用，研极细末，加没药、乳香、轻粉、雄黄、铁锈，等分研末，用白姜汁调。

◎ 琥珀膏

专治痈疽、发背、乳痈、便毒、疔肿、梅疮、结毒、瘰疬、蛇伤、刀斧伤。

玄参六两　当归六两　生地六两　大黄六两　蓖麻子六两　白芷四两　赤芍四两　肉桂四两

番木鳖四两　血余四两　琥珀二两　两头尖三两　轻粉一两　猪毛八两　葱白头八两

生姜八两　麻油六斤　菜油二斤　桐油一斤　板油二斤

将药浸油内，春五夏三秋七冬十日，方煎至黑色，滤净，秤取净油十斤，用炒丹五斤收，徐徐下去，不可太急。不住手调，看好离火，不众细药再调，顷入冷水内，浸七日，每日换水，油宜嫩。

◎ 丹桂堂白玉膏高竹棠传

铅粉一两　滑石一两　炉甘石五钱　陈石灰一两

各研极细末，和匀，夏令用黄连膏同打，冬令用猪油同打，以青布摊贴，用刮皮刮之，刮好以油纸合上。

◎ 万金膏

洗烂弦风眼神效。

文蛤五钱　铜绿五分　川连五钱　川芎四钱　当归四钱　荆芥五钱　苦参四钱

上为极细末，薄荷叶煎汤，泛丸如弹子大。用时以热水化开，趁热洗眼，日三次。

◎ 一抹膏

治烂弦风眼，不问新久，一宿即愈。

晚蚕沙

用真麻油浸二三宿，研细，以篦子涂患处。

◎ 二百味草花膏

治一切目疾。

腊月取蜜入羊胆中，纸套笼住，悬檐下，待霜出，扫取点眼。

◎ 疬串膏

未溃能消，已溃能敛。

沥青五钱，研　蓖麻仁五十粒　苦杏仁十三粒，去皮尖

---

① 五爪龙：即五指毛桃。

② 见肿消：即商陆。

③ 山慈菇：原作“山茹菇”。

同捣千搥如膏，隔水炖化，摊贴患处。

◉ 敷药类方

◎ 如意金黄散

治乳串风痰、痈疽、疔毒、风毒、流注、大头、天疱火丹、漆疮。

天花粉一斤　白芷八两　陈皮三两二钱　川朴三两二钱　生甘草三两二钱

大黄八两　姜黄八两　川柏八两　苍术三两二两　生南星三两二钱

上药切片，晒脆，共磨细粉，用葱汁蜜水调敷，或菊叶汁调敷。

◎ 冲和散

治风毒疔疮、乳串、无名肿毒。

紫荆皮五两，焙　独活二两，炒　赤芍二两，炒　白芷一两　石菖蒲一两五钱

共磨细粉，用葱汁白蜜调敷。

◎ 芙蓉散

治天疱湿毒，烂皮风，烂脚丫，黄水疮。

煅石膏六两　滑石六两　东丹二两

共研细，湿疮干掺，干疮用麻油或猪胆汁调敷。江氏用靛青水拌。

◎ 阳铁箍散

治阳分肿毒、一切坚硬不消之症。

陈小粉一斤　五倍子一两　芙蓉散不拘多少

先将粉、棓同炒焦黑，先磨末，然后入焙黄芙蓉叶末，放在瓶内，用滴露调稠如胶饴。

◎ 阴铁箍散

治一切痈疽色白漫肿、坚硬木痛、不发阳者，又治发背。

花粉二两　官桂六钱　川柏一两六钱　大黄一两二钱　五倍子六钱

土木鳖六钱　生半夏六钱　生南星六钱　蟾酥六分

共磨细粉，用葱汁白蜜水调敷。

◎ 金箍散

治一切疔毒走黄。

郁金二两　白芷二两　白及二两　大黄二两　白蔹二两　川柏一两　绿豆粉五钱　轻粉二钱五分

共磨细粉，酽醋调敷。

◎ 桃花散

治金疮出血不止。

石灰半升，陈者佳　大黄一两五钱，切片

上药同炒至石灰变红色为度，去大黄，研极细无声为度，干掺损上，纸盖绢扎。

◎ 雄黄散

治诸疮并血风顽疮、紫黑风湿顽癣。

雄黄四两　硫黄八两

共研细粉，柏油调搽，纸盖之，三日一换。

◎ 翠云散

治癣疮。

铜绿五钱　胆矾五钱　轻粉一两　煅石膏一两

研细。

◎ 银粉散

好锡六钱

化开下朱砂二钱，搅炒，砂枯去砂留锡，再化开，投水银一两，和匀倾出，用杭粉一两研细铺夹纸上，卷成一条，一头点火，煨至纸尽为度，吹去灰用粉，加真轻粉一两，共研细。

◎ 银砂散

治一切疔毒未溃、痈疽、发背、火疖。

白及一斤，炒　人中黄三两　矾红三块

共磨细粉，井水敷。

◎ 蛤粉散

治黄水疮、月蚀疮。

蛤粉三两　煅石膏三两　川黄柏末一两五钱　轻粉一两五钱

共研极细。湿疮干掺，干者用猪胆汁或麻油调搽。

◎ 青芝散

治肝火肥疮、湿毒臁疮。

青黛一两　水飞滑石五钱　川柏末五钱

研极细和匀。湿疮干掺，干疮用猪胆汁或麻油调敷。

◎ 吊毒散

榴子　雄黄

研细末，用金黄散等分加入二味，再入猪胆汁内，连汁搅匀，套患指上。

◎ 鹅黄散

治湿毒并杨梅疮，溃烂成片。

绿豆粉四两　川柏末一两二钱　滑石二两　轻粉八钱

共研极细，湿者干掺，干者用胆汁或麻油调。

又方

治肝火肥疮。

煨石膏一两二钱　黄柏二钱五分　密陀僧一钱　炙甲末一钱，或用五倍子亦可　轻粉一钱　生明矾二分

又方

治头上毒疮滋水蔓延。

轻粉一两　炒黄柏一两　煨石膏一两

研为细末，掺。

◎ **二宝散**

痘毒反疤及烂皮胎毒。

赤小豆一两，生晒　番木鳖三钱，切片，焙

◎ **五攻散**

治指上误刺，有肉突出，掺之。

麝香一钱，另研　雄黄一钱　蜈蚣炙，十条　蜂房一钱，炙　全蝎十个，炙

研细末。

又方

乌梅肉，炙存性研细末，掺其肉，即平。

◎ **肥疳散**

治肝火肥疮。

牡蛎一两　生军一两　寒水石一两　蛇床子四钱　雄黄五钱　烟膏四钱

青黛五钱　人中白五钱　黄柏五钱　熟石膏五钱　茅术三钱　甘草五钱

为细末，麻油调搨。

◎ **清肌散**

治小儿癞疮。

生军五钱　雄黄五钱　连翘心一两　土贝五钱，去心　人中白五钱

牡蛎一两　青黛五钱　黄柏五钱　蛇壳五钱　冰片一钱

为细末，麻油调搨。

◎ **湿毒散**

即三仙升[①]封口之石膏光粉，再研极细，麻油调搨。

◎ **蛇床子散**

治诸般风湿。

蛇床子一两　大枫肉一两　松香一两　大黄五钱　黄丹五钱　枯矾一两　轻粉三钱

共为细末，麻油或枫子油调敷，湿则干掺。

又方

治肝火肥疮。

蛇床子一两　轻粉三钱

研细末，麻油调搨。

---

① 三仙升：即三仙丹，为升药的一种，功效搜脓拔毒，去腐生肌。主治痈疽、疔疮、梅毒、下疳，一切疮疡肉暗紫黑，疮口坚硬，久不收口。

◎ **汗斑散**

硫黄三钱　明矾一钱　密陀僧三钱

共为细末，隔水炖一炷香，白布粘药擦之。

◎ **杏仁散**

又名银杏散。治头颈梅疮。

冰片另研，一分　轻粉另研，三钱　红升另研，一钱　杏仁去油，一两　黄柏三钱　石膏三钱

共为细末，猪胆汁调涂患处。

◎ **白湿毒散**

明净石膏

研极细，麻油调搨。

◎ **败铜散**

搨鳝拱头。

化铜旧罐，研极细无声为度，香油调。

◎ **十全散**

治流痰。

白蔹一两五钱　白芥子一两五钱　生半夏一两五钱　生南星一两五钱　白芷一两五钱

白附子一两五钱　白及片一两五钱　川乌一两五钱　土贝一两五钱　火硝一两五钱

晒脆磨粉，鲜首乌汁调敷。

◎ **三香散**

治乳痈，乳疖，乳岩。

生香附一两　蒲公英一两　麝香一分

共磨细粉，鲜首乌汁调敷。

又方

麝香一分　冰片一分　香附一两　芙蓉皮一钱，或叶

磨粉用元酒温调。

◎ **一扫光**

治诸疮。

苦参一斤　川柏一斤　烟胶一升　木鳖肉三两　明矾三两　枯矾三两　点红椒三两

硫黄三两　蛇床子三两　樟冰三两　轻粉三两　枫子肉三两　白砒五钱

共研细和匀，用大枫子油或柏子油调。

◎ **必效散**

治顽癣。

土槿皮四两　巴豆去油，二钱五分　全斑蝥一钱　大黄二两

雄黄四钱　海桐皮二两　百药煎四大块　轻粉四钱

共为细粉，醋调薄敷，先以穿山甲搔损患处。

又方

真川槿皮四两　生南星二两　生半夏二两　槟榔二两

共为末，用滴花烧酒浸敷癣上，其效如神。

◎ 雌雄四黄散

治紫白癜风，皮肤作痒，日渐开大，用此搽之。

石黄一两　雌黄一两　雄黄一两　硫黄一两　川槿皮一两　白附子一两

上为细末，紫癜用醋调，白癜用姜切开，蘸搽三日，忌下生水。

◎ 冰莲散

治小儿癞。

川连一两　冰片一钱　蛇床子五钱　白枯矾五钱

川椒一钱　轻粉三钱　五倍子一两　川柏末五钱

共研细粉，麻油调敷。

又方

专治胎癞。

川连一两　川椒五钱　枯矾二钱　大黄一两　升片[①]五钱　蛇床子五钱　白芷五钱

用猪胆汁、麻油调敷。

◎ 蜂房散

治肥疮。

蜂房一个　雄黄五钱　白矾五钱

将白矾纳入蜂窠内，后入雄黄，盖面瓦上，炙存性，研细收贮，麻油调敷。

◎ 麦饯散

治白秃疮、癞痢头。

小麦粉一升　硫黄四两　白砒一两　枯矾二两　生矾二两　川椒三两　烟胶半升

各研细和匀，陈烛油调敷，油纸盖之，三日一换。

◎ 收痔散

治诸痔坚硬疼痛或脏毒肛门泛出。

五倍子一枚，拣大者敲一小孔，以阴干癞虾蟆草填塞其中，用纸塞干，湿纸包煨，片时取出，待冷去纸，研末一钱，加入后药。

冰片五厘、轻粉三钱，共研极细，先以汤洗，后用此干搽。

◎ 鳖头散

治痔疮。

① 升片：即片状升药。

大鳖头一个，瓦上炙　木鳖三个，切片，焙　熊胆三分　梅片五分，临加

共研极细，用田螺水调敷。

◎ **敷痔散**

治痔疮成漏，脓水淋漓。

凤凰衣煅存性，三钱　血余三钱，煅　石膏煅，二钱　血竭三分　儿茶五分　梅片临加，五分

◎ **封脐散**

治脐疮滋水。

大草纸灰一钱　白枯矾一钱　龙骨一钱，煅　麝香一分

共研极细，干掺。

又方

红丝棉灰一钱　白褐子灰一钱　龙骨一钱　归头焙，一钱

◎ **二粉散**

治小儿七窍猴疳神方。

绿豆粉一两　轻粉一钱五分　标朱[①]一钱，水飞　冰片二分

共研极细无声，先以软帛蘸甘草汤洗净，同白金汁[②]或陈雪水、甘草汤调扫患上。

◎ **冰犀散**

治小儿猴疳极凶者。

西黄二分　冰片二分　飞青黛八分　川柏末四分　连翘四分，炒黑

人中白四分，火煅，醋淬　土贝母二钱，炒褐色，去心

各为细末，和匀再研至无声为度，用陈麻油调敷。

◎ **韭粉散**

治金疮刀斧伤。

韭菜叶，不拘多少，捣烂入石灰末，拌匀再捣成饼，贴墙上阴干，研极细掺之。

◎ **凝脂散**

治汤泼火烧，溃烂疼痛。

生军三两　凝水石三两　赤石脂三两

共研极细，用新汲水调敷。

◎ **地榆散**

治汤火伤。

地榆一两　伏龙肝一两

共研细末，破损者用麻油或人乳调敷，再以干末掺上。

---

① 标朱：即朱砂。

② 白金汁：经过滤净和长期埋存的粪清。

◎ **雄牡散**

治蛇头、蛇腹、蛇肚诸疔。

明雄黄三两，水飞　煅牡蛎三两

共研细，鸡子清调敷。

◎ **解骨丹**

治一切多骨。

蜣螂虫五分，研　象牙屑三钱　雄黄一钱，水飞

共研细至无声，掺患处。

◎ **紫桐散**

专敷手发背，止痛消肿。

梧桐叶三两，初秋采取阴干　紫地丁三两

共研细末，砂糖水调敷。

◎ **点药**

治结毒梅疮。

白杏仁五钱，研　轻粉三钱　雄黄二钱

共为细粉，用猪胆汁调搽。

◎ **辰砂散**

治阳分肿毒。

白及八两　血丹二两　猩红二两　南星四两　血竭一两

川柏四两　土贝四两　姜黄三两　大黄四两

晒燥，共磨末，滚水调敷。

◎ **清湿散**

治肥疮、黄水湿疮。

黄柏末四钱　熟石膏四两　赤石脂一两二钱　川连一两，切，烘

共磨细，掺患处。如干者用麻油或菊叶汁调。

◎ **清凉散**

生军四两　熟石膏八两

将二味为末，用马兰汁调搽。

◎ **痘毒散**

治痘后痈肿。

陈小粉四两，炒黑　生半夏二两，研　木鳖肉二两，炒　生草乌研，一两

共为细末，用三豆汤①或开水或茶露调敷。

---

① 三豆汤：方出《类编朱氏集验医方》，由乌豆、赤豆、绿豆各等分组成，具有稀痘的功效。主治饮酒太过、衄血、吐血，起则无事，睡则尤甚。

又方

治突时肿起，用此敷之。

苍术炒焦，五钱　广皮炒焦，五钱　煅石膏五钱　煅牡蛎五钱　冰片另研，三分

研细，真菜油调搨。

◎ **柏叶散**

治天疱疮、赤游火丹。

侧柏叶炒，五钱　蚯蚓泥五钱，韭菜地上　川柏末五钱

大黄五钱　赤小豆三钱　轻粉三钱，江氏不用

原方有雄黄三钱，此方系《金鉴》。

共磨细粉，鲜侧柏叶汁调敷。

◎ **绣球丸**

治疥疮。

川椒二钱　樟冰二钱　轻粉二钱　雄黄二钱　枯矾二钱　水银二钱　大枫子肉另研，四枚

◎ **大悲丹**

治肥疳疮、秃疮及一切湿热在头面者。

升药底[①]三钱　东丹五钱　松香五钱　土贝一两

如痒甚，加烟胶三钱。

◎ **绿杨散**

川柏五两二钱　地肤子二两　熟石膏二两　炙龟板二两

青黛四两　寒水石二两　滑石二两　甘草二两

◎ **玉枢丹**

治一切虫咬肿痛，恶疮疔疽诸伤敷之。

山慈菇二两　朱砂三钱　千金子一两，去油　红毛大戟一两五钱，洗净

雄黄三钱　五倍子一两，淡水者　麝香二钱

各为细末，糯米浆和为锭，用冷茶磨搨。

◎ **至宝丹**

治痘后反疤。

蚕豆二壳炙焦，研细末，麻油或菜油调搨。

◎ **阴圣丹**

治肥疮。

龟腹板洗净，炙焦，研细末，丝瓜叶汁或麻油调涂。

◎ **鼋头丹**

搨痔。

---

① 升药底：为炼制红粉、黄升后残留于锅底的块状物，功效杀虫止痒、收湿生肌。主治疥癣、湿疹、黄水疮等症。

生鼋头泥封，煅红存性，去泥研细，入冰片少许，麻油调。若用木鳖子去毛，麻油调搨更佳。

◎ **火烫灵丹**

此方得自江冶坊，其效如神。

松香二斤　生军二斤　白芷一斤　赤芍一斤

上四味，晒脆研细，不可用火炒。如发疱，麻油调搨。若溃烂者，干掺即效。伏天修合为妥。

◎ **点外痔散**

鹿茸底板　真象皮　儿茶　枯矾

等分，研极细末，麻油调点。

◎ **金陀散**

治湿毒脚丫溃烂。

密陀僧研，二两　川黄柏研，二两

研匀，桐油调搨或掺亦可。

◎ **金白散**

治症同前。

人中白三钱　密陀僧五分　乌贼骨三钱　冰片三分

研细末，桐油调搨或掺亦可。

◎ **拔毒散**

治暑毒，湿热遍发疮疱及湿烂者。

生黄柏二两　煅寒水石二两　煨石膏二两　生甘草二两

为细末，掺患处。

◎ **润肌散**

治风湿肤烂，痛痒并治。

地肤子拣净，为细末，麻油调搨或掺亦可。

◎ **乌金散**

治囊痈及子痈红肿者。

紫苏叶　麸皮

等分，同炒枯，研细，真菜油调涂。

◎ **方诸散**

治坐草损伤阴户。

活蚌以盐泥封，同煅，俟青烟出为度，去泥研细，入冰片少许，小青油调搨或干掺亦可，汤火伤烂，麻油调敷。

◎ 青柏散

治一切疮疥及肝火肥疮。

川黄柏十六两，研细　青黛四两

研和，麻油调搨。

◎ 一扫散

治痒疮，不论上身下体、干湿新久、异类殊形，多痒少痛者宜之。

苦参一斤　黄柏一斤　烟膏一升　明矾三两　硫黄三两　枫子肉三两　土方八[①]三两

川椒三两　樟冰三两　蛇床子三两　轻粉三两　水银三两　白砒五钱

合用去白砒、水银，加升药底四两，共为末，用麻油调搨。

◎ 二松散

治蛇皮风癣。

罗汉松根　金钱松根

等分打量，加烧酒浸透，搨。

◎ 一擦光

鲜土大黄根四两，去根　鲜脂油四两　花椒四两　生矾四两

共捣和搥成肥皂大。

◎ 神授一扫光

治癣。

方八三钱　尖槟三钱　斑蝥五分　皮硝三钱　川棓四钱　川连一钱

胆矾三钱　土参[②]三钱　鲜皮三钱　紫草三钱　白及四钱　樟冰二钱

上诸药，将用烧酒浸七日后搽立愈，神效。

又方

土参六两　樟冰三钱　人黄三分　方八三钱　斑蝥一钱半

防风三钱　元射[③]三分　红信三分　尖槟三钱

又方

白及五钱　方八三钱　白鲜皮五钱　枫子肉五钱　榆树粉五钱

川槿皮五钱　土贝皮六钱　海桐皮五钱

各为末，用好醋调敷立愈。

◎ 疯癣散

土槿皮四两　杏仁一两，去皮尖　槟榔一两　樟冰五钱　白芷五钱　角针五钱

---

① 土方八：木鳖子别称。

② 土参：兰花参、鸦葱、银柴胡、土人参等药之别名均可见“土参”。就功效而言，参以历代各家所载“一扫光”之方，此处“土参”或为“苦参”更为贴切，存疑待考。

③ 元射：即麝香。当从麝香之别名“元寸”及其误写之“射香”中各取一字而成。

大枫子五钱　白及五钱　轻粉三钱　斑蝥一钱五分

打粗末，烧酒二斤浸七日，不可走气。搽癣甚效。

◎ **广癣散**

生半夏七粒　防风一钱　荆芥一钱　川槿皮一钱　海桐皮一钱

为粗末，日晒夜露七周，阴阳水候露一夜，搨。

◎ **升底散**

治癣。

三仙升底研细末，布筋蘸擦花红萝卜，切片亦可，蘸药擦之。

◎ **蛤壳散**

治湿疮湿癣方。

蛤蜊壳三钱　黄柏末　轻粉　青黛　烟胶各少许

痛加乳香一钱、没药一钱；腐加儿茶；有刚口加血竭。桐麻、猪脊油俱可用，调敷，不用扎，待水出自干落，洗用葱椒汤或米泔水，如用瓦垄更妙。

◎ **疥疮散**

蛇床子二两　烟胶四两　寒水石一两五钱　花椒一两五钱　生石膏一两五钱　硫黄一两

共磨细，麻油调搽，忌水洗。

又方

大枫肉二两五钱，打烂　烟胶五钱，研　麻黄五钱　枯矾五钱，末

寸香[1]五分，末　炒花椒五钱，末　斑蝥四个　猪油十二两

先将猪油同麻黄煎黄色，下斑蝥，煎三四次，去渣，然后冲枫子肉，同末药捣和，取用搽敷。

◎ **千金不换散**

治远年臁疮。

松香一钱　乳香一钱　没药一钱　轻粉一钱

用香油调，夹纸贴。

◎ **白杏散**

治坐板疮。

白杏仁七粒，去油，研　轻粉少许，研　冰片少许

猪胆汁调搨。

◎ **红疮散**

治一切疮疥。

大枫子肉四钱　蓖麻子肉三钱　雄黄四钱　东丹三钱　明矾三钱　川椒去目炒，研，二钱

---

① 寸香：即麝香。

黄柏二钱　生军二钱　松香一钱　樟冰二钱四分

各研烂，量入陈烛油捣和擦之。

◎ **油疮散**

搨下身脓窠疮、坐板疮。

榴子雄黄四两，研末，装入大露蜂房内，麻油二斤浸七日，以铁栅栏起将蜂房烧着，其所浸之油频频浇上，蜂房烧枯为度，研细　樟冰六钱　黄占二两，同入油内，熔化搅匀，搨用

◎ **腊疮散**

康录三钱　东丹三钱　松香二钱　明矾二钱　伏龙肝三钱

陈菜油调搽。

◎ **羊须散**

治面耳香瓣疮。

羖羊须二钱　荆芥二钱　干枣肉二钱

烧存性，入轻粉五分。每洗刷清油，调搽二三次必愈。

◎ **芋苗散**

治黄水疮。

芋苗晒干，烧存性，研敷。

◎ **决明散**

此东坡家藏方也。

决明子一两，为末　水银少许　轻粉少许

研不见星，擦破上药立瘥。

◎ **屋毛散**

治头面痟疮、痘穿蛇窠疮。

雄黄三钱　松香一两　旧屋毛五钱

痒加枯矾，麻油调搽。湿，干渗。

◎ **苍白散**

治妇人脚风，收湿止痒。

苍术四两　白芷四两　东丹八钱

研细末，掺之。

◎ **芭蜜散**

治鱼口。

陈芭蕉扇炙存性　密陀僧水飞

等分，为细末，桐油调涂患处，痒更甚妙，七日尽消。

◎ **雄鲫散**

治乳疖。

活大雄鲫鱼一个，用香糟同打烂去骨敷，周时即消。

又方

初起用酒福橘内露，磨陈木瓜涂上即消。

又方

生麦芽　生香附　赤小豆

等分共为细末，酒调涂患乳上。

◎ **点瘤散**

治瘤。

飞炉灶灰　寒水石　矿灰

等分，碱水调点。

◎ **消毒散**

滑石五两　川柏二两　乳香去油，五钱　轻粉三钱　飞丹一两

为细末，搽疮口，烫疱用油调敷。

◎ **善攻散**

治鳝拱头。

蓖麻子去壳　松香　轻粉　铜绿　东丹

烂腿加冰片。

又方

治鳝拱头。

用绿云膏，其效如神。倘间或不灵，又法：用陈香橼，切一头，合疮上，四边用面白涂糊，亦奇效。

◎ **紫灵散**

疮药。

烟膏四两　松香五钱　黄芩一两　黄柏一两　樟冰五钱　尖槟七钱五分　铜绿七钱五分

硫黄五钱　东丹一两二钱五分　明矾二两　大黄一两

◎ **换肌散**

铁屑粉一钱　月石四钱　硫黄三钱　炉底五钱

研粉。

◎ **文蛤散**

文蛤四两　点红椒一两　轻粉五钱

先将文蛤打成细块，锅内炒黄色，次下川椒同炒黑色，烟起为度，入罐内封口，入轻粉碾为细末。

◎ **龙衣散**

治湿热烂皮风。此方陈丽天先生传，神效非凡，屡试屡验。

水飞青黛三钱　川柏末三钱　龙衣三钱，甘草水洗，瓦上炙黄存性　蚯蚓泥粉三钱

上药共为细末，和匀。用麻油、猪胆汁调敷，立刻痊愈。

◎ **琥珀散**

治流注。

大黄四两　郁金二两　南星二两　白芷二两

共为细粉，葱蜜水调敷。

◎ **当归散**

治小儿脐湿。

当归末敷之，或入麝香少许最验。

◎ **猴疳散**

治猢狲疳。

陈木瓜　人中白　橄榄核　大黄　侧柏叶　甘中黄　黄连　陈芭蕉扇各等分

胎癞加东丹、松香。

又方

木鳖子一枚，用滚水磨浓汁涂患处。

又方高竹棠先生传

五倍子十四文　冰片十四文　甘草二文　人中黄二文

煎汤滤清拭之，频饮犀角汁。此症音嗄者不治。

◎ **赤游散**

坑地砖研末，麻油调涂即愈，或蟮血涂之立效，须兼服药。

又方

治赤白游。

极陈木瓜一只，用煮酒磨浓，隔水炖热，趁热敷之。

◎ **水烫散**

用锡箔水中拭之，敷上即愈。

◎ **火烫散**

地榆末麻油拌敷。

◎ **青雪丹**

治结毒下疳，臁疮溃烂。

炉甘石三两，三黄汤制过用　飞青黛三钱

共研细无声。湿疮干掺，干疮用胆汁调敷。

◎ **龙竭散**

治下疳，定痛去腐。

血竭三钱　龙骨三钱　儿茶三钱　乳香三钱，去油　没药三钱，去油

共研细干掺。

◎ **甘茶散**

治下疳，定痛去腐。

炉甘石一两，火煅红，醋淬五次　儿茶三钱

共研至无声，麻油调敷。

◎ **黑凤散**

治下疳溃烂。

凤凰衣五钱，焙　橄榄核五钱，烧存性　梅片一钱

共研极细无声。湿则干掺，干用麻油或猪胆汁调敷。

◎ **仙遗粮散**

治毒门溃烂。

仙遗粮研末掺。

◎ **松皮散**

治火烫。

松皮炒，研细末，麻油调搨患处。

又方

炙龟板　炒黄柏

等分为末，湿处掺，干处麻油调涂。

◎ **麻药**

敷之，开针不痛。

川乌尖五钱　草乌尖五钱　生南星五钱　细辛五钱　生半夏五钱

胡椒一两　蟾酥四钱　荜茇五钱

各研细粉，滚水调敷顽硬肉上。

又方

生南星　生半夏　蟾酥　荜茇　闹羊花

等分为末，研极细。

又方

治大痈、大疽、脱疽不得不开割者，用此。

荜茇一钱　肉桂一钱　胡椒一钱　生半夏一钱　乳香一钱　川乌二钱　没药一钱　草乌二钱

丁香八分　麝香三厘　三七二钱　蟾酥二钱　风茄子三钱　花蕊石二钱五分

共研细粉，烧酒调敷。候麻木，任割不痛。

◉ 吹药类方

◎ **子字**

治一切风热喉痛，双、单乳蛾。

硼砂一两五钱　玄明粉一两五钱　飞辰砂一钱半　生濂珠一钱半　梅片临用加

共研极细无声，吹。

◎ **丑字**

治一切腐烂。用药少许，不宜多用，孕妇忌。

飞雄黄一钱　冰片半分　胆矾三两，煅

共研细粉。

◎ **寅字**

治口疳，伤寒后口疳尤佳。

水飞人中白五钱　飞青黛一两　黑山栀五钱　松罗茶五钱　梅花冰片一钱　厚朴五钱

以黑大枣三两，去核，包厚朴，煅，切条，煅。

共研细粉。

◎ **卯字**

治一切咽喉。

冰片一钱　蜜炙黄柏二钱　硼砂五钱　雄黄二钱　枯矾一钱　钞纸三张，上写某年某月某日合煅

鹿角霜一两　靛花二钱　甘草一钱　川连二钱　玄明粉二钱　鸡内金一钱，煅存性

铜青五钱，煅　人中白三钱，煅

◎ **辰字**

治牙关紧闭，口不能开。

胆矾不拘多少　青鱼胆汁和匀，阴干刮下，四五年方可用

◎ **巳字**

双、单蛾初起一二日，吹此开痰。

白姜蚕一钱，拣直者洗净，炒　飞雄黄二钱　焰硝一两四钱，焙　硼砂五钱　冰片一钱

◎ **午字**

咽喉壅塞。孕妇忌吹。

川连　牙皂　枯矾各一钱

吹入少许，将病人头挟正，流去痰涎，其声如雷，温水嗽之，用药务要小心。

◎ **未字**

咽喉闭塞。

朴硝五钱　硼砂二钱　雄黄二钱

◎ **申字**

去痰消肿。

元明粉一两　飞雄黄一钱　冰片一分

◎ **酉字**

腐烂疼痛。

冰片　儿茶　炙鸡内金各一钱

◎ 戌字

重舌、木舌、莲花舌。

元明粉三钱　硼砂三钱　冰片一钱　麝香三分

皂矾煅，放地上一日，另研细，社醋[①]拌湿，外用草纸包，再用泥裹，入火煨一夜取出，去泥纸再研再煨，如是者三四次为度方可入药，一钱

◎ 亥字

一切实火咽痛。

生矾一两　巴豆肉廿一粒

入瓦罐内熔化，干去豆，用矾。每两加小姜黄一钱，研为细末，面糊丸如梧子大，飞雄黄为衣，每服七丸或九丸，萝卜汁炖温送下。

◎ 金丹

治牙痈、搓舌、重舌、牙关紧闭、骨槽风、穿牙疔毒。消肿去毒，除风热，开喉闭，出痰涎。

提净枪硝九钱　蒲黄粉二钱　制蚕五分　白芷五分　牙皂八分　梅片用加

共研细末。

◎ 碧丹

此药消痰，清热解毒，祛风。治碎良药。

煮矾一分　灯草灰一厘　甘草一分　百草霜半分　薄荷三分　冰片五厘

用百草霜半茶匙配煮矾三分，共研细，次入灯草灰一厘，研匀，配成瓦灰色，再加甘草末三茶匙薄荷末三分，共研细，然后加入冰片五厘，多加尤妙，研匀入瓶藏固。但此药须于当用时配合乃妙，若停至五六日后用则无效矣。春夏要薄荷多、玉丹少（即煮矾也），配药青色；秋冬要玉丹多，薄荷少，配药白色。其性平缓，在初起一二日内，宜用以后渐加金丹为妙。若用于凶症时，要冰片多于甘草；至将愈时，要甘草多于冰片；如欲出痰，加牙皂少许，去其两头，研用吹之。设使已配合端正，过阴雨一日则无效矣。

◎ 玉丹

熟石膏三钱　月石一两　西瓜霜五钱　冰片一钱

◎ 熊丹

清降吊痰。

青鱼胆阴干研细，入冰片少许。

◎ 禁丹

治咽喉肿胀。

---

① 社醋：明代《宋氏遵生》中记载的一种用糯米酿制的食品。魏荔彤云："古人称醋为苦酒，非另有所谓苦酒也。美酒醯，即人家所制社醋，即镇江红醋是也。又醋之劣者，即白酒醋，各处皆是，总以社醋入药。"

薄荷一钱半　白芷二分　黄连一钱半　枯矾少许　青黛五分　硼砂一钱　黄柏一钱

甘草五分　蒲黄一钱　朴硝一钱八分　冰片二分　人中白一钱　灯草灰二分

共研细粉。

◎ 禁药

专治喉蛾，咽喉急症。

火硝用白萝卜同煮五六次以升提之，再将甘草汤制之，研细，此即名“禁药”。必冬月提，如制不得法，发潮者，再将白萝卜挖空，置硝于内，挂在透风阴处，吊出取用。大抵硝用提过则味淡而性平，且合药可以久留，否则要潮，药力退矣。如此，硝内再入药末少许，即提口疳药。

◎ 金锁匙

吹取痰涎。

月石五钱　焰硝一两五钱，炒　飞雄黄二钱　炒僵蚕一钱　冰片一分

◎ 银锁匙

专治双、单乳蛾。

即金锁匙去雄黄。

◎ 玉珠丹

治咽喉症重者。

真西黄一分五厘　飞辰砂一分五厘　元明粉一钱　硼砂一钱半

白僵蚕七分五厘　生珠粉一分五厘　梅片三分，用加

共研细末，和匀，再研至极细无声为度。

◎ 圣剂透关散

雄黄一钱　皂荚一钱　藜芦一钱

共研极细，吹之。

◎ 碧玉丹

治一切喉症。

二刀薄荷[①]五钱　青礞石一两，火硝四钱，炮，将礞石煅红，渍，再煅再渍，煅干硝水为度，研细，飞用五分　川黄柏五分，猪胆汁拌，晒干研细末　青果核窖坑内浸七日取起，以新汲水漂洁，煅存性，研，五分　灯心灰以灯心剪短，水拌匀，装入青竹筒内，舂实，将木针塞紧，炭火上煅红，闷熄，去竹灰，用五分

甘草五分　冰片一分　蒲黄五分，生晒

◎ 碧蒲散

月石五钱　蒲黄粉一两，最要磨细　僵蚕一钱半　白芷五分

① 薄荷：分为头刀薄荷和二刀薄荷，每年采收两次，第一次(8月)在叶茂花开时，割取地上部分，阴干，称头刀薄荷；第二次(10月)在叶茂花开时割取，扎把晒干。头刀薄荷通常茎枝较粗壮，叶较少，多用于工业提取挥发油；二刀薄荷枝条较细，叶片较密，香味浓，药用更佳。

共研细末，吹。

◎ **玉锁匙**

即亥字。

◎ **玉钥匙**

马牙硝一两五钱　白僵蚕二钱五分　硼砂五钱　片脑一字

◎ **壁钱丹**

治时疠烂喉风，烂头乳蛾。

壁蟢窠白衣七个　活壁蟢两个　明矾七分

共研烂作一团，置小银罐内，煅枯存性。

◎ **凤衣散**

治喉痈、喉癣，双、单乳蛾肿痛，吐咽不下，命在须臾者，极效。

凤凰衣一钱，微火焙黄　橄榄核一钱，瓦上煅存性　儿茶五分　梅片一分半，用加

用研极细无声。

◎ **黄金丹**

治咽喉。

犀黄一分半　珠粉三分　枪硝六分　白芷一分半　僵蚕三分

蒲黄三分　薄荷三分　梅片一分半，临用加

共研极细末。

◎ **珠黄散**

治咽喉腐烂。

犀黄一分　珠粉五分　川连粉三分　儿茶三分　梅片一分

共研极细。

◎ **吹口珠黄散**

真珠四分　西黄一分　冰片二分　人中白二分　青黛二钱　月石一钱

◎ **通关散**

治咽喉肿痛，滴水不下。

青盐一钱　白矾一钱　硼砂五分

◎ **瑶珠八宝吹喉丹**

治结毒喉痹。

瑶珠三钱　真珠腐煮，四钱　西黄二分　飞辰砂一钱六分　龙骨煅，二钱

象牙屑一钱半　鸡内金炙，一钱　冰片二分

各研极细无声为度，和匀再研，用苦丁茶漱口吹之。

◎ **吹药方**

治咽喉立效。

黑大枣擘开去核，放入铜绿少许，合瓦上煅存性，研极细，加冰片少许，吹。

◎ 又秘方

治久毒喉烂及重疳舌烂，走马牙疳，皆神效。

西黄三分　珍珠一钱　陈金墨一钱　百草霜二钱　儿茶五分　梅片二分　人中白一钱

上研极细无声，先洗净，后吹患处。

◎ 吹喉方

青鱼胆五分　橄榄核烧灰，五枚　西黄三厘　儿茶五分　廉珠二分　冰片五分

薄荷七分　月石五分　青黛一钱半　川连五分　人中白一钱

共为极细末。

◎ 珠粉散

清热退肿。

生石膏一两　冰片一分

◎ 上清丸

治咽喉。

熊胆一分　硼砂一分　薄荷五分　雄黄五分　青盐五分　胆矾五厘

为细末，丸如芡实大。每用一丸或二三丸，口内含化。

◎ 烂喉痧方

手指甲五厘　墙上壁蟢窠廿个　象牙屑三分　青黛六分　冰片二厘

一方有人参，下西黄五厘、血珀五分，无青黛。

共研极细无声，吹患处，神效。

◎ 药枣

治烂喉丹痧神方。

白胡椒七粒　巴豆七粒　干姜三分　麝香一分

共研细末，丸如桐子大，朱砂为衣，用红枣一枚，去核，将药放在枣内，塞鼻中一周时，男左女右。

◎ 烂喉痧方

灯草灰稻草火中煨，五分　雄黄五分　人中黄一钱　人中白五分　黄柏蜜炙，一钱

木鳖烧酒浸，五分　鸡金去浮皮，一钱五分　元明粉一钱　西黄二分　青黛五分　冰片三分

为极细末，吹患处。

◎ 咽喉急救良方

西黄五厘　真珠三分，腐煮　人指甲五厘，瓦上焙黄　象牙屑三分，瓦上焙黄

青黛六分　壁蟢窠廿个，瓦上微焙　冰片二厘

各另研极细无声，和匀再研，吹之。

◎ **吹喉参珠散**

治烂喉丹痧，溃久不已。

人参三分，另研　珍珠二分，另研　西黄一分，另研　冰片三分　川贝一钱，去心，另研

川连五分，另研　儿茶三分，另研　青黛一钱　薄荷五分，另研　血余五分

毛慈菇一钱，去皮另研　石膏二钱，另研　硼砂二分，另研　鸡内金二钱，炙，另研

各研极细，和匀再研，频频吹之。

◎ **吹口散**

治口内天白蚁。

白霜梅一枚，煅，另研　飞雄黄五分　炒山甲五分　白矾一钱

◎ **口疳牛黄散**

西牛黄五厘　冰片五厘　僵蚕五厘　青黛二升　人中白二升，煅　硼砂二升　黄柏二升

蒲黄二升　雄黄一斗　荆芥一斗　儿茶一斗　青果核一斗，炙存性

研为极细，入磁瓶内，不可泄气。如吹少许，津流出，数次即愈。

一方除黄柏、蒲黄，入牙硝一升、胆矾一升。

一方除荆芥、牙硝，入蒲黄二分。

◎ **口疳珠黄散**

治痘后口疳。

真珠二分，腐煮　西黄一分　人中白三钱，煅　川连五分　硼砂一钱　儿茶一钱

青黛一钱　花粉一钱　薄荷五分　雨前茶五分　生甘草五分　冰片一分

各研极细，吹之。

◎ **柳青散**

治风热成疳，口舌牙龈肿胀糜腐。

川连一钱　黄芩一钱　生草二分五厘　白芷五分　儿茶二钱

川柏二钱　薄荷二钱五分　青黛一钱五分　梅片五分，用下

上药晒脆为细末，和匀再研极细。

◎ **口疳药**

治喉症，并走马穿牙毒及口疳腐烂、小儿胎毒口疳。

川黄柏三钱　用荆芥一钱半　生草五分，滚水浸三次，俟软取起，瓦上炙至金黄色，勿令焦，再入蜜汤，煎一次，晒干研粉　生珠粉一分五厘　白芷六分　儿茶四钱五分　生甘草粉一钱半　薄荷九分

人中白九分，三黄汤制　梅片九分，用加　辰砂一分　白熟龙骨六分，如痘后口疳不用

各研细末，和匀再研。

◎ **乌金散**

走马牙疳。

蜜炙黄柏三钱　红枣去核，入信二分，炙存性，研细，五枚

◎ **龙溪丹**

治黑腐恶疳、唇口肿胀欲穿者。

铜青二钱，略煅　文蛤一钱五分，炒黑　飞中白一钱　灯草灰一分　梅片用加

共研细无声。

◎ **深疳散**

治咬牙疳及小儿走马牙疳。

铜绿三钱　雄黄三钱　明矾三钱　冰片一分

◎ **绿袍散**

口疳糜腐。

人中白三钱　硼砂三钱　胆矾二钱　青黛三钱五分　黄柏一两

青鱼胆汁一两，将黄柏焙干，胆汁为度，研细末　冰片三分

◎ **绿宝丹**

口疳。

人中白二钱，煅　青黛二钱　月石一钱　儿茶一钱　血竭三分　冰片三分

◎ **蜜柏散**

治走马牙疳，口疳不用。

蜜炙黄柏三钱　红枣五个

每个内入倍二分，煅存性，搽牙上。

◎ **五倍散**

治走马疳。

五倍子一个，开一孔，明矾塞满，又入白砒三厘，再将矾盖满火上炙火，青烟为度。

◎ **口疳吹药方**

川连　人中白　薄荷　雄黄　月石　儿茶　冰片　川柏

各等分为末。

◎ **走马牙疳方**神效

屋上陈猫屎，炙灰，入冰片少许，频频吹之，立愈。

◎ **口疳药方**

青黛一两　人中白一两　黄柏一两　冰片三分　胆矾一钱半

大枣去核，纳胆矾中裹好，煅红存性，或加儿茶二钱，或加雄黄一钱半，共为细末。

◎ **豆板疳吹药**

犀黄五厘　珠子一分　人中白一钱　薄荷一分五厘　儿茶一分五厘

龙骨一分五厘　白芷一分　月石五分　大艾[①]一分

① 大艾：原作"大二"，当为"大艾"之简写。大艾即冰片。

吹入患上。

◎ **搐鼻一字散**

治时行缠喉风，闭塞，水谷不下，牙关紧闭，不省人事。

雄黄　牙皂　蝎梢　枯矾

各等分为末，搐入鼻中。

◎ **三仙丹**

人中白一钱，煅　铜青分半　麝香分半

◎ **柳花散**

治多醒少睡，虚火上炎，致生口疮。

川柏一两　肉桂一钱　青黛三钱　冰片二分

◎ **黑雪丹**

治舌菌出血。

蒲黄五钱　百草霜五钱　月石五钱　干姜一钱　朱砂一钱　牙硝一钱　海盐一钱　梅片二分

共研细和匀。

一方去牙硝，加象牙屑。

◎ **碧霞散**

搐鼻。

鹅不食草一两，阴干　牙皂三钱，去黑皮，并子炒　青黛三钱　川芎三钱

为末，口含水一口，用药少许吹鼻中。

又方

无皂黛二味，余同。

◎ **咽喉口舌神效方**

生黄芩三钱　生黄连三钱　山栀仁三钱，炒黑，研细末　青梅干五钱，煅存性　青黛五钱，水飞晒干　雄黄一钱　鸡内金一钱　人中白五钱　白硼砂三钱　牛胆硝三钱

以上各为细末，和匀，加当门子三分、冰片六分，再研和入小磁罐内，以乌金纸塞系罐口。每用芦管抄药吹入患上，一日夜吹十余次。徐徐流舌痰涎，渐愈。如有臭腐，急用蚌水灌净，或用猪芽草扁柏子和捣，加水去渣，罐净，前药五钱加西黄二分，铜青、熊胆、真珠各五分，儿茶八分。

◎ **牙疔吹药方**

西黄一分　冰片五厘　月石五分　硝一分　中白三分　蒲黄一分五厘

吹入患上即愈。

◎ **小蓟散**

治牙衄。

小蓟五钱　蒲黄五钱，微炒　百草霜五钱　香附子五钱

上药醋浸晒干，研极细末，搽牙上，半刻时温茶漱之。

◎ **疗牙止痛散**

马牙硝三钱　硼砂三钱　雄黄二钱　麝香五厘　梅片一分五厘

共研细末擦之。

◎ **擦牙散**

治牙痈。

骨碎补切片，四两　荆芥二两　青盐五钱

共研末搽之。

又方

没石子一付　青盐二两　石膏四两　牙硝五钱　细辛一两

明矾二两　补骨脂一两　硼砂二钱　黑栀一两

共为细末。

又方

治牙肿疼痛。

元明粉一两　雄黄一钱　冰片二分

◎ **黑擦牙散**

露蜂房以食盐装满，瓦上炙枯，为细末

每日漱口时擦之。

◎ **固齿擦牙散**

藿香三钱　细辛三钱　破故纸三钱　白芷三钱　青盐三钱

木香三钱　煅石膏一斤　沉香三钱

研共极细，早晚擦之。

◎ **实火牙疼散**

火硝二钱，西瓜制　硼砂一钱　雄黄五分　冰片五厘　青黛一分

◎ **牙痛方**

五灵脂一钱　蟾酥一钱　麝香另研，二分

陈酒化，研为丸，椒目大。每用一丸，丝棉包咬在痛牙上，立止。

◎ **牙肿方**

一切牙疼。

硼砂　火硝　青盐　樟冰

等分为细末。

◎ **取多牙方**

用茄科根或连茎亦可，不拘多少，马尿内浸三日，晒干炒为细末，用少许点牙即落。

◎ **牙痛药**高竹棠传

韭菜子　冰片

研为细末，放膏上贴牙痛腮间。

◎ **过街笑**

治风火虫牙疼痛。

蟾酥二钱，陈酒化透，入五灵脂、麝香各一钱，研和为丸，如椒目大，二百粒。每一丸，咬于痛牙，丸化全愈。

◎ **龙骨散**

治聤耳。

龙骨五钱　黄柏五钱，煎浓汤，入龙骨煮干，不可过干，中心带湿，晒干　川黄连三钱

枯矾一钱半　麝香三分　冰片五分　煨石膏一两　月石亦可加入

◎ **凌霄散**

治耳中湿烂或出黄水。

黄丹一钱　赤芍二钱　凌霄花三钱　白矾三分　胭脂一钱，炙　五倍子三钱，焙

◎ **金黄散**

治耳疳、脐疮。此方神效，无寒热，耳不胀，宜之。若风热、肝火、耳胀，寒热非所宜也。

川连二钱五分　龙骨二钱　枯矾二钱　胡粉一钱　麝香二分

◎ **红棉散**

治聤耳，滋水不已。

上白枯矾三钱　棉胭脂灰三钱，炙存性　麝香一分

共研极细，先以棉纸撚，拭干脓然后吹之。

◎ **冰蛤散**

治肝火耳中渗脓。

蛤粉五钱　陈皮炭五钱　冰片五分

共研细，吹。

◎ **硇砂散**

治鼻痔、耳痔。

硇砂二钱　轻粉六分　雄黄六分　冰片一分

共研极细无声，滚水调敷。

又法

用草咬毛点入鼻中。

◎ **吹耳散**

干胭脂一钱，煅存性　枯矾一钱　麝香五厘

各另研细，耳中出脓吹之。

又方

蛀竹屑[1]三钱，研细，入冰片少许。

又方

水龙骨[2]研细，入冰片少许。

◎ 真金散

治目烂。

川连一钱　黄柏一钱　当归一钱　赤芍一钱　杏仁去皮尖，五分

上药剉散，乳汁浸一宿，晒干，为极细末，用生地汁调一字，频频点眼即愈。有加铜绿一钱。

◎ 神仙化针丹

治眼癣。

生白矾三钱　胆矾三钱　生山栀三钱　砂仁三钱　杏仁去皮尖，研，三钱

用棉沙针七只、雄鸡胆七个，将针戳于胆上，用水雨碗隔汤煮一炷香，浸七日，露三夜，澄清去脚，拭之。

◉ 去腐类方

◎ 叶氏降药方

白砒一钱五分　明矾三钱　皂矾三钱　火硝三钱　食盐三钱　水银三钱

用阳城罐结成胎，用大钵一个，四围竖瓦四张，中放灶灰，用碗一只坐水，又用盆子一只坐水，碗上水不着盆。将胎罐合在盆上，用六一泥和好四围，用红炭倚在罐上，三炷香为度。取下贮好，临用以烧酒浸蟾酥少许，和药成条，安疮口内一二日，即拔出疮头。

六一泥：泥六两，研细、食盐一两，水少许，捣熟。

◎ 大降药方

不论痈疽恶疮，将此药嵌入疮口，即可提出疮头恶物。

朱砂四钱五分　雄黄四钱五分　青盐三两七钱五分　硼砂七钱五分　水银一两五钱

皂矾三两七钱五分　明矾三两七钱五分　银硝三两七钱五分

以上药研极细，用银罐一个，将药炼成胎，又用上好圆磁碗一只，将罐合在碗中，将碗坐于水上，周围用红炭文武火搧二炷香为度，忌妇人见。

◎ 降药

水银三钱　食盐二钱　硇砂一方用朱砂，二钱　火硝三钱　月石一方用雄黄，三钱

白砒二钱　明矾三钱　皂矾二钱

---

① 蛀竹屑：即竹蛀屑，为竹蠹虫科昆虫竹蠹虫幼虫蚀害竹竿后的蛀屑。用于聍耳出脓水、湿毒臁疮、烧烫伤。

② 水龙骨：为水龙骨科植物水龙骨的新鲜或干燥根茎，功效清热利湿，活血通络。用于小便淋浊，泄泻，痢疾，风湿痹痛，跌打损伤。

各研细末，和匀再研，以不见水银星为度。先以阳成罐洗净，四围用旺炭火护，烧至罐有红色，将药作四五次下之，药干青烟散尽，白烟已起，药必结胎，用洁净小脚盆一只，拣一样厚薄砖头约三寸高，品字势置木盆内，上架磁盆一只，以清水护盆，其水离磁盆半寸许，再用直口钵一个，当口敲一孔，要圆，配阳成罐大小。然后将药罐倒放白棉条，潮湿封固，厚铅粉涂密，勿令泄气。以钵套罐上，底口着于砖，用旺炭火架于罐之四围。其炭要直立，缓缓架炭三次，候三炷香为度。取开，将盆内之药刮去，埋土中，一月出火气，研细听用。忌见妇人、鸡、犬。

◎ 三仙丹

治痈疽、发背、对口、一切无名肿毒，有毒拔毒，无毒即敛。如足胫皮烂湿疮者忌用。

水银一两　明矾一两，研　火硝一两，研

先将硝矾末研和入小铁锅底，中心用手指捺一窝，即将水银纳入硝、矾窝内，用平口粗碗一只盖合，湿棉纸条塞嵌四围，再以拌潮河沙打结，露出碗底，置炭火上，文火炼三炷香，开出，将升在碗内之药刮下，研细听用。其锅内药底留，再研细，敷疥疮，极效。

◎ 大炼丹

提一切漏管疙瘩，肉腐不脱。

三仙丹一两　食盐二两

照三仙丹升法再升三炷官香为度。

◎ 大升丹

朱砂二钱　雄黄二钱　水银一两　硼砂五钱　火硝一两五钱

食盐一两五钱　白矾一两五钱　皂矾一两五钱

盐泥封固，升三炷香为度。

◎ 比金升

治杨梅疮及锁口疮、盘肛杨梅。

朱砂　雄黄　皂矾　白砒各七钱

研匀入锅内，喷净水三口，碗盖封固。照三仙丹升之，开看须缸油色刮下研细。用红枣十枚煮烂去皮核，研烂入药三钱，研和摊于银罐中，煅红待白烟出，尽取起，研细入冰片三分，掺。如痛，合真珠散掺；若燥痛，以麻油润之。

◎ 白灵丹

治一切恶疔疮。

信石　白盐　皂矾　洋硇　枪硝　水银　明矾各五钱

研细，入大银罐内，化结胎时，候烟出尽取下，用光研盆将银罐合转，四边盐泥封固，无令出气，上加稻柴灰四分，上用红炭盖，炼三炷香，研细听用。

◎ 白金丹

上白玉膏，上当升药用。

水煅甘石一两　白蔹七钱　粉萆薢一两　冰片二分

◎ **五点消**

大灰五两　块碱二两　五倍子一两，研粉　大黄一两，研粉　斑蝥廿枚，去头足，研粉

共入罐内，将滚水冲之，厚薄得宜。

◎ **八将丹**

全蝎七个　川倍[①]一两六钱　蜈蚣七条　蝉衣七个　雄黄二钱　梅片六厘　甲片七个　麝香三分

共为末，如端午时更妙。

◎ **一炉金**

火硝三两　明矾二两　朱砂二钱　月石二钱　腰黄[②]三钱　雄黄三钱　佛头三钱

青铅一钱　钟乳石三钱　密陀僧一钱　血丹一钱　水盐一两　银朱三钱

◎ **一炉银**

火硝三两　水盐一两　明矾二两　青盐一两　食盐三钱　腰黄三钱

月石二钱　朱砂二钱　硼砂三钱　白石一钱　皂矾三钱

◎ **立马回疔丹**

蟾酥一钱，酒化　硇砂一钱　轻粉一钱　白丁香一钱　雄黄二钱

朱砂二钱　麝香五分　乳香一钱　金顶砒五分　蜈蚣一条，炙

研极细粉，糊成麦子大。

◎ **三品一条枪**

治痔漏及翻花、瘿瘤、气核、瘰疬、疔疮、发背等症。

白砒一两五钱　明矾二两

研细，入银罐内，煅红，青烟已尽，旋起白烟，片时约上下红彻，取下顿地上一夜，取出研细，约一两，入雄黄二钱四分、乳香一钱二分，共研极细和匀，再研磨糊，调稠搓成线条。有孔窍者拣入，无孔窍者即用。此末掺溃处亦可。

◎ **三仙立消丹**

治疔疮、肿毒、发背，不论阴阳，未成即消，已成亦可拔毒。

朱砂研细　益母草烧红透，研　冬青叶烧红，研

上等分为末，愚患将针头唾津，蘸药针入毒顶，再蘸药渡入原孔内一二次，毒大须针三四处，针须针透即消，已溃毒盛以药掺之，亦拔毒消肿。

◎ **化腐紫霞丹**

金顶砒五分　樟脑一钱　轻粉三钱　血竭二钱　巴头二钱　螺蛳肉二两

共研极细收贮，临用以麻油调搽顽硬肉上，外以棉纸盖或膏贴至顽者，不过二次即软，腐烂为脓。

---

① 川倍：即五倍子。
② 腰黄：即明雄黄。

◎ **拔毒应验丹**

当归　血竭　斑蝥　连翘　元参　白芍各八钱　麝香　冰片各六钱

前六味晒，研细入冰片、麝香，再研匀，水泛如细寒豆大。治无名肿毒，一切大症未成者，量用丹药，放患处，外以膏药盖之，毒水出尽，其患渐消。

◎ **拔一切漏管升丹**

水银一两，溶入青铅研细　硫黄七钱　朱砂一钱五分　雄黄三钱

如升药候升成，研细听用。

◎ **黑虎丹**谢济生

犀黄一钱　濂珠一钱　麝香一钱　公丁香三钱　母丁香三钱　灵磁石五钱　山甲末五钱

蜈蚣七条　大蜘蛛七个　全蝎七个　制蚕七条　冰片一钱　百草霜一钱

各研极细粉，磁瓶收贮。

又方程兰坡传

治一切无名肿毒，痈疽发背等症，皆可用之。当升药用。

金头蜈蚣八条，生研，头足全　全蝎八条，生研，头足全　当门子一钱　梅花冰片一钱

真西牛黄一钱　僵蚕八条，另研　磁石一钱　公丁香一钱，生研

母丁香一钱，生研　川山甲八片，炙研

又方

治一切无名肿毒，未成即消，已成即溃。放在膏药上立效。

朱砂三钱　雄黄一钱五分　银珠一钱五分　轻粉一钱五分　百草霜一钱五分

冰片三分　麝香一钱五分　水银三分　制铅一钱五分

共为细末听用，磁瓶收贮，不可泄气。

又方

治一切无名肿毒，拔疔立效。

乳香五钱　没药五钱　胡桃壳炭九钱　蓖麻霜一钱

共为细末。

◎ **拔管丹**

老人虎牙五分，银罐煅，猪胆汁渍九次，研细　人指甲二分，河砂炒制，研细

当门子一分　着甲背骨五分，银罐煅，猪胆汁渍九次，研细　蟾酥五钱，火酒化

捣为丸，如芥子大，入管中，以膏药盖之。

◎ **化管方**

治远年痔漏生管及贴骨流痰老管不愈，插入即化。

白砒一两　水银一两，溶入青铅三钱，研极细　青盐三钱　白矾一两　朱砂三钱　焰硝一两

如降药，候降成研细，米浆糊药，粘于苎麻上成条听用。

◎ **代刀散**

巴豆　雄黄

共捣烂为丸如绿豆大，放膏药贴。

◎ **针头散**

治痔漏、肚漏，并一切疮毒成管即子云方。

赤石脂五钱　乳香三钱，去油　白丁香三钱　轻粉五分　生砒一钱

麝香五分　黄丹一钱　蜈蚣一条，炭火瓦上炙脆不枯，有油难研

共研极细无声，和匀，用牛皮胶熔化搥熟，撚成条如线，阴干置筒中。每用，量疮眼浅深，摊入膏盖。

◎ **回疮条**

专治疔疮拔根。

生草乌一两，研　蟾酥七粒，米大　巴豆七粒，去皮　当门子一分二厘

共研极细无声，面糊捻作细条如线。每用，先刺患处出血，将此条拄入孔内，用膏盖之。二三日拔出疔根。

◎ **保生锭子**

巴豆四十九粒，文武火炒，研　金顶砒二钱　硇砂二钱　轻粉二钱　雄黄二钱　麝香一钱

共研极细无声，用黄占五钱溶化，将药合成锭子，冷水浸，少时取出，旋丸捏作饼子，如钱眼大。每用一饼，将疮头拨开，安顶上膏盖。

◎ **黑升药**

治疔疮。

益母草，四月连花采之，烧存性，先以刀划开疔根，令血出，拭干入药，疮口良久当有紫血出。重者，二日根烂出；轻者，一日出。

◉ 生肌类方

◎ **大八宝丹**

治诸疮，生肌长肉去腐。

珍珠三钱五分　血珀五分　血竭五分　乳香五分，去油

没药五分，去油　龙骨五分，煅　象皮五分　儿茶五分

上药各研细和匀，再研至无声为度，临用加冰片少许。

又方

血竭三钱　儿茶三钱　旱三七三钱　珠粉五钱　乳香三钱，去油

没药三钱，去油　麝香二分　龙骨一钱，煅

共研极细无声，掺。

又方

象皮三钱　龙骨三钱　赤石脂三钱　熟石膏三钱　血竭一钱半

儿茶一钱半　冰片一分半　海螵蛸一钱半

研和。

◎ 小八宝丹

煅石膏一两　血竭五钱　乳香五钱，去油　轻粉五钱　鸡内金一钱，炙，不收口加

冰片五分　白芷一钱　龙骨一钱，煅，有水加此二味

共研极细无声，掺。

又方

象皮六钱　龙骨六钱，煅　煅石膏六钱　血竭三钱　儿茶三钱　冰片三分

共研极细无声，掺。

◎ 生肌散

熟石膏三钱　乳香三钱，去油　没药三钱，去油

共研末，加入朱砂，再研至无声，以桃花色为度。

又方

赤石脂二两五钱　煅石膏五两　东丹七钱

共研极细无声，掺。

◎ 珍珠散

治漏管生肌。

儿茶末二钱五分，米泔浸净　珍珠二钱五分　胡黄连二钱五分

轻粉二钱五分　没药二钱五分，去油　乳香二钱五分，去油

共研极细无声，掺。

◎ 乌轻散

治疮口胬肉不收。

乌梅肉三钱，炙灰　轻粉一钱

共研极细，掺之。

◎ 姜矾散

此散治一切疮疡作痒，撒之甚效。

枯矾　干姜

上等分为末，先用细茶、食盐煎汤洗之，后用此散撒之。

◎ 止血丹

治溃疮出血不止。

血余五钱，煅存性　珠粉五分　血竭一钱半　白蜡一钱半　轻粉五分

共研细，掺。

又方

血余一两　血竭五钱　轻粉一钱　白占五钱　珠粉一钱

研和。

◎ **真珠散**

治结毒生肌。

廉珠一钱 轻粉一两 青黛五分

各另研细末，掺患处。

又方

龙骨一钱 轻粉五分 生珠五分 冰片一分 炉甘石二钱 熟石膏三钱

上药研细末听用。

◎ **平玉散**

治溃疡胬肉凸出。

乌梅肉炙炭，研细末掺入，以膏盖之，其肉即平。

又方

乌梅炭、熟地炭等分，研细末，敷。

◎ **龙井散**

治跌打损伤，血出不止。

龙眼肉内核去黑壳炙，研细末，敷疮口可止血灭瘢。并可内服，每一钱或五分，少者三分，陈酒送下。

又方

桂圆壳研细末，敷疮口。

◎ **金枪散**

治症同前。

陈石灰、韭菜根等分，取光子鼠不拘多少，同韭根、石灰捣烂成饼，阴干研细，掺伤处。

◎ **铁扇散**

真象皮五钱，切，焙 生龙骨五钱 陈石灰一两 黑松香一两，水炙

枯明矾一两 寸柏香[①]一两，水煮

研细末，掺。

◎ **紫金散**

治症同前。

真降香镑，研细末，掺。

◎ **海浮散**

溃疡脱腐之际，上此即可生新。

滴乳香去油 净没药去油

---

① 寸柏香：松香中之黑色者。

等分，研极细末，掺，用膏盖之。

◎ 七厘散

治跌仆损伤出血，内服外掺。

麝香一分二厘　血竭一两　儿茶一钱四分　乳香一钱半，去油

没药一钱半，去油　朱砂一钱，飞　红花二钱

又方

麝香三分　冰片三分　乳香一钱半　没药一钱半　红花一钱半　儿茶三钱　辰砂一钱二分

血竭一两，止　新会皮一钱　青防风一钱一分　炙甲片二片　生石膏一钱　全蝉衣一钱二分

生甘草八分　银花一钱半　荆芥一钱半　全蝎三个　骨皮一钱半　川连三分

土苓五两　黄柏一钱　生军四钱，汁冲　蜈蚣二条　槟榔一钱二分　苍术一钱半

水、酒各半。

◎ 补漏散

治一切疮漏，生肌长肉。

人牙二钱，炙灰　油发灰三钱　鸡金三钱，炙存性　麝香三分　轻粉三分

研极细，麻油调敷或干掺。

◎ 补痔散

治痔疮成漏。

用白蜡、象牙屑，研极细粉，用生鸡子黄调和，略煎如膏子样，涂之。

◎ 八宝丸丹即神效刀伤药

制乳香一钱八分　制没药一钱八分　降香屑一钱　冰片一分

煅龙骨一钱五分　真血竭一钱　珍珠子三分　白蜡一钱五分

上药研极细末。

◎ 生肌定痛散

此散治溃烂红热肿痛有腐者，用此化腐定痛生肌。

生石膏一两，为末，用甘草汤飞五七次　辰砂三钱　冰片二分　硼砂五钱

上四味，共为末，撒患处。

◎ 痔漏生肌散

水飞龙骨五钱　象皮一两，炒，研　儿茶五钱　松香五钱　陈石灰五钱，研

研极细末，掺之。

◎ 湿毒生肌散

煅牡蛎一两　赤石脂八钱　川柏末一两　轻粉三钱　冰片三分　雄黄五钱

研细末，掺。

◎ 痔漏药条方

黑枣二个　白砒二钱

研细。每枣入砒末一钱，捏拢用莲蓬一个，将二枣放于壳内，扎紧外以湿黄泥裹之，放炭火上，煅至泥红，待冷去泥，研细，用广胶水拌湿搓成条子，如锁口线粗，晒干备用。如逢诸漏，插药一条，四日一换，二十日，漏眼渐平。

◎ 下掺五宝丹

生石膏二钱　粉儿茶一钱二分　冰片二分　青黛二钱　川柏一钱二分

研细末。若下身烂，男妇皆可用之。

◉ 锭子类方

◎ 青金锭

缠喉风痹、小儿惊风。

延胡索一钱，拣大者　青黛六厘　牙皂十四条，炒　麝香五厘

清水调作锭。每重五分，临用取新汲水磨，绵纸条蘸药滴入鼻中，少顷痰响吐出即愈。

◎ 紫金锭

即太乙玉枢丹，敷一切无名肿毒，亦可用米饮或酒化服，挟痧秽闭者宜之。

山慈菇二两　川文蛤一两　千金子一两　麝香三钱　辰砂三钱　飞雄黄三钱　红芽大戟一两

各研细和匀，再研，用糯米浆调作锭，晒干。每用开水或米醋摩敷。

◎ 翠云锭

治眼癣、盘肛梅疮。

川连五钱　石膏一两，煅　铜绿五钱　胆矾五钱　轻粉五钱

各研细粉面浆，调成锭。每用清水或菊花汤摩敷。

◎ 枯瘤锭

治瘤初起，成形未破，及根蒂小而不散者。

白砒一钱　硼砂一钱　雄黄一钱　硇砂一钱　黄丹一钱

乳香一钱　没药一钱　轻粉一钱　斑蝥廿个

共研极细，糯米浆调作锭，捏薄晒干，先炙瘤顶三炷，以药贴之，上用黄柏末水调盖敷药，约十日后，其瘤自然枯落。

◎ 离宫锭

治一切疔毒肿毒，皮肉不变，漫肿无头，立效。

麝香一钱半　陈京墨一两　胆矾三钱　朱砂二钱　血竭三钱　蟾酥三钱

共为细末。凉水调成锭，凉水磨浓敷。

◎ 白玉锭

治症同前，并治瘿瘤痰核等症。

南星　半夏　狼毒　草乌　白及

等分为末。米浆捣和为锭，银花、菊花或茶，皆可摩搨患处。

◎ **香附锭**

生香附一两五钱　南星一两五钱　川乌一两　红花二两　土朱二两

蒲公英煮酒为锭。

◎ **一笔消**

治一切无名肿毒疔疮。

生军四两　川黄连一两　生南星一两　生半夏一两　白及片一两　土朱两块

上各药切片晒脆磨粉，用猪胆汁和匀作锭，阴干。每用清水或菊叶汁摩敷。

有加朱砂五钱，有去土朱者。

又方

治一切无名肿毒。

锦纹生军一斤　白及四两　青黛一两六钱　朴硝一两六钱

共为细末，井水捣和为锭。银花、菊花泡汤摩搨，或茶摩亦可。

◎ **一锭消**

雄黄一两　胆矾一两　硼砂一两　藤黄一两　铜绿一两

银朱一两　韶粉[①]一两　麝香一钱　蟾酥

磨为细粉，用滴醋化酥作条子，阴干。

又方。一名紫金丹

雄黄五钱　生半夏五钱　生南星三钱　藤黄一钱　麝香五分　胆矾二钱　葶苈子三钱

酒蒸蟾酥，和成锭。

◉ 洗药类方

◎ **洗浴除病方**

正月一日、二月二日、三月三日、四月四日以至十二月十二日，皆用枸杞叶煎汤洗浴，令人光泽，百病不生。

◎ **虏疮方**

蜜煎升麻，拭之。

◎ **小蓟汤**

治一切下疳极痛。

鲜小蓟、鲜地骨皮各五两，煎浓汁浸洗。

◎ **七珍汤**

浴洗大风。

青蒿梗三钱　艾叶三钱　忍冬藤三钱　苍耳子三钱　桑条五尺　柳条五尺　槐条五尺

上煎水一桶，入炒熟盐半斤，间日一洗，浴于密室中，以席围之，洗至汗出为妙，勿令见

① 韶粉：粉锡之产于广东旧韶州府境内者。

风，不过十次愈。

◎ **漏芦汤**

治脚气疮疼痒出水。

漏芦一两　甘草一两　白蔹一两　五加皮一两　白蒺藜二两

煎去渣洗净。

◎ **葱艾甘草汤**

治臁疮。

青葱三钱　蕲艾三钱　甘草三钱

煎汤洗净。

◎ **瘰疬溃烂洗方**

车前子三钱　蕲艾三钱　桑皮三钱

煎浓，温洗患处。

◎ **脱肛洗方**

五倍子三钱　朴硝三钱　老葱头三钱

煎汤，先熏后焗。

◎ **海艾汤**

治秃疮蛀发癣。

海艾[①]三钱　甘菊三钱　荆芥三钱　防风三钱　藿香三钱

薄荷三钱　甘松三钱　藁本三钱　蔓荆子三钱

煎汤洗净。

◎ **溃疡不敛洗方**

鲜地骨皮一两，洗打煎汤洗净，日三次。

◎ **走马牙疳洗方**

胡连一钱半　射干一钱　银柴一钱二分　茜草一钱　生石膏三钱　银花五钱

川柏五钱　桑皮一钱五分　白芷梢五钱　丹皮一钱　赤芍一钱　元参五钱

黑栀五钱　黄芩五钱　连翘五钱　归尾一钱　灯心三十根　桔梗一钱五分

煎汤，以软帛频频蘸洗。

◎ **洗眼散**

公鸡胆三个，打　真川椒一钱　胆矾一钱　杏仁七粒，去尖，研　乌梅三钱，去核，打

砂仁一钱，研　青盐一钱　铜末一钱　铁针三枚

以上九味，用开水两碗，于盖碗内泡浸七日，将皮纸封固，七日后开，看如针化用之。若不化，再浸数日必化。无论新久，云翳遮蔽，每日洗数次即愈。药水内切不可有尘。

---

① 海艾：四大名艾之一，产自宁波。

◎ **又洗方**

治风沿赤烂。

晚蚕沙一两，炒黑　东丹五钱，炒黑　轻粉一钱

共研细末。每用三钱，绢包泡汤洗之。

◎ **又洗方**

当归四钱　川连二钱　文蛤一两　苦参四钱　蕤仁霜[①]四钱　薄荷四钱

胆矾一钱　铜绿一钱　川芎二钱　防风四钱　荆芥四钱　海桐皮四钱

研细蜜丸。每重一钱，开水泡汤洗之。

◎ **逐月洗眼法**

芒硝六钱，水一盏六分澄清，依法洗目至一年，眼如童子也。

正月初三　二月初八　三月初四　四月初四　五月初五　六月初四　七月初三

八月初一　九月十三　十月十三　十一月十六　十二月初五

◎ **病后足肿方**

金毛狗脊二三两，煎汤渍洗。

◎ **乌鱼汤**

浴儿免痘。

大乌尾鱼一条，每除夕黄昏时煮汤，浴儿遍身，七窍俱到，不可嫌腥以清水洗去也。若不信，但留一手或一足不洗，遇出痘时则未洗处偏多也。此乃异人所传，不可轻视。

◎ **脚气冲心方**

白矾一两　酸浆水一斗五升

煎三五沸，浸脚良。

◎ **熏洗痛风方**

治手足冷痛如虎咬者。

樟木屑一斗　急流水一担

上先将水煎令滚，将木屑置桶内乘沸冲泡。桶内安一矮凳，令患人坐桶外，以足放在桶内凳上，外以鞅韂[②]一条围之，其效甚捷。

◎ **清凉丸**

治眼胞菌毒。

归尾二钱　石菖蒲二钱　川连一钱　羌活五分　胆矾二分　杏仁一钱　赤芍药二钱　地肤子一钱

共为粗末，以大红绸包之，如樱桃大，甜滚水浸泡，趁热蘸洗。

◎ **稀痘方**验过

肥大川楝子于石臼中捣烂，新砂锅内煎浓，倾入盆内，避风，将新稀白布一方蘸水，于儿

---

① 蕤仁霜：是蕤仁去油后的粉末，眼科用其霜配合其他药物制成粉剂点眼，治疗目赤流泪、烂弦、翳膜等症。现代制法：将外壳及仁衣去掉后，取仁放乳罐内，捣碎研极细，取出，以绵纸数层包裹，轻压去油，并将纸多次更换，以油尽为度。

② 鞅韂：鞅，即古代用马拉车时套在马颈上的皮套；韂，即垫马鞍的垫子。

自头至足擦洗，勿留余空，仍以布拭干，避风一刻。其法，一岁至三岁者，川楝子七个，水三碗。四五岁者九个，水五碗。六七岁者十五个，水七碗。八岁至十岁，二十个，水九碗。十一岁至十五岁，三十个，水十五碗。照此擦洗，可不出痘，且能免疮疖。擦洗日期于五、六、七三个月，一连择七个除日用之。

◎ 痔疮洗方

川五倍四两　鱼腥草五钱　胆矾五钱　龙胆草五钱

用大腰线砂锅入药水煎滚，滤入脚桶内，坐上熏洗三四次可愈，内外痔皆效。

又方

扁柏四两　鱼腥草四两　象牙屑一两　番木鳖一两　木贼二两　槐米二两

煎浓水熏洗，每日三次，用过水仍入渣内。如此四十九日，得效，又能化管用。过数日，照方换药煎水，用此方者，无不愈也。

◎ 洗痔汤

龙爪葱一把　鬼馒头七个　无花果叶　白果叶　满壁藤叶各等分

煎汤熏洗。

◎ 骨槽风洗方

全蝎一个　白芷三钱　朴硝二钱　食盐一钱

煎汤熏洗。

◎ 洗头面手足风火肿

藁本草不拘多少，煎汤洗，内服枳实丸。

◎ 脚上风火肿

雪里红藤不拘多少，煎汤熏洗。

◎ 风寒湿熏洗方

王不留行　鸟不宿　当归　苏木　酒糟

◎ 鹅掌风洗方

鲜首乌三钱　细生地三钱　豨莶草三钱　白蒺藜一钱半　大胡麻一钱半　丹皮一钱半

全当归一钱半　生甘草五分　丝瓜络一钱半　白皮松毛三钱

◎ 藜芦汤

洗净湿毒。

藜芦一两五钱　茄皮同　生甘草同　白蒺藜四两　白蔹五钱

共为粗末，隔筛滤去渣滓，洗患处。

◎ 河簰方[①]出《传心录》

此内症已平，但表受水溢，浴洗则肌畅，肌畅则微汗，邪可散而愈也。若内症不平，浴洗

---

① 河簰方：中国传统养生方法之一。用特定草药贴于河边特定位置，河水所含矿物质及微生物有利于药物的渗透和吸收，再以特定草药煎汤浴洗。

虽愈，后必复肿。

河簰草　车前子　野红花根　芭蕉叶　枇杷叶　枸橘叶各一把

煎汤浴洗。

◉ 奇方类方

◎ 五白散

治鼠瘘瘰疬。

白牛屎一升　白马屎一升　白羊屎一升　白猪屎一升　白鸡屎一升

于石上烧灰，漏芦末二两，以猪膏一升煎乱发一两，同熬五六分沸，涂之。

◎ 白秃腊梨方

灰窑内烧过红土墼四两　百草霜一两　雄黄一两　胆矾六钱　榆皮三钱　轻粉一钱

共为末，猪胆汁调，剃头后搽之，百发百中，真神方也。

◎ 竹木针刺入肉方

蓖麻子去壳，一个，先以帛衬伤处敷之，频看，若见出，即拔去，恐药紧努出好肉，或加白梅肉，同研尤好。

◎ 蜂螫方

芋艿梗擦之良。

◎ 止疟方

桃仁半斤，放内关穴上，将独蒜捣烂罨之，男左女右即止。

◎ 夜啼方

鸡窠草席下勿令母知，猪窠草亦良。

◎ 湿疮溃烂方

菖蒲三十日干，为末，布席上，卧之，仍以衣被覆，五七日，其疮如失，应手取效。

◎ 明目方

治目暗不见物，冷泪青盲。

覆盆子日曝干，捣极细，以薄绵裹之，用饮男乳汁浸，如人行八九里，久用点目中，即仰卧不过三四日，视物如少年。禁酒面油物。

◎ 粉刺方

菟丝子苗绞汁涂之，不过三上愈。

◎ 赘瘤焦法

甘草煎膏，笔妆瘤之四围上三次，乃用芫花、甘遂、大戟等分为末，醋调，别以笔妆其中，勿近甘草，次日缩小，又以甘草膏妆，小晕三次如前，仍上此药，自然焦缩。

◎ 截疟法

旱莲草捶烂，男左女右，置寸口上，以古文钱压之，帛系住良久，起小疱，谓之天灸，其疟即止，甚效。

◎ 痘疮溃烂方

多年墙屋上烂茅柴，择洗为末，掺之。

◎ 汤火伤方

不问已烂未烂，俱贴之。

秋葵花平时采取，置书页中阴干。每遇此症，贴上立能止痛，可保不烂。两三日后，任其自落，即生肌矣，屡试屡验。

◎ 熏蒸脚痹方

治风寒湿气，碍于腿膝经络，致成脚痹疼痛。

花椒一撮　盐一握　葱三大茎，切　麸皮五升　酒一盏　醋不拘多少，以拌前件至润

上置铜器内，炒令极热，摊卧褥下，将患足熏蒸，其上盖以衣被，稳卧一时，勿见风，冷则易之，要汗出为度。

或加官桂木两钱、生姜一大片，尤妙。

◎ 碧云散

治头风伤目。

川芎一两　青黛一钱　鹅不食草一两　细辛两钱　辛夷两钱

共为细末，令患者口噙凉水，令人以芦筒吹入鼻内，取嚏为效。

◎ 消瘿瘤方

上肉桂一钱、生南星三钱，用好米醋磨浓，加麝香三厘，敷。

◎ 木舌肿胀方

赤芍三钱，生草一钱半，煎汤漱口。

◎ 口疮涂药方

乌头尖一个、天南星一个，共研细末，姜汁和涂足心。

◎ 口唇裂方

用刀豆壳炙灰敷，奇效，亲试。

◎ 口糜方

地龙、吴茱萸研末，醋调，生面和涂足心，立效。

◎ 口眼歪斜方

蓖麻子去壳，研烂，歪左涂右手心，歪右涂左手心，仍以热水一盂，安向手心，须臾即正，急洗去药。

◎ 天蛇毒方

水蛇一条，去头尾，取中截如手指长，剖去骨肉，以蛇皮包手指，自然束紧，以纸外裹之，其病即愈。

◎ 白龙散

治痘疮溃烂，易结痂疕而无瘢痕。

腊月黄牛屎烧取白灰敷之或卧之。

◎ **通鼻散**

治杨梅头痛。

葫芦壳煅　钟乳石　胆矾　冰片

各等分为末，吹。

◎ **香薷煎**

治白秃不生发，燥痛。

陈香薷一两　胡粉二两　猪脂五钱

水一大盏，先煎香薷取汁三分，去滓，入胡粉，猪脂和匀，日日频涂。

◎ **立消疔疮饼**

松香二两，亦用桑柴灰汁入锅内煮烂取出，纳冷水中，少时再纳灰水中煮，以色白如玉为度，研

乳香三钱，明透者良，去油，同灯草研　没药三钱，色赤者，同灯草研　白蜡一两，研

黄蜡一两，研　铜绿五钱，研　百草霜五钱，须用茅柴烟煤佳，研

上药如法制度，选吉日净室焚香斋戒修合，忌妇人、鸡、犬、孝服人见。先用麻油六钱，桑柴火煎滚，次下松香，候稍滚再下白蜡，候稍滚再下黄蜡，候稍滚再下乳香，候稍滚再下没药，候稍滚再下铜绿，候稍滚再下百草霜。滚过数次，离火于锅内冷透，搓成小薄片，如小铜钱大，藏磁器内，蜡封口。每用，以一饼呵软贴患处，顷刻止痛，次日肿消，不拘极重及已走黄者，无不霍然，百发百中，乃疔疮药之至宝也。贴后忌食荤腥、辛辣、沸汤、大热食物、豆腐、生冷、酒、面、鲜、发，并忌水洗、恼怒、房事。

◎ **痔瘘出水方**

牛胆、猬胆各一枚，腻粉五十文，麝香二十文，以三味和匀，入牛胆中悬四十九日取出为丸，如大麦大，以纸撚送上疮内，有恶物流出为验也。

◎ **小儿秃疮诸药不效方**《本草备要》

陈廪米饭煅存性，紧作团样，腻粉、麻油调搽，神效。

◎ **治小儿小便肿胀**

用蚯蚓粪为末，煎甘草汁，调涂上。

又方

用人屎或狗屎烧灰存性为末，香油调涂。

◎ **头疮常有脓血湿汁经年不愈**

松香　苦参　黄连各五钱　大黄　胡粉　水银　枯矾　蛇床子各三钱

为末，猪油调搽。

◎ **痱疮**即痦子

冰片一分　黄柏五钱　白面二两　蜡茶一两

俱为末，以新绵揾药扑之。

◎ **诸疮胬肉**

如蛇出数寸，硫黄末一两，肉上薄之，即缩。

◎ **蛊病神方**

朱砂五钱　麝香五分　冰片五分

男症用雌鸡肫一个，女症用雄，放瓦上炙脆存性，研末，同上三味研和，用麻油调匀，作两丸，一丸涂于脐中，一丸涂于脐下，丹田上用膏药盖之。再用布带缚好，勿使移动，俟其自泻即愈。

◎ **禁禳法**

凡遇蜈蚣伤，即于伤处地上写一玉字，口内默念金木水火土，念一字划一笔，至土字写一点即将点下之土拾起，津调敷患处。

◎ **聚蚊法**

五月五日，取活虾蟆一只，即赖潭，破开置金墨一锭，缝好悬檐下阴干，取出磨浓，于墙上画一圈或如葫芦样，蚊皆聚于其中，并可敷无名肿毒。已试不效，恐另有咒法。

◎ **神灯照法**

朱砂三钱　雄黄三钱　血竭三钱　没药三钱　麝香四分

共研细末。每用三分，红绵纸裹药搓撚长七寸，麻油浸透，烛火离疮半寸许，自外而内，周围徐徐照之，火头向上，药气入内，疮毒随火解散，初用三根，渐加至四五根，候疮势渐消渐减，熏后即敷药。

◎ **薰衣去虱方**

百部一两　秦艽一两

为末，入竹笼内烧烟熏之。自落亦可煮汤洗衣。

◎ **梦生治法**

小儿初生不能作声，谓之梦生，以手镜向儿头敲镜声并呼其父乳名，儿即啼矣。

◎ **客忤夜啼法**《岣嵝神书》

用本家厨下烧残火，柴头削平，焦处向上。朱砂书云：“拨火杖，拨火杖，天上五雷公差来作神将，捉住夜啼鬼，打杀不要放，急急如律令。”书毕勿令人知，安立床前脚下，男左女右即安。

◎ **辟瘟疫法**

常以平旦鸡鸣时，净心传颂东海神，名阿明南海神，名祝融西海神，名巨乘北海神，名禺音雍。强三遍则辟百鬼、瘟疫、火灾，甚效。

◎ **自缢招魂符**

书黄纸上，用热黄酒焚化，撬开牙关，灌入喉中，少顷即活。但书符时，一心对雷真君天医使者，自然灵验。

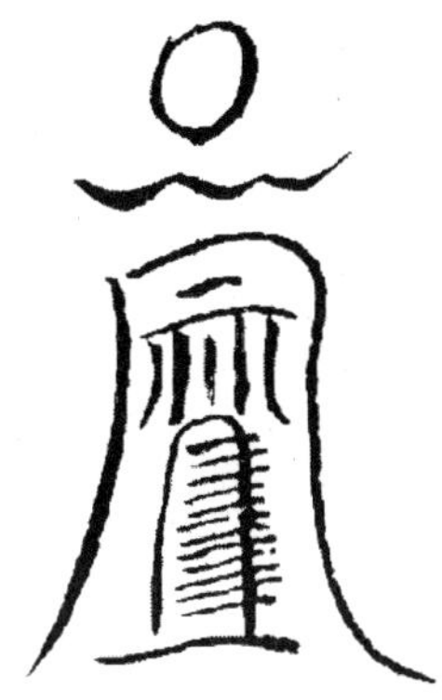

◎ 咒骨鲠法

或云用此咒水可以食针并竹刺。

以净器盛新汲水一盏，捧之，面东默念云："谨请太上东流顺水急急如南方火帝符令敕。"一气念七遍，即吹一口气于水中，如此七次，以水与患人饮，立愈《医鉴》。

又法

骨鲠神效。

鸳鸯水剑诀书带念咒语云："天上金鸡叫，地上草鸡啼，喉咙深如海，九龙化四池。"

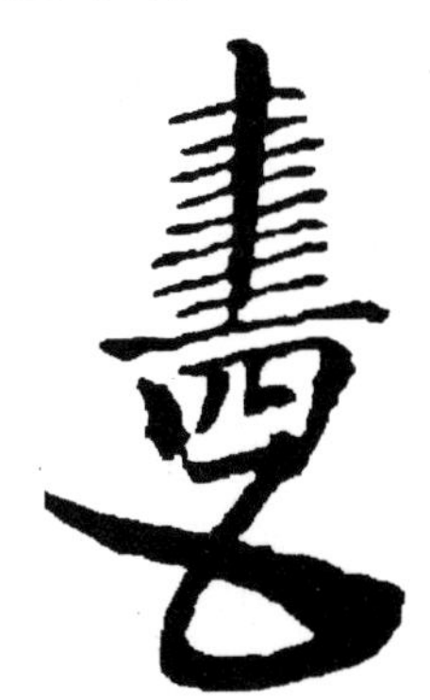

又法

治骨鲠。

一水龟化作龙行[①]

以新笔书七字于碗内，冲滚水一碗，呷下。

◎ 头痛吊眉心一周

斑蝥三分，炙研　郁金三分，切研　麝香五厘

霜梅露调为丸，如绿豆大，用一丸，用膏药贴上。

◎ 治新久间日、三日一切诸疟

常山二钱　川芎一钱　丁香五分　知母一钱　白术一钱　前胡一钱　苍术一钱　白芷一钱　草果一钱　陈皮一钱　茯苓二钱　乌梅二个　当归一钱　甘草五分

上药打粗末，病来之日前一个时，将药用绢包好，扎于心口，其药气从鼻中而出，至明日

① 一水龟化作龙行：此七字是咒文。

过一个时，将药去之，即愈。戒口为要，忌生冷果物、鲜鱼、鸡、醋、鸡蛋、扁豆、芋艿、南瓜、山茹、面食，四月永不再发。倘忌口不久，发则更甚，无怪此方不验。慎之。

◎ 灵长青丝方

诃子二钱　官桂一钱　山柰一钱　樟冰一钱二分　青果五个

香油四两，浸三日。每晨梳头时，蘸搽三十六次。

◎ 治漏肩风痛

大黄豆六十粒，水浸去皮　生厚朴三钱，研　生山栀七个，研　飞面量加　鸡子清一枚

共捣如饼，左肩痛吊右手心，右肩痛吊左手心，周时即愈。

◎ 治远年久嗽冷热哮证

白蓬仙梗数根，去叶皮，用麻线扎帚，在天柱骨擦至腰下止，俟皮色变红，用白芥子三钱、白芷三钱，共研极细末，烧酒调搨擦患处，重者二三次可愈。

◎ 治白癜风痒

生胡桃肉擦之即安。

◎ 痘毒方

治痘毒攻于头顶发肿。

陈南腿一只，取全骨一付，生者佳，熟者无用。将骨打碎，连骨髓放饭锅上蒸，滤下骨髓，拌真绿豆粉，围上可消。

◎ 补缺嘴法

将前中麻药上之，用箸头劈开，将嘴唇两边夹紧，其肉高起，用刀割开，以新肉搭新肉，将针在唇尖上骑定，以绢绕紧，用后药搽之。

五倍子、白及等分为细末，用鸡子清调，鸽翎毛蘸药搽上，三日后方可开口。

◎ 画眉断乳法

栀子三枚　雌黄　辰砂　轻粉各少许

为细末。麻油调匀，于睡着时画于眉，忌人见并忌逢五逢七日，宜伏断日卯时。

◎ 痘痂翻疤

白扁豆藤炙灰，麻油调搨。

◎ 宫方乌云油

秃者能生，白者能黑。

秦椒一两　白芷一两　川芎一两　蔓荆子五钱　灵铃香五钱　香附五钱

用茶油二十两入药浸二十一日，再用胡桃肉三两、柏子仁三两同捣，取油去渣，和入刷发。

◎ 神火灸

硫黄四钱，另研细　雄黄二分　朱砂八分　冰片一分　麝香二分　竹青蛇三分，煅存性

共磨粉，先将硫黄置磁碟内，熔化后用雄黄、朱砂二味搅匀，再以冰片、麝香、竹青蛇

末，调匀缓缓摊开如钱厚，冷定取起收贮，遇患者用厘，灸之或三壮或七壮为度。

◎ 系瘤线

芫花根洗净带湿，不犯铁器，于木石器中，捣取汁，用丝线一条，浸一宿，以线系瘤，经宿即落，如不落，再换线二三条，定落。

◎ 吕祖师一枝梅

朱砂三钱　五灵脂三钱　麝香三分　蓖麻仁五分　银朱一钱五分　雄黄五钱　巴豆仁五钱，不去油

上各细，共研和，加油胭脂为膏。

◎ 力子经

金古兰[①]一块　毛慈菇一只　川郁金一只　生南星一个

好醋磨一日，搽六七次。

◎ 男女腋臭方俗名“猪狗臭”

掛子壳一对，将蜘蛛一个，置入扎紧，瓦上煅，加雄黄七分、生矾七分、硫黄五分、大黄[②]一钱。俱煅为末，隔夜更衣，次早先洗后搽。

又方

硼砂　密陀僧　明矾　白附子　辰砂各一钱

共为细末，将角刺。煎水洗，布筋蘸擦。

◎ 口香辟臭方

蔻仁二钱、细辛二钱，各为末，睡含之。

◎ 面粗皮野方

胰子五具　芸青子二两　杏仁一两　花粉一两

醇酒浸之，涂，旦洗。每日用之，老者返少，少者嫩白。

◎ 面黑令白方

冬瓜一斤，用竹刀去皮切片，酒一升五合，煮烂去渣成膏，夜涂旦洗，肌肤白。

◎ 女人面黑粉滓

白石脂一两　白蔹十二两　山柰一两

共为细末，鸡子清调敷，夜涂旦洗，渣去面白。

◎ 雀斑方

鹰粪五钱　山柰五钱　陀僧五钱

各为细末，乳汁调和，涂搽一日后，雀斑尽除。加苏合油四钱更妙，清早洗搽。

◎ 汗斑方

硫黄　雄黄　陀僧　白附子　铅粉　滑石　光粉

各等分为末，搽敷。

---

① 金古兰：或为金果榄。吴语中发音极似。

② 原作“大王”。吴语“王”“黄”音同。

◎ 玉容丸

治男妇雀斑，酒刺癣方。

荆芥一钱　细辛一钱　羌活一钱　天麻一钱　防风一钱　白及一钱　枯矾一钱

甘松一钱　山柰一钱　独活一钱　黑栀一钱　僵蚕一钱　川椒子一钱

甘菊一钱　白蔹一钱　白芷一钱　藁本一钱　檀香一钱　红枣七个，去核炙

上药切片晒脆，共磨细粉，加皂荚粉一斤和匀，再研。每日用少许放手心内搽面上，良久再以热水洗之，早晚两次。

又方

甘松　荆芥　羌活　细辛　白芷　陀僧　山柰　防风　独活　僵蚕　山栀

枯矾　白及　白蔹　藁本　檀香　天麻　川椒　甘菊各一钱　红枣肉七枚

上为细粉，用去净弦膜皮皂一斤，加生蜜同捶作丸。或用猪油亦可。又用粗肥皂打丸亦可。

◎ 玉容散

白芷　天虫　肥皂　藿香　细辛　山柰　甘松　陀僧　荆芥　白丁香

元明粉三钱　轻粉六钱　木贼草三钱　杏仁三钱　铅粉一两　花粉五钱

片脑一钱　冬瓜仁五钱　硫黄一钱　苏合油五钱，后入

各为细末，临卧拌匀擦面。过夜，次日清早，用煮酒熟水洗去，再拍玉容粉。

又方

白果肉一升，去渣　白杏仁一两，去渣　元寸香两分　滑石三两

甘石一两　苏合油五钱　冰片四分　铅粉一两

上为末，用泉水漂去黄水后，入水时加珠粉五钱，再以胭脂水调和好贮。临用加蜜少许，旬日之后面白如珠。

◎ 玉容肥皂

元米[①]一升　肥皂四两，去皮　花粉八两　甘松二两　胡桃肉八两　白丁香一两

葛根三两　山柰三两　橄榄四十二个　牙皂八两　枣肉四两

各为细末，用花耳草和之，米饭和丸面后搽之。

又方

元米一升　肥皂四两　花粉八两　滑石三两　粉葛三两　胡桃八两

白丁香一两　真粉三两　橄榄四十个　细辛二两　牙皂八两

一应照前方法度。

◎ 耳中湿烂方

枯矾五分　黄丹五分　龙骨八分　寸香一分

---

① 元米：即糯米。

上药为末，先用纸撚净，将鹅管吹入耳中。每日吹一两，次加干胭脂灰四分。

◎ 烂脚丫方

白蜜，要加颜色或东丹、雄黄、青黛少许，搽烂处，用扇子搧至极干便愈。

◎ 产妇乳裂方

流脂疼痛，用秋冬绷折茄子，瓦上炙灰，白蜜调敷。

◎ 产后阴痒方

蛇床子一两、白矾二钱，煎汤频洗。

◎ 产后脱发方

生姜二两、蔷薇根一两，煎汤刷之即不脱矣。

◎ 眉毛脱落方

硫黄一两，研细末，醋调涂眉间，眉毛渐出。

又方

白芥子三钱、半夏三钱，为末，生姜汁调搽，即出。

◎ 女人白癜风方

白附子五钱、雄黄五钱，共为末，姜汁调，白芥蒂蘸药擦之，其风渐退。

◎ 女人手裂方

白果嚼烂，夜夜涂之，甚妙。

◎ 女人时留清涕方

用荜茇研末，吹之即止，不可用太热。试过。

◎ 女人乳癣痒不可忍方

用铜绿、轻粉为末，菜油调敷。

◎ 老妇齿败口臭方

用川芎含口中即解臭。

◎ 呃逆不止方

以心转所为事即止。

◎ 竖头肉法

盐水石灰点。

◎ 夜啼法

用本儿初穿毛衫放瓶内，自不哭也。

◎ 转女为男法

凡妇人始觉有孕，取弓弩弦缚腰下，满百日解却，此乃紫宫玉女秘传方也。

◎ 黄疸困笃方

用半斤重大雄鸡，背上破开，不去毛，带热血合患人胸前，冷则换之，日换数鸡，拔去积毒，即愈。此鸡有毒，人不可食，犬亦不食也。

◎ **头痛方**

不拘偏正皆效。

生莱菔汁一蚬壳，仰卧，随左右注鼻中。

◎ **治疫通灵散**

犀黄一钱　冰片一钱　闹羊花三钱　蟾酥二钱　灯草灰一两　麝香一钱　猪牙皂荚三钱

又方

西黄六分，减蟾酥，加细辛二钱、金叶子二分，研极细末，吹鼻。

◎ **痔漏方**

用白蜡、象牙屑，研极细粉，用生鸡子黄调和，略煎如膏子样，涂之。

◎杨寿山医书一种

校记

杨渊，字子安，又字寿山，江苏吴县（今属苏州）人。据《寿山笔记》自序所言“光绪七年春三月下澣，杨渊子安识，时年六十九”推断，杨氏生于1813年前后，卒年不详。先生受业于甪直名医沈安伯，为沈氏的入室弟子，以擅治时疫、伤寒、温病著称于世，与张大爔齐名。生前居富仁坊巷，《吴县志》有其名录。先生存世著作除《杨寿山医案》外，另有近代苏州中医藏书家王卓若手抄本《寿山笔记》《杨子安方案》传世。

《杨寿山医案》载有时疫、风温、暑温、湿温、伏暑、疟痢、水肿、泄泻、臌胀、癖块、流注等内外科病种，近300案次，其中不乏诸多复诊案例。脉案文辞精练，每遇一证，所述症状、病机、治法、预后等必有所侧重，无一赘言。及至遣方用药，每于平淡中寓有巧思。先生重视顾护中焦脾胃之气，常以益气药、升举药、补血药、理气药相伍，共奏益气建中、补而不壅之效；治杂病常以扶正祛邪相合，脏腑气血兼顾；治时病当温则温，当下则下；除湿则慎用苦燥，兼施清养，清滋不使邪恋，发汗不伤津液。先生诸多临证组方心得，既示人以法度，又授人以技巧，鲜空谈而多启发，具有较高的学术价值。

本次点校，以南京中医药大学图书馆藏《杨寿山医案》抄本为底本，以本校、理校的方法逐一进行句读、校勘。该本不分卷，一册，为孤本，且未明确记载抄录者的相关信息。点校者据“彭升良兄”一案眉批之“寿记”及抄本后所附对联备注“寿南误”的线索，综合对比该抄本与黄寿南手抄《虞山墩头坵陈氏方案》《陈莘田先生外科临证》等抄本字迹，考镜源流，最终确定此底本抄录者为清末民初苏州名医黄寿南。黄福申，字寿南，号沁梅，室名不倦庐，生平研习医学，又精书法，遍访吴门名医遗书方案，辑校、精抄成《黄寿南抄辑医书二十种》，并校注黄堂《黄氏纪效新书》等。

该抄本成书年代不详，然尚可于底本中寻得部分信息。如书中吕仁甫看毛姓一案，出诊时间为戊子年六月二十日，吕仁甫为晚清苏州名医，曾与同时期高紫垣、曹沧洲、陆方石、鲍竺生、王赓云、陈莲舫会诊绅富张越阶“伏邪”医案，经黄寿南汇集抄成《七家诊治伏邪方案》，综合各医家生平来看，此处戊子年对应1888年；且抄本后附有黄寿南创作、辑录之对联多副，其中摘录有俞曲园（俞樾）为曾沅圃（曾国荃）所撰挽联，曾国荃于1890年逝世，据此可知，本抄本的出现时间应在1890年以后。

原抄本病案未按病证分类，记载无序，尤以复诊案例多见，点校时酌将部分医案顺序调整，以便读者阅读。医案所载部分地名，今或失考，故遵从原本。原书医案后附有多则诗句楹联，系杂抄，与本书主体正文无关，故删去。限于学识水平，书中若有错漏之处，还望读者斧正。

杨寿山医案

原著　清·杨渊
点校　刘昊辉　常城　陈志强　马东瑞

◎ **朱左**护龙街

风热肝火上乘，头中轰热，右耳抽掣作痛，脉弦滑。素来肝阴不足，肝阳有余，宜先治标。

越鞠丸　桑叶　白蒺　苦丁茶　料豆　白芍　车前

菊花　石决　青荷叶　女贞　旱莲　陈皮

◎ **江幼**干将里

暑热风毒袭郁，发为风疹，时隐时见，作痒异常，下唇肿胀寒热，舌白。起甫四日，防其隐陷增喘，不可冒风。

荆芥　白蒺　丹皮　马勃　防风　浮萍　土贝　甘草　羌活　菊花　荷梗

◎ **王左**

肿胀较松，舌苔化薄。再以前法。

枳术丸　小青皮　鸡内金　炒神曲　制川朴　陈皮

生木香　春砂仁　蔻仁　大腹绒　大白芍　温中丸

◎ **田左**胡香使巷[①]

血后咳呛，胃纳呆，已经两月，脉细舌白。防其成怯，拟崇土生金法。

北沙参　白米仁[②]　杜苏子　干百合　肥玉竹　白杏仁

生蛤壳　真川贝　白扁豆　橘白　稻根须

二诊

前方崇土生金颇合，再以守之。

炙桑皮　川贝　扁豆　地骨皮　肥玉竹　冬瓜子

苡仁　北沙参　生蛤壳　苏子　白杏仁　稻根须

◎ **陆左**过驾桥　疟

疟来寒轻，其势略松，虽咳嗽痰浓，舌苔亦得化薄，尖绛且有裂纹，脉象弦数滑。肺胃之邪未尽也。

桑叶　丹皮　杏仁　前胡　石斛　知母　青蒿　川贝　橘红　苏子　益元散

◎ **朱左**阊门

便泻之后，胃纳呆钝，舌白苔腻。中焦湿热未楚也。

枳壳炒生白术　广皮　福泻[③]　煨木香　炒神曲　炒麦芽　蔻仁　焦谷芽　宣木瓜　腹绒

二诊

便泻虽止，湿郁未楚，胃呆，舌白苔腻。仍以前法加减。

越鞠丸　广陈皮　白扁豆　泽泻　制川朴　炒麦芽　大腹皮　炒谷芽　白蔻仁　宣木瓜

---

① 胡香使巷：即今苏州平江历史街区胡厢使巷。

② 米仁：即薏苡仁。

③ 福泻：即福泽泻。

◎ **彭左**盛家带

寒热已退，咳嗽痰多。仍当宣泄手经。

紫菀　广橘红　生蛤壳　前胡　白杏仁　白茯苓　杜苏子　瓜蒌仁　枇杷叶

◎ **浦左**乌鹊桥

营伤脱力，湿热内蒸，未易速效。

党参　当归身　丝瓜络　生草　制首乌　陈皮　苡仁　越鞠丸　生白术　左秦艽　白茯苓

◎ **郑左**道前街

脉右滑左濡细，面色带浮，睾丸肿大，舌白苔腻。此由肝脾气滞，湿浊为患。

苏梗　青皮　蔻仁　橘红　桔梗　腹皮　香附　川朴　杏仁　川贝　苓皮　苡仁　越鞠丸

◎ **陈右**平桥

郁火湿热蕴蒸，左偏对口疽，坚硬平塌。五旬年外，窃恐正不支持。

防风　川芎　角针[①]　陈皮　草节　苏梗　当归　天虫　桔梗　香菌　茄蒂三只

◎ **徐右**斜塘岭梅

湿热郁蒸，脘腹膜胀，舌苔白腻，脉濡细。先当芳香化湿。

苏梗　蔻仁　建曲　瓦楞子　香附　杏仁　白芍　越鞠丸　川朴　橘红　佩兰叶

◎ **吴左**柳贞巷

前进分利健脾，便泻已止，舌苔仍属腻白。湿郁未楚也。

生白术　炒神曲　大腹皮　通草　制川朴　南楂

陈皮　益元散　白蔻仁　炒麦芽　泽泻　越鞠丸

◎ **华右**观西

暑风袭肺，咳嗽无痰，寒热往来，重身。是名“子嗽”，不易速效。腹痛腰酸，防其不固。

紫菀　象贝　蛤壳　牛蒡　苏子　桑叶　冬瓜子　前胡　杏仁　枇杷叶

◎ **唐左**本巷

吐血两月有余，甚至盈盆之多，脉象弦数不尽。防涌冒之险。

参山漆　杏仁　川贝　骨皮　知母　羚羊角　苏子

桑皮　苡仁　柏叶　郁金　童便　藕汁

◎ **孙右**紫家巷　疟

湿郁气滞，肝脾不和，脘腹膜胀作痛，舌白苔腻，脉右滑左濡细。由来半月有余，防其下痢。

川朴　麦仁　神曲　陈皮　茴香　蔻仁　香橼　青皮

腹皮　白芍　鸡金　南楂　肉桂　越鞠丸

---

① 角针：即皂角刺。

◎ **周左**吴家村

肝脾气滞，湿热内郁，以致脘腹䐜胀，日以益大，髑骬[①]高胀，脐平筋露，理之棘手。

青皮　鸡肫　腹皮　陈皮　川朴　麦芽　木香　白芍　蔻仁　菔子　炒神曲　越鞠丸

◎ **詹右**中由吉巷

疟止而咳呛不定，内热，脉形细数，舌苔薄白。产后阴气未充，仍虑涉怯。

桑叶　象贝　归身　冬瓜子　紫菀　苡仁　白芍　苏子　杏仁　蛤壳　枇杷叶露

◎ **金左**斜塘　痢

寒热积痢虽止，而湿热未清，脘腹作痛，呃逆时止时作，舌白苔腻。再以温通疏泄。

川朴　蔻仁　半夏　白芍　干姜　丁香　吴萸　柿蒂　木香　广皮　保和丸

◎ **郑**桂坪

脾衰湿胜，流走络分，足胫肿胀，引及内跨，睾丸肿大，舌白苔腻，咯痰黏腻。肺气亦属失肃也。

桑皮　杏仁　泽泻　川贝　腹皮　牛膝　通草　橘红　川朴　米仁　萆薢　茯苓　二妙丸

二诊

脾经湿热蕴蒸，脾运失健。再以前法损益。

白术皮　杏仁　苡仁　桑皮　茯苓皮　川萆薢

川贝　通草　制川朴　木防己　陈皮　二妙丸

◎ **张幼**言桥　痢

便痢传泻，形倦嗜卧，肢冷，涕泪俱无。三龄质弱，防传慢惊。

藿梗　楂炭　神曲　车前　丁香　川朴　腹皮　泽泻　蔻仁　麦芽　伏龙肝

二诊

便泻已止，再以前法。

藿梗　川朴　蔻仁　泽泻　丁香　麦芽　车前　地骷髅[②]　神曲　腹皮　伏龙肝

◎ **张**田婆巷

素有癫疝，近复湿热交蒸，以致渗血，舌黄苔腻，脉濡迟。宗化肝煎[③]法。

青皮　赤芍　延胡　茴香　黑山栀　陈皮　泽泻　木香　丹皮　荔枝核　土贝　川楝

◎ **归左**

咳嗽月余，甚则喘逆，舌白滑，脉左濡细右软滑。此老年肺肾两虚，痰饮内蓄也。

紫菀　前胡　蛤壳　橘红　生草　牛蒡　苏子　杏仁　茯苓　杷叶

---

① 髑骬（hé yú，音何鱼）：胸骨。

② 地骷髅：为十字花科植物莱菔的老根，经晒干而成，功能宣肺化痰、消食利水。主治咳嗽多痰、食积气滞、脘腹痞闷胀痛、水肿喘满、噤口痢疾、消渴、脚气。

③ 化肝煎：方出明·张景岳《景岳全书》，由青皮、陈皮、芍药、牡丹皮、栀子、泽泻、土贝母组成。主治怒气伤肝，气逆动火，胁痛胀满，烦热动血。

◎ **徐左**忠信桥

暑风袭肺，痰饮内蓄，咳呛，经外胸痛，舌白苔腻。防其见红。

紫菀 前胡 覆花 杏仁 牛蒡 苏子 新绛 象贝 橘红 杷叶

二诊

咳嗽痰吐较松，稍有头胀，舌苔薄。仍当开泄手经。

牛蒡 前胡 橘红 新绛 紫菀 旋覆 象贝 菔子 苏梗 杏仁 冬仁 枇杷叶

◎ **吴右**濂溪坊

前进滋养和胃，诸恙皆减，惟是舌苔糙白根腻，脉象濡滑，髃骱之处有时痰痞闷。究属阴分不足，痰热内蒸，肺气失于肃降。

首乌 川贝 当归 牡蛎 杜仲 川斛 细生地 白芍 山药 沙苑 芡实 谷芽

另服愈带丸[①]、资生丸[②]。

◎ **彭幼**盛家带

大便溏薄，舌白，不渴。治以疏泄。

老苏梗 白扁豆 腹皮 丁香 白术炭 煨木香 蔻仁 七香饼[③] 炒建曲 陈皮

二诊

脾弱湿胜，大便溏而不实。仍以前法加减。

白术炭 苡仁 腹皮 谷芽 怀山 神曲 七香饼 煨木香 炒扁豆 陈皮 车前

◎ **孙左**紫家巷

湿郁于里，脾运失健，脘腹膜胀，大便溏垢不爽，舌苔腻浊，口仍不渴。再以温运疏通。

穹术 香附 神曲 楂炭 川朴 九香虫 枳实 蔻仁 陈皮 鸡内金 丁香 车前

◎ **沈左**斜塘

肝胃气分抑郁，湿热内蕴，胸闷胃呆，口腻，舌白，便溏，脉濡细。先以芳香疏解。

苏梗 蔻仁 橘白 米仁 谷芽 藿梗 丁香 扁豆 茯苓 木瓜 香附 川朴

◎ **吴左**察院巷

中气不足，湿热内郁，胃纳呆钝，舌白，便溏，脉濡细。以芳香和胃。

苏梗 丁香 扁豆 茯苓 香附 神曲 米仁 谷芽 蔻仁 木瓜 越鞠丸

◎ **张幼**宫巷

病后元虚，湿痰痹络，左足鹤膝流注，肿胀作痛，寒热，舌白，脉数。小心成溃，不克胜任。

---

① 愈带丸：方见于清·凌奂《饲鹤亭集方》，由熟地、白芍、当归、川柏、良姜、川芎、椿根皮组成，功效养血和营、清热燥湿。主治妇人冲任不固，带脉失司，赤白带下，经浊淋漓。

② 资生丸：方见于明·王肯堂《证治准绳》，由白术、人参、白茯苓、橘红、山楂肉、神曲、川黄连、白豆蔻仁、泽泻、桔梗、藿香、甘草、白扁豆、莲肉、薏苡仁、干山药、麦芽面、芡实组成，功效健脾开胃、消食止泻、调和脏腑、滋养荣卫。主治脾胃虚弱，食不运化，脘腹胀满，面黄肌瘦，大便溏泄。

③ 七香饼：出自清·叶天士《临证指南医案》，由香附、丁香皮、甘松、益智仁、砂仁、蓬术、广皮组成。主治：稚年夏月，食瓜果水寒之湿，着于脾胃，令人泄泻。

防己　陈皮　草节　茯苓　苏梗　木香　桑枝　半夏　牛膝　芥子

二诊

左足鹤膝流注，起经月余，漫肿酸楚，色白不变。病后元虚。

党参　白芍、桂枝同炒　当归　木瓜　黄芪　杜仲　炒米仁　牛膝　炙橘红　草节　桑枝

◎ 高左濂溪坊　内伤寒热

劳倦伤中，湿热内蕴，乍寒乍热，舌白苔腻。宗东垣法。

党参　白术　陈皮　柴胡　黄芪　神曲　升麻　炙草　当归　茯苓　越鞠丸

◎ 吴左阳城　疟

寒热往来如疟，鼻衄，口渴，舌尖红，苔白。治以清化。

青蒿梗　冬桑叶　炒蜀漆四分　生草　淡芩　瓜蒌根　炒丹皮　杷叶　肥知母　生鳖甲

◎ 蒋左皮市街

风毒上乘，右面部皮肤坚急，麻木不仁，目泪自出，口角略歪，脉弦滑。防有偏枯之虑，不可冒风。

荆芥　天虫　钩藤　天麻　防风　菊花　石斛　甘蔗节　白蒺　桑叶　羌活　嫩桑枝

二诊

脉象弦滑而数，究系风阳相煽。再以前法。

羚羊角　黄菊　明天麻　净连翘　冬桑叶　钩藤　白芍　荷边　淡芩　石决　天虫

◎ 金岭梅

诸恙皆减，惟是湿浊尚盛，脉滑，舌白苔腻。宗胃苓汤[①]法。

茅术　陈皮　蔻仁　神曲　腹皮　茯苓　川朴　半夏　丁香　米仁　泽泻　猪苓　佛手

◎ 刘左新学前　秋凉伏暑

秋凉袭肺，伏暑挟食互阻，寒热，头胀胸闷，咳嗽泛恶，舌白苔黄，腹痛便闭。起经五日，小心转重。

豆豉　牛蒡　蒌仁　枳实　黑栀　前胡　苏子　苏叶　紫菀　杏仁　保和丸

◎ 陈右新学前　伏邪

寒热往来不准，泛恶胸闷，舌白苔黄。暑湿伏邪，郁于少阳之脉，法当和解。

柴胡　竹茹　陈皮　楂炭　甘草　藿香　半夏　枳实　茯苓　神曲　麦芽　姜　枣

◎ 周左本巷　雨淋寒热

冷雨淋背，起见咳呛汗多，寒热往来，舌白苔腻。起甫六日，治以泄降。

紫菀　半夏　杏仁　茯苓　前胡　橘红　芥子　甘草　苏子

◎ 胡左本巷　伏邪

暑湿伏邪内郁，兼劳倦并发，寒热往来，泛恶胸闷，体倦乏力。起甫五日，治以疏散。

---

① 胃苓汤：方出元·朱丹溪《丹溪心法》，由甘草、茯苓、苍术、陈皮、白术、官桂、泽泻、猪苓、厚朴组成。主治脾虚湿胜，致成黄疸，或大便泄泻，小便清涩，不烦不渴。

豆豉　橘红　丝瓜络　川朴　佩兰　苏梗　秦艽
藿梗　蔻仁　桑枝　半夏　茯苓　葛花　神曲

二诊

汗出颇畅，寒热已解。再以前法。

淡豆豉　川朴　半夏　炒建曲　炒牛蒡　蔻仁　橘红　茯苓　白前胡　白杏仁　佩兰

◎ **陆左**蜜渡桥[1]

湿热留于肝经络分，左胁癖块，按之坚硬，时痛时止，下及少腹，便溏薄。防其散而成臌。

旋覆花　川朴　白芍　白通草　泽泻　新绛　木香
腹皮　神曲　人参鳖甲煎丸　青皮　鸡金　瓦楞子

二诊

湿热食滞内阻，脾失健运，以致脘腹胀痛，脉濡迟。仍当前法加减。

柴胡　川朴　青皮　白芍　泽泻　苏梗　鸡金　陈皮　蔻仁　白术　枳实　神曲　保和丸

三诊

中脘癖块胀痛，防其散而成膨。

姜汁炒川连　瓦楞子　生木香　南楂　制川朴　尖槟榔
鸡金　台乌药　江枳实　小青皮　建曲　泽泻　保和丸

四诊

脘腹䐜胀较松，痛犹未止，舌白苔薄。再以疏运。

制香附　生白术　香橼　延胡　覆花　九香虫　制川朴
霞天曲[2]　新绛　青葱　枳实　鸡内金　麦芽　保和丸

五诊

前进宣络法，癖块胀痛得止，再以前法。

青皮　覆花　香橼　白术　白芍　新绛　归身　腹皮　瓦楞子　鸡金　泽泻　通草

◎ **沈**盛家带

脾为生痰之源，肺为储痰之器，湿热郁蒸，脘腹膨胀，曾经便痢，痰多，舌白苔腻。治以健脾理湿化痰。

白术　苏子　蔻仁　橘红　川朴　楂炭　杏仁　茯苓　神曲　菔子　半夏　谷芽

◎ **郭左**观前

暑风袭肺，咳呛，少腹引痛，舌白苔腻。症势初起，小心增重见红。

牛蒡　杏仁　瓜蒌　紫菀　前胡　象贝　橘红　杷露　苏子　枳壳

---

① 蜜渡桥：或作“密渡桥”，即今之觅渡桥，位于苏州市古城东南葑门外，跨京杭古运河。
② 霞天曲：为半夏等药和霞天膏制成的曲剂，功效健脾益胃，化痰蠲饮。

◎ **孔右**乌鹊桥

经事先期而痛，由于生冷凝遏气滞所致。法当理气和营。

乌药　川朴　归尾　木香　延胡　青皮　茴香　赤芍　南楂　佛手　上肉桂　牡丹皮

◎ **许左**装家桥[①]　疟痢

日疟六番，转为下痢，色赤，是暑湿之邪由经入腑，汗出已多，舌白苔腻，脉右滑大，胃纳式微，即是噤口重症。

川朴　陈皮　赤芍　楂炭　青皮　柴胡　枳实　红曲　木香　车前　菔荚　泽泻

二诊

由疟传痢，痢次稍稀，舌苔转化黄腻，脉象弦滑而数，胃纳式微。暑湿挟滞互阻肠胃，以通治。

青皮　枳实　车前　滑石　陈皮　槟榔　泽泻　甘草　川朴　红曲　木香　灯心

三诊

下痢色赤，腹痛后重，舌白苔黄，胃纳式微。暑邪湿滞深伏，防其噤口。

川连　赤芍　红曲　泽泻　川朴　地榆　车前　桃仁　枳壳　楂炭　生草　槟榔丸

四诊

下痢次数得减其半，咽嗌痰黏不利。此由于湿热熏蒸，肺气不宣所致。仍以通因通用。

川贝　川连　青皮　车前　滑石　制军　赤芍　楂炭

泽泻　通草　川朴　地榆　红曲　黄芩　香稻叶

五诊

痢次虽减，而脉象不静，舌苔化而根尚垢，湿热未净也。

白术　赤芍　车前　生草　川朴　淡芩　块滑石　槟榔丸　枳壳　南楂

六诊

痢减而积犹不尽，其色黏红，腹中微痛，舌白苔黄，湿热未楚，形倦，脉濡。正气转虚也。

参须　木香　地榆　桃仁　青皮　白术　枳壳　赤芍　炮姜　荠菜花　川朴　楂炭　川连

七诊

痢减不尽，舌白，神倦不渴，脉濡弱。仍以疏补兼施。

白术　楂炭　陈皮　煨木香　川朴　神曲　茯苓　春砂仁　枳壳　参须　谷芽

◎ **僧**宫巷　痢

暑湿挟滞，互阻肠胃，下痢红积，澼澼不畅，腹痛胃呆，稍有寒热。起甫二日，防其增重。

苏梗　槟榔　滑石　木香　藿梗　楂炭　泽泻　甘草　川朴　车前　青皮　菔荚

---

① 装家桥：或作“装家桥巷”，即今之苏州市姑苏区装驾桥巷。

◎ **高左**书巷

湿热郁蒸阳明，泛恶胸闷，纳少无味，脉右不畅。先以芳香疏泄。

苏梗　穹术　半夏　神曲　米仁　藿梗　蔻仁　橘红　茯苓　杏仁　川朴　佩兰

◎ **大悲庵**

瘀血内阻，脘膈痞结作痛，脉左弦数。防其血溢涌冒。

参山漆　苏子　料豆衣　川郁金　紫丹参　川贝

大赤芍　佩兰　延胡索　杏仁　橘红　鲜藕汁

◎ **朱左**吉由巷　痢

阴分不足，肝阳易升，此素所之病。迩日来，大便溏泄黏腻。防其传痢，先以疏通。

青皮　南楂　木香　甘草　米仁　砂仁　陈皮　神曲　赤芍　扁豆　腹皮　泽泻　鲜佛手

◎ **陆左**斜塘

湿热郁蒸阳明，胃呆纳少，胸闷，形倦乏力，舌白苔腻，脉滑濡。未易速愈。

香附　蔻仁　川朴　桔梗　苏梗　半夏　泽泻　越鞠丸　陈皮　茯苓　杏仁

◎ **顾左**刘河　疟

秋凉引动伏暑为疟，间至四番，汗多，胸闷泛恶，舌苔白腻，咳嗽痰黏。当以泄化肺胃。

青蒿　竹茹　半夏　甘草　桑叶　枳壳　茯苓　杏仁　丹皮　橘红　杷叶　鲜佩兰

◎ **孙三叔**

湿郁，脾阳不振，以致食入不能运化，肝木乘克，绕脐作痛，泛恶痰沫，大便解而不爽。防其下痢。

吴萸　陈皮　杏仁　砂仁　白芍　木香　枳实　保和丸　青皮　川朴　泽泻

◎ **费佩之**乌鹊桥

肝火湿热下注，淋浊，尿出作痛，左脉弦数，右部不畅，舌苔糙白。起甫五日，未易速愈。

黑山栀　萹蓄　瞿麦　血珀　车前　滑石　萆薢　龙胆　木通　草梢　青灵丸

二诊

湿热下注，膀胱气化失司，小溲淋浊，点滴作痛，舌苔糙黄垢腻。起经旬日，未能欲速，仍以分利。

川连　乌药　木通　草梢　瞿麦　萆薢　车前　滑石

陈皮　萹蓄　血珀　灯草　淡竹叶　威喜丸①

◎ **姚左**干将里　伏邪

秋凉袭肺，咳嗽，胸胁隐痛，寒热。治以宣泄。

紫菀　旋覆　象贝　杏仁　牛蒡　新绛　橘红　杷叶　前胡　苏子

---

① 威喜丸：方出《太平惠民和剂局方》，由黄蜡、白茯苓（用猪苓同煮后去猪苓）组成。治丈夫元阳虚惫，精气不固，余沥常流，小便白浊，梦寐频泄，及妇人血海久冷，白带、白漏、白淫，下部常湿，小便如米泔，或无子息。

二诊

寒热往来，业经旬余，咳窒胸闷作痛，舌白苔腻。伏暑湿热内蕴，秋凉外乘也。

柴胡　紫菀　橘红　保和丸　苏叶　杏仁　象贝　杷叶　牛蒡　川朴

◎ **浦右**宫巷　痢

湿热积滞互结①，左偏少腹肿胀作痛，大便溏泄。治以疏通。

川朴　木香　土贝　小茴香　青皮　楂炭　归身　山甲　乌药　神曲　泽泻　佛手

二诊

叠进疏通，便痢略减，少腹坚硬依然。良由湿热②互结，仍以前意。

乌药　川朴　神曲　炙甲　青皮　槟榔　赤芍　土贝　木香　楂炭　建泻

另，槟榔丸。

◎ **包左**童港泾/洞口泾　痢

身热泄泻并作，头胀，咳嗽胸闷。此暑湿伏邪由表入里，防其传痢。

柴胡　独活　桔梗　楂炭　前胡　茯苓　甘草　川芎　羌活　枳壳　生老姜

二诊

下痢色赤，腹痛后重，舌白苔黄，胃纳式微，脉象濡缓。仍以疏通。

苏梗　青皮　陈皮　枳实　泽泻　川朴　楂炭　红曲　车前　槟榔丸

三诊

下痢次数已稀，腹痛亦止，胃纳略苏。仍以前法加减。

川朴　地榆　楂炭　泽泻　青皮　川连　红曲　甘草　赤芍　车前　滑石　槟榔丸

◎ **徐左**干将坊　伏邪

暑湿伏邪抑郁，形寒，头胀，胸闷，舌苔滑黄而腻。防增寒热转重。

藿梗　香附　赤苓　腹皮　苏梗　半夏　泽泻　陈皮　川朴　蔻仁　佩兰

二诊

咳嗽较畅，痰吐稠黏，胁痞攻痛，舌苔腻浊。再以宣泄手经。

桑叶　苏子　枳壳　瓜蒌　新绛　前胡　瓦楞子

川贝　芥子　菔子　覆花　川郁金　杏仁

◎ **朱左**皮市街

伏热肝火内郁，陡然咯血，两目昏糊，舌白苔腻，脉左弦数。姑先宣络泄化。

桑叶　苏子　连翘　知母　杏仁　藕汁　丹皮　郁金　川贝　枳壳　瓜蒌

◎ **朱幼**乔公里

湿滞伤脾，大便溏泄，腹笥③膨硬，舌黄苔腻。防其延痢，宜节食物为要。

---

① 原无“结”字，据文义增补。

② 原无“热”字，据文义增补。

③ 腹笥：原指学识渊博，如宋·杨亿《受诏修书述怀感事三十韵》所载：“讲学情田堉，谈经腹笥虚。”吴地医家多用以指代腹部。

白术　陈皮　鸡金　腹皮　建泻　神曲　楂炭　木香　车前　七香饼　川朴　麦芽

◎ **倪左**十梓街

病后湿热积滞阻结，脾不运动，以致延成胆胀[①]脐平，髑骬高胀，脉象细数，舌质红苔薄。理之不易，宗逍遥法。

当归　白术　鸡内金　青皮　茯苓　白芍　枳壳

木香　槟榔　通草　柴胡　泽泻　温中丸

◎ **陆左**斜塘

肝气逆胃为呕，暑风袭肺为咳。治当两顾。

老苏梗　炒牛蒡　生草　左金丸　制香附　广橘红　茯苓　覆花　白前胡　枳壳　竹茹

◎ **范幼**大儒巷　痢

表热已退，下痢红积。防其胃惫噤口。

老苏梗　南楂　赤芍　泽泻　小青皮　炒红曲　车前　槟榔丸　江枳壳　地榆炭

◎ **查左**夏侯桥

肠红数年，遇劳则发。宗东垣法。

黄芪　升麻　当归　炒槐米　白术　柴胡　生草

小川连　党参　陈皮　地榆　赤小豆　苦参

◎ **蒋右**升平桥

暑风伏热，蕴蒸肺胃，咳嗽两月余，近增寒热往来，头痛鼻塞，胸闷胁疼。防见红。

紫菀　前胡　象贝　通草　桑叶　辛夷　杏仁　覆花　牛蒡　白芷　新绛　杷叶

◎ **张左**萧家巷

肝火湿热壅闭，仍当清泄。

羚羊角　白蒺　通草　碧玉散　龙胆草　土贝　荆芥　石决明　桑叶　苦丁茶　白菊

◎ **汪左**二门口

湿热兼肝火，淋浊，溺出作痛，大便燥，舌苔薄黄。未易速愈。

龙胆草　丹皮　木通　草梢　青灵丸　细地　萹蓄　黑山栀　川连　车前　滑石

◎ **沈左**潘儒巷

湿郁气滞，脾失健运，腹笥膨胀，面部、足跗浮肿，脉象沃涩[②]。小心中满。

穹术　苏梗　腹皮　泽泻　枳壳　川朴　陈皮　茯苓　通草　蔻仁　香附　半夏　保和丸

◎ **杭月桥先生**

肝火郁结伤络，以致失血，兼之湿热交蒸，体倦，腰尻酸楚，舌黄苔浊，脉左弦数。静养为要。

青蛤散　橘红　覆花　新绛　丹皮　料豆衣　青蒿

---

① 胆胀：原作“单胀”，据文义改为“胆胀”。

② 沃涩：苏南方言，表不畅达意。

泽泻　茯苓　石决　秦艽　米仁　藕节

◎ **徐左**言桥

暑秽：暑风外袭，兼挟湿热，痧秽内郁，腹膨便泻，寒热，舌白。先以芳香疏化。

苏梗　陈皮　神曲　羌活　藿梗　半夏　蔻仁　川朴　楂炭　茯苓　玉枢丹[①]

二诊

表热已退，便泻亦止，惟是中脘痞闷，脉濡迟。湿滞未楚也。

苏梗　蔻仁　腹皮　通草　香附　神曲　泽泻　佩兰　川朴　陈皮

◎ **张左**斜塘　中脘痛

湿郁气滞，中脘作痛，时止时作，脉濡细，舌苔白腻。仍以疏通为治。

苏梗　丁香　腹皮　吴萸　佛手　香附　川朴　陈皮　白芍　越鞠丸　蔻仁　香橼　泽泻

二诊

胃纳呆钝，形倦乏力。仍以疏补兼施。

党参　归身　炒麦芽　炙草　砂仁　白术　白芍

木瓜　生木香　炒谷芽　黄芪　神曲　白扁豆

◎ **赵右**车坊

远行劳力，损伤阳络，咳呛，痰中映红，色紫成块，胸胁隐痛，脉左弦数。防其涌溢。

覆花　桑皮　青黛　苡仁　藕汁　新绛　川贝　蛤壳　料豆　郁金　苏子　杏仁　扁豆

◎ **沈左**斜塘

肺胃伏热，郁结伤络，吐血盈碗，脉右滑数，咳呛内热。由来两月有余，近恐涌冒，久虑涉怯。

苏子　郁金　川贝　童便　丹皮　黑栀　制军　人参山漆　侧柏　连翘　藕汁

复诊

前投泄降消瘀，吐血幸而即止，惟是咳呛内热不定。当清养肺胃，久延仍防涉怯。

桑皮　生草　川贝　蛤壳　骨皮　冬瓜子　杏仁　瓜蒌　苡仁　鲜藕肉　苏子　茅根

三诊

血后咳呛不定，当清养肺胃之阴，最易涉怯。

北沙参　川贝　苏子　兜铃　生草　炙桑皮　知母

杏仁　阿胶　糯米　地骨皮　瓜蒌霜　蛤壳　鼠粘

四诊

血后咳呛，肺阴已伤。时正秋分大节，防其再蹈前辙，怯症之根，理之不易。

沙参　甘草　甜杏　川贝　玉竹　兜铃　蛤壳　糯米　桑皮　鼠粘　生西瓜子壳

---

① 玉枢丹：一名“太乙紫金锭”。方见《抄录陈氏秘方》《陈氏配制内外丸散膏丹秘集》，由山慈菇、红大戟、千金子霜、五倍子、麝香、雄黄等组成。主治湿温时邪，神昏瞀闷，呕恶泄泻及小儿痰壅惊闭等。

◎ **王左**叶家弄　痢

下痢赤白相间，里急后重，舌白脉濡。素有肠红，脾气薄弱，防增浮肿。

白头翁　木香　赤芍　甘草　莱菔荚　地榆　红曲　车前　秦艽　楂炭　泽泻

二诊

便血经久，面目四肢浮肿。宗归脾意。

白术　归身　远志肉　桂圆肉　党参　炙草　枣仁　荠菜花　黄芪　茯神　南楂炭

◎ **沈左**潘儒巷　湿阻便秘

胆胃湿热郁蒸，口中发涩，舌白苔腻。宗温胆汤法。

二青竹茹　制半夏　腹皮　泽泻　江枳实　广橘红　越鞠丸　通草　瓜蒌仁　白茯苓

二诊

湿热郁蒸胆胃，胃不通降，大便欲解不行，口中微涩，舌苔白腻。仍以疏通。

川连　橘红　蒌仁　泽泻　竹茹　半夏　茯苓　麻仁丸　枳实　杏仁　腹皮　通草

三诊　时感

腑通燥结颇畅，舌苔白腻，微寒微热。尚防增重。

广藿香　枳壳　茯苓　鲜竹茹　佩兰　紫苏梗　橘红

蔻仁　白通草　大腹皮　半夏　杏仁　越鞠丸

◎ **张右**装家桥巷

肝脾气分失宣，湿热留走络分，中脘癖胀，腹笥膨硬，四肢酸楚，舌苔腻浊，脉象左细右滑。先理湿热，后当补养。

苏梗　蔻仁　白芍　瓦楞子　橘红　泽泻　川朴

杏仁　半夏　越鞠丸　腹皮　川郁金　炒谷芽

◎ **陆幼**孙岳须场

风热蕴伏上焦，喉风，两关白腐，蒂舌下坠，舌白，微有寒热，大便溏薄。宜先疏散。

荆芥　天虫　桔梗　橘红　防风　土贝　甘草　菔汁　前胡　马勃

复诊

荆芥　杜苏子　土贝　桔梗　牛蒡　天虫　炒麦芽　甘草　前胡　莱菔汁

◎ **彭升良兄**

痰饮内蓄，肺气失宣，宗飞霞法。旁批：飞霞即韩懋①也，寿记。

杜苏子　杏仁　蒌仁　神曲　莱卜子　象贝　楂炭　杷叶　白芥子　枳壳

◎ **周左**西街　湿热

湿热郁蒸，挟滞互阻，以致肝胃不和，泛恶胸痞，舌黄苔腻，口不渴饮。治以芳香疏泄。

---

① 韩懋：字天爵，号飞霞子、飞霞道人，世称韩飞霞，又曾改姓名为白自虚，故世人又称之为“白飞霞”，四川泸州人，生卒年不详，明代中期著名医家。著有《韩氏医通》《方外奇方》《杨梅疮论治方》《滇壶简易方》。其中《韩氏医通》所载三子养亲汤、交泰丸等名方对后世影响深远。此处所宗“飞霞法”，即取三子养亲汤意。

苏叶　半夏　楂炭　蔻仁　蒌仁　香附　橘红
神曲　杏仁　泽泻　川朴　枳实　佛手　佩兰

◎ **王右**江鬣弄

肝脾气滞，湿热内郁，腹膨，舌白苔腻。久延防成中满。
香附　金铃子　白芍　泽泻　腹皮　苏梗　茴香
木香　佛手　九香虫　延胡　鸡金　陈皮

◎ **秦小芝先生**

淋浊不尽，兼有血缕。阴虚湿热未楚，防成血淋。
细生地　丹皮炭　生草梢　血余　黄柏炭　赤芍
淡竹叶　知母　龟板　块滑石　猪脊髓　猪肚丸

二诊

淋浊经久，阴虚而湿热未楚，膀胱之气不宣，以致少腹不舒。仍以育阴疏泄。
萆薢　乌药　车前　草梢　细生地　黄柏　滑石　海金沙　龟板　知母　川楝　猪脊髓

◎ **顾右**干将坊　风邪

风邪袭于络分，右项牵强几几然，脉象不畅。法当疏达。
荆芥　生山药　紫马勃　白夕[1]　黄防风　天虫　桔梗　生草　羌活　土贝　莱卜汁

◎ **钱左**斜塘

中虚湿热内郁，兼挟宿食内阻，中脘痛胀泛恶，舌白脉弦。治以建中。
芍药　半夏　神曲　丁香　鸡金　官桂　茯苓　蔻仁　甘草　黑枣　干姜　楂炭　净饴糖

二诊

前进建中法，痛胀得减，再以前法守之。
官桂末　姜半夏　沉香曲　蔻仁　大白芍　橘红　鸡金
生草　淡干姜　楂炭　公丁香　橘饼　南枣[2]
另，资生丸、归脾丸。

◎ **朱左**吴江

肝胃不和，湿郁气滞，中脘作痛，甚则泛恶苦水，脉濡滑。由来一月余，不易除根。
肉桂、白芍拌炒　吴萸　蔻仁　茯苓　青皮　橘红
川椒　甘草　生姜　香附　川朴　红枣

◎ **徐左**斜塘　休息痢

休息痢已经一年有余，腹痛，里急后重，舌白，脉濡细，尾闾酸楚。清阳下陷也。
白术　肉果　楂炭　木香　炮姜　川朴　菟丝饼　赤芍　地榆　泽泻　鹿角　荠菜花

---

① 白夕：即白夕利，中药刺蒺藜之别名。吴语中“夕利”“蒺藜”同音，故常见此写法。
② 南枣：产自浙江义乌，为鼠李科植物枣的干燥成熟果实。主治胃虚食少，脾弱便溏，气血津液不足，营卫不和，心悸怔忡，妇人脏躁。

二诊

痢次稍减，腹痛，舌脉濡。清阳下陷，湿热积于肠胃也。

党参　川朴　槟榔丸　地榆　枳壳　白术同炒　炮姜　楂炭　青皮　菟丝饼　赤芍　泽泻

◎ **陈幼**雪羔桥　痢

下痢，血积腹痛后重，舌苔粉白。防其腹满。

制川朴　炒神曲　地榆炭　尖槟榔　小青皮　广陈皮

赤芍　莱卜荚　南楂炭　枳实　车前　生木香

◎ **华右**荡口　痢

伏暑湿热内郁，身热下痢并作，腹痛呕恶，舌白，脉濡细。防其邪陷昏厥，未可轻视，拟逆流挽舟一法。

参须　羌活　桔梗　川芎　柴胡　独活　茯苓　生草　前胡　枳壳　生姜

◎ **张左**卫道观前

病后伏热留恋，面色萎黄，腹笥膨硬。宗《局方》法。

台参须　半夏　腹皮　川朴　制白术　陈皮　建泻　谷芽　茯苓　煨木香　春砂仁

◎ **贝右**西善长巷

肝气升降失常，上为呕吐，下注则肛门气滞，由来三载，时作时止，脉细弦右滑。不易速愈。

左金丸　半夏　桔梗　乌梅　广橘红　木瓜　川椒　陈海蜇　白芍　茯苓　杏仁　大地栗

二诊

前投苦辛酸法，呕吐得止，下注依然。再以前法加减。

首乌　桔梗　瓜蒌　橘红　白芍　杏仁　半夏　蔻仁　木瓜　枳壳　茯苓　槐米　左金丸

三诊

呕吐得止减，客受秋凉，小有寒热，舌苔腻白。且以疏散。

苏梗　橘红　茯苓　瓜蒌　前胡　杏仁　枳壳　象贝　牛蒡　半夏　佩兰

◎ **翁左**斜塘

劳伤脱力，湿热内蕴。

党参　陈皮　炙草　米仁　黄芪　升麻　归身　桑枝

白术　柴胡　茯苓　丝瓜络　秦艽　佩兰

◎ **王左**宫巷　时感

身热旬余，汗不畅达，咳窒胸闷，痰黏艰出，舌黄，口渴，大便溏薄。防其内陷。

葛根　前胡　楂炭　苏子　黄芩　象贝　神曲　橘红　牛蒡　枳实　菔子　桔梗

◎ **蒋幼**曹家巷　伏邪

秋凉引动伏暑，挟湿滞内阻，寒热往来，缠绵半月，腹痛便溏。防其增重，不可冒风忽视。

藿梗　枳壳　神曲　陈皮　柴胡　桔梗　茯苓　车前　前胡　楂炭　甘草

◎ **赵右**萧家巷

暑风袭肺，咳呛两旬，痰吐黏稠不爽，泛恶，舌白苔腻。防其见红。

紫菀　桑叶　橘红　茯苓　牛蒡　料豆　象贝　杷叶　前胡　竹茹

二诊

咳呛两旬有余，胸胁作痛。尚防见红。

覆花　紫菀　前胡　象贝　新绛　炒牛蒡　橘红　茯苓　苏子　杏仁　杷叶

◎ **陆右**碧凤坊

郁火湿热交蒸，右偏脑疽，起经七日，坚硬作痛。防增寒热转重。

苏梗　天虫　当归　茄蒂　防风　土贝　川芎　香菌　荆芥　角针

◎ **沈**荡市张思浜

五月间日疟起，癖散成臌，已经髑骭高胀，脐平筋露。此系肝木侮脾，理之棘手矣。

柴胡　茯苓　泽泻　枳壳　鸡金　当归　砂仁　丹皮　白术　鳖甲煎丸　白芍　腹皮

◎ **王左**宫巷　伏邪

伏邪病已经两候，咳嗽痰黏，舌黄，口渴。防其昏陷。

粉葛根　淡芩　枳实　楂炭　杷叶　香薷　苏子　神曲

莱卜子　佩兰　炒牛蒡　象贝　前胡　橘红

◎ **杜幼**大成坊巷

先经便泄传痢，继复客受秋凉，咳嗽，舌苔薄白。宜先开泄手经。

前胡　橘红　枳壳　麦芽　泽泻　牛蒡　桔梗　楂炭　车前　象贝　莱卜荚

二诊

咳嗽得松，便痢红积，昼夜数十次，口渴，舌白。伏邪湿热郁蒸，小心增重。

苏梗　楂炭　木香　泽泻　藿梗　神曲　车前　菔荚　川朴　枳壳

三诊

积痢次数得减，粪后夹血。当清血分之热。

小川连　地榆炭　炒红曲　建泻　生木香　赤芍　车前　荠菜花　南楂　青皮

四诊

痢下血积未尽，仍以通利为治。

广藿香　小川连　南楂　赤芍　泽泻　青皮　生木香

地榆　生草　车前　枳实　滑石　莱菔荚

◎ **秦**

中气不足，湿热下趋，以致气注，或在少腹，或在肾囊，淋浊不止，脉右关濡弱，舌白根腻。以疏补兼施为治。

党参　陈皮　茴香　砂仁　远志　白术　萆薢

黄柏　海金砂　青皮　川楝　知母　块滑石

◎ **戴左**斜塘

秋燥伏热，郁于肺经，寒热往来，咳嗽，肩背作痛，痰中映红。起经旬日，防其血溢涌冒。

旋覆花　前胡　杏仁　丹皮　新绛　牛蒡　象贝　杷叶　苏子　紫菀　桑叶

◎ **徐蕙叔**　伏邪

伏邪湿热，内郁肠胃，腹痛便溏如积，舌黄苔垢。起经五日，宜先疏通。

藿梗　楂炭　车前　陈皮　苏梗　神曲　泽泻　佩兰　川朴　生木香

二诊

便痢赤白相间，兼有痔疮下坠。湿热下趋所致也。

老苏梗　南楂炭　春砂仁　莱菔荚　制川朴　炒红曲

车前　块滑石　小青皮　煨木香　泽泻　生草

◎ **杨幼**外跨塘　伏邪

秋凉引动伏暑，寒热旬日，汗少胸闷，面目、四肢带浮，舌白，脉数。邪未透达，尚防增重。

豆豉　藿梗　神曲　茯苓　苏叶　山栀　枳壳　麦芽　佩兰

◎ **蒋右**曹家巷

脾经湿热交蒸，唇口燥裂皮脱，由来三月，近复客受秋凉，往来寒热，起经五日，舌白苔腻，腹膨便坚。防作痞，避风。

柴胡　腹皮　桑叶　丹皮　陈皮　防风　泽泻　苡仁　黑栀　越鞠丸　藿香

二诊

表热已解，环口燥裂依然，舌白苔腻，有时腹膨作胀。此乃脾胃之湿热上蒸使然，热为湿郁，不易速愈。

犀角五分　赤芍　滑石　通草　猪苓　苡仁　鲜生地一两

丹皮　萆薢　茯苓　泽泻　甘中黄

◎ **又　左**

寒热之下，腹痛便溏，胃纳式微，舌苔白腻。治以芳香和中。

苏梗　楂炭　木香　腹皮　香附　麦芽　砂仁　泽泻　神曲　谷芽

◎ **楼左**小日晖桥

脉右关濡弱，左部弦滑。此系肝木旺而脾胃弱，所以胃纳式微，腹膨便溏，其中兼有湿浊也。姑健脾渗湿制肝。

越鞠丸　川朴　蔻仁　神曲　木香　腹皮　橘白　木瓜

白芍　扁豆　米仁　茯苓　干霍斛　炒谷芽

◎ **吴左**南庄

先便后血，胸腹作痛而下，脉象沉细。此系中虚，脾不统血，宗归脾大意。

党参　枣仁　地榆　炮姜　炙草　白术　木香　楂炭　茯神　丹参　当归　远志　藕节炭

二诊

前投归脾法，便血得减，中脘有时作痛，脉象沉细。仍以其法守之。

党参　炮姜　丹参　楂炭　甘草　白术　地榆　远志

枣仁　黄芪　归身　木香　藕节炭　桂圆肉

三诊

先便后血，此远血也，已经十余年矣，内热癖胀。沉痼之疾，理之不易，宗《金匮》法。

党参　冬术　阿胶　当归　黄芪　黄芩　地榆　生草　生地　附子五分　伏龙肝

◎ **钱左**乌鹊桥　疟

伤风咳嗽起见，转为日疟，业经四次，寒微热重，胸闷咳窒不畅。治以开泄。

柴胡　杏仁　茯苓　羌活　苏叶　前胡　象贝　橘红　米仁　佩兰

◎ **蒋右**皮市街

长斋①胃薄，湿热易阻，便痢红积之后，二便不爽，口腻，渴不能饮，脉滑数。先从气分疏通。

青皮　神曲　白芍　通草　枳壳　麦芽　杜仲　猪苓　木香　归身　茯苓　泽泻　佩兰

◎ **彭左**宫巷

咳呛，稍能得寐，痰吐白沫，形倦，脉弦滑。痰饮内蓄，肺有郁热也。

桑皮　银杏　橘红　蛤壳　半夏　苏子　杏仁　紫菀　青黛　茯苓　款冬　瓜蒌

◎ **俞左**斜塘

吐血后频有咳呛，胃纳呆钝，自汗，脉数。肺胃有热，有痰郁蒸，当先清养。

沙参　骨皮　扁豆　川贝　生草　桑皮　苡仁　杏仁　蛤壳　青蒿

◎ **赵幼**带城桥

下痢两月有余，色白，近转水泻，舌白苔薄，脉细数。稚质阴气已伤，湿热未楚，理之棘手。

白芍　地榆　车前　猪苓　炙草　楂炭　泽泻　通草　木瓜　红曲　茯苓　莱菔荚

二诊

下痢传为水泻，绵延两月余，腹膨，溲少，口渴，舌苔薄白。阴伤而湿热未楚，理之不易。

茯苓　滑石　山药　白头翁　猪苓　阿胶　川连　七香饼　泽泻　扁豆

三诊

久痢阴气已伤，宜节食物为要。

---

① 长斋：谓佛教徒长期坚持过午不食，后多指长年吃素。

白术炭　茯苓　怀药　宣木瓜　白芍　猪苓　扁豆

谷芽　炙草　泽泻　车前　神曲　荷叶蒂

◎ **金左**干将坊

心火抑郁，口舌作痛，不饥、不食、不便，胃亦病也。

金石斛　蒌仁　苡仁　麻仁　连翘　鲜竹茹　杏仁

桑叶　竹叶　蔷薇露　枳壳　扁豆　炒丹皮

◎ **陆左**郭巷西泾湾

类疟之后，宿癖攻胀，面浮腹膨。防其中满。

青蒿　生鳖甲　陈皮　淮小麦　建泽泻　炒丹皮

鸡内金　炒陈曲　茯苓皮　瓦楞　腹皮　南楂

另，人参鳖甲煎丸。

◎ **严清二叔**

肝阳挟痰湿，升扰逆胃，头眩泛恶，舌白苔腻。以苦辛降逆为治。

左金丸　制半夏　枳壳　牡蛎　谷芽　老苏梗　橘红

茯苓　甘菊　生姜　生香附　竹茹　白芍　甘草

二诊

泛恶头晕得减，脉象濡细右滑。肝肾下亏，痰湿中阻，仍当宣理痰气。

香附　橘红　白芍　甘菊　生草　川贝　半夏　牡蛎　茯苓　谷芽　料豆　竹茹　佛手黄

◎ **胡左**车坊

寒湿袭于厥阴之络，左偏疝气，起经三载，发则自少腹而下及睾丸，盛则呕吐，舌白苔腻。年逾五旬，难许根除。

白芍　茴香　柴胡　青皮　肉桂　川楝　延胡　泽泻　木香　橘核　牡蛎　荔枝核

二诊

左偏狐疝，远行则下坠，此由于中虚寒湿袭于肝络所致。拟以丸剂缓调。

补中益气丸、橘核丸，俱用焦锅巴汤送下。

◎ **沈左**

咳粉痰多。

苏子　款冬　蛤壳　茯苓　菔子　桑皮　冬瓜子　橘红　芥子　杏仁　米仁

◎ **吴左**察院场

湿热痰滞内阻，胃呆纳少，胸闷便溏。从中宫疏理。

藿梗　麦芽　白芍　陈皮　香附　砂仁　川朴

茯苓　神曲　香橼　白术　泽泻　炒香谷芽

◎ **孙右**　疟后受邪

疟后感受风热，乍寒乍热，脘腹胀。宜先疏散。

荆芥　白蒺　橘红　砂仁末　防风　秦艽　续断　佩兰叶　牛蒡　丝瓜络　茯苓　嫩桑枝

◎ **王右**仓街

左乳房肿胀作痛，寒热往来，头胀胸闷，舌白口渴。此系感受风热郁蒸，妊躯八月有余，防其增重，先疏达。

荆芥　青皮　瓜蒌　防风　土贝　枳壳　苏梗　橘红　淡豆豉　葱白头

◎ **徐左**常熟

肝胆湿热，上升则为鼻渊，下注则为梦泄，治从两顾。

桑叶　川贝　苍耳　牡蛎　猪肚丸　萆薢　石决　辛夷　山药　知母　料豆　沙苑　茅根

◎ **范右**白塔里

咳呛得减，经停不至者，一月有余，舌白，脉弦细。疟后肝脾气滞，营血不调也。

苏梗　杏仁　延胡　牛膝　香附　桃仁　归尾　桑叶　青皮　楂炭　赤芍　象贝

◎ **陈左**荡市　便血

痎疟之后，转为便血，疟癖攻胀，已经两载有余，而近复客受秋凉，日疟数次即止，内热，脉左弦数右软弱。肝脾营气内亏，血不统藏，宗归脾大意。

党参　当归　地榆　楂炭　青蒿　丹皮　白术　赤芍　木香　红曲　柿饼

二诊

便血二年有余，时有黏腻之物，兼客秋凉，日疟数次。血去阴伤，法当平补。

党参　归身　煨木香　泽泻　茯苓　白术　白芍　青蒿　柿饼炭　黄芪　地榆　丹皮

◎ **朱右**盛家带　食复

伏邪病未经清理，食复发热，今交四日，身热不扬，头胀胸中懊恼，呕恶便秘，脉右滑数，舌苔糙黄。年逾五旬，邪蒸胆胃，防其变幻增端。

豆豉　柴胡　橘红　神曲　郁金　黑栀　赤芍　半夏　瓜蒌　菔子　枳实　甘草　竹茹

◎ **张左**本巷　伏邪

暑湿伏邪郁蒸阳明，身热盛，已经十三日，曾经鼻衄，舌白苔腻，脉濡细。阴分素亏，邪热夹湿夹滞留恋。

越鞠丸　蔻仁　杏仁　青蒿　腹皮　佩兰叶　橘红　米仁　丹皮　泽泻

◎ **汪左**庙前

心在声为笑，以有所思，郁郁则火炎于上所致。近客风热，右牙龂肿胀作痛。起经旬余，防结牙痈。

荆芥　土贝　白蒺　菔汁　枳壳　防风　天虫　桔梗　生草　橘红　牛蒡

又

牙龂肿势已退，神情有时呆钝，脉象滑数，时自喜笑。此皆痰火有余，法当清降。

羚羊　橘红　枳壳　菔子　茯神　石决　胆星　苏子　龙齿　天竺黄　川贝　白金丸[①]

◎ **王左**天后宫前

下痢色赤，腹痛，里急后重，小溲窒塞。伏邪湿热，蕴结肠胃。

川连　槟榔　白芍　木香　桃仁　黄芩　川朴　枳壳

楂炭　红花　当归　地榆　青皮　甘草

◎ **钱左**平桥　疟后

伏邪湿热，痰滞郁蒸为疟之后，体倦乏力，胃纳呆钝，舌白苔腻，脉濡滑。本元不足而湿痰未尽，尚防反复。

苏梗　丝瓜络　橘红　米仁　桑枝　香附　半夏　续断　秦艽　谷芽　越鞠丸　茯苓

◎ **吴左**中由吉巷

伏邪湿热积滞互阻，便泻，舌黄苔浊。防其传痢。

藿梗　楂炭　建泽泻　半夏　木瓜　苏梗　越鞠丸

陈皮　腹皮　赤茯　川朴　蔻仁　七香饼

◎ **林左**南庄

劳力中虚，湿热内郁，以致损伤肝脾，血失统藏，大便下血，有时夹积，腹笥膨硬作痛，脉弦，舌白。宗逍遥散法。

柴胡　白芍　白术　神曲　当归　茯苓　木香　楂炭　菟丝饼　炒谷芽　泽泻　陈皮

二诊

大便下血一年有余，遇劳即发，内热盗汗。阴气并伤，未能速效。

党参　赤芍　南炭　丹参　白术　柴胡　黄芪　陈皮　当归　升麻　甘草　柿饼　菟丝饼

三诊

便血次数大减，形神疲倦，脉细数，舌光无苔。营气交亏，法当并补。

党参　白术　赤芍　陈皮　菟丝饼　生地　当归　炙草　柿饼　龙眼肉　黄芪　麦冬

◎ **吴左**悬珠[②]

暑湿伏邪为痢，已经五十余日，腹痛，里急后重，舌白，不渴，溲少，脉濡细。法当疏通。

苏梗　川朴　红曲　赤芍　泽泻　通草　青皮　楂炭　陈皮　车前　槟榔丸

二诊

下痢得爽，内热，脉形细数。阴伤湿热未楚也，治以前法。

黄柏　白术　泽泻　生草　秦皮　神曲　车前　白头翁

川朴　木香　赤芍　川连　补中益气丸

---

① 白金丸：方出《普济本事方》，由白矾、郁金组成，主治痰涎阻滞包络、心窍所致的癫狂证。

② 悬珠：地名，位于今之苏州唯亭地区。

◎ **吴左**宫巷　伏邪

湿热伏邪挟痰，蕴蒸肺胃，身热胸闷，咳痰浓厚，胃纳无味，便溏。年近耄耋，恐其不可支持，且以宣泄肺气。

前胡　橘红　神曲　菔子　泽泻　牛蒡　川贝　麦芽　茯苓　佩兰　豆豉　楂炭　杷叶

◎ **余左**斜塘

血后咳呛得松，胸脘痞闷。络中气血不和，防其再蹈前辙。

桑皮　藕节炭　沙参　米仁　川贝　甜杏　蛤壳　新绛　甘草　兜铃　覆花　扁豆

二诊

咳呛稍减，舌白苔腻，仍以前法损益。

北沙参　薏米　兜铃　怀山　玉竹　生蛤壳　川贝

生草　扁豆　炙桑皮　叭杏[①]　藕节灰

◎ **王左**斜塘

风热秋燥上乘于肺，咳呛胁痛见红，泛恶，舌白。起经六日，当先开泄手经。

紫菀　覆花　苏子　竹茹　牛蒡　新绛　半夏　茯苓　象贝　橘红　杷叶

二诊

咳呛胁痛，复增寒热。风热清燥伤肺，仍当开达。

牛蒡子　紫菀　苏子　杏仁　淡豆豉　覆花　蛤壳

象贝　前胡　新绛　瓜蒌皮　郁金　杷叶露

◎ **王左**

胃寒浊饮内阻，中脘作痛，甚至泛吐清水。起经半月有余，宜先宣通疏降。

吴萸　香附　姜夏　茯苓　干姜　青皮　川朴　生姜　木香　橘红　砂仁　红枣

二诊

温通之下，脘通，泛吐清水得减，续客秋凉袭肺，以致寒热咳嗽，痰浓，舌白。宜先治标，小心增重。

带叶苏梗　牛蒡　橘红　茯苓　莱菔子　香附

前胡　半夏　紫菀　生姜　青皮　象贝　红枣

◎ **张左**

中虚湿滞易停，便溏，脉细，舌苔薄黄，质光剥。仍以前法加减。

党参　白芍　菟丝饼　神曲　扁豆　白术　甘草

春砂仁　木瓜　香谷芽　川朴　木香　肉果

◎ **陆左**府吏舍

伏邪湿热为痢，色赤腹痛，澼澼不畅。苔[②]黄糙垢，脉濡滑数。病延四十余日，防成休息。

---

① 叭杏：即甜杏仁。

② 原抄本无“苔”字，据文义补。

青皮　红曲　车前　川朴　滑石　枳壳　赤芍　槟榔　陈皮　甘草　楂炭　丹皮　木香

◎ **古**车坊

癞疝肿胀，时大时小。得于襁褓时溺闭，起见已经二年，不易除根。

青皮　川楝　茴香　南楂　归尾　橘核　木香

土贝　荔枝核　昆布　延胡　通草　牵牛子

◎ **金云樵**

风邪挟湿，交蒸阳之络分，阳明主肌肉而利机关，所以周体酸疼，头胀胸闷，脉弦滑。防作疟。

柴胡　秦艽　白夕　瓜蒌　苏梗　丝瓜络　枳实　桑枝　羌活　保和丸　橘红　茯苓

◎ **蒋左**曹胡徐巷

阴亏之体，脱力劳伤，无梦遗精，腰腿酸楚。素有疝疟偏右，不时举发。治当兼顾。

党参　杜仲　陈皮　青皮　茯苓　白术　木瓜

白芍　沙苑　升麻　归身　茴香　香附　桑枝

◎ **沈幼**周庄　秋凉袭肺

秋凉袭肺，寒热旬余不解，面浮，舌白苔腻。宜先开达手经。

紫菀　象贝　半夏　枳壳　牛蒡　橘红　竹茹　豆豉　前胡　茯苓　杷叶

◎ **陆幼士兄**府吏库

昨交秋分，利次较多，舌黄糙较化，腹痛，里急后重。湿热积滞于肠胃，气分失于宣通所致，仍须通因通用，未可止涩。

川朴　制军　赤芍　红曲　肉桂　枳实　青皮　槟榔　泽泻　炮姜　生木香　陈皮　楂炭

◎ **朱左**车坊

下痢一年，色赤，肌灼，舌白苔腻。湿热交蒸肠胃，已休息，不易速痊。

白头翁　黄柏　红曲　地榆　炒丹皮　楂炭　陈皮　赤芍　木香　秦皮　川朴

◎ **许右**萧家巷

风邪挟痰，痹于络分，左肩胛酸楚作痛，引及颈项。起经七日，未易速愈。

防已　半夏　新绛　丝瓜络　独活　橘红　秦艽　片姜黄　白蒺　旋覆　桑枝

◎ **陈左**过驾桥

讴歌气虚，湿火下注，肛门肿痛下坠，舌苔薄黄，脉右软弱，左部弦细。未易速效。

萆薢　牛膝　槐米　丹皮　黄柏　陈皮　泽泻　赤芍　知母　枳壳　山栀　脏连丸

二诊

阴分不足，湿火下注，内痔作痛，便坚带血。仍当清润为治。

川连　黄柏　枳壳　归尾　青麟丸　细地　知母

瓜蒌　泽泻　脏连丸　犀角　槐米　杏仁

◎ **陈左**悬珠

下痢红积，起经两月，腹中啾唧作痛。湿热伏邪郁于肠胃，防其胃惫噤口。

苏梗　楂炭　陈皮　枳实　川朴　红曲　泽泻　木香　青皮　赤芍　地榆炭　莱菔荚

◎ **倪左**护龙街

伏邪病十有一日，身热不为汗解，咳少，舌苔薄黄，下午稍有形寒，脉左弦数。邪在少阳阳明，以温胆法和之。

柴胡　半夏　楂炭　竹茹　豆豉　陈皮　茯苓　生姜　枳实　神曲　甘草　红参

◎ **张左**庙前

痰热留恋，肺胃失肃，内热，胸闷咳嗽，舌苔薄黄，便行不畅。治从手经泄化。

桑叶　枳实　橘红　通草　青蒿　杏仁　桔梗　蔻仁　丹皮　蒌仁　杷露

二诊

寒热已解，内热未楚，胸膈作胀，大便不行，脉滑数。阴分素亏，邪热留恋也。

青蒿　橘红　杏仁　通草　丹皮　枳实　蔻仁　佛手　黄芩　瓜蒌　茯苓　保和丸

◎ **叶左**千墩

脾生湿，湿生热，湿热为痰，袭于络分为胀，闭结膀胱，便溏，溲赤不爽。治从气分疏通。

苏梗　半夏　泽泻　腹皮　佛手　香附　陈皮　丁香　米仁　通草　川朴　车前　蔻仁

◎ **陆左**府吏库

脉左寸弦数，咽喉内关时痛时止。肾水不足，心火上炎，坎离失交所致，宗景岳法。

元参　麦冬　土贝　灯心　川连　木通　连翘　桔梗　细生地　射干　兜铃　甘草

◎ **张左**狮子口　类疟

伏邪挟痰湿，互阻胆胃，寒热往来，欲疟不准，舌白苔腻，已经六日，泛恶胸闷。逾候不解，小心增重。

苏梗　橘红　柴胡　甘草　枳实　竹茹　茯苓　佩兰　半夏　杏仁

◎ **吴右**谢衙前

伏邪湿热为痢，赤白相兼，昼夜二十余次，后重里急，腹鸣，舌白中剥。阴气素亏，又值怀麟八月，手阳明大肠司胎之际，防其秀而不实。宗仲圣热痢下重法。

白头翁　赤芍　川连　陈皮　荠菜花　黄柏　地榆

泽泻　秦皮　甘草　青皮　蔻仁　香稻叶

二诊

痢次较稀，腹鸣，后重，舌光苔白。阴虚之体，兼之怀麟腰酸者，恐其胎元不固。

白头翁　地榆　川柏　稻叶　杜仲　荠菜花　阿胶

陈皮　川连　菟丝饼　秦皮　青皮　赤芍　生草

◎ **李左**言[①]

间日疟发为口疮，舌白苔黄，来时热势颇重。法当清泄。

青蒿　知母　陈皮　炒谷芽　黄芩　土贝　川斛　白芦根　丹皮　连翘　炒米仁

◎ **蒋左**阳城

舌苔较化，痢次稍减，里急后重仍然。湿热积滞互阻肠胃也。

白头翁　神曲　秦皮　枳实　酒制军　川连　桃仁

车前　川柏　丹皮　楂炭　陈皮　赤芍

◎ **王右**悬珠

风邪袭入营分，发为风疹，满布作痒。起经旬日，尚须疏散。

荆芥　防风　赤芍　桑叶　胡麻　豨莶草　白夕　蝉衣　丹皮　连翘　细地　陈皮

◎ **周左**斜塘

血后咳呛，虚劳之机，理之不易。

沙参　甜杏　牛蒡　泻白　川贝　蛤壳　阿胶　兜铃　糯米

二诊

血后阴气大伤，咳呛阵作，得食稍止。中虚，土不生金，仍防涉怯。

沙参　百合　苡仁　蛤壳　地骨皮　洋参　麦冬　龟板　桑皮　糯米　生地　扁豆　白芍

◎ **张左**观前

吐血屡发，胸胁腰背隐痛，咳呛盗汗。离络之瘀，蒸灼肺胃，尚防涌溢。

旋覆　桑皮　蛤壳　郁金　新绛　川贝　丹参　茅根　苏子　杏仁　淮麦　藕汁

◎ **徐左**仓街

伏邪为疟，日作五次，热重寒轻。治以清泄。

清疟饮[②]去甲、漆。

温胆加生姜、红枣。

二诊

伏邪湿热交蒸胆胃，日疟轻重不齐，胸闷，舌白腻，来时寒轻热重。仍当和解达泄。

柴胡　川朴　橘红　草果　黄芩　半夏　竹茹　知母　青皮　茯苓　姜　枣

◎ **赵左**车坊

痰红之后，咳呛，行动气喘，脉细小无力。肺肾两亏，痰饮上泛之象，宗景岳法。

当归　橘红　茯苓　紫石英　炙草　川贝　杏仁

倭铅[③]　熟地海石粉炒　蛤壳　冬花　苏子

◎ **李左**斜塘

秋燥上乘，咳呛损伤肺络，以致失血，胸胁肩背作痛，脉左弦数。防其涌溢。

---

① 言：地名，言桥之简写。

② 清疟饮：出自《医学问对》，由青蒿、炒蜀漆、知母、花粉、淡芩、鳖甲、丹皮组成，功效清肺胃热，破血清疟。

③ 倭铅：锌的古称。

覆花　青蛤散　茜草　杏仁　兜铃　新绛　川贝

侧柏　桑皮　茅根　苏子　丹参　黑山栀　藕汁

◎ **余世山**

湿热伏邪为痢，已经两旬有余，赤白相间，近增左胁以及肩胛作痛。此系肺肝络分气血失宣，防吐红。

覆花　青皮　丹皮　楂炭　红曲　新绛　枳壳

川朴　橘络　地榆炭　延胡　赤芍　鲜佛手

二诊

下痢次数得减，咳嗽不畅，胸胁以及肩胛以然作痛。此系肺肝络分之中，风热蕴袭，仍虑见红。

牛蒡　新绛　枳壳　赤芍　炒丹皮　前胡　延胡　楂炭　地榆　青葱管　覆花　青皮

◎ **许右**装家桥

肝郁肺气失宣，痰浊痹于络分，左乳下抽掣作痛，咳痰不爽，心宕[①]，脉濡，舌白。营阴亦属不足，先以宣络化痰。

覆花　延胡　苏子　青皮　瓜皮　新绛　白芍　杏仁　橘络　川郁金　青葱　当归　生草

二诊

肺肝气分不宣，痰痹于络，咳痰不爽，以致脉象郁涩。治以开泄。

紫菀　新绛　白杏仁　青葱管　牛蒡　延胡　瓜蒌皮

川郁金　覆花　橘络　青皮　枇叶露

◎ **费左**悬珠

伏邪湿热为疟，未透早截，以致脘腹膨胀，按之坚硬，舌白苔腻，脉左弦右关不畅。病在肝脾，小心中满。

柴胡　蔻仁　腹皮　泽泻　青皮　神曲　陈皮　温中丸　川朴　鸡金　白芍

◎ **梁右**斜塘

咳呛吐血，五月有余，乍寒乍热，经停不至，形瘦便溏。阴伤阳无所附，已成虚劳，理之不易。

秦艽　归　山药　天冬　杞子　鳖甲　芍　扁豆　沙参　稻根须　青蒿　银胡　米仁

二诊

咳呛吐血之后，近增寒热往来，脉细软，经停不至。已入虚劳一途。

沙参　桑叶　柴胡　白芍　山药　秦艽　青蒿　当归　生地　扁豆　鳖甲　紫菀　稻根

◎ **蒋右**皮市街

脉象细数而滑，右盛于左，癸行一月数至，腰酸带淋，咽喉两关色红哽痛，交夜更剧。此

---

① 心宕：吴地方言，指心中有宕落之感，意与“心悸”相类。

系肝肾下虚，冲脉亦属不固，心火郁结，然相上炎。窃恐久而成痹，必须怡悦开怀，以佐药石。

元参　生地　牡蛎　杜仲　桔梗　洋参　黄柏　沙苑　丹皮　甘草　龟板　知母　稻根须

◎ **项左**醋坊桥

下痢色赤，已经三月有余，腹痛，里急后重，澼澼不畅，昼夜三十余次，胃纳式微，舌苔浮白质红，上颚痏糜，脉细无神。此伏邪湿热久踞中宫，阴气已伤，渐延噤口重症，防增呃忒变端，理之棘手。

白头翁　木香　楂炭　谷芽　川连　车前　荠菜花　青六散①　秦皮　泽泻　黄柏

二诊

前投苦味坚阴法，痢次较稀，但胃纳仍然式微。仍防呃忒变幻。

川连　地榆　楂炭　车前　枳壳　黄芩　赤芍　红曲

青皮　谷芽　甘草　桃仁　荠菜花　槟榔丸

◎ **马左**荡上

肾水不足，心火上炎，以致咳呛，音闪喉痹，蒂丁②下坠，脉象细数。渐入怯途。

元参　鼠粘　蛤壳　麦冬　桔梗　阿胶　甜杏　沙参

甘草　苡仁　兜铃　川贝　白糯米　官燕

◎ **李右**大儒巷

咳呛，痰吐不畅，盛则泛恶。此胃咳也，仍当开泄手经。

桑叶　杏仁　苏子　东仁　紫菀　竹茹　覆花　甘草　前胡　橘皮　蛤壳　杷叶

◎ **严左**过驾桥

秋凉引动伏邪为疟，间至寒热并重，业经三度，退则汗少，舌白，脉弦滑。法当和解达泄。

柴胡　半夏　瓜蒌　蔻仁　苏叶　橘红　茯苓　姜　青皮　枳实　杏仁　枣

二诊

间疟六度，寒轻热重，来势较减，退则汗出不畅，胸闷，脉弦数，咳嗽痰多。伏邪深蕴，未可止截。

柴胡　牛蒡　苏叶　蔻仁　蒌仁　前胡　羌活　杏仁　枳实　菔子　橘红　茯苓　姜　枣

◎ **蒋右**曹家巷

脾生湿，湿生痰，痰热郁蒸，以致咽嗌红痛，入夜更盛，胃纳呆钝。阴分不足，姑先清养和胃。

元参　土贝　扁豆　桔梗　荆芥　连翘　霍斛　甘草　射干　米仁　稻根须

---

① 青六散：即六一散加红曲。
② 蒂丁：即腭垂，亦称“悬雍垂”。

◎ **杨左**唯亭

中虚郁，脘膈痞结，得食则缓，脉濡，舌白。以建中法。

白芍　半夏　苡仁　陈皮　粗桂枝　茯苓　生草　黑枣　淡干姜　扁豆　白术　橘饼

◎ **朱左**龙墩山

类疟旬余，胃纳式微，形倦口干，脉左弦右软弱。当以清养和胃法。

青蒿　丹皮　米仁　洋参　石斛　知母　甘草　谷芽　黄芩　扁豆

◎ **李银乔先生**车坊

肺胃积热未楚，素体痰多，络分失宣，胸背作胀。治当两顾。

桑叶　苏子　知母　蒌皮　土贝　连翘　通草　丹皮　覆花　黑栀　茅根

◎ **王右**北街

湿滞交阻肠胃，便泄不畅，以致腹痛，舌苔白腻。怀麟之躯，小心不固。

川朴　青皮　香附　砂仁　当归　泽泻　苏梗　枳壳　木香　杜仲　陈皮　佛手

◎ **汤小峰**

伤风起见，痰热留于肺肝络分，曾有红症，因而触发，左胁不舒，吐红已将匝月。当先宣络，自宜静养调摄。

覆花　桑叶　茜草　料豆　新绛　丹皮　侧柏　白芍　郁金　川贝　苏子　藕节

◎ **马左**南庄

湿热久困，肝脾失于统藏，先便后血，由来十余载，腰脊酸楚，面浮，腹膨，内热，脉细数。理之不易，宗黄土汤法。

党参　黄芩　生地　赤芍　杜仲　鹿角　白术　附子　地榆　当归　炙草　黄土

◎ **徐左**过驾桥

伏热内郁，寒热往来，今交三日，胸闷脘痛，舌白苔微黄。病起夺精之后，防重。

四逆散加橘　半　神曲　楂炭　苏梗　青皮　瓜蒌　姜　枣

◎ **陆左**太平桥

下痢初起，误食酸物，以致咽嗌红痛。尚防增重。

荆芥穗　土贝　桔梗　生草　炒牛蒡　制蚕　南楂　槟榔丸　白前胡　枳壳

◎ **童幼**青龙桥

暑毒凝聚，结为额疔，起经四日，坚硬作痛，肿势散漫。防其走黄，毋忽视之。

桑叶　羚角　赤芍　连翘　丹皮　菊花　土贝　角针　草节　桔梗　荷梗

◎ **钮左**荡里村

暑热化毒凝聚，右手无名指肿胀作痛。起甫两日，防其结疔。

羚角　赤芍　地丁　桔梗　桑叶　丹皮　榆花　甘草　菊花　土贝　蚤休

◎ **章右**双林巷

阳明郁火深炽，上牙痈肿胀作痛，齿浮渗血。由来一载，不易除根。

桑叶　细地　麦冬　花粉　连翘　丹皮　知母　牛膝　石决　芦根

◎ **潘幼**白显桥

暑毒流注，发于右项之下，坚硬色白不变。襁褓体虚，恐难胜任。

牛蒡　荆芥　土贝　桔梗　苏子　前胡　天虫　芥子　甘草　荷梗

◎ **顾右**宫巷

左缠腰流注，产后体虚而发，不易消散，兼有咳嗽寒热。法当两顾。

苓桂术甘　半夏　覆花　赤芍　木香　白芥子　橘红　新绛　土贝　郁金

又

缠腰流注，起逾两旬，渐形焮赤，势欲成溃矣。产后体虚，恐难胜任。

覆花　当归　橘红　甘草　新绛　赤芍　芥子　青葱　木香　土贝

◎ **陶右**

暑风痰热，挟郁火伏于肺胃，右偏烂头乳蛾，起经四日，形寒头胀。宜先疏散下体流注，且以缓调。

豆豉　前胡　土贝　枳壳　甘草　牛蒡　天虫　苏子　桔梗　马勃　莱卜汁

◎ **胡幼**吉由巷

右时毒起经三日，肿胀作痛，寒热往来，舌白苔腻。宜先疏散，不可冒风。

荆芥　白夕　天虫　马勃　甘草　橘红　防风　牛蒡　土贝　桔梗　枳壳　卜汁　佩兰叶

◎ **徐幼**潭子里

胃火湿热郁结，结为上牙菌，起经月余，动则渗血，久延防有翻花之虑。腹痛便溏，兼有积滞互阻[①]也。且以和中。

苏梗　神曲　楂炭　泽泻　青皮　麦芽　陈皮　佩兰

另服犀角。

二诊

牙菌起经月余，频有腹痛。胃火湿滞交蒸所致，仍以前法。

青皮　赤芍　连翘　石决　佩兰　楂炭　丹皮　茯苓　土贝　白薇　神曲　麦芽

三诊

胃火湿浊痰滞蒸蕴，腹膨按痛，牙菌胀疼。治以清热疏滞化痰。

桑叶　土贝　青皮　茯苓　丹皮　连翘　川楝　佩兰　赤芍　腹皮　神曲

◎ **张幼**大城坊巷口

胎[②]火湿热上乘面部，发为游风，滋水作痒。鸱张未定也。

蒺藜　赤芍　菊花　人中黄　桑叶　黑栀　土贝　忍冬藤　丹皮　连翘

---

① 原抄本无“阻”字，据文义补。

② 胎：原作“治”，据文义改为“胎”。

◎ **陈右**宫[①]

缠腰流注，势欲成溃。

归身　苏子　炒扁豆　桑枝　赤芍　橘红　苡仁　谷芽　土贝　茯苓　生草　角针

◎ **徐左**宫巷

左足委中曲鳅流注，渐形焮赤，势欲蒸脓成溃矣。

防己　宣木瓜　茯苓　覆花　独活　川萆薢　土贝

新绛　粗桂枝　川牛膝　炙甲　陈皮　桑枝

◎ **钟幼**悬桥巷

胎火深蕴，发为口疳糜腐。襁褓恐不胜任。

香犀角　土贝　川连　生军　连翘　淡芩　人中黄

◎ **叶右**濂溪坊

风热郁于阳明，烂牙疳势正初起。

荆芥　天虫　人中黄　炒丹皮　牛蒡　土贝　枳壳　桑叶　白蒺　桔梗　蔷薇露

◎ **祝幼**吴衙场

鳝拱头[②]，溃脓未尽，昨小有寒热，避风为要。

桑叶　土贝　陈皮　苡仁　炒丹皮　荆芥　桔梗　麦芽　赤芍　生草

◎ **乔左**西街

风热郁火交蒸阳明，左牙龂肿，肿作痛，寒热往来。起经三日，防结牙痈。

荆芥　牛蒡　天虫　马勃　生草　防风　白蒺　土贝　桂枝　卜汁

二诊

牙龂肿势已退，再以前法。

荆芥　桑叶　土贝　桔梗　白蒺　天虫　马勃　生草　炒牛蒡　卜汁

◎ **张右**张香桥

阴亏之体，风热乘袭，咽红哽痛，蒂舌下坠，时痛时止。由来半载，防成喉痹。

荆芥　元参　射干　桔梗　甘草　前胡　土贝　连翘　莱卜汁

二诊

蒂舌之肿稍消，咽红哽痛。风热留恋，未经清彻故也。

牛蒡　前胡　天虫　桔梗　苏子　射干　荆芥　土贝　甘草　菔汁　元参

另服梅花点舌丹[③]。

---

① 宫：地名“宫巷”之简写。

② 鳝拱头：《外科正宗》载“鳝拱头，俗名‘脑猪’。患小而禀受悠远，此皆父精母血蓄毒而成。生后受毒，只发一次，其患肿高，破之又肿，皆由禀受时，原有衣膜相裹，毒虽出而膜未除，故愈而又发，脓熟肿甚者，用针刺破。又有风袭外口，患虽不肿，而不收口者，败铜散主之”。

③ 梅花点舌丹：方见《抄录陈氏秘方》《陈氏配制内外丸散膏丹秘集》。主治痈疽对口、发背疔疮，并一切无名肿毒，喉症痹亦用。

◎ **杜右**通关坊

外吹左乳肿胀作痛，寒热往来。起经半月，势欲蒸脓成溃。

青皮　瓜蒌　土贝　当归　麦芽　柴胡　枳壳　角针　甘草　牛蒡　蒲公英

又

右乳痈，业已刺溃，脓行颇多。法当托毒。

生芪皮　土贝　瓜蒌　归身　陈皮　枳壳　赤芍　生草　麦芽　蒲公英

三诊

乳串溃脓颇畅，昨客秋风，咳嗽，舌白苔腻。治当两顾。

桑叶　杏仁　陈皮　赤芍　枳壳　牛蒡　土贝　归身　瓜蒌　麦芽　草节　蒲公英

◎ **潘左**白塔子桥

本元不足，湿热下注于大肠，结为肛痈，正在尾闾之下，肿胀作痛。势欲蒸脓成溃，溃则难许收敛也。

党参　萆薢　川贝　赤苓　冬术　陈皮　泽泻　甘草　米仁　麦冬　稻根须

另服脏连丸。

◎ **吴幼**

鼻䘌疮，由于湿热上蒸所致。起经旬日，蔓延之势未定，宜忌鲜发。

桑叶　赤芍　白夕　茯苓皮　连翘　丹皮　土贝　菊花　茅根　米仁

◎ **金左**观东

风热郁火内炽，咽嗌红丝满布，牙齗肿痛，舌白苔腻。起经半月有余，自宜静养。

元参　牛蒡　连翘　甘草　荆芥　天虫　桔梗　葛根　薄荷　土贝　菔汁

◎ **陆右**府吏库

郁火挟痰，熏蒸咽喉，内关起瘰不痛，蒂舌下坠。防其成痹。

元参　天虫　牛蒡　石决　荆芥　土贝　桔梗　兜铃　射干　连翘　甘草　灯心

◎ **金幼**

风热肝火挟湿交蒸，右耳痈，脓出不畅，肿胀作痛，近增寒热风疹。且以疏散。

荆芥　赤芍　桔梗　菊花　牛蒡　丹皮　枳壳　土贝　白蒺　蝉衣　荷叶

◎ **江幼**碧凤坊

左耳后痰痈，起经月余，坚硬如石，寒热往来，舌白苔腻。襁褓恐其不克支持。

荆芥　防风　天虫　马勃　甘草　牛蒡　白蒺　土贝　桔梗　菔汁

二诊

耳后痰痈坚肿稍化，焮赤未退，尚防成溃。

炒牛蒡　制虫　甘草　山慈菇　荆芥　土贝　桔梗　炒神曲　白蒺　马勃　莱卜汁

◎ **陆幼**孙岳须场

抱头火丹，起经三日，正在发越之际，防其增重。

冬桑叶　白蒺　陈皮　忍冬藤　炒丹皮　连翘　米仁　草节　白菊花　土贝

◎ **钱左**察院巷

情怀抑郁，肝火湿热上乘，先经目赤，继而右偏头痛，舌苔腻浊。由来四月，小心痛盛失明。

羚羊　丹皮　牡蛎　白蒺　首乌　白芍　菊花　杏仁　桑叶　料豆　女贞　枳壳　酒制军

◎ **吴左**

穿腮痰痈，脓出颇畅，略觉痛楚。仍以清营泄热。

羚羊角　桑叶　土贝　桔梗　花粉　细地　赤芍　炒丹皮　生草　交藤

◎ **高左**南仓桥

内痔下坠，引及肛畔肿硬。皆由于湿热下注使然，仍防结痈。

制军　枳壳　赤芍　牛膝　川连　瓜蒌　知母　陈皮　槐米　归尾　黄柏　益元散

◎ **丁右**乌鹊桥

先肿后咳，自脾及肺，其中夹受风邪，以致四肢浮肿，上延于面，咳呛频作，曾有寒热往来，舌白苔薄，脉象细郁不畅。当先开门以肃肺气。

麻黄　前胡　腹皮　防风　牛蒡　桑叶　茯苓　陈麦柴[①]　紫菀　杏仁　米仁　杷叶

◎ **蔡右**

风热郁火交蒸，烂喉风偏左为盛，蒂丁下坠，形寒，舌白苔腻。防其鸱张增重。

豆豉　牛蒡　前胡　桔梗　甘草　佩兰　荆芥　天虫　土贝　苏子　菔汁

◎ **林左**

湿热下注，肛畔之间结肿且硬，素有内痔便血。阴分不足，防成肛痈。

苏梗　陈皮　炙甲　萆薢　香附　槐米　牛膝　泽泻　土贝　枳壳　脏连丸

◎ **陈左**荡市

痢久阴伤，中气亦虚，而湿热犹未清楚。仍守前意损益。

党参　归炭　丹皮炭　煨木香　青皮　白术　赤芍

枣仁　桂圆　柿饼炭　黄芪　地榆炭　茯神

◎ **李左**悬珠

暑湿内伏，近复客感秋凉，而为日疟，疟经四次，舌白，脉细弦。若不避风，有逆之变。

柴胡　陈皮　丹皮　甘草　苏叶　半夏　茯苓　竹茹　青皮　赤芍　生姜　红枣

批注：痢症后重有五，有火热，有气滞，有积滞，有气虚，有血虚。

頞即山根[②]，辛頞即山根酸痛也。

下利忌发汗。

---

① 陈麦柴：即麦秆草，功效利尿消肿。

② 頞、山根：均指鼻梁。

◎ 吕仁甫看毛姓方 戊子年六月二十日

暑湿伤中，吐泻三日，肤冷汗渍，六脉细伏，语甸音低。症势极重，即防阴阳枢纽失键，转虚致脱。

党参 白术 炮姜 煨木香 破故纸 乌梅 茯苓

附子 吴萸 草果 木瓜 姜夏 陈皮 牡蛎

张大爔及门人凤在元医书三种

凤氏医案

内科脉镜

凤考分省伪药条辨

校记

张大爔，字仲华，号爱庐，江苏吴县(今属苏州市)人。精于医术，善治伤寒，与杨渊齐名。尝著《临证经验方》。

凤在元(1822—1879年)，字实夫，号春波、凤兮山叟，籍贯苏州府吴县洞庭乡(今苏州市吴中区金庭镇)。为洞庭凤氏家族迁吴第二十三世。祖凤树槐，父凤日杲。凤在元幼始业儒，议叙七品衔，后投吴门张大爔习医，数十年间颇具医名，兼善书画。于咸丰十一年(1861年)或同治二年(1863年)至崇明县避难，至少居停至同治五年(1866年)，期间屡以医术活人，与晚清名臣黄清宪等人有交往。凤在元存世著作有《凤氏医书三种》，包括《凤氏医案》《医师秘籍》《内科脉镜》。事迹见于民国七年(1918年)《重纂洞庭凤氏宗谱》及《凤氏医书三种》之《凤氏医案》诸篇序言。

《凤氏医案》

《凤氏医案》四卷，凤在元撰。此书成于同治五年(1866年)，序五篇，跋一篇。五篇序分别为黄清宪、施清镳、王炳、施应萱序及自序一篇，跋为凤氏自署名。正文四卷，共计131则医案。值得注意的是，严世芸主编《中国医籍通考》“张仲华医案”条下按语指出本书与其师张大爔《临证经验方》与之序、跋文字一致，但署名为凤在元而非张大爔，认为“事有可疑”。张氏《临证经验方》(或作《爱庐方案》《爱庐医案》《张仲华医案》)原书“共一百余案”(柳宝诒语)，因曾毁于兵燹，现存诸版本皆仅剩七十六案。经进一步比对研究确认，本书在内容上与现存张氏《临证经验方》有七十六案重复，意即《凤氏医案》几乎完全涵盖了现存张氏《临证经验方》内容，并多出五十五案，且书写叙述、用药风格较为统一，处方格式与药物排列方式较之现存张氏诸版本要更为合理。加之凤、张二人的师徒关系，本书具有极大可能是张氏原书的完整版，但冒名原因仍有待探索。

此书成书后从未刊刻，现存稿本为孤本，藏于上海中医药大学图书馆。本书采用上海中医药大学图书馆藏稿本《凤氏医案》为底本整理点校。

《内科脉镜》

《内科脉镜》二卷，凤在元辑。此书成于光绪丁丑年(1877年)，全书内容按五脏、六腑分为二卷，共计十二篇。各篇体例基本统一，除各脏腑图外，其余大体节录自清代江瞰涵《笔花医镜》卷二“脏腑证治”部分。脏腑排序与《笔花医镜》稍有调换，文本细节有少量表述差异。五脏部分依次为心、肝、脾、肺、肾，每脏又以全图、主病、药队、列方依次展开；六腑部分依次为心包络、小肠、大肠、膀胱、胆腑、胃腑、三焦，除心包络与三焦之外，每腑亦以全图、主病、药队、列方展开。每篇开篇为脏腑图，包括图示一幅，图附文字引自《黄帝内经》《难经》的脏腑生理病理与经络条文，最后分述其脏腑虚实见证及气血流注时辰。其次为脏腑主病，先总论脏腑生理病理主病，次将各见症分列条陈，分别配以主治之方剂名。第三为各脏腑药队，每脏腑下分补、泻、凉、温，其下又分猛将、次将，与《笔花医镜》原文基本一致，与使用类似药物分类方法的《本草害利》在具体药物归类方面略有不同。最后为各脏腑列方，即将主病部分所列方剂按方名、主治、药味剂量、煎服法按顺序列出，亦与《笔花医镜》基本一致。在每首方剂后之后，有"附歌"七言歌诀一首，未查得出处，应为凤氏自作。心包络篇自"主病"以下皆无，三焦篇无"列方"。据《凤氏医案》施应萱序，凤在元为吴门张大爔弟子，但《内科脉镜》内容大多由《笔花医镜》辑录而来，故反映凤氏本人学术思想有限。

此书成书后从未刊刻，现存稿本为孤本，藏于上海中医药大学图书馆。本次采用上海中医药大学图书馆藏《凤氏医书三种》光绪丁丑稿本为底本整理点校。

《凤考分省伪药条辨》

《凤考分省伪药条辨》不分卷，凤在元撰。本书由南京中医药大学中医药文献研究院教职工自费收购而得。原无书名，通过序言内容得知作者为凤在元，结合凤氏生卒，推定本书成书于晚清咸丰至光绪五年(1851—1879年)之间。内容体裁与郑奋扬《伪药条辨》(1901年)、曹炳章《增订伪药条辨》(1927年)相似而又有所不同，更为偏重市售药物的分类评价，经讨论定为今名。

其体例别致，按省区分别列举各地出产药物，语言表述偏口语化，用词极具吴地地方特色。题材新颖，主要介绍各省出产药材的异名、产地、性状、品类优劣与鉴别方式、行销状况。内容丰富，体裁少见，可以从中一窥晚清时代苏南地区的市井民情、国际形势。南京师范大学黄征教授据现存抄本书写字形判断为20世纪50年代抄本。

风氏医案

洞庭凤在元著

原著　清·张大爔　凤在元

点校　薛昊　陈杞然　吴纪东

黄序

同治丙寅岁，余馆于东乡施氏，谈者时时道吴门凤氏实夫精于医。余心仪其人，而未识其面也。秋杪馆主人之小妻病，诸医束手，咸谓不可救，乃具礼延实夫至。至则曰："此易治也，无恐。"余更奇其言，而未睹其效之果何如也。乃一服而病良，已而更三数服，而病竟瘳。然后叹实夫之果精于医，而谈者之言为不谬也。既实夫介馆主人，以其所著凤氏医案问序于余。余尝读史，至方伎传见其中所载诸神医治病神妙，可惊可喜。然窃疑传其人传，其医之神而不并传其方以惠世，以为是子虚也；是上之流乃传闻之太过而史氏之本诞耳。今阅实夫之书，病不易于古，而方皆造乎神，乃知精于医者，果有如是之神妙也。然余由是盖叹实夫之果精于医，而尤喜其能公其方以惠世也。遂不辞而为之序。

崇明黄清宪拜撰

施序

医之为书，肇自黄帝、岐伯之《灵枢》《素问》。厥后入其室而窥其奥者，张、刘、朱、李四大家。轶后超前，罕与为匹。近有实夫凤先生，名医托业，避难来崇，吾崇之，受其治而全活者，指不胜屈。著有《凤氏医案》一书，所载经验诸方，皆先生手治之症，流传其名已久。丙寅冬，受其书而读之，爱其原本内难①，惨淡经营②，论则本于仲圣之伤寒，又参以吴又可之瘟疫，益叹吴门之精于医者叶天士、薛生白两家已专美于前。得先生之书，以踵其盛，行将鼎足而三矣。谚有云：不为良相，即为良医。窃谓良相之旋转乾坤，功有裨于中外，良医之挽回造化，术有济于蚩氓。先生医学宏深，诚不能赞其万一，而良相良医之两语可用以为先生赠也。

是为序。

世教弟施清镒拜跋

① 原本内难：指其学理，本于《内经》《难经》。
② 惨淡经营：此处用的是本义，煞费苦心地从事某事。结合时代背景，亦合于在困难环境中艰苦从事某事的含义。

王序

医者意也，使不用精意以参之，虽胸中有数万成方以治病，似乎可矣。而岂知即所谓刻舟求剑、胶柱鼓琴者欤？仆之畏友有凤氏实翁者，系吴门望族，与仆避难瀛洲，始得瞻韩[①]把晤[②]之余，风流潇洒，雄辩高谈真名士也。论其才艺，书法丹青仆已不逮，至医学一道，犹胜倍蓰。自至崇迄今，屈指五载，凡宿病沉疴，实翁所挽回者，不可枚举。近著《医案》一书，皆实翁素所临证得心应手之方，仆细心潜玩，始知悉宗诸大家手笔，更复参以精意，绝不拘滞，自然百发百中，会见卢扁重生矣。是集亦仿先哲《指南》之意，而较《指南》更有近焉。

世教弟王炳谨跋

① 瞻韩：形容初见面的敬词，典出李白《与韩荆州书》。意谓久欲相识。
② 把晤：意指握手晤面。

施序

吴门凤实夫先生，自癸亥岁避难来崇居停，密迩获与订交，睹其丰致洒如也。聆其言论，蔼妙也。屡与饮酒于这山、翌重两兄之别墅，窥其举止，和中带肃，庄如□胸至慧珠，笔无伪韵，四方介绍而索书求画者，骈肩接踵，先生从不一拒；要其刻意而□于名大家者，□不在此。盖先生幼业儒名，心久澹壮，作幕宦海，旋回抱其燮阴理阳之志，郁其安人济世之才，他无所就，抚之于医。早岁曾受业于张爱庐老夫子，宗其瓣香心法，青出于蓝，冰寒于水。数十年解屐所届，广陵明月，申浦早潮，凡通都以至僻壤，遇至危险之症，赖先生存活者，辄见黍谷春回，病竖宵遁。近于馆课之暇，取生平经验良方与夫，脉案病因条分缕析，衷而辑之，遂以成帙。其心则菩萨救世之心，而其书即太微功过之格，名曰《凤氏医案》，较诸叶氏《临症指南》不惟骖靳[①]而已。书既成，索序于余，余自揣□陋于医学之高深，一词莫赞，且此特吉光之片羽耳。他日掺之，佥熟按之，佥深临证，盖多奏效。盖巧将必又有续辑医案以为后学之津逮者，余谨拭目以俟之。

同治丙寅嘉平月

世教弟施应萱谨序

① 骖靳：指前后相随。典出《左传·定公九年》："吾从子，如骖之有靳。"

临证经验方序

医药一道，任莫重而权莫大。人儿无恒，不可以作巫医，有恒心，然后有恒学，有恒学，然后可以造乎道。顾必博览群书，静参气运，穷其源，探其本，洞明医理，而后能出而问世。盖临证如临敌，死生系之毫端，安危定于片刻。惟凭一诊以定死生，吁可畏也！敢不兢兢乎？试为扼其大要有三：一曰审证，譬之料敌，知理、知势、知节，方能制胜；一曰用药，譬之命将，量力、量才、量性，方能胜任；一曰立方，譬之交战，行阵不乱，纪律森然，进退有权变，前后有顾盼，方能奏捷。明乎三者之理，庶几临证可以无疵。更有进者，方必有胆如鼓然，无胆其声木，方必有钥如锁然，无钥其用废。是以必藉乎法，法以绳其方，参配合之宜，辨相须之巧。考之《内经》十八卷，只有七方，赖汉时张长沙著《伤寒》，一百一十三方，三百九十七法，阐发出治之旨，其寿世之功伟矣。孙思邈传《千金方》，似与仲圣之方异，而实即从《伤寒》正途所化。厥后虽代有名家，著方立论，未免各随所好。要之，方无定法，药无偏用，规矩准绳，毋稍固执，达权通变，勿好新奇。《易》曰："拟之而后言，议之而后动，拟议以成其变化。"又曰："神而明之，存乎其人。"人为万物之灵，灵机慧眼固所共有，无如人欲所蔽，致生障碍。苟能清心涤虑，病态自显真伪，余每余临证之际，一洗执着，虚衷以俟病机之触，如是兢兢立方，求其方之适然于心者，仅十之二三。惜随手散失录存者少迩已衰者，精力疲乏，追思三十年来，恨无一长可以启后学心思。爰将平昔得心应手之方，稍集一二，以广传流。窃喜获效于前，故目之曰"经验方"。然学浅才疏，愧乏琢磨，不揣鄙陋，敢以就正有道，倘蒙裁削以公于世，何幸如之。

时同治丙寅春月

洞庭凤在元实夫氏自序于瀛洲馆次

跋

按是集方不烦而门类较全，案不文而始未必述，意取简约明净，便于览观。故稍涉类同汤方相若者，悉除不赘。先后随诊随存，无分杂症时邪，要惟三时六气、内因、外因、不内外因之别。至若传经之正伤寒，究属南方所罕有。又吴又可所论之真瘟疫，亦系饥馑之后，疠气所触，二者俱非恒见。内录二三不治之症，备为临证醒目，既可慎始谨终，并见时风之误。余如坏症救逆之方，乃苦于不克出治而宗从治反治之法，甚至摩古方而特制者，种种用意系非杜撰，所赖平时研究于审证用药立方三者之要，能致夫恰中病情之想。妄敢担任于立方之前，要必奏效与服药之后，允称不负苦心，信手而得。此即余之乐境也。噫！后之人岂无羡斯乐者哉？留是集以待之。

实夫又识

临证经验方·卷一

洞庭凤在元实夫诊

◉ 臌肿溲闭

◎ 陶左

湿热先蕴于脾，风寒又袭于肺，痱瘰满布，继以凛寒，头面先肿，渐及中下，咳逆喘急，痰鸣如踞，邪无所下趋，小溲点滴不通，脉紧涩数，舌白腻，膀胱气化失司，殊为重险。拟以开鬼门，洁净府，冀其表疏里和，庶有转机。

麻黄四分　带皮苓四钱　泽泻钱半　桂枝四分　桑白皮钱半　新会皮一钱

甜葶苈七分　杏仁三钱　淡通草一钱　紫菀一钱　法半夏钱半　生姜皮七分

加荸荠苗四钱。

复诊

痰喘稍平，略能安卧，似有佳境，尚未足恃。究以膀胱之气化失司，由于肾阳之不振，水邪泛溢，脉虚无力，寸脉溢出鱼际，喘逆举动更甚。其下虚可见，仍为险重，再拟滋肾通阳，纳气宣腑，以冀水从下趋，乃是稳机。

熟地炭沉香末四分拌炒，四钱　车前子　炒山药　上肉桂五分

牛膝盐水炒　麦冬肉米炒　云茯苓四钱　泽泻

加枇杷叶三钱，去毛洗净，另包东垣滋肾通关丸一钱，药汤下。

再用

麝香一厘　公丁香二只　肉桂末三分　薤白头一粒

共研末捣匀，贴脐下丹田穴。

◉ 湿温

◎ 金左

表热四候，额汗如淋，汗时肤凉，汗收热灼。消滞泄邪，清补之法已遍尝矣。诊脉虚细，惟尺独滑，舌苔已净，胃纳稍思。细绎脉证，病情不在三阳，而在三阴。考仲圣有“反发热”一条，是寒邪深伏少阴之阳。今乃湿温余邪流入少阴之阴，良亦少年肾气之不藏所致。治当宗其旨，变其法，以进拟补肾阴、泄肾邪，一举两得，可许热解汗收。

熟地炭五钱　杞子炭钱半　茯苓三钱　北细辛三分　炒独活一钱

丹皮一钱　五味子七粒　怀牛膝炒，五分

复诊

热解已净，自汗亦收，脉滑已和，纯乎软弱。神情向倦，而虚象渐著，拟转补养。

人参须一钱　炒杞子钱半　怀山药三钱　大熟地五钱　厚杜仲炒，二钱　生牡蛎七钱

云茯苓三钱　粉丹皮钱半　炒萸肉钱半　炙甘草三分　炒泽泻一钱

◉ 疫症

◎ 吴左

壮热神糊，陡然而起，脉数大而混糊失序。舌腻垢而层叠厚布，矢气频转，小溲自遗，脘腹按鞕，痰鸣气粗，既非寻常六气所感，亦非真中类中之症。观其濈濈汗出，汗热而不沾指，转则自如。四体无强直之态，舌能伸缩，断不及中。设使外感，何致一发即剧而安能汗肯自来？倘宗伤寒法“先表后里，下不厌迟”之例，待其毙矣。曾读吴又可“先里后表，急下存阴”之论否？盖是症也。一见蓝斑，胃已烂而包络已陷，迅速异常，盍早议下，尚可侥幸。诸同学以为然否？

生军后下，八钱　槟榔五分　淡芩钱半　制川朴一钱　草果煨，五分

知母钱半　枳实磨冲，一钱　陈皮一钱[①]

复诊

神志时清，表热自汗，腹犹拒按，矢气尚频，便下黏腻极秽者未畅。小溲点滴如油，脉数略有次序，舌苔层布垢浊。其胃中泛滥，蒸变之势尚是汹涌，必得再下，需候里滞渐楚，然后退就于表。吴又可治疫之论，盖亦阐发前人所未备，甚至三下而退就表分者，若作寻常发热症治之，岂不谬乎？

生军后下，五钱　枳实炒钱半　银花炒，三钱　制川朴一钱　川连炒五分　丹皮钱半

元明粉钱半　滑石四钱　知母炒，钱半

再复

大腑畅通，悉是如饴如酱极秽之屎。腹已软而神亦爽，表热壮而汗反艰，舌苔半化，脉数较缓，渴饮喜热，小溲稍多。此际腑分之蒸变乍平，病邪亦退出表分矣。当转以疏达之例。吴又可“先里后表”之论，信不诬也。

柴胡五分　枳实炒，一钱　法夏钱半　制朴七分　陈皮一钱

赤苓三钱　藿香钱半　腹皮钱半　通草一钱

再复

表热随汗就和，舌苔又化一层，脉转细矣，神亦倦矣。病去正虚之际，当以和养中气，佐轻泄以涤余热，守糜粥以俟胃醒。慎勿以虚而早投补剂，补之则反覆立至也。

豆卷三钱　川斛三钱　炒扁豆三钱　桑叶钱半　橘白炒，一钱

炒米仁三钱　陈半曲钱半　丹皮钱半　生甘草三分

◉ 晨泻

◎ 沈右

五载晨泻，起自产后，兹则纳减腹膨，形瘦足浮[②]，日甚一日。培中分利之药前医屡进，何以未见获效？询系每在五鼓必欲腹中雷鸣而切痛，晨起一泻之后痛除而竟日安然。脉形濡

---

① 陈本《爱庐方案》本诊方中有连翘钱半，凤氏本无。

② 兹则纳减腹膨，形瘦足浮：陈本《爱庐方案》作“纳减形瘦足浮”。

细，本非挟滞，其痛也，始终不更其泻也，不专责于脾矣。产之时，痧子杂来，产后五年中风痧频发，个中有奥妙焉。且不道破，俟同学见之一想。

白术土炒，钱半　荆芥炭一钱　防风炒，一钱　煨肉果四分　丹皮炭一钱

桔梗一钱　霞天曲炒，钱半　生甘草三分　赤小豆三钱

加西湖柳炭钱半。

复诊

五载之累，一朝顿释。盖晨泻一症，腹中膨胀则有之，而必欲雷鸣切痛者特少。是以不专责于脾虚，而旁敲侧击，庶得窥其真谛。信哉！临症之“望闻问切”四字，竟不可缺一也。兹既幻想见效，不必更以方药，就原方再服十剂可矣，拔其根矣。

◉ 产后腹痛

◎ 丁右

上腊严寒，生产受寒凉甚。当时瘀露云畅，脐下阵痛，迄今四月[①]未止。阅所服前方，诸先生皆宗“产后宜温”之例，固属近是，惜未考经穴经隧耳。譬之锁则买矣，何以不付以匙？买者不知，卖者当晓，病者难晓，医者当明。致使远途跋涉，幸遇善与人配匙者。

上肉桂三钱[②]　北细辛五分

二味同研细末，饭粒为丸，均作五服，每早一服，开水送下。

◉ 蓐劳

◎ 朱右

产后逾年，卧床未起，胃纳虽可，脉细如丝。声音笑貌宛若无病之人，神志魂魄频频不附于体，经水五日大冲，八日小至，循环不净，气随呵欠则上越于巅顶，随下泄则陷于下窍。自谓斯际，一如魂飞天外矣。向投补剂等之不服，迩月，加至大剂膏滋，日服全料，仅能暂留飞跃之态。症乃八脉俱损，关闸尽撤，药已疲玩。蓐劳难挽，考《内经》云：上下俱病治其中。譬之马谡之失街亭，误不在守当道耳。勉拟纯一立中，为设关隘，俟有险阻可守，再商他法。药虽一味，四意寓焉。

炙黑甘草四两

煎沸作二服，昼夜匀进。

复诊

三进守中和中，止血解毒之法，其力固胜于杂药。神志较安，经水亦止，虽有呵欠下泄，不致魂飞魄散，中流似有砥柱，真气似有收摄。然险要暂守，关隘未固，尚宜重兵防御。拟立中、和中、守中继之。

人参一两　於术三钱　炙甘草四两　白芍三钱

仍煎沸，均三服，昼夜匀进。

---

① 四月：陈本《爱庐方案》作“五月”。

② 三钱：陈本《爱庐方案》作“二钱”。

◉ 溲秘

◎ 陶左

中虚湿胜之体，病后元气未复，溲秘三日，便锁腹鞕[①]，频欲小便，肛必先坠。症如癃秘之苦，痛楚难以名状。良因中气下陷，湿随气滞，传送之司既失，气化之权亦乏。倘徒以渗利，气更坠而下愈窒矣。治当补提中气，和其输化，庶几开合有权，运机旋转，则溲自来而痛得缓也。应变之法，莫作常例。

人参一钱　小茴炒，五分　升麻酒炒，三分　橘核酒炒，三钱　白术土炒　木香煨，三分

茯苓三钱　柴胡二分　草梢四分[②]　独活酒炒，一钱　香附酒炒，钱半

◉ 大暑着寒[③]

◎ 龚左[④]

广厦纳凉，北窗高卧，固是羲皇之乐。孰料午睡正酣，汗孔值开，适逢沛然时雨，凉风骤至，寒气袭趋于腠里，顷刻之间，灼热无汗，妄言狂躁，或扭于暑热，或指为痰火，甚至疑为神鬼。殊未读《内经》，原有“因于寒，欲如运枢，起居如[⑤]惊，神气乃浮”之论，固无足异也。浅邪新感，又何疑惧？当按六气司令泄之，可许一汗即解。

陈香薷一钱　羌活七分　杏仁去皮尖，三钱[⑥]　嫩苏梗钱半

枳壳[⑦]一钱　桔梗一钱　大豆卷三钱　陈皮一钱

加鲜藿香叶十片。

复诊

汗已泄，热已解，病人嗜卧，默默不语。脉象[⑧]既和，偏于濡细，询由三日[⑨]之前曾有夺精之说。兹既新感已泄勿妨，暂投养正。

人参须一钱　炒橘白一钱　云神三钱　老苏梗钱半　川石斛四钱　谷芽四钱

加漂淡姜渣后下，三分。

◉ 暑热

◎ 石左

表热微汗自泄，脉濡气弱，神倦懒言。消散之药连投，气阴就此愈耗[⑩]。曾见圣经“脉虚身热，得之伤暑”之文义否？夫暑伤气，热伤阴，高年气阴就衰，不耐暑热交加，纵便高堂广厦，难禁口鼻吸受，奚必奔走日中，而后暑热可侵。盖夏令之感受最杂，务审其来由，以投药

---

① 鞕：同“硬”，下同。
② 四分：陈本《爱庐方案》作“三分”。
③ 大暑着寒：陈本《爱庐方案》作“暑月着寒”。
④ 龚左：陈本《爱庐方案》作“陶左”。
⑤ 如：原作“若”，据《素问·生气通天论》改。
⑥ 三钱：陈本《爱庐方案》作“二钱”。
⑦ 枳壳：陈本《爱庐方案》作“枳实”。
⑧ 脉象：陈本《爱庐方案》作“脉紧”。
⑨ 三日：陈本《爱庐方案》作“数日”。
⑩ 脉濡气弱，神倦懒言。消散之药连投，气阴就此愈耗：陈本《爱庐方案》作“气馁脉濡，神倦言懒，消散连与，气阴愈耗”。

石。倘强逼其汗，过戕其中，不但表热不解，窃恐意外之变幻不旋踵而至矣。拟仿东垣清暑益气法，去其疏泄，以立中为主，必得应手乃妥。

人参一钱　白术一钱　五味子七粒　炙芪一钱　麦冬米炒，一钱

枣仁炒，一钱　炙草三分　升麻二分　归须七分

加白荷花露[①]一两冲。

复诊

表热虽[②]微，自汗尚多，呵欠频来，呃态[③]间作。神思益倦而语更懒矣。脉虚且软而溲反勤矣。昨已进补，犹且虚波叠至，设再消散，今将补救莫及矣。急宜温补护其真阳而建中气，为目前之要着。

人参一钱[④]　白芍二钱[⑤]　杞子炒黑，一钱[⑥]　黄芪蜜炙，三钱[⑦]　桂枝三分

五味子十粒[⑧]　炙甘四分　丁香三只[⑨]　淡姜渣三分，后下[⑩]

加大南枣一个。

再诊

自汗已收，身热亦[⑪]静。神思来复，呵欠呃态并止。脉犹濡细，溲便之勤未减。盖以中下两亏，气阴俱之。再拟脾肾双补法。

人参一钱　熟地炭四钱[⑫]　益智煨，五分　於术钱半　山萸肉炒，一钱

云神三钱　杞子炒，钱半[⑬]　炒山药二钱[⑭]　炙甘三分

加牡蛎[⑮]三钱。

◉ 中暍

◎ 施左[⑯]

膏粱之体，岂耐疲劳于赤日？暑热之气乘虚吸受于脏腑，以致晕仆途间，神志蒙昧。所幸舌本不强，小溲未遗，脉形浮数，尚是中暍之轻者。先与西瓜汁畅饮，继以生铁落饮开泄之。

生铁落二三两淘净，用铁锤同铁落放擂盆内，和以开水，磨汁饮之。

---

① 白荷花露：陈本《爱庐方案》无此味药。
② 虽：陈本《爱庐方案》作“又”。
③ 呃态：即呃忒，吴语苏沪嘉片区两词读音类似，故讹作“态”。下同。
④ 一钱：陈本《爱庐方案》作“钱半”。
⑤ 二钱：陈本《爱庐方案》作“一钱”。
⑥ 炒黑，一钱：原无，据陈本《爱庐方案》补。
⑦ 三钱：陈本《爱庐方案》作“钱半”。
⑧ 十粒：原无，据陈本《爱庐方案》补。
⑨ 三只：陈本《爱庐方案》作“二只”。
⑩ 三分，后下：原无，据陈本《爱庐方案》补。
⑪ 亦：陈本《爱庐方案》作“已”。
⑫ 四钱：陈本《爱庐方案》作“五钱，炒炭”。
⑬ 钱半：陈本《爱庐方案》作“一钱”。
⑭ 二钱：陈本《爱庐方案》作“三钱”。
⑮ 牡蛎：陈本《爱庐方案》无此味药。
⑯ 施左：陈本《爱庐方案》作“顾左”。

◉ 暑热

◎ 金左

身热烦躁，有汗不解。病交五日，舌绛渴饮，且有吐红。发皆中节，今者感受暑热[①]，脉濡细而表热壮盛。夫暑伤气，热伤阴，考《内经》云：脉虚身热，得之伤暑。今气阴并伤已甚，奚堪再与薷藿柴葛以重伤之？急进立中存阴以和其热。宗仲圣人参白虎汤意。

人参一钱　麦冬钱半　生草四分　石膏生，五钱　五味七粒

桑叶水炙，钱半　霍斛七钱　知母钱半　粳米包，四钱

加白荷花露一两，冲入。

复诊

热解未净，烦躁大减，舌绛较淡，渴饮亦缓，惟脉虚气怯，神倦嗜卧。今暑热虽经清化，而气阴告竭甚急，此皆虚实莫辨，戕伐过度所致。最恐血症复来，必致无从措手。刻下留恋余热，姑且置之勿论。拟补元立中为主，育阴佐之。

人参一钱[②]　麦冬二钱[③]　制首乌三钱[④]　炙绵芪三钱[⑤]　知母炒，钱半

枣仁炒，钱半　炙草四分[⑥]　霍斛五钱[⑦]　粳米包，四钱

仍加白荷花露[⑧]一两，冲入。

◉ 血痢

◎ 许左[⑨]

暑湿热病下痢，始系赤白相杂，昼夜数十余次，旬日之后痢虽减，而纯下血矣。盖痢症之门，诸法毕备，虚实并涉，全凭六经证据。今已伤及肝肾，病情最深，非易治者。先清热存，宗“厥阴下痢”之条，拟白头翁汤，复以黄连阿胶汤意。

白头翁三钱　真川连炒[⑩]，五分　川柏盐水炒，一钱　北秦皮钱半　真阿胶蛤粉炒，钱半

白芍二钱[⑪]　丹皮炭一钱　地榆炭一钱　干荷蒂三个

复诊

下痢较昨虽减，而其来必阵下，肠中已无堵塞之象，肾关亦见下撤之势，最怕转脱。仍宗昨方，参以桃花汤加减。

赤石脂四钱　川连水炒，四分　真阿胶蛤粉炒[⑫]，钱半　干姜炭五分　川柏炒，一钱

---

① 且有吐红……感受暑热：陈本《爱庐方案》作“平素吐红频发，感受暑热”。
② 一钱：陈本《爱庐方案》作“钱半”。
③ 二钱：陈本《爱庐方案》作“钱半”。
④ 三钱：陈本《爱庐方案》作“四钱”。
⑤ 三钱：陈本《爱庐方案》作“二钱”。
⑥ 四分：陈本《爱庐方案》作“三分”。
⑦ 五钱：陈本《爱庐方案》作“四钱”。
⑧ 白荷花露：陈本《爱庐方案》无此味药。
⑨ 许左：陈本《爱庐方案》作“计左”。
⑩ 炒：陈本《爱庐方案》作“水炒”。
⑪ 二钱：陈本《爱庐方案》作“钱半”。
⑫ 蛤粉炒：原作“炒”，据陈本《爱庐方案》补。

白芍钱半　炙甘草三分　地榆炭一钱　丹皮炭一钱

加白粳米包，四钱。另包赤脂末二钱入煎药吞。

再复

血痢缓而大减，脉微神倦，气阴并乏矣。堵塞存阴之法，尚不可彻。拟就昨方加立中意。

原方加人参一钱，另煎冲入。

◉ 眩晕

◎ 吕左

眩晕多年，每于湿蒸之际特甚发。今夏来潮湿过重，是以发亦频频。诊脉濡细，舌苔白腻。考古法眩晕一症，概从《内经》"诸风掉眩，皆属于肝"之论，大旨不外乎风阳上旋。当辨别其挟火、挟痰之治。今按脉证，乃湿郁上泛，挟痰腻膈所致，固前人所未经论及，而临证亦罕见也。拟以辛香运中为法，佐之化湿化痰主治。

茅术一钱　制川朴一钱　旋覆花包，钱半　草果煨，四分　制半夏钱半

白芥子炒，七分　苏子炒研，钱半　赤茯苓三钱[①]　陈皮炒，一钱

加椒目五分。

复诊

眩晕不复，舌白依然，脉濡便溏，脘中较爽。信系体肥者固多湿，嗜酒者亦多湿，而卧于卑监之地应受湿，好食瓜果恒生湿，喜饮冷茶更惹湿[②]。倘泥于古法，以眩晕而投以滋降，不亦远乎？再依昨方加减，仍守太阴阳明主治。

茅术一钱　制川朴八分[③]　旋覆花包，钱半　白术土炒，钱半　制半夏钱半

赤茯苓[④]三钱　藿梗钱半　广陈皮炒，一钱　淡通草一钱　草果煨，四分[⑤]

加干佩兰叶一钱[⑥]。

◉ 鼻衄

◎ 谢左

鼻衄盛发，成流而不止者，已三日矣。面赤，足冷至膝。脉数，寸关尤甚。血去过多，心荡神驰，阴亏内热之体，厥阳化火上逆，扰动脉络，血行清道而灌注，从高而下，非若吐红之易定者。夫人身血有几何，岂堪长流？拟宗内因五志之火升腾所致，以凉血补降法。

乌犀角生，磨冲[⑦]，七分　川连盐水炒，五分　女贞子炒，三钱[⑧]　大熟地七钱　阿胶蛤粉炒，钱半

---

① 三钱：陈本《爱庐方案》作"五钱"。
② 信系……惹湿：陈本《爱庐方案》作"信系体肥多湿，嗜酒多湿，卧于地坑之上亦感湿，好饮冷茶亦停湿"。
③ 八分：陈本《爱庐方案》作"一钱"。
④ 赤茯苓：陈本《爱庐方案》无此味药。
⑤ 四分：陈本《爱庐方案》作"五分"。
⑥ 一钱：陈本《爱庐方案》作"钱半"。
⑦ 生，磨冲：陈本《爱庐方案》作"镑"。
⑧ 三钱：陈本《爱庐方案》作"钱半"。

旱莲草钱半[①] 炙龟板一两 牛膝盐水炒，七分 青铅敲扁，一块[②] 煅磁石五钱[③]

复诊

鼻衄虽止，面色唇口皖白，虚阳虽降，额汗心悸畏明，脉虚而数，舌光而剥[④]。盖以气乏血涌，血无气护。阴阳脱离之象已著，气血涣散之险亦至。急宜双补，使其依附，各有所归，佐以盐降酸收之法以摄之。

人参一钱 天冬二钱[⑤] 秋石烊入，二分 熟地片，一两 阿胶烊入，钱半

杞子炭一钱[⑥] 云神三钱 生白芍钱半[⑦] 枣仁炒，三钱

加南枣二枚，劈去核。

◉ 疬痰

◎ 施左

恼怒抑郁，内火自生。火能烁痰，气结痰凝。火之性上炎，痰随之上窜，结核成串于左项，安保右项之不发？壮年朴实之体而得斯疾，良亦偏于性情之固执也。倘能暂抛诵读，专以舒闷畅怀为事，则疬痰之消犹可计日而待。盖不若自戕本原者之水亏火旺，而烁痰成串也。谚云：见兔顾犬，未为迟也。夫意必固我圣人犹且绝焉！设听其络内四窜，久延必至于溃，则终身之累矣，后悔莫及。聊赠数言，然乎？否乎？

旋覆花包，钱半 海藻钱半 香附酒炒，研，钱半 苏子炒研，钱半[⑧] 昆布钱半

橘络钱半[⑨] 白芥子炒研，七分 丹皮钱半 竹茹水炒，钱半 白杏仁三钱

复诊

前拟通络化痰，利气开郁之方，已进七剂。其左项之痰核软而可推，余络亦未窜。惟脉仍弦数，大便五日不更，内火亦炽。再拟化痰通络之法，佐以润下[⑩]。

旋覆花包，钱半 海藻钱半 炙甲片七分 白芥子炒，研，七分 昆布钱半

炙鳖甲七钱[⑪] 黑山栀钱半[⑫] 蒌皮三钱[⑬] 丹皮钱半

加鲜竹沥一两，冲入。

再复

前拟之方又服五剂，痰核已消三粒矣，所剩四粒亦软而小，其势不至于四窜。脉弦软小，

---

① 钱半：陈本《爱庐方案》作“一钱”。
② 一块：陈本《爱庐方案》作“一两”。
③ 煅磁石五钱：陈本《爱庐方案》作“磁石，五钱，煨”。
④ 剥：陈本《爱庐方案》作“振”。
⑤ 二钱：陈本《爱庐方案》作“钱半”。
⑥ 一钱：陈本《爱庐方案》作“七分”。
⑦ 钱半：陈本《爱庐方案》作“二钱”。
⑧ 钱半：陈本《爱庐方案》作“一钱”。
⑨ 钱半：陈本《爱庐方案》作“一钱”。
⑩ 佐以润下：陈本《爱庐方案》无此四字。
⑪ 七钱：陈本《爱庐方案》作“五钱”。
⑫ 钱半：陈本《爱庐方案》作“二钱”。
⑬ 三钱：陈本《爱庐方案》作“钱半”。

大便既畅，再拟化消，以冀全除。方药虽经奏效，亦半藉迩来怡养工夫之力耳。前所赠言，平日思之，可杜其复。

旋覆花包，钱半　山甲炙，七分　海浮石研，三钱　昆布二钱

土贝三钱　川楝子一钱　丹皮钱半　黑栀钱半　橘络一钱

加鲜竹沥一两，冲入。

◉ 暴聋

◎ 陆左

恼怒动肝。气火升腾，大声疾呼之余，随致左耳鸣响而失聪矣。脉弦口苦，舌黄苔糙，其肝胆之火有升无降，恐至扰及血分，更深一层。务宜静养旬日，可望其复。拟以盐苦入阴之法，参以酸苦泄热之意，俾得平顺乃安。

龙胆草炒，三分　乌梅肉炒，二分　川楝子一钱　小川连盐水炒，五分　黄甘菊炒，一钱

石决明一两　丹皮炭①，钱半　黑山栀二钱　台乌药七分②

加青铅一枚敲扁入煎。③

◉ 消症

◎ 曹左

乍纳又饿，消烁迅速，如火之燎于原，凡物即为灰烬。病此半月，肌肉尽削。询系事多，拂逆而焦思，内火之日炽所致，胃液干涸，脏阴伤损而冲斥之威，骤难以扑灭者也。姑拟玉女煎加味。

大生地八钱④　麦冬三钱　阿胶烊入，钱半　生石膏七钱⑤　知母二钱

白芍炒，钱半　女贞子二钱⑥　元参二钱　生草一钱⑦　旱莲草钱半⑧

复诊

两进甘凉救液之法，大势仅减二三，渴饮反甚，溲浑而浊，上中之消又传到肾消矣。三消并涉，津液必至告竭。症情极险，再拟从治之法。宗河间甘露饮加减，必得十减七八乃有获。

人参一钱　熟地六钱　麦冬三钱　肉桂五分，与人参二味另煎冲　生地八钱

白芍生⑨，钱半　川柏盐水炒，钱半⑩　石膏生⑪，七钱　炙草五分

---

① 炭：原无，据陈本《爱庐方案》补。
② 七分：陈本《爱庐方案》作“五分”。
③ 敲扁入煎：陈本《爱庐方案》无。
④ 八钱：陈本《爱庐方案》作“一两”。
⑤ 七钱：陈本《爱庐方案》作“一两”
⑥ 二钱：陈本《爱庐方案》作“钱半”。
⑦ 一钱：陈本《爱庐方案》无。
⑧ 钱半：陈本《爱庐方案》作“一钱”。
⑨ 生：原无，据陈本《爱庐方案》补。
⑩ 钱半：原无，据陈本《爱庐方案》补。
⑪ 生：原无，据陈本《爱庐方案》补。

再复

从治之法，始也依然，继则大减，药三进而纳日退矣。小溲转清，舌质较淡[①]。再宗前方小变其制，仍守上中下三消并治。

人参另煎冲，一钱　熟地片，六钱[②]　乌梅肉炒，三分　肉桂另煎冲，三分

生地片，四钱　川椒炒，廿粒[③]　川连盐水炒，五分　炙草五分

再复

连进顾本从治之法，并残苦辛酸而安其胃，允称得心而应手矣。今虽胃纳安常，诸款皆平，惟津液之受伤若燎原之场矣。善后之法，是当立中育阴以望其复。

人参一钱　生洋参去皮[④]，钱半　天冬钱半　熟地五钱　北沙参三钱

麦冬钱半　炙草三分　干霍斛四钱　知母炒，钱半

◉ 淋浊

◎ 周左

诵读过劳，心阳炽而吸引肾水，肾气不固，遂有淋浊杂下，溺必茎酸，忍则茎痛。盖以任脉乏约束之权所致。夫肾脏系藏精之重，其堪伤乎？治宜通补并进，倘骤投[⑤]固涩，又虑瘀滞之变幻耳。

熟地炭五钱　枣仁炒，钱半　丹皮炭钱半　炙龟板一两　远志炒黑，五分　车前子炒，钱半

大天冬辰砂拌，钱半　川柏盐水炒，一钱　淡竹叶三钱[⑥]　炒丹参钱半

复诊

前方据服五剂，淋浊虽未减，溺时酸痛较缓。脉左弦数稍平，迩在敝郡[⑦]散步怡情，亦涵养心神[⑧]之一助。但是症欲速不达，必使由渐就减，庶是王道治法。盖精欲其藏，浊惧其凝，是以补之中当寓以通意，往往见骤投固涩而致变幻者。

熟地片，七钱　天冬钱半　潼蒺藜炒，二钱[⑨]　川柏盐水炒，钱半　麦冬钱半

丹参炭，一钱[⑩]　云神辰砂拌，三钱　枣仁[⑪]炒，三钱　泽泻钱半[⑫]

加车前子炒，三钱。

再复

淋浊大减，溲转赤色，脉已平整，心火有下泄之机，而肾关[⑬]亦有闭蛰之征也。再以前方

① 小溲转清，舌质较淡：陈本《爱庐方案》作“小溲浑浊转清，舌苔光红亦淡”。
② 六钱：陈本《爱庐方案》作“八钱”。
③ 廿粒：陈本《爱庐方案》作“廿一粒”。
④ 去皮：原无，据陈本《爱庐方案》补。
⑤ 骤投：陈本《爱庐方案》作“过投”。
⑥ 三钱：陈本《爱庐方案》作“二钱”。
⑦ 敝郡：原作“假铍”，据陈本《爱庐方案》改。
⑧ 心神：陈本《爱庐方案》作“心肾”。
⑨ 二钱：陈本《爱庐方案》作“钱半”。
⑩ 一钱：原无，据陈本《爱庐方案》补。
⑪ 枣仁：陈本《爱庐方案》无此药味。
⑫ 钱半：原无，据陈本《爱庐方案》补。
⑬ 肾关：陈本《爱庐方案》作“肾气”。

略佐苦降。

熟地片，一两　天冬肉三钱　川连盐水炒，三分　龟板一两　云茯神三钱　黄柏盐水炒，一钱

杜仲盐水炒，三钱　酸枣仁炒，三钱　生米仁三钱　泽泻钱半

加怀山药[1]炒黄，三钱。

◉ 噎膈反胃

◎ 胡左[2]

望六之年，气阴就衰，犹是操劳过度，事多不遂时风，每致自恼怒而得是症。夫食难下咽曰膈，食下梗塞曰噎，朝食暮吐、暮食朝吐曰反胃。今见证悉具，若见便艰，关格成矣。诊得脉细而涩，舌白厌饮，姑进温润，以舒胸阳，降逆以顺气机。急宜向静勿劳，屏却思虑，或冀药饵见功。

肉桂四分　荜拨五分　乌药五分　吴萸二分　川连姜汁炒，三分

苏子炒研，七分　法夏钱半　黑芝麻三钱

加沉香汁三匙、甘蔗汁一杯，冲。

复诊

温润降逆之法连服三剂，而汤饮与粥不致阻塞，舌苔转红，脉转细数，惟下体畏冷胜常。阳亢于上，阴衰于下，二气之失和极矣。治上治中碍阴，顾阴顾液碍胃，仍守温润。

肉桂作丸吞，四分　柏子仁三钱　麦冬汁半两　荜拨五分　甘蔗汁冲，一杯　鲜地汁一两，冲

加戈制半夏[3]五分研细，炖烊，药汤冲[4]。

再复

温润又投两剂，反胃三日未来，试尝饭食亦受。舌红较淡，畏冷亦和，阴亏阳亢之象虽减，惟二气之亏已甚。再拟温补。

肉桂另煎冲，四分　生地五钱　乌药五分[5]　制附子四分　川连水炒，三分

云苓三钱　干姜三分　川椒炒，十五粒　天冬钱半

加乌梅肉炒，一个。

◉ 瓜果伤中

◎ 谢左

腹痛便溏，脉细舌白，凉风已至，犹嗜瓜果。倘奔走劳碌者尚可运行，君系呆坐书算，岂

---

① 怀山药：陈本《爱庐方案》无此药味。

② 胡左：陈本《爱庐方案》作“邹左”。

③ 戈制半夏：为苏州枫桥戈氏家族所制半夏炮制品。曹炳章《增订伪药条辨》载：“其色黄亮，气香有肉桂气，性温燥。炳章试验，治寒湿痰上壅气喘确效。”1981年版《上海市药品标准》有载配方制法，但与1994年《中医方剂大辞典》引《北京市中药成方选集》中的记载不一，待考。据《苏州中药堂号志》记载，清代中叶，苏州戈氏兄弟四人于乾隆四十年至四十二年前后，遵照父命，四房各立堂名，即戈余庆堂老大房、戈裕庆堂老二房、戈留云堂老三房、戈余润堂老四房。咸丰年鉴，除四房暂行歇业，其余均继承祖业。

④ 五分研细，炖烊，药汤冲：陈本《爱庐方案》作“一钱”。

⑤ 五分：陈本《爱庐方案》作“三分”。

不停顿？况值房事未远，肾阳未复，肾为胃之关，脾胃为表里，腹痛尚小恙也，后当慎之！今拟仿大顺散意。

煨肉果三分　淡干姜砂炒，三分①　杏仁带皮砂炒，三钱　煨木香四分　白术土炒，一钱②

独活酒炒③，一钱　小青皮酒炒，五分　柴胡酒炒，三分

◉ 伏邪

◎ 冯左

寒热如疟者旬日，连络无间者又五日矣。医者咸谓老年体亏，余邪留恋，参术地冬之类已投七剂。意欲顾其本正，诚是理也，惜未究其脉与证之是否④。今诊得脉象洪数弹指，胸痞气粗，舌苔灰垢厚浊，脘中按之则痛，胸前见瘖，欲透未透⑤，日晡热甚，谵语神糊。据是脉证，有邪而并有滞，所闻与所见殊属霄壤矣。但邪滞沾补，愈胶愈结，熏蒸于中，内陷最捷。按法治病，犹易补救，误补实难。此岂医者之忽，当自悔何以年尊也！事在危急。姑为医病，拟表里并疏，必得瘖从汗达，庶有转机。

先服莱菔汁一杯，相入白荷花露一两。

柴胡六分　豆卷三钱　连翘钱半　前胡一钱　蒌实三钱　竹茹钱半

枳实磨冲，七分　杏仁三钱　桔梗磨冲，五分

复诊

汗泄未畅，瘖点未遍，胸闷依然，舌苔更厚。右脉数大有力，神志时慧时曚，矢气频转，秽臭异常。邪滞尚是胶结不通，内传之势，犹是捷径，补剂之功，盖亦伟耳。再拟前法，仍从少阳、阳明、手太阴透达。

柴胡五分　葛根一钱　枳壳一钱⑥　前胡一钱　牛蒡炒研，钱半

连翘钱半⑦　杏仁三钱　桔梗磨冲，五分

加野蔷薇露一两，冲入。

再诊

汗畅瘖布，表热较和。胸闷既舒，神志亦清，右脉尚数，大便未通，今表邪已泄，里滞宜行。拟从阳明腑分主治，仍参泄上之法。但舌苔垢厚，灰浊倍于寻常，病将兼旬，犹未化动，后恐骤然剥落，又多变幻耳。

枳实炒，一钱　麻仁三钱　前胡一钱　蒌实三钱　杏仁研，三钱　黑栀钱半

竹茹炒，钱半　连翘钱半　凉膈散包，仝煎⑧，七钱

---

① 三分：原缺，据陈本《爱庐方案》补。
② 一钱：原缺，据陈本《爱庐方案》补。
③ 酒炒：原缺，据陈本《爱庐方案》“酒炒独活”补。
④ 意欲……是否：陈本《爱庐方案》无。
⑤ 欲透未透：陈本《爱庐方案》作“未透”
⑥ 一钱：陈本《爱庐方案》作“五分，磨”。
⑦ 钱半：陈本《爱庐方案》作“三钱”。
⑧ 仝煎：陈本《爱庐方案》作“后下”。

再复

大便畅通之后，汗又大泄，痦布满腹，表热亦微，脉数势缓，痞闷顿舒，而渐纳糜粥。惟舌苔依然不化，当慎反复。

桑叶钱半　枳壳炒，七分　川石斛四钱[①]　丹皮钱半

银花炒，钱半　块滑石四钱[②]　云苓三钱　橘白一钱

再复

白痦畅布未回，汗亦津津自泄，热解已静，便又续通，反复之虑可免矣。舌苔骤剥，即见光红起裂，脉左细数，心烦少寐。究因邪滞久蕴，又以补剂助之，以致旋见劫阴之险。幸而痦已透，汗已畅，大腑已通，否则液涸风动，昏陷之虞至易耳！治病之难，难在扼拔补救，今忽于前者往矣。履险如夷者独任耳。权拟救阴暂进，盖老年之阴气伤则最难复者。

川连水炒，三分　生洋参钱半[③]　云神三钱　阿胶蛤粉炒，钱半　麦冬二钱[④]

枣仁炒，二钱[⑤]　生草四分　知母炒，钱半　丹皮炒，钱半

加鲜霍斛七钱。

临证经验方·卷二

◉ 类中

◎ 吴左

水不涵木，木无滋养，内风旋扰，晕仆神昏。痰气乘机上逆，脉道因之上鱼[⑥]，素属嗜酒，好尝厚味，而中州之湿痰酝酿久矣。且有肢体麻木，曾云见于前岁[⑦]，已是中机之微露。迩值春深，木火司令，藉烦劳过度而骤发。虽乘虚所致，姑先顺气化痰，俟其气顺痰降，再商治本之法。

苏子炒研，钱半　乌药七分[⑧]　旋覆花钱半，包　杏仁勿研，三钱　蒺藜炒，三钱

石决明生打，一两　黄甘菊炒，钱半[⑨]　白芥子炒研，七分　嫩钩藤三钱，后下

加鲜竹沥一两，相入姜汁一匙冲。

复诊

昨宵子刻[⑩]药后神志醒豁，痰气渐降，眩晕亦平，肢体可以自主，肢末麻木尚甚。盖以痰、

---

① 四钱：陈本《爱庐方案》作“三钱”。
② 四钱：陈本《爱庐方案》作“三钱”。
③ 钱半：陈本《爱庐方案》作“一钱”。
④ 二钱：陈本《爱庐方案》作“钱半”。
⑤ 二钱：陈本《爱庐方案》作“钱半”。
⑥ 鱼：指大鱼际。
⑦ 且有……曾云：陈本《爱庐方案》作“肢麻见于前岁”。
⑧ 七分：陈本《爱庐方案》作“五分”。
⑨ 钱半：陈本《爱庐方案》作“一钱”。
⑩ 子刻：原无，据陈本《爱庐方案》补。

火、风扰乱之后，治当育阴息风为要，最怕呆补。

制首乌三钱　旋覆花钱半，包　丹皮炭一钱　淡天冬炒，钱半　黄甘菊炭，七分

生石决打，一两　黑芝麻三钱　橘络钱半[①]　竹茹姜汁炒，钱半

加鲜野桑枝，七钱。

◉ 臂痛

◎ 吴右

两臂酸疼，无力以动。毋乃阴主静而阳失健运乎？据由左臂先起，渐侵背而至右臂，则二阳一阴，其象为兑，兑为少女，以柔为主。拟和剂以通之。

甜桂枝八分　宣木瓜钱半　制首乌钱半　全当归酒炒，钱半　净红花酒炒，七分

奎白芍钱半　甜冬术钱半　橘络钱半　炙甘草四分

加鲜野桑枝七钱。

◉ 疮疡

◎ 沈左

诊脉沉细而数，舌苔微黄质降，乃湿热在三阴之分明证。故疮之发也，皆在足三阴之井穴，其足之大指乃肝之大敦及脾之隐白二穴所处也。又生于足心者，是肾之涌泉穴所出也。湿在上蒸而为热，故咽中干燥，此少阴之脉，循喉咙，挟舌本所从来也。治宜滋养少阴，益清其湿热。

细生地四钱　牡蛎四钱　川柏盐水炒，一钱　龟板四钱　川石斛三钱

米仁四钱　生草三分　麦冬三钱　茯苓四钱　桔梗七分

加猪肤一两。

◉ 下元虚

◎ 倪左

据述两足常冷如冰，心中常灼如炭。此坎中之水不上升，而离中之火失下降也。《易》曰：水火未济。斯之谓乎？

熟地五钱　茯苓三钱　牛膝七分　萸肉炒，钱半　泽泻炒，钱半

川连炒，三分　怀药炒，三钱　丹皮炒，钱半　青盐六分

加安南肉桂五分，以饭粒为丸，随药下。

◉ 水肿

◎ 郑左

戊土衰弱，癸水横逆，遂有怀山襄陵之势。仲圣真武汤镇摄龙蛇，以抑上凌之坎，最为得旨。但一撮之土不能制滔天之水，是可虑耳。

白术二钱　桂枝六分　制附子五分　白茯苓三钱　椒目二分

---

① 钱半：陈本《爱庐方案》作“一钱”。

白芍炒，钱半　泽泻炒，钱半　车前炒二钱　米仁三钱

加老生姜皮七分。

◉ 胃困

◎ 邹右

病经匝月，表热解后，杳不思纳。脉静舌静[1]，神倦言懒，既无外感留恋，又非老景就熟[2]，睛光灵动，面色开旷。阅所服之药，苦寒沉降者多矣。良系胃气为药致困，非病也，亦非衰也。可笑贵处诸名家，为魔障所弄，而咸谓老熟不治矣。据我管见，可许复元，且进和中醒中，以悦脾胃，今其纳谷乃昌。

人参须一钱[3]　麦冬炒，钱半[4]　橘白炒，一钱[5]　北沙参三钱　干霍斛四钱[6]

生草四分[7]　生谷芽一两，先煎代水　扁豆衣[8]炒，三钱

加野蔷薇露一两，冲。

是行也，原议诊后即返棹，病家光景以赶办后事为亟。主人闻余言，将信将疑，如醉如痴，嘱伊令甥高如川兄留诊一日，并邀岸上盘桓。余知其意，竟诺之。令其煮糜粥，以备半夜病人思纳，切嘱不可多与[9]。

复诊

胃气乍醒，脉形软弱，久饥之后脏腑之气尚微，纳谷以匀为稳。至于用药，尚利轻灵，需俟胃气日隆，方可峻补。盖凡属补剂，亦必藉胃气四布耳。经云：百病以胃气为本。又云：安谷则昌。其斯之谓欤？

人参须一钱　益智四分　橘白一钱[10]　北沙参三钱　云神三钱

炙甘三分　麦冬炒，钱半　川斛四钱[11]　谷芽炒，一两

◉ 霍乱

◎ 郑左

吐泻骤作无度，形肉转瞬尽脱，脉伏筋挛，体冷汗渍。伏邪深入三阴，遍体之阳气顿消，脉道不通，真气脱离，乃时行转筋入腹之险症。其行迅速，非泛常方药可治，急进斩关直入之法，冀图一挽奏功。

淡附子三钱　煨肉果七分[12]　巴豆炭三分　淡吴萸三分　云茯苓三钱　细辛三分　淡干姜三钱

---

① 静：陈本《爱庐方案》作“净”，于义为长。
② 老景就熟：秦伯未《清代名医医案精华》载《张仲华医案》作“老景颓唐”。结合文义，当指患者年老，萎靡不振。
③ 一钱：陈本《爱庐方案》作“五分”。
④ 钱半：陈本《爱庐方案》作“一钱”。
⑤ 一钱：陈本《爱庐方案》作“五分”。
⑥ 四钱：陈本《爱庐方案》作“三钱”。
⑦ 四分：陈本《爱庐方案》作“三分”。
⑧ 扁豆衣：陈本《爱庐方案》无此味药。
⑨ 本段原无，据陈本《爱庐方案》补。
⑩ 一钱：陈本《爱庐方案》作“七分”。
⑪ 四钱：陈本《爱庐方案》作“三钱”。
⑫ 七分：陈本《爱庐方案》作“一钱”。

复诊[①]

吐泻已止，肢体转温，脉见微细，筋络较舒。惟是神倦嗜卧，音低畏烦，阳回正虚已著，急进温补方缺。

◉ 疝气

◎ 陈左

数载疝疾，与年并深，始则因寒因湿，继涉肝虚肾乏。考《内经》论疝，责之八脉，后贤阐发，又以七疝各分经次之，寒热虚实久暴之法，可谓详且明也。今疝发之时喘且汗，其为肝肾之虚、八脉之亏显然矣。拟以顾本温运法，参入辛香通肾之意。

肉桂五分[②]　细辛二分　橘核酒炒，三钱　熟地炒，五钱　独活酒炒，一钱　香附酒炒，研，钱半　牛膝炒，四分　小茴炒，五分　沉香屑四分　杜仲炒，钱半　茯苓钱半

此方五服后即以作十服之料，共为细末，泛丸继之。每朝三钱，开水送下。

◉ 膜胀

◎ 潘右

脘腹胀逆，溲便秘阻，脉细舌白，泛酸呕涎。寒湿互阻于肝胃，无形之气所痹着。询其腹软，可知非滞。泄化之法当进，推荡之药何意？

淡吴萸二分　制川朴七分　独活酒炒，一钱　柴胡醋炒，四分　干佩兰一钱

腹皮洗，钱半　青皮炒[③]，五分　椒目二分[④]　通草一钱[⑤]

加陈香橼一钱。

◉ 肠痈

◎ 韩左

脐右腹痛拒按，左腿短缩难伸，身热旬余，有汗不解。脉形滑数，舌苔垢糙。此非外感表邪之候，若与之疏散，则风马牛不相及也。细绎脉证[⑥]，乃湿热酝酿于肠，已成痈疡将溃，幸在壮年，尚能胜任。今拟以清解化毒之法，质之专科，先生以为然否？

淡豆豉三钱　银花三钱　枳实炒，二钱　败酱草三钱　桃仁三钱　蒌仁三钱[⑦]　黑山栀钱半

丹皮二钱[⑧]　土贝三钱　生甘草一钱[⑨]　赤芍钱半[⑩]　米仁生，三钱

---

① 原无复诊，据陈本《爱庐方案》补。
② 五分：陈本《爱庐方案》作“三分”。
③ 炒：原无，据陈本《爱庐方案》补。
④ 二分：陈本《爱庐方案》作“五分”。
⑤ 一钱：陈本《爱庐方案》作“七分”。
⑥ 若与之……细绎脉证：陈本《爱庐方案》作“与疏散何涉?”
⑦ 三钱：陈本《爱庐方案》作“二钱”。
⑧ 二钱：陈本《爱庐方案》作“钱半”。
⑨ 一钱：陈本《爱庐方案》作“五分”。
⑩ 钱半：陈本《爱庐方案》作“二钱”。

◉ 喉痹

◎ 夏右

咽痛音哑，自上冬入春，一经未愈。迩来加以咳嗽，呛甚又增咯血，则音更哑而咽更痛。盖由火升于上，水亏于下，肺肾并病，劳怯显然。所恃经水尚能按期，胃纳犹可适中，或能服药见效耳。

生洋参去皮[①]，钱半　元参二钱[②]　竹茹水炒，钱半　燕窝屑三钱[③]，包

川贝钱半　干霍斛四钱　麦冬肉钱半　叭杏仁三钱　生石决一两

加枇杷叶露[④]一两，冲。

复诊

诸恙稍减，脉弦虚细，久延增端之症。能奏微效已幸。耐性调摄，可望病退。

肥玉竹三钱　川贝三钱　叭杏仁三钱　清阿胶蛤粉炒，钱半　麦冬二钱

竹茹水炒，钱半　燕窝屑三钱[⑤]，包　元参钱半[⑥]　桑叶钱半

加枇杷叶三钱，去毛。

再复

育阴清降已投数剂，咽痛减而嗽血亦止，胃纳胜前，经至按常，信可恃此而却病。惟虚火日暮犹升，音仍欠亮，拟守补阴。

大生地片，五钱　天冬二钱[⑦]　玄参钱半[⑧]　清阿胶钱半，烊入　麦冬二钱[⑨]

紫菀七分　整川贝三钱　杏仁三钱　元武板炙，一两

加炙石决明一两。

◉ 嗳气

◎ 万左

大凡物不得其平而鸣也，草木之无声风挠之鸣，水之无声风荡之鸣。今之嗳气而不舒者，亦由物之不得其平而鸣也。夫声音之发，由于肺金之空而鸣，自然之理也。然其声之发，由人主之，其声而不自禁者，木之沉者浮，浮而上升，与金相搏，金虚不能制木，故鸣而不已。治宜壮水滋木，使金浮木沉，则其病可愈。

熟地五钱　牡蛎五钱　紫石英四钱　沉香五分　川斛五钱　料豆衣四钱　青铅四钱　牛膝一钱

---

① 去皮：原无，据陈本《爱庐方案》补。
② 二钱：陈本《爱庐方案》作“一钱”。
③ 三钱：陈本《爱庐方案》作“二钱”。
④ 枇杷叶露：陈本《爱庐方案》作“枇杷叶三钱，去毛”。
⑤ 三钱：陈本《爱庐方案》作“二钱”。
⑥ 钱半：陈本《爱庐方案》作“一钱”。
⑦ 二钱：陈本《爱庐方案》作“钱半”。
⑧ 钱半：陈本《爱庐方案》作“一钱”。
⑨ 二钱：陈本《爱庐方案》作“钱半”。

◉ 肝气

◎ 王右

从来女科惟肝病最多，惟肝病最难愈。《易》曰："雷风恒。"理固然也。病因触怒而起，近日又增咳嗽见红，手足心热，脉细弦数，治法宜参补阴。

细生地四钱　山药三钱　川斛三钱　北沙参三钱　归身钱半

川贝二钱　白芍药二钱　生草三分　杏仁三钱　料豆衣三钱

加梨皮一两、藕节一两。

◉ 喉痛

◎ 沈左

诊得脉象小数，喉痛时发在左，此少阳相火乘阴虚而窃发，并兼挟肝邪矣。今岁少阳司天，又逢火运，恐乘木火之旺气，发则骤然而不可制。宜先事绸缪，以得亢害承制之意。

熟地四钱　白芍钱半　山药三钱　龟板四钱　川连三分　茯苓三钱　玄参三钱

青黛飞净，五分　泽泻二钱　丹皮钱半　濂珠研冲，三分　川贝二钱

加人中白一钱。

◉ 郁怒

◎ 孔右

病由郁怒而起，盖终已不得舒，愤懑以晓左右，此内因也。至耳鸣头眩，何一非肝阳上升之象乎？其气促也，自言其从上逆而至喉间明矣。肝邪上升之不已耳。然肺不可泻也，泻肺则金脏益虚，而木更寡于畏矣。况现值木火旺令之时，其流弊焉有穷期乎？宜用降逆法，于理为近。

旋覆花钱半，包　白芍钱半　细生地四钱　龙胆草炒，三分

杏仁三钱　白石英四钱　桑霜叶炙，钱半　陈皮七分

加沉香汁三四匙。

◉ 痛经

◎ 盛右

月事先期，营热也；少腹痛，气滞也。痛甚挟冲阳上逆，肝冲同为患矣。当用凉肝泻冲治法，兼宜通血中气分之郁，方合病机。

生地四钱　杞子二钱　山药二钱　淡芩钱半　沙苑三钱　杜仲炒，三钱　丹皮钱半

青皮一钱　乌贼三钱　白薇钱半　黄柏盐水炒，七分　紫石英三钱

加湘莲肉五钱。

◉ 冬温春发二案[①]

◎ 陈童

冬令伏邪，交春病从里发，身热壮盛，口渴脉数，叠经表散，病情更剧。迩来专科更遍，

① 陈本《爱庐方案》仅有黄右案，无陈童案。

遐迩搜尽，仍未遇有“陈弃疾”“霍去病”之徒而转易门外汉。然方脉与幼科，其名虽分，理则合。按是症也，里邪炽甚，焉有发散之理？殊不知表散过与，津液告竭，肝风掀动，竟变幻痉厥，危险重症，见亦为之寒心也。今诊得脉数舌绛，鼻窍黑煤，肌肤甲错，干燥渴欲饮水，心中灼热如焚，不堪少耐，何一非肝肾阴液之尽乎？风阳内煽，燥乱如狂，皆缘医者之未明温邪从阴，里热为病，清热必以存阴为务耳。两旬误延，五液告涸，门外汉何敢擅许坦途？所恃童真，昔贤称谓“易虚易实”，速与存阴，望其尚有生机而已。

人参一钱　天冬二钱　阿胶钱半　生地五钱　玄参心二钱　霍斛五钱

加囫囵[①]鸡子黄一个，勿碎。

◎ 黄右

初病肝气，旋即发热。始以肝气治，继从新感治，病情渐剧，又宗湿温治。乃未究来源，见病治病，硬装硬派，因循怠玩者，已旬日矣。诊得脉象弦细而数，舌苔干白，口苦，自病以来从无汗泄。据述是脉证乃冬温春发，系藏于肾而发于少阳者。其始是肝气，非肝家本病，乃少阳之邪欲发泄而涉及厥阴。盖肝与胆，表里也，当从少阳和解，拟小柴胡加减。

北柴胡六分[②]　枳壳炒，一钱　广陈皮一钱　大豆卷三钱　黑栀钱半　炒淡芩钱半

加漂淡生姜渣五分[③]。

越三日复诊，据述未服柴胡，更用香开凉药，症变神志模糊，额汗多而呵欠频至，脉左虚细数亦无绪。其误开欲脱之象已著，惟时半夜，前药未远，姑待天明。讵料又越九日，而再邀议诊，脉细如丝，神志散漫，便下溏黑过多，舌黑肥润，不渴，此脾肾之阴阳同为垂绝。经云：真脏之色见矣。如何犹认作阳明热灼而投以犀角石膏等剂？顾先生始未主其事，赧赧然无从措手，爰与之议，转回阳救逆之法。顾公执笔在手，诸药听议，独于附子一味，拟用生者三钱，顾公只敢用制者五分，乃又与之论前贤救逆之旨，而竟茫然莫辩者。可叹主人在旁亦以重用附子为骇闻，反和之曰：姑从轻用可乎？噫！谁敢强人之难也？诘朝[④]又仍与顾公同诊，病果转机，诸款皆减，脉仍微细，两尺有滑数之形。余谓顾公曰：“昨方系坏症救逆，今见是脉，恐其复热。惜乎！昨方之附子轻而不能牢固肾阳，仍归汗脱。”顾公毅然以为一味纯虚，安有复热之理，只需峻补可矣。余因辞不与议。至戌刻又邀诊脉，据述竟日平善，并无他变，及诊其脉，滑数之形已外浮，尺肤已热，热复发矣。随阳汗越，势必然也。按是症也，原始作泛常肝气治，一误也；热作新感治，二误也；热甚作湿温扭阳明治，三误也；柴胡不服而更香开，四误也；以寒凉重伤脏阳，五误也；继见脏阳垂绝而犹不敢以生附子三钱与一两五钱之熟地并进，此误中之更误也。嗟乎！一病也而堪数误耶？余虽未专其政，属在乡谊，是以与之竭力挽回，乃以必不至死之症，而竟至于莫可救药者，是岂死于病耶？死于药耶？直死于医也。余甚

---

① 囫囵：整个的。
② 六分：陈本《爱庐方案》作“五分”。
③ 五分：陈本《爱庐方案》作“三分”。
④ 诘朝：同“诘旦”，清晨、平明，此处指次日清晨。

惜之，因记其始末，为医者鉴。

◉ 痧隐

◎ 程右[①]

风温发痧子，表热壮盛，汗不肯达，病交五日，痧子乍透，而着凉骤缩，表热反减，胸闷口渴，舌质淡红少苔。咳嗽痰愁不爽。诊脉细数，神识时糊，此由肺胃之邪热不从表达而又欲陷之势。嘻！此诚危急存亡之秋也！[②] 经曰：冬伤于寒，春必病温。是从太阳克入而伏藏于少阴，兼值岁初春风特甚，又感风邪，是又从手太阴缩缚，使二气之邪今得温暖而发，取汗本非易事，而况徒以辛温散之。夫里邪已化为热，风邪又化为火，试以薪炊锅，而勿润之以水。欲逼其气蒸作汗，汗之汁从何运至？不且锅将裂乎？急进辛凉解肌法，庶几云行雨施，品物咸亨也。拙拟若此，未识诸同学以为何如？

生麻黄五分　桔梗一钱　射干五分　生石膏五钱　连翘钱半

炒牛蒡钱半　白杏仁三钱　蝉衣一钱　土贝三钱

加西湖柳五钱、枇杷叶露一两，冲。

复诊

汗达未畅，表热复扬，痧子隐约肤中，欲透不透，舌质已绛，口渴引饮，神志尚是时矇，何恃而不恐？夫邪热既侵营分，内传最捷，不得不清营泄邪并进，诸先生犹是恋恋荆防，余不知其实何意也。

犀角尖磨冲[③]，一钱　连翘钱半　前胡三钱[④]　生石膏五钱　杏仁三钱

桔梗一钱　麻黄四分　丹皮钱半　赤芍钱半　葛根七分

再复

痧子畅透，表热大减，汗亦畅矣，闷亦舒矣。甚至清而渴饮较减，惟舌犹绛，脉犹数。阴分已伤，良由取汗迟至所误耳。再存阴泄热。

细生地四钱　桑叶钱半　连翘二钱　淡豆豉三钱　丹皮钱半

黑山栀钱半　前胡一钱　杏仁三钱　桔梗一钱

加鲜石斛[⑤]四钱。

◉ 妊娠

◎ 张右

前岁春间产女，夏季即病三疟，入秋乳汁已干，经事一径[⑥]未至。屈指今春已逾两载。夫产妇自乳，往往经停，固无足异。至若因疟而干，理或有诸。去秋疟止之后，何意经仍不至？

---

① 程右：陈本《爱庐方案》作“王右”。

② 嘻……之秋也：陈本《爱庐方案》无此句。

③ 磨冲：陈本《爱庐方案》作“镑”。

④ 三钱：陈本《爱庐方案》作“一钱”。

⑤ 鲜石斛：陈本《爱庐方案》无此药味。

⑥ 一径：吴方言表示一直、持续不断。

今见纳减腹膨，面黄形瘦，遍体病态，宛然干血痨瘵，无怪病人之急欲通经。但脉象滑而流动，孕象约将三月，虽属脉证不符，还宜舍证从脉。拟以丸药缓图之。

先服胎产金丹两粒，先服一粒，至五日后再服一粒，用川断三钱，炒，煎汤送下①。

每早另服香砂六君子丸四钱开水送下②，服二十天。

后闻其妇于八月间果生一男。

◉ 误下伤脾

◎ 孙左

新感风寒发热，本非重症，过散过消之后，脾气大伤，已见脉微便血，尚谓里滞未楚，清热行瘀。血如漏卮，医者自遁，犹有天良，当兹脉细如丝，肢冷自汗，闻声惊惕，奄奄一息。盖脾脏统血之权告竭矣，中无砥柱，何恃不恐？亟拟温补③，以冀转机。

人参一两　炙草五钱　五味子一钱

煎好徐徐灌下，受进则佳④。

复诊

神思稍整，下血较稀，脉仍微细，额汗尚多。昨方简约安中，盖恐杂以回阳顾本⑤顾阴，反嫌刚猛不受，今既转机，治当阴阳两顾，尚宜轻灵取效。

台人参钱半　煨肉果三分　生於术一钱　熟地炭五钱　五味子七粒

怀山药钱半　制附子四分⑥　白芍一钱　云茯神三钱

加酸枣仁一钱，炒勿，研。

再复

下血已止，神思来复，胃纳稍胜，腹中未和。盖脾脏大伤之后，脉细，难以骤整。再进补养，冀图恢复。但经此孟浪攻伐之后，一两月间务宜慎寒冷，节饮食，起居动静之间，加意留神保养。

人参一钱　肉果煨，四分　山药三钱　熟地五钱　杞子炒，一钱

枣仁炒，钱半　炙芪钱半　白芍土炒，钱半　於术钱半

加地榆炭一钱。

◉ 溲秘

◎ 潘右

肝气甚发之后，小溲点滴不通，少腹膨急，气滞下坠，脉沉数，舌干光，上渴下秘，水饮停膈，脘腹胸胁并撑，噫嗳俯仰俱艰。症已旬日，治惟渗利，乃肝火湿火蕴结于下，势将厥

---

① 用川断三钱，炒，煎汤送下：原无，据陈本《爱庐方案》补。
② 开水送下：原无，据陈本《爱庐方案》补。
③ 中无砥柱……亟拟温补：陈本《爱庐方案》作“危期至速，勉拟峻补”。
④ 受进则佳：陈本《爱庐方案》无此句。
⑤ 顾本：陈本《爱庐方案》无。
⑥ 四分：陈本《爱庐方案》作“三分”。

逆。姑与河间法，桂苓甘露饮，复以辛香疏通运下，则溲可望其来而痛可望其减矣。

上肉桂五分　吴萸淡，三分　丹皮一钱　生石膏七钱　小茴炒，四分

茯苓五钱　龙胆草三分　橘核三钱　草梢四分

加滑石四钱。

◉ 便秘

◎ 张右

症逾兼旬[①]，大便秘结，畏寒形冷，脉紧不和。询系病初曾发热，未得汗而骤解，解之后旬日胃纳未慎，今则纳呆腹胀，频欲大便而不解，滞固有之，舌犹白也。夫以脉紧舌白畏寒论之，表邪未达显然，徒与润肠何益？盖肺与大肠为表里，表气尚窒，里气安望其通？治当疏泄上焦，仿肺闭意。明乎表里，奚致见病治病之惑哉！试以"表里"二字为同学论之，内外一表里也，脏腑一表里也，手六经、足六经一表里也，如是而可以尽表里之义否？未也！须知就表里而论，有表之表、里之里，就里而论，有里之里、里之表当别。即以"表里"二字，已难为医矣。

生麻黄四分[②]　前胡一钱　枳壳炒，一钱　白杏仁三钱

紫菀一钱　桔梗一钱　陈皮一钱　羌活七分　桑叶钱半

复诊

表热外扬，汗未畅泄，舌白未化，脉紧未和。表分之邪尚缩，肠中之滞依然，尚宜轻泄。

紫苏一钱　杏仁三钱　陈皮一钱　防风一钱　紫菀七分[③]

枳壳炒，一钱　前胡一钱　豆卷三钱　蒌仁三钱

再复

汗畅热解，舌苔转黄，大腑稍行，腹中反痛。滞初运而未得尽下也，法当导之。

苏梗钱半　蒌仁三钱　杏仁三钱　枳实炒，钱半　麻仁三钱　建曲二钱[④]

淡豆豉三钱　黑山栀钱半　楂炭三钱　粉丹皮钱半

◉ 虚热

◎ 陆幼[⑤]

身热兼旬，香不思纳，脉细而静，神倦嗜卧。汗已络续自来，舌已化而质淡。自病迄今，消散之药一竟未止，先天既薄，奚堪消磨荡涤？夫过表则藩篱疏豁，过消则脾胃告竭，其苦于不学无术，以致虚实莫辨。《金匮》曾有"病人向里睡"之条，一似为此症耳设，幼科岂不见乎？余虽门外汉，进补可许转机。

① 兼旬：即二十日。

② 四分：陈本《爱庐方案》作"五分"。

③ 七分：陈本《爱庐方案》作"五分"。

④ 二钱：陈本《爱庐方案》作"钱半"。

⑤ 陆幼：陈本《爱庐方案》作"陆左"。

人参一钱　炙草四分[①]　川斛四钱[②]　沙参三钱　五味七粒　谷芽一两　於术钱半[③]　橘白一钱

◉ 郁痹

◎ 程右

竟日思悲，半载纳减，询非恼怒感触所藉，在病人亦不知悲从何来，一若放声号泣乃爽快，睡醒之际特甚，余如默坐亦然。昔昌黎云：凡人之歌也有思，哭也有怀，出于口而为声者，其皆有弗平者乎？夫悲哀肺主之，寝则气室，醒则流通，想其乍醒之际，应通而犹窒焉，是以特甚。揆之脉象，右寸细数而小滑，伏火挟痰者有诸。或因有所惊恐，惊则气结，结久成痹，痹则升降失常，出纳呆钝，胃气日馁耳。拟以开结通痹为先，何急急于补也。

旋覆花钱半，包　元参钱半[④]　橘络一钱　薤白头三钱　紫菀七分

陈安息去棒，三根　瓜蒌皮钱半　竹茹炒，钱半

加生铁落一两，铁锤于擂盆内和开，水研，用锈至数百取汁，冲入一小杯[⑤]。

复诊

两进开结通痹之后，悲哀之态顿释，咯痰黄厚，胃纳稍思，脉象滑数亦缓，其痰火痹结也明矣。拟以清泄降继之，补不可投，岂妄谈哉！

桑白皮炙，钱半　炒竹茹钱半　紫菀七分[⑥]　杏仁三钱　黑山栀钱半

橘络一钱　瓜蒌霜钱半　丹皮钱半　丝瓜络二钱[⑦]

加冬瓜子三钱。

◉ 误补成痞

◎ 江左

平素胃纳过量，滞积层层，脉道窒塞，固见细伏。病初余曾议下，惜乎未服，而听周先生拘执于脉，竟作虚治，今历旬日矣。欲呕不呕，欲便不便，胸脘高突，腹中痞满，且俯仰之间，坐卧之际无一可适。今诊其脉愈细愈伏，其下证悉在而胀痛尤甚。汗出肢冷，舌质烫光，咽关烫肿。询系必得滚汤频咽，方可稍缓其膈间之胀，其误补以致痞满也明矣。拟宗许学士温脾汤辅以辛滑开痞之法，冀图一挽奏功。

制附子五分　干姜五分　细辛二分　上肉桂三分　川椒炒，二分

制半夏钱半　制川朴一钱[⑧]　枳实钱半　生大黄四钱，后下[⑨]

---

① 四分：陈本《爱庐方案》作“三分”。
② 四钱：陈本《爱庐方案》作“三钱”。
③ 钱半：陈本《爱庐方案》作“一钱”。
④ 钱半：陈本《爱庐方案》作“一钱”。
⑤ 一两……冲入一小杯：原作“一两，冲”，据陈本《爱庐方案》改。
⑥ 七分：陈本《爱庐方案》作“五分”。
⑦ 二钱：陈本《爱庐方案》作“一钱”。
⑧ 一钱：陈本《爱庐方案》作“七分”。
⑨ 后下：原无，据陈本《爱庐方案》补。

复诊

大便畅通，痞满顿消。脉道始通，诊得濡细，脾胃大伤之后，慎应是为主要，转以和中。

制川朴八分[①] 炒扁豆四钱[②] 旋覆花钱半，包[③] 焦六曲三钱 炒橘白一钱 老苏梗钱半

加川石斛五钱[④]。

◉ 少阴症

◎ 王左

灼热旬余，咽痛如裂，舌红起刺且卷，口干不思汤饮，汗虽畅，表热犹壮，脉沉细，两尺空豁，烦躁面赤，肢冷囊缩，显然少阴症据，误服阳经凉药。医苟读圣经，何至悖谬若此？危险已极，计惟背城借一，但病之来源名目虽经一诊道破，尚虑鞭长莫及耳。勉拟仲圣白通汤加胆汁一法，以冀挽回为幸。

淡附子一钱 制半夏钱半 葱白头三个 上肉桂五分 怀牛膝炒，一钱

猪胆汁一个，和入 北细辛三分 牡蛎七钱

复诊

少阴之恶款悉除，少阴之虚波旋见，古法古方，信不诬也。迩既侥幸于万一，幸勿怠忽以致覆。

制附子五分 杜仲炒，三钱 煅磁石四钱 大熟地六钱[⑤]

杞子炒，钱半 煅牡蛎七钱 五味子七粒[⑥] 云苓三钱

◉ 肝郁

◎ 汪右[⑦]

情志抑郁，形神消瘦，胁痛妨纳者半载，经停便艰者四月。脉沉细数，舌绛津干。香燥破气之味几属遍尝；推荡通瘀之剂亦经屡进。按此脉症观之，内火已炽，津液已涸，势防失血之险，何晦望其经通？况久痛之病必伤络，抑郁之症恒化火。速与存阴，冀少变幻。亦未雨绸缪之谓也。然怯象已萌，难望复元。

犀角镑，一钱[⑧] 阿胶钱半 柏子仁三钱 生地四钱 霍斛五钱

火麻仁三钱 女贞子炒[⑨]，钱半 丹参一钱 元参钱半[⑩]

加瓦楞子一两，炒。

---

① 八分：陈本《爱庐方案》作“七分”。
② 四钱：陈本《爱庐方案》作“三钱”。
③ 包：原无，据陈本《爱庐方案》补。
④ 五钱：陈本《爱庐方案》作“三钱”。
⑤ 六钱：陈本《爱庐方案》作“八钱”。
⑥ 七粒：陈本《爱庐方案》作“十粒”。
⑦ 汪右：陈本《爱庐方案》作“江右”。
⑧ 一钱：陈本《爱庐方案》作“七分”。
⑨ 炒：原无，据陈本《爱庐方案》补。
⑩ 钱半：陈本《爱庐方案》作“一钱”。

复诊

两进存阴之法，其舌液稍润而色绛稍淡，胃纳稍喜。脉仍细数。盖久病伤阴之症，岂能迅速奏效？转以清养，必得怡情自爱乃吉。

西洋参钱半　阿胶炒，钱半　女贞子钱半　大生地炒①，五钱　麦冬钱半

柏子仁三钱　炒丹参一钱　丹皮一钱　川楝子七分

加瓦楞子一两，炙。

◉ 肝邪犯胃

◎ 江右②

恼怒伤肝，木火犯胃入膈，支撑胸背，呕吐血块痰涎，不纳不便，舌苔白腻。夫胃为水谷之海，多气多血之腑，性喜通降，所畏倒逆。兹经此气火充斥，而湿浊乘机错乱，倘肆其猖狂，厥逆立至。至若再侮脾土，泄泻必增。脉左弦硬，右部细软。谷不沾唇者已五日，胃气惫矣。而呕尚甚，中无砥柱，何恃不恐？诸先生所进苦寒沉降，盖欲止其呕血而顺其气，诚是理也。然《内经》云：百病皆以胃气为本。苦寒性味，又属伐胃，胃不能安，药力何藉？拙拟苦温以制肝之逆，苦辛以通胃之阳，并参奠安中气，冀其倒逆之势得缓，幸勿拘于见血畏温之议。

台人参一钱　法半夏钱半　姜川连三分　淡吴萸二分　川楝子七分　旋覆花钱半，包

上肉桂四分　川椒炒，二分　云茯苓二钱③　龙胆草酒炒，三分

将肉桂、胆草同研细末，饭粒为丸，药汤送下。

复诊

呕逆已止，胀痛亦缓，左脉之弦硬固平，右关之歇止旋见，土德大残，中气亦竭。急以补中立中，仍参约肝制肝之法，以冀其胃纳肯醒是幸。

台人参钱半　生於术钱半　炙甘草四分④　上肉桂三分　炒白芍钱半　云茯苓三钱

再复

胀痛大平，呕逆亦止⑤，刻下稍能纳粥，脉俱细缓⑥，胃气渐有来复之机。经云：纳谷则昌。信不诬也。

人参一钱　木香煨，三分　橘白炒，一钱⑦　於术钱半　白芍钱半

云苓⑧三钱　肉果煨，三分　炙草五分⑨　生谷芽一两，煎汤代水⑩

---

① 炒：原无，据陈本《爱庐方案》补。
② 江右：陈本《爱庐方案》作“程右”。
③ 二钱：原无，据陈本《爱庐方案》补。
④ 四分：陈本《爱庐方案》作“三分”。
⑤ 呕逆亦止：陈本《爱庐方案》作“呕逆未复”。据二诊“呕逆已止”、三诊“胃气渐有来复之机”，以及病程、处方药味判断，“呕逆亦止”或更为合理。
⑥ 细缓：陈本《爱庐方案》作“濡细”。
⑦ 一钱：陈本《爱庐方案》作“七分”。
⑧ 云苓：陈本《爱庐方案》作“云茯神”。
⑨ 五分：陈本《爱庐方案》作“四分”。
⑩ 煎汤代水：原无，据陈本《爱庐方案》补。

◉ 暑热挟滞[①]

◎ 周左

表热九日，有汗不解，舌绛起刺，燔渴引饮，间作寒战之象，热甚，下午至夜神志时糊，脉洪无力。症固有邪有滞，未明下不厌迟，阳明经分之邪又传少阳，阳明腑分之滞灼伤津液，极似大柴胡证，而与脉象不符。细绎症情，汗下不按经旨，延至正气虚馁，津液干涸，既非陷里之神糊，如何香开，致使内传？此际之望滞通，需俟津回液复，庶几可下。拟宗仲圣人参白虎汤意，参入景岳柴胡煎，庶与脉证符否？诸同学以为何如？

人参须一钱　柴胡四分　麦冬钱半　石膏生[②]，七钱　知母钱半　黑栀钱半　竹叶三钱　元参钱半[③]

加霍石斛七钱。

复诊

汗畅热解，燔渴已减，舌绛化淡，尖刺亦少。津液稍回，正气较整，虽脉数未平，而神志已爽，少阳阳明之表分既清既泄，腑分之滞尚待清润育阴而下也，切勿因滞再荡涤之。审证二字，其难其慎，临时之应变，平日之工夫耳。

细生地四钱　蒌仁三钱　赤芍钱半　鲜霍斛一两　麻仁三钱

丹皮钱半　知母钱半　花粉三钱[④]　银花钱半

◉ 阳越

◎ 徐童[⑤]

病交八日，壮热汗多，脉象虚浮中沉，两按俱空，面色皖白，舌质少神，喜暗畏明，怕烦言懒，乃一派虚阳外越之象。阅所服前方，俱系表散，独计麻黄已三钱矣。童质单弱之体，病轻不应药重，今使之蹈虚脱之险，见亦寒心酸鼻也。急进补正回阳、固表收汗之法，以冀挽回。

台人参一钱　生有芪钱半　五味子二分　制附子五分　生於术钱半

炙甘草四分[⑥]　云茯神三钱　熟枣仁三钱

加煅牡蛎五钱。

复诊

热解汗收，虚阳亦敛，脉转濡细，神思大倦，幸在童体，得有转机之速。询知三房只此一子，盖亦险矣。医药一事，诚孽海也，可不慎乎！

台人参一钱　炙有芪钱半　五味子二分　於术钱半　炒山药三钱

炙甘草五分　云茯神三钱　熟枣仁三钱　制首乌二钱[⑦]

---

① 暑热挟滞：原作“暑热挟湿”，陈本《爱庐方案》作“暑热挟滞”，据案中“症固有邪有滞”“阳明腑分之滞”等语判断其应作“暑热挟滞”。

② 生：原无，据陈本《爱庐方案》补。

③ 钱半：陈本《爱庐方案》作“一钱”。

④ 三钱：陈本《爱庐方案》作“钱半”。

⑤ 徐童：陈本《爱庐方案》作“林左”，据案中“童质单弱之体”“童体”等语，“林左”当误。

⑥ 四分：陈本《爱庐方案》作“三分”。

⑦ 二钱：陈本《爱庐方案》作“三分”。

◉ 肠蕈

◎ 金右

肠满如妊，经事按期仍至，迩将九月，起居胃纳如常，前医诊之曰鼠胎，需十二月乃产。今诊得脉象细小，腹无胀坠。考《内经》曰：妇人产身何以别之？对曰：身有病而无邪脉也。又曰：手少阴脉动甚者，妊子也。以外似妊而非妊者，分条并及。曰：月事以时下者名“肠蕈”，月事不以时下者名“石瘕”。肠蕈生于肠中，不妨月事，石瘕生于胞中，故妨月事。由此论之，是即肠蕈无疑也。既为医者，乃昧于圣经，而以不经之谈为证据乎？良可笑也！据我管见，拟按经旨，勿攻夺之意着想，其维和理气血，聊佐推敲。

老苏梗钱半　桃仁炒，勿研，三钱　黑丹皮钱半　归须钱半

蒌仁三钱　瓦楞子一两　陈香橼一钱　橘核炒[①]，三钱

临证经验方·卷三

洞庭凤在元实夫氏诊

◉ 痛经

◎ 邵右

痛经数年，不得孕育，经来三日前必腹痛，腹中有块凝滞，状似癥瘕、伏梁之类，纳减运迟，形瘦神羸，调经之法，医者岂曰无之？数载之中，服药亦云无间，何以漠然不应？询知闺阁之时无是痛，于归之后有是疾，痛之来原良有以也。是症考古却无，曾见于《济阴纲目》中载及，姑勿道其名目，宗其意而立方不必于平时服，俟其痛而进之，经至即止，下期再服。

炒川芎五分[②]　丹皮钱半　白归身炒[③]，钱半　荆三棱醋炒，二钱[④]　延胡醋炒，一钱[⑤]

生香附研，钱半　蓬莪术酒炒，一钱　桃仁勿研，三钱　炒枳实七分

加制锦纹一钱。

复诊

据述前方于第二期经前又服三剂，其经即来，其色紫黑，且下有似胎非胎长形者一块，迩月经至而不复痛矣。盖是症也，亦系凝结于胞中者，今既下矣，复何虑乎？

柴胡醋炒，三分　白芍炒，钱半　川石斛三钱　白术生[⑥]，钱半　川芎炒，五分

橘白炒，一钱　归身炒，钱半　丹皮钱半　炒谷芽一两，煎代水

---

① 炒：原无，据陈本《爱庐方案》补。
② 五分：陈本《爱庐方案》作“四分”。
③ 炒：原无，据陈本《爱庐方案》补。
④ 二钱：陈本《爱庐方案》作“一钱”。
⑤ 一钱：陈本《爱庐方案》作“钱半”。
⑥ 生：原无，据陈本《爱庐方案》补。

◉ 疟疾

◎ 冯左

疟但热而不寒，邪藏于心焉。昔仲圣谓之温瘅二疟，其立法以清营热为主，故用白虎汤加桂枝引领石膏知母，上至于肺而达之于卫，以宣泄热邪，而疟自已。前所服竹叶石膏汤，已得其意矣。今复议此方，极合病机，鄙意改用河间甘露饮济之以和。

石膏四钱　桂枝尖四分　赤苓三钱　生地三钱　生於术二钱

泽泻钱半　麦冬二钱　淡黄芩钱半　生草三分

加六一散三钱，绢包仝煎。

◉ 热深厥深

◎ 陈左

痉厥陡起，不省人事，越两时醒后复厥。昨宵竟夜达旦而醒，脉沉极数，舌紫而晦。刻下神识虽清，舌胀言蹇，二便不爽，症由暑热毒所深伏。经曰：热深者，厥亦深是也。惧有伏焉[①]，势恐再复，速进清化，是用宣之以惩不一[②]。

犀角尖磅，一钱[③]　连翘心三钱　川连炒，五分　银花炒，三钱　元参二钱[④]

川楝一钱　丹皮钱半　人中黄六分[⑤]　滑石三钱　黑山栀钱半

加鲜荷叶三钱、绿豆五钱[⑥]，后入。

◉ 腹痛便秘

◎ 陈左

脾肾之阳素亏，醉饱之日过勤，腹痛拒按，自汗如雨，大便三日未行，舌苔垢腻，脉形数实。此由湿热食滞团结于内，非下不通，而涉及阳虚之体，非温不动，许学士温下法，原从仲圣大实痛之例化出，今当宗之。

制附子五分　淡干姜五分　炒枳实钱半　上肉桂四分　制川朴一钱[⑦]　生大黄三钱[⑧]，后下

复诊

大腑畅行，痛止汗收，神思向倦，而脉转虚细，拟养胃和中。

北沙参三钱　生甘草三分　焦扁豆三钱　炒白芍一钱　粉丹皮钱半　橘白炒[⑨]，一钱

加川石斛四钱[⑩]。

---

① 惧有伏焉：陈本《爱庐方案》无此句。
② 是用……不一：陈本《爱庐方案》无此句。
③ 一钱：陈本《爱庐方案》作“钱半”。
④ 二钱：陈本《爱庐方案》作“一钱”。
⑤ 六分：陈本《爱庐方案》作“五分”。
⑥ 五钱：陈本《爱庐方案》作“四钱”。
⑦ 一钱：陈本《爱庐方案》作“八分”。
⑧ 三钱：陈本《爱庐方案》作“四钱”。
⑨ 炒：原无，据陈本《爱庐方案》补。
⑩ 四钱：陈本《爱庐方案》作“三钱”。

◉ 崩漏

◎ 施右[①]

经停三月，骤然崩冲，越五日而犹若漏卮，询系暴崩属虚，虚阳无附，额汗头震，闻声惊惕，多语神烦，脉微虚软，势将二气脱离，其危且速，拟以回阳摄阴法，急奠安其气血。

人参一钱，另煎　制附子五分　鹿角霜二钱[②]　熟地片，七钱　生白芍二钱[③]

元武板炙，一两　天冬钱半　怀山药三钱　栀子炭钱半　五味七粒

复诊

脱象既除，经漏较稀，脉犹濡细，神思尚怯，气血乍得依附。再宗暴崩屡虚之例，拟以温补。

人参一钱，另煎　巴戟肉钱半　鹿角胶钱半，烊入　熟地一两　杞子炭钱半

清阿胶钱半，烊入　天冬钱半　炒杜仲三钱　炒白芍二钱[④]

加醋炒归身炭钱半。

◉ 劳疟

◎ 陈左

间疟止后复疟，疟不准期，或三五日，或七八日，发则寒战热甚，两三月若此，从无汗泄，脉象沉细，形瘦骨立，而胃纳式微矣。盖症由久疟伤阴，阴损不复，其为劳疟显然矣。现届夏令，汗易得时，且服存阴泄达，以冀汗泄于表，阴复于里，或能准期，庶是畔岸有依，拟从少阳少阴并治。

柴胡四分　大生地片，四钱　青蒿钱半　细辛二分　炙鳖甲七钱

淡芩炒，钱半　归须钱半　地骨皮三钱　丹皮钱半

复诊

药四服，而值疟来，寒战依然，热势较短，热退之时，汗已畅达，脉沉转起，神气觉爽而食物有味矣。察其佳处，皆从汗后而有，究是外感乘虚，蕴伏愈深，延为怯象。兹既有向外泄之机，再宗前方加减守之，必得或转间疟，仍从原路而回则幸焉。

鳖柴胡[⑤]五分　淡芩炒，钱半　归须炒，钱半　青蒿钱半　知母炒，钱半

秦艽炒，钱半　细生地四钱　丹皮钱半　荆芥炭，一钱　淡豆豉三钱

再复

疟准日作，解后有汗，寒热之势大减矣。脉形细小，舌不立苔，此系久疟伤阴，阴损不复，复其阴可耳。症属转机，得许坦途。凡腥膻鲜发麦食等物需慎，两三月不食。兹拟清养法，再参泄化意。

---

① 施右：陈本《爱庐方案》作“郑右”。

② 二钱：陈本《爱庐方案》作“钱半”。

③ 二钱：陈本《爱庐方案》作“钱半”。

④ 二钱：陈本《爱庐方案》作“钱半”。

⑤ 鳖柴胡：即鳖血拌柴胡。

生洋参刮皮[①]，钱半　青蒿钱半　川石斛三钱　炙鳖甲七钱[②]　丹皮炒黑，一钱

稆豆衣三钱[③]　桑叶钱半　秦艽炒，钱半　生谷芽煎代水，一两

◉ 交肠[④]

◎ 夏右

大小便易位而出，症名“交肠”。当得之大怒大饱之后，气火先为错乱，升降先为失常，以致清浊混淆，水滓不按常道而行，久则难治。

生明矾七分

将明矾敲如绿豆[⑤]大，用腐衣双层包扎[⑥]，用淡盐汤或阴阳水，或冷温水，俱可送下。一日三服，三日九服即愈。

凡有一切腹中绞痛痧甚之症，一时不及延医服药，即挖生芋头嚼下，以痛除即止。此简便妙方也[⑦]。

◉ 痰核

◎ 施左

左胁下初生小核，其形圆，金象也。由乙而化庚，后变为长，木象也。木中有火，火动水流，丁壬合化为木，故形长也。其中坚者犹有金之性，揉之软者，不离乎水之体也。医学参乎造化，不外阴阳五行，洵非易事。大易说卦传之言坎也，曰其于木也，为坚多心，可见水湿肉体而有刚之用于化象，可悟病机。

炒柴胡鳖血拌，四分　山甲蛤粉炒，八分　牡蛎七钱　当归酒炒，三钱　土贝去心研，二钱

制夏钱半　旋覆花钱半，包　橘络盐水炒，二钱　茯苓三钱

◉ 热淋

◎ 沈左

小便淋沥不已，其气腥秽，其出也甚热，意以为心火炽盛，丁出于丙，其性急速，故久而不止也。今议用大补阴法以杀其下降之势，兼清心火以消其内蕴之邪。惟苦坚肾，古语有之，请事斯语矣。

生地四钱　巴戟肉二钱　杞子三钱　茯苓三钱　厚杜仲二钱　远志去心，一钱

川连五分　牛膝一钱　草梢五分　加莲心五钱，敲碎，不去心

◉ 溲秘

◎ 王左

水邪上泛，小便不通，其责在肾，诸君用药多矣，未见毁誉。余当效钜鹿之战，沉舟破

---

① 刮皮：原无，据陈本《爱庐方案》补。

② 七钱：陈本《爱庐方案》作“一两”。

③ 三钱：陈本《爱庐方案》作“二钱”。

④ 交肠：原作“绞肠痧”，陈本《爱庐方案》作“交肠”。据案中症情，应为交肠。下同。

⑤ 豆：原无，据文义补。

⑥ 用腐衣双层包扎：原无，据陈本《爱庐方案》补。

⑦ 此生芋头方，陈本《爱庐方案》无。

釜，诸先生凭式而观何如。

云苓三钱　制附子七分　白芍钱半　白术钱半　干姜五分

◉ 肝气

◎ 黄右

左关脉弦，弦当春令，适应乎时，但犹弦长而微有力耳，所喜者正在本位，不侵右之脾胃，却不可不防其渐，恐其乘虚而扰及中宫，急当从中土建立，以固其本，议进加减建中汤。

当归钱半　肉桂四分　橘络　白芍二钱　吴萸　青皮　炙草五分

加黑枣二枚、生姜一薄片。

◉ 失血痔漏

◎ 马左

失血后下生漏疡，热气下行也。但咳嗽频剧，恐肺移热于大肠，而热邪仍自大肠上侵肺也。庚辛本是一气，脏腑原自相通，故有见症如此。

北沙参三钱　麦冬三钱　甜杏仁三钱　玉竹三钱　天冬三钱

川石斛四钱　功劳五钱　山药三钱　马兜铃八分

◉ 滑胎

◎ 钱右

胎滑不固，由于心火乘脾所致。询系有孕之后，即患内热口糜，此其验也。《易》曰："知几其神乎?"诗曰："相彼雨雪，先集维霰。"① 下次怀孕当多服安胎凉胎饮，忌煎炒煿炙辛辣之类为嘱。

细生地四钱　杜仲炒，二钱　青蒿钱半　小川连四分　川断炒，二钱

白薇钱半　炒黄柏盐水炒，八分　椿根皮炒，钱半　丹皮钱半

加湘莲肉五钱。

◉ 头痛

◎ 叶左

头痛常在阴分，每交夜半子后而尤剧，阳动而风行也。诊脉右尺小弱，其阳亦不足者，姑与加味玉屏风散。

黄芪四钱　白术钱半　熟地五钱　防风钱半　桂枝一钱

当归三钱　黄甘菊钱半　炙甘草六分　石决明七钱

加虎头骨七钱。

◉ 胸痞

◎ 徐左

胸中有痞，骤然隆起，按之则痛。曾与小陷胸汤，不应。昔西昌喻氏治痞症多用姜、附，

---

① 相彼雨雪，先集为霰：《诗经·頍弁》作"如彼雨雪"，然苏轼《范增论》作"相彼雨雪"，或传本不同所致，用相亦可。"知几其神乎"与"相彼雨雪，先集为霰"皆寓见微知著之意。

以单刀直入而驱逐外邪，极为得力。方意本此。

制附子七分　干姜五分　炙甘五分　白术钱半　制夏一钱　枳实钱半　陈皮一钱　云苓三钱

◉ 伏暑

◎ 周左

病系伏暑为患，在气分不在阴分。其阴药固宜缓用，恐其引贼而入室也。然欲发其伏，莫若用小柴胡，且可以达郁。一物而两擅其用，或使其归正于疟，则无变局之虑矣。

柴胡四分　法半夏　炙甘草五分　西洋参一钱　云苓　淡芩炒一钱

加老生姜一片、黑大枣一枚。

◉ 饮症

◎ 赵左

饮邪十余载，遇冷即甚发，发必胀痛彻背，咳呕气逆。迩来渐妨谷食，脉形细滑，按述向来力疾操劳。安得不涉于亏，然参、地常投，何以罔效？盖体虽宜补，而病不安于补也。夫有饮者，中阳先亏，饮为阴邪，得以盘踞，日复一日，即水谷之精华亦必酿为痰涎而附于饮矣。考之于古，曰：痰饮自汉时张长沙，分立五饮门类，皆曰当以温药和之。拟宗苓桂术甘意，参小青龙法。

肉桂五分　干姜五分[①]　旋覆花钱半，包　白术土炒，钱半　细辛二分

法半夏钱半　苏子炒，钱半[②]　云苓四钱[③]　炙草四分[④]

◉ 嗽血

◎ 杨左

身热恶寒，咳嗽痰艰血溢，病经五日，犹是风霜劳顿，脉紧无汗，舌白不渴。症由寒缩于表，热郁于里，清降润呛之品适相反矣。仲景《伤寒论》夺汗无血之例一条援而用之，正合病情。宜宗此旨调治，幸勿畏虚因循以致剧。

生麻黄五分　桔梗一钱　连翘钱半　前胡一钱　杏仁三钱

橘络钱半[⑤]　苏叶七分　竹茹炒，钱半　炙甘[⑥]三分

◉ 络瘀

◎ 吴左

呕血盈碗，紫黑块磊，两载之中已见五次。据述发病之前左胁肋近脘必痛，吐后痛减，不妨胃纳。诊脉沉数有力，面色晦滞，询由努力而起，络内凝瘀作痛，但瘀血宜通，瘀尽则止，苟使根蒂常留，则瘀渐积而必复发，且有妨于新血矣。倘畏虚嗜补，往往成劳者，其所表见皆不虚故也，务先宣通肝胃之络。

---

① 五分：陈本《爱庐方案》作“四分”。
② 钱半：陈本《爱庐方案》作“一钱”。
③ 四钱：陈本《爱庐方案》作“五钱”。
④ 四分：陈本《爱庐方案》作“三分”。
⑤ 钱半：陈本《爱庐方案》作“一钱”。
⑥ 炙甘：即炙甘草，陈本《爱庐方案》无。

旋覆花钱半，包　桃仁三钱　丹皮钱半　延胡醋炒，钱半　三七一钱

赤芍炒，钱半　紫降[①]三钱　楂肉二钱　黑山栀钱半

加瓜蒌仁三钱。

◉ 热入血室

◎ 徐右

夏秋伏邪发热，虽云有汗而不得畅，迄今病交八日，神糊夜甚，经事非期先至，脉形弦而有数，胸痞不舒，口苦喜饮。盖暑湿热为无形之邪，不耐攻下，且畏燥烈以致热逼血分耳，幸勿见神糊而妄投开药。此症情虽剧，究非危险，就是脉证，只宜轻清泄化。拟宗热入血室例，姑从少阳阳明治，倘能转疟，亦是稳机。

柴胡五分　丹皮钱半　淡芩炒，一钱　青蒿钱半　知母炒[②]，钱半

竹茹炒，钱半　黑栀钱半　滑石四钱[③]

加野蔷薇露一两，冲。

◉ 下痢

◎ 林左

腹痛下利，昼夜无度，汗冷肢冷，脉细舌白。此暑湿热挟滞互结于中，病经五日而不减，况嗜酒中虚之体，是以不克发热，而已见多汗伤阳、多痢伤阴之险。凡里急后重腹痛者，治法宜通，口渴烦躁溲秘者，又当清渗。此际已值虚波将至，诚属掣肘之极。姑拟温清并进，宗泻心汤意，参以疏化邪滞。若正气保和之类，何足恃耶？

生附子五分　桂木五分　藿梗钱半　川连酒炒，五分　木香煨，三分

建曲炒，钱半　制川朴七分　姜渣三分　赤苓三钱

复诊

下痢减半，赤白相杂，肢冷较和，汗亦稀少，舌白苔腻不化，里急后重已缓，诊脉沉细，腹中犹痛。究属中虚湿胜之体，是以暑湿热滞之结，不能藉阳和运动，尚非坦途也。再拟温中运邪治法，荡涤邪秽，一举两得。

制附子五分　白术土炒，钱半　防风炒，一钱　干姜炭四分　川连酒炒，三分

枳实炒，七分　制川朴七分　煨木香三分　丹皮炭一钱　赤茯苓四钱

再复

痢下大减，舌苔渐化，腹痛除而宿垢亦通，小溲赤而色赤无多[④]，脉象亦起，谷食亦思，中阳既得运动，无虑邪滞不化，暂守和中。

炒白术钱半　小青皮炒，七分　焦扁豆四钱[⑤]　制川朴七分　藿梗钱半

---

① 紫降：即紫降香。

② 炒：原无，据陈本《爱庐方案》补。

③ 四钱：陈本《爱庐方案》作“三钱”。

④ 色赤无多：陈本《爱庐方案》作“有两三度”。

⑤ 四钱：陈本《爱庐方案》作“三钱”。

块滑石四钱[①] 煨肉果四分 焦建曲二钱 干佩兰一钱

加炒焦米仁四钱。[②]

◉ 肤中虱

◎ 葛左

遍体蠕蠕作痒，虱从肤出，形与白虱无异，腹稍狭而尾尖，出则万千，忸怩难堪。是症古所未有，惟夏子益《奇疾方》中曾见，亦但有主治之方，未载其症之来源。余前[③]在邗江[④]见一名妓患此，年余而毙，曾有闽广人识其症，曰："此淫秽过甚，浸渍于肌肉所化，肉尽则死，初见即治可救，迟则百无一生。"今系素悉吾兄之禀赋极厚，胃纳兼人之量，虽属尊年，春服遇冬，如是天赋精神何由而遇斯疾？意者好食鲜发，酷嗜腥羶[⑤]，二者气味浓厚，亦能浸渍于肌肉之间，未可知也。然肉既化为虫，夫人其何以堪耶？迄已三月，治亦莫及，姑录夏氏方试之。观此可为贪欲无厌、好嗜鲜发者之戒。

生白矾少许 滴醋少许

泡汤常服，以愈为度，外用百部煎汤洗浴洗衣[⑥]。

◉ 黑瘅

◎ 吴左

瘅症多种，黑者属肾，肾气过损者曰女劳黑瘅。今见肌肤舌质尽黑，手指映日俱黯。强仕之年，肾阳早已不举，体虽丰腴，腰软不耐少坐，脉弱神疲，纳减足冷，显然肾气伤残太甚，尚谓北路风霜所致乎？是症固非恒有，昔闻渎镇[⑦]曾有人患此，遍处医治，皆曰风毒。后遇顾西畴先生道破症名，宗湿热流入肾经主治而愈。试即以此较之，症虽同而虚实又异矣。现届深冬，姑先治本，须俟春暖阳和，再商他法。刻下赴任之举，盍早计宽缓之请。

制附子七分 枸杞子炒，钱半[⑧] 炒川柏一钱 大熟地六钱 菟丝子炒，钱半

绵茵陈钱半 云茯苓三钱 杜仲炒，三钱 生牡蛎七钱

另用血余四两，洗去油气，晒干，剔去黄白发，同猪油一斤熬至发枯为度，取油盛贮钵内。凡一切食物中可用油者，俱用此。[⑨]

复诊

前方已服二十余剂，肌肤之黑色半化，其势渐转阴黄，形神大整，胃纳加餐，且可耐劳理事矣。刻下春令虽交，和缓之气未回，再拟补养脾肾，耐性调摄是妥。

---

① 四钱：陈本《爱庐方案》作"三钱"。
② 四钱：陈本《爱庐方案》作"三钱"。
③ 前：陈本《爱庐方案》作"于嘉庆间"。凤在元生于道光年间，而其师张大爔则生于嘉道期间，此处存疑。
④ 邗江：陈本《爱庐方案》无邗江地名。
⑤ 羶：同"膻"。
⑥ 百部煎汤洗浴洗衣：陈本《爱庐方案》未载。
⑦ 渎镇：指木渎镇。
⑧ 钱半：原无，据陈本《爱庐方案》补。
⑨ 陈本《爱庐方案》未载此猪膏发煎之法。

人参一钱　沙苑炒[①]，三钱　杜仲炒，三钱　於术钱半　杞子炒，钱半　云苓三钱　大熟地一两　炒山药三钱　泽泻钱半　川断肉炒，三钱[②]　菟丝饼炒，二钱[③]　茵陈钱半

再复

肤色花斑，症退阴黄，较之黑瘅浅一层矣。培植脾肾之药，已守四十余剂，形神色脉俱属平善，今节令将交惊蛰，春暖之气已和，治当开泄腠理，以涤肤浅。《内经》云：必先岁气，无伐天和。《易》曰：待时而动，无不利之有！[④] 其斯之谓欤？拟宗仲圣茵陈四逆法加减，三剂即停，接服丸药可已。黑色退尽之时，当在夏初六味丸、八味丸间服。[⑤]

制附子五分　茵陈钱半　赤小豆三钱　生麻黄五分　黄柏炒，一钱　皮云苓五钱　白术钱半

◉ 咳白血

◎ 江左

咳吐似痰非痰，似血非血，左脉弦紧劲强，大异寻常，实非宜也。且届春深木旺之候，木火上刑于肺，金令不肃，反为木克，势必然也。更兼终日嗜酒，其胃中之火气亦常熏蒸于上，煽铄于肺矣。夫肺为娇脏，岂能耐此二火之日侮？症见《医通》曰：咳白血不治。可畏也！倘能戒酒养性，抛俗尘而怡情山水，较之服药胜多耳。否则木叶时落，恐难飞渡。属在世交，用敢直陈，请质之高见。然乎？否乎？姑拟清降润肺，权慰目前之急。

金石斛三钱　真川贝一钱[⑥]　杏仁三钱　羚羊角钱半　知母钱半

竹茹钱半　燕窝屑二钱，包[⑦]　枇杷叶去毛，三钱

◉ 肝厥头痛

◎ 沈右

巅顶头痛，左目失明，痛甚则厥，经事频冲，症患五六载，发而皆中节，而春季更甚焉。迩发正在春分，其势尤剧，脉象虚弦而数，胃纳不思，左胁下痞癖攻逆，下半身畏冷异常。脏阴大伤，虚阳无制，倘厥逆再动，必致脱也。拟以柔肝法，并参补纳意。

上肉桂五分　乌梅肉炒，三分　磁石煅，四钱　大熟地一两　龙胆草三分　炙鳖甲七钱

加青铅一枚。

复诊

症情俱减，胃纳稍加，脉尚虚弦，癖犹攻逆。厥脱之险虽缓，补纳之法尚急。

肉桂五分　乌梅肉炒，三分　煅磁石四钱　熟地一两　淡萸肉三分　炙鳖甲七钱

仍加青铅一枚。

---

① 炒：原无，据陈本《爱庐方案》补。
② 三钱：原无，据陈本《爱庐方案》补。
③ 二钱：原无，据陈本《爱庐方案》补。
④ 无不利之有：《易经·系辞下》原文作："君子藏器于身，待时而动，何不利之有？"
⑤ 陈本《爱庐方案》未载六味丸、八味丸间服之法。
⑥ 一钱：陈本《爱庐方案》作"钱半"。
⑦ 包：原无，据陈本《爱庐方案》补。

◉ 湿痰内闭

◎ 郑左

形凛汗渍，脉濡神糊，舌如傅[①]粉，沉睡痰逆。素系嗜酒之体，湿痰弥漫闭塞，扰乱神明所致。非陷也，闭也。慎勿开损，拟达原饮意。

茅术钱半　白芷一钱　法半夏钱半　制川朴钱半　陈皮炒，一钱

枳实[②]磨冲，四分　草果煨，五分　山慈菇[③]磨冲，五分

复诊

汗渍既收，神志亦清，药后呕痰盈碗，呕后渐醒，脉犹濡细[④]，舌苔白腻。弥漫之势虽除，尚宜燥湿祛痰。仍从太阴阳明主治，参以运下。

茅术一钱　法半夏钱半　青皮炒，一钱[⑤]　白术钱半　白芥子炒，研，一钱

陈皮炒，一钱[⑥]　草果煨，三分　椒目五分　通草一钱[⑦]　制川朴一钱

◉ 假噎膈症

◎ 沈左

得食则呕，已延月余，形神疲乏，宛如格症。听其言，观其人，惟知明而动，晦而休，务农无怠者。诊脉左关弦，右关细软，舌白口苦，往来寒热。询其汗之有无，则病者不知。何贸贸耶[⑧]！今据是脉，盖少阳见症，原有呕恶，揆其情，任其呕逆，以致反胃，厌谷，胃气日逆，类以膈噎[⑨]，实由有邪蕴于少阳，一迳胃气未达所致。今当先泄少阳之邪，拟小柴胡意，佐以辛通。

柴胡七分　苏叶七分　青皮一钱　制半夏钱半　苏子炒[⑩]，一钱　陈皮一钱

制川朴七分　淡姜渣五分，后下　川椒炒，二分

复诊[⑪]

前方本嘱服两剂，据述服后壮热大汗，湿透衣被，即思纳粥，因其效验，连服一剂，今已吃饭，惟力不充矣。诊其脉，左关已软，右脉尚细，与之和中。

党参三钱　归身炒，钱半　炙草三分　川断炒，钱半　木香煨，三分

白术钱半　柴胡炒，三分　云苓三钱　陈皮一钱

---

① 傅：同“敷”。下同。
② 枳实：陈本《爱庐方案》作“枳实皮”。
③ 山慈菇：原作山茹菇，据文义及陈本《爱庐方案》改。
④ 细：原作“纳”，据文义及陈本《爱庐方案》改。
⑤ 一钱：原无，据陈本《爱庐方案》补。
⑥ 一钱：原无，据陈本《爱庐方案》补。
⑦ 一钱：原无，据陈本《爱庐方案》补。
⑧ 何贸贸耶：陈本《爱庐方案》无此句。贸贸，纷乱貌。此处盖指案情脉证纷繁混乱。
⑨ 膈噎：据陈本《爱庐方案》作“噎膈”。
⑩ 炒：原无，据陈本《爱庐方案》补。
⑪ 原少复诊，据陈本《爱庐方案》补。

◉ 蛔厥

◎ 吕左

吐蛔而厥者，肝邪乘胃为多。兹则脉数舌红，其胃中之伏火极重，是以蛔不安而上窜，况热深者厥亦深，治当宗苦辛寒法。

川连姜汁炒，五分　石膏炒，五钱　知母炒，钱半　川椒炒，二分　吴萸一分

制半夏钱半　川楝子一钱　干姜三分　枳实炒，七分

◉ 失音

◎ 马左

风霜劳碌，叠次受凉已化热者，蕴余肺络，络不耐热而嗽血咽痛并至，未化热者，尚缩于表。夫肺如钟磬，金虚则鸣，金实则喑，滞邪则为实，治从开泄法，补肺润肺之药，惜早进矣。拟麻杏石甘汤加味。

生麻黄五分　杏仁三钱　百部钱半　生石膏五钱　射干五分

羚羊角钱半　生甘草三分　桔梗七分　丝瓜络钱半

加海浮石三钱。

◉ 风水

◎ 江左

旬日内遍体俱重，肤色鲜明，始也原有身热，不慎风而即止，亦无汗泄。诊脉浮紧，气喘促，小溲闭，舌白不思饮食。症系水湿之邪借风邪而鼓行经隧，是以最捷。倘喘甚壅塞气机，亦属致危之道。治当开鬼门、洁净府为要着。

生麻黄五分　桂木五分　干浮萍钱半　杏仁勿研，三钱　赤苓皮三钱

紫菀七分　苏子炒研，一钱　腹皮钱半　生苡仁三钱　椒目五分

外用麻黄、紫苏、羌活、浮萍、生姜、防风各五钱，煎浓。闭户周身揩熨，勿冒风。

◉ 脾瘅

◎ 陈左

《内经》论湿热蕴酿于脾胃，发为脾瘅。口甜而舌腻，纳谷则运迟，其味之甜非甘美也，盖五味变常所泛也。古法以兰草汤主之，取芳香醒中，推陈致新之义耳。兹届初夏，正当湿热蒸变之际，是以脉象数而溲少，纳更减，而形神萎困矣。土德不振之至，最恐中满变端。拟以醒脾和胃，运湿化热主治。

白术土炒，钱半　制川朴七分　炒半曲钱半　草果煨，三分　川柏炒，一钱

炒苡仁三钱　建曲炒，钱半①　川通草一钱　干佩兰钱半

加绵茵陈钱半。

---

① 钱半：原无，据陈本《爱庐方案》补。

◉ 寒缩肝胃

◎ 陆左

诊得左脉不和，口苦舌白，半月以来，纳日减，神日倦，自谓望八之年，衰老无疑，向医要补，竟与之补。孰知早春之寒缩伏于肝胃之枢，未得透泄[①]。今按脉证，当从少阳宣发乃合病情，此虽非补剂，三服而望，霍然劝翁勿药有喜。

柴胡四分　干姜三分　白蔻仁研冲，三分　白术炒，一钱　川椒炒，十五粒

六神曲炒，三钱　青皮炒，五分　陈皮炒，七分　云苓三钱

◉ 太阴三疟

◎ 刘左

三疟两载，形瘦腹胀，始也尚能强纳，兹则厌谷不思，脉濡便溏，腿足浮肿。素系劳力之体，且不恃谷食而酒肉是依，中气常亏，疟邪久恋。是以虚益虚而病益深矣。拟以补正敌邪，分期以进。

茅术一钱　柴胡酒炒，四分　常山炒，五分　草果煨，三分

青皮炒，七分　木香三分　制川朴五分　藿香钱半

加鳖甲煎丸七粒，药汤送下。用河水井水各一碗，煎至七分一碗，临发之期先一时服[②]。

又方

上党参三钱　煨肉果四分　制半夏钱半　白术土炒[③]，钱半

煨木香四分　小青皮五分　陈皮一钱　干佩兰一钱[④]

空期服[⑤]。

◉ 咳嗽

◎ 王左

冬月咳嗽，极似着寒，嗽阵急而痰涌白腻，腹膨胀而便溏溲短，脘膈鸣响，脉濡舌白，全是一派湿象。何以发于冬令？意者今秋阴雨过多，水退极迟，水湿之气感而伏焉。《内经》原有“秋伤于湿，冬生咳嗽”之文。余幼时读到此篇，尝疑其“湿”字或应“燥”字，今见是症，信有诸矣。夫惟学然后知不足，读书虽易，会悟最难耳。拟以轻宣泄化之法，若合符节。

生苡仁三钱　通草一钱　蔻壳七分　杏仁勿炒[⑥]，三钱　干佩兰一钱

苏子勿研[⑦]，五分　赤苓三钱　大腹皮钱半　覆花一钱，包[⑧]

加橘络七分。

---

① 未得透泄：陈本《爱庐方案》无此句。

② 用河水、井水……一时服：陈本《爱庐方案》作“用井河水煎，来期预时服”。

③ 土炒：原无，据陈本《爱庐方案》补。

④ 一钱：陈本《爱庐方案》作“钱半”。

⑤ 空期服：原无，据陈本《爱庐方案》补。

⑥ 勿炒：原无，据陈本《爱庐方案》补。

⑦ 勿研：原无，据陈本《爱庐方案》补。

⑧ 包：原无，据陈本《爱庐方案》补。

◉ 风毒伏肺

◎ 孙右

哮症多年，交秋必发，发则淹延旬日，需见如胶如饴之痰则平。梦香先生[①]调治两年[②]，谓斯疾之异也，而问道于盲。询其数年中起居，平昔所畏者热，所喜者凉，且鲜发食物一径未慎，而膏肓之俞，平静之日常冷，发作之时热灼。夫肺脏属金，金旺于秋，伏风层叠蕴络，延为风毒。又肺为清虚之脏，性娇且洁，奚肯容其盘踞于络？是以一藉旺令，必与之与其争衡耳。风为阳邪，其性易于化火化热，所以发病之际，背俞灼热而目亦赤焉。今预拟一方，俟临发时服之，夏季沐浴，每以百部[③]浓煎，畅熨其胸背，务使津津有汗最佳。管见若此，妥否俟裁。

生麻黄三分　杏仁三钱　炒枳壳五分　紫菀五分　羚羊角镑，一钱

橘络七分　百部一钱　射干三分　土贝三钱　前胡一钱

加冬瓜子五钱、丝瓜络一两，先煎代水。

三四剂为则，勿过服[④]。

◉ 春温

◎ 毕左

身热据述解在两候，仅以不纳不便为病。诊脉弦数，舌根厚腻，胸脘痞闷，汗未曾达。询系先辈曾误服柴胡，后人永不敢尝。今据是脉，乃少阳阳明之邪滞互阻，确乎其不可拔者[⑤]。夫柴胡为少阳泄邪要药，何能拘疑？若不早为泄邪通滞，势必陡然内陷之变。今拟表里并疏，切勿以因循息顽，致危为嘱。

柴胡六分[⑥]　枳壳磨，五分　杏仁三钱　豆卷三钱　连翘钱半　桔梗一钱　前胡一钱[⑦]　陈皮一钱

复诊

昨进表里并疏之剂，汗虽稍而胸闷反甚，肤见疹瘖而壮热神糊。病已兼旬，邪滞乍动，跃跃然欲陷之势已见，此邪滞之久蕴可知矣。病情正当猖炽，何敢擅许坦途。

柴胡七分[⑧]　连翘钱半　黑栀钱半　葛根一钱　丹皮钱半

竹茹炒，钱半　枳实磨，五分　蒌实三钱

加珍珠粉三分，研细[⑨]调服、蔷薇露一两，冲。

---

① 梦香先生：陈本《爱庐方案》作“梦兰先生”。
② 两年：陈本《爱庐方案》作“多年”。
③ 百部：原作百步，据陈本《爱庐方案》及文义改。
④ 三四剂为则，勿过服：原无，据陈本《爱庐方案》补。
⑤ 确乎……者：陈本《爱庐方案》无此句。
⑥ 六分：陈本《爱庐方案》作“五分”。
⑦ 一钱：陈本《爱庐方案》作“二钱”。
⑧ 七分：陈本《爱庐方案》作“六分”。
⑨ 研细：原无，据陈本《爱庐方案》补。

再复

汗已畅达，疹瘖大透，表热渐将解矣。脉缓闷除，舌苔虽未化，矢气觉频转。乃大便之下不迟也。拟转清泄法，参以润下，冀其腑分一通，庶无变幻。前此可谓养病以待其变，幸而速与透达，不则懊悔莫及矣。

桑叶钱半　枳实炒，一钱　杏仁三钱　豆卷三钱　蒌仁三钱

麻仁三钱　竹茹炒，钱半　丹皮钱半　黑栀钱半　连翘钱半

◉ 内伤脾胃

◎ 朱童[1]

年将十岁[2]，体貌未扬，腹满且硬，大便溏结不常，瓜果生冷，一向惟性所好。童质内伤脾胃，即是痞膨食积，反有食不厌饱之态，蛔已病矣。若消克太峻，恐其损伤难复，拟以培中疏中并进，至于麦食生冷切宜痛戒为宜。

白术土炒，钱半　川连酒炒，五分　川楝子七分　肉果煨，四分　川椒炒，二分

乌梅肉炒枯，二分　枳实炒，五分　槟榔五分[3]　鸡内金炙，钱半

加五谷虫炒，钱半。

临证经验方·卷四

洞庭凤在元实夫氏诊

◉ 病后食复[4]

◎ 汪左

湿温乍愈之后，强食太牢[5]之肉，虽不多食，病热又复，可谓冒险之至矣。拟宗“食复”例分消，以后切宜深慎。

淡豆豉三钱　楂炭三钱　苏梗钱半　炒枳实钱半[6]

菔子炒，三钱　藿梗钱半　黑山栀钱半　陈皮一钱

加陈稻叶[7]一把，洗净，煎汤代水。

◉ 呕血

◎ 马左

素性躁急，又酷嗜麦食而不尝谷食者，盖有年矣。夫肝用有余之体，而麦为肝谷，致使刚脏大失和平，呕血盈盆，纯是紫血凝块。呕后火升，则肝阳有升而无降，但肝为藏血之脏，将

---

① 朱童：陈本《爱庐方案》作“朱左”。

② 十岁：陈本《爱庐方案》作“及冠”。

③ 五分：陈本《爱庐方案》作“三分”。

④ 病后食复：陈本《爱庐方案》作“食复”。

⑤ 太牢：祭祀所用猪、牛、羊三牲齐备谓之“太牢”。

⑥ 钱半：陈本《爱庐方案》作“一钱”。

⑦ 陈稻叶：陈本《爱庐方案》作“陈稻柴”。

军之性，不动则已，动则猖獗。若不向静思顺，再多恼怒，难料其不复发。盖气又为血之帅也，拟以苦降直入之法，冀图一挽奏功。

龙胆草盐水炒，三分　川连盐水炒，五分　石决明煅，一两　真芦荟烊入[①]，五分

乌梅炒枯，二分　生地炭四钱　青铅一块　川楝子一钱

加藕节炭六钱。

◉ 黄疸

◎ 孙左

遍体发黄，其色鲜明，口渴脉数，症属阳黄。因胃中之瘀热踞处湿中，蒸于内而发于外也。治与阴黄异，拟以苦辛寒泄化为主。

制川朴一钱　炒建曲钱半　陈皮炒，一钱　干佩兰钱半　滑石三钱　赤苓皮三钱[②]

姜川连五分　茵陈二钱　小赤豆四钱　淡黄芩姜汁炒，一钱

◉ 真伤寒[③]

◎ 朱左

发热恶寒，头项强痛，无汗胸痞，脉浮紧细。症属正伤寒，南方所罕见。询系连朝肩挑贸易，觅蝇头之利以籴米，效乌哺之私以养亲[④]，届在严寒，旷野深受。今太阳表症悉具，当宗仲圣“不汗出而烦躁者，大青龙汤主之”。

麻黄生[⑤]，五分　羌活七分　生姜一片[⑥]　桂枝五分　防风一钱

大枣二枚　石膏生[⑦]，三钱　杏仁去皮细研[⑧]，三钱　甘草三分

复诊

病甫两日，太阳证未罢，而阳明少阳证已悉具，可知南人禀赋柔弱，其传经至迅速若此。汗既未畅，转拟三阳并泄。

麻黄生[⑨]，四分　羌活五分[⑩]　连翘钱半　葛根七分　白芷七分

黑栀钱半　柴胡四分　杏仁三钱　甘草三分

加姜渣五分、大黑枣一枚。

再复

汗畅热解，烦躁已除，脉转细小，形瘦体酸，嗜卧而思纳谷矣。其发也凶悍，其传也迅速，其退也亦易。究属南人之禀赋柔弱，易感易达。不若北方之风气刚劲，禀赋厚而腠理实

---

① 烊入：原无，据陈本《爱庐方案》补。

② 三钱：陈本《爱庐方案》作“二钱”。

③ 真伤寒：陈本《爱庐方案》作“伤寒”。

④ 询系……养亲：陈本《爱庐方案》作“连朝营墓辛勤”。

⑤ 生：原无，据陈本《爱庐方案》补。

⑥ 一片：陈本《爱庐方案》作“五分”。

⑦ 生：原无，据陈本《爱庐方案》补。

⑧ 去皮细研：陈本《爱庐方案》作“勿研”。

⑨ 生：原无，陈本《爱庐方案》补。

⑩ 五分：陈本《爱庐方案》作“四分”。

者，必至传遍六经乃已也。是症若从三时六气之势，必淹缠几候耳。拟和营卫可也。

桂枝四分　云苓三钱　黑枣一枚　防风七分　橘白炒，一钱[①]　姜渣三分[②]，后入　秦艽炒，钱半

◉ 奔豚

◎ 胡左

少腹块磊，上攻胸脘，其力猛而痛势剧，转瞬之间，腹中鸣响则块磊向下而即平。症名曰“奔豚”，因其性情踪迹行止类似江猪耳。然考其症有三：犯肺之奔豚属心火；犯心之奔豚属肾寒；脐下悸而欲作奔豚者属水邪。今系肾水寒邪所发，体属阳亏所致。拟以真武汤参奔豚汤意。

云苓五钱　川芎五分　制半夏钱半　附子生，五分　白芍炒，一钱[③]

当归尾炒，一钱　小茴五分　橘核酒炒，三分[④]

加李根白皮一两，煎汤代水。

◉ 呃逆[⑤]

◎ 邱左

寒热未止，骤来呃逆，呃之势震动卧床，呃之声闻之客坐。今已六日，热虽解矣，呃犹极甚。询其来由，系半夜口干思饮，健者嗜卧，懒为烹茗，随口答曰：“茶已冷”。未几，又睡着。欲饮者料为煮热，答应者仍在梦中，半晌不见茶来，渴愈甚而气火升腾，大声疾呼之下，健者强起应之，仍是答以“茶已冷”。无怪病人之怒气勃勃，就冷饮之，呃随是起。其为气逆作呃也显然，与肾虚作呃逆者迥异。但呃最伤胃，且易变喘，亦非小恙也。姑与顺气通降之法，以冀即平乃妥。

淡吴萸二分[⑥]　法半夏一钱　乌药五分　川椒炒，二分[⑦]　苏子炒研，一钱[⑧]

白石英四钱　旋覆花钱半，包[⑨]　沉香屑七分　生石决一两

复诊

呃逆已平，语形气促，胃气伤而涉及肾关矣，喘将作之症也。诊脉关尺俱浮，元海根松，喘来即脱，极险之机，从何施设？拟以丹溪法填纳下元，急则治本之想。

大熟地六钱　杞子炭钱半[⑩]　沉香屑一钱　台人参一钱　杜仲炒，三钱　磁石煅，四钱

坎炁洗，一条　龟板炙，一两[⑪]　牡蛎煅，七钱[⑫]　蚧尾炙，一付

---

① 一钱：原无，据陈本《爱庐方案》补。
② 三分：原无，陈本《爱庐方案》补。
③ 一钱：陈本《爱庐方案》作“钱半”。
④ 三分：原无，据陈本《爱庐方案》补。
⑤ 呃逆：陈本《爱庐方案》作“呃”。
⑥ 二分：陈本《爱庐方案》作“三分”。
⑦ 二分：陈本《爱庐方案》作“三分”。
⑧ 一钱：陈本《爱庐方案》作“三钱”。
⑨ 包：原无，据陈本《爱庐方案》补。
⑩ 钱半：陈本《爱庐方案》作“一钱”。
⑪ 一两：原无，据陈本《爱庐方案》补。
⑫ 七钱：原无，据陈本《爱庐方案》补。

再复

呃逆未复，喘亦未作，关尺之脉已向平，语言稍舒，胃纳不逆，可以保无虞矣[1]。然病机只缘一怒，而险关几难逃脱，若不眼明手快，此际不知何如耳。

原方再服两剂，当更改处改换再议。

◉ 痹症

◎ 毛左

四体疼痛，遇冷则发。甚至颈项强直，右臂不能高举。症得五六载，咸谓气血就亏。然一向服补，有增无减。症由风寒湿三气杂受，始于经络经隧，渐侵骨节，痹症已成，尚恐及痿。《内经》曰：风气胜者为行痹，寒气胜者为痛痹，湿气胜者为着痹。痹久延痿，痿久延痪，日渐日深之病也。岂易骤拔？姑与宣络泄邪。

威灵仙酒炒，一钱　羌活五分　秦艽炒，钱半　旋覆花钱半，包[2]

独活酒炒，一钱　狗脊炒，钱半

加鲜桑枝酒炒，二两、油松节劈[3]，一两，二味煎代水。

◉ 劳怯症丸方

◎ 陶左

喜怒哀乐之未发为之中，发而皆中节为之和。诚能如是，则非独心君太和而百骸俱赖以安，亦能使精神充足而五脏永藉以荣也。以其得浩然之气、纯粹之精、太极之本、两仪之平故也。兹则年虽英妙，操劳恒过。兼之五志交，故七情无度，乖其中和之常，戾其不迫之竟，所以病日以盛、体日以羸，此丹溪先生所谓五志过动皆为火化，若动而不已，则五脏之真阴有不枯槁者乎？经曰：劳则气耗，亦能伤阴，若劳而不节，则内脏之元阳有不损伤者乎？然总阴阳并伤，其动而不静者，则一故证显于阴虚者，十至八九而关于阳气者，十无二三。是以内则咳渴而烦，外则暮热而汗，上则头目为之眩晕，下则溲便为之不利。形痿衰亏不振，色憔悴而无华，望之则舌如珠，按之则脉是数。此实阴精下亏而虚阳上亢，侮其所不胜而乘其所胜者耳。至于木因火势而内风掉摇，土被煎熬而肌肉不长。经曰：阴平阳秘，精神乃治。今则五内交贼，阴阳离决，精气有不竭绝者鲜矣。夫病已成，而后药之，乱已成而后治之，犹渴而掘井，斗而铸兵，不亦晚乎？今特仿经旨五色入五脏之义，柔剂以涵，阳和阴俾，奏效以二三，冀回春于万一。

青蒿香　黄芪蜜炙　赤芍土炒　白百合　黑稆豆　青黛飞净　黄柏盐水炒

赤苓　白蜜炼　黑丹皮　青蔗汁　黄胶明　赤豆小　白甘菊　黑山栀炒

◉ 痰核即名“马刀瘰疬”

◎ 高右

乙癸同源，肝为先天，先天不足，则木失水涵，火自有余，火即是痰。痰即是火，或盛则

---

① 可以保无虞矣：陈本《爱庐方案》无。

② 包：原无，据陈本《爱庐方案》补。

③ 劈：原无，据陈本《爱庐方案》补。

生痰也，痰痹于少阳阳明之络，右颈顺与缺盆之上，结为马刀瘰疬。起经半载，渐次长火，根坚中软，不甚作痛，形如桃李，已见成溃之象。今按脉左部濡细，右部滑数。夫细为不足，滑必有痰。舌苔薄黄，食眠如旧，癸水二年不通，此亦血虚之明证也。有痰而不嗽，是痰之循经而入络也，内因之病，来势必迟，溃期亦迟而收功更迟矣。日月难计，药石又难速效，姑权拟养肝之体，清肝之用，参入咸降化痰之品治之。

大生地五钱　制香附钱半　真川贝二钱　奎白芍钱半　制於术钱半　广橘红一钱

白归身三钱　云茯苓三钱　黑山栀钱半　淡昆布三钱　牡丹皮钱半

加石决明一两，盐水煅。

◉ 浮肿

◎ 陶右

癸水参前腹膨肢浮，宿有肝气，两胁作胀，内热，大便燥结，小溲短少，间有咳嗽，舌白质红，脉形细数。治宗五皮饮加味为治。

茯苓皮四钱　五加皮三钱　新会皮七分　牡丹皮钱半　瓜姜皮钱半　小青皮七分

地骨皮三钱　冬瓜皮三钱　大腹皮钱半　桑白皮蜜水炙，钱半

加生姜皮五分。

◉ 疥疮谑案

薇卿世讲先生诵读过劳，心阳炽甚，少行多坐，脾湿恒停。夫心阳属火，脾湿久蕴亦化火。火郁不行，积化成毒。经云：诸痛疮痒，皆属于火。兹湿毒疮疥之发，实由是身，四肢已布，安保一身之不逆，苟其滋蔓，势必淹缠月日矣。当此春光韶丽，云霞灿烂，花柳芳菲，到处皆成文章。风浴咏归，亦是韵事，何必终日埋头，吟哦不辍也？鄙意暂抛诵读，作郊外半月之游，俾其四体舒散，气血流行，佐以汤剂内服，丹散外敷，即可许火化毒消，限日而净愈矣。且意外文思，亦可与春偕长。更值燕尔期近，若望信予刍荛，将来鸳鸯被里纤纤女手逼贴贵体，亦必暗喜曰：肤如凝脂，为其不疾瘯蠡[①]也一笑。

炒川连五分　细生地七钱　净银花三钱　炒川柏盐水炒，七分　赤苓皮四钱　生草梢五分

外以黄连膏调金黄散，包麻布内，时刻擦之。

◉ 热邪内陷

◎ 沈右

始起寒热如疟，热势盛衰不解，迄今九日，汗无多泄，头胀时休时作，暑瘖已见四朝，隐约肤间，布而未透，且适经来，即断热渐由卫入营，昨忽跌仆，旋而神识模糊，语言舛错，舌苔中灰，口渴频饮，脉数胸闷，腑行未畅，邪热深踞不化，以致阴津渐涸，内陷风生，恐起萧墙。急拟清营，以冀液回增咳，可许转机。否则危波易起，伊堪畏耳。

羚羊角钱半　鲜霍斛七钱　牛蒡炒，钱半　淡豆豉三钱　川贝三钱

---

① 瘯蠡：皮肤病。

桔梗一钱　鲜生地一两　杏仁三钱　瓜蒌二钱　朱茯神三钱　真郁金佛手汤磨冲，一钱

加白茅根敲去骨，一两、枇杷叶去毛，三钱。

◉ 元阳不复

◎ 戚左

竣补阴中之阳虚，充壮奇络之气乏，冀其相火旺而阴弱消，脾阳健而元气复，是善病后醇正调补方法。

淡附子一钱　巴戟肉三钱　党参五钱　干姜五分　菟丝饼三钱　於术二钱

肉桂五分　杜仲盐水炒　柏子仁去油　甘草五分　枣仁炒

加南枣肉去核，五枚。

◉ 虚脱

◎ 徐右

一水不致五火，火势炎炎，阴液暗烁。是以诸虚蜂集无恠[①]，心不藏神，肝不藏魂，魂升不安，遂致汗出津津轰烈。舌剥且老年更多带下，下无约束。今时序大地泄越之候，势必耐冬不耐夏，汗多外脱，深防接踵而至也，慎无忽！

大天冬辰砂拌，三钱　大生地人中白炒，一两　川黄柏盐水炒，一钱　人参另煎冲，一钱

灵磁石醋煅，四钱　胡黄连五分　龟板醋炙，五钱　左牡蛎煅，打，一两　莲须七分

龙骨煅　块辰砂绢包，悬煎，钱半

加濂珠粉三分，研极细为丸，药汤送。

◉ 湿疮

◎ 张左

两手脉形沉大，湿热内搏化毒，骤起疮颗现于四肢，大小不齐，搔破即痂，痂落不平，总之内蕴之湿热为难彻耳。今未雨而绸缪，勿致春令升发之盛。《内经》云：脾主四肢。由脾虚聚湿，郁热化毒所致而来。当此扶脾剂中，佐以渗湿泄热解毒之品立意。

生黄芪五钱　苦参二钱　白茯苓带皮，四钱　生草一钱　蒺藜炒，去刺，三钱

银花三钱　茅术土炒，三钱　川柏酒炒，二钱　归身酒炒，三钱　怀药三钱

加焦扁豆四钱。

◉ 风痧块

◎ 冯左

脉象细涩，营气交虚，肌肤风块发无定处，瘙痒如针刺状。此由肝风绕络，宜养血息风。

制首乌五钱　明天麻煨，一钱　白菊花焙，钱半　白归身酒炒，二钱　白蒺藜炒，去刺，二钱

桑叶蜜炙，钱半　白芍酒炒，二钱　僵蚕炒，五分　粉甘草五分

加黑芝麻五钱。

---

① 恠：同“怪”。

复诊

经云：血虚必热，热必生风，风生燥，遂令肤内发痒。搔之细颗垒起，今风块虽退，而肝脏内风未息，尚有绕络无处不到之地。世医眼耳口鼻诸窍悉燥痒，脉缓左虚，特以养血息风之剂多进自安。

制首乌一两　煨天麻钱半　僵蚕炒，七分　白归身四钱　蒺藜三钱　蝉衣去翅足，五分

白芍酒炒，三钱　白菊焙，钱半　桑叶蜜炙　生甘草一钱

仍加黑芝麻五钱。

◉ 水泻

◎ 屠左

泄泻涓涓无数，腹鸣漉漉有声，清谷既多，小溲甚少，此丙火传道之司失职，而戊土仓廪之库脱键也。中无砥柱，下乏约束，高年得此，何恃不恐？

潞党参直劈，土炒焦，五钱　炙甘草水炙，五分　焦扁豆四钱　於术土炒，三钱

制半夏炒黄，钱半　焦白芍三钱　白茯苓三钱　新会皮八分　炒车前三钱

加煨诃子肉四钱。

◉ 湿温二十四案

◎ 高左　湿温阳湿伤

汗出恶寒，寒罢热作，身重胸痞，腰痛关节经络亦楚。大便溏薄，小溲久利，此乃阳湿伤表之候。治宜通阳明之表而即清胃脘之热，使湿邪不致上壅化热，急欲其因渗下走耳。

大豆卷三钱　穹术皮二钱　葛根煨　皮苓三钱　神曲炒，二钱

广皮　藿根钱半　通草二钱　滑石四钱

加芦根一两。

◎ 周左　湿温阴湿伤

湿遏卫阳，又挟风邪，故始则恶寒而身重无汗，继作头痛而胸痞腰疼，脉形浮濡，舌苔色白。此阴湿伤表之症，治当胜湿，佐以祛风。

真茅术钱半　焦六曲钱半　防风一钱　羌活七分　枳壳炒，一钱

生草三分　葛根钱半　广皮八分

◎ 王右　湿温清阳内闭

发热有汗，渴不喜饮，胸痞不饥，舌苔白滑。此湿邪内服，蒙闭清阳，病在上焦，先以辛香气分之药开而泄之。

广藿香钱半　川厚朴一钱　郁金一钱　蔻仁三分　枳壳钱半

桔梗一钱　佩兰叶钱半　杏仁三钱　六一散包，四钱

次日加菖蒲汁二匙冲入。

◎ 徐右　湿温湿热两合

湿伏中焦，蕴化为热，口渴胸痞，身热面赤，甚至谵语如梦，不时汗泄，诊脉不扬，舌苔

黄涩，此太阴之湿与阳明之热两合。其间倘投以辛温开泄之法，转燥胃津，而助桀为虐矣。拟以运脾逐湿，凉泄里热。

大豆卷三钱　连翘二钱　花粉三钱　神曲二钱　葛根一钱

滑石四钱　川萆薢钱半　陈皮一钱　通草一钱

加鲜石斛五钱。

◎ **刘左**　湿温下利

初起身热，渐及自利，小便短涩，口渴胸痞，此湿邪下注，脾不输津，而化源又滞耳。宜从分利法。

葛根钱半　广皮一钱　猪苓钱半　神曲二钱　滑石四钱

茯苓三钱　川萆薢钱半　草梢五分　淡通草一钱

加炒车前三钱。

◎ **沈左**　湿温热逼营分

病经六日，壮热口渴，脉数，舌绛苔焦，神昏谵语，时作喜笑，时发痉厥。此由暑湿之邪未经早为清澈，以致热邪渐逼营分，津液骤涸，心包受灼，君主将危，寇临宫禁，何恃不恐?急以清热救阴，泄邪平肝，亦背城借一之一着也。

犀角磨冲，一钱　鲜地一两　钩藤后下三钱　羚角先煎，三钱　丹皮二钱　石菖蒲三分

加至宝丹一粒，先用冷开水化服。

◎ **夏左**　湿温内陷

证属湿温，六日以来发痉频作，并有撮空缭乱神昏笑妄之象递现。脉濡数促而不分伦绪，舌苔干焦而色黑起刺，大腑未通，胃热极甚，胃津告竭，湿火转成燥火。急宜承气法，下通地道，否则难挽。夫承气者，欲以承接其未亡之阴气于一线也，湿温症至此亦危矣哉!

大黄后下，三钱　甘草五分　鲜斛一两　元明粉三钱　淡芩一钱　鲜地四钱

加鲜稻叶一握，先煎代水。

◎ **陆左**　湿温痉厥

诊得脉数失绪，壮热烦渴，舌质焦红而已，有缩象之萌。胸痞于上不舒，自利于下不止，斑疹多现，神志昏聩，乃湿热充斥三焦，阴阳俱困，为痉厥之最重者。拟清阳明之热，救阳明之液，尚恐胃液不存，内焚迅速，遽难扑灭耳。

犀角尖磨冲一钱　元参四钱　紫草一钱　羚羊角镑，先煎，钱半

连翘钱半　生草三分　鲜生地一两　丹皮钱半　菖蒲三分

加金汁一杯冲入。

◎ **陶右**　湿温热盛湿盛

诊得脉形洪大而长，壮热口渴自汗，身重胸痞，此太阴之湿与阳明之热相合而滞于阳明之经也。拟苍术白虎汤用意。

苍术一钱　生草三分　苓皮四钱　石膏生，四钱　陈皮二钱　通草一钱　知母钱半　枳壳一钱

加鲜荷梗尺许。

◎ **姚左** 湿温暑伤元气

诊得脉形虚而带濡，身热自汗体怠，神倦不爽，心烦口渴，溺黄，此湿热伤气之候。拟以东垣清暑益气法，恰合病情。

生洋参三钱 生芪皮三钱 粉葛根一钱 麦冬去心，三钱 生甘草五分

茯苓三钱 五味十粒 生冬术二钱 车前一钱

加炒扁豆四钱。

◎ **金左** 湿温类疟

寒热如疟者三日，发不准期，汗或有而或无，身乍凉而乍热，脉形微弦，舌苔滑白，此湿热阻遏募原，非伏邪之疟例可比。宜仿吴又可达原饮参入严用和清脾饮合法。

制川朴一钱 小青皮一钱 藿梗钱半 茅术钱半

法半夏钱半 通草一钱 草果五分 赤苓三钱

加荷梗尺许。

◎ **濮左** 湿温挟痰

身热二日，口苦呕吐清水，兼之素有停饮，是痰亦多耳。总之湿热内留而木火上逆为病也。拟涤其饮，降气逆，则两得其平矣。

江枳实一钱 广皮一钱 黄连水炒，五分 法半夏钱半 炒竹茹钱半

蔻壳七分 白茯苓三钱 佩兰一钱 扁豆炒，四钱

加鲜佛手黄皮钱半。

◎ **高左** 湿温挟阴虚

寒热有五日，口干渴甚，干呕频频不止，胸次闷闷如绝，脉形细数，舌光如镜，此良由营阴素亏所致，是以胃液易被烁劫，而胆火乘以上冲也。亟宜救阳明之液，兼泄少阳之邪，亦急则治标之法。

真郁金 广木香 鲜生地 乌药 生香附 西瓜白

以西瓜白捣汁一茶杯，磨药各五分，再以鲜生地打汁一两冲和，隔汤稍温，频频与服。或病人喜凉者，不温亦可。

◎ **王右** 湿温肺胃不和

湿逗热遏，上焦受病，盖胃移热于肺，肺不受邪，归还于胃，以故呕恶不止，昼夜难宁。总以肺胃之不和较肝胆之呕恶不同耳。拟以轻可去实法。

真川连酒炒，五分 冬术一钱 淡通草一钱 紫苏叶五分 茯苓钱半 竹二青钱半

加谷芽露一两，冲。

◎ **张左** 湿温咳喘

暑邪入于肺络，咳嗽喘逆面赤气粗，昼夜不宁，坐卧难安。曾服凉药及开气之剂，俱不奏效。诊得脉象右寸数，实非正虚咳喘之比。拟宗实则泻之之例，则庶乎其不差矣。

甜葶苈三分　桔梗一钱　滑石四钱　桑白皮钱半　橘白钱半　谷芽五钱　白杏仁三钱　生草四分

加老枇杷叶三钱。

◎ **季右**　湿温下痢症

下痢五日，胸痞腹痛，下坠窘迫，脓血稠黏，里急后重，诸症悉具。按脉软数，苔薄黄腻，此由湿热内滞，太阴郁久而不彻所致。症非轻浅，慎勿泛视。

制川朴八分　淡黄芩钱半　槟榔一钱　柴胡六分　焦建曲二钱　煨木香五分

葛根钱半　广陈皮一钱　荆芥炭钱半　炒扁豆四钱　赤苓三钱　银花炭三钱

复诊

下痢日久不愈，腹痛虽缓未止。脉象虚滑，形神怠倦，是痢久而脾阳大伤矣。但痢虽脾病，久必传肾，以肾为胃关，司下焦而开窍于二阴也。况火为土母，欲温中土之阳，必补命门之火。拟以真人养脏法。

炒潞党四钱　炒归身土炒，钱半　粟壳炒，钱半　炒於术□元米拌炒　白芍土炒，四钱

煨肉果五分　炙甘草五分　煨木香四分　诃子肉煨，四钱

加上肉桂五分，研极细末，冲。

再诊

下痢日久，营阴果不足矣。不足而气亦虚，故仍有虚坐努责，肛门重坠之苦。脉形细弦，舌色少润，老年痢久伤阴，窃恐阴损不复，非强壮人初病痢疾之里急后重者所可比拟。亟拟救阴，以图恢复。考《内经》里急有虚实之分，实为热邪有余，虚乃营阴不足，后重亦有虚实之辨，实为邪实下壅，虚由气虚下陷。是以治里急有清热养阴之异，治后重有行气升补之殊。质之同学高明，以为然否？

熟地炭焙透，四钱　首乌制，三钱　新会皮一钱　归身炭焙透，钱半

白芍生，四钱　生谷芽一两　杞子炭三钱　炙甘草水炙，五分

加干荷叶蒂四个。

◎ **徐右**　湿温霍乱吐泻

暑湿与浊邪内袭，腹痛及吐利交作，头疼胸痞，脉缓舌白。拟先荡涤邪秽，与和理太阴为治。

制川朴一钱　扁豆炒，四钱　砂仁五分　茅术钱半　葛根煨，钱半

乌梅五分　草果五分　藿梗钱半　生草三分

加炒车前三钱。

◎ **苏左**　湿温生冷伤中

素善贪凉，更嗜生冷，以致寒湿内留，骤作上吐下泻，水谷不分，肢冷脉伏。症属阴邪内侵，而脾胃之阳气尽为寒湿所蒙，不得伸越，防再转厥实重症也。苟非大兵直入，恐难挽回。拟宗仲圣理中法合大顺散。

淡干姜五分　赤茯三钱　杏仁三钱　上肉桂另炖，冲，三分

广皮一钱　干草三分　紫苏三分　降香一钱

加广藿梗一钱。

◎ **俞左**　湿温霍乱

陡起阵阵腹痛，随即频频下痢，胸痞烦躁，口干热渴，脉来数大，按之空豁。此不特湿邪中侮脾阳，抑且寒邪下伤肾阳矣。现有烦躁热渴，极似阳邪为病，更与数大之脉，又是相符，何以沉候霍然空者？细绎其情，其为虚阳外越，真寒假热之候，实非热邪内扰之症也，明矣。考《内经》真寒假热之证，当以真热假寒之药解之，质之诸同道以为然否？拟方候政。

淡附子一钱　广皮八分　草果五分　粉甘草四分

四味煎好，坐井水中，待冷与服。

◎ **郑左**　湿温少阴症

上为咽痛，下作痢疾，上下交征，乃为重候。况口渴而兼心烦，脉数而尺部疾者，此热邪内耗少阴之阴耳。考《内经》少阴之脉，贯膈上循喉咙，液燥则火邪上逆，故咽痛而心烦，上出舌下，故阴伤而口渴。今尺中脉数，下利者乃热犯少阴，逼液下走之故也。拟仿仲圣猪肤汤法，取其甘凉润燥，冀其肾阴得和，里热自熄，其不治利而利自然骤止矣。诸君子以为然否？

猪肤去粗皮勿近膘，一两　白蜜五钱

合煎频嚥[1]。

◎ **张左**　湿温厥阴下利

下利腹痛后重，时或圊血，肛门热痛，脉象沉弦，乃暑湿热邪传入厥阴，血液内耗已极，证属棘手，即拟仲景法，用白头翁汤意。

白头翁钱半　北秦皮钱半　生甘草五分　真川连五分　赤芍三钱

丹皮钱半　川黄柏盐水炒，八分

加黑山栀一钱、鲜荷蒂二钱。

◎ **徐左**　湿温大汗阳亡

湿温症经七日，昨夜忽来大汗，汗出之后口中发渴，四肢即冷，茎中微痛，脉细如丝。此系汗出过多，卫外阳亡，湿热内结而致。则表里之气，一时又未得相接，故见肢冷而兼脉伏也。起坐自如，神清语亮，故曰非真阳外脱之象。宜小利其水，止汗止渴，温肢，骤难议补。

茯苓三钱　泽泻钱半　桂枝三分　猪苓钱半　滑石四钱　生芪皮四钱

加生草梢三分。

◎ **马左**　湿温见肝风

湿温症经八日，有汗而热不退，忽然头痛不止，且见痉象。此因湿热伤营，营液内耗，厥阴风火上升，血不荣经所致。急以养营息风，标本并顾，是为正治，所谓道并行而不悖也。

羚羊角镑，先煎，二钱　白芍二钱　蔓荆子三钱　细生地四钱

---

① 嚥：同“咽”。

钩藤后下，三钱　枸杞子钱半　元参三钱　黄甘菊一钱

◎ **方右**　湿温余邪留络

湿热症有二候，大势虽退，而有口渴汗出，遍体骨节隐痛，小溲色赤不利。此系病后湿热未尽，尚有余邪留滞经络，阴液被伤之故欤。然救液恐助湿，治湿恐劫阴，跋前疐后，动辄得咎。权从仲圣麻沸汤法，取其气不取其味，走其阳不走其阴，是为王道主治。

真於术一两，用元米泔水约二饭碗，煎滚，浸於术半时即取起绞汁饮之。日服一次。

土炒甲片钱半　水炒柴胡七分　酒炒归尾钱半　土炒赤芍钱半

加桃仁十四粒，研为泥，仝煎。

内科脉镜

洞庭凤在元实夫父辑

原著　清·凤在元

点校　奚飞飞　陈韵　王一竹

心脏图

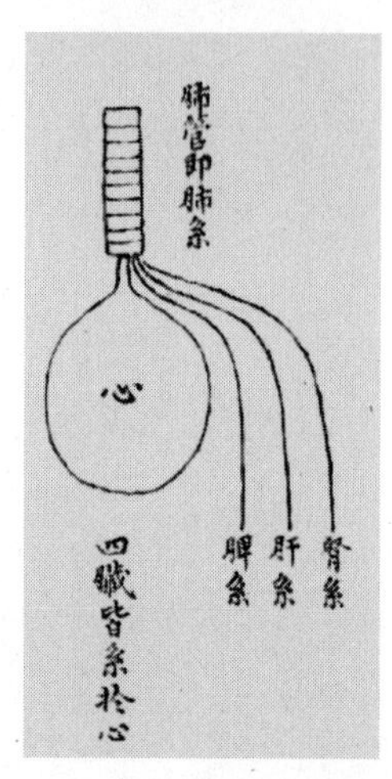

四脏皆系于心

卮言[①]曰："心者，深也。言深居高拱，相火代为之行事者也。"

心者，君主之官，神明出焉。

心居肺管之下，膈膜之上，附着脊[②]之第五椎，是经少血多气。其合脉也，其荣色也。开窍于舌。

《难经》曰："心重一十二两，中有七孔三毛，盛精汗三合，主藏神。"

心象尖圆形，如莲蕊，其中有窍，多寡不同，以导引天真之气，下无透窍，上通乎舌，其有四系，以通四脏。外有赤黄裹脂，是为心包络。心下有膈膜，与脊胁周回相着，遮蔽浊气，使不得上薰心肺也。

心手少阴之脉，起于心中，出属心系，下膈，络小肠。其支者，从心系，上挟咽，系目系。其直者，复从心系，却上肺，下出腋下，下循臑内[③]后廉[④]，行太阴心主之后，下肘内，循臂内后廉，抵掌后锐骨，入掌内后廉，循小指之内，出其端。

其见证也，消渴，两胁内痛、后廉腰背痛，浸淫善笑、善惊、善忘，上咳吐、下气泄，眩仆，身热腹痛而悲。

实则梦忧惊恐怖，虚则梦烟火焰焰。

午时气血注于心。

---

① 卮(zhī，音之)言：随意之言、常言。
② 脊：原为"节"，据《脉诀汇辨·卷十经络》及文意改为"脊"。
③ 臑(nào，音闹)内：上臂内侧。
④ 廉：体表定位用词，即"侧"或"面"。

五脏主病（心部）

◉ 心部手少阴属脏

心体属火，位南方，色现赤，胸下岐骨[①]陷处，其部位也。凡额上，手、足心，皆其所辖。得血以养之，方能运慧思，用才智。心无表证，皆属于里。

心之虚，血不足也。脉左寸必弱，其症为惊悸，为不得卧，为健忘，为虚痛，为怔忡，为遗精。

惊悸者，惕惕然，恐神失守也，七福饮主之，秘旨安神丸亦主之。

不得卧者，思虑太过，神不藏也，归脾汤主之，安神定志丸亦主之。

健忘者，心肾不交，神明不充也，归脾汤主之，十补丸亦主之。

虚痛者，似嘈似饥，似手遮心，喜得手按也，洋参麦冬汤主之。

怔忡者，气自下逆，心悸不安，归脾汤主之。

遗精者，或有梦，或无梦，心肾不固也，清心丸主之，十补丸亦主之。

心之实，邪入之也。心不受邪，其受者包络耳。脉左寸必弦而大，其症为气滞，为血痛，为停饮，为痰迷，为暑闭，为虫啮。

气滞者，或食胀，或怒冲，烦闷而痛，沉香降气散主之。

血痛者，血凝于中，痛有定处，转侧若刀针之刺，手拈散主之。

停饮者，干呕吐涎，痛作水声，小半夏加茯苓汤主之。如有饮囊，则加苍术，亦名“倒仓法”。

痰迷者，顽痰壅塞而闭，不省人事，清膈煎灌之。

暑闭者，汗喘昏闷。先以消暑丸灌之，再用香薷饮加益元散。

虫啮者，饥时作痛，面白唇红，化虫丸主之。

心之寒，脉左寸必迟，其症为暴痛。

暴痛者，肢冷气冷，绵绵不休，姜附汤加肉桂主之。

心之热，火迫之也。脉左寸必数，舌尖赤，其症为目痛，为重舌、木舌，为烦躁，为不得卧，为癫狂，为谵语，为赤浊，为尿血。

目痛者，赤肿羞明，导赤散加连翘、菊花、蝉蜕主之。

重舌、木舌者，泻心丸主之。

烦躁者，泻心丸加竹卷心主之。

不得卧者，暑热乘心也，导赤散加益元散主之。

癫狂者，弃衣骂詈，生铁落饮主之。

谵语者，邪热攻心也，泻心丸主之。

---

① 岐骨：左右第七肋软骨会合于胸骨处。

赤浊者，萆薢分清饮主之，另加灯心、丹参。

尿血者，阿胶散主之。

心部药队

补心猛将：五味子。

补心次将：柏子仁、枣仁、远志、紫丹参、云茯神、龙眼、麦冬、白芍药、当归身。

泻心猛将：石菖蒲、黄连、木通、暹犀角、净朱砂。

泻心次将：山栀仁、连翘心、车前子、川通草、莲子心、竹卷心、灯草心。

心部列方

◉ 七福饮

治心血虚而惊悸者。

人参三钱　熟地三钱　当归二钱　枣仁二钱　白术炒，钱半

炙草五分　远志六分，去心，甘草水泡

或加生姜一片、大枣二枚。如无生姜，加干姜五分亦可。

附歌：七福饮中参草地，当归白术远志秘；枣仁或加姜枣煎，心血虚而惊悸治。

◉ 秘旨安神丸

治惊悸神魂失守者。

人参二钱　枣仁二钱　茯神二钱　当归二钱　白芍炒，钱半

制夏钱半　橘红一钱　五味十粒　炙甘五分

加生姜一片。

附歌：秘旨安神用参姜，茯神夏橘兼甘草；归芍五味及生姜，惊悸神魂失守保。

◉ 归脾汤

养血安神。

人参钱半　白术钱半　茯神钱半　炙甘五分　黄芪钱半　当归钱半

远志七分　枣仁二钱　木香三分　龙眼肉五枚

加生姜一片，大枣二枚。

附歌：归脾汤用术参芪，甘草茯神远志随；酸枣木香龙眼肉，更加姜枣益心脾；
怔忡健忘俱可却，肠风崩漏亦堪医。

◉ 安神定志丸

治心惕不卧。

人参一两　云茯神一两　白茯苓一两　龙齿五钱　远志肉三钱　石菖蒲三钱

共为末，炼蜜和丸，如梧桐子大，辰砂为衣。

附歌：安神定志茯神君，参苓远志菖蒲群；再加龙齿为丸服，心惕不卧永绝氛。

◉ 十补丸

治气血大亏之症。

黄芪一两　白术一两　萸肉一两　厚杜仲一两　人参一两　熟地三两　枣仁一两　川断肉一两　当归一两　白芍一两　茯苓两半　远志肉七钱　牡蛎一两　龙骨一两　山药两半　五味子七钱

共为末，蜜丸桐子大，每服三钱。早用淡盐汤下，临卧开水下。

附歌：十补丸中芪术参，归萸地药芍苓寻；仲断枣仁龙牡远，襄末五味饮汤阴。

◉ 洋参麦冬汤

治心经虚热而痛者。

西洋参三钱　麦冬肉三钱　当归二钱　细生地四钱　白芍药二钱

丹参钱半　暹犀角一钱　川石斛五钱　生草五分

水煎服，或有用鲜霍斛者以生津也。

附歌：洋参麦冬医镜方，归芍犀角生地襄；丹参斛草同煎服，心经虚热痛堪尝。

◉ 清心丸

清心火，止梦泄。

生地四两　丹参二两　黄柏五钱　牡蛎两半　山药二两　枣仁炒，两半

茯苓两半　茯神两半　麦冬二两　五味一两　车前两半　远志一两

用金樱膏为丸，如桐子大，每服三钱。清晨淡盐汤下。

附歌：清心丸里茯苓神，麦味丹参及枣仁；生地山药黄柏远，车前牡蛎酌加匀；

为末金樱膏丸服，梦遗心火共回春。

◉ 沉香降气散

治气滞心痛。

沉香三钱　砂仁末七钱　炙甘五钱　香附盐水炒，五两　川楝子净，一两　延胡酒炒，一两

共为末，每服二钱，淡姜汤调下。

附歌：沉香降气用沉香，香附砂仁炙草襄；川楝延胡共散末，每调二钱淡姜汤；

气滞心痛诚良剂，头疼气厥亦同方。

◉ 清膈煎

治痰壅心膈。

制胆星一钱　白芥子二钱　海浮石三钱　广陈皮一钱　川贝母一钱　川木通一钱

水煎服。

附歌：清膈煎里胆星陈，芥子海石酌和匀；并入木通川贝母，痰壅心膈服之平。

◉ 化虫丸

治虫积心腹诸痛。

芜荑五钱　雷丸五钱　槟榔三钱　雄黄钱半　白术三钱　木香三钱　陈皮三钱　神曲炒，四钱

用百部二两熬膏和丸，如桐子大，每服钱半，以米饮汤送下。

附歌[1]：化虫芜荑与雷丸，白术雄槟木香看；神曲陈皮共磨末，百部熬膏发成丸；
万般虫积冰消灭，腹心诸痛一齐安。

◉ 姜附汤

治寒厥心痛，又治真心痛手足青至节，宜用本方大剂饮之，或可救十中之一二。若痛而喜按者，更加人参。

干姜三钱　熟附子三钱

水煎服。

附歌：寒厥心痛姜附汤，方中附子及干姜；若逢真正心头痛，大剂加参用或康。

◉ 导赤散

治热闭小便不通。

麦冬三钱　生地三钱　木通一钱　草梢五分　竹叶五钱　车前钱半　赤苓二钱

水煎服。

附歌：导赤生地与木通，草梢竹叶四般攻；或加麦冬车前茯，引热同归小便中。

◉ 泻心丸

治心火上炎以致重舌、木舌者。

真川黄连五钱

为末，以灯心汤下。

附歌：泻心重用小川连，不必君臣佐使联；为末灯心汤调服，心阳火重病能痊。

◉ 生铁落饮

治心热癫狂。

天冬三钱　麦冬三钱　川贝三钱　胆星一钱　橘红一钱　远志八分　菖蒲五分　连翘一钱

丹参钱半　茯神二钱　茯苓二钱　玄参钱半　辰砂三钱　钩藤三钱，后下

先将生铁落两许，以水三饭碗煎三炷香。去渣取此水煎药。

附歌：生铁落饮二冬菖，辰砂远橘贝星襄；二茯二参连翘入，钩藤后下细推详。

◉ 萆薢分清饮

治心移热膀胱，而为赤浊者，并治诸淋症。

川萆薢钱半　川黄柏炒，七分　石菖蒲五分　白茯苓三钱

白术钱半　紫丹参钱半　车前子二钱　莲子心七分

水煎服。

附歌：萆薢分清莲子心，车前白术共丹参；茯苓黄柏菖蒲入，通治膀胱赤浊淋。

---

① 附歌：此二字补。

◉ 阿胶散

治尿血。

阿胶钱半　丹参钱半　生地三钱　黑栀钱半　当归钱半

麦冬三钱　丹皮炒黑，钱半　血余炒成炭，八分

水煎服。

附歌：阿胶散里丹参归，麦冬生地山栀依；血余煅炭丹皮黑，尿血淋漓是合机。

◉ 手拈散

治血滞心腹作痛。

元胡索醋炒，三钱　五灵脂掏净去沙泥，醋炒，三钱　草果二钱　没药二钱

各为末，每服三钱，热酒调下。

附歌：手拈散里用元胡，灵脂草果没药扶；合末三钱温酒下，心胸血滞痛疼瘥。

◉ 小半夏加茯苓汤

治停饮膈间。

姜半夏钱半　茯苓三钱　炙甘一钱

加生姜三片，或加苍术一钱。

附歌：小半夏加茯苓汤，行水散痞有生姜；停饮膈间加苍术，煎如甘草是良方。

◉ 消暑丸

治中暑昏闷。

制半夏醋煮，四两　茯苓二两　生草二两

共为末，用生姜汁和丸绿豆大，每服五六十丸。开水送下。

附歌：消暑丸中本二陈，橘皮不用义何深；茯苓甘草同半夏，姜汁糊丸暑闭吞。

◉ 四味香薷饮

治风寒闭暑之症。

香薷一钱　厚朴一钱　扁豆三钱　炙草五分

若两足转筋加木瓜、茯苓，水煎服。

附歌：四味香薷豆朴草，风寒暑闭斯方宝；有加木瓜茯苓者，两足转筋服之好。

◉ 益元散

利窍心暑。

生甘草一两　飞滑石六两

共研极细末，冷开水调服，冷茶调亦可，即古方六一散也。

附歌：益元滑石同甘草，解肌清暑与利窍；通治表里及三焦，原名六一散之巧。

肝脏图

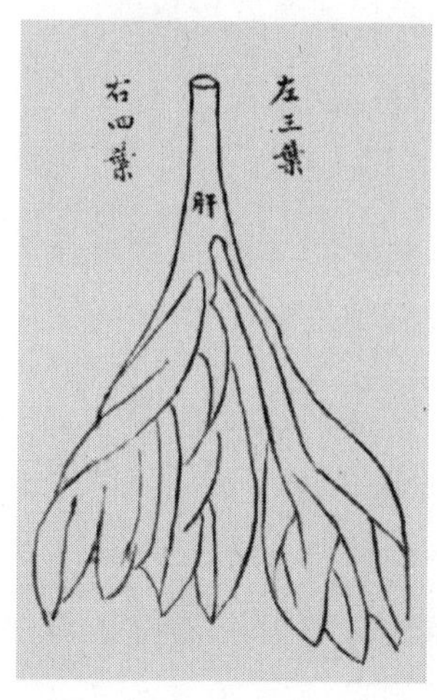

肝，左三叶，右四叶

肝者，将军之官，谋虑出焉。

肝居膈下，上着脊之九椎下，是经多血少气。其合筋也，其荣爪也。主藏魂。开窍于目。其系上络心肺，下亦无窍。

《难经》曰："肝重二斤四两，左三叶，右四叶，凡七叶。"

滑氏曰："肝之为脏，其治在左，其藏在右胁右肾[①]之前，并胃着脊之第九椎。"

肝足厥阴之脉，起于大趾丛毛之际，上循足跗上廉，去内[②]踝一寸，上踝八寸，交出太阴之后，上腘内廉，循股[③]阴，入毛中，过阴器，抵小腹，夹胃，属肝，络胆，上贯膈，布胁肋，循喉咙之后，上入颃颡[④]，连目系，上出额，与督脉会于巅；其支者，从目系下颊里，环唇内[⑤]；其支者，复从肝别，贯膈，上注肺。

其见证也，头痛，脱色，善洁，耳无闻，颊肿，肝逆面青，目赤肿痛，两胁下痛，引小腹胸痛，胁肿，妇人小腹痛，腰痛不可俛[⑥]仰，四肢满闷挺长，热呕逆，睾疝暴痒，足逆寒，胻善瘈[⑦]，遗尿，淋溲，便难，癃，狐疝癞，胃眩转筋，阴缩筋挛，善恐，胸中喘，骂詈。血在胁下，喘。

实则梦山林大树，虚则梦细草苔藓。

丑时气血注于肝。

---

① 右胁右肾：原为"左胁左肾"，据《十四经发挥·卷中》改。
② 内：原缺，据《灵枢·经脉第十》补。
③ 股：原为"服"，据《灵枢·经脉第十》改。
④ 颃颡(háng sǎng，音航嗓)：咽喉。
⑤ 其支者，从目系下颊里，环唇内：据《灵枢·经脉第十》补。
⑥ 俛(fǔ，音府)：俯。
⑦ 胻(héng，音恒)善瘈(chì，音赤)：小腿经常抽搐。胻即小腿；瘈为痉挛、抽搐。

五脏主病（肝部）

◉ 肝部足厥阴属脏

肝与胆相附，东方木也。其性刚，赖血以养。自两胁以下及少腹阴囊之地，皆其部位，最易动气作痛。其风又能上至巅顶而痛于头。色属青，常见于左颧目眦，其于妇人为尤甚。

肝无表证，皆属于里。

肝之虚，肾水不能涵木而血少也，脉左关必弱或空大。其症为胁痛，为头眩，为目干，为眉棱骨眼眶痛，为心悸，为口渴，为烦躁发热。

胁痛者，血不荣筋也，四物汤主之。

头眩者，血虚风动也，逍遥散主之。

目干者，水不养目也，六味地黄丸主之。

眉棱骨眼眶痛者，肝血虚，见光则痛，逍遥散主之。

心悸者，血少而虚火煽也，七福饮主之。

口渴者，血虚液燥也，甘露饮主之。

烦躁发热者，虚火亢也，六味地黄汤主之。

肝之实，气与内风充之也，脉左关必弦而洪，其症为左胁痛，为头痛，为腹痛，为小腹痛，为积聚，为疝气，为咳嗽，为泄泻，为呃逆，为呕吐。

左胁痛者，肝气不和也，柴胡疏肝散主之，栝蒌散亦主之。

头痛者，风热也，清空膏主之，或亦有用柴胡疏肝散。

腹痛者，肝木乘脾也，芍药甘草汤主之。

小腹痛者，癥瘕之气聚也，奔豚丸主之，有热去附桂。

积聚者，肝积在左胁下，名曰“肥气”，和中丸主之，或加柴胡、鳖甲、青皮、莪术。

疝气者，气结聚于下也，橘核丸主之，寒加吴萸、肉桂，疝气方亦主之。

咳嗽者，木火刑金也，止嗽散加柴胡、枳壳、赤芍药主之。

泄泻者，木旺克土也，四君子汤加柴胡、木香主之。

呃逆者，气郁火冲也，橘皮竹茹汤主之。

呕吐者，木火凌胃也，二陈汤加炒川连主之。

肝寒之症，脉左关必沉迟，其症为小腹痛，为疝瘕，为囊缩，为寒热往来。

小腹痛者，寒结下焦也，暖肝煎主之，奔豚丸亦主之。

疝瘕者，寒气积聚也，橘核丸加吴萸、肉桂主之，导气汤亦主之。

囊缩者，寒主敛，故缩也，奔豚丸主之，四逆汤亦治。

寒热往来者，欲作疟也，小柴胡汤主之。

肝热之症，脉左关必弦数，其症为眩晕，为目赤肿痛，为口苦，为消渴，为头痛，为胁痛，为瘰疬，为停耳[①]，为筋痿拘挛，为气上冲心，为偏坠，为舌卷囊缩，为小便不禁。

眩晕者，肝热上升也，逍遥散主之。

目赤肿痛者，风热入目也，蝉花无比散主之。

口苦者，胆味苦，肝热胆亦热，小柴胡汤主之。

消渴者，风燥其液也，一柴胡饮主之。

头痛者，火上冲也，柴芩煎主之。

胁痛者，肝火郁也，柴胡疏肝散加瓜蒌霜主之，左金丸亦可。

瘰疬者，血燥筋急而生也，消瘰丸主之，兼服逍遥散。

停耳者，风热相搏，津液凝聚而痒痛也，逍遥散去白术，加荷叶、木耳、贝母、香附、菖蒲主之。

筋痿拘挛者，血气热也，五痿汤加黄芩、丹皮、牛膝主之。

气上冲心者，火逆也，柴芩煎主之，甚则用小承气汤。

偏坠者，热而睾丸舒纵也，柴胡疏肝散主之。

舌卷囊缩者，邪入厥阴，血涸也，大承气汤主之。

小便不禁者，肝气热，阴挺，失职也，逍遥散主之。

肝部药队

补肝猛将：枸杞、五味子、乌梅肉。

补肝次将：山萸肉、菟丝子、何首乌、白归身、白芍药、沙蒺藜、鳖甲、龙骨、左牡蛎、宣木瓜。

泻肝猛将：郁金、桃仁、山青皮、蓬莪术、真沉香。

泻肝次将：香附、广木香、延胡索、川楝子、柴胡、山栀、川芎、赤芍药、瓜蒌皮、钩藤、白蒺藜、佛手。

凉肝猛将：龙胆草、胡黄连。

凉肝次将：羚羊角、青蒿、夏枯草、菊花、石决明。

温肝猛将：吴茱萸、肉桂、骨碎补、桂枝、细辛、胡椒。

温肝次将：菟丝子、山萸肉、大茴香、陈艾叶。

肝部列方

◉ 四物汤

治血不荣筋。

---

① 停耳：耳内红肿疼痛流脓的疾病，又名“聤耳”。

大熟地四钱　当归二钱　白芍药二钱　川芎七分

流水煎服。

附歌：四物地芍当归芎，血家百病此方通；血不荣筋胁刺痛，煎末服下自舒融。

◉ 逍遥散

治木郁诸证。

柴胡一钱　甘草五分　茯苓二钱　白术钱半　当归钱半

白芍钱半　丹皮一钱　黑栀一钱　薄荷五分

加生姜一片水煎服。

附歌：逍遥散里用柴胡，术草归苓共薄荷；白芍丹皮栀子黑，肝经诸郁保无虞。

◉ 六味地黄丸

治肝肾不足诸证。

大熟地五钱　怀山药三钱　白茯苓二钱　粉丹皮一钱　泽泻钱半　山萸肉钱半

水煎服，若作丸量加分量。

附歌：六味汤中熟地黄，山萸山药茯苓襄；更加泽泻丹皮炒，制火方知治水良。

◉ 七福饮

治血虚惊惕。

人参三钱　熟地三钱　当归二钱　白术炒，钱半　远志五分　枣仁二钱　炙草一钱

水煎服或加姜枣。

附歌：七福饮中参草地，当归白术远志秘；枣仁又加姜枣煎，心肝虚而惊惕治。

◉ 甘露饮

治血虚胃热。

熟地黄　天冬　石斛　黄芩　生地黄　麦冬　甘草　枳壳

加枇杷叶，分量可轻可重，随症斟酌。

附歌：甘露二冬与二地，芩斛甘草枳壳秘；枇杷叶上毛须拭，血虚胃热此方治。

◉ 柴胡疏肝散

治肝气左胁痛。

柴胡一钱　陈皮一钱　川芎一钱　赤芍一钱　香附醋炒，一钱　枳壳一钱　炙草五分

水煎服。

附歌：柴胡疏肝柴陈芎，赤芍香附醋炒充；再有炙甘江枳壳，胁疼肝气服之通。

◉ 瓜蒌散

治肝气燥急两胁疼痛。

大瓜蒌连皮捣，一枚　甘草二钱　红花七分

水煎服。

附歌：瓜蒌散用大瓜蒌，甘草红花三味俦；此方煎吞涂胁痛，肝气燎急一齐疗。

◉ 清空膏

治肝经风热入肝而为头痛。

羌活七分　防风七分　柴胡五分　川芎五分　黄芩钱半　炙草一钱　薄荷三分　黄连酒炒，六分

水煎服。

附歌：清空膏用柴芩连，羌活升之到顶巅；芎草薄荷还须入，肝经风热脑疼痊。

◉ 芍药甘草汤

治木侮土而腹痛。

白芍药酒炒，三钱　炙甘草钱半

水煎服。

附歌：芍药甘草腹痛方，甘草芍药两味彰；专治腹疼木侮土，煎末一服即安康。

◉ 奔豚丸

治小腹气结作痛。

川楝子一两　茯苓两半　橘核两半　熟附子五钱　肉桂三钱

吴萸五钱　小茴香七钱　木香七钱　荔枝用核，一两

共为末，蜜丸桐子大，每服二钱，淡盐汤下。

附歌：奔豚吴萸川楝子，桂附茴香木香使；荔橘二核茯苓裹，小腹气痛此方是。

◉ 橘核丸

通治七疝之症。

橘核盐水炒，二两　小茴香一两　川楝子一两　桃仁一两

醋炒香附一两　山楂肉两半　红花五钱　广木香五钱

加神曲三两打和为丸，每服三钱，淡盐汤下。

附歌：橘核丸通治七疝，木香茴香香附环；桃仁红花楂川楝，神曲丸吞病各删。

◉ 止嗽散

治一切咳嗽失神。

桔梗　荆芥　百部　白前　陈皮　紫菀　甘草

各等分，共为末，每服三钱，开水调下。

初感风寒者生姜汤下。

附歌：止嗽散中甘桔荆，紫菀白前百部陈；三钱末用姜汤下，诸般咳嗽自能平。

◉ 和中丸

治腹胀食积。

白术土炒，四两　扁豆炒，三两　白茯苓两半　砂仁两半　半夏姜汁炒，一两　江枳实麸炒，二两

神曲炒，二两　麦芽炒，二两　炒山楂二两　香附姜汁炒，二两　丹参酒蒸，二两

广陈皮炒黄色勿焦，三两　五谷虫炒黄色勿焦黑，三两

以上共为细末，采鲜荷叶一大张煎浓汤为丸，丸如梧子大，每服三四钱，空心同水送下。

附歌：和中丸用术为君，苓夏陈楂砂用仁；麦芽扁豆香附曲，五谷虫同枳实伦；
煎入丹参平降气，荷叶汤丸炒更神；肝经犯气兼诸积，服之立觉病回春。

◉ 四君子汤

治气虚脾胃不足之症。

人参三钱　白术土炒，二钱　白茯苓二钱　炙甘五分

或加生姜二片、大枣三枚水煎服。

附歌：四君子汤中和义，参术茯苓甘草比；或有加姜同大枣，气虚脾胃不足饵。

◉ 二陈汤

治胃经寒痰及呕吐。

制半夏钱半　广陈皮一钱　白术二钱　炙甘草五分

水煎服，或加姜枣。

附歌：肺胃寒痰须二陈，陈皮半夏判君臣；茯苓为佐甘草使，温补还宜姜枣成。

◉ 橘皮竹茹汤

治气郁火冲呃逆。

橘皮二钱　竹茹四钱　制半夏钱半　人参一钱　甘草一钱

《金匮》方无半夏，加姜枣煎。

附歌：加夏橘皮竹茹汤，半夏人参甘草匡；气郁火冲兼呃逆，煎来下咽即平康。

◉ 暖肝煎

治肝肾阴寒，小腹疼痛，疝气。

当归三钱　杞子三钱　茯苓二钱　乌药二钱　小茴二钱　肉桂一钱　沉香一钱

加生姜二片，水煎服。

附歌：暖肝煎治肝肾寒，小腹疼痛及睾丸；沉茴杞桂归乌茯，加姜煎服痛齐宽。

◉ 小柴胡汤

治往来寒热少阳疟疾之症。

柴胡一钱　赤芍钱半　黄芩钱半　法夏一钱　人参五分　甘草一钱

加生姜二片、大枣三枚，水煎服。

附歌：往来寒热小柴胡，赤芍人参甘草储；半夏黄芩姜共枣，煎尝疟疾自能除。

原歌：小柴胡汤和解义，半夏人参甘草从；更用黄芩加姜枣，少阳百病此为宗。

◉ 蝉花无比散

治目赤肿痛。

蝉脱二钱　羌活一钱　川芎钱半　石决三钱　防风钱半　茯苓二钱

赤芍钱半　白蒺八钱　炙草一钱　当归二钱　苍术米泔水浸，一钱

共为末，分作六服，每日早晚各吞一服，以菊花汤调下。

附歌：蝉花无比目疾方，蝉脱芎归及羌防；白蒺茯苓赤芍药，决明甘草术宜苍。

◉ 一柴胡饮

治肝燥胃渴，外有邪而内有火。

细生地三钱　白芍二钱　黄芩钱半　柴胡八分　陈皮八分　甘草五分

水煎服。

附歌：一柴胡饮用柴胡，陈草黄芩地芍扶；外有邪而内有火，胃干肝燥服之瘥。

◉ 柴芩煎

治内火上冲或为疟痢、头痛诸症。

柴胡一钱　黄芩钱半　栀子钱半　枳壳一钱　泽泻钱半　木通一钱

水煎服。

附歌：柴芩煎治内火冲，柴胡黄芩与木通；更入栀泽枳壳炒，头疼疟痢此方同。

◉ 左金丸

治肝气痛。

真川连一钱　吴茱萸六分

共为末，为丸为栗子大，分为两服，吞尽，或开水下，或用干霍斛煎汤下。

附歌：左金茱连六一丸，肝经火郁吐吞酸；胁疼亦属肝气火，服此诸痛保平安。

◉ 消瘰丸

治瘰疬初起即散，久服亦消。

玄参蒸　牡蛎醋煅　川贝母蒸

各四两共为末，蜜丸如桐子大，每服三钱。

附歌：瘰疬原来肝郁成，此方消瘰效如神；玄参牡蛎同川贝，炼蜜丸吞妙可臻。

◉ 五痿汤

治五脏受热而痿。

人参一钱　当归钱半　黄柏五分　白术一钱　麦冬二钱

知母五分　茯苓一钱　炙甘四分　苡仁三钱

附歌：五痿汤中四君子，再加归麦苡米是；黄柏知母亦宜用，筋痿拘挛此方使。

◉ 大、小承气汤

治火逆气上冲，心血涸，舌卷囊缩。邪热闭结，食积坚硬，以此下之。

大黄三钱　枳实钱半　厚朴一钱　芒硝钱半

水煎服。

此方去芒硝即小承气汤，攻之稍缓也。

附歌：硝黄枳朴大承汤，坚积为邪下最良；除却芒硝小承气，比前和缓病堪尝。

◉ 导气汤

治寒疝疼痛。此方治疝之通剂。

川楝子四钱　吴茱萸汤泡，一钱　广木香三钱　大茴香二钱水煎服。

附歌：导气治疝通用方，川楝吴萸广木香；再入茴香共四味，一切疝通急煎尝。

脾脏图

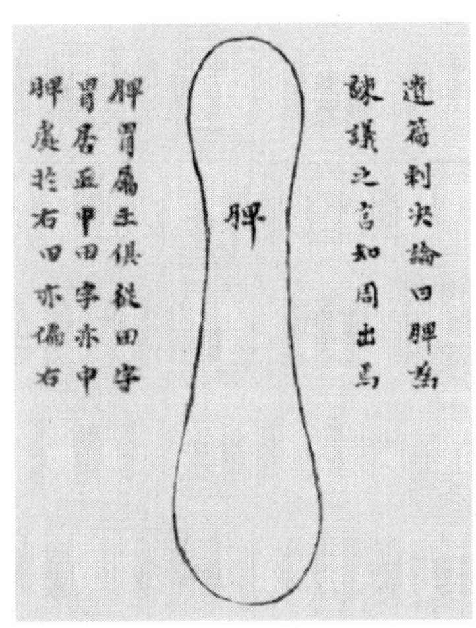

遗篇《刺法论》曰：“脾为谏议之官，知周出焉。”脾胃属土，俱从田字，胃居正中，田字亦中，脾处于右，田亦偏右。

脾者，仓廪之官，五味出焉。

脾，形如刀镰，与胃同膜，而附其上之左。俞当十一椎下，闻声则动，动则磨胃而主运化，其合肉也，其荣唇也，开窍于口，是经多气少血。

《难经》曰：“脾重二斤三两，广遍三寸，长五寸，有散膏半斤，主裹血，温五脏，主藏意与智。”

滑伯仁曰：“掩乎太仓。”

华元化曰：“脾主消磨五谷，养其四傍。”

脾足太阴之脉，起于大趾之端，循趾内侧白肉际，过核骨后，上内踝前廉，上踹内，循胫骨后，交出厥阴之前，上膝股内前廉，入腹，属脾，络胃，上膈，挟咽，连舌本，散舌下；其支者，复从胃，别上膈，注心中。

其见证也，五泄，二便闭，面黄，舌强痛，口甘，食即吐，嗜卧，善饥善味，不嗜食，尻阴、膝、臑、胻、足背痛，当脐痛，腹胀肠鸣，足不收行，善瘈善噫，后泄气，内痛，足胻肿，体不能动。

实则梦欢歌快乐，虚则梦饮食相争。

巳时气血注于脾。

五脏主病（脾部）

◉ 脾部足太阴属脏

脾属土，中央黄色，后天之本也。下受命门之火，以蒸化谷食，上输谷食之液，以灌溉脏腑，故人生存活之源，独有脾土之功为最大。然其性喜燥而恶湿，一受湿渍，则土力衰，而肝木即乘以侮之。位中焦，其眼胞、鼻准及四肢，皆其分野。与胃相表里，故其药略同。

脾无表证，皆属于里。

脾虚者，右关脉必细软。其症为呕吐，为泄泻，为久痢，为腹痛，为肢软，为面黄，为发肿，为肌瘦，为臌胀，为恶寒，为自汗，为喘，为积滞不消，为饮食化痰，为脱肛，为肠血。

呕吐者，中空也，六君子汤加煨姜主之。

泄泻者，土不胜湿也，五味异功散加木香主之。

久痢者，气虚下陷也，补中益气汤主之。

腹痛者，肝木乘脾也，芍药甘草汤加木香主之。

肢软者，脾属四肢也，五味异功散主之。

面黄者，本色虚陷也，六君子汤主之。

发肿者，皮不亮，手按成窟，补中益气汤去升麻、柴胡主之。

肌瘦者，脾主肌肉也，十全大补汤主之。

臌胀者，中空无物，气虚也，六君子汤主之。

恶寒者，阳虚不达于表也，附子理中汤主之。

自汗者，脾主肌肉，表虚不摄也，五味异功散加黄芪、五味子主之。

喘者，土不生金也，五味异功散加五味子、牛膝主之。

积滞不消者，化谷无力也，六君子汤加谷芽、砂仁、肉桂主之。

饮食化痰者，土不胜湿也，六君子汤主之。

脱肛者，气虚下陷也，补中益气汤主之。

肠血者，脾不统血也，归芍六君子汤主之。

脾实者，右关必洪实。其症为气积，为血积，为食积，为痞积，为虫积，为痰饮，为蛊胀，为腹痛，为不能食。

气积者，气郁发闷也，沉香降气丸主之。

血积者，蓄血作痛如刺，有定处也，泽兰汤主之。

食积者，坚滞胀满也，大和中饮主之。

痞积者，血滞成痞，症瘕痃癖可按也，大无神功散主之，和中丸亦治。

虫积者，湿热所化也，唇内有白点，化虫丸主之。

痰饮者，或停心下，伏两腋有声，咳则为痛，小半夏加茯苓汤主之。

蛊胀者，中实有物，非虫即血也，和中丸主之。

腹痛者，中有滞也，香砂二陈汤加山楂、麦芽、厚朴主之。

不能食者，食未消也，保和丸主之。

脾寒之症，右关脉必沉迟，唇舌必白。其症为呕吐，为泄泻，为白痢，为腹痛，为身痛，为黄疸，为湿肿，为肢冷，为厥脱。

呕吐者，食不消而反胃也，平胃散主之。

泄泻者，土失职也，六君子汤加炮姜主之。

白痢者，积寒伤气也，六君子汤加木香主之。

腹痛者，绵绵不减，香砂理中汤主之，如积食拒按者，木香丸治之。

身痛者，拘急为风，重坠为湿，风用香苏散，湿用苍白二陈汤。

黄疸者，土为湿制，有阴寒之象，熏黄色暗，茵陈五苓散。

湿肿者，不烦渴而喜热，五苓散主之。

肢冷者，阳气不荣于四末也，附子理中汤主之。

厥脱者，气衰火熄也，附子理中汤加大剂人参主之。

脾热之症，右关脉必数，舌苔薄而黄，唇赤色。其症为热吐，为流涎，为洞泄，为泻渤，为赤痢，为腹痛，为目胞肿痛，为酒疸，为眩晕，为阳黄疸。

热吐者，食不得入也，橘皮竹茹汤加姜汁炒黄连主之。

流涎者，睡中出沫，脾热蒸湿也，黄连芍药汤主之。

洞泄者，暑湿胜土，一泄如注也，四苓散加益元散主之。

泻渤者，暑湿内搏，利如蟹渤，将变痢也，黄芩芍药汤主之。

赤痢者，暑热伤血也，治痢奇方主之，或用葛根治痢散主之。噤口者则用开噤散治之。

腹痛者，乍作乍止，芍药甘草汤主之，或加黄连清之。

目胞肿痛者，火上升也，柴芩煎主之。

酒疸者，酒湿积而为疸也，加味枳术汤加茵陈、葛根主之。

眩晕者，酒湿生热上蒸也，葛花清脾汤主之。

阳黄疸者，黄如橘皮有光，目黄尿亦黄，栀予柏皮汤主之；如大便闭者，茵陈大黄汤治之可也。

脾部药队

补脾猛将：白术、黄精。

补脾次将：山药、扁豆、苡米、炙甘草、大枣。

泻脾猛将：枳实、莱菔子。

泻脾次将：神曲、山楂、麦芽、大腹皮、厚朴、枳壳、白芷、使君子、陈皮、槟榔、鸡内金。

凉脾猛将：大黄、黄芩、瓜蒌霜。

凉脾次将：黄柏、山栀、知母、武夷茶、银花。

温脾猛将：附子、干姜、巴豆、肉豆蔻、胡椒、草果、苍术。

温脾次将：木香、煨姜、乌药、益智仁、藿香、砂仁、芫荑、白蔻仁、川椒、焦谷芽。

脾部列方

◉ 六君子汤

治气虚挟痰，呕吐。

人参三钱　茯苓二钱　制夏钱半　白术土炒，二钱　炙草五分　陈皮一钱

水煎服。

附歌：六君子汤即四君，陈皮半夏与同群；呕吐中虚脾胃弱，此方煎服永除氛。

◉ 五味异功散

治气虚土不胜湿，泄泻。

人参三钱　茯苓二钱　陈皮一钱　白术土炒，二钱　炙甘五分

附歌：五味异功专补脾，即是四君加陈皮；土不胜湿泄泻者，煎来早服莫迟疑。

◉ 补中益气汤

治中气下陷以此升之。

人参　白术　炙草　柴胡　黄芪　当归　陈皮　升麻

分量轻重临时斟酌，加姜枣煎。

附歌：补中益气芪术陈，升柴参草当归身；气虚下陷宜服此，久痢因之效亦神。

◉ 芍药甘草汤

治木侮土而腹痛。

酒炒白芍药三钱　炙甘草钱半

二味水煎服。

附歌：为药甘草腹痛方，甘草芍药两味彰；专治腹痛木克土，煎来一服即安康。

◉ 十全大补汤

治气血俱虚，形神瘦弱。

人参　茯苓　白术　炙甘草　黄芪　白芍　当归　大熟地　肉桂　川芎

分量随时斟酌，水煎服。

附歌：十全四物四君稿，肉桂黄芪凑之巧；一切虚羸气血微，此汤早进性命保。

◉ 附子理中汤

治脏寒将脱之症，用以回阳。

人参二钱　附子熟，一钱　炙甘草一钱　白术二钱　干姜一钱

水煎服，加减见证斟酌。

附歌：脏寒将脱理中汤，附子人参白术襄；更有干姜同炙草，服之立刻得回阳。

◉ 归芍六君子汤

治脾阴虚弱，下血。

白归身二钱　人参钱半　白术钱半　白芍二钱　陈皮一钱　炙甘五分　白茯苓钱半　制夏一钱

水煎服。

附歌：归芍六君治脾约，即是六君加归芍；脾不统血下肠红，此则诚宜急煎酌。

◉ 沉香降气散

治气滞、气积、气郁诸痛。

沉香三钱　砂仁七钱　炙甘草五钱　香附五两　元胡酒炒，一两　川楝子煨净，一两

或为末或作丸，每服二钱淡姜汤下。

附歌：沉香降气用沉香，香附砂仁炙草襄；川楝元胡共磨末，二钱调服用姜汤；

诸般气痛诚良剂，头痛气厥亦同方。

◉ 泽兰方

治妇女经闭不通。

泽兰二钱　熟地二钱　柏子仁二钱　当归钱半　牛膝钱半　茺蔚子二钱　白芍钱半

水煎服。

附歌：泽兰汤用柏子仁，茺蔚地膝芍归身；女科门中诚妙剂，调经理血急煎吞。

◉ 大和中饮

治食积胀闷。

枳实麸炒，钱半　厚朴一钱　楂炭钱半　麦芽炒，钱半　陈皮一钱　砂仁八分　泽泻一钱

水煎服。

附歌：大和中饮治食积，山楂麦芽陈皮泽；更有朴实及砂仁，一服胸中诸滞释。

◉ 和中丸

治腹胀食积、癥瘕痃癖，诸般痞积。

白术土炒，四两　扁豆炒，三两　白茯苓两半　砂仁两半　姜夏炒，一两　江枳实麸炒，二两

神曲炒，二两　麦芽炒，二两　香附子姜汁炒，二两　山楂炒，二两

丹参酒蒸，二两　新会皮炒，三两

加五谷虫炒黄色勿焦，三两。

共为末，用鲜荷叶一张煎浓汁为丸如桐子大，每服三四钱用陈皮汤送下。

附歌：和中丸用术为君，苓夏陈楂砂用仁；扁豆麦芽香附曲，谷虫枳实又同论；

兼入丹参平降气，荷叶煎汤丸更神；肝经肥气兼诸积，服之立见病回去。

◉ 大无神功散

治一切痞积。

萹蓄五钱　神曲二钱半　瞿麦五钱　沉香钱半　麦芽炒，五钱

木香钱半　大黄酒蒸，二两　炙甘五钱

共为末，每服三钱。男用灯心竹叶汤下，女用红花当归汤下。

附歌：大无神功重大黄，炙草沉香又木香；曲麦萹蓄兼瞿麦，百般痞积是良方。

◉ 化虫丸

治虫积、心腹诸痛。

芜荑五钱　雄黄钱半　陈皮三钱　雷丸五钱　木香三钱　神曲炒，四钱　槟榔二钱半　白术三钱

共为末，以百部二两熬膏糊丸，每服一钱五分，空心米饮汤下。

附歌：化虫芜荑与雷丸，白术雄槟木香看；神曲陈皮共磨末，百部膏丸理一般。

◉ 小半夏加茯苓汤

治痰饮停滞膈间。

姜半夏姜汁炒，三钱　白茯苓三钱　炙甘草一钱　生姜三片

加苍术更效。

附歌：小半夏汤配茯苓，生姜甘草与同伦；膈间饮痰加苍术，临用还宜心要灵。

◉ 香砂二陈汤

治脾有滞而腹痛者。

木香一钱　砂仁一钱　制半夏钱半　茯苓钱半　广皮钱半　炙甘草钱半

加生姜二片、大枣二枚，水煎服。

附歌：香砂二陈本二陈，因加木香与砂仁；腹中疼痛脾停滞，姜枣同煎效莫名。

◉ 保和丸

治一切伤食。

制川朴一钱　制香附一钱　山楂炭一钱　炒麦芽一钱

炒莱菔一钱　广陈皮钱半　炙甘草五分　连翘五分

水煎服。

附歌：保和丸为伤食方，山楂麦芽菔子藏；炙草厚朴兼香附，连翘新会共煎尝。

◉ 平胃散

治脾胃不和，腹满呕吐霍乱等症。

制川朴钱二分　广藿香钱半　茅山术八分　广陈皮一钱

水煎服。古方有甘草无藿香，或夏月用此方。

附歌：平胃方来重藿香，陈皮厚朴术宜养；中宫胀泻及呕吐，霍乱逢之笑一场。

◉ 香砂理中汤

治脾寒而腹痛者。

广木香一钱　人参二钱　白术二钱　炙甘草一钱　干姜一钱　砂仁一钱

水煎服。

附歌：香砂理中主中央，炙草人参术黑姜；增入木香砂仁宿，脾寒腹痛是良方。

◉ 木香丸

治寒积腹痛拒按，名曰“阴结”。

木香钱半　丁香钱半　干姜三钱　麦芽五钱　陈皮三钱　巴豆去油，净，卅粒

以神曲煮和丸，每服十丸，淡姜汤下。

附歌：木香丸中木丁香，陈皮巴豆与干姜；再入麦芽宜重用，腹疼积滞服此方。

◉ 香苏散

治四时时邪，感头痛发热等症。

苏叶钱半　陈皮钱二[①]　香附钱二　荆芥一钱　秦艽一钱

防风一钱　蔓荆一钱　川芎五分　甘草七分

加生姜三片，水煎服。

附歌：香苏散里用防风，苏叶陈皮香附同；荆芥秦艽蔓荆子，生姜甘草与川芎。

◉ 苍白二术汤

治受湿身重。

苍术一钱　白术钱半　制夏钱半　陈皮一钱　茯苓三钱　炙草一钱

水煎服。

附歌：苍白二术汤治湿，即是二陈加二术；人倦又兼身重坠，医者即以此方给。

◉ 茵陈五苓散

治阴黄小便不利。

茵陈钱半　白术钱半　茯苓钱半　猪苓一钱　泽泻一钱　薄荷六分

水煎服。

附歌：茵陈五苓猪泽茯，白术茵陈又加薄；医者皆曰治阴黄，小便不通尤宜服。

◉ 五苓散

治小便不通。

茯苓三钱　猪苓一钱　泽泻一钱　白术钱半　桂枝一钱

水煎服。

附歌：五苓散治小便秘，猪茯二苓称其利；白术泽泻兼桂枝，服之溲便撒满地。

◉ 橘皮竹茹汤

治火热不得食，兼治呃逆。

陈皮二钱　竹茹一团　制夏一钱　人参一钱　甘草一钱

水煎服。古方无半夏。

附歌：加夏橘皮竹茹汤，半夏人参甘草襄；气郁火冲兼呃逆，煎来下咽即安康。

◉ 黄芩芍药汤

治脾热流涎，利为蟹渤等症。

---

① 钱二：一钱二分。

黄芩二钱　白芍二钱　生草一钱

水煎服。

附歌：黄芩芍药治暑湿，独孳生甘草同入；睡中流涎脾热蒸，泻渤将痢此方给。

◉ 四苓散

治伏暑泄泻。

白术一钱　猪苓一钱　木通一钱　赤苓三钱　车前二钱　泽泻二钱

水煎好加六一散三钱冲服。

附歌：四苓散里泽车前，猪赤二苓术通骈；专治伏暑泄泻症，引加六一散同煎。

◉ 治痢奇方

治痢在暑天者。

川连六分　黄芩酒炒，钱半　白芍钱半　厚朴钱半　归身钱半　山楂三钱　甘草五分

桃仁八分　青皮八分　红花八分　枳壳一钱　地榆一钱　槟榔一钱

白痢加木香六分。水煎服。

附歌：治痢奇方草川连，芩朴山楂归芍骈；桃仁青皮红花佐，地榆槟榔枳壳全。

◉ 葛根治痢散

治痢初起，赤白皆效。

葛根钱半　苦参酒炒，八分　陈皮一钱　赤芍钱二　麦芽钱半　山楂钱半

加陈年松罗茶钱半，共为粗末水煎服。如有火者，加川连五分审证加减。

附歌：葛根治痢松罗茶，赤芍陈皮炒麦芽；山楂苦参还宜用，有火川连酌量加。

◉ 开噤散

治噤口痢。

小川连姜汁炒，五分　人参五分　丹参三钱　石莲肉三钱　茯苓钱半

陈皮钱半　石菖蒲七分　冬瓜仁钱半　陈米一撮

加荷叶蒂三个，水煎服。

附歌：开噤散治噤口痢，黄连参苓菖蒲继；丹参石莲冬瓜子，陈米陈皮荷叶蒂。

◉ 芍药甘草汤

治木侮土而腹痛痢者。

酒炒白芍三钱　炙甘草钱半

水煎服。

附歌：芍药甘草腹痛方，甘草芍药两味彰；专治腹疼木克土，煎来一服即安康。

◉ 柴芩煎

治内火上动或为疟疾头痛等症。

柴胡一钱　栀子钱半　枳壳炒，一钱　黄芩钱半　泽泻炒，钱半　木通一钱

水煎服。

附歌：柴芩煎治内火冲，柴胡黄芩共木通；更有栀泽枳壳炒，头疼疟痢此方同。

◉ 加味枳术汤

治酒疸湿热发黄。

白术二钱　山楂一钱　茯苓一钱　枳实一钱　麦芽一钱　连翘一钱

陈皮一钱　神曲一钱　泽泻一钱　茵陈二钱　荷叶二钱

如伤酒者加葛根一钱。

附歌：加味枳术引茵陈，麦曲楂苓翘橘陈；葛根泽泻兼荷叶，发黄酒疸服回去。

◉ 葛花清脾汤

治酒湿生热、生酸，头眩头痛。

葛花钱半　鸡椇三钱　赤苓三钱　泽泻二钱　茵陈二钱　山栀钱半

黄芩酒炒，钱半　车前钱半　甘草五分　厚朴一钱　橘红一钱

水煎服。

附歌：葛花清脾治酒湿，苓泻芩茵鸡椇集；橘朴车前栀子叶，生热生酸头痛给。

◉ 栀子柏皮汤

治骨热内炽发黄名曰“阳黄”。

栀子三钱　黄柏钱半　炙草一钱

水煎服。

附歌：栀子柏皮治阳黄，黄柏栀子妙难详；更兼炙草末为佐，郁热阳黄服最良。

◉ 茵陈大黄汤

治黄疸热闭。

茵陈三钱　栀子二钱　大黄二钱

水煎服。

附歌：茵陈大黄汤栀子，疸黄便闭此方使；前人制方义何深，三翻四复难改是。

肺脏图

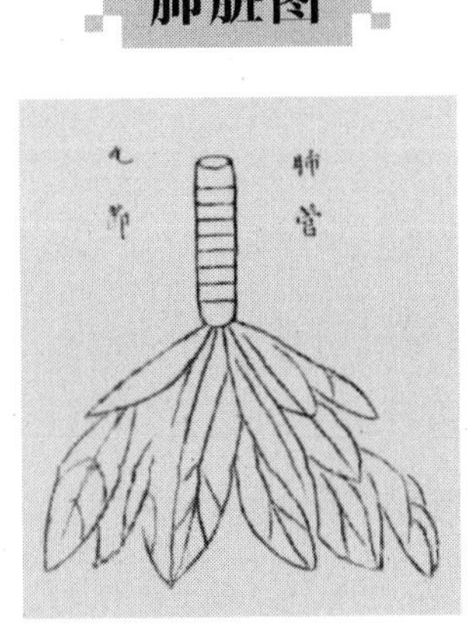

肺管九节

肺者，相傅之官，治节出焉。

肺，其形四垂附着于节之第三椎，中有二十四空行列，分布以行诸脏之气，为脏之长，为心之盖，是经常多气少血，其合皮也，其荣毛也，其开窍于鼻。

《难经》曰："肺重三斤三两，六叶两耳，凡八叶主藏魄。"

华元化曰："肺者，生气之源乃五脏之华盖，藏肺叶白莹，谓之华盖，以覆诸脏，虚如蜂巢，下无透窍，吸之则满。"

呼之则虚，一呼一吸消息自然，司清浊之运化，为人身之橐龠①。

肺手太阴之脉，起于中焦，下络大肠，还循胃口，上膈属肺，从肺系横出腋下，下循臑内，行少阴心主之前，下肘中，循臂内上骨下廉入寸口，上鱼，循鱼际，出大指之端。其支者，从腕后直出次指内廉，出其端。

其见证也，善嚏悲愁欲哭，洒淅寒热，缺盆中痛，肩背痛，脐右少腹胀痛，小便数，溏泄，皮肤病及麻木，烦少气，喘上气见。

实则梦兵戈克扰，虚则梦田野平原。不足则太息，有余则喘嗽。

寅时气血注于肺。

五脏主病（肺部）

◉ 肺部手太阴属脏

肺主气，属西方而色白，其形如华盖，为诸阴之首。凡声之出入，气之呼吸，自肺司之。其性娇嫩，故与火为仇。其体属金而畏燥，故遇寒亦咳。凡目白及右颊、鼻孔，皆其分野。然肺气之衰旺，关乎寿命之短长，全仗肾水充足，不使虚火烁金，则长保清宁之体，而寿臻永固。

肺有里证，亦有表证，肺主皮毛故也。邪在表，右寸脉必浮。其症为发热，为喷嚏，为鼻塞，为咳，为嗽，为喘，为畏风，为胸满痛，为喉痛，为鼻燥，为伤暑风，为中时疫之病。

发热者，腠理闭也，香苏散主之。

喷嚏、鼻塞者，肺窍受邪也，二陈汤加苏叶、生姜主之。

咳者，无痰而有声，气为邪遏也，桔梗前胡汤②主之。

嗽者，有声而有痰，其液化痰也，止嗽散主之。

喘者，风寒闭塞也，加味甘桔汤主之。

畏风者，邪在皮毛也，香苏散主之。

胸满痛者，气郁而胀也，加味甘桔汤主之。

喉痛者，邪化火而内陷也，加味甘桔汤主之。

鼻燥者，邪化火而液干也，贝母瓜蒌散主之。

---

① 橐龠（tuó yuè，音陀越）：古代鼓风吹火用的器具，比喻肺主气，司呼吸，调节气机的功能。

② 汤：原脱，据《笔花医镜·卷二·脏腑证治》补。

伤暑风者，恶寒头痛而烦渴，香薷饮加荆芥秦艽主之。

中时疫者，初起头痛发热，渐为呕恶胸满，或胀闷谵狂，唇焦口渴，先用香苏散，次则神术散，再治疫清凉散，若便闭者加大黄治之。

肺虚之症，右寸脉必细。其症为自汗，为咳嗽，为气急，为咯血，为肺痿，为虚劳。

自汗者，气虚表不固也，八珍汤加黄芩五味子、麦冬主之。

咳嗽者，肺虚不宁也，五味异功散主之。

气急者，金不生水而虚火上炎也，知柏八味丸主之。

咯血者，阴虚动火也，初用四生丸，兼用生地黄汤。

肺痿者，火刑金而肺叶焦也，五痿汤加天冬、百合主之，或用紫菀散、人参燕窝百合汤亦可。

虚劳者，吐血而成，月华丸、归脾汤、六味地黄汤并主之。

肺实之症，脉右寸必有力。其症为气闭，为痰闭，为暑闭，为水闭发喘，为风闭，为火闭，为咽痛，为右胁痛，为肺痈。

气闭者，气壅塞其络而满闷也，加味甘桔汤主之。

痰闭者，顽痰壅塞也，清膈煎主之。

暑闭者，暑邪中肺而烦渴也，消暑丸加香薷、木通主之。

水闭发喘者，胃经蓄水作肿而侵肺也，五皮饮主之。

风闭者，风郁于肺而哮嗽也，麻黄汤主之。

火闭者，火郁于肺而喘胀也，白虎汤加桑皮、葶苈主之。

咽痛者，诸闭皆能作火也，加味甘桔汤主之。

右胁痛者，肝移邪于肺也，推气散主之。

肺痈者，胸中隐隐而痛，吐痰腥臭也，桔梗汤主之。

肺寒之症，外感俱多，脉右寸必迟。其症为清涕，为咳嗽，为恶寒，为面色萎白。

清涕者，寒搏其液也，二陈汤加苏梗主之。

咳嗽者，金畏寒也，止嗽散主之。

恶寒者，阴忌其类也，香苏散主之。

面色萎白者，寒伤正气也，六君子汤主之。

肺热之症，脉右寸必数。其症为目赤，为鼻衄，为咽痛，为吐血，为咳嗽浓痰，为酒积，为龟胸，为小便不利，为便血。

目赤者，火克金也，泻白散加黄芩、菊花、连翘主之。

鼻衄者，血热妄行也，茜根汤主之。

咽痛者，火逼咽道也，加味甘桔汤主之。

吐血者，火动其血也，四生散合犀角地黄汤主之。

咳嗽浓痰者，火刑金而灼肺液也，黄芩知母汤主之。

酒积者，鼻赤鼻疮，湿热内蒸也，黄芩清肺饮加葛花主之。

龟胸者，肺热而胸前胀突起也，白虎汤主之。

小便不利者，火铄金而化源窒塞也，黄芩清肺饮加盐豉主之。

便血者[1]，肺与大肠相表里，火迫血行也，芍药甘草汤加黄芩、丹皮、生地主之。

肺部药队

补肺猛将：黄芪、人参。

补肺次将：党参、沙参、阿胶、百合、燕窝、麦冬、诃子、冰糖、怀山药。

泻肺猛将：葶苈子、白芥子、麻黄、桔梗、升麻、胆星。

泻肺次将：紫苏子、牛蒡子、杏仁、桑白皮、前胡、紫菀、川贝母、白僵蚕、竹茹。

凉肺猛将：石膏、黄芩、竹沥、马兜铃、山慈菇。

凉肺次将：西洋参、玄参、山栀、地骨皮、天冬、麦冬、知母、天花粉、薄荷、海浮石。

温肺猛将：天南星、北五味、麻黄。

温肺次将：制半夏、老苏梗、生姜、款冬花。

肺部列方

◉ 香苏散

治时邪感冒头痛发热等症。

苏叶钱半　陈皮一钱　香附钱半　荆芥钱半　秦艽一钱

防风一钱　蔓荆钱半　甘草五分　川芎五分

加生姜三片，水煎服。

附歌：香苏散里用防风，苏叶陈皮香附同；荆芥秦艽蔓荆子，生姜甘草与川芎。

◉ 二陈汤

治肺受寒邪及肺胃寒痰。

制半夏钱半　广陈皮钱半　白茯苓钱半　炙甘草八分

加生姜三片，水煎服。

附歌：肺受寒邪须二陈，陈皮半夏判君臣；茯苓为佐甘草使，温补还添姜枣成。

◉ 桔梗前胡汤

治肺气闭塞闷咳。

桔梗一钱　赤芍钱半　杏仁三钱　前胡钱半　桑皮蜜炙，钱半

竹茹姜汁炒，钱半　苏子钱半　陈皮一钱　生草五分

---

① 原文缺，据《笔花医镜·卷二·脏腑证治》补。

水煎服。

附歌：桔梗前胡汤苏子，赤芍杏仁甘草是；竹茹陈皮兼桑白，肺气闭塞闷咳使。

◉ 止嗽散

治一切咳嗽。

桔梗二钱　荆芥二钱　陈皮一钱　白前二钱　百部二钱　甘草七分　紫菀二钱

共为粗末，每服三钱，初感风寒姜汤下。

附歌：止嗽散里甘桔荆，白前紫菀百部陈；三钱末用姜汤下，诸般咳嗽一齐平。

◉ 加味甘桔汤

治肺郁哮喘等症。

甘草一钱　川贝钱半　旋覆花包，钱半　桔梗一钱

百部钱半　白茯苓钱半　白前钱半　橘红钱半

水煎服。

附歌：加味甘桔贝母苓，白前百部橘红邻；更有旋覆斡旋妙，肺经诸病用皆灵。

◉ 贝母瓜蒌散

治肺热液干。

川贝母二钱　陈胆星五分　陈橘白钱半　瓜蒌仁三钱

黑山栀一钱　淡黄芩一钱　川黄连五分　生甘草五分

水煎服。

附歌：贝母瓜蒌黑山栀，橘白芩连甘草宜；更有南星胆汁浸，液干肺热必此医。

◉ 香薷饮

治风寒闭暑之症。

陈香薷一钱　炒扁豆三钱　制川朴一钱　炙甘草五分

若两足转筋加木瓜、茯苓，水煎服。

附歌：四味香薷豆朴草，风寒暑闭此方保；有加木瓜茯苓者，两足筋挛服之好。

◉ 神术散

治时行不正之气，满闷吐泻，发热伤食。

真茅术五钱　广藿香二钱　制川朴五钱　白砂仁一钱　广陈皮五钱　炙甘草钱半

共为粗末，每服三钱，开水调服。

附歌：神术散用茅术陈，藿朴砂仁甘草臣；通治时行一切症，三钱调服病离身。

◉ 治疫清凉散

治疫邪入里，胀闷谵狂诸症。

秦艽一钱　赤芍一钱　知母一钱　贝母一钱　连翘一钱　丹参五钱　荷叶三钱　柴胡一钱

加人中黄二钱，水煎服。

附歌：治疫清凉引中黄，二母翘柴艽芍藏；重有丹参及荷叶，通治疫入里谵狂。

◉ 八珍汤

治气血俱虚。

人参　白术　茯苓　炙草　熟地　当归　白芍　川芎

分量见证之轻重加减酌用。

附歌：八珍四物四君襄，气血俱虚服最良；本为女科门中立，男人间有用此方。

◉ 五味异功散

治气虚咳嗽。

人参三钱　白术二钱　茯苓二钱　陈皮七分　炙甘五分

水煎服。

附歌：五味异功专补脾，即是四君加陈皮；肺虚咳嗽诚可用，培土生金理不欺。

◉ 知柏八味汤丸

治水降火。

知母钱半　黄柏钱半　熟地四钱　萸肉钱半　山药钱半　茯苓钱半　泽泻一钱　丹皮一钱

水煎服。若为丸服，倍加分量。

附歌：知柏八味六味宗，惟加知柏在其中；水滋火降诚良剂，至今引用妙无穷。

◉ 四生丸

治血热妄行而为吐衄。

生地黄　生艾叶　生荷叶　生柏叶

各等分同捣烂，水煎去渣服。

附歌：四生丸用三般叶，侧柏艾荷生地协；等分生捣同和煎，血热妄行吐衄惬。

◉ 生地黄丸

治肾火铄金。

生地三钱　牛膝一钱　丹皮一钱　黑栀一钱　玄参钱半

丹参钱半　麦冬钱半　白芍钱半　郁金七分　三七七分

加荷叶一角水煎，另用陈墨汁、清童便冲服。

附歌：生地黄汤生地膝，丹栀麦芍与三七；川郁玄参及丹参，童便墨汁鲜荷叶。

◉ 五痿汤

治五脏受热而痿。

真人参一钱　白归身钱半　真白术一钱　麦冬肉二钱　云茯苓一钱

川黄柏五分　炙甘草四分　肥知母七分　苡仁米三钱

水煎服。

附歌：五痿汤中四君子，再有麦冬归苡是；黄柏知母并宜加，诸痿此方均可使。

肺萎乃是火刑金，或加百合天冬倚近有加百合天冬者。

◉ 紫菀散

润肺主嗽，并治肺痿。

人参五分　紫菀一钱　知母一钱　贝母一钱　桔梗一钱

茯苓一钱　阿胶一钱　五味三分　炙甘三分

加枣子一枚，水煎服。

附歌：紫菀散中参苓草，二母桔梗阿胶枣；止嗽尤宜五味子，火克金兮肺痿保。

◉ 人参燕窝百合汤

润肺清金。

人参一钱，如无力之家即用西洋参三钱或东洋参或北沙参均可代之　燕窝三钱　百合五钱

共炖烂服之。

附歌：人参燕窝百合汤，清心润肺是良方；无力服参别参代，肺痿之症日蒸尝。

◉ 月华丸

滋阴保肺平肝，为治劳之圣药。

天冬一两　麦冬一两　生地一两　熟地一两　山药一两　百部一两

沙参一两　贝母一两　阿胶一两　茯苓五钱　獭肝五钱　三七五钱

先以菊花、桑叶各二两熬膏将阿胶化入，再以前药十一味共为细末捣和，稍加蜜为丸如弹子大，每噙一丸，涎津化下，日数次。

附歌：月华二地二冬阿，苓贝沙参部药须；更有獭肝真三七，菊桑膏蜜共丸和。

◉ 归脾汤

养血安神。

人参钱半　当归钱半　远志肉七分　白术钱半　白芍钱半

炙甘草五分　黄芪钱半　枣仁钱半　桂圆肉五枚

加姜枣水煎服一方白芍易茯神、加木香者。

附歌：归脾汤用术参芪，甘草白芍远志随；酸枣当归龙眼茯，再加姜枣益心脾；
　　怔忡健忘俱可却，肠风崩漏亦堪医。

◉ 六味地黄汤丸

滋水制火。

熟地六钱　怀药三钱　丹皮钱半　茯苓二钱　萸肉钱半　泽泻钱半

水煎服或作丸服，酌加药料。

附歌：六味汤中熟地黄，山萸山药茯苓襄；更有泽泻丹皮妙，制火知此治水良。

◉ 清膈煎

治痰壅心膈之间。

制胆星一钱　白芥子钱半　海浮石三钱　广陈皮一钱　川贝母钱半　川木通一钱

水煎服。

附歌：清膈煎里胆星陈，芥子浮石酌和匀；更有木通川贝母，痰壅气塞服之平。

◉ 消暑丸

治暑邪中肺而烦渴者。

制半夏醋炒，四两　白茯苓二两　炙甘草二两

共为末，用生姜自然汁和丸如绿豆大，每服五六十丸，以开水送下。

附歌：消暑丸中本二陈，陈皮不用义何深；茯苓甘草同半夏，姜汁糊丸暑闭吞。

◉ 五皮饮

治胃经蓄水发为水肿。

大腹皮钱半　桑白皮钱半　生姜皮八分　茯苓皮三钱　广陈皮钱二

水煎服原方有五加皮、无桑白皮。

附歌：五皮饮用五般皮，陈茯姜加大腹奇；或去五加易桑白，脾虚肤胀此方宜。

◉ 麻黄汤

治风寒郁于肺经而哮喘者。

麻黄　杏仁　桂枝　炙草

分量轻重看病人体气而施。

附歌：麻黄汤中用桂枝，杏仁甘草四般施；风寒郁肺成哮喘，伤寒服此汗淋漓。

◉ 白虎汤

此治火郁于肺而或喘或胀者。

石膏煨，五钱　知母三钱　生甘草二钱　白粳米一撮

水煎服。如热盛者分量加倍，石膏或生用勿煨。

附歌：白虎汤用石膏煨，知母甘草粳米陪；亦有加入人参者，躁烦热渴舌生苔。

◉ 推气散

治右胁气痛。

枳壳一钱　郁金一钱　桔梗八分　陈皮八分　桂心五分　炙甘五分

加生姜、枣子，水煎服。

附歌：推气散里枳壳金，甘桔陈皮桂用心；引加生姜并大枣，气疼右胁此方任。

◉ 桔梗汤

治肺痈。

桔梗一钱　白及一钱　甜葶苈炒，七分　川贝钱半

橘红一钱　生甘草一钱　苡仁五钱　银花三钱

水煎服。

附歌：桔梗汤方治肺痈，银花贝母薏苡同；再兼白术甜葶苈，吐痰还要橘皮红。

◉ 六君子汤

治气虚挟痰。

人参三钱　白术土炒，二钱　茯苓二钱　炙草五分　制夏钱半　陈皮一钱

水煎服。

附歌：六君子汤即四君，陈皮半夏与同群；正气虚羸神馁乏，此汤多服即除氛。

◉ 泻白散

桑白皮蜜炙，二钱　地骨皮三钱　生甘草一钱　白粳米一撮

水煎服。

附歌：泻白桑皮地骨皮，甘草粳米四般宜；一切火炎金受克，加减临时信手施。

◉ 茜根汤

治衄血神烦。

茜根二钱　淡黄芩二钱　阿胶二钱　生地二钱　侧柏叶二钱　甘草一钱

水煎服。

附歌：茜根汤内用黄芩，侧柏阿胶生地临；甘草一钱不可少，吐血神烦胜用参。

◉ 犀角地黄汤

治血热妄行及斑疹。

犀角钱半　丹皮钱半　白芍钱半　生地四钱　麦冬钱半

水煎服。

附歌：犀角地黄芍麦丹，血升胃热火邪干；斑毒阳黄皆堪治，或益柴芩恐伐肝。

◉ 黄芩知母汤

治火嗽烦热。

黄芩一钱　知母一钱　桑白皮一钱　杏仁一钱　生甘一钱

甜花粉一钱　山栀一钱　桔梗一钱　川贝母一钱

水煎服。

附歌：黄芩知母汤桑皮，杏仁川贝花粉宜；再有甘桔山栀入，火烦热嗽此方医。

◉ 黄芩清肺饮

治肺热小便不利。

栀子二钱　黄芩一钱

或加味水煎服。

附歌：黄芩清肺配栀子，栀子黄芩两味是；肺热诸般小便难，此方统治听医使。

◉ 白芍甘草汤

治腹痛便血等症。

白芍药三钱　炙甘草钱半

水煎服。或有加生地丹皮者。

附歌：芍药甘草便血方，血行火迫用此良；大肠与肺相表里，丹皮生地信堪襄。

肾脏图

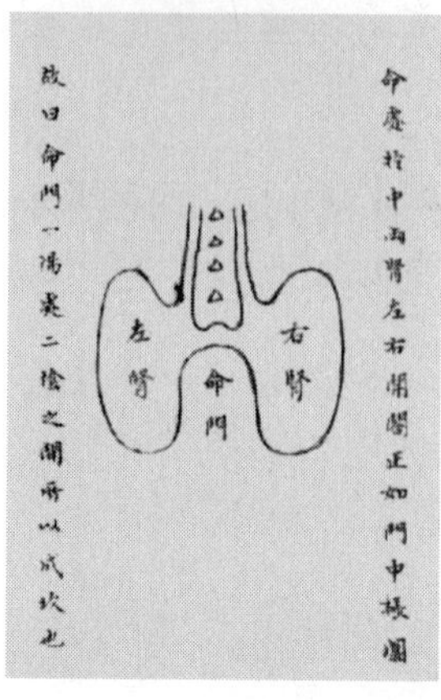

命处于中，两肾左右，开合正如门中枨阑，故曰“命门一阳处二阴之间”，所以成坎也。

肾者，作强之官，伎巧出焉。

肾附于脊之十四椎下，是经常少血多气。其合骨也，其荣发也，开窍于二阴。

《难经》曰：“肾有两枚，重一斤四两，藏精与志。”

华元化曰：“肾者，精神之舍，性命之根。”

肾有两枚，形如豇豆。相而曲附于脊之两旁，相去各一寸五分。外有黄脂包裹，各有带二条，上条系于心，下条趋脊下大骨，在脊骨之端，如半手许；中有两穴，是肾带经过处，上脊髓至脑中，连于髓海。

肾足少阴之脉，起于小趾之下，斜走足心，出于然谷之下，循内踝之后，别入跟中，以上揣内，出腘内廉，上股内后廉，贯脊属肾，络膀胱。其直者，从肾上贯肝膈，入肺中，循喉咙，挟舌本。其支者，从肺出络心，注胸中。

其见证也，面黑、口渴、吐血、大小腹痛、大便难、饥不欲食、腹大、胫胫脊臀腹后痛、脐下气逆、足寒而热、阴下湿、足下热、坐而欲起、下痢善恐、四肢不收不举。

实则梦腰脊解软，虚则梦敦水思惧。

酉时气血注于肾。

五脏主病（肾部）

◉ **肾部**手少阴属脏

肾者，天一之水，先天之本也，位北方故色黑。其体常虚。处腰左右，介其中者，有命门火蒸化谷食，名曰“真阳”。肾水充足自多诞育，享大寿。凡夙夜宣劳，耄而不倦者，皆肾气之固也。好色之流，先竭肾水，丧其本矣。瞳神、下颏、两腰，皆其部位，望气者觇①之。

① 觇（chān，音搀）：察看。

肾无表证，皆属于里。

肾主虚，脉左右尺常细软。其症为头痛，为耳鸣，为耳聋，为盗汗，为夜热，为健忘，为咳嗽，为喘，为吐血，为腰痛，为腿足软，为目视无光，为大便结，为小便不禁，为戴阳，为久痢久疟。

头痛者，血不能充髓海也，六味地黄丸主之。

耳鸣者，血气火旺也，六味地黄丸加牛膝、知母主之。

耳聋者，虚闭也，六味地黄丸加杞子、人参、菖蒲、远志主之。

盗汗者，虚热也，生地黄汤煎或八珍汤加黄芪、五味子主之。

夜热者，虚火也，四物汤加丹皮、地骨皮、青蒿主之。

健忘者，心肾不交也，归脾汤主之，十补丸亦治。

咳嗽者，虚火铄金也，六味地黄丸加白蜜、核桃肉主之。

喘者，水亏火炎也，知柏八味丸主之。

吐血者，血虚血热也，生地黄汤主之。

腰痛者，水不足也，六味地黄丸加杜仲、川断主之。

腿酸足软者，血不荣筋也，十全大补汤主之。

目视无光者，水不足也，六味地黄丸主之。

大便结者，血虚液枯也，六味地黄丸加白蜜、胡桃肉主之。

小便不禁者，肾气不约也，十补汤主之。

戴阳者，阴火上亢，阴躁也，金匮肾气丸主之。

久痢久疟者，脾肾皆虚也，王母桃主之。

肾无实证。

肾之寒，肾之虚也。脉左右两尺必沉迟，其症为命门火衰，为不欲食，为鸡鸣泄泻，为天柱骨倒，为蜷卧厥冷，为奔豚气。

命门火衰者，应象百出也，左归饮、右归饮并治之。

不欲食者，火力微也，八味地黄丸主之。

鸡鸣泄泻者，肾虚也，加味七神丸主之。

天柱骨倒者，肾脉空也，右归饮主之。

蜷卧厥冷者，火衰也，右归饮主之，理中汤亦主之。

奔豚者，肾气上冲也，奔豚丸主之。

肾之热，水将涸也，伤寒门有之而杂证罕见，脉左右尺必沉数，或浮而空，舌黑无液，其症为口燥咽干，为目不明，为小便不利，为小便浊，为小便出血，为大便秘。

口燥咽干者，水涸也，大承气汤主之。

目不明者，目无血养也，知柏八味丸主之。

小便不利者，水少也，滋肾丸主之。

小便浊者，湿热结于下焦也，萆薢分清饮主之。

小便出血者，肾水热也，生地黄汤主之。

大便秘者，液涸也，大承气汤主之。

肾部药队

补肾猛将：大熟地、枸杞子、淫羊藿、五味子。

补肾次将：生地黄、巴戟肉、何首乌、厚杜仲、龟板胶、女贞子、稆豆皮、海参。

泻肾猛将：木猪苓。

泻肾次将：建泽泻、赤茯苓、薏苡仁、肥知母。

凉肾猛将：朴硝霜、玄明粉、苦参。

凉肾次将：生地黄、丹皮、肥知母、滑石。

温肾猛将：破故纸、鹿茸、鹿角胶。

温肾次将：山萸肉、菟丝子、艾叶、大茴香。

肾部列方

◉ 六味地黄汤

治肾虚诸不足。

大熟地　白茯苓　怀山药　粉丹皮　山萸肉　建泽泻

分量可轻可重，临证酌用，水煎服。

附歌：六味汤中熟地黄，山萸山药茯苓襄；更有泽泻丹皮妙，制火方知治水良。

◉ 生地黄汤

治肾火烁金。

生地四钱　牛膝一钱　黑山栀一钱　丹皮钱半　丹参钱半　白芍药钱半

玄参钱半　麦冬钱半　川郁金七分　三七七分

荷叶鲜者用五钱，干者用一钱，另加陈墨汁、清童便各半杯冲在药内。

附歌：生地黄汤生地膝，丹栀麦芍与三七；川郁玄参及丹参，童便墨汁专荷叶。

◉ 生地黄煎

治阴火盗汗。

生地四钱　当归三钱　麻黄根二钱　川连一钱　黄芪三钱

浮小麦四钱　黄芩钱半　炙草一钱　川黄柏一钱

水煎服。

附歌：生地黄煎芩连归，黄柏黄芪炙草依；麻黄根同浮小麦，阴虚盗汗服之宜。

◉ 八珍汤

治气血俱虚之通剂。

人参　当归　白术　炙草　熟地　茯苓　白芍　川芎

分量随症酌用。

附歌：八珍四物四君襄，气血俱虚法最良；本为女科门中立，男人间有用此方。

◉ 四物汤

治阴虚夜热。

大熟地　当归　白芍药　川芎

分量随症斟酌加减。

附歌：四物地芍与归芎，血家百病此方宗；阴虚夜热尤宜用，加减临时再变通。

◉ 归脾汤

治怔忡健忘，心肾不交。

人参　当归　茯神　黄芪　远志　炙草　白术二钱　枣仁　木香

加龙眼肉四钱，生姜、枣子同煎服。

附歌：归脾汤用术参芪，归草茯神远志随；酸枣木香龙眼肉，再加姜枣益心脾；
怔忡健忘俱可却，肠风崩吐总能医。

◉ 十补丸

治气血大亏，心肾不交健忘。

黄芪一两　白术一两　萸肉一两　杜仲一两　川断一两　枣仁一两　熟地三两　人参一两
当归一两　白芍一两　远志一两　茯苓两半　山药两半　五味七钱　龙骨七钱　牡蛎七钱

以上十六味共为末，丸如桐子大，每服三四钱，开水下，常服更妙。

附歌：十补丸中芪地参，药萸续杜术归身；枣仁龙牡兼远味，又有同群白芍苓。

◉ 知柏八味丸

治水亏火炎等证。

熟地　茯苓　萸肉　知母　怀药　泽泻　丹皮　黄柏

分量随时酌用，为丸，每服四钱。

附歌：知柏八味六味宗，惟加知柏在其中；水滋火降诚良剂，医门援例妙无穷。

◉ 十全大补汤

治一切虚羸之证。

人参　酒当归　黄芪　川芎　熟地　炒白芍　肉桂　炙甘　茯苓　炒白术

分量随时斟酌。

附歌：十全四物四君稿，肉桂黄芪凑之好；一切虚羸气血微，此汤常服命根保。

◉ 金匮肾气丸

治阴火上亢，阴躁。

熟地九蒸，八两　山药四两　丹皮二两　茯苓六两　萸肉二两
泽泻二两　附子一两　肉桂一两　车前二两　牛膝二两

如水肿病，加五加皮八两煮为丸。

附歌：金匮肾气六味集，再加附桂车前膝；阴火上亢或戴阳，通治肾经聚水疾。

◉ 王母桃

补肾培脾，大有功益。

炒冬术五两　熟地八两　首乌制，三两　炒巴戟三两　杞子三两

共为细末蜜丸，桂圆大，每当饥时嚼数丸，亦可耐饥。

附歌：王母桃惟地术多，首乌巴戟杞相和；丸如龙眼饥时嚼，补肾培脾百病瘥。

◉ 左归饮

壮水之妙剂。

熟地五钱　怀山药二钱　杞子二钱　茯苓钱半　山萸肉一钱　炙甘一钱

水煎服。如为丸用加龟胶、鹿角胶、菟丝、牛膝，去茯苓、甘草。

附歌：左归萸地药苓从，杞草齐成壮水功；若使为丸除茯草，更加龟鹿二胶同。
菟丝牛膝还宜用，精血能充效莫穷。

◉ 右归饮

治命门真火不足。

大熟地五钱　附子制，一钱　杞子二钱　怀山药二钱　肉桂一钱
萸肉一钱　厚杜仲二钱　炙草一钱

水煎服。如为丸用，除去甘草，加菟丝子、鹿角胶、当归身。

附歌：右归饮用地黄真，桂附须同炙草匀；杜仲药萸甘枸杞，阳衰阴胜此方珍；
若使为丸除炙草，菟丝鹿角与归身。

◉ 八味地黄丸

治命门火衰。

制附子　大熟地　怀山药　上肉桂　白茯苓　山萸肉　粉丹皮　炒泽泻

如水煎服，分量临证加减而用。

附歌：益火八味地黄丸，熟地山萸桂附丹；怀药茯苓兼泽泻，服之水火一齐安。

◉ 加味七神丸

治肾虚鸡鸣泄泻。

肉豆蔻一两　吴萸一两　木香一两　白茯苓蒸，二两　补骨盐酒炒，二两
车前蒸，二两　炒白术土炒，四两

用黑大枣煎汁为丸，每服三钱，开水下。

附歌：加味七神治肾虚，肉蔻吴萸补骨脂；木香白术车前茯，枣汁丸如桐子粗。

◉ 理中汤

治火衰蜷卧、厥冷脏寒等症。

人参二钱　白术二钱　炙草一钱　附子一钱　干姜一钱

水煎服。

附歌：理中汤主理中央，炙草人参术黑姜；一切阴寒厥冷症，更加附子即回阳。

◉ 奔豚丸

治少腹气痛。

川楝一两　茯苓两半　附子五钱　吴萸五钱　木香七钱

肉桂三钱　橘核两半　小茴七钱　荔枝核，八钱

共为末和丸，每服三钱，淡盐汤送下。

附歌：奔豚吴萸川楝子，桂附茴香木香是；橘核荔核茯苓襄，少腹气痛此方使。

◉ 大承气汤

治火结一切等症。

锦纹大黄三钱　枳实钱半　制川厚朴一钱　芒硝三钱

水煎服。

附歌：大承气汤用芒硝，枳实大黄厚朴饶；救阴泻热功偏擅，火热三焦亟此浇。

◉ 滋肾丸

治下焦结热，用此滋阴化气。

川黄柏二两　肥知母二两　上肉桂一钱

以上三味共为末，蜜丸椒目大，每服三钱，开水送下。

附歌：肾虚蒸热滋肾丸，黄柏知母肉桂安；口不渴兮小便闭，东垣方妙胜金丹。

◉ 萆薢分清饮

治赤浊热淋。

川萆薢一钱　川黄柏炒，八分　菖蒲五分　白茯苓二钱

莲子心七分　白术钱半　紫丹参钱半　车前子钱半

水煎服。

附歌：萆薢分清莲子心，车前白术共丹参；石菖白茯兼黄柏，通治膀胱赤浊淋。

心包络图

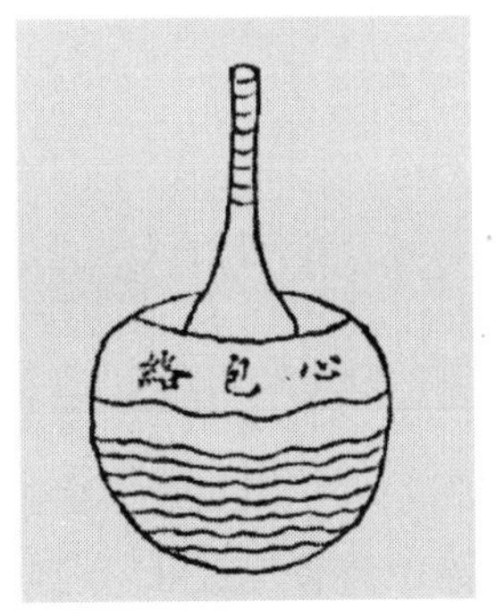

心包络

心包络一经，《难经》言其无形。滑伯仁曰：心包络一名手心主，以脏象校之，在心下横膜之上，竖膜之下，其与横膜相沾而黄脂裹者。心也，脂膜之外有细筋膜如丝与心肺相连者，心包也。此说为是。言无形者非。按《灵兰秘典论》十二官，独少心包络一官，而多“膻中者，臣使之官，喜乐出焉”一节，今心包脏居膈上，经始胸中，正值膻中之所，位居相火，代君行事，实臣使也，此一官实心包无疑矣。

心主手厥阴心包络之脉，起于胸中，出属心包，络下膈，历络三焦。其支者，循胸出胁，下腋三寸，上抵腋下，循臑内，行太阴、少阴之间，入肘中，下臂，行两经之间，入掌中，循中指，出其端；其支者，别掌中，循小指、次指，出其端。

其见证也，笑不休，手心热，心中大热，面黄目赤，心中动。

按：包络者即包络其心之义也。

◉ 心包络部手厥阴属腑

心包络者，即膻中。与心相附，居膈上，代君行事，臣使之官，喜乐出焉。其见证有手中热，心中大热，面黄目赤，心中动诸端。而要之包络之病，即心部之病也，言心不必更言包络矣。

戌时气血注于心包。

小肠腑图

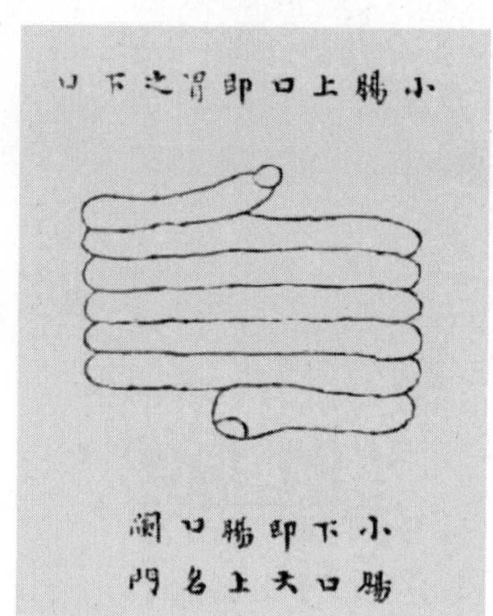

小肠上口即胃之下口，小肠下口即大肠上口，名“阑门”

小肠者，受盛之官，化物出焉。

小肠后附于脊，前附于脐，上左回叠积十六曲，大二寸半，径八寸分之少半，长三丈二尺。受谷二斗四升，水六升三合合之大半。

小肠上口在脐上二寸，近脊，水谷由此而入。复下一寸，外附于脐，为水分穴，当小肠下口，至是而泌别清浊，水液渗入膀胱，滓秽流入大肠。是经多血少气。

《难经》曰："小肠重二斤十四两。"

小肠手太阴之脉，起于小指之端，循手外侧，上腕，出踝中，直上循臂骨下廉，出肘内侧两筋之间，上循臑外后廉，出肩解，绕肩胛，交肩上，入缺盆，络心循咽，下膈，抵胃，属小肠。其支者，从缺盆循颈上颊，至目锐眦，却入耳中；其支者，别颊上䪼[①]，抵鼻，至目内眦，斜络于颧。

其见证也，面白耳前热，苦寒，额颔肿不可转，腰似折，肩臑肘臂外后廉肿痛，臂内前廉痛。

未时气血注于小肠。

六腑主病（小肠部）

◉ 小肠部手太阳属腑

小肠者，受盛之官，化物出焉，其上口即胃下口，水谷由此而入，其下口即大肠上口，此处泌别清浊。俾水液注入膀胱，滓秽流入大肠，是腑中之有鉴别者，故与心相表里。脉附于膀胱而在左尺。

小肠无表证，皆属于里。

小肠虚，脉左尺脉必细软，其症为尿短赤，为腰痛。

尿短赤者，水不胜火也，生地黄汤主之。

腰痛者，水不足也，六味地黄丸主之。

小肠实，左尺脉必洪弦，其症为小肠气，为交肠。

小肠气者，气滞下焦，脐下转痛，矢气则快也，橘核丸主之，天台乌药散主之。

交肠者，阴阳拂逆，大小肠交也，五苓散主之。

小肠寒，左尺脉必迟，其症为咳嗽失气。

咳嗽矢气者，小肠嗽也，止嗽散加芍药主之。

小肠热，右尺脉必数，其症为尿涩尿短。

尿涩尿短者，湿热壅滞也，导赤散主之。

小肠部药队

补小肠之将：生地黄。

泻小肠猛将：木通。

泻小肠次将：瞿麦芽、海金沙、川楝子、赤芍药、苡仁、赤茯苓、灯草。

---

① 䪼（zhuō，音桌）：眼眶下方颧骨部。

小肠部列方

◉ 生地黄汤

治水不胜火，尿短。

生地四钱　玄参三钱　丹参钱半　麦冬三钱　黑栀钱半　白芍二钱

丹皮钱半　牛膝一钱　郁金八分　三七七分　荷叶三钱

加陈墨汁、清童便，各半杯冲服。

附歌：生地黄汤生地膝，丹栀麦芍与三七；川郁玄参及丹参，童便墨汁青荷叶。

◉ 六味地黄丸

治肾水不足腰疼。

熟地六钱　茯苓三钱　丹皮钱半　怀药三钱　萸肉钱半　泽泻钱半

水煎服，为丸加蜜可也。

附歌：六味丸中熟地黄，山萸山药茯苓襄；更有泽泻丹皮妙，制火方知治水良。

◉ 橘核丸

通治七疝。

橘核盐酒炒，二两　小茴一两　川楝子一两　桃仁一两

香附醋炒，一两　广木香五钱　山楂一两　红花五钱

以神曲三分打糊为丸，每服三四钱。

附歌：橘核丸方通治疝，木香茴香香附环；桃仁红花楂川楝，神曲丸吞病即删。

◉ 五苓散

治阴阳拂逆，大小肠交。

茯苓三钱　白术二钱　桂枝七分　猪苓钱半　泽泻钱半

水煎服。

附歌：五苓散里茯猪苓，术泻桂枝酌配匀；小便不通肠交苦，煎来呷下便知灵。

◉ 止嗽散

治诸般咳嗽。

桔梗　荆芥　紫菀　百部　白前　陈皮　甘草

各等分共为末，每服三钱开水调下。如初感风寒者，生姜汤下。

附歌：止嗽散里甘桔荆，白前紫菀百部陈；三钱末服姜汤下，诸般咳嗽一齐平。

◉ 导赤散

治热闭小便不通。

麦冬三钱　生地四钱　木通一钱　车前钱半　赤苓钱半　草梢四分

加竹叶三钱，水煎服。

附歌：导赤生地与木通，草梢竹叶四般攻；近增赤茯车前麦，引热同归小便中。

◉ 天台乌药散

治小肠疝气牵引脐腹疼痛。

乌药一两　川楝子一两　木香五钱　青皮一两　大茴香一两　良姜一两　槟榔一两

原方有巴豆，因恐害人，今去之。前药共为末，每服三钱，盐开水调下。

附歌：乌药散里木茴香，青皮槟楝及良姜；除去原方巴豆毒，放心大胆服之康。

大肠腑图

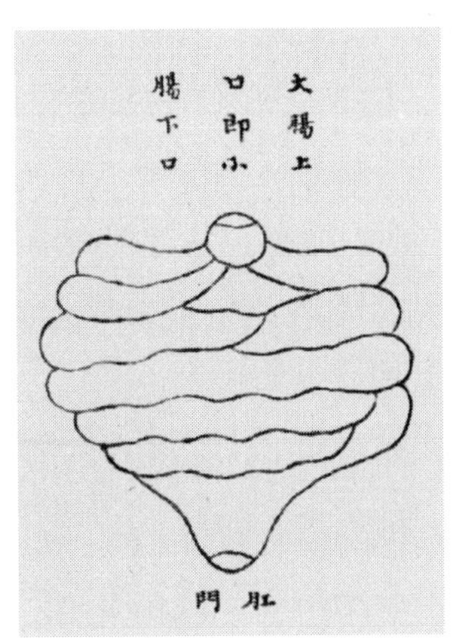

大肠上口即小肠下口

大肠者，传导之官，变化出焉。

回肠当脐右回十六曲，大四寸，径一寸，寸之少半，长二丈一尺，受谷一斗，水七升。

广肠传脊以受回肠，乃出滓秽之路，大八寸，径二寸，寸之大半，长二尺八寸，受谷九升三合八分之一，是经多气多血。

《难经》曰："大肠二斤十二两，肛门重十二两。"

回肠者，以其回叠也。广肠即回肠之更大者，直肠又广肠之末节也，下连肛门，是为谷道后阴，一名"魄门"，总皆大肠也。

大肠手阳明之脉，起于大指、次指之端，循指上廉，出合谷两骨之间，上入两筋之中，循臂上廉，入肘外廉，上臑外前廉，上肩，出髃骨之前廉，上出于柱骨之会上，下入缺盆，络肺下膈，属大肠。其支者，从缺盆上颈，贯颊，入下齿中，还出挟口，交人中，左之右，右之左，上挟鼻孔。

其见证也，大指次指难用，耳聋，辉辉焞焞[①]，耳鸣嘈嘈，耳后、肩臑、肘臂外皆痛，气满，皮肤坚而不痛。

---

① 辉辉焞(tūn，音吞)焞：混混沌沌。耳聋声也，形容听觉混沌不清。

卯时气血注于大肠。

六腑主病（大肠部）

◉ 大肠部手阳明属腑

大肠，肾阴之窍．传道之官，受事于脾胃，而与肺金相表里，故肺气虚则肠若坠，而气为之陷，肠液少则肺亦燥而鼻为之干，其呼吸甚密迩也。然肠口上接小肠，下通谷道，为诸脏泄气之门。启闭一失职，而诸脏困矣。

大肠无表证，皆属于里。

大肠虚者，气虚也。脉右尺必沉弱。其症为久痢，为脱肛。

久痢者，气血不足也，归脾汤、十全大补汤、补中益气汤加乌梅均可主治。

脱肛者，气虚下陷也，补中益气汤加荷叶主之。

大肠实者，胃实移热也。脉右尺必洪实。其症为便闭，为脏毒，为燥渴谵语发狂，为肠痈。

便闭者，实心闭也，小承气汤主之。

脏毒者，肠胃不清，下如鱼肠，如豆汁也，芍药甘草汤主之。

燥渴谵语发狂者，燥屎不出也，小承气汤主之。

肠痈者，当脐而痛，尿数如淋，千金牡丹皮散主之。

大肠寒者，积冷也。脉右尺必沉迟。其症为久痢，为便血。

久痢者，腹绵绵痛，寒积在脏也，用鸦胆子包粉团吞之。

便血者，肢冷喜热，寒在肠也，附子理中汤加归芍主之。

大肠热者，肺经移热居多。脉右尺必数。其症为便血，为肠风，为脱肛。

便血者，口燥唇焦，热在肠也，芍药甘草汤加黄芩、丹皮、生地主之。

肠风者，脏腑有热，风邪乘之，故下血而腹不痛，清魂散主之。

脱肛者，肠有火则脱出难收，肿而且痛也，三黄解毒汤加知母、荷叶主之。

大肠部药队

补大肠猛将：淫羊藿、罂粟壳。

补大肠次将：诃子肉、百合。

泻大肠猛将：湘大黄、明升麻、桃仁、雷丸、火麻仁、紫草。

泻大肠次将：秦艽、旋覆花、郁李仁、杏仁、大腹皮、白芷、梨汁。

凉大肠猛将：川黄柏、淡黄芩。

凉大肠次将：地榆、槐实、连翘、肥知母。

温大肠猛将：胡椒、破故纸、枸杞子。

温大肠次将：当归身。

大肠部列方

◉ 归脾汤

治气血不足大肠久痢。

人参二钱　茯神三钱　炙甘一钱　白术二钱　当归二钱　木香五分

黄芪三钱　枣仁二钱　远志一钱

另加龙眼肉四钱，水煎服。分量或轻或重，随症酌用，不可拘成法。

附歌：归脾汤用术参芪，归草茯神远志随；酸枣木香龙眼肉，再加姜枣益心脾；怔忡健忘俱可却，肠风崩痢总能医。

◉ 十全大补汤

治气血不足大肠虚而久痢。

人参　茯苓　熟地　白术　炙草　归身　黄芪　白芍　川芎　肉桂

分量随时斟酌，水煎服。

附歌：十全四物四君稿，肉桂黄芪凑之巧；一切虚羸气血微，此汤带服命可保。

◉ 补中益气汤

治中气下陷大肠久痢。

黄芪三钱　柴胡七分　陈皮一钱　白术钱半　升麻七分　炙草一钱　当归钱半　人参钱半

附歌：补中益气芪术陈，升柴参草当归身；气虚下陷须服此，脱肛久痢亦回春。

◉ 小承气汤

治大肠实火谵语便闭。

厚朴一钱　大黄四钱　枳实钱半

水煎服。

附歌：小承气汤朴实黄，谵语痞硬上焦强；不用芒硝伤阴气，便难火食服此方。

◉ 芍药甘草汤

治脏毒下痢。

白芍药四五钱　炙甘草钱半

水煎服。

附歌：芍药甘草脏毒方，便下鱼肠豆汁浆；肠胃不清须用此，丹皮生地亦堪襄。

◉ 千金牡丹皮散

专治肠痈。

粉丹皮三钱　薏苡仁五钱　瓜蒌仁钱半　桃仁十二粒

水煎服。如大便闭加大黄钱半、当归三钱。

附歌：牡丹皮散千金方，薏苡蒌桃三仁藏；或患肠痈兼便闭，再加当归与大黄。

◉ 鸦胆子方

治久痢寒积在肠。

用鸦胆子一个蒸透，将米粉包作团子蒸熟，以开水囫囵吞下，空心服。

附歌：鸦胆子方治久痢，只须蒸透无须制；米粉包团囫囵吞，在肠寒积此方治。

◉ 附子理中汤

治脏寒厥冷。

人参钱半　附子一钱　炙草五分　白术二钱　干姜一钱

水煎服。

附歌：脏寒厥冷理中汤，附子人参白术襄；更入干姜并炙草，非此难得病回康。

◉ 清魂散

治肠风下鲜血而腹不痛也。

炒黑荆芥三钱　白归身五钱

二味水煎服。

附歌：清魂散用荆芥归，荆归二味命名奇；能治肠风下鲜血，腹中无痛此方宜。

◉ 三黄解毒汤

治肠风有火，脱肛不收，肿痛。

川黄连一钱　淡黄芩钱半　川黄柏一钱　黑山栀钱半

水煎服。

附歌：三黄解毒有三黄，黄连黄芩黄柏襄；另有山栀要炒黑，脱肛火痛服之康。

膀胱腑图

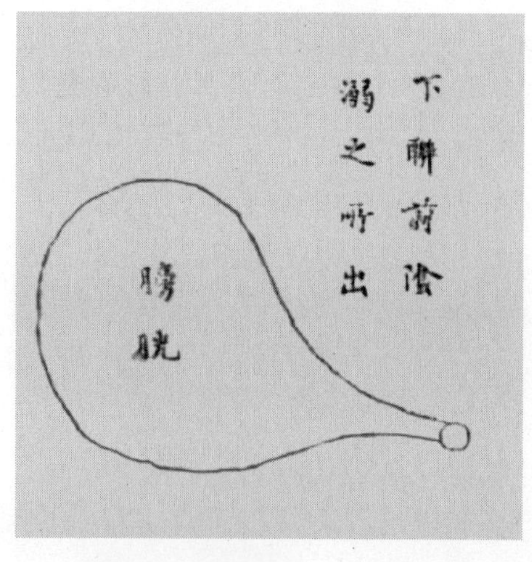

膀胱，下联前阴，尿之所出

膀胱者，州都之官，津液藏焉，气化则能出矣。

膀胱当十九椎，居肾之下，大肠之前，有下口无上口，当脐上一寸水分穴处，为小肠下口，乃膀胱之际，水液由此别回肠，随气沁渗而下，其出其入皆由气化。入气不化则水归大肠，而为泄泻；出气不化则闭塞下窍而为肠肿。后世诸书，有言其有上口无下口，有言上下俱有口者，皆非也。是经多血少气。

《难经》曰："膀胱重九两二铢，纵广九寸，盛尿九升九合，口广二寸半。"

膀胱足太阳之脉，起于目内眦，上额交巅。其支者，从巅至耳上角，其直者从巅入络脑，还出别下项，循肩髆内，挟脊抵腰中，入循膂，络肾，属膀胱。支者从腰中下挟脊贯臀，入腘中；其支者从髆内左右别，下贯髆，挟脊内过髀区，循髀外从后廉下合腘中，以下贯踹内，出外踝之后，循京骨至小指外侧。

其见证也，目似脱，头两边痛，泪出，脐反出，下肿，便脓血，肌肉萎，项似拔，小腹胀痛，按之欲小便不得。

申时气血注于膀胱。

六腑主病（膀胱部）

◉ 膀胱部足太阳属腑

膀胱者，州都之官，津液藏焉，气化则能出矣。然肾气足则化，肾气不足则不化，入气不化则水归大肠而为泄泻，出气不化则闭塞下焦而为癃闭。小便之利，膀胱主之，实肾气主之也。伤寒传经之邪，每自膀胱入，故一见太阳头痛等症，即宜发散，不使邪气入而为诸经之害，则膀胱为第一关隘矣。

膀胱为太阳腑，有表证，脉左尺必浮。其症为头痛，为项脊强，为身痛、四肢拘急，为发热，为恶寒无汗，为喘嗽。

头痛者，头脑痛而连项脊也，加味香苏散主之，甚者加羌活、葱白。

项脊强者，太阳经所过之地也，香苏散主之。

身痛四肢拘急者，风伤卫，寒伤营，寒主收引也，桂枝汤主之。

发热者，腠理闭塞也，香苏散主之。

恶寒无汗者，寒袭表也，麻黄汤主之。

喘嗽者，寒邪客于皮毛，肺气不得升降也，麻黄汤主之，轻者止嗽散。

膀胱之虚，肾气不化也，脉左尺必沉细，其症为小便不禁，为劳淋，为老淋。

小便不禁者，气虚不能统摄也，十补汤主之。

劳淋者，劳力辛苦，气虚不化也，补中益气汤主之。

老淋者，老人思色，精不出而内败，大小便牵痛如淋，宜用萆薢分清饮去黄柏，加菟丝子、远志，以去其精，再服六味地黄丸。

膀胱之实，脉左尺必洪大，其症为气淋，为血淋，为关格，为膀胱气。

气淋者，气滞水道阻塞，脐下胀痛也，假苏散主之。

血淋者，瘀血蓄于茎中，割痛难忍也，生地四物汤主之，或加红花、桃仁、花蕊石同煎更佳。

关格者，尿闭而吐逆也，假苏散主之。

膀胱气者，一名“胞痺”，气结膀胱，少腹热涩于小便者也，橘核丸主之。

膀胱之寒，脉左尺必沉，其症为冷淋。

冷淋者，寒气坚闭水道，肢冷喜热也，金匮肾气丸主之。

膀胱之热，脉左尺必数，其症为小便不通，为膏淋，为石淋，为便脓血，为发狂。

小便不通者，渴则热在上焦，四苓散加黑栀、黄芩主之，八正散亦主之，清肺饮亦治；不[①]渴则热在下焦，滋肾丸主之。

膏淋者，滴液如膏也，萆薢分清饮主之，海金沙散亦主之。

石淋者，下如沙石也，益元散加琥珀主之。

便脓血者，心气移热于膀胱也，阿胶散主之。

发狂者，伤寒热结膀胱，下焦蓄血，小腹硬满也，调胃承气汤主之。

膀胱部药队

补膀胱药即补肾之药，肾气化则小便自行。

泻膀胱猛将：麻黄、川羌活、川木通、汉防己、甜葶苈、木猪苓。

泻膀胱次将：前胡、青防风、藁本、川楝子、独活、葱白头、蒲黄、建泽泻。

凉膀胱猛将：龙胆草、甘遂。

凉膀胱次将：车前子、茵陈草、海金沙、川黄柏、滑石。

温膀胱猛将：吴茱萸、官桂。

温膀胱次将：乌药、茴香。

膀胱部列方

◉ 香苏散

治时邪感冒，头痛发热等症。

苏叶钱半　香附钱半　荆芥钱半　防风钱半　秦艽钱半

川芎一钱　甘草四分　蔓荆钱半　陈皮一钱

① 不：原脱。据《笔花医镜·膀胱部》补。

加生姜三片，水煎服。

原歌：香苏散里用防风，草艽荆芥及川芎；陈皮生姜蔓荆子，先代麻桂二汤充。

附歌：香苏散内有防风，苏叶陈皮香附同；荆芥秦艽蔓荆子，生姜甘草与川芎。

◉ 桂枝汤

治太阳中风，恶风有汗，脉浮缓。

桂枝一钱　甘草一钱　生姜一片　白芍钱半　大枣三枚

水煎服。

附歌：桂枝汤治太阳风，芍药甘草姜枣同；桂麻相合名各半，太阳治疟此为宗。

◉ 麻黄汤

治太阳伤寒无汗，恶寒，脉浮紧。

麻黄六分　杏仁十粒　桂枝一钱　炙草六分

水煎服。

附歌：麻黄汤中用桂枝，杏仁甘草四般施；发热恶寒头项痛，伤寒服此汗淋漓。

◉ 止嗽散

治一切咳嗽。

桔梗一钱　荆芥钱半　陈皮一钱　白前一钱　甘草四分　紫菀一钱　百部一钱

水煎服，或为末，每服三钱，姜汤下。

附歌：止嗽散里甘桔荆，白前紫菀百部陈，三钱末用姜汤下，诸般咳嗽自能平。

◉ 十补汤

治气血大亏之症。

黄芪三钱　萸肉钱半　当归钱半　白术钱半　杜仲二钱　白芍钱半　人参一钱　熟地四钱
川断二钱　枣仁二钱　远志五分　茯苓二钱　山药三钱　五味七粒　龙骨五钱　牡蛎五钱

水煎服。

附歌：十补汤中术芪参，归萸药地芍苓寻；仲断枣仁龙牡远，还须五味饮阳阴。

◉ 补中益气汤

治中气下陷，以此升提。

黄芪　人参　当归　白术　炙草　陈皮　升麻　柴胡

分量轻重临诊斟用。

附歌：补中益气芪术陈，升柴参草当归身；气虚下陷须服此，劳淋劳力用有神。

◉ 萆薢分清饮

治赤浊诸淋症。

萆薢钱半　白术二钱　黄柏一钱　茯苓三钱　丹参钱半　车前二钱　菖蒲六分　莲心一钱

水煎服。

附歌：萆薢分清莲子心，车前白术与丹参；石菖蒲茯兼黄柏，通治膀胱赤浊淋。

◉ 六味地黄丸

治水制火。

熟地六钱　茯苓三钱　丹皮钱半　山药三钱　萸肉钱半　泽泻钱半

为丸加重数倍，水煎服。

附歌：六味丸中熟地黄，山萸山药茯苓襄；更有泽泻丹皮炒，制火方知治水良。

◉ 假苏散

治气淋。

荆芥钱半　瞿麦二钱　赤苓二钱　香附钱半　木通一钱　麦芽炒，二钱　陈皮一钱

水煎服。

附歌：假苏散兮治气淋，荆芥陈皮又赤苓；瞿麦麦芽香附子，气滞水道木通灵。

◉ 生地四物汤

治血淋。

细生地四钱　赤芍药钱半　当归身钱半　正川芎七分

水煎服。

附歌：生地四物地用生，赤芍川芎当归身；本是女科血家药，男人淋血服之清。

◉ 橘核丸

通治七疝症。

橘核盐水炒，二两　川楝子一两　桃仁一两　香附醋炒，一两

山楂炭一两　小茴炒，一两　红花酒炒，五钱　广木香五钱

以神曲三两打和为丸，每服四钱，淡盐汤下。

附歌：统治疝方橘核丸，木香茴香香附看；桃仁红花楂川楝，神曲丸末服即安。

◉ 金匮肾气丸

治肾经聚水，肿胀冷淋诸症。

熟地八两　茯苓六两　附子一两　山药四两　丹皮二两

肉桂一两　萸肉二两　泽泻二两　牛膝二两　车前二两

如水肿，用五加皮八两煮水为丸如桐子大，每服三四钱，开水送下。

附歌：金匮肾气丸六味集，再加桂附车前膝；膀胱气寒冷淋成，煎末服下病皆释。

◉ 四苓散

治小便不通，渴则热在上焦，并治伏暑泄泻。

白术钱半　赤苓三钱　木通一钱　猪苓钱半　车前二钱　泽泻钱半

水煎好，再加益元散三钱冲服。

附歌：四苓散里泻车前，猪赤二苓术通联，小便不通兼泄泻，上焦热渴急烹煎。

◉ 滋肾丸

滋阴化气。

川黄柏二两　肥知母二两　上肉桂一两

共为末，蜜丸栗子大，每服二钱。

附歌：肾气蒸热滋肾丸，黄柏知母肉桂看；口不渴兮小便闭，东垣方妙胜金丹。

◉ 益元散

解肌行水，清燥通淋，即旧方六一散之更名也。

飞滑石六两　生甘草一两

共为细末，冷水调服，或灯心汤调下。

附歌：益元滑石同甘草，解肌行水兼清燥；通治表里及三焦，沙淋石淋服皆好。

◉ 阿胶散

治尿血。

阿胶钱半　当归钱半　黑山栀钱半　生地四钱　麦冬三钱

紫丹参钱半　丹皮钱半　血余煅，一钱许

水煎服。

附歌：阿胶散里丹参归，麦冬生地山栀依，血余煅炭丹皮黑，便脓尿血并堪医。

◉ 调胃承气汤

治热结膀胱，发狂谵妄。

大黄四钱　芒硝三钱　甘草一钱

水煎服。

附歌：调胃承气硝黄草，甘缓微和将胃保；热结膀胱狂谵妄，下焦腹满服皆好。

◉ 八正散

治小便不通，渴则热在上焦。

大黄三钱　车前三钱　生草六分　瞿麦三钱　木通一钱

滑石四钱　萹蓄三钱　山栀钱半　灯心一文

水煎服。

附歌：八正散里大黄草，瞿麦车前合少考；滑石栀通及萹蓄，灯心引入医之巧。

◉ 清肺饮

治口渴小便涩，热在上焦。

瞿麦二钱　车前二钱　猪苓二钱　萹蓄二钱　木通一钱

赤苓二钱　泽泻钱半　通草一钱　琥珀研冲，五分

加灯心草茎，水煎服。

附歌：清肺饮用瞿蓄前，木通猪赤二苓联；更有泽泻琥珀屑，再引灯心通草煎。

◉ 海金散

治膏淋，滴液如膏，或如米泔鼻涕，精塞不快而痛。

海金沙五钱　西琥珀三钱　飞滑石一两　粉甘草钱半

附歌：海金散里海金沙，滑石生甘琥珀皆；为末灯心汤调下，膏淋用此效无涯。

胆腑图

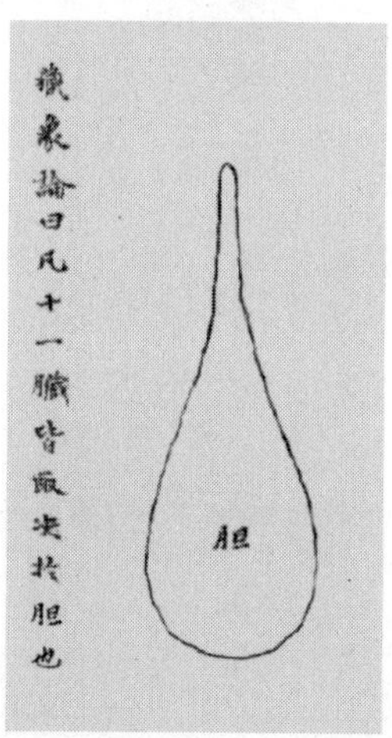

《藏象论》曰：凡十一脏，皆取决于胆也

胆者，中正之官，决断出焉。

《难经》曰："胆在肝之短叶间，重三两三铢，长三寸，感[①]精汁三合。"是经多血少气。

按华元化曰："胆者，中清之腑，号曰'将军'，主藏而不泻。"

胆足少阳之脉，起于目内锐眦，上抵头角，下耳后，循颈行。手少阳之前至肩上，却交出手少阳之后，入缺盆。其支者，从耳后入，耳中出，走耳前，至目锐眦后；其支者，别锐眦，下人迎，合于手少阳，抵于䪼上，加颊车下颈合缺盆以下胸中，贯膈络脾，属胆，循胁里，出气街，绕毛际，横入髀厌中。其直者，从缺盆下腋，循胸过季胁下合髀厌中以下，循髀阳，出膝外廉，下外辅骨之前，直下抵绝骨之端，下出外踝之前，循足跗上，入小趾次趾之间；其支者，别跗上，入大趾间，循大趾歧骨内，出其端，还贯爪甲，出三毛。

其见证也，口苦，马刀挟瘿，足外热，寝[②]寒憎风，体无膏泽，胸中胁肋髀膝外至胻绝骨外踝前诸节痛，善太息。

卮言曰："胆者，澹也，清净之腑，无所受输，淡淡然者也。"

李士材曰："胆者，澹也，中正之官，决断出焉，犹人之正直无私，有力量，善担当者也。"

子时气血注于胆。

---

① 感：原为"盛"，据《难经》改。
② 寝（qǐn，音寝）：憎恶。

六腑主病（胆部）

◉ **胆部**足少阳属腑

胆者，清虚之腑，居半表半里之交，与肝为表里。气血足则胆气壮，气血虚则胆气怯。胆受邪则阴阳交战，而寒热往来。故疟症之来不一，而总不离乎少阳也。然其担事之力，犹中正之官，不偏不倚，决断出焉。

胆有表证，左关脉必浮而弦。其症为头汗，为寒热往来。

头汗者，寒邪将化火也，小柴胡汤加丹皮主之。

寒热往来者，阴阳相争也，小柴胡汤主之。

胆之虚，左关脉必细软，其症为惊悸，为太息。

惊悸者，心血不足以壮之也，安神定志丸主之。

太息者，气虚也，四君子汤主之。

胆之实，左关脉必洪，其症为胸满，为胁痛，为耳聋闭塞。

胸满者，邪气结聚也，小柴胡汤加枳壳、桔梗主之。

胁痛者，邪入胆经布之胁下也，小柴胡汤加山栀、枳壳主之。

耳聋闭塞者，气火上冲而闭也，逍遥散加蔓荆子、菖蒲、香附主之，或用小柴胡汤亦通。

胆之寒，左关脉必迟，其症为精滑，为呕吐，为舌苔滑。

精滑者，肢肿食少，心虚烦闷，坐卧不安也，温胆汤主之。

呕吐者，邪正相反[①]也。小柴胡汤加藿香主之。

舌苔滑者，邪未化火也，二陈汤主之。

胆之热，左关脉必弦数，其症为口苦，为呕吐，为盗汗，为目眩。

口苦者，热在胆而胆汁泄也，小柴胡汤主之。

呕吐者，胆移热于胃也，小柴胡汤加姜汁炒竹茹主之。

盗汗者，热开腠理也，小柴胡汤加丹皮主之。

目眩者，胆与肝相表里，肝窍在目，热故眩也，亦用小柴胡汤主之或加山栀。

胆部药队

补胆猛将：乌梅肉。

补胆次将：酸枣仁。

泻胆猛将：小青皮、桔梗。

泻胆次将：香附子、北柴胡、秦艽、川芎。

---

① 反："反"字当作"争"字。

凉胆猛将：龙胆草。

凉胆次将：青蒿、槐实。

温胆猛将：上肉桂、北细辛。

温胆次将：山萸肉。

胆部列方

◉ 小柴胡汤

治少阳经症，一切寒热往来，疟疾，口苦，耳聋，胸满，胁痛，呕吐，盗汗等证。

柴胡一钱　黄芩钱半　半夏钱半　人参五分　赤芍钱半　甘草五分　生姜二片　大枣三个

水煎服。

附歌：小柴胡汤和解功，半夏人参芍草从；更用黄芩并姜枣，少阳百病此为宗。

◉ 安神定志丸

治胆虚心惕，不安卧而惊悸。

茯神一两　人参一两　菖蒲五钱　茯苓一两　远志一两　龙齿一两

共为末，蜜丸朱砂为衣，每服二钱，开水下。

附歌：安神定志茯神君，远志参苓龙齿犀；再入菖蒲为丸服，心虚惊悸永绝氛。

◉ 四君子汤

治气虚，脾胃不足之症。

台人参三钱　云茯苓二钱　野白术二钱　粉甘草五分

水煎服。

附歌：四君子汤中和义，参术茯苓甘草比；少阳太息因气虚，此汤煎服称神异。

◉ 逍遥散

治少阳耳聋，因气火上冲而闭也。

当归钱半　柴胡一钱　甘草七分　白芍钱半　白术钱半　薄荷五分　茯苓二钱　生姜二片

水煎服。

附歌：逍遥散用当归芍，柴苓术草加姜薄；散郁除蒸功最奇，少阳胆实宜煎酌。

◉ 温胆汤

治胆气虚寒，梦遗滑精。

制夏钱半　人参一钱　熟地四钱　枳实一钱　茯苓二钱　枣仁三钱

陈皮一钱　远志一钱　炙草六分　五味七分

加姜枣煎服。

附歌：温胆汤中半夏陈，茯苓枳实与人参；熟地枣仁五味远，炙甘酌用姜枣烹；

此治胆气虚寒症，滑精梦泄共回春。

◉ 二陈汤

治少阳舌苔滑，原治肺胃寒痰。

制半夏钱半　白茯苓三钱　广陈皮一钱　炙甘草一钱

加姜枣，水煎服。

附歌：肺胃寒痰用二陈，陈皮半夏判君臣；茯苓为佐甘草侵，少阳舌滑此为珍。

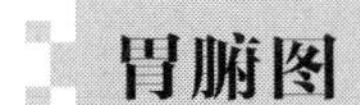

胃腑图

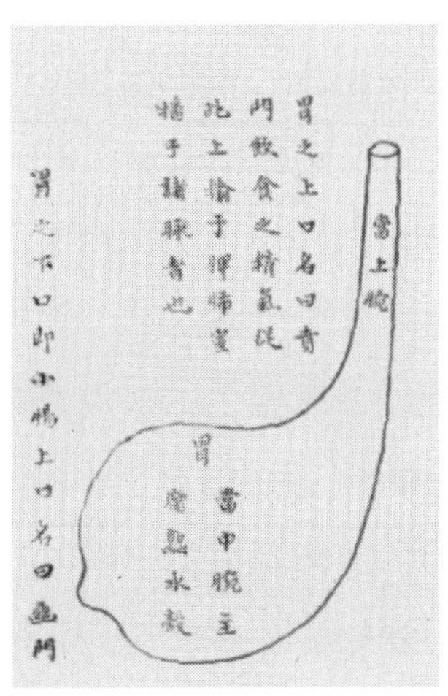

胃之上口名曰“贲门”，饮食之精气从此上输于脾肺、宣播于诸脉者也；胃之下口即小肠上口，名曰“幽门”

胃者，仓廪之官，五味出焉。

胃者，水谷气血之海也，胃大一尺五寸，径五寸，长二尺六寸，横屈，受水谷三斗五升，其中之谷，常留二斗，水一斗五升而满。是经常多气多血。

《难经》曰：“胃重二斤一两。”

卮言曰：“胃者，汇也，号为都市，五味汇聚，何所不容？万物归土之义也。”

胃足阳明之脉，起于鼻，交頞中，旁纳太阳之脉，下循鼻外，入上齿中，还出挟口，环唇，下交承浆，却循颐后下廉，出大迎，循颊车，上耳前，过客主人，循发际，至额颅。其支者，从大迎前，下人迎，循喉咙，入缺盆，下膈，属胃，络脾；其直者，从缺盆下乳内廉，下挟脐，入气街中；其支者，起于胃口，下循腹里，下至气街中而合，以下髀关，抵伏兔，下膝髌中，下循胫外廉，下足跗，入中指内间；其支者，下廉三寸而别，下入中指外间；其支者，别跗上，入大指间，出其端。

其见证也，恶烟火，闻木音则惊，登高而歌，弃衣而走，颜黑，不能言，呕，呵欠，消谷善饥，颈肿，膺乳、冲股、伏兔、胻外廉、足跗皆痛，胸旁过乳痛，口渴，腹大水肿，奔响腹胀，胻内廉、跗痛，髀不可转，腘为结，腨为裂，膝膑肿痛，遗尿失气，善伸，癫疾，湿淫心欲动，则闭户独处，惊慄，身前热，身后不热。

辰时气血注于胃。

六腑主病（胃部）

◉ 胃部足阳明属腑

胃属中土，司受化谷食。经云：得谷者昌，失谷则亡。其能受与否，生死系焉。其性与脾同，而畏木侮，舌之中及牙床并环唇口而交人中，皆其分野，色现黄。

胃属阳明，有经有腑，故有表证，脉右关必浮。伤寒邪入阳明经，其症为目痛、鼻干、唇焦，嗽水不欲咽；若他表证，为面浮肿而痛，为斑疹。

目痛、鼻干、唇焦者，邪热作火也，葛根汤主之。

面浮肿而痛者，风也，葛根汤主之。

斑疹者，邪热所化也，葛根汤加牛蒡子主之。

胃之虚，其唇必白，脉右关必软弱，其症为吐，为噎嗝，为不能食，为胃脘痛，为停滞，为湿肿，为痰，为嘈杂。

吐者，土虚木侮也，香砂六君子汤加柴胡主之。

噎嗝者，胃脘干槁也。上脘槁，能饮水而食难进；下脘槁，食虽可入而久复出，启膈散主之，佐以四君子汤，如有郁者用逍遥散治之可也。

不能食者，胃气虚而难受也，六君子汤主之。

胃脘痛者，心悸怔忡喜按，归脾汤或四君子汤加柴胡、木香治之。

停滞者，土虚不化也，枳术丸主之。

湿肿者，土不胜湿也，香砂六君子汤主之。

痰者，土衰湿化也，六君子汤主之。

嘈杂者，躁扰不宁，得食暂已，气促食少，中虚而挟有痰也，五味异功散主之。

胃之实，脉右关必洪，按胸则痛，其症为结胸，为痞气，为食积，为痰饮，为水肿，为胸胀闷，为胸胀痛，为胸痛呕脓，为不得卧，为便闭谵语发狂。

结胸者，伤寒早下，邪热结聚于胸也，大小陷胸汤主之。

痞气者，脾之积在胃脘，腹大如盘，和中丸加厚朴主之。

食积者，胀痛拒按也，保和丸主之。

痰饮者，咳则痛，转侧有声，小半夏加茯苓汤主之。又，外台茯苓饮尤效。

水肿者，先肿后喘，或肿而不喘，胃经蓄水也，五皮饮主之，甚则用金匮肾气丸。

胸胀闷者，积滞也，保和丸主之。

胸胀痛者，蓄血也，泽兰汤主之。

胸痛呕脓者，胃脘痈也，不必治而自愈，脓吐尽即自愈。

不得卧者，胃不和则卧不安也，二陈汤加砂仁主之。

便闭谵语发狂者，胃有燥屎也，大承气汤主之。

胃之寒，唇舌必白，脉右关必沉迟，其症为胃脘痛，为呕吐，为霍乱，为吞酸嗳腐。

胃脘痛者，肢冷气冷，绵绵不休，姜附汤加肉桂主之；如吐蛔，虫出者加川椒、川连、川楝子、乌梅、焦白术。

呕吐者，食入复出也，平胃散加煨姜、砂仁主之。

霍乱者，寒湿伤胃也，和胃饮主之。

吞酸嗳腐者，寒不消食也，香砂二陈汤主之。

胃之热，唇舌红而口臭，脉右关必洪数，其症为三消，为嘈杂，为吐血，为齿痛，为黄胖面肿，为自汗，为舌黑燥渴，为斑疹，为便闭，为呃逆，为头痛。

三消者，燥热结聚也，口渴消水为上消，二冬汤主之；消谷易饥为中消，生地八物汤主之；口渴，小便如膏为下消，六味地黄汤主之，或加生脉散。

嘈杂者，烦扰不宁，口燥唇焦，痰火为患也，二陈汤加山栀、黄连主之。

吐血者，胃火迫血妄行也，白虎汤主之。

齿痛者，阳明有余，少阴不足也，玉女煎主之。

黄胖面肿者，湿热也，和中丸主之。

自汗者，热而蒸溽也，抽薪饮主之。

舌黑燥渴者，胃火炽甚也，白虎汤主之。

发斑疹者，火郁而化也，初用葛根汤加牛蒡子以散之，次用犀角大青汤加石膏，或用三黄解毒汤，甚则白虎汤、调胃承气汤。

呃逆不止者，胃火上冲也，安胃饮主之。

头痛者，头筋扛起，胃火上冲也，加味升麻汤主之。

胃部药队

补胃猛将：真於术、甜冬术、种白术、黄芪、黑大枣。

补胃次将：白扁豆、怀山药、炙甘草、龙眼肉、大红枣。

泻胃猛将：江枳实、石菖蒲、雷丸、白芥子、神曲、莱菔子。

泻胃次将：老苏梗、枳壳、蔓荆子、麦芽。

凉胃猛将：生石膏、暹犀角。

凉胃次将：天花粉、葛根、川萆薢、香薷、肥知母、石斛、鲜芦根、竹叶。

温胃猛将：干姜、高良姜、丁香、广木香、胡椒、益智仁、辛夷、肉豆蔻、草果。

温胃次将：藿香、砂仁、白豆蔻、制半夏、台乌药、煨姜、厚朴、川椒。

胃部列方

◉ 葛根汤

治邪传阳明，以此解肌。

葛根钱半　秦艽一钱　赤芍一钱　升麻七分　荆芥一钱　苏叶六分　生草四分　白芷八分

加生姜二片，水煎服。此方与伤寒门中稍异，临症酌用。

附歌：葛根汤内用升麻，荆芥秦艽赤芍加；苏叶生姜白芷草，邪传胃腑服之佳。

◉ 香砂六君子汤

治胃寒吐泻。

人参二钱　陈皮一钱　藿香一钱　白术土炒，二钱　制夏钱半

砂仁研，二粒　茯苓二钱　炙草五分

水煎服。

附歌：香砂六君义无涯，六君方内配香砂；一切胃寒呕吐症，煎来一服效堪夸。

◉ 启膈散

能通噎嗝开关。

北沙参三钱　丹参三钱　茯苓二钱　川郁金八分　川贝钱半　砂仁壳七分

加荷叶蒂二个、杵头糠一钱，水煎服。

附歌：启膈二参用沙丹，苓贝砂仁壳亦完；郁金杵头糠荷蒂，统疗噎嗝食艰难。

◉ 四君子汤

治气虚，脾胃不足之症。

人参三钱　白术土炒，二钱　茯苓二钱　炙草五分

水煎服。

附歌：四君子汤中和义，参术茯苓甘草比；脾胃不足中气虚，此汤煎服称神异。

◉ 逍遥散

治诸郁生火。

柴胡一钱　茯苓钱半　白术钱半　当归一钱　白芍钱半　甘草五分　丹皮一钱　黑山栀一钱

加薄荷五分，水煎服。

附歌：逍遥散里重柴胡，术草归苓与薄荷；白芍丹皮栀子黑，诸般郁火用调和。

◉ 六君子汤

治气虚挟痰、呕吐不食等症。

人参三钱　白术土炒，二钱　茯苓二钱　制夏钱半　陈皮一钱　炙草五分

水煎服。

附歌：六君子汤即四君，陈皮半夏与同群；呕吐中虚脾胃弱，此方煎服永除氛。

◉ 归脾汤

黄芪钱半　当归钱半　枣仁钱半　远志七分　木香五分　云神钱半　炙草五分

加龙眼肉五枚，姜枣水煎服。

附歌：归脾汤用术参芪，归草茯神远志随；酸枣木香龙眼肉，再加姜枣益心脾；
怔忡健忘俱可却，肠风崩漏总能医。

◉ 枳术丸

除胀消食。

麸炒枳实一两　土炒白术二两

共为末，丸如桐子大，每服三钱。

附歌：枳术丸惟补泻宜，一消一补法诚奇；术应用多枳用少，土虚停滞此方医。

◉ 五味异功散

治中虚挟痰，气促食少。

人参三钱　白术炒，二钱　茯苓二钱　炙草五分　陈皮一钱

水煎服。

附歌：五味异功专补脾，即是四君加陈皮；气促中虚或嘈杂，煎来早服莫迟疑。

◉ 小陷胸汤

治结胸，邪热结聚。

大黄五钱　芒硝三钱　甘遂二分

共研末，开水冲服，或研甘遂药汤冲。

附歌：大陷胸汤大黄硝，二分甘遂药汤浇；曾投小陷胸无效，不得已而用一朝。

◉ 保和丸

专治伤食。

厚朴　香附　山楂　茯苓　制夏　陈皮　连翘　神曲　莱菔　麦芽

或加炙甘草。

以上各等分，共研末为丸服三四钱。

附歌：保和香附朴山楂，茯夏陈翘菔子加；曲和为丸麦汤下，亦可方中用麦芽；
食积胀疼手按拒，煎来服下妙无涯。

◉ 和中丸

治腹胀食积等症。

土炒白术四两　炒扁豆三两　白茯苓两半　炒枳壳二两，或用麸炒枳实　炒建曲二两
炒麦芽二两　姜半夏炒，一两　炒山楂二两　香附子姜汁炒，二两　紫丹参酒蒸，二两
炒陈皮三两　五谷虫炒黄色，三两　砂仁末两半

共为末，用鲜荷叶一张煎汤为丸如桐子大，每服三钱，以麦芽陈皮汤下。

附歌：和中丸里术为君，苓夏陈楂砂用仁；扁豆麦芽香附曲，五谷虫同枳实伦；

并入丹参平降气，荷叶煎汤丸更神；肝经肥气兼诸积，服之立见病回春。

◉ 小半夏加茯苓汤

治痰饮诸症。

姜半夏钱半　白茯苓二钱　炙甘草一钱　老生姜二片，或加苍术尤妙

附歌：小半夏汤加茯苓，生姜炙草一同称；胸中痰饮增苍术，加减还宜心用灵。

◉ 外台茯苓饮

治痰饮，转侧有声，咳则痛。

真人参二钱　白术钱半　茯苓三钱　炙甘草五分　陈皮一钱　枳实麸炒，钱半

加生姜二片，水煎服。

附歌：外台茯苓用真参，生姜枳实酌加烹；术草陈皮方内集，异功散里化此名。

◉ 五皮饮

治一切水肿。

大腹皮钱半　茯苓皮三钱　广陈皮钱半　桑白皮二钱　生姜皮一钱

原方无陈皮，有地骨皮、五加皮。

附歌：五皮饮用五般皮，陈茯姜桑大腹奇；改去五加及地骨，脾虚肤胀此方司。

◉ 金匮肾气丸

治肾经聚水胀喘。

熟地　山药　丹皮　附子　茯苓　萸肉　泽泻　肉桂　牛膝　车前

分量随时斟酌，水肿加五加皮。

附歌：金匮肾气六味集，添入桂附车前膝，水肿不问喘有无，煎来一服水消灭。

◉ 泽兰汤

治蓄血胀肿经闭。

泽兰二钱　柏子仁钱半　当归钱半　白芍钱半　茺蔚子钱半　熟地钱半　牛膝钱半

水煎服。

附歌：泽兰汤中柏子仁，当归地芍膝和匀；更有茺蔚加来好，男人蓄血女调经。

◉ 二陈汤

治肺胃寒痰不得卧者。

制半夏二钱　白茯苓三钱　广陈皮钱半　炙甘草一钱

加姜枣，水煎服。

附歌：肺胃寒痰用二陈，陈皮半夏判君臣；茯苓为佐甘草使，温补还推姜枣成。

◉ 大承气汤

治一切热极谵语，便闭发狂。

制川朴一钱　大黄三钱　江枳实钱半　芒硝三钱

先煎朴实，后下硝黄，煎几滚即服。

附歌：大承气汤用芒硝，枳实大黄厚朴饶；救阴泻热功偏擅，火炽三焦用此浇。

◉ 姜附汤

治寒厥诸痛，绵绵不休，肢冷气冷。

制附子三钱　干姜三钱

或应加减随症斟酌。

附歌：姜附汤惟二味优，干姜附子匹为逑；或有变通加肉桂，擅疗心腹痛无休。

◉ 平胃散

治中寒胀满，呕吐，翻胃等症。

茅苍术一钱　制川朴五分　广藿香二钱　广陈皮一钱

水煎服。

附歌：平胃原来重藿香，陈皮厚朴术须苍；中宫胀满兼翻胃，霍乱逢之笑一场。

◉ 和胃饮

治霍乱。

制川朴一钱　炙甘草六分　广陈皮一钱　干姜一钱

水煎服。

附歌：和胃饮中厚朴陈，干姜炙草炒同林；温寒霍乱因伤胃，急早煎吞效若神。

◉ 香砂二陈汤

治脾滞腹痛。

制半夏钱半　陈皮一钱　砂仁五分　广木香五分　茯苓二钱　炙草八分

水煎服，或加姜枣。

附歌：香砂二陈即二陈，惟加木香与砂仁；吞酸嗳腐因寒食，姜枣同煎效莫名。

◉ 二冬汤

治上消口渴，消水。

天冬三钱　人参一钱　花粉二钱　麦冬三钱　知母一钱　黄芩钱半　生草五分

水煎服，无力服参以洋参代之。

附歌：二冬汤里用人参，天麦黄芩花粉增；更有知母甘草入，上消口渴服回春。

◉ 生地八物汤

治中消。

生地四钱　怀药三钱　黄连六分　麦冬三钱　知母钱半　黄柏一钱　丹皮钱半　黄芩钱半

加鲜荷叶二钱，水煎服。

附歌：生地八物中消方，黄连黄芩黄柏襄；麦地怀丹知母集，引加荷叶法诚良。

◉ 六味地黄汤

制火治水，并治下消。

熟地六钱　山药二钱　泽泻一钱　萸肉钱半　茯苓二钱　丹皮钱半

水煎服。

附歌：六味汤中熟地黄，山萸山药茯苓襄；更有泽泻丹皮妙，制火方知治水良。

◉ 生脉散

治保肺清心，伤暑、三消等症。

人参二钱　麦冬四钱　五味子五分

水煎服。

附歌：生脉麦味与人参，保肺清心治暑淫；兼能佐治三消症，试用方知妙有神。

◉ 白虎汤

治阳明火热等症。

石膏五钱　粳米一撮　知母二钱　甘草一钱

石膏或煨用，或生用，总看病势之轻重酌量，用法轻重、分量加减亦须随时斟酌。

附歌：白虎汤用石膏煨，知母甘草粳米陪；胃火迫血妄行吐，此方急服莫徘徊。

◉ 玉女煎

治少阴不足，阳明有余。

熟地四钱　麦冬三钱　知母二钱　石膏三钱　牛膝钱半

水煎服。

附歌：玉女煎方熟地膝，麦冬知母石膏必；水亏火盛脉浮洪，齿痛咽干此妙术。

◉ 抽薪饮

治一切火盛。

黄芩二钱　木通二钱　石斛三钱　黄柏二钱　栀子二钱　枳壳钱半　泽泻钱半　甘草五分

水煎服。

附歌：抽薪饮内黄芩斛，黄柏山栀通脱木，更有泽泻枳壳甘，百般火盛咸宜服。

◉ 犀角大青汤

治胃热发狂，大渴大热，咽痛。

犀角钱半　大青钱半　玄参钱半　黄连一钱　黄芩钱半　生草一钱

升麻七分　黄柏一钱　黑栀钱半　人中黄一钱

或有加石膏一两。同煎服。

附歌：犀角大青用三黄，黄连黄芩黄柏襄；玄参升麻山栀草，再有人中黄更良；

或加石膏一两者，通治胃热与阳狂。

◉ 三黄解毒汤

治火热内盛。

川黄连一钱　淡黄芩二钱　川黄柏一钱　黑山栀钱半

水煎服。

附歌：三黄解毒有三黄，黄芩黄柏黄连襄；加入山栀要炒黑，诸般火毒服之康。

◉ 调胃承气汤

治中焦燥实。

大黄四钱　芒硝二钱　甘草一钱

水煎服。

附歌：调胃承气硝黄草，甘缓微和将胃保；不用朴实伤上焦，中焦燥实服之好。

◉ 安胃饮

治胃火呃逆。

石斛四钱　麦芽三钱　黄芩钱半　泽泻钱半　山楂二钱　陈皮一钱　木通一钱

水煎服。

附歌：安胃饮中麦芽斛，黄芩泽泻通脱木，更有陈皮生山楂，胃火呃逆宜煎服。

◉ 加味升麻汤

治胃火冲，头痛甚炽。

升麻一钱　葛根钱半　薄荷五分　石膏四钱　赤芍钱半　生草一钱

加灯心草茎，水煎服。

附歌：加味升麻治胃火，葛根赤芍甘草伙；石膏薄荷灯心加，头痛一服就脱苦。

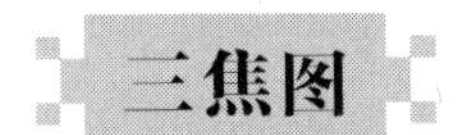

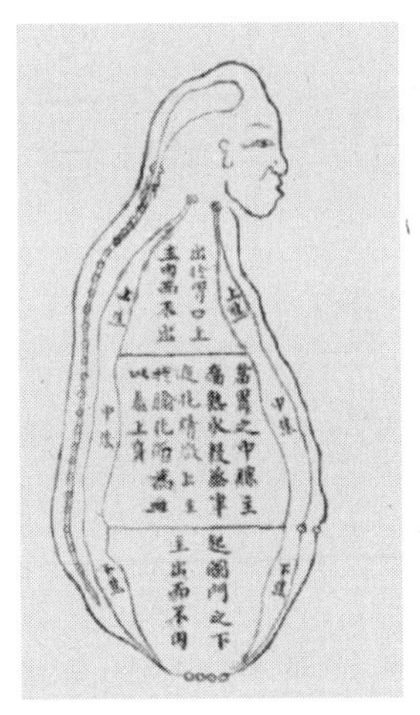

上焦：出于胃口上，主纳而不出

中焦：当胃之中膘，主腐熟水谷，蒸津液，化精微，上注于腧，化而为血，以泰上身

下焦：起阑门之下，主出而不纳

三焦者，决渎之官，水道出焉。

是经少血多气。

《中藏经》曰：“三焦者，人之三元之气也，总领五脏六腑营卫经络、内外左右上下之气。

三焦通则内外左右上下皆通，其余周身满体，和内调外，荣左养右，导上宣下，莫大于此也。”

三焦手少阳之脉，起于小指次指之端，上出两指之间，循手表腕，出臂外两骨之间，上贯肘，循臑外，上肩，而交出足少阳之后，入缺盆，布膻中，散落心包，下膈，循属三焦。其支者，从膻中上出缺盆，上项，系耳后，直上出耳上角，以屈下颊至䪼颛；其支者，从耳后入耳中，出走耳前，过客主人前，交颊，至目锐眦。

其见证也，耳鸣，喉痹，肿痛，耳后连目锐眦痛，汗自出，肩臑痛，内外皆痛，小指、次指如废。

亥时气血注于三焦。

六腑主病（三焦部）

◉ **三焦部**手少阳属腑

三焦者，人生三元之气，脏腑空处是也。上焦心肺居之，中焦脾胃居之，下焦肝肾、膀胱、大小肠居之。其气总领脏腑营卫经络、内外左右上下之气，三焦通则竟体调和，司其职也。

三焦之病，属于脏腑，并无另立病名。

三焦部药队

补三焦猛将：淫羊藿、黄芪。

泻三焦猛将：小青皮、木香。

泻三焦次将：香附子、柴胡。

温三焦次将：白豆蔻、乌药、核桃肉。

凉三焦次将：黑山栀、麦冬、黄柏、地骨皮、青蒿、连翘。

风考分省伪药条辨

原著　清·凤在元

点校　薛昊　郭家兴

序

盖闻天地有生成之德，产万物之精英；轩岐有济世之功，识千般之气味。搜罗既遍，挹杏林橘井之香；考订颇明，法董奉苏耽之制。若夫品有贵贱，物有伪真，产有远近，值有重轻，入药肆而品评既定，列蔺端而门类攸分，本有旧集，未甚详明。近有吴门执友实夫凤君，素擅岐黄，善参品类，将是集考核注载，别类分门，判若列眉。良便于士商披览，了如指掌，媲美于《纲目》精详也。集成索序于仆，乃翻阅再四，如亲游寰宇，有何楼伪市之分，亦犹遍历山川，识金石琼芝之处。允称精品，洵足大观者维。

异名对照

草金丹，即杏仁。

凝水石，即寒水石。

五木精，即桃仁。

月石、蓬砂，即硼砂。

胡粉、定粉、光粉、粉锡，即铅粉。

丽春花、御米壳，即罂粟花。

龙眼肉，即桂圆。

没多僧、金炉底，即密陀僧。

黄花菜、宜男草、鹿葱、萱草，即金针菜。

白虎，即石膏。

薯蓣，即淮山药。

芒芋、及泻、水泻、鹊泻，即泽泻。

荠苨，即桔梗。

空沙参，即老桔梗。

栝蒌根，即天花粉。

独摇草，即独活。

蜀漆，即甜茶。

沙草根，即香附。

蜀精，即常山。

远志苗，即小草。

蓬莪茂，即莪术。

枣皮、石枣，即萸肉。

赤箭、定风草，即天麻。

红蓝花，即红花古名。

小草根，即远志。

念比须，即威灵仙。

天雄，即附子长者；乌头，即小者；侧子，即傍生小者；乌啄，即如啄之口。

石名精，即土牛膝。

益母子、茺蔚子，即小胡麻。

怀香子，即小茴香。

鼠粘、粘子、牛蒡、恶实，即大力子。

仙人掌、乌扇，即射干。

黑白牵牛，即黑白丑。

草亭、白鸡冠花子，即青葙子。

西庄，即大黄。

多良相，即好孩儿。

沥青，即老松香，形如芦荟。

黄花地丁，即蒲公英。

紫葳花，即凌霄花。

龙爪姜，即高良姜。

蚤休、金线重楼，即草河车。

龙脑香、透顶攻，即冰片。

金毛狮子、扶筋，即狗脊。

槐实，即槐角。

马前子，即木鳖子。

仙灵脾，即淫羊藿。

薰陆香、榻香，即乳香。

水萍，即浮萍。

鸡苏，即卜荷。

将军盔，即沉香。

假苏，即荆芥。

堂官子，即金樱子。

诃黎勒，即诃子。

枫香，即芸香白色者，为白胶皂。

螳螂子，即桑螵蛸。

婴孩溺，即童便。

榆白皮，即臭椿皮。

胎发炭，即血余。

江子，即巴豆。

伏翼粪，即夜明砂。伏翼，蝙蝠也。

芜菁子、冬青子，即女贞子。

腽肭脐，即海狗肾。

木笔花、辛夷，即春花。

千里光、珍珠母，即石决明。

䗪虫，药行概用地鳖虫，其实不是。

金铃子，即川楝子。

虻虫，即地鳖虫。

屎蛆，即五谷虫。

推车汉，即蜣螂。

伏龙肝，即灶心土。

萎蕤，即玉竹。

东海夫人，即淡菜。

剪金花，即王不留行。

石中黄，即余粮石。

广陵草，即旱莲草。

石胆，即胆凡。

石鳞、龙鳞薜荔，即络石藤。

虢丹，即黄丹。

乌龙尾，即梁上尘。

蒨草、地苏木，即茜草。

菖阳，即石菖蒲。

国老，即甘草。

赤参，即丹参。

落帚子，即地肤子。

鹭鸶藤、左缠藤，即忍冬藤。

山姜，即黄精。

虺床，即蛇床子。

莨菪子，即天仙子。

天瓜，即瓜蒌。

谷槌草、带星草、移星草，即谷精草。

山麻，即元参。

土芎，即告本。

蠡实，即马兰子。

山棱，即莉芦。

象胆，即芦荟。

虾蟆草，即车前草。

六轴子，即山芝麻。

铁扫帚，即马鞭草。

秃菜根，即羊蹄。

金星草，即骨牌草。

火枕草，即岳蝨。

火秋草，即豨莶草。

与白草，即甘遂。

金灯花，即山慈菇。

屋游，即瓦上青苔。

蚯蚓，即地龙。

寓木，即桑寄生。

蛞蝓，即蜗牛。

旁箕，即乌药。

守宫，即蛤蚧。

卫矛，即鬼剪羽。

乌鲗骨，即海螵蛸。

班杖根，即虎杖根。

鲮鲤鳞，即川山甲。

无实子，即没石脂。

麦蘖，即麦芽。

白丁香，即麻鸭粪。

土狗，即蝼蛄。

苦丁香，即香瓜蒂。

寒号粪，即五灵脂。

水蛭、草蛭，即蚂蟥。

玲珑子、路路通，即枫树果。

预智子，即八月札。

水龙骨，即船底石灰。

观音座，即百合。

人精汁，即粪清。

谷蘖，即谷芽。

立不牢，即滑石。

凤仙花子，即急性子。

联步、续随子，即千金子。

红花子，即天仙子。

兔耳草，即秦骨风。

古而香，即山奈。

青木香子，即马斗令。

文蛤，即五倍子。

赛柳黄，即芡实。

肉豆蔻，即肉果。

苇茎、瀴屑，即新绛。

马蹄香，即细辛。

四川省（产廿二种）

◉ 天竺黄

出重庆、成都璧山[①]者，用竹烧成，熬干，要白色而大片者为佳。

其真货出南海天竺国，小西天界，诸竹内之黄粉结成。形如竹节真，亦竹之津气液者。多有葛粉掺杂，宜细辨之。

◉ 郁金

出四川马湖山[②]、打尖路[③]者，其内色黑而有光，粗长而扁，气香形如秋蝉者佳。今变种者乃用量黄子种成，皮结圆形，内色黄，粗者亦佳。现在广西出者，乃用蓬术子种成，色黑而扁亮，亦佳。若温州出者，虽相似不能黑亮而扁，次之。其新式川郁金者，乃湖广荆州所出，其货形圆。今呼误川为广、广为川，然名虽同，而性却各别。

◉ 川石斛

出成都府者，要结冻而粗长色黄，斩净草鞋底者为佳。又有一种，名“石斗”，扁短，次之。又有“木斗”，要粗而结色黄，亦佳。有白衣者，即“雅斗”，根紫形光而带弯为真。又有“竹斗”者，扁短而色黄，内空形如竹叶，次之。但竹、石斗少，而木斗多，终次。其广西出者，亦佳。又有一种“茶斗”者，能冲。霍斗乃出江南、六安、浙江等处，用鲜斗做成，要粗而有金黄色胶艳，起形如环子脚而卷圆，有绉纱纹者为好，若真正霍山货，短而肥，带根少，顶佳。

◉ 天麻

出成都府巴县[④]者，其货皮色略黄，肉白不明，体重为佳。其贵州都匀府[⑤]出者，细致皮结体重，白大明亮有光更佳。若湖广郧阳府及亳州六安等处亦出，皱皮而扁小空心皮肉色黑，次之。

---

① 璧山：约今重庆市璧山区。

② 马湖山：今属峨眉山市，位于乐山市西南部，峨眉山南。

③ 打尖路：今康定一带，清代有打箭炉散厅，建置归雅州府。

④ 巴县：今属重庆市。

⑤ 都匀府：位于贵州省南部，晚清都匀府领州二、县三、土司七，范围约今黔南布依族苗族自治州与黔东南苗族侗族自治州一带。

◉ 胡连

出四川、波斯国，生海畔陆地，其苗如夏枯草，而根头似鸟嘴，枝之肉似鸜鹆[①]眼者良。八月上旬采之。初生似芦，干则似柳枯枝，外黄心黑，不拘时月收取，要折之有尘出如烟者真。

◉ 川附子

出成都府及重庆府、石泉县[②]者，大而圆，色白，约每斤六个八个为佳。其黑皮者名为铁甲，放久不坏，若青皮生辣者，名铜皮，易坏。最忌切开有裂，其陕西潼关外出者，名西附，此乃东洋帮[③]销路，只头小而色白黑，次之。

◉ 甘松

出成都府峨眉山者为佳，其货细净，色带红，气味芳香，成把者好。其陕西西安府、宁夏出者多稀松，其货色黄气臭，似马粪做成，次之。

◉ 川芎

出成都府及保宁府[④]者，其货大而圆重，肉白为佳。若小嫩而不圆者，即名“抚芎”，次之。其陕西西安府出者，其货不圆而扁，名“西芎”，亦次。若浙江温州府及金华府出者，名“南芎”，亦次。其货肉黄小而不圆，今秦州亦出，更次。

◉ 川牛膝

出夔州府[⑤]马湖及重庆府，真货也。条粗而无芦头，其心肉俱白者为佳。而义昌府川党山出者次之，如肉带黄色而心粗者更次。

◉ 川贝

出成都府马湖山及重庆府平藩山者，俱货白而微带黑斑，形如荷瓣，粒细嘴尖，光洁而又圆正。性糯味甜带苦，肉松盘大，白山出者亦佳。又保宁府鲁山出者，色白微带黄光，亦好。又鲁山京川司出者，肉白心粒不松，粒头亦小，次之。其陆西宁夏出者，皮色死白，味苦，性粳，名“西贝”，亦次之。今来有跳虱斑者，又名“青新子”；更有一种粒大体松色呆者，名“建昌子”；再有粒粗色死白者，名“跤城贝”；又有粒大体轻不光，而有卤气者，名“芦贝”，俱次之堪。

◉ 川巴豆

出保宁府，名“川巴”，顶佳。其壳色由霜黄而呈色，亦足。有重庆府出者，清白饱绽，肉白不油，呈色十足者，亦佳。其福建所出之建巴，次之。又，淘州出之淘巴，其形之角样色青，更次。近来江西亦出。

---

① 鸜鹆(qú yù，音渠欲)：《玉篇》曰“鸜同鸲”。鸲鹆即八哥的别称。

② 石泉县：今属陕西省安康市。

③ 东洋帮：东洋，据后文“洋参、高丽参”条“(嚹啰国)其国在东洋”可知此书中东洋乃指东南亚。东洋帮即行销于东南亚与中国之间商路的商帮。

④ 保宁府：位于今四川省东北部。清代下辖阆中、苍溪、南部、广元、昭化、巴州、通江、南江、剑州，共二州七县。

⑤ 夔州府：约今重庆市北部。

◉ 川羌活

出成都府及重庆府者，有节，色紫红而肉黑，要条子粗长者为佳。其陕西宁夏府出者，无节，而色带白，且头多、毛多，次之。

◉ 川续断

出重庆府及义昌府、蓝田县者，粗大而绵热，性糯芦少，黄皮绿肉为佳，如老梗白皮、芦多肉白者次之。其雄川断者，细而芦多更次。

◉ 硼砂

出成都府打尖路者，要色白有光亮金色者佳。其陕西汉中府出者，肉有牛卵袋顶佳。

◉ 仙茅

出成都府马湖山者为佳。其江西省所出者，丝粗长，色黑而净，亦佳。今广西、云南澄江等处俱出。

◉ 川楝子

生四川重庆府者，要大而色黄者佳。若别处所出，其色带赤而瘦小次之。

◉ 川倍子

出成都府马湖山者，其货色白，碎而肉厚为佳。其浙江温州府出者，名“南倍子”，色黄而囫囵肉薄，次之。若都匀府出者，名“菱角倍”，亦佳，此北倍子，次之。

◉ 川椒

出成都府夔州者，其货粗大，色紫红而开口者佳。若山东济宁及东昌府[1]出者，黑而细小次之。

◉ 川连

出雅州府[2]及成都府峨眉山、马湖山等处，其野者色老黄而带红，粗壮而刺硬，芦黄无断股者为佳。如新山货，其色嫩黄带绿，芦多亦绿，次之。又有一种，名“母连”者，湖广所出，粗而无毛，芦黄，亦佳，其芦江崮山出者，名“岑连”，身长刺软，头粗尾尖，皮带黑色。如色黄者亦佳，其母连即是。“盆连”“芦连”“牛连”者，短而皮黑，内黄而红，性硬，次之。若水连近今少有，即云，宜出打尖山，有新山、老山之别。老山色赤带黑，身长而有毛，粗大而松，内肉色黄，无丫枝者佳。新山皮黄无毛芦结而性硬体重，内肉色绿带黄，次之，今销路多矣。然宜粗而色淡黄为好，顶大者名“古勇”，而云南出得多。又，浙江出一种土连，名曰“慈连”，有念珠绞起，乃亳州销路。又，四川出一种家连，苏州人称“鸡爪连”，性法重硬，次之。今虽关蜀俱有，总不及雅州者良。总之，川连之形像要龙头凤尾，上有佛指甲为真。现今东洋亦出黄连者，其货毛团□条子色深黄体法，顶次。

◉ 熊胆

出成都府峨眉山者，色黄亮而有宝光，外皮红活如化墨入滚水者，有一线挂下为真。其关

---

① 东昌府：位于山东省，雍乾之后，领聊城、堂邑、博平、茌平、清平、莘、冠、馆陶、高唐、恩，共一州九县。

② 雅州府：清代下辖雅安、名山、芦山、荥经、清溪五县及天全一散州、打箭炉一散厅，治所在雅安县。

东直隶省宣化府出者，个头皮纹不合则次之，若京胆者，皮黑肉绿，系是西牛[①]之胆，更次。今者用猪尿脬同竹黄、川贝、象贝做成，要软糯而香，亦佳。顶道地者，用南星合牛胆拌和，套而挂干，越陈越好。

◉ 天南星

出四川者，其货圆而色白顶佳。其荆州货者，小而带圆，亦佳。再有兴国州[②]出者亦好，其安庆、古城、严州[③]及合州出者，即土南星。个头大而开片次之。若亳州者，其色虽次，扁而不圆不匀，亦好。

◉ 川厚朴

出成都府西番大山[④]者为顶佳，此货皮薄而有白花，紫色而有熟糯丝头，清爽气香，味辣带甘，皮肉松轻为好。其浙江温州及处州亦出，其皮粗而板，有泡头钉起，丝头不清，名“小朴”，次之，近销路大广矣。

湖广省（产廿种）

◉ 磁石

出湖广，能揭[⑤]铁钉、铁器，故又名“揭铁石”。要用铁屑拌养则灵，如无铁屑拌养，则干枯而死矣。

◉ 牙皂

出湖广及温、台州[⑥]者，色紫而细，有肉为佳。其山东者，粗红，次之。若雍州[⑦]山谷及鲁、邹县[⑧]出者，形如猪牙，今苏州吴县西洞庭山亦出，俱好。故名“猪牙皂”。

◉ 杜仲

出湖广及河南者，大而皮薄肉厚，性糯为佳。其四川重庆府及浙江温州府亦出，总要肉厚乃好。昔时有老人名杜仲者，常患腰痛病，隐伏此树，日久而愈，因此名之。

◉ 吴茱萸

出湖广者，粒头粗而色绿、干净为佳。其广西亦出，要粒头粗绽，气香味辣而无梗屑者乃好。

◉ 甲片

出湖广者名“割片”，其广西亦出，今徽州亦有。然总要用米泔水浸烂，浸皮肉者，名

---

① 西牛：即犀牛。
② 兴国州：约今湖北省阳新县。
③ 严州：指严州府，位于浙江省西部钱塘江流域，清代辖建德、寿昌、桐庐、分水、淳安、遂安六县。辖境今属浙江省杭州市。
④ 西番大山：此处泛指川西北至陕南的山区。
⑤ 揭：即吸，吴语吸、揭音近故讹，下同。
⑥ 温、台州：指温州府、台州府，位于浙江东南部沿海，约今温州市、台州市。
⑦ 雍州：泛指甘、陕、宁、青一带。
⑧ 鲁、邹县：鲁县约今山东省济宁地区曲阜市，邹县约今济宁地区邹城市。

"烂片"，佳。若囫囵者，名"甲股"，要头尾全。近今浙江各府亦出。

◉ **雷丸**

出湖广者居多，福建亦出而少。又生石城山谷[①]及汉中，今出建平[②]宜都[③]间。要垒垒相连如丸，及圆大而细□且重者为佳。

◉ **蒙花**

出湖广襄阳武当山及常阳山，并四川义昌府等处，其货要色白而净，无梗屑者乃佳。其蜀中各州亦出，树高丈余，如冬青树。其叶厚有细毛，又似橘叶，而花色微紫，二三月收花晒干。

◉ **黄柏**

湖广聚处实出四川成都府景屏山[④]，要色黄带嫩红，最好，此货皮薄有粉。春季出者次之，冬季出者为好。其关东出者，刮去外皮。又，生于汉中山谷[⑤]及永昌府[⑥]等处，要轻薄为佳。若闪动着，色浅而厚重，次之。

◉ **胡麻**

出湖广襄阳者，色红有光，粒头壮而干净乃佳。其江南出者，即小胡麻也。

◉ **常山**

出湖广常阳山者，皮白而肉黄，有芦□者，名鸡骨常山。又，益州[⑦]川谷及汉中，二八月采根阴干。其他处俱出，茎圆有节，高者不过三尺，叶似茗而狭长。若台州、别处出者，身段粗大似黄杨，乃新式货，此不道地。

◉ **白蜡**

出湖广红江及广东者，白而轻净为佳。其安徽省庐州府及福建兴化[⑧]，并四川与河南等处，具有出者。大抵总要轻松而白如霜样为好。若体重而坚紧者，及色不明亮次之。

◉ **黄蜡**

出湖广及四川巨州，并福建邵武府[⑨]者，亦要黄里带白，不必太黄为好。

◉ **红党参**

出湖广均州[⑩]者，要细而色白明亮者为好。若粗枝而头大，及破碎而色红黑者次之。

---

① 石城山谷：今四川宜宾石城山一带。

② 建平：据文义，或指建平郡旧地，约今重庆巫山、巫溪二县及湖北兴山、秭归二县、清江中上游地区。

③ 宜都：约今湖北省宜都市一带。

④ 景屏山：即今阆中锦屏山。

⑤ 汉中山谷：约以汉中为中心的秦巴山区。

⑥ 永昌府：位于云南，辖境约今云南保山、潞西二市和永平、龙陵、腾冲、耿马、昌宁、镇康、永德、盈江、陇川、梁河等市县及缅甸八莫、景栋等地区。

⑦ 益州：泛指四川地区。

⑧ 福建兴化：约今福建省莆田市。

⑨ 邵武府：清代邵武府治所在邵武县，下辖邵武、光泽、泰宁、建宁四县。约今福建省南平市及三明市局部。

⑩ 均州：约今湖北省丹江口市，古城址因 1958 年修建丹江口水库，已没入水底。

◉ 槐米

出湖广瑞州[①]为多，即瑞米。其色绿而老结，粒头壮者佳。其江南凤阳府及小山东、河南俱出，其粒头细小而硬，色淡不净，次之。要陈货为好，而新货较差，本以其新者性子躁曰荣也。

◉ 鹿角

出关东沈阳者多，其头上初生即鹿茸，要饱满无损胖壮，而色嫩红活泼，毛色明亮有光、肉多顶佳。其白毛者，名“麋茸”，次之。其四川亦出，而直隶宣化府及山西固城，并河南庐氏县[②]、陕西兴安州[③]者俱有。又有陕西出者，名“西茸”，长大而毛白。又有一种毛黑者，沆打辣[④]次之。其物将老，即是毛角，要毛嫩而红活亦佳。若老而开叉，乃鹿角也，亦要颜色红活，圆而不扁不枯，亦好。其自吐脱者，名“单角”，若将鹿打死而截下，连脑骨者，名“双角”。如有神色，比单为胜。又四川湖广出者，名荆角，亦次之。恐有马鹿相交所生马角者，扁大而色白有光，最不道地。至海南出者，名沙角，乃沙鱼所变，故味带盐，其角色红而扁，更次之。

◉ 干姜

出湖广均州及四川者，为均姜、川姜。小结而体重，色白肉厚，饱绽而嫩者佳。其杭州府筧桥及温州出者，肉薄而瘦，次之。又，台州出者，名“台姜”，皮色带白，只头虽小，而侧有饱绽者，若新坊货为瘦而开片，顶次。其江西出者，名“西姜”，只头大而更饱，色黄而土姜中算好，忌色黑只小。又，池州[⑤]出者为良姜，时珍曰：干姜用母姜造做。

◉ 蕲艾

出湖广黄州府新州[⑥]，故名“新艾”。其细糯而清香，白净，泥屑少而无梗者为佳。其江南古城出者，名“土艾”，粗而不香，泥屑多而次之。

◉ 千年健

出湖广及广东者，要色紫红，不蛀为佳。

◉ 轻粉

出湖广为多，乃用水银炼成。要肉白净大片，起枪[⑦]明亮者佳。若死色即镶入石膏也，次之。

◉ 苏罗子

出湖广省及云贵、山东等处，要清白而净者佳。

---

① 瑞州：即瑞州府，治所在高安县，领高安、新昌、上高三县。辖境约今江西省宜春市局部。
② 庐氏县：即今河南省三门峡市卢氏县。
③ 陕西兴安州：原作山西兴安州，据实际地理位置改。清代兴安州治所在今陕西省安康市，乾隆时升府。
④ 沆打辣：苏州地区吴语方言，意为“以上全部”，至今常熟地区仍有此相似发音。
⑤ 池州：池州府，辖境约今安徽省池州市。
⑥ 黄州府新州：原为黄冈县西部，今属湖北省武汉市新洲区。
⑦ 起枪：指晶体形如长枪头者。

陕西省[①]（产十六种）

◉ 当归

出陕西西安府景阳[②]莲花山[③]者为佳，其货要细要赤，肉白尾细身壮乃好。其四川成都府出者，尾粗皮带灰色，肉虽白而心有绿，身虽粗长而久要变色，次之。看此货者，要上手干结而硬，其皮要带红色黑色者则好。若皮带灰色，而上手软者，肉色总不佳。近来川蜀及江宁、池州皆有之。

◉ 锁阳

出陕西西安府及甘肃、山西大同府等处，要粗而紫红色者佳。

◉ 银柴胡

出陕西西安府及汉中府，并山西大同府者，色白而粗，糯柔长者佳。

◉ 甘草

出宁夏府及汉中府者为佳，其货要皮色紫红，细而宽松，性糯而打之有粉顶好。出山西太原府，及大同府五台山出者，皮绉[④]而色红，性虽糯而粗老，肉黄有白黑心者，切片要碎，次之。若亳州者，皮红而光者多。

◉ 大黄

出陕西西安府及汉中府者，色黄而体重细结，内有锦纹。小而圆者，名“箱黄”，顶佳。其陕西天凉州及山西太行山，并湖南中州、湖广襄阳等处者，色淡黄，稍松，名“凉黄”。若汉箱黄者，是此中拣出，次之。其四川成都府出者，皮黑大块而空松，形似马蹄式，名“川大黄”，乃东洋及香料应销路。外皮不黄，断头极多，名“西凉黄”，性硬，亦次。又有白皮条子，名“尖黄”，内带红色，性硬。小条子白皮而味膻气者，又名“生黄”，顶不道地，不可用。

◉ 青盐

出陕西西安府巩昌[⑤]、潼关外，小而方块色青，明亮干净为佳。其亳州亦出，而有矾块掺入者，色黑，次之。

◉ 羚羊角

出陕西潼关外、福化地口外者，要嫩而不枯，角尖而小，明亮而血色红活为佳。

◉ 小茴香

出陕西西安府及汉中府者，粒粗而色清白，饱绽无香，灰色者，为佳。其山西出者，色白

---

① 陕西省：清初陕西省辖境包括今陕、甘、宁及青海东部地区，清康熙五年陕甘分治，但仍设陕甘总督辖二省事，故陕西、甘肃两省仍时有合称“陕西省”。此书中未将甘肃省单列，又见陕西省条目中多有甘肃产出，故知此即陕甘合称之例者。本节中所指陕西地区，包括相当一部分今甘肃省、宁夏回族自治区辖地，特以表之。

② 景阳：陕甘皆无此地，结合下文“枸杞子”词条，疑为“庆阳”之误，下同。

③ 莲花山：位于今甘肃省临夏州、甘南州和定西市交界处，因其形状如莲花而得名。

④ 绉：古同“皱”。

⑤ 巩昌：指巩昌府，清代辖陇西、安定、会宁、通渭、宁远、伏羌、西和七县，岷州一散州，洮州一散厅。约今甘肃省定西市、陇南市、甘谷县、临潭县等地。

有屑，次之。又有一种谷茴者，饱绽色绿，亦佳。若川茴者，瘪瘦，亦次。而山东出者，粒小色绿有屑，亦次之。

◉ 人秦艽

出陕西西安府秦州[①]者，色紫红而肉白心绿，粗大而芦小者佳。其陕西亦出，稍次。其马湖山出者，色白而粗大，顶好。又，景阳出者，色黄而肉有砂且细小，不佳。

◉ 枸杞子

出陕西西安府景阳长城[②]者，粒粗壮而色红活，饱绽肉厚实而子细少者，顶佳。若粗子而有黑色之粒，及少年黄者，次之。其根即地骨皮也。

◉ 麝香

出陕西西安府者，为顶佳。其货要个头圆整，皮色紫红而薄，内肉黄亮而有宝光。子粗而多，将头试烧之，其烟清香者为上。其四川成都府大松盘山出者，名"蝙蝠香"，皮厚色白有毛，内中子细香粗次之。再云贵及山西等处出者，名"醃子香"，色黄内厚而黑，散香多而子小，次之。若外洋来者，即洋香，皮肉色黑而有骚气，并且有杂屑土泥镶和，更次。近今做手货多，要字号正，路线信得过[③]，否则难辨近今长兴字号顶高，其次□记亦可。

◉ 硇砂

出西戎[④]者，形如牙硝，要光净者佳。今西凉夏国及河东西边州郡亦有出者[⑤]。

◉ 硫黄

出陕西及亳州等，要色黄而坚如石者为佳。其土硫黄有臭气，不堪入药。

◉ 牛黄

出陕西西安府及甘肃者，顶佳。其货个头要斜角不圆，而皮色细红结练，其肉要松，其层数要清爽，黄中而带红，并要细糯而有宝光者顶好。其关东出者，此西黄，色淡而形仿佛相似，亦佳。其广东者，皮色粗黄而圆，体重而层结，肉黄而不清，且内有黑心，次之。真西货者，其味倾向而凉之甚异。

◉ 苁蓉

出陕西西安府及潼关外、花地北、吧哩坤[⑥]，山西大同县并甘肃平凉府与直隶省保定府等处者。总要肥大而性糯不粳，鳞叶多而色黑为佳。其黄霉[⑦]热天，易于发红而烂，以其味盐故也。此乃属精入土，得西风吹而结成，又生于河西山谷及代郡雁门者。

◉ 玄精石

出陕西西安府及潼关外北口并山东者，形若龟背，要色明亮者为佳。

---

① 秦州：约今甘肃省天水市，原属巩昌府，雍正时升直隶州。晚清时并不属于西安府，秦艽出秦州之说乃继承自宋代《本草图经》的记载。

② 景阳长城：疑为庆阳府以北长城沿线，约今宁夏、陕西北部长城沿线。

③ 本句指彼时麝香掺假造假者多，购此药需品牌、来路明确可靠。

④ 西戎：此"西戎"之说来自唐、宋之《新修本草》《证类本草》，指西域粟特、库车等地。

⑤ 此说引自宋代《本草图经》，即晚清时的山陕等地。

⑥ 吧哩坤：即巴里坤，今新疆维吾尔自治区哈密市巴里坤哈萨克自治县。

⑦ 黄霉：黄梅天，亦可作"黄霉天"。此时器物易霉，故苏南人民多用此写法。

山东省（产廿六种）

◉ 防风

出山东青州府者，其货要皮细清白，粗而芦轻，心软极糯，肉白心绿顶佳。其来阳[①]、坟墩及怡州出者，名“怡风”，其性稍硬，亦佳。而关东盖州[②]、牛庄[③]等处出者，芦长而性硬，肉黄心白，次之。其防风肉更次，然亦要粗白小把为好。

◉ 杏仁

出山东济宁府者，名“府杏”，味苦色红，皮绉带白而扁大为佳。其莱阳坟墩[④]、胶州等处出者，名胶杏，小圆而次之。又，陕西出者，名西杏，稍扁而大，色白带红，味甜而皮色皱纹，顶佳。又，北京出者，名“京杏”，比叭杏小而皮结味淡，形圆不扁，亦佳。

◉ 全蝎

出山东青州府及济宁府，黄河之北为多。总要色紫红而老黄，空腹无食，头尾俱全而生辣者为佳。若河南出者色青，而腹内有食次之。

◉ 郁李仁

出山东济宁府及亳州者，粗而肉白不油为佳。其李仁肉乃是江西等处销得最多。

◉ 黄芩

出山东青州府者，皮细而结，色黄带绿，头少而无空心，条子粗长为佳。其莱阳及亳州者，头多少而细小，多好。若关东并河南者，头硬而大空松，而皮带赤色，次之。湖广者亦出。

◉ 菟丝子

出山东济宁府及亳州者为多，其河南亦出而少，总要泥屑少而清白为佳。

◉ 五茄皮

除山东济南府光州[⑤]镇亭县者，此货皮色红薄、气香无骨而净为佳，其浙江温州及亳州亦出而少。其货粗、香、色黄干净亦佳。

◉ 远志肉

出山东济宁府者，色黄而亮，粗大性糯为佳。江南古城出者亦好。其货囫囵带骨，名“顶志”，将条打扁无骨，其苗即小草，要清白而扎系小把者亦佳。山西亦出，不多，而关东货次，色黑有泥。

---

① 来阳：即莱阳县，约今山东省莱阳市。

② 盖州：今属辽宁省营口市。

③ 牛庄：在今辽宁省海城市。

④ 坟墩：位置不明。据后文“北沙参”条，应与莱阳有一定距离但相隔不远。此“坟”或应作“汶”，或大、小汶河沿岸某地。存疑待考。

⑤ 光州：古地名，位于胶东半岛，北魏时设立，治所在掖县，因境内三里河又称“光河”而得名。范围大致包括整个胶莱河以东，约后世登、莱二州境。

◉ 莲须

出山东济宁府及广州为多，别处虽出有，不多。要色黄而头有白点及气带荷花香者为佳。

◉ 阿胶

出山东济南府乌城县[①]，其货用黑驴皮刮净毛屑，用浪浮河底水浸过四十九日，取来洗净，再用乌城内乌井中水煎熬十天，方下收胶，顶佳道地。近今来者，乃用杂皮剪成，气臭而不道地。若用真驴皮，似无锡惠泉山[②]水杜煎者，味甜体重，亦佳。越陈越好，其色黑亮为上。雷胶片薄。

◉ 海藻

出山东少而浙江宁波、温州为多，要不霉不烂乃佳。又生东海池泽。

◉ 昆布

出山东及浙江宁波府温、台州等处，要根黑而厚，有光并带锯子边者为顶佳，名“老式”，如乍蒲[③]货薄黄而无根不光，为新式，次之。东海之草也，大为海带与昆布相同，而为海藻，形如水草也。

◉ 海石

出山东光州及浙江宁波府，并温、台州者。要之漂货也色白而净，体轻块大而空松为佳。其屑即海米，价与海石折对折[④]。

◉ 瓜蒌

出山东济宁府，及光州东昌，并湖广亳州等处俱多。其浙江出者，为杜蒌，皮少。要只头全而红色干大者，名“蟹壳蒌”，皮为佳。若色青而潮碎不全者，次之。近来处处有之，其根即花粉。

◉ 蔓荆子

出山东青州及济宁府光州，并江西、江南、江北通州[⑤]、直隶永平府[⑥]，及浙江温州府等各处俱有，其生于水滨而苗茎蔓延丈余，开红白花，要带干者佳。

◉ 桃仁

出山东济宁府及江南江北，并亳州、湖广等处，要皮色带红而不蛀，粒头扁小而肉白不油者为佳。

◉ 蝉蜕

出山东、湖广及盐城、凤阳，江北者多，浙江虽出而少。要体轻无泥，色黄如灯笼，壳空而明亮为佳。

---

① 乌城县：即指东阿县，阿、乌吴语音近，故讹。下文乌井即阿井。

② 惠泉山：即无锡县城西之惠山，其上泉水称“天下第二泉”，在今无锡市梁溪区惠山寺内。用此惠泉山水所制胶即苏南地区医案中所常见的“二泉胶”。

③ 乍蒲：即乍浦，位于浙江省嘉兴市平湖市。

④ 折对折：苏南俗语，意即折半、打对折。

⑤ 江北通州：即今江苏省南通市。

⑥ 永平府：位于河北省东部，辖境约今唐山市、秦皇岛市大部分地区和辽宁西南部地区。

◉ 马兜铃

出山东青州府及济宁府、亳州等处，要色黄而干净为佳。其根即青木香，其藤即天仙藤也。

◉ 沙苑子

出山东济宁府者，粒头圆而色绿，性硬为次。其亳州者，色亦绿，而饱绽形扁，性糯味甜为佳。若陕西潼关出者，色绿而带红，形如腰子式，要饱绽顶佳。其味甜而能胶凝牙齿者，若用开水泡之，顷刻能发出芽乃真。其东蒺性硬，并别处出者，色亦绿，而惟瘪瘦无肉。总名“草蒺藜”。

◉ 地骨皮

出山东济宁府及亳州者多，其货性硬、碎小、味淡为次。其江南无锡县[①]出者，片子粗壮而无骨，色赤性糯，味亦甜，而形如蜷卧者顶佳。其南翔[②]及江北，并杭州等处亦出，名杜骨皮。总要无骨而净皮乃好，若有骨者次之。

◉ 葶苈子

出山东及江北藁城[③]平驿，并彭城田野间者。要色红者佳。

◉ 北沙参

出坟墩者粗壮而色白，把头亦大，专用小黄箱者。莱阳出者，比坟参稍细，把头中匀为佳。若海南所出者，条细而光洁，色白性糯，小把味甜，顶佳。其台州府出者，性硬次之。而关东盖州亦出有好者，总要细洁而光洁白净为妙有云白银丝北沙参。

◉ 桑螵蛸

出山东济宁府及浙江宁波府、温州、台蒲等处，其身小者为佳，而大者反次之。若生桑树者尤妙。

◉ 白蒺藜

出山东济宁府者，色青而嫩，其汉帮[④]来者，刺老净者为佳。

◉ 河车

出山东省，其色黑而肉薄，具小，次之。若南京所来者，色白而大，肉亦厚实，分量亦重，顶佳。

◉ 粟壳

出山东亳州者，色白而饱满，梗短为佳。其川货者，瘪瘦，次之。若台州所出，恐刮过浆而作台浆，用者更次。看谷上刀痕为辨。

---

① 无锡县：清代属常州府，晚清时已析为无锡、金匮两县，辖境约今无锡市区，不包括今江阴、宜兴两市。

② 南翔：即今上海市嘉定区南翔镇。

③ 藁城：在今属河北省石家庄市藁城区一带。

④ 汉帮：汉帮及下文所见京帮、东洋帮，即彼时行销药材的商帮。

山西省（产廿种）

◉ 黄芪

出山西太原府李陵地方、黑陵地者顶佳。皮细而色白，气香味甜，性软糯而肉白嫩，嚼之无渣，折之有粉，故谓“绵芪”，顶高。又，大同府五台山出者，名“台芪”，皮粗而条细性粳，味淡，芦毛把[①]之，个头次之。其亳州芪者，皮粗而毛草[②]，用红头绳把。要外皮光，表油结嫩而糯者，亦佳。而湖广出之西芪，亦要细皮而嫩，每捆有六七把，货亦毛草，把头长而头大尾尖，次之。又有一种，名“口芪”者，粗老而长，皮毛糙松，心带黑色，亦次，此乃东洋销路。若有细嫩者，名“漂芪”“上芪”，皮粗纹而体轻，亦有黑心，次之。再有一种，名胶成芪者，粗而老，心空而黑，条短性硬，更次。

◉ 龙骨

出山西太原府行山者，色白而热糯，体轻而有五花，故称谓“五花龙骨”。舔之能沾舌者，顶佳。其亳州所出之秋骨，性重而硬体，多不松，次之。

◉ 麻黄

出山西大同府者，色绿而清白不黑为佳。其关、山东出者及蜀中者，俱次。近今青州、彭城[③]、营阳[④]等处亦出，惟色青，亦胜。

◉ 赤芍药

出山[⑤]西太原府陵垢县[⑥]者，皮色紫而宽，肉白而粗糯为佳。其湖南、亳州等出者，色虽白而性硬，稍次。又，关东者，皮结肉赤，心空性硬，次之。其江西者，名“块子赤芍”，顶次之。

◉ 蕤仁

出山西大同府者为佳，并亳州亦有。总要壳色带青，而肉白不油者乃好。

◉ 甘遂

出山西太原府者为佳，其河南亳州等亦有，总要色嫩而粗净无毛乃好。又，出于中山川谷之处，中山者，在代郡，第一大山也。又，江东、江北及来京口者，大不相似。其赤皮者胜，而白皮者多而次之。

◉ 木通

出山西太原府太行山者为佳，要色黄，不宜太粗，约束为小号宽永钱[⑦]样。粗细均匀者，

---

① 把：将某物扎作一把。

② 毛草：毛糙、粗糙。

③ 彭城：晚清时属江苏省徐州府，约今徐州市一带。

④ 营阳：即河南荥阳。今属河南省郑州市。

⑤ 山：原作“陕”，据文义改。

⑥ 陵垢县：即今山西省大同市灵丘县，因赵武灵王墓在此而得名。

⑦ 宽永钱：即日本宽永通宝，日本后水尾天皇在位时（约中国明代末期）铸造，流通至明治初，终因德川幕府灭亡而废止。清代有大量流入中国，乾隆时曾因官府怀疑为私铸钱币及私创年号，而遭彻查。由两江总督尹继善和江苏巡抚庄有恭“会衔上疏”了结此事。此处出现以宽永钱作参照物，表明本书作者所在咸丰、同治时期的苏南地区，此钱仍十分常见。

名谓童子木通，次其湖广之开片者，并海南关东等货，俱次。

◉ 知母

出山西、直隶顺德府[①]者，肥大而肉白有光为佳，其山东光州[②]及亳州亦有。总要粗肥而大，不毛乃好，又有一种刮皮知母，近今少矣。

◉ 升麻

出山西太原府太行山及亳州者，要黑色而肉白带绿，有光而性糯为佳。其关东出者，心空性硬，次之。汉帮货毛，亦次之。若益州山谷间出者，皮色青而今为第一，名为“鸡骨升麻”。旧出宁州为第一，形细而黑且极坚实。又，北郡亦有而形虚大而色黄，其建平亦有，惟形大而味薄，不堪用。

◉ 连翘

出山西大同府者，要壳黄开口多者为好。其山东青州出者，色青而开口粗大，心少而净，亦佳。此货有大翘、小翘二种。

◉ 款冬花

出山西太原府者为佳，而河南亳州亦出。要粉红色而花多梗少，干净为佳。

◉ 枣仁

出山西、顺德府者，色紫红而粗壮，扁大干净，无壳为佳。其山东济宁府及亳州者，色红而粗，头细小，皮壳多而不净次之。

◉ 猪苓

出山西太原府及山东青州府[③]，并河南等处，要色白而体轻松，并无沙泥者为佳。其湖南省常德府所出者亦佳，而济宁府出者小，而无大者，次之。其衡山山谷之间者亦出，据云是枫树苓，其皮色要黑，而肉要白者乃好。

◉ 防党参

出山西太原府者，其陕西人称之“白狮头凤尾党”，皮色黄亮，肉白味甜，气香性糯而粗大者为贡凤。细条者为凤皮，其断段者为凤条，又名“凤节”。若亳州出者，皮色略黄而带灰色，其纹路直而性硬，次之，然近来可充潞党者。若真正潞党者，出潞南州[④]，皮带香灰色而皱纹，肉白气香，味甜性糯，用荆条扎把，为真者佳。其陕西凤翔阶州出者，亦用草把扎而味甜有骚气，皮绉瘦，肉白粗糯，亦可，此货是宁波销路。又有景阳出者，皮色做路[⑤]皆像西潞，惟皮纹不宽，而头大心粗，名为“冲潞”，又为“泥潞”。又，四川、湖广川党山出者，名“甜党”，皮粗性硬，乃是川党生晒。用火烘过，则皮黄肉结，然性终硬而味淡，次之。再有一

---

① 顺德府：清代属直隶，治所在今河北省邢台市。清代下辖唐山、内丘、邢台、平乡、巨鹿、任县、南和、沙河、广宗九县。

② 山东光州：古地名，位于胶东半岛，北魏时设立，治所在掖县，因境内三里河又称“光河”而得名。范围大致包括整个胶莱河以东，约后世文登、莱州二地。

③ 青州府：位于山东省，治所在益都县。晚清时期下辖益都、临淄、博兴、高苑、乐安、寿光、临朐、安丘、昌乐、诸城、博山十一县。范围约今青州市、东营市、安丘市、诸城市一带。

④ 潞南州：约今山西省长治市。

⑤ 做路：意即加工的路数。

种，名“方党”者，把两头方，要小把身粗者乃佳。山东活州出者，即“防风党”，硬而次之。若大有“字号党”，虽身细性糯，根根宽皮顶佳。

◉ 臭芜荑

出山西太原府，及河南均有，要色黄片大，气臭为佳。

◉ 白党参

出山西太原府及湖广亳州等处，要细结而白糯者为佳。

◉ 小草

出山西太原府及山东等处，即远志苗，《诗经》所谓“四月秀葽”也。

◉ 葫芦巴

出山西大同府及河南亳州等处，要粒头粗装而色带红净者为佳。

◉ 五灵脂

出山西太原府及太行山者，要色黑气臊、粉心润泽者佳。

关东省（出产八种）

◉ 人参

出关东沈阳三十里之遥，其货有糙皮白皮，粗段半热，次段红热，要皮细结而细糯为佳。其台货顶佳，厂货[①]次之，三四月出者为芽草货，五月出者为里草货，六月出者为紫草货，七八月出者为黄草货，霜降后树叶已落，其苗皆无，俱啼出土也，其叶三角式，色绿而稍红，乃真参叶，为佳。

◉ 白附子

出关东者，名“竹节白附”，为佳。其山东者次之，名“鸡雄白附”。要取白色而大，性糯者为佳。

◉ 贝麻子

出关东及山东等处，要花亮内白，粒头饱绽，而形长圆者佳。

◉ 北细辛

出关东、益州凤凰府、牛庄等处，要颜清白，气香叶细，干净为佳。其山东者，名“东辛”，而江南古城及浙江昌化，并亳州者，名“马辛”，气香叶大，梗长而粗次之。若华阴出者，为真，佳。

◉ 五味子

出关东宁古塔者，一枝两核，粗而饱绽。其色要红而带腰子式样者为佳。其山西出者，名“西味”，又云小“西天”者，名“西味”。一枝一核，肉薄而粒小，次之。

---

① 台货、厂货：当时对特定来路及加工方式药材的称谓。

◉ 米仁

出关东牛庄、凤凰府者居多，其色白，糯而热为佳。若山东胶州等处出者，性粳而碎，粒不匀，次之。江西亦出，不多，且亦次之。

◉ 虎骨

出关东沈阳大山为多，其货要肉净而秃骨者，并要色活有神气乃佳。其四川出者，骨色呆白无神，次之。若外洋来者，硬而亦次。其骨色红而不活，难称道地。至于虎肚、虎舌、虎睛等货者，其色亦要红活明亮有光为佳。若熊膝者，则黄大而不亮，次之。

◉ 海狗肾

出关东沈阳，其寒冷无草之处。若真者，置放女人胯下及坐处下者，能硬韧性为佳。然终难得有真者。

东西两洋（出产廿五种）

◉ 番木鳖

出暹罗国[①]及红毛国[②]者，无壳色绿为佳。其浙江出，带壳，名“土鳖”，要其形为龟者为好。

◉ 白豆蔻

出柬坡寨者为顶佳，其暹罗、大呢[③]、红毛等处亦出。其货要壳色带紫，而肉白饱绽。其味清香而凉，要壳薄而形如荷花瓣者为好，此等货进广东口。呷喇叭[④]、里宋[⑤]、文来[⑥]所出者，壳厚而肉白带红，味辣而有骚气，瘪瘦，次之，此等货进宁波、上海销路。又迦古国，呼为多骨国出者，其草形如芭蕉而叶似杜，长八九尺而光滑，冬夏开花浅黄色，子作朵如葡萄初出，微青白，热则挛，七八月采。今广州亦有之，总不及外洋番舶而来者。其树尤如丝瓜蔓牵各山，春花秋实。

◉ 乳香

出暹罗国、东故、大呢、呷喇叭者，色黄壳而明净，无石屑泥者为佳。若形如乳头者，名“滴乳香”，顶佳。其带黑者，名“原”，次之。

◉ 没药

出暹罗国、大呢、呷喇叭者，其货色黄稍红而明亮，气香味苦乃佳。其文来、里宋、安

① 暹罗国：即今泰国。

② 红毛国：红毛即荷兰人，红毛国泛指东南亚的荷兰殖民地。

③ 大呢：位于今马来西亚吉兰丹。《海国图志》：“吉兰丹即大呢之码头也。”

④ 呷喇叭：今属印度尼西亚首都雅加达，旧称“巽他格拉巴”（Sunda-Kelapa，意即帆船港口），彼时为荷兰殖民地。后文“哈喇叭”同。

⑤ 里宋：即吕宋，今菲律宾。

⑥ 文来：即今文莱。

南[1]等出者次之。色黑不香，肉有石子土块及松柏香掺入做成，亦次之。志曰：没药生于波斯国，其块大小不定，色黑，为安息香者。

◉ **大枫子**

出暹罗、里宋、红毛、英吉利[2]、安南诸番国者，其亮紫而肉色带红，要饱绽不空不油者为佳。若肉黄，油，则不堪用也。

◉ **荜茇**

出丁家路[3]、马地、呷喇叭、佛兰西、红毛、里宋、东坡[4]、波斯等国者，丛生茎叶而似蒟酱，其子紧而细多，而味带辛烈，于蒟酱头人将来人食味用也。

◉ **胡椒**

出佛兰西[5]及红毛、呷喇叭，并东坡寨、暹罗等国者，俱皆有之。要粒头粗大而圆、色白为佳，若黑者为次之。

◉ **木香**

出呷喇叭、阴基力者，要色白带黄，形如枯骨而松者佳。如硬结者，其中有番白芷镶入在内，次之。老规可拣出，只要看得准。今皆合香，不复来中华也。现所销者，当似昆仑来为顶佳矣。今人皆称谓“广木香”，实非广东所出。

◉ **槟榔**

出暹罗者，其形扁而大；及呷喇叭、海南出者，其货外皮有花纹，均佳。若大者，名“大白”，而中者，名“中槟”。其佛兰西、文莱、里宋、安南出处，叫作“三京子”，又叫“吃槟”，而安南、佛兰西者，每斤约百五六十粒，蒂上无毛，粒头小而清白，花后不空为佳。其文莱、里宋之货，不匀，每斤有百二三十个，其蒂有毛空松，大而不结，次之。若海南货，扁细而皮有皱纹，白嫩而肉清花坚结，顶佳。又有一种最小者，即尖槟，又名“鸡心子”，其货小儿头尖，细结而白，不空，亦佳。

◉ **象皮**

出暹罗、红毛、东坡寨、里宋、英吉利等国，其货肉白皮粗而厚黑者为佳。若云南、四川野山，据说有而却少。此乃野猪、野牛、鲨鱼等皮充之，真者难得。

◉ **儿茶**

出丁家路、跤趾[6]者，名“粉儿茶”，色黄而方，松糯为佳，即鬼面儿茶也。其呷喇叭、里宋出者，名“铁口儿茶”，色黑而圆硬，次之。

---

① 安南：今越南。

② 英吉利：代指英国，包括下文“阴基力”亦同。此书中非指英国本土产药，乃由英国商船、殖民者行销之货，或由英国殖民地（主要为马来半岛、缅甸、印度等）所出者。

③ 丁家路：即丁加奴，今称“登嘉楼”（Terengganu），位于马来西亚半岛东岸。

④ 东坡：原书中多处出现东坡、东坡寨，疑为抄录者将柬形讹作东，柬坡寨即今柬埔寨，清代文献多称柬坡寨。存疑待考。

⑤ 佛兰西：即法兰西，下文“啡林西”亦同。此书中亦非指法国本土产药，乃由法国商船、殖民者行销之货，或由法国殖民地（主要为法属印支）所出者。

⑥ 跤趾：即交趾，亦指越南。

◉ 血竭

出暹罗、英吉利、呷喇叭红毛者，用箬壳笆包来，名“鞭竭”，顶佳。其里宋及呷喇叭者，粗粳次之。若苏州之杜做者，性硬，亦次之，乃用松香炒成。其气有松香之味，总要鲜红色而细糯、体轻为好。若粗松而有猪肝色者不可。

◉ 麒麟竭

今海南番诸国及广州皆出，其树高数丈，婆娑可爱，药似樱桃而有三角。其脂液从木中流出滴下，名“胶饴”，藏久而凝，即成血竭也。

◉ 公丁香

出红毛、暹罗、大呢者，名“大红袍”，要干红气香只大，又名“大花”者，俱佳。其麻城[1]、丁家路出者，黑色，即海红，货□肉果对合而来，生东海及昆仑，春月开花，紫白色，秋而成实。又，江南有一种乃肉桂子做成，味辣气浊，不可。

◉ 母丁香

出红毛、东海及昆仑者，要只大色黄佳。

◉ 犀角

出暹罗国者顶佳，其外皮粗糙而带香灰色，外有槽，内有凸，劈开内黑而纹细丝粗，有横无直者为佳。又有跤暹者，有槽无凸，皮光黑，不佳。又，云贵有天马角者，尖多而长，其形带扁而气臭，次之。若嗾啰角者，皮粗丝绺，竹节式，亦不可用也。

◉ 鸦片

出里宋、佛兰西、呷喇叭、红毛诸国，即罂粟花煎成。其货要皮薄而糠心者，有青苧气而带清香，色黑如膏药肉，其层数要清，即大土，佳。若小土，无层数，性硬，次之。其两物者，总要切开有蜂巢眼，若清实而紧者，终有伪也。

◉ 肉果

出红毛、呷喇叭、英吉利、嘭哼[2]诸国者佳。其果细纹而带赤色，亦要清白。其云南及广西来者，带壳气臭，名“洋果”，又叫“马果”。而暹罗亦有，其胡国者，名“迦枸勤”，乃大舶来，中国少有。其形圆而小样，皮紫薄而肉味辛辣。其昆仑及大秦国亦出。

◉ 冰片

三封少，米心四封头，头梅、二梅、三梅、四梅，余有木屑名“糠片”，次之。米心即四梅也。

出大呢、嘭哼国者，要色白而有宝光、薄片珍珑为好。其英吉利者亦佳，而文来出者，虽色白而亦有光，略次。又呷喇叭及暹罗、跤趾等出者，亦次之。色黄片呆而厚，其麻城、里宋、龙门、丁家路来者，内有番木屑、番硝镶入，故色带乌而不白，且石多、屑多，尤次。须

① 麻城：即马辰(Banjarmasin)，或译作“班贯尔马辛”，位于加里曼丹岛南部。为多条河流入海口，水运发达。

② 嘭哼：今位于马来西亚半岛东岸的彭亨州。

洗净如矾片者，乃名“老片”，仍次之。若游佛国[①]而出者，名四六片。

◉ 海蛆（海龙、海马）

出呷喇叭及红毛国者为佳，其江西沙河出者亦多。若大者名“海龙”，中者“海马”，小者“海蛆”也。

◉ 阿魏

出暹罗、红毛、佛兰西，及大呢亦出，要气臭而色红，称为“五彩阿魏”，并要干净而无石屑者为好。其苗叶茎根极似白芷，捣根汁日煎作饼者为上。如截根曝干者，次之。本性极臭，而能止臭，一名“粉魏”，要糯者为佳。若沙魏者，硬而更次。

◉ 洋参（高丽参）

出佛兰西、暹罗、红毛者，皮细结而白色有光顶佳。其文来、里宋、麻城等者，其货皮粗而色糙黄松，次之。而嚇啰国[②]者，尖上带红熟，亦佳。其国在东洋，故其货可充高丽参者。若真高丽参，要粗大，皮糙黄而带红色，热糯不变色者为佳。如枝拣匀者，又可充人参。洋参如云百支头一斤，实有四十余支，亦论支头顶大者，每斤只有十四五支。次等支，卅二支，以次数加。

◉ 沉香

出新开者为新山货，其色黄而丝纹粗，次之。其佛兰西、游佛国、迦南[③]等处出者，为老山货，顶佳。其货色紫而体坚，性重纹细，真紫油而气香，入水沉底为佳。若浮者，亦次之。用火烧之，烟浓黑而香氤氲。若新者，香亦清淡。凡用沉香，以生货为佳，熟货恐有做手。又有一种，名“尖板香”，其丝纹横生而带酸味，烧烟色青，而不香，亦次。其青桂等香，又出在海南诸国，及交、广、崖州[④]，次怀远、南越。志云：趾蜜玉树被人取之，先断其节，至年深月久，木根外皮干枝俱烂，惟心与枝节不坏，坚黑，沉水者即沉香，半浮半沉者为鸡香，细枝结实未烂者为青桂香，其干为栈香，其根为黄熟香，其节轻而大者为马蹄香，此六种实同一树，不过精粗之异耳。

◉ 苏合油

出嚇啰、暹罗、咈林西、大呢、中台川谷等处，今从西域及昆仑。而西洋来者，其色紫赤而与真紫檀相似，坚实而极芳香，重如石灰，其名曰油，而实是胶，故烧之能变灰，不变灰者不真。总宜色绿带白如花青色，气香味苦，而无沙屑，干净则佳。要用水养好，不可干放。如黑黄色而不香，次之。

◉ 水安息

出游佛国、龙门珀者，要气香味辣而色带红者为佳。其个头如麝香壳子大，外皮硬，似茄

---

① 游佛国：即马来西亚柔佛王国。
② 嚇啰国：即苏禄国，以菲律宾苏禄群岛为中心的群岛国家。
③ 迦南：位于约旦河与地中海之间的地域，即今以色列、巴勒斯坦一带。
④ 交、广、崖州：交即交趾，广即广东，崖州位于今海南省三亚市。

瓤。若广东货，外皮是公茄瓤，而肉似丁香油做成，次之且伪。其呷喇叭所出亦次，而红毛国亦出。

江南省产

◉ 百合

出江南安庆府，又浙江湖州府。近来处处皆种，形如葫芦，有红白两种。白者甘，性糯，崇明县产者大而佳。其余白者，要叶大茎长，花白厚瓣。其红花者，叶细小，色黄黑，性粳味苦。

◉ 苍术

出安庆潜山[1]者，大而有朱砂斑，其篓内，无千斤木枝九枝。若舒城庐江者，碎小有泥块掺在内，且有千斤木枝八枝。其浙江湖州府安吉州孝峰县[2]者，篓内亦无千斤木枝八五枝，佳。江宁州、泗安、广治州，虽出不多。若关东货，瘪瘦味异，次之。其山东出者更瘦，黄皮，又次之。

◉ 茅术

出江南句容县大茅山[3]及白阳山者，有白毛，内有朱砂斑点，只小味香，顶佳。其苏州穹窿山[4]出者，名“穹术”，更佳，货少难得。若台州出者，次之。其别县、浙江等来者，只大不入药，只可烧用。总要色白不油，干香，只少有白毛而带长芦者为佳。

◉ 藁本

出江南安庆六安[5]者，名“安本”，其货青白，心空味香者佳。浙江者名“玉本”，凉渚[6]等处名“土本”，次之。总要味香叶多，清白为是。安本络不除。

◉ 辛夷

出广海州古城山、全椒县油坊镇者佳，其凉渚及浙江严州等处，并湖广武昌府兴国州[7]、江西俱出。要一枝一梗，细短干香者则好。如有闲梗者及潮，次之。

◉ 光茹

此货不入药，能冲川贝用。出古城、池州，细白者为佳。凉渚所产者，粗而白，次之。其湖广兴国州亦出。

◉ 丹参

出古城、滁州、全椒、凤阳府定远县白阳山者，货洁而芦轻，内色紫，干而净者佳。其凉

① 潜山：今安徽省潜山市，为安庆市代管县级市。
② 孝峰县：今属浙江省湖州市安吉县。
③ 句容县大茅山：即茅山。
④ 穹窿山：位于苏州西郊、光福镇南。
⑤ 六安：今安徽省六安市。
⑥ 凉渚：即良渚，今浙江省杭州市余杭区良渚街道一带。
⑦ 兴国州：约在今湖北省黄石市阳新县。

渚所出者，体稍松，有芦，次之。若山东所出，体松而重，不分统贡，更次之，近来广矣。

◉ 苏子

出宁国府[①]、浙江各县，色青气香，沙净者佳。其海滩汇安、古城、上江、孟河[②]、大苍、山东，总要粗，白，气香，不油，无泥沙者为好。近来奔牛[③]多出。

◉ 马细辛

出宁国府、句容县、滁州府白阳山及凉渚。要清白气香，四叶子干净者佳。

◉ 白鲜皮

出古城、凉渚，白净者佳。其六合、江浦[④]、宁国府亦出，若山东出者，有骨，次之。此乃厦门、东洋销路。

◉ 柏子仁

出孟河，色青白，粒细长，两头尖者，顶佳。其临清[⑤]货者，色白粒短，亦佳，惟壳多。南京亦出，若济宁府、亳州者，炒米色，粒更粗，油重，次之。

◉ 百部

出古城、定远县[⑥]、凉渚、白阳山者，瘦而次，惟古城货肥白为佳。其山东、广东廉州府[⑦]亦有，若温州出者，次之。

◉ 茜草

出江南无锡县者，色红秀心，名“血茜”，顶佳。古城亦出，稍佳，其凉渚亦出，若山东货者，若长，次之。

◉ 花粉

出松江、上海、太仓、嘉定、南翔、古城及浙江嘉兴者，名“山花粉”，肉白皮黄，性糯片大者佳。若江北者，筋皮多，片小，稍次，其亳州者，皮肉皆白，不开片，性粳，次之。

◉ 阳草

出常州府[⑧]、清浦[⑨]、江阴[⑩]、孟河，色黄芦短叶多清香者佳。若丹阳者，顶佳。此货济宁销路极多。

◉ 芡实

出镇江丹阳，皮红肉白，对开者，名“剪芡”，佳。其南荡者，壳红肉带红，性糯，顶佳。

---

① 宁国府：有宣城、泾县、南陵、宁国、旌德、太平六县。约今安徽省宣城市、黄山市局部地区。

② 孟河：清代常州府武进县孟河镇，今属常州市新北区。

③ 奔牛：即晚清时常州府武进县奔牛镇。今属常州市新北区。

④ 江浦：即江浦县，约今南京市浦口区。

⑤ 临清：今属山东省聊城市。

⑥ 定远县：今属安徽省滁州市。

⑦ 廉州府：位于广东省南部，治所在合浦县，辖境包括钦州、合浦县、灵山县。约今广西北海市、钦州市、防城港市。

⑧ 常州府：位于江苏省南部，治所在武进县，清中期下辖八县，包括武进、阳湖、无锡、金匮、江阴、靖江、宜兴、荆溪，合称“一府八邑”。约今江苏省常州市局部、无锡市、泰州市局部。

⑨ 清浦：即清江浦，晚清时属淮安府清河县。位于今江苏省淮安市清江浦区，约文庙以西、里运河以南、古清江浦楼以东、环城西路以北的区域。

⑩ 江阴：江阴县，晚清时属常州府，为常州府八邑之一。辖境约为今江阴市及部分张家港市地区。

北荡者，壳青性粳，次之，名“杜芡”。江西者，有壳，即“统芡”，更次。江北、湖广亦出，白、大佳。

◉ **朴硝**

出江北通州，色明亮，起枪者佳，其山东出处为多，冬天北风起，从地结成，提净者色白，亦起枪，即名“元明粉”也。

◉ **荆芥**

出常州孟河六苑者，细短清白穗粗味香者佳，亳州色略黄而长，次之。太仓货最佳，若太湖边者，细长根多，次之。其杭州笕桥者，嫩短，亦佳。若江西、山东出者，性粳不佳。其子即小车前，其物出于重阳月。

◉ **薄荷**

出苏州府学[①]前，名“龙脑薄荷”，为上，别处无此物。其太仓者亦佳，头刀者，梗粗长，叶细，为次之。二刀者，梗细，短叶青绿，气香者佳，若未开花之前割者，更佳。其浙江笕桥者，叶粗梗硬，气臭味苦，更次。乃京庄外帮、山东销场。

◉ **黄精**

出宁国者，名“白及黄精”，佳。其安徽滁州、山东者，名“玉竹黄精”，次之。其色不黑，干而硬如真黄精者，出小西天，乃仙家之物，非人间可得。现所行者，即白及玉竹之变形耳。其物有黑枣之味，气香色黑，味甜带酸，糯热者佳，今处处有之。其台州货佳，而温州次之，严州府亦出。

◉ **丹皮**

出宁国府南陵县牛头山及池州府铜陵县[②]者，有红黑之别。如红土要变色，黑土亦要变。惟色白粗壮骨少者佳。湖州所销者顶好，小把剔骨净，即为湖丹，近有小把不剔骨者，名“湖把”，若黑而毛口者，即猺丹，佳。

◉ **紫菀**

出通州，近今罕出。其亳州者佳，而河南怀庆府[③]所出者，粗而紫。总要干净泥少为好。

◉ **山棱**

出江浦县、古城山为真山棱，乃佳。其安庆、宁国、浙江严州等俱出者次之。若陕西、江西等处所出者，有毛。其北京出者名“京山棱”。又有一种铁山棱，不可入药，其货总要色白光大为佳。

◉ **白及**

出宁国府安庆、湖广武昌府兴国州，惟兴国者有毛，福建货光洁无毛，惟性极糯扁大肉厚最佳。若别处山头上所出者，名“山白及”，性硬不可用，常有混白及中者。其浙江昌化县、

---

① 苏州府学：位于今苏州中学内，北宋景佑二年(1035年)由范仲淹创立。

② 铜陵县：今属安徽省铜陵市义安区。

③ 怀庆府：位于河南省，清代辖八县，约今河南省焦作市、济源市和新乡市的原阳县。

严州府所出者，亦多色白明亮光洁，亦佳。若亳州出者，色虽白，不明亮，肉松，次之。

◉ **龙胆草**

出宁国、古城、六合县、浙江台州、天台县者佳，其严州色黄芦短而肥，亦可用。若江北者，色黑次之，只可济宁销路。

◉ **黑白丑（牵牛子）**

出宁国府三山，黑白俱佳。其山东济宁及亳州亦出。其形斜三角，要取饱绽，黑是黑、白是白者为好。若黑白杂色不分明者，不用。

◉ **威灵仙**

出古城山、安庆、凉渚、常州宜兴[①]、广海州等处，要去干结粗长，泥沙少，芦短者佳。其浙江台州并严州所出者顶佳。若昌化、临安、上江、江山、衢州、湖州、孝峰、杭州、余杭，近来亦广。

◉ **六神曲**

其法用青蒿、辣蓼草、苍耳子捣烂，赤小豆、杏仁、面粉，只此六味，磨碎做成。用桑叶色好，等其发出白毛，晒干用。

◉ **蟾酥**

无锡及苏州渔船做者顶好，即杜酥。个头小而圆，皮皱色黑起光。其杭州货者开片，而苏地不行。若山东酥，有竹片一根，个头大，近来无竹片者亦有。总要明亮皮光色红，如皮不光之毛货，则次之。看是将酥切开，用清水润温，能起白麻者乃真。若不变色，并无白麻者，则面粉胡椒做成，是伪货耳。

◉ **种术**

出宁国府新江、杂处俱有，浙江亦出。其徽州所出者次，亳州亦出。总要硬芦，细皮圆整，肉白不油，为佳。

◉ **斑蝥**

出古城山、亳州、湖州、湖广、山东、江西等处，其池州、全椒县西门外龙尾山[②]者俱佳，各处虽有不及。其虫在毛豆荚树上，总要色黄黑点干燥为佳。

◉ **女贞子**

出宁国府、常州毗陵驿[③]者为佳，各处亦有之。其江南省、浙江海宁等处亦有，即冬青树子也。

◉ **紫苏**

出宁国府各州县者佳，其叶厚而两面紫红，梗而细香，不如此者不佳。

---

① 常州宜兴：晚清时宜兴析作宜兴、荆溪两县，属常州府。

② 龙尾山：或为安徽省滁州市全椒县西之龙山。

③ 常州毗陵驿：位于今江苏省常州市钟楼区篦箕巷一带，曾为仅次于金陵驿之水陆驿站及重要货物港口。此处可能指经由毗陵驿中转，销至苏州者。

◉ 玉竹

出安庆及广海州者，货糯色白而佳，其兴国亦有，若温、台州货，次之。山东来者瘪瘦，色黄头多，更次。其宁国府出者，皮带竹节形，性硬不及安庆货之细皮糯白、粗胞不油者。

◉ 柴胡

出古城者顶佳，芦软而糯，内衬白头翁打底、远志苗镶杂，其庐江府来者无。合县白阳山装篾篓亦佳。其池州府全椒县、凤阳府定远县亦好。近今山东海州来得极多，货虽稍次，而通行矣。其湖广出，名“大柴胡”，性硬，次之，乃厦门等处销路。若关东、山东货者，形如鸡爪，更次之。其春季采者，芦软粗糯，秋天取者，芦硬短细为次。

◉ 桔梗

出古城者，白色体洁而肥粗大，无芦顶佳。其泾县、滁州全椒、凤阳定远白阳山等处出者亦佳。其苏州府灵岩山亦出，不多，亦美。若凉渚者，色黄皮不净，山东货亦次之。秋季出者糙皮黄松，春天出者易蛀。

◉ 山楂

出古城者，名南山楂，红大皱皮，顶佳。其北山楂者，色黄肉薄核大，性粳粒小，为次。其安庆府广海州、浙江湖州孝峰山、长兴、武康、余姚、新昌、嵊县、严州府、台州各处俱有。总要皮绉红大为好。

◉ 桔参

出古城山及宁国府广海州、凉渚、泾县等处，要空松刮皮粗白为佳。

◉ 白扁豆

出苏州府太仓、安庆亳州、浙江兰溪、江西、湖广、湖南、绫胡等处，及绍兴金华亦出。总要色白饱绽，粒粗为佳，名“贡扁”。若瘪瘦黄黑细小者，即药扁。

◉ 菊花

出池州府名“池菊”，味甘色白，朵头小，蒂瓣黑，清香为最佳。其厦门出者，名“洋菊”，色白朵大，瓣润心黄，次之。其杭州出者，名“杜菊”，黄白俱有，朵头细小黄者，入茶叶店销路，以其清香可人为佳。又，浒墅关出一种色白味甜，亦清香，佳，不多出，无闲杂瓣者为上。济宁出者瓣长，亳州出者花大色白，其江西南康府都昌县亦出，朵头多而叶瓣少，如看货恐镶入柳条及芦席片，并花瓣重多者，则拔耗不轻矣。

◉ 韭子

出常州府各处，其浙江嘉兴府海盐县所产最多。

◉ 何首乌

出江南通州者，其货松，肉虽大为次。其宁国府及浙江严州各处所出者，坚洁开片。总要紫热者佳。若大如栲栳[①]者，服之成地仙，难得。

---

① 栲栳：竹篾或柳条编的盛物之器。

◉ 小胡麻

出江南古城山及浙江笕桥者佳，其江西各处亦出，要开白花者为好，开黄花者为次。

◉ 玫瑰花

出江南溧水县[①]最多，其浙江嘉兴、湖州亦出。总要朵头肥大，色鲜红紫不殷，其瓣要紧簇不吐为上。

◉ 坎炁

出江南及山东各处，要粗长肉厚者佳。若细短瘪瘦色黑者甚次。

◉ 蜈蚣

出苏州府吴县洞庭山[②]各处，潮湿墙石脚下最多，名“金头蜈蚣”，此别处出者胜，其余处处皆有。用芦柴枪[③]者次之，用竹片枪者为佳。其京庄关、山东、亳州出者稍大，枪横不直，北路牲口癞者，用以饲之，湖广销路亦用此货。每把廿四条，价五十，有四大条当一百，其汉口行元银。

浙江省产

◉ 浙贝（象贝、土贝）

出宁波府樟村小溪山乃佳，江南宁国府、凉渚亦出，名“凉贝”，次之。其色略黄而僵大，至真象贝出宁波府象山，其货细匀而色白，最佳。若顶大者，名“土贝”，其中身者，名“京贝”，细者名“珠贝”。

◉ 巨蜜

出衢州府、金华府、黎州等处，及四川湖北安南福建，惟黎州出者色白甜糯，有宝光明亮为佳。其余掺入胶□，为次。

◉ 木瓜

出浙於潜县及昌化县，色紫而红，心小圆肉薄，其严州出者略厚，肉质俱松，若四川者，大而俱松，高背夹灰，其货顶次。江西出者，圆而松薄，其湖南及津市出者，细条子结，惟宣城及徽州出者，红大而洁为佳。故今名“宣木瓜”。

◉ 檀皮

出浙江宁波府奉化县者最佳，其处州府及温州、台州、衢州，并龙游县、兰溪县者亦出。总要白花皮纹薄，干黄气香及佳。若色黑皮厚，潮烂无味者，次之。

◉ 青苑

出温州府龙游县者乃佳，其货干洁而青，肉带黄色，若潮烂者次之。其形仿佛于檀皮，其

---

① 溧水县：约今南京市溧水区。
② 洞庭山：苏州东山、西山两岛。
③ 枪：即用芦柴片贯穿蜈蚣，形如长枪故曰“枪”，现在已不用此说法，但今市售者仍有此形制。

厚者，即青苑，湖广亦出。

◉ 天冬

出浙江温州、福建泉州等处。总要色红粗肥，明亮者为佳。又有一种川天冬，大而心粗，次之。

◉ 花蛇

出金华府及处州府最多，如蕲州出者则真蕲蛇也。近今难得。其蛇有角口，有獠牙，身带方形，龙头凤尾虎口，背有花纹，胁有二十四方胜，腹有念珠[①]，斑鳞有光，尾有佛指甲，虽尸而眼光不枯，若他产者，则是充货。无头尾有毒，各去三寸，亦有单用头尾者，酒浸三日，去尽皮骨，若大蛇一条，只得净肉四两。现在所市者，乃温、台州及处州、严州之来，其货越小越好。总要头尾完全，花纹明，色不黑，条头中白匀，竹夹竿轻者为佳。

◉ 台冰（樟脑）

出温、台州者，名"台冰"，其色白而粒细者乃佳。若福建厦门出者，亦作台冰，其东洋者名"洋冰"。头番货粒粗色白带红，而有光发肥[②]，顶佳。二番略细，色虽白而次之。倘有镶杂，只要火上点之，若点不完而有余脚者，则镶伪也。韵州府所出者，名"韵脑"。其樟州出者，状如龙脑，色白如雪，故谓之"樟冰"，乃树脂也。若煎樟脑，法用樟树切片，以井水浸刃，日三度，入锅内煎之。用柳条频搅，见条上起白霜者，即滤去渣，倾入盆内，露一宿，其面上起霜者即得。

◉ 霍斛（鲜斗）

出温、台州及严州、处州、安庆，要粗长鲜肥者佳。有铜皮、铁皮二种，铁皮者，色黑如铁，比之铜皮为胜，若铜皮者次之。其六安霍山县所出者，即霍斗，顶佳。其干者要金黄色，有皱纹，起状如金钩圈者为好，其僵直者为次。

◉ 川乌

出杭州笕桥及安庆为今用者多，名谓"光乌"。其四川所出者乃真川乌，顶佳。其色蝸[③]青，而皮有刺。

◉ 草乌

出杭州笕桥及东阳安庆昌化等处，要梗短者佳。

◉ 桂皮

出浙江无会州[④]，即木桂，要干洁色紫皮薄肉厚气香者佳。其货形圆而中心要带黄色，若福州货，肉厚而香，顶佳。其淡水[⑤]货者，薄而且潮气，亦不香，货甚次，不可用。

---

① 方胜、念珠：皆指蕲蛇体表的花纹。

② 发：方言说法。"发"后通常接的是形容词。

③ 蝸（guǐ，音鬼）：古书上说的一种像蛇的水中动物。

④ 无会州：当是吴会之讹，乃指绍兴。

⑤ 淡水：位于台湾岛北部，今属台湾省新北市。

◉ **鳖甲**

出温州及江北，并关外一路，及江西、湖广等处。总要清白净大者佳。

◉ **香附**

出金华府者，粒头圆光为佳，其东阳及他处出者，粒细长尖有黑皮而毛不光为次。现在安庆、温、台州俱出。

◉ **枫藤**

出温州及潮州，而海州出者名“海枫藤”。总要干洁粗大清白体轻色红不脱皮者佳。

◉ **白芍**

出浙江临安东洋，其货结而粗，色粉红，心不空，其东阳有鹦哥嘴者为顶佳。而临安、宁国出者，色淡而瘦长皮皱，其亳州货色白而有空心，惟伏天出者，皮带红色，空心亦少，然比临安东阳者体松耳。顶大者为炮贡，抚头等二等，小者天魁，生中岳川谷及五陵山，此货有赤白两种，其川货可充临芍也。

◉ **石菖蒲**

出浙江池畔泽间，及蜀郡崖道，要一寸九节者佳。其江南宁国、杭州笕桥及昌化等处亦出。总要肥大红络、无毛圆扁为好，毛多细小者次之，若露根者，不可用。

◉ **白芷**

出杭州笕桥者，色白而皮光身小紧洁，气香，大而松者次之。其四川来者，体洁而粳，气淡，开片装篓，所除现并扣。其江西者即龙江白芷，次之。

◉ **延胡索**

出浙江杭州仁和县者，色黄扁大乃佳。其富阳临安出者，圆而有角，性硬，次之。

◉ **粉沙参**

出湖州新昌县及杭州笕桥并泰州、漳渚、广海等处，要干白开片勿蛀者佳。其货生熟二种，生者色白，易蛀，熟者色次，近今江党即是此货做成。

◉ **玄参**

出杭州笕桥等处，近时四川亦有。要身大肉肥芦轻者佳，若瘦长芦多次之。其陈货色黑而好，新货色带红为次。

◉ **前胡**

出杭州、严州、昌化者，长条稍重，湖州孝峰广海州者，大而光为佳。吴兴出者更胜，似柴胡而素软。

◉ **独活**

出严州、新昌、昌化、孝峰、宁国、广海等处，俱要粗大色黑，无毛无雄，性糯气香者佳，近来江西货充之。要绩溪货身细而糯，薰过肉内水墨色，藤把亦香。若四川者乃真，甚少，更佳。而陕西凤翔府亦出此货。

◉ 麦冬

出杭州笕桥，细长心细，色白性糯，要壮如提冬，每两约六十至，不油不断者佳。余姚出花园子内，心粗光洁次之。其四川出者，体松更次，而色呆滞，虽白，粗皮性硬。

◉ 熟乌

出严州淳安者，体洁开片无筋，色紫熟者为佳。其昌化、新昌、处州、温、台州等处亦出。总要肉厚色紫，开片无筋为好。

◉ 桑皮

出严州分水县者薄白而佳，其杭州、余姚、湖州、孝峰、安庆、宁国等处俱出。总要色白刮净，皮肉白润薄，柔糯为佳。若老桑皮只好硝皮作[①]用。

◉ 干葛根

出湖州安吉县、绍兴梅溪镇漕蒲者顶佳。色白粉重性糯，开片肉厚。其漳渚[②]出者，老而粉轻，名“山葛”，次之。

◉ 萆薢

出严州、淳安、昌化者，其货只大白嫩而佳。若四川者，即川萆薢，顶好。其货紫红色而有角刺，体轻者佳。其土萆薢者，只小而无刺，出于真定山谷，今处处有之。

◉ 苦参

出严州分水县及湖州、孝峰、安吉、梅溪、广海等处，总要壮而干洁带嫩为好。

◉ 大力子

出杭州、严州、安庆、苏州、湖广、亳州等处，总要泥屑少而粒头短壮粗者为佳。其乌镇出者，饱绽而起亮光，顶佳。若关东货，瘪瘦次之。

◉ 草决明

出杭州笕桥一带，要无泥屑干净为佳。其原出于长安龙门之处，川泽之间。近今处处有出，实是萋蒿草也。

◉ 防己

出严州淳安分水县及宁国安庆等处，名谓“寸己”，今台州亦出。要皮白肉厚、开片有粉无筋者佳。其湖广襄阳武当山汉中府所出者乃真汉防己也。其皮紫红体圆而大肉白而厚，若开片皮薄无筋形如山茹，生汉中川外之处顶佳。

◉ 山萸肉

出淳安县者，肉厚色红为佳。其於潜、昌化等县出者，肉薄核多为次。总要肉头厚实，色带红活核少者佳。

◉ 莱菔子

出富阳县者粒头粗大、色带红亮为佳。其笕桥江西频州等处出者次之。总要泥少无石子掺

---

① 硝皮作：即制皮作坊。硝皮指鞣制皮革的步骤。

② 漳渚：即宜兴张渚镇。清蓝鼎元《鹿洲全集》有“周铁桥、湖汉、漳渚河桥墩大镇，皆烟火五六百家”。

入，再恐染色，须仔细。

◉ **白术**

出台州府，用火烘过者，即白术，未烘生晒者名“生晒术”，要白大不油光洁乃佳。其东阳及新昌等处皆出，而绍兴为聚处，生郑山，今处处有之。大约要脂膏多而甘美者为好，若於潜县野间出者，即於术，顶佳。惟真者少而难得。

◉ **僵蚕（姜虫）**

出浙江杭州及嘉兴、湖州等处，要色黑而亮，无棉不蛀不上粉者为佳。

◉ **巴戟肉**

出台州海宁县者，即连珠巴戟，此货色黑要壮而肉多梗少者佳。其广东、广西等处亦出。

◉ **茅菇**

出处州、温州、湖州、孝峰等处，其货要毛少色白，光明而亮，大而有腰箍者佳。其贵州出者，色白亦有腰箍，若川茅菇，色虽白而光洁无腰箍，次之。其荣桥出者，无腰箍，且极光起，更次之。

◉ **土鳖**

出宁波大兰山及温州、江西、安庆、四川等处，要壳带香灰色，而肉带绿色者乃佳。

◉ **千金子**

出杭州笕桥者佳，而蜀处处有之。要肉白不油为佳。

◉ **乌药**

出台州、分水县、老余杭者，嫩而佳。其江南亦出，树似茶树而高，有丈许，一叶三槚，其叶色青，其根状似山芍药也。春秋两季出。

◉ **片姜黄**

出严州及温州等处极多，而安庆、湖州亦出，不多。其货要开片色好，肉厚气香味辣为佳。

◉ **半夏**

出浙江杭州富阳县者，其粒豆圆大而洁，底平性糯。其宁国府亦出，而粒头圆扁，虽佳，不多出。若江北所出者，色白扁凹，且不齐整，其严州、淳安等处亦出，次之。而福建、湖广、四川、亳州等处所出者，皂杂性硬，更次。

◉ **鲜石斛**

出温、台州等处者，色黄，名“铜皮货”。其色黑者，名“铁皮货”，而台湾所出者，亦铜皮。若东阳所出者，名“东阳斗”，次之。其福建、处州、广西等处亦俱出。又有一种鸡爪兰及藤兰者，皮色带紫，亦冲此用。

江西省产

◉ 豆豉

出江西沙河者，即淡豆豉。气香，内外皆松，肉带紫色者佳。其湖广亦出，不如照本草用药料制成，乃自□其道地也。

◉ 枳壳

出江西沙河者，即江枳壳，其只头小而匀，瓤心亦少，肉厚色白，洁坚而味清香者为佳。其四川所出者，皮粗薄而黄，心大瓤多肉薄，次之。其浙江衢州出者，皮亦粗而色黄且有皱纹卷口，心亦大而瓤多，肉薄味酸，更次。九十月采取阴干，破开为壳；其七八月采取小者，不破开，而囫囵晒干，即是枳实也。

◉ 香薷

出江西安吉府者多，而且佳；其湖广亦有。总要味清香而清白穗多，短细花大者而为好。若湖南兰溪等处出者，穗色青，花亦不大，名“小花香薷”，苏地不行。

◉ 故纸

出江西省，有壳者为顶次。其河南怀庆府所出者，及波斯国来者乃佳。其四川合州府及亳州具有得出。总要饱绽壳净乃好。

◉ 青黛

出江西及福建、湖广、苏州、无锡等处，近来甚多。其多无实，要波斯国来者，真而无面粉石灰镶杂，体轻而真青色。若淡色者，即不真也。近时西洋来者，名“洋青”，顶佳。

◉ 钩藤

出广信府，其货要紫色而红活熟态，其钩细短，有双沟而无假钩者乃佳。其浙江温州出者，色紫而短，双钩多而肉气好，顶佳。若处州、台州、严州及宁波、宁国等处亦出，俱充温货。其广西者，钩文秀而红活，假虽少，而单钩多。又，湖广出者，及四川者，钩粗色者，次之。其长钩者乃温州、台州有，今秦中兴元府出者，叶细长而茎间有刺，名“钩勾”。

◉ 於术

出萍乡县者，皮紫而芦硬，只头少而匀，玲珑不粗为佳。如大只者，则副号货也。其徽州省亦出此货，种者俱多，名“种术”。其皮色紫红，纹细而皱，性糯而甜，其芦亦硬，常充於术。如果欲真於术者，在浙江於潜县城内，於山野出者乃是。然而不多难得。其皮宽，有千层衣，凤头鹤颈，色白而糯，肉内有朱砂点者，顶佳。今看货者，总要只头勿落，色白肉白，芦硬性糯，切片有朱砂红斑点，虽不是真於术，亦算上等，可充於术也。近今焉能辨此？

◉ 滑石

出沙河及贵溪县者，要色白而光，肉色带绿，有鲫鱼背起者为佳。若糙而硬化之不透者，次之。

◉ 车前子

出江西者粗而有无壳、有眼睛者为佳。其湖南出者，细黑次之。而关东亦出，粗而色红，亦次之。其江南出者，名“土车前”，而山东者名“小车前”，若孟河出者，亦是小车前，且杂入荆芥子也。

◉ 檀香

出江西者为上，其福建、浙江严州、温州等处亦出。总要干净、无泥屑树皮者佳。粗粒而色白更好。能如滴乳香者难得，顶高，名“檀面”。大者为栋檀，小者即充檀，细而明者珠檀是也。

福建省产

◉ 橘红

出樟州者，色红带紫有光，长片如纸薄，花纹细为佳，福州亦然。其泉州潮州者，□瓣而厚，色黄，次之。若四川者，花纹粗长条而厚，色青。衢州薄而片小，台州皮薄，温州色青带黄，俱次。厦门色紫片厚，广东省城出化州橘红，用红绒扎两头尖，色黄亮者顶佳。

◉ 青皮

出福建饶州、樟州者为佳，其建宁、福州、广东、湖州、江西、浙江温州府等处亦出。樟州个头小，瓤厚，色白体重；福州个头大，肉薄；湖州色黄瓤厚，体重，个头如桂圆大。其形如牛奶式者，顶佳。

◉ 使君子

出福州建宁者，壳薄色紫，饱绽肉大色白为佳。四川者，瘦长肉小，皮色不紫而淡，有八九只角。其建货只有五六只角。广东潮州及江西等处亦出此货，俱次之。总要色紫饱绽肉白为好。

◉ 建皮

出福建福州、建宁、泉州者，其色紫，而张头[①]结原、花纹细洁、肉色白者为佳。其浙江衢州者，即巨皮，张头粗厚，花纹亦粗，色红者佳，色青者次。其潮州者，色红而皮细厚。温州潮皮乃柑子皮也，其粗而紫厚，次之。上江潮皮要无刊张者佳。

◉ 建山药

出福建建宁府及延平府，将乐县白莲山者，色白而大，开片肉厚，皮刮净，佳。其府货者，白而开片者多，若吉阳者，红条多而不开片，次之。而江西、温州等处出者，名“西药”，细少而黄色性硬，更次。

◉ 姜黄

出绍武府者，色黄嫩而佳，其建宁货扁而无肉，其色带黑，次之。而广东出者，圆长饱

① 张头：指代“一整张”，与前文“只头”指代“一整只”相似。吴地方言中常见。

绽，色亦黄，佳。其四川者，瘦而扁，色黄带红，亦次。若湖广货，有线穿眼，亦次。四川名“川姜黄”，广东名“广姜黄”。

◉ 泽泻

出建宁吉阳县者，色略带黄，个头小圆，府货色白而大，顶佳，细洁更好。其陕西西安府亦出，通用。若江西者，皮粗杂角[1]，个头小儿次之，其四川者性硬，虽小圆而切片要碎，更次。故今俱要建宁府者，即建泽泻、福泽泻也。

◉ 栀子

出建宁府者，即建栀，其货个头大，体重色黄带紫乃佳。其湖广货轻松而色黑，为次。若浙江湖州出者，乃江山栀，亦佳。各处虽俱出，总要红大为好，小者名“药山栀”。

广东省产

◉ 少姜（姜黄）

出广州府及潮州府者为多，要条子多而头少，及色嫩黄者佳。

◉ 藿香

出广东佛山者，其货梗圆叶多，气香为上。其字号“罗聚昌”为顶佳，而“裕昌”次之，若别字号者更次。总要干净无泥屑烂叶及草把轻少，并无茄叶等掺入者为好。今浙江江南俱有，即名“土藿香”，方梗带叶，五月出新。

◉ 砂仁

出广州府春阳县者，壳色紫红而刺软，肉色亦紫而粗绽，气香味凉，妇人安胎最要。其广州者为顶佳，而广西柳州府亦出。要壳净肉白，粒头粗圆，味清凉而香者佳。其壳即砂仁壳，价□□□□□，若别路砂壳，刺硬，肉红紫色，再有外洋高丽国、东京、琉球出者，即洋砂。其货粗长，粒亦不圆，色红味辣且燥，不道地，孕妇忌服。

◉ 草蔻

出广东大青者，肉粗味香为佳，广西亦佳。福建者名“建蔻”，次之。潮州者，细小，亦次。粒头小如豆蔻者，名“洋蔻”，江西帮销路。

◉ 广皮

出广东广州府新会县者，肉厚大张，色紫而熟糯，气香味甜，皮有猪棕，眼起腹白绳粗者为顶好。其省城亦出，肉薄色淡，性梗绳细次之。

◉ 抚草

出广东佛山者，即铁线排草，粗长为佳。其潮州货色黄头大，不长而细，次之。总要气香无泥屑，线长乃好。

---

① 杂角：吴方言，指形状不规整。

◉ **山奈**

出广东琼州者，白大肉厚，圆而有粉者佳。潮州亦出，稍次。若海南者，色黄而小，次之。

◉ **江豆蔻**

出广东，为聚处，实西洋哈喇叭出者。红而粗大为佳。

◉ **化橘红**

出广东化州者，色黄明亮，肉厚腹白，顶佳。

◉ **良姜**

出广东潮州者，色红而大，气香者佳，即名“马蹄良姜”。其海南者，色淡而小，次之。

◉ **益智**

出广东潮州、海南者，粗大而饱绽，为顶佳。其石城山等处所出者，粒头瘦而且小，并无肉而次之，不堪入药。

◉ **石莲**

出广东化州者，粗大，壳色有光，性重无心，坚硬味苦，宜入药。其福建建宁府者，即建莲，顶佳。其湖南湘潭县出者，皮红性粳，即湘莲。湖广者，名“广莲”，有心，不入药。

◉ **赤小豆**

出广东及红毛、东波、海南等处，要皮色红亮，肉白带水绿色者，坚结小圆，微有长形者为真乃佳。其别处虽亦有出，总不及此。

◉ **诃子**

出广州府及湖广等者，总要色黄为佳。若色黑无肉者，不堪用。

◉ **珠子**

出广东廉州府者，即是廉珠，其色明亮有光彩而活泼，粒粗色白者佳。又有一种名生珠者，色呆无光，然亦要粗白。再有鹤青珠者，其长两头带尖，要色青有光亦佳。

◉ **条桂**

出广东、广西，要长条肉厚，色紫熟而有油者为佳。若干枯肉薄短碎者，不堪用也。

◉ **桂枝**

出广东雷州及广西、四川马湖山，其树皮即官桂，而枝即桂枝。要细长者佳，其粗者名“桂木”。

◉ **九香虫**

出广东廉州府及四川峨眉山，要只数匀净肥大，色紫而有宝光明亮，腹中无食污者，及翅支头不脱，并无泥屑者为佳。

◉ **蛤蚧**

出广东省，无而有对，一雌一雄，配偶不杂，叫声相应。要大而头尾俱全，雌雄一样均匀者佳。若小大不匀，及雌雄不对，及头尾不全者，为无用，入药不灵。

◉ **珠参**

出广东省城[1]，要只头大而圆整，其色带红、明亮不暗黑者佳。若小大不匀及色灰暗，屑多者次之。

◉ **五爪橘红**

出广东及福建者，其皮俱带黄色，亮而有光彩者佳。

◉ **尖槟（槟榔）**

出广东琼州府、海南、东塞，故近今又称谓“海南子”者。要形如鸡心，坚结为佳。其广西及外洋俱出，现在药铺销者，其外洋货多。

◉ **大腹皮**

出广东，为聚处，实安南及外洋、海南等处而来。此物即槟榔皮壳，要熟糯柔软有千线者佳。若潮烂者，不堪用。

◉ **铃草**

出广东仪倭、海南等处，要清白气香而有铃者为佳。其平南中青山及湖广所出者，次之。

◉ **石决明**

出广东、海南者，要细洁而厚为好，其关东而来者，只大细洁，亦佳。若山东及东洋货，只头更大，粗薄而燥，次之。

◉ **官桂**

出广东雷州及广西，并四川重庆府者，俱要细嫩而薄为佳。若粗大而厚者，次之。其碎小者即桂肉。

◉ **冬虫夏草**

出广东化州、成都者，要把头小而黄亮者佳，若把头大者次之。此物冬天变虫，夏季化草。

◉ **广胶**

出广东佛山镇者，明亮洁净而无臭气者为佳。其别处所出者，总不及，次之。

◉ **翠蛇**

出广东省，其蛇身不长而带绿色，头圆尾粗不尖，且要有亮光者为佳。

广西省产

◉ **金石斛**

出广西桂林府者，其色金黄而扁洁乃佳。若广东者，朴松[2]而有毛根，次之。其四川重庆出者，细而短小，亦次。

---

① 广东省城：指广州。

② 朴松：苏南方言，指质地蓬松。

◉ 甘石

出广西梧州府及柳州府者，色白而无夹灰及沙泥者，体轻灵而入水能浮，顶佳。

◉ 胆矾

聚处广西省，实出云南、临安府及广南府①，并陕西宁夏府及潼关者佳。其湖广襄阳、亳州等出者次之。其货色绿，明亮有光，要如翡翠颜色，块头方者为好。今皮货、颜料店可销，如屑多者可提，将矾十斤，用水一桶溶化，入莱菔汁四两，倾锅内烧滚，候面上浮起滞沫，再以绢筛滤过，放露天一宿，待冷，即结成块，乃用。

◉ 番脑

出广西及云贵、四川西番、陕西等处，要色红如朱砂者，方谓脑砂，起剑②红亮者佳。其性最咸，若白色者即江砂，要方块、无石子③佳。

◉ 石蟹

出广西理沙河者顶佳，其广东亦多出而云贵亦有。据称乃寻常之蟹，年深月久，水沫相着，因化成石，每遇海潮即出。又有一种，入洞穴而年深者，亦能化成。然此物在沙土水中是活，出洞见风便死。总要脚金不脱不破碎者，形要玲珑为好。

◉ 蓬术

出广西及四川峨眉山者，要无毛肉洁而黑乃佳。其浙江温州亦出，色黄次之。

◉ 山羊血

出广西者为上，若要辨真伪，将血少许入冷水内，看有一线挂下者乃佳。

◉ 肉桂

出跤趾、安南、东晋、蒙慈等处者为顶佳。四桂亦佳，其上桂不论油水，只要体轻松而不结实，皮细清白，花辣而味甜者佳。其广南、广西者，名“摇桂”，而紫荆山亦出，次之。此宗货要厚而油重，紫色者佳。又有一种秦桂，皮粗肉红而洁，只要油重亦好。若不论厚薄，其干枯无油无味者，不堪用也。

◉ 参三七

出广西、广东，要长条铜皮铁骨，细结而枝头粗壮者为佳。其肉黑而有光，皮黄而带灰色，如桠枝多而形如佛手者，名“野三七”，要玲珑为好。近来有做手者④，用铁竿拼成，及肉色不里者，次之。且有用蓬术做者，不堪用。其亳州出者，名“亳三七”，而山东、湖广、均州等出者，名“水三七”，又名“竹七”，形如竹根。广西出者又名“田三七”，形圆而短，其色深黄为佳，为圆不黑者次之。

◉ 石燕

出广西永州祁阳县西北十一里，有土山冈上掘深丈余收得。其形如蚶子而小坚重石也。

---

① 广南府：约今云南东部，文山壮族苗族自治州一带。

② 起剑：指晶体如剑形。

③ 要方块、无石子：指要形状方正、无石子等杂质者。

④ 做手者：即造假者。

◉ **千张纸**

出广西省及云南者，此货外壳如朝板[①]样，色黄扁大，其纸生在内，色白明亮，张如壁钱窠[②]者，故又名“玉蝴蝶”。

◉ **赭石**

出广西桂州府者，要色紫而纯熟者，有泡头钉起者为佳，故名“钉赭石”。

◉ **大茴**

出广西柳州府，色要紫红，五角，气香味甜者为佳。如含蕊而有八角者，次之。若江西货，角小有十只，气浊而香淡、色淡，亦次之。其四川者亦佳，广西者有山左、山右、两江之别，左江饱绽而八角，右江瘪瘦而身小。

◉ **山豆根**

出广西桂林府及四川者，要粗而无芦头者佳。

◉ **金果榄**

出广西桂州府者，要圆而色黄为佳也。

云贵省产

◉ **草果**

出云南楚雄府安宁州者，圆而壳薄为佳。广西出者，两头尖而壳厚，次之。其湖广郧阳府竹溪县及岳州府华容县者，俱次之。其广东出者，带梗为佳。

◉ **紫草**

出云南临安府嵩明州，及都匀府并贵州云阳府定番州及麻哈州等处者，其色紫梗最佳。其湖广襄阳出者，即襄草，而四川成都、重庆府出者，其货色淡，性硬，芦长，次之。若山东者，色亦淡，而梗多，更次之，只好蜡烛店用。其陕西直隶大名府，亦出此货，是胭脂作销路。

◉ **芦荟**

出云南及贵州两省均有之者，其色绿而无杂色，其气味带香者为佳。若外洋所来者，其色带黑暗，而不绿且味带涩次之。

◉ **紫草茸**

出云南及贵州者乃佳，其东京而来者次之。此物乃紫草之酱入土而结成者，近有伪货，用黑泥掺入，各处药店混骗，须辨明之。

◉ **巨胜子**

出云南省及贵州省，并亳州等处俱有，形如小茴香样。

---

① 朝板：即笏板。

② 壁钱窠：壁钱，壁钱科动物，形似蜘蛛。秋季在墙壁上抽丝织造白色卵囊，扁圆如钱，白亮光洁，与本条药物形似。

◉ 苏尖

出云南省及贵州都匀府，并湖广襄阳名山俱出，要红熟者佳。其石黄要提大块而红熟，亦佳。

◉ 腰黄

出云南及贵州都匀府者，要红熟明亮起剑为佳。其字号“长发”最好，近有“勇发”字号亦好。其“裕发”字号者，内中有生性多者，次之。若杂字号者，更次。

◉ 朱砂

出云南及贵州都匀府，并镇远府及湖广郧阳等处名山者，其货要红熟带紫，起剑而无夹石，有宝光如镜面者最佳。若米砂者，宜红不宜紫，且不要黑暗而无白心者为佳。

◉ 没实子

出云南省及贵州都匀府，并镇远府兼湖广襄阳府者为佳。若亳州、湖南、广东、外洋等处，虽亦出，而终不及以上等处者，次之。

◉ 琥珀

出云南及贵州都匀府者，其货大而色带紫红，明亮有宝光为佳，即云珀。若做光者，名“光珀”，乃器皿所用。其陕西宁夏府者，色红而多宝光，热态而糯，入药最佳，即西珀也。若外洋者，名“洋珀”，次之。其货色淡，乃松香作成者，出于江西，不可用。旧说是松脂入地千年化成此物。

◉ 水银

出云南及贵州石阡府，并湖广、秦州、商州、道州、邵州及河南西羌等处者，要其中无铅为佳。其物流动活泼而灵，若有铅镶入者，即不动活，而死滞也，次之。

◉ 雌黄

出云南省及贵州都匀府者，要热态而色黄起剑者佳。其广西亦出，若色不黄亮，并不起剑，而带暗色者次之。

◉ 哺儿茶

其货出于云南，要圆而味带苦者为佳。若无味者，非真也。

◉ 茯苓

出云南者，为顶佳，其四川出者亦可。今有浙江所出之浙苓，亦道地。其安庆出之安苓，近来多用此货，总不及，为次。若东洋而来之洋苓者，更为次之。其真云苓者，皮细洁而坚实，切开色白而微者有粉红之状如女子面泛桃红。而川苓、浙苓、安苓者，虽亦细皮白肉而无红活宝色细腻，故终不及云苓。其洋苓者皮松而粗，周身带红，故更次之。片苓，大片子来，名“镜面”，浙江宁波销得多。方苓，此货切好而来，每块约蚕豆大。茯神，要中间有木者为佳。四苓，即苓屑。赤苓，其色赤者。

河南省产

◉ 地黄

出怀庆府者最佳，其货要细皮短纹为高，若粗皮者次之。其亳州出者，不但皮粗而且接成只头①，若下水蒸煮，即脱段矣。其直地亦宜细皮，而江西袁州府②及直隶省庆平府出。原生秦陇华城③诸郡近水之地，其浙江笕桥④有鲜生地，冬天出者色红粗长为佳。若六七月出者，带青菜头色为大地，易于坏烂，为买者责也。

◉ 怀山药

出怀庆府者为佳，要细皮而洁，色白性糯。若别处出者次之。

◉ 怀牛膝

出怀庆府者，红热而糯，粗长不油者佳。今近道蔡州⑤出者最大，柔软而润。其茎有节而茎紫节大者为雄，其青而细者为雌，似雄为胜。又怀州者长而白，苏州者其色带紫，亳州细短色淡，俱次之。若四川来者，即川牛膝，粗红而糯，亦佳。其货不同。

◉ 红花

出怀庆府及归德府⑥者为佳。其湖广及四川、亳州等处出者色淡，而陕西者色紫。其山东者最好，此货有头发、二发为顶佳，其色红圆，即结子。此花染坊销得最多，若三发、四发即散。总要色红鲜艳则好，近时南京亦种。

◉ 金银花

出怀庆府及亳州者佳，其山东者色红次之。怀庆色白蕊多，而无开翻者，性糯气香顶佳，即名“蜜银”。其亳州蜜银稍次，而雁岭花朵亦软而大，惟稍有开翻者。商银及六银，朵头细小，性粳带青，次之。济蜜亦蕊多而无开翻者多。若各处所采之土银花者，条子甚细，其色黄黑且无香气，顶次之。看金银花者，总要色黄如金，色白如银，朵朵是蕊，而无开翻之花，故称谓“蜜银”也，又曰“银面”，又称谓“木鱼槌”者。且要干净熟糯，气香而无叶梗杂乱在内者顶好。

---

① 接成只头：意即“连成一整个”。

② 袁州府：位于江西省，清代下辖宜春、分宜、萍乡、万载四县，治所位于宜春。辖境约今江西宜春、萍乡二市及万载、分宜县。

③ 秦陇华城：泛指关中地区，自陇县至华阴，由陇山、秦岭、华山围成的区域。今西安北郊三原县为明清“西口药材”集散中心，位于该地区地理位置中心地带的礼泉县，清代曾以出产地黄闻名。

④ 笕桥：约今浙江省杭州市上城区笕桥街道一带。

⑤ 蔡州：约今河南省驻马店市新蔡县一带。

⑥ 归德府：位于豫、皖、苏三省交界地区，下辖商丘、宁陵、鹿邑、夏邑、永城、虞城、睢州、考城、柘城九县，治所位于商丘县。约今河南省商丘市、周口市、开封市兰考县等地区。

严惕安医书二种

严惕安先生心传

严氏秘传锦囊

校记

严熙辰(1820—1885年)，又名熙仁，字惕安；国学生，布政司经历衔；同里人，苏杭地区著名医家，曾在同里古镇自家正厅“寿南堂”设诊所。现存著作《严惕安先生心传》《严氏秘传锦囊》。

《严惕安先生心传》

《严惕安先生心传》四卷，内容主要包含杂症20余种，如伤寒时症、疟疾、咳呛、吐血、痢疾等症。每症或述病因病机，或列治法方药，或言治疗禁忌，皆为严氏临证心得。

本书现存抄本两种。一为瀫滨居士抄本，一为民国八年(1919年)假陆氏抄本。本次以民国八年假陆氏抄本为底本，瀫滨居士抄本为校本点校。

《严氏秘传锦囊》

《严氏秘传锦囊》五卷，内容庞杂，涉及杂症数十种。卷一包含病机赋、奇经八脉、舌、脉等内容。卷二包含怔忡、不寐、吐血、胎前、产后等内科、儿科与妇科杂症。每症或论病因，或论分型，或言方药数则。卷三主论伤寒与温病，如伤寒时邪、春温、伏暑等。卷四与卷二相类，包含呓语、便血、中风、痫等杂症。卷五包含汤头、药名用法与案句，多为严氏临证用方或用药心得。本书为严惕安个人临证笔记，成书之际，适逢苏南战乱，原稿未经系统整理，故内容较为错乱，存在前后文重复等现象。此外，文中存在大量批注，对原文内容多有指摘，应为该书的某任藏者所留。

本书现存抄本一种，藏于苏州大学图书馆。本次整理，删除部分重复内容，适当调整章节顺序，使之结构通顺，内容完整。但限于底本质量与整理者能力，难免有不当之处，敬请同道指正。

严惕安先生心传

原著　清·严惕安
点校　王家豪　常　城

卷一

◉ 伤寒时症

仲景《伤寒论》有下不嫌迟，若误下之，有乘虚里陷结胸之论。然呓语舌黑垢者，当下之。

吴又可《瘟疫论》有下不嫌早，有下之不应再下之。若呓语舌黄垢，用凉膈散煎服，治真伤寒。此症直隶多有之，先分六经。瘟疫时症，江浙都有之，先治募原之邪，用芳香法，再用清理三焦法，又用攻涤浊邪法。

凡时邪寒热病，医生上一日用过大黄三钱，下日另请医生，切不可开方用药。但此时邪症，必然有大变，原即是大黄之故也。不得已开方，原由告其病家，防其发厥。

夏天时邪发疹子，而用厚棉被遏死者甚多。夏天热症多吃西瓜、雪水，停结中宫，气不能通，遂致发厥而死者颇多。须得脉数大有力，可用西瓜雪水。

凡时症肢冷脉细，便泄汗多，此脱象在旦夕，万不得已立此案。

凡时症阴虚邪恋，脉细数，舌光无津，心悸少寐，耳鸣而身热，时盛时衰，两旬余不解。

若见阴虚邪恋，脉细舌光，用洋参、细生地、鲜石斛、茯神、花粉、青蒿子、炙鳖甲、石决明、湖丹皮。

凡时症阴虚邪恋，身热历久不凉，按脉细数无力，舌光劫津，此因元虚，不能托邪外达。用养阴液，即是退热之理，扶正气，即是达邪之法。四逆散，治发热肢冷，初起有效。

夏天暑热病，旬日之间，烦渴壮热，投雪水得大汗，此邪从汗达，而壮热之势渐退，此人元气强而雪水能克。非夏天暑热病，元气虚而壮热不退，投雪水停注中宫，身无汗泄，必呃忒，必增厥变而死，一如仙丹，一如砒霜。

冬天温邪化热，烦渴引饮，在一候。如投西瓜露，继后得大汗，此元气强而邪从汗达，所以西瓜露亦能克化。若元气虚而壮热不退，投西瓜露停注中宫，身无汗，必增厥逆，必增呃忒而死。

凡时症脉如弓弦之硬，搏指无情，明日必喘脱，脉必沉细。凡时症脉重按弦硬无偏者，此脾家真藏脉已露，内风已动，不治之症也。

凡邪热见沉细脉，此阳症见阴脉，亦属不治。

伏天小儿壮热脉数，若啼哭无泪，身热无汗，势必抽搐痉厥，勉拟羚羊、石决、钩勾、青蒿、丹皮、滑石。若脉数壮热，须犀角、石膏。

霍乱有寒有热，若舌黄口渴，呕吐黄水者，须用真川连、竹二青①或黄连温胆汤或旋覆代赭石②。

---

① 竹二青：即二青竹茹。竹茹取材需先将外层表皮刮去，第二层取用入药为竹茹，故曰“二青”，质最佳。彼时亦有地区以其他细竹丝以次充好，故疏方以“二青”示其佳。

② 旋覆代赭石：此处即是旋覆代赭汤意。

童年阴虚内热，常服资生丸，三钱最妙。

脉来数大，一定阳明邪热；其脉来弦动而紧，一定阳明食滞。

伤寒时症，初起呃忒，脉弦硬而紧，舌垢腻，一定阳明腑滞不通，胃气不得下降，以致气逆作呃。须用凉膈散，另煎服大承气汤、四磨饮。若伤寒呃忒，脉细肢冷，其脱立至。

伤寒症，神昏呓语，第一是痰火迷心包，用竹沥、牛黄、朱粉，万氏牛黄清心丸。

伤寒症，神昏呓语，第二是邪热入心包，用犀角地黄汤或白虎汤加竹沥、牛黄丸。

伤寒症，神昏呓语，第三是宿滞结于阳明之腑。张仲景阳明有燥矢、呓语，用凉膈散一两，另煎另服；不效，须用显仁丸五钱，另煎另服；不效，用大承气汤。

伤寒头痛，须用蔓荆子二钱、白芗莉[①]三钱、小川芎一钱五分。

伤寒周身骨节痛，须用秦艽、羌活、防风。《内经》云：今真热病者，皆伤寒之类也。所以冬温、春温、冬温春发、风温、湿温、伏暑、伏气秋发、伏邪晚发、秋燥，皆曰伤寒症。考其实，江南无正伤寒，即是类伤寒，所谓冬温是也。

伤寒症，频作呃忒，一定食滞阻于中宫，胃气不得下降，痢作呃同提起。胃气不得下降，以致上逆作呃，须用凉膈散。

伤寒时症，发大痧子，如黄豆大者，色如桃花，神昏谵语，不治者多。余每见四五月湿温症同上，余想幼时未出天花，亦未可知。

伤寒症，初起呕吐，一定食滞在上焦。

伤寒症，嗳出酸腐气，一定食滞在胃家。

伤寒症，初起呃忒，一定食滞在中宫。

脉诀云：食在胸中，两寸伏。凡伤寒症，两寸脉沉细，此由食滞在胃之上焦，若阳症见阴脉不治。

脉诀云：食在中宫，两关伏。凡伤寒症，两关沉细不扬，宜下。

伤寒初起，口泛清涎水者，此食滞在胃脘中也，宜呕宜吐，用紫苏、厚朴、枳实、槟榔。

《内经》云：暴病之为火，此时邪之热也，即伤寒也。又云：久病化热，此阴虚生内热，即劳热也。

时症者，一时之症也，以百日为度。正二三月，每多风温，发热、咳呛，以及小儿出痧子、天花。四五月，每多湿温症，发热、便泄、舌垢。六七月，每多伏暑症，发热、汗多不凉，以及吞痧、吸受痧秽之症，与霍乱、吐泻等症。八九月，每多伏邪秋发，身热得汗不解，以及伏暑、类疟、正疟、红痢、白痢、湿热等症。十月，每多伏气发于冬初，伏气发于深秋，每多疟痢，久延不痊。十一月、十二月，每多冬温，发热、咳呛。若冬温，发热咳呛无汗，用麻黄为主。若壮热咳呛脉数大，用麻杏石甘汤。若寒热往来，先寒后热，小柴胡汤主之。

《内经》云：伤于风者，上先受之。所以风温时邪发热，必兼咳呛，以肺居至高之位也。

---

① 白芗莉：即白蒺藜，下同。

《内经》云：伤于湿者，下先受之。所以湿温时邪发热，必兼泄泻，以脾土为至阴之藏也。

凡伤寒症，遍体骨节疼痛，用羌活、秦艽、防风最灵。但病初起一二日可用，然最易劫津，舌干慎之。

凡温病大便泄泻，俗名谓之“漏底伤寒”也。一定食滞在足阳明胃腑，未入阳明大肠也。待泄泻止，然后下黑宿滞而愈，初起所谓热迫旁流。

时症初起一二日，形寒头痛，病在足太阳经也。以后但热不寒，病在阳明也。以后寒热往来如疟，病在少阳也。

湿温症口甜，用兰草汤，即省头草叶三十张，搓香后下。《内经》云：除去陈腐之气也。

《内经》云：今夫热病，皆伤寒之类也，其实北地有正伤寒，江南地卑水浅之乡，都是类伤寒，即冬温症也，在冬温春发也。在二三月，风温症居多，必发热有汗咳呛；四五月，湿温症居多，必发热有汗不解，初起大便溏泄，舌苔白腻，脉濡涩者，多属温邪症也，温者热也；六七月，伏暑症也；八九月，伏气晚发，即伏邪发于深秋也；九十月，疟痢居多；十一十二月，原归冬温。

冬令严寒之际，伤寒初起一二日，犯房帏之事，其寒邪入少阴经，谓之真夹伤寒症也。仲景《少阴篇》云：少阴之为病，脉微细，但欲寐，麻黄附子细辛汤主之。麻黄祛太阳膀胱之寒，附子祛少阴肾经之寒，为要药，然桂枝亦开太阳之寒。

病人喜向壁卧，病人四肢厥冷，又病人口渴不欲饮，又病人小溲清长而不赤，又病人脉沉细，以上是少阴症也，惟舌卷囊缩为厥阴症也，为真夹阴症也。又云：犯房帏之事，所谓阴气先伤，阳气独发。阴气先伤者，乃少阴真水之亏也。阳气独发者，是阳明邪火之盛也。仲景《少阴篇》云：少阴之为病，脉微细但欲寐，是阴症也。况非惟脉不沉微细，抑且脉来数大，乃阳明邪火内炽。况非惟不欲寐，而加之以发狂，狂乃阳气也。况四肢不冷，而口渴溺色短赤，皆阴邪化热之据也。甚至神昏谵语，温邪有内炽之机也。余看夹阴冬温症，已属罕见，再有夹阴湿温症，夹阴风温症，夹阴伏暑症，用附子而愈病者，更罕见也。夹阴时邪症，五日之内，可用桂枝五分，但一候之外化热，脉数大口渴，仍要凉药。所以医家每看夹阴症，先要告诉病家，先用桂枝和营卫，然后用凉剂。若在冬天五日之内，先用麻黄五分拌炒淡豆豉、桂枝或附子五分。待看化热，然后用凉药，以使病家不疑惑，旁人不谈论。

凡看时邪，汗多如雨，亦可用桂枝固表和营卫，再用白芍、甘草和营卫。

湿温时邪症，当脐筑筑动气，按脐间跳跃者，此肾气虽亏，一定食滞结于小肠之腑也。凡脐跳、脉细、肢冷，属肾气不足，根本拨动。凡脐跳、脉紧数，属宿滞结于小肠之腑。

凡看时症，须看胸前有疹无疹，须按腹硬与不硬，须按脐跳与不跳，须按头上太阳脉大与不大，趺阳脉左脚背之凹里，以诊胃气有无。

伤寒变痢疾，亦是阳明陷入阴经也。

凡寒伤卫，汗多发热，仲景本用桂枝汤，加姜、枣。而伤营无汗，仲景本用麻黄汤，以开太阳经，况太阳经为六经之外藩，主皮肤而统领营卫。

《内经》云，冬伤于寒，春必病温。盖其所藏者，足太阳寒水之腑也，及其至春而发者，足少阳胆木之腑也。

《内经》云，冬不藏精，春必病温。盖其所藏者，足少阴肾精之藏也。及其至春而发者，足厥阴肝木之藏也，但病从六腑而发者多生，病从五脏而发者多死。

凡五月间湿温时邪，一定食滞内阻也，何也？盖脾土恶湿而喜燥，以其湿困伤脾，脾阳必不能运动，而宿滞必不能运化。所以初起泄泻，须用厚朴、枳实、槟榔，继后五日不大便，发热不凉，可用凉膈散一两。

凡时症四肢厥冷，须用四逆散，以柴胡提半表半里之邪，以枳实消食健脾，脾主四肢，脾得运动则四肢转温，以白芍、甘草酸甘化津以存阴液。

凡时症呓语，乃痰火迷于心包，用濂珠粉三分、犀黄五厘、竹沥二两送下，再用风化硝三钱拌炒枳实，再加天竺黄、陈胆星钱半。

凡时邪七日之内，神昏舌黑，四肢厥冷。仲景谓阳明陷入阴经，热深厥亦深，邪入手厥阴心包，神志必昏，邪入足厥阴肝脏，四肢必冷，但百中难救一二。勉拟犀角地黄汤、紫雪丹，濂珠、犀黄、竹沥之属。

凡时症舌黄呕恶，此邪在胆胃也，用黄连温胆法甚效。

凡时症得畅汗而身热不凉者，其病必凶。《内经》云：汗出不为汗衰，狂言不能食，病名“阴阳交”，交者死也。余言汗出不为汗衰者，正气泄而邪不外达，徒伤其正气也。狂言者，神乱而呓语也，不能食者，胃气败而邪在阳明也，交者乱也。

凡时症汗多而邪不解者，此伤寒正虚邪实，所以神衰呓语。

凡热久而邪不解者，徒耗其阴液，所以舌劫津。

凡四五月湿温时邪，得畅汗而热仍不能退，其症必危。以其邪热不从汗孔达泄，是邪热不在表而在里也。

《内经》汗为阳之津，血为阴之液，在外则为汗，在内则为血。凡得畅汗如雨，壮热仍然不解者，乃邪热不从阳津而达泄，反伤其正气也。正气虚而邪在里，所谓邪陷正虚，必危如累卵之危。

凡四五月时，湿温症七日退凉者，将来复热者甚多，两候退凉者，尚且食肉即复，冒风复热，须得慎风寒，节饮食。

凡四五月湿温症，汗后热缓脉缓而神清，饮米粥少许者，是病退之机也。

凡四五月湿温症，汗后热缓而神糊精疲，不能饮米粥者，是虚脱之机。脉缓数不大，如平常脉也。何以亦如平常脉耶？盖上一日脉数大，下一日脉数减，而大脉如平常脉，再下一日必变为沉细而脱也。若看面色皖白无血色者，无活色者必脱。若闻其呼吸之声气短促者，脱在顷刻间矣，须得留心。

凡缓脉亦有危症，所谓数大脉退下来，而不及脉未至，再越一日，必变为沉细无力脉也。所谓太过已退，不及未至，但时症有此脉见，而调理症无此脉见，只有六阳太过，六阴不及。

凡时症战汗不解者，若脉弦，再要复热战汗而解也。战时牙齿相打，身体振动，少顷汗如下雨。但老年战而无汗，从此长别。又有新产妇人，与怀孕足月，战而无汗，就此痛脱痛厥。秋天时伏气秋发，最多此症。

凡时症舌黑呓语，声低欲狂，脉数无力，此虚脱之象也。

凡时症肝风呓语，若脉数大、脉弦数，此热盛生风，痰火呓语者，痰在心包络，而未入心营也。急用牛黄清心丸一粒，或至宝丹一粒，用细叶菖蒲汁三小匙，竹沥二两，研入濂珠粉三分，真犀黄五厘，另服有小效。神志略清，然后用犀角尖、羚羊、石决、钩勾、化州橘红、仙半夏、南星、茯神、鲜生地、鲜石斛，又风化硝拌炒枳实，又石膏。凡虚体汗后大汗出而热退脉缓者生，又大汗后神衰呓语呼吸之气短促者，立刻消亡，所以虚体不敢妄用麻黄。

仲景《伤寒论·少阴篇》云：少阴之为病，脉微细，但欲寐。盖微细属肾脉，正与数大脉相反，嗜寐或向壁卧属阴翕，正与阳明发狂相反，所以初起用麻黄附子细辛汤。

凡时症变病，身热不扬，四肢厥冷，脉来沉数，舌苔干黑，而人模糊者，不治之症也。拟至宝丹、牛黄丸，用竹沥、细菖蒲汁，研入珠粉三分、犀黄五厘、磨犀角五分，待其有效然后开方。

凡时症脉细肢冷，用桂枝汤。

凡时症初起寒热，手指动厥，用四逆散。

凡时症面皖白无血色，与面萎黄无血色，此病脱之象也。

凡时症肝风呓语，若脉细数、脉细软，此血虚生风，神衰呓语，必脱无疑，勉拟人参石膏[①]汤加茯神、鲜生地、鲜石斛、石决、花粉、知母、钩勾、竹沥。此血虚生风而入厥阴也，神衰呓语而入心宫也。

春夏间风温挟湿温，痰喘壮热，汗多便泄，脉数舌白，投犀角、石膏，起呃喘脱者多矣。若舌苔厚而白腻者，胃苓汤，又二陈汤加姜汁、竹沥。若舌如常，六君子合旋覆代赭汤，加姜汁、竹沥。若大热大渴，脉数大有力者，人参白虎汤，亦加姜汁、竹沥。若发水红斑，属血虚，不足虑。

时邪脉沉细舌光，壮热风动，若昏陷者，犀角、至宝、竹沥。若腹硬拒按者，凉膈散或大承气汤，此凭证不凭脉。

若身热不扬，脉细舌光，风动目上视，不昏陷，不腹硬，用生脉散，即复[②]脉汤去姜、桂。若大便溏薄者，四君子汤、清暑益气汤，此凭脉不凭症。若舌黑脉数，用承气汤、白虎汤、犀角，正方也。脉细舌光，虚多实少。

伤寒昏陷，脉沉细，舌白腻，沉细为食滞伤脾，白腻为湿浊蒙闭。

脾阳不得运动，是以脉息沉伏不软，即阳症见阴脉，脉症相反，有痉厥之变。勉拟胃苓汤加枳实、槟榔、桂枝、穹术、凉膈散。

---

① 膏：原作"胶"，据"溉滨居士抄本"改。

② 复：原作"伏"，据"溉滨居士抄本"改。

伤寒头不痛，热不扬，病邪在里，里为阳明之里也。

风温挟湿温，身热咳呛便泄，厚朴枣子汤。

湿温化热，脉数口渴。

湿温化热，热在阳明，湿食交阻，湿温挟食，郁结阳明之腑。

暑湿暍三气交蒸，暑风热先侵肺胃，暑湿化热，热在阳明，暑湿挟食，伏邪晚发，伏暑秋发，秋凉引动伏邪，伏气郁于内，秋凉束于外。

风温化燥，邪在肺胃，秋燥伤金，深秋伏邪，冬温郁伏三阳，冬温春发，邪在少阳阳明，春温有汗不解。

四季伤寒，脉见沉细，四肢厥冷，一由食滞伤脾，脾阳不得运动。一由先天不足，元虚无力抵御。但虚中挟食，殊难图治，补则留其邪，泻则伤其正。

又，一由同房夺精，脉来沉细不扬；一由鬼祟阻隔，脉来沉细不扬。

凡阳症见阴脉难治。

凡邪在胆胃，舌黄干呕，宜黄连温胆汤。若舌黄干呕便泄，宜葛根芩连汤。

夹阴温邪化热，舌绛劫津，风动呓语，脉细肢冷，用凉碍旁人之说，用温徒耗其阴液，医于此际，勉拟腹脉汤去姜桂。但前途用过犀羚连石而毙者无数。而用温燥劫津之剂，风动痉厥亦无数也。

伤寒脉细肢冷，确有先天不足，元虚无力抵御，故脉息不扬。若手振为水少风动；若心宕元气先亏；若呓语为神衰不能守舍；若烦躁坐起，禁之即止，为下元无根，浮阳上越。须得再察余症，然后可写复脉、生脉，若舌光，虚症无疑。

时邪脚冷，脾阳亏；时邪手冷，胃阳亏；时邪脉细，肾阴亏；时邪脉软，脾阳衰；时邪手足不温，并非夹阴，的系平素阴阳亏。

养胃即是退热，健脾即是止泻。痢无不渴，因下多亡阴。

伤寒面油不治，鼻梁黑色不治，壮热舌薄白，不可用犀石。

时邪服凉膈散一两，大便不解，此名坏症，不治。下后神昏不清者，亦名坏症，不治。唇謇，不治。脐跳为中虚夹食，十中九死。

今夫热病者，皆伤寒之类也，其实暑湿化热，伏邪晚发，秋凉束于外，暑湿袭于内，乘隙而发。《内经》谓“邪之所凑，其气必虚”，而独时邪病其虚更速。何则因其一身气血精神，被邪火劫燥？是以元虚立见消亡，故每每不出十五日而毙。

凡伤寒舌黑昏陷，诸恶毕集，舌紫绛，犀角地黄汤。舌厚黄，羚羊黄连温胆汤。舌焦黄，羚羊、芦根、凉膈散。舌干黑厚，白虎汤、凉膈散。舌光滑不紫，鸡子黄汤、复脉汤。惟舌色薄白无苔者，一定虚症，投凉膈散、白虎汤，往往速死，宜养胃气。

凡伤寒欲坐起如狂，此为阳脱不治。

凡伤寒，热昏呓语，热盛生风者，十之三。而神衰谵语，血虚生风者，十之七。即观百病临终，以及劳怯临终，每有风动谵语，目上视，可知元阳散失，神不守舍。

伤寒脉细数，舌光滑无苔，淡红，剥光如镜，此阴亏也，生脉散、鸡子黄汤。

伤寒须分六经，邪在太阳，形寒头痛；邪在阳明，但热不寒；邪在少阳，寒热往来；邪在太阴，热势不扬；邪在少阴，四肢不温；邪在厥阴，四肢厥冷。

仲景温邪忌汗，是忌麻黄，误认伤寒而不忌，柴胡和解。真白虎症，脉数大，舌干黄，壮热狂渴，大汗大脉，此汤主之；若无汗壮热者，不可与之。

伤寒发温邪病，一见四肢厥冷，一见脉来沉细，不是夹阴，实是阳亏，小建中汤、黄芪建中汤、附子理中汤。

时症四肢厥冷，脉沉细，不是夹阴，定是阳亏。若脉细肢冷，舌薄白，小建中汤主之。若脉细肢冷，汗多，舌薄白，黄芪建中汤。若脉细肢冷，汗多便泄，舌薄白，附子理中汤。若脉细肢冷，舌白腻，胃苓汤加二陈汤、枳实、槟榔。若脉细肢冷，腹满者，胃苓汤重用桂、朴。若脉细肢冷，不便泄者，平胃散、胃苓汤。见纯虚症，六君子汤。若脉细肢冷，舌光无津者，复脉汤。若脉细肢冷，舌紫绛而干者，不治，勉拟鸡子黄汤。若脉细肢冷，肝风扰动，为血虚生风不治，勉拟生脉、复脉之类，去桂、枣或加石决潜阳之品。若脉细肢冷，舌薄白而神昏者，此为表症未离，而时邪直入内陷，比传经络症重十倍，不治。

伤寒症，正面阳明邪热，而反面就是少阴真水不足，留心复脉汤。

夹阴伤寒，肢冷脉细，附子理中汤、人参四逆散、真武汤、复脉汤、桂附八味丸。

阳虚伤寒，肢冷脉细，补中益气汤、归脾汤、六君子汤、十全大补汤。

阴虚伤寒，肢冷脉细，复脉汤、生脉散、玉女煎、大补阴丸、四物汤。

冬温内陷手厥阴心包，痰火内燔，足厥阴肝脏风阳扰动，即下文于是风乘火势，火假风威，煽烁于里。手厥阴心包络不能安静，痰火因此而扰乱神明，其喃喃谵语，狂言妄对，此必然之势。而足厥阴肝经亦不能条达，风火因此而内袭于经络，其频频风动，循衣摸床，亦必然之理。

伤寒发热，正面阳明邪火有余，反面少阴真水不足。

伤寒夹食，正面阳明腑滞有余，反面脾胃元气不足。

《内经》云：阳暑可清热，阴暑可散寒。

正二三月，时邪发热，病名“春温”。三月时邪发热，若起咳呛者，谓之“风温时邪”。《内经》云：伤于风者，上先受之，故上起咳呛。又《内经》云：发热有汗，恶寒，脉浮数者，为之风温。

四五月时邪发热，若大便不实，夏至前十日者，为之湿温，夏至后十日者，为病暑。故六月炎暑之际，故称“吸暑”“暑暍”。暑湿热三气，暑湿为患，暑热直中三阴，神昏不治。六月时邪发热，病名“伏暑”。

七月时邪发热，病名“新凉”，引动伏邪，又伏邪新秋而发，又秋凉引动暑邪。

八月时邪发热，病名“伏邪秋发”，中秋引动伏邪，又夏受暑热，发于中秋，夏病秋发。

九月时邪发热不凉者，病名“伏邪晚发”，故夏受暑热，至秋而发，皆称伏邪晚发。又云伏邪发于深秋，又云伏邪深秋而发，其邪深伏矣。

十月时邪发热，病名“伏邪”，深秋而发，又云冬温春发。

十一月时邪发热，病名“冬温时邪”。

十二月时邪发热，病名“伤寒症”，又名“冬温症”。

《内经》曰：今夫热病者，皆伤寒之类也，故四季时邪混称伤寒症也。

浮缓之脉，有汗恶风发热，为伤风。

脉浮紧，无汗恶寒发热，为伤寒。

春令风温时邪，头痛骨节痛，用秦艽、羌活、防风。若形寒发热如疟，加柴胡、黄芩。

厥症舌白，厚朴四逆散。厥症舌黄，羚羊四逆散。

寒热头痛白痢舌白，西昌喻嘉言，逆流挽舟法，合六和汤，加防风、葛根。

寒热红痢舌白，柴葛解肌汤，合六和汤，加防风、桔梗、黄芩、赤芍。

壮热红痢舌黄，葛根芩连汤，加赤芍、楂炭、木香、青皮、枳实、槟榔、赤苓、泽泻。

手指抽搐，为血虚生风，如脉大舌黑，为热盛生风，时症忌两目上视，为阳气欲脱，元气大亏。如厥症两目直视，额汗频泄，此为亡阳欲脱之象也。

漏底伤寒，每多补中益气法，黑归脾法，其症当以脉舌察之。时邪脉芤舌光，心悸耳鸣，为营虚邪恋，复脉汤去姜桂，加青蒿子、炙鳖甲、石决明、茯神。

邪热入于足少阴、足厥阴，身热不扬，脉细肢冷。若有表症，四逆散。若全入少阴、厥阴，而舌光干不紫者，复脉汤去姜桂，存阴化热，养胃生津法。若舌黑舌紫，口渴神昏者，此谓热深厥亦深，阳极似阴，勉拟犀角地黄汤，加珠粉、犀黄、竹沥，然亦不治者多也。

邪入阳明，壮热口渴，脉大有汗。

邪入太阴，身热不扬，腹满，四肢微温。

邪入阳明，大热大渴，大脉大汗，白虎汤主之。

邪入少阴，四肢不温。

邪入厥阴，四肢厥冷。

邪入太阳，头痛项强，恶寒恶风。

邪入少阳，寒热往来，口苦呕恶胁痛。

邪热入于手少阴、手厥阴，身热不扬，脉细肢冷。若舌紫神昏者，至宝丹、牛黄清心丸、犀角地黄汤加羚羊、石决、鲜石斛、芦根、菖蒲、生元参、银花、金汁。

◉ 疟疾

少年三疟起癖，用三甲饮，鳖甲一两，龟甲一两，穿山甲五钱，消痞有效。

三疟经久，常服鳖甲煎有效，或秦艽鳖甲散亦效。鳖甲煎丸，服三十粒。

◉ 咳呛

劳病咳呛，痰吐如米粥者，不治。痰吐如生粉浆者，不治。吐血如桃红色者，不治。吐血痰红如肺肉者，不治。

劳病左肺叶伤，不能左眠者不治。右肺叶伤，不能右眠者不治。

定喘汤，治肺寒哮喘痰多，背恶寒者，症若初起者，宜用也。

劳病咳呛，最忌脉数灼热，失血亦然。

虚劳咳呛失血，大便泄泻，此上损及下，肺损及脾，补脾为先，以脾土有生金之能，肺无扶土之力，用异功散加减可也。人参、北沙参、於术、茯神、甘草、白芍、山药、扁豆、橘白、霍斛、川贝、杏仁、米仁、谷芽、燕窝屑。古人治肺不应，当以胃药和之，此言的确，若上咳下泻，脾肺同病，扶土为先。

劳病久咳肉削，无风邪外感，脉芤数无力，用泻白散清泄肺经，药如不效，须用西洋参、北沙参、孩儿参、玉竹、麦冬、天冬、五味、阿胶、大生地、熟地、川贝、杏仁。若喑哑，加马兜铃、鼠粘子、生甘草、玉蝴蝶百张、败叫子[①]、笛目[②]、芦衣、凤凰衣。若内热加十大功劳叶三十张，若口糜用野蔷薇露漱口。

余常见治劳怯，大肉脱削，上咳下泻，用四君异功散，此医家之高见机也。

参术、神草、橘白、霍斛、谷芽、扁豆、山药、米仁、白芍、燕窝屑，此方不温不凉，不补阴伤脾，不燥伤金，专以养胃为主。

伤风犯肺咳呛，用前胡、桑叶、丹皮、荆芥、薄荷、象贝、杏仁、苏子、橘红、海石、茯神。如痰多，加甜葶苈、鲜竹茹、竹沥。如寒热，加淡豆豉、淡芩、青蒿、桔梗、甘草、牛蒡、紫菀茸、炙款冬。

华盖散与定喘汤，治哮喘痰饮，喉间有水鸡声甚效。若久呛脉细，不可用麻黄。

虚劳咳血，最忌脉数，身体灼热，虚劳伤肺肾之阴，最忌伤脾便泄。

虚劳上咳下泻，用燥药碍肺，用阴药碍脾，故用异功散最妙。

浮脉属肺，肺失下降，咳呛气上逆，所以脉必浮，但虚劳咳呛最忌脉数，数脉属心属火，火克金也。

虚劳咳呛，吐血铄金，音闪喉痹，此火克金也。

劳病上咳下血，下起肛痈流脂，名曰“天穿地漏”。

久咳呛咯血，大便泄泻，名曰“肺损及脾”，又曰“劳怯末传”，肺闭发喘，气粗而长，脉有力者，用麻黄七分以及定喘汤、华盖散、小青龙汤、三子养亲汤、苏子降气汤、旋覆代赭汤。

凡哮病，农人最多，究属受风寒，兼之冷雨打背心，秘制五汁保肺丸。以猪肺一个，不落水，纳入甘蔗汁四两、藕汁四两、梨汁四两、人乳四两，此五汁徐徐灌入肺管内，用瓦罐煮熟肺头，不用盐、酱油。以肺头捣烂，用白糯米炒黄，碾粉和丸，每日空心服三钱。此方不服药为中医，第三良方也。治咳呛吐血，虚劳内热大效。小儿素有痰多，宜常服珍珠丸，一岁一粒。

---

① 败叫子：即唢呐上所用叫子，因系用后不能再用者，名“败叫子”，取其有发声之用。

② 笛目：疑是竹笛上的某个部件，有宣肺清音之用。

凡吐血病以后咳呛，血如肺肉，带桃红色，又如粉红蚬子，此肺痿重症莫治。若痰臭如脓，胁痛，乃肺痈也。

凡咳血脉数，灼热咳呛，须用景岳玉女煎，与喻嘉言清燥救肺汤，鲜竹叶、鲜桑叶、鲜生地、蔗汁、焙石膏、知母、牛膝、丹皮、川贝、杏仁、女贞子，待其血止咳减，热退脉缓，然后将鲜生地换二原地再加洋参、麦冬、鲜石斛、天花粉。

凡咳呛吐血，脉数灼热，此肺肾两亏，而虚火上射刑克肺金。若加大便泄泻，此肺损及脾，不治不得已，用异功散加石斛、谷芽、扁豆、山药。

凡吐血鼻衄，火升足冷，须用盐附子二两、硫黄四钱，用口中津液垂唾，同捣烂如泥，敷于两足心涌泉穴处，外用布绵缠好，待其干再用，亦可名之曰“引火归原丹”。

凡中虚痰饮咳呛，用仲景桂苓术甘汤，最灵。待愈用附子都气丸，治气喘有效。又，八仙长寿丸及六味丸加麦冬、五味，治久呛愈后可服。

百部杀虫，入肺经，专治咳呛劳虫甚效。

◉ 喘门

痰喘舌白垢腻，脉沉细，不能服补药，不得已用六君子汤加苏子、姜汁、竹沥。

痰喘舌光脉细，用都气法，金水六君子法。

气喘无痰，脉细舌净，用人参、蛤蚧、熟地、坎炁。

气喘有痰，脉硬舌腻，麻黄、葶苈、竹沥。

哮喘舌白形寒，华盖散、定喘汤、大青龙汤，化热用小青龙汤，未化热用苏子降气汤、三子养亲汤、金沸草散、二陈汤，或旋覆代赭汤、三拗汤、麻黄汤，湿热痰用苓桂术甘汤，虚劳不得已用补，如熟地、阿胶，不若六君子汤为妙。

痰喘汗多，壮热便泄，脉数大，舌黄腻，白虎汤加竹沥。

痰喘汗多，壮热便泄，脉细舌光，宜六君子法。

喘病一忌痰声如锯，一忌头汗如雨，一忌脉细如丝，一忌声哑如鸭。

同里严惕安先生心传卷一终

卷二

◉ 头痛门

伤寒头痛，须用蔓荆子钱半、白蒺藜三钱，炒，去刺、小川芎钱半。

凡肝阳头痛，用制首乌五钱、白芍钱半、石决明一两、稆豆衣三钱、巨胜子三钱、黑芝麻三钱，此水不涵木也。

凡肝阳风火头痛，加羚羊角钱半、川芎钱半。

头痛重者为头风，由于肝阳上升，水不涵木。头风用羌活，肝阳用首乌、蔓荆子。

头痛，蔓荆子、白蒺藜、小川芎、薄荷、桑叶、丹皮、黄甘菊、石决明、稆豆衣、天麻、钩勾。

头风实痛，薄荷、荆芥、藁本、川芎、蔓荆子、白蒺藜、黄菊、桑叶。

头痛分太阳、阳明、少阳。若厥阴头痛，属虚症。

偏头风痛，小川芎五分、鹅儿不食草一钱，旁批：即石胡荽，入碱少许，烘燥研细，嗅入鼻孔内，以作鼻烟。旁批：偏于风，属少阳经。

肝阳头痛，昼夜无寐，必有痰火扰乱神明，是以空呕泛哕，用黄连温胆汤加竹沥、羚羊、石决、秫米、半夏、茯神、远志肉、桑叶、菊花。又肝阳头痛恶心，左脉细，胃嘈，瞳神散大，为虚也。黄连、龟板、阿胶、巨胜子、萸肉、白芍、牡蛎。

又肝阳头痛恶心，左脉弦，舌黄，黄连温胆汤加薄荷、荆芥、川芎、藁本、钩勾。

◉ 呓语

凡呓语声高气长，此阳明实邪也。

凡谵语声低气短，此神志失守也。

凡谵语，阳明有燥屎也。

◉ 牙痛

牙齿痛，用墨术子敲碎，塞于牙缝处，牙痛即止，其物形如桂圆核。

又方，用独囊大蒜一个，入轻粉少许，捣烂贴于虎口，在手大指末节深凹处，贴之觉痛起泡，其痛即止，男左女右。虎口下在寸脉反面，用大蒜入轻粉合好，外用蛤蜊合好，再用布一条缠紧，稍痛即起泡也，轻粉与水银升提，如三仙丹之类也。

◉ 鼻衄

凡出鼻血，先用人乳注于鼻孔内，继后用螺蛳一个，剪去屁股，塞于鼻孔，此方甚灵。

凡大鼻衄，成盆盈碗，用玉女煎，鲜生地、石膏、牛膝、丹皮、山栀、旱莲。若大便不行者，须加大黄三钱，待其大便通，其鼻衄即止。

◉ 吐血

每逢大吐血，大鼻衄，用景岳玉女煎，石膏二两、牛膝、鲜生地、女贞子、旱莲、丹皮、山栀、茅根肉。若涌溢不止，须用锦纹三钱，以折其上胜之威，以泻阳明之火，名釜底抽薪法，再加犀角地黄汤亦可。如吐血用犀角地黄汤、参三七，不应，用大黄炭、桃仁、红花、苏木、赤芍、降香、归尾。

◉ 舌辨

舌黑为阳明腑滞熏蒸。

◉ 疹斑门

红疹子，水红色，稍粗，有圆头，如馒头高起，但发热无咳呛，凭据如眼目之红与不红，咽喉之痛与不痛，以红疹子从阳明肌肉而出，以阳明主肌肉故也，所以前据为征。

白疹子，从属肺经气分而来，俗语谓之"发白瘖"，如水晶瘖子，其中有水。

凡疹子不发于头面，亦不发于手心足心。

凡发红疹白痦，壮热便泄，若脉大舌黑腹硬者，为实热，白虎汤与凉膈散。

凡发红痦白痦，壮热便泄，若脉细舌光腹软者，为虚寒。四君子、归脾丸、补中益气汤。

凡红疹谵语风动，壮热便泄，而脉不数大，舌色薄白，腹软不痛者，投犀角、石膏、大黄，然而必死之症。

白疹属肺家气分虚热，宜人参白虎汤，加麦冬、鲜斛、桑白皮、白杏仁。

红疹属阳明血分实热，用白虎汤，加羚羊、连翘。如胸闷，尚未全透，凉药不宜早用，牛蒡、蝉衣、连翘、桑叶、丹皮，加羚羊、杏仁之类。如红疹透，用玉女煎。白者走气分，属肺虚；红者走血分，属阳明实热。

白疹透而热退神清者生，白痦透而壮热神昏者死。

◉ 发斑

发紫斑，有色而平者是也，以手敷之不高者也，从阳明血分热极而来也。发黑斑，从阳明热极胃烂而来也，不治之症，勉拟犀角地黄汤、白虎汤、犀角大青汤、犀角举斑汤。又有食滞发斑，须要认真。

发青斑，乃热极胃烂，从肝脏而出，不治之症。余每看此症，乃血不活而凝结于皮肤之内，未能透出于肌肉也。古书云：从肝而出，言其青色属肝也，形如冻疮之类。

发水红斑，其色不活，亦不润泽，由于血分不足，为热邪强逼所致。

凡时症发水红斑，其色如桃红色，其形如黄豆大，平而不显，为斑；高而圆顶者为瘀；尖而有晕，如河中水者，为痧。每观水红斑，都是夹阴，都是阴亏，不治之症，毋庸拟方。若用凉药，徒遭一怪，切记。

发水红斑，每多阴亏，每多夹阴，故须问房事犯否。

发斑淡红色者，此属血气不足，每多死症，如夹阴者必死。

邪在阳明，斑发红活色者，白虎汤、犀角地黄汤。

邪在心营，斑紫色，犀角大青汤加玳瑁、金汁、银花。

阳明热极胃烂，斑发黑色，不治症也，犀角、板蓝根、银花，加白虎汤、鲜地、元参，再加清热解毒药。

邪在厥阴，发斑青色，此属不治。犀角、葛根、升麻、元参、金汁。

邪在少阴，斑发水红色，此属不治。人参白虎汤合玉女煎。

发水红斑疹，血不足也。旁批：又有阴斑，须八味建中汤。

◉ 中症

凡痰中食中，陡然不开口，遗尿酣睡，必须先推拿食滞，然后用竹沥、制南星、菖蒲、郁金、陈皮、半夏、风化硝拌炒枳实、槟榔，又竹沥达痰丸，又礞石滚痰丸，又小抱龙丸加牛黄谓牛黄抱龙丸，加琥珀谓琥珀抱龙丸。

肝肾两亏，病在经络，两足痿躄不能行，如软瘫状，舌无血色，脉细如丝，用健步虎潜丸加苁蓉、巴戟、枸杞子、菟丝子、沙苑子、补骨脂、杜仲、川断、萸肉、威灵仙、牛膝、木瓜、金毛狗脊。

手麻为血少，手木为气虚。

◉ 痴疾

凡痴病昼夜不眠，若脉弦硬，宜用羚羊、石决、川连、茯神、枣仁、郁金、陈皮、半夏、南星、竹沥、生铁落；或去铁落，加灵磁石、朱砂、珠粉、西黄。

凡文痴，旁批：癫也。脉细，乃七情忧郁而得，此属心营不足，神亏故也，须用首乌、白芍、茯神、枣仁、远志、石决，又天王补心丹之类，磁朱丸、琥珀丸。旁批：重阴者癫症多，喜变属心脾不足；重阳者狂症多，忿怒属肝胃有余。

凡痴病将发，一定病前彻夜不寐，心忙意乱，乃痴病必发无疑，须用羚羊、石决、黄连、茯神、枣仁、陈皮、半夏、龙齿、胆星、竹沥。

若痴大便行者，用竹沥达痰丸三钱，又礞石滚痰丸三钱，再用鲜竹沥和送。能得大便有痰积更妙。如不定，加琥珀三分，水飞朱砂一钱，金箔一张，镇心丹一粒，用竹沥和服。

白金丸，治痴病要药。

又方：白信[1]、犀黄、巴霜各三分，辰砂一分，米粉丸二十粒，金箔为衣，每服空心下三粒，约半点钟。接服二粒，得吐泻为效，明日如法再服，如吐泻不止，以米饮汤和之，此方极灵。

◉ 霍乱

霍乱有寒有暑，若舌黄口渴，呕吐黄水者，须用真川连、竹茹或黄连温胆汤，或全福[2]代赭汤。

来复丹有硫黄，治霍乱肢冷脉伏，阳气暴脱，但硫黄制法，须得道地，以免将来有咽喉腐烂之虑。

霍乱吐泻起呃，颇有宿滞，结于小肠而不得下，譬如产时胞浆水已沥尽，而小儿不能出阴户，其意相同。若脉弦紧、舌垢，须用四磨饮、全福代赭汤、橘皮竹茹汤、丁香柿蒂汤，加刀豆子、沉香，以消食为主。若霍乱脉细肢冷，此脾阳已败。若冷汗黏干，阳欲脱之象也，毋庸议方。旁批：呃不止加白檀香四分，手足不温加□□，绝妙。

凡霍乱目眶深陷者不治，大肉削脱，为脾败不治，肢冷脉细，脱阳不治，勉拟附子理中汤。

凡霍乱声哑者不治，勉拟复脉汤去姜桂。

干霍乱欲呕不呕，欲泻不泻，用探吐法。

水霍乱呕吐交作，最怕脱阳，肢冷脉伏。

凡霍乱上吐下泻，四肢厥冷，脉息全无，此危症也。须用桂枝、附子、生白术。若霍乱吐泻，肢冷脉伏，气短声低，急用人参附子理中汤。若肢冷脉伏，目上视，手指肤纹已瘪，俗名

---

① 白信：即白砒石。

② 全福：即旋覆花。吴方言中全福、旋覆同音故然。

谓之“瘪肤痧”，旁批：即缩螺痧；二足脚筋吊，麻木，俗名谓之“脚麻痧”，旁批：又名吊脚，不治之症。急用肉桂末一分，麝香少许，纳于脐内，外用葱饼贴满，再用火烧土结泥，熨于脐上，再用辣料豆草，用烧酒将于两足委中穴处，拘至足指。

霍乱吐泻之时，用六和汤、八宝红灵丹，切忌谷食，吐泻后起呃忒，人参全福花代赭石汤。如肢冷脉细汗多，人参附子干姜汤、附子理中汤。

霍乱，恶寒发热，头疼身痛，上吐下泻，名曰“霍乱”。

霍乱必口渴，因其呕，多下多汗，多耗其津液也，切不可吃冷物西瓜。

霍乱脉细如无，手清冷如石，而目上视，冷汗呃忒，轻用五苓散、六和汤，重用附子理中汤、真武汤。

霍乱脉细，肢冷汗多，且冷呃忒，用全福代赭汤。

霍乱四肢厥冷，胃阳绝；脉伏不起，脾阳绝；声哑不亮，肺阴绝；舌黑无津，肾阴绝。此等症不治。

霍乱忌谷食，而白扁豆汤大可吃，杜磨[①]藕粉亦可吃。

霍乱症，轻用五苓散、六和汤，加吴萸、干姜。

霍乱病延过七日，可许无碍。

霍乱四肢厥，脉来沉细，此阳气不复，声哑不亮，舌黑无津，此阴气已竭，后天脾土亦败，先天肾水亦涸，脾肾立亏不治。

◉ 痧痘

隆冬痧子未透，可用麻黄、葛根、牛蒡、蝉衣。

春天痧子未透，可用紫背浮萍一钱、牛蒡、蝉衣、芫荽草、西河柳。

痧子自手发者顺，自足发者逆，从两颧而起者大忌，须用透发，切不可用犀角、羚羊。

痧子面如白粉者大忌，一曰“白面痧”，又曰“狐面痧”。

天花发于咽喉处，不治之症；发于心窝处，不治；发于两腰，亦不治。空壳豆、天花痘，上起潭，谓之塌陷痘。《金镜录》云：浆清顶不足，难免十五六，第十五朝必凶，天花满身细白瘖，其浆不透，不治，勉拟参、芪补托。天花满身空颜痘浆败不足，不治。

水痘，但有脓起浆，外边无红圈子。

天花寒热三日见点，第一朝色如蚊迹，又如蚤虱巴，其色鲜红者，为状元花也。

小儿种苗，七朝发寒热，发热三日见点，见点三日起浆，起浆三日结痂，结痂三日，然后谢花，若种苗三日发寒热，非痘也，种苗十余日，发寒热，非痘也。

小儿痘满身如水晶瘖子，密无空隙，必死无疑；满身如水晶细白瘖，一无红晕之色，必死无疑。

小儿时痧，风温时疠之邪也，袭于肺经，须得发热凭据。咽喉哽痛，胸间作闷凭据，如喉

① 杜磨：即本家自制。

痛色紫，是烂喉痧也；满身如红纸头者，是丹痧也；面上有白粉者，是狐面痧也。狐面痧、丹痧、烂喉痧，此等难治。

小儿风温时痧，先发面部为顺，然后胸前，为第一紧要，前胡、牛蒡、象贝、杏仁、连翘、蝉衣、芫荽草三钱，无汗用紫背浮萍草。若冬天无汗，用麻黄七分。若喉痛，用射干、马勃、元参、甘草、人中黄。若泄泻，用葛根。若疠重痧密，清凉解毒法，羚羊、天虫、薄荷。若未透胸闷，浮萍、前胡、牛蒡、西河柳、莱菔汁、苦桔梗。

痘症浆不起，用犀角地黄汤，加升麻一钱、葛根、天虫。

小儿痧子细而密，色如水红色，如河沙洒于台[①]上。

时行天痘，初起一二朝，形如蚊迹，而痧子亦相似，无有不误。然痘症指甲及耳内带窨，痧证咳呛，且两目水红，推此则可以知矣。

凡痘症寒热胸闷，一二朝，荆防葛根汤；三四朝，清透解毒法；五六朝，温补透托。谓有精不足，则痘不托，有塌陷等类，用人参、鹿茸、黄芪、肉桂。

寒热眼睛水红色，是出痧子凭据，咽喉哽痛，咳呛，痧子凭据，胸间作闷，是未透也。发水痘，边上无红晕者，若痘外边上，有红丝者，是状元天花也。

痧子有发于头面，亦有发于手心。

天花，头面手心脚心俱有。

大花，初起一朝，发于手心面部，如痧子之状，惟疹子不发于手心足心。

天花发于肚皮不治，又发于颈项咽喉处不治，又有发于心窝软当处不治。

时痧通套灵效方：豆豉、前胡、荆芥、防风、桑叶、牛蒡、桔梗、杏仁、连翘、土贝、蝉衣、薄梗、西河柳、莱菔汁、葛根、浮萍、芫荽草、麻黄。不用麻黄写浮萍，不写浮萍用麻黄。喉烂，射干、马勃、元参、豆根、老僵蚕。

◉ 疮疡

凡疔疮初起作肿痛，用药宜聚不宜散，最忌鸡、鱼、肉，又忌风吹，庶免走黄昏陷，毒入攻心之虑。用羚羊角钱半、川连七分，又鲜生地一两、丹皮钱半、土贝二钱、赤芍钱半，连翘、银花三钱，生甘草三分，蚤休钱半，紫地丁草三钱。蚤休一名“金线重楼”，惟疔疮可用。若疔重者，大肿大痛，须用犀角磨，冲，七分，加鲜靛青叶，如无，用青黛七分，又用拔疔散。重楼金线一名“草河车”，歌曰：七叶一枝花，深山是我家，痈疽如遇我，一见便休瘥。

癞疥疮不发于头面。

对口疮，俗名“落头疽”，以及“发背”，二者皆是重症，但从太阳经而发者，原是湿热为主。盖风府穴，太阳经游行之所也，肺俞穴，亦属太阳经游行背脊。又骑梁发背与对口疮皆从督脉而发者，用人参、鹿茸、黄芪之类。从太阳经发者，用黄连之类。

小儿头上发中肥疮结毒，甚至发秃成鬌[②]鬎，须用活鲫鱼一个，将背上割开，纳入明矾于

---

① 台：原作“枱”，指桌子，当地亦称台子。

② 鬌(yà，音亚)：秃貌。此处应作鬎。鬎鬎同“瘌痢”，意为“黄癣”“秃疮”。吴语中常用以泛指秃头者。

腹内，填满置于瓦上，炙脆研细，用麻油调敷于发处。其肥疮渐愈，头发渐生，切忌大发物，癣疥人切不可治愈，将来必成臌病，必成血痢。

连年烂腿神效方，东丹[1]一两、黄占[2]一两、白占[3]一两、沥青一两、明矾二两、银硝一两，用麻油煎如膏药肉，用双皮纸两张，或油京川纸亦可。夹好，用引线针刺数十孔，于患处裹之，三日后其人作痒，生新肉，须忌鸡、羊、酒。

又烂腿方，白占一钱、龙骨一钱、铅粉一钱、沥青二钱、冰片一分、庄冰二钱、轻粉一分、铜绿钱半、麻油四两，贴法同上。

骑梁发背，以及对口疽，若皮肤紫黑色，若好皮肤亦是红稀熟浆，此恶肤善肤不分界限，不治之症，如平塔不高须用人参、鹿茸、升麻、生黄芪。

凡流注，成单不成双，非一三个，即五七个。初起酸痛，结核不红肿者，便是用克蛇乌龟一个，用稻柴四面裹满，脆炙研细，藏于瓷器内，龟腹板最妙，龟背甲次之，其性窜入筋络，治流注极效无比。另用全蝎十只、牛膝三钱、桂枝钱半、陈皮、姜皮，五味药炒研细末，另藏瓶内。每用克蛇乌龟末一钱，而末子药亦用一钱，和匀。用海蜇一两、地栗十个，切片，二味煮汤和逆，每用流注药见效者，不可胜数。

凡七八日时，疔疮与热疖头，急用甘露根打汁一杯，冷服，得大便泄泻，其疮即消。

缩脚肠痈，其出脓处皮肤上无汗毛，可以针刺无毛处，外溃要开，内溃泻脓，大黄为主，左为小肠痈，右为大肠痈，其红肿烊痛硬为凭。

癞卵脬，注秽不化，用有子露蜂房，入生矾，同填入孔内，再研番木鳖末少许，亦填孔内，炙脆研末，用灯掛油调敷甚效，其疮立除。又方用绵茵陈、白术、白芷。

◉ 脉象

脉软大无力，正为虚弦硬无偏，痰实，沉细如丝，正气亏虚，虚数无偏，热甚，脉芤者，不治。

脉来歇止者不治，尺脉无根者不治。

阳症见阴脉，一由食滞伤脾，脾阳不能运动，一由先天不足，元虚不能抵御。

平人六阳脉长大和缓有力，平人六阴脉沉细有力。若脉沉数，舌黑厚，如饭滞，口渴腹硬，凉膈散。

若脉洪数，口渴舌黄，有汗不解，白虎症。

脉沉数，舌紫绛而干，犀角地黄汤。

脉细数，舌光如镜，鸡子黄汤。

脉沉细如丝，舌光如镜，四肢厥冷，此阴阳立亏也，复脉汤主之。

脉细，舌光虚汗，生脉散主之。

---

① 东丹：即铅丹。
② 黄占：即黄蜡。
③ 白占：即白蜡。

脉沉细，舌薄白，汗多便泄，桂附六君汤主之。

脉沉细，舌薄白，大汗不止，四肢厥冷，桂附六君汤加黄芪、白蔻。

脉细数，舌薄白如常，不食不寐，心悸耳鸣，鸡子黄汤加洋参、生地、麦冬。

若脉细肢冷，舌紫绛而便泄者，此谓肾阴已涸，脾阳亦惫不治。脉来数乱无序，水亏木旺；软大无力，中虚气弱；沉细如丝，真元不足；弦硬如石，肝旺痰火；芤脉中虚，阴亏血虚，气血两竭。此六句毋忽。

时症脉数大促，脉细数促，与痢证、血症脉数促，不治。

◉ 病原

王云桥母，霍乱吐泻，继呕绿水如菜汁，吐蛔虫五条，腹痛痞块，故用全福、代赭、干姜、黄连、吴萸、沉香、郁金、陈皮、半夏、蔻仁服后而愈，此从肝胃治。

任蕴夫、陶任士二人，肥体痰喘，病脉弦硬，搏指无情，以后脉沉细，喘脱而死。

金丹崖妻，年四十余岁，因夫死而悲郁过度，遂成痴症，三年谵语不休，用竹沥达痰丸、礞石滚痰丸，再用青礞石、陈胆星、陈皮、半夏、沉香、制军、竹沥二两，姜汁五小匙，犀黄五厘，麝香三分。病人服后，得痰呕碗许，大便下几次。

严健斋吸烟十余年，不大便，服脾约麻仁丸五钱，继后下如弹丸，又如墨枣子一个，即愈。

王云岩吸烟二十余日，不大便，服脾约麻仁丸不应，后服制军三钱、芒硝二钱、川朴一钱、枳实二钱、蒌仁五钱、槟榔二钱，连吃三服，大便即下，如黑河泥遂愈。

小墙门内，胡世勋，年四十岁，初夏温邪发热，余得汗不解，得红疹亦不解，大便七日未行，舌根干黄，尖绛，但脉沉，形极沉细而软，两寸关全无脉息，参用羚羊、鲜地、鲜斛、丹皮、枳实、槟榔，仍不退热，仍不大便，继即服凉膈散一两，得泄泻二次，脉仍然沉细，两寸不起，后复泄泻一次，热渐退，脉渐起，及后发白痦，下黑宿滞而愈。

黎里查家浜，妪年四十岁，久病脉细如丝，舌光如镜，形瘦如材，内热如烙，腹痛泄泻，纳少，此肝肾之阴亏，脾胃之阳弱。若用阴药凉药则更腹痛泄泻，若用温药燥药则碍舌光内热。古人云：阴阳并亏，当以胃药和之。用异功散加味法，人参、於术、茯神、橘白、炙草，加霍斛、谷芽、扁豆、山药、白芍、米仁、燕窝根。此方轻可去实法，极其灵验。

陈家牌楼，陈和叔，年十九岁，四月湿温时邪初起，涂舌，语言不清，四肢不冷，脉数大，得畅汗而热仍不退。虽以新婚，其妻不在家，断无夹阴症也。况肢不冷，脉不沉细，至第七日，神糊呓语而死。盖舌乃心之苗，舌强所以语声不清而涂舌也，必有痰阻心包。心包络系于舌本，所以初起痰阻心包，涂舌声不清，继后痰迷心窍而死。

翁聋，年四十，素体操劳，身热舌光脉细，咽痛音哑，人参白虎汤。未效，投生脉散，加生地、白芍、茯神、枣仁、花粉、知母、蔗汁而愈。倘汗多，复脉汤以桂枝、白芍，和营卫而止汗；若热盛，人参白虎汤、玉女煎。

龙姑娘，四五旬，左耳流脂脓，心宕腰痛，脉细，投羚羊、石决、龙胆草，不效，用六味地黄丸加阿胶而愈。

陈秋霉，季四十，烟体形瘦，素有痰喘，陡然便下血粪，干结，痰喘汗多，用全福代赭汤合苏子降气汤。

沈石生，季四旬，体胖，春温神昏呓语，肝风扰动，发水红斑，面油痰喘，便泄汗多，舌白脉大而软，昏陷而死，挟痰湿中虚，似中症。

汤大壩周少年，娶妾，房劳过度，患春温，神志时清时浊，时欲坐起，牙关紧闭，咽痛形瘦，愁眉蹙额，眼脂夹铳[①]，脉细舌绛口干，用犀角、黄连、玄参、甘草。未识人参、麦冬、五味、阿胶、生地为然否。

袁茂芳，烟腿操劳，痢下腹不痛，脉沉细如丝，手足清冷如冰，腹瘪如凹瓦，形瘦如柴，面色憔悴，声低舌干脐跳，乃根本欲拨，肢冷舌干脉细，阴涸阳尽，不暇顾注。勉拟人参、於术、黄芪、肉桂，其人心中喊热要扇，脉涩不数必死。

项官人，十五岁，素体形瘦，夏令患暑热，壮热十日不凉，日重夜轻，神昏谵语，肝风震动，两目上视，神志疲倦异常，默默不语，脉数八至，腹瘪而软，且左胁下起癖，脐中筑筑动气，大便溏泄，舌微白如常，汗虽出而身热如烙，面色皖白如死形之象，投犀角、羚羊、石膏、至宝丹，非但热不得退，而神志更属沉倦，拟洋参、蔗皮、石膏、麦冬、生地、茯神、甘草、石斛、苗叶，未识应否。

富观桥，裁衣，时邪发疹，舌未黑，投雪水而死。

殷友兰内人，四十岁，冬温将及，立春而发，身热微汗，一候余神昏谵语，语声甚低，不相接续，此郑声也。

舌黑劫津，右关脉弦数，余部如常，肝风扰动，循衣撮空，呼吸气促，发水红疹，兼有白痦，形瘦神疲，言微力怯，痰黏不爽，目睛上视。投过犀角、羚羊、石膏、西瓜、金汁不效。神愈疲而声愈低，风动目上视，脱在顷刻间。急拟人参四钱、竹沥四两、化橘红七分、石膏一两灌之，而黏痰吐十余口，得寐良久而愈。此症幸未投大承气汤。

舌本强，语声糊涂，此痰火内扰心包。喜笑不休，此痰火蒙蔽心包。

方良溪，二十八岁，夏四月，患时邪病。因夺精而起，愁眉蹙额，眼脂满眼，神蒙谵语，时欲坐起，兼发红斑，大便溏泄，口不渴，干呕黏痰，毫无咳呛。额上太阳经按之如无，趺阳脉按之如无，两手脉数，按之极软无力，舌如平常，根带微黄，色甚薄，耳聋，手指抽搐。汗已有过，此人谵语，叫之即清，坐起禁之即止。不食不寐，眼睛水红色，服过犀角、羚羊、黄连、石决、金汁、雪水之品，水红斑渐隐，频频发厥，四肢厥冷，牙关紧闭。昨投四逆散、复脉汤，去姜、桂，斑渐透，脉数稍静，风动稍息，今晨仍照前法，未识效否。昨日案夺精，肾阴不足，风动，肝阴大亏，温邪乘肝肾虚而陷矣。阴分不足，四肢时转清冷，血分不足，斑透水红，不能润泽，脉象数软无力，频频厥逆，神蒙呓语，肝风动，目上视，其邪陷入厥阴，厥脱不可不虑。但口不觉渴，舌不见焦黄厚腻，脉不见洪数有力，观症情无实火可据，即是假火

① 眼脂夹铳：似是吴方言，未解。

假症，斑点由此而隐矣。勉拟复脉汤以养其阴，四逆散以提其邪。

肝风内动，目上视，厥至矣。仲景云：热深厥亦深也，阳明陷入阴经，四肢厥冷。观其病之所由，夺精肾气先伤，及其邪之所凑，已入厥阴矣。于肝风鸱张，恶款蜂集，肝阴亏而肾阴涸。又被邪火，愈劫愈涸，观舌色已无实据，凭脉象又无根蒂，厥后神志不清，仍防厥脱。昨日投药一剂，斑点犹觉透密，风动亦觉稍安。再拟四逆散以提阴中之阳邪，佐以复脉汤，去姜桂，以养肝阴而息肝风，未识诸高明以为然否？

肾阴素亏，肝阳偏旺，原是木乏水涵，而有偏胜之弊。今厥阳充斥无制，与督脉上至巅顶，是以头为之苦倾，耳为之苦鸣，目为之眩。前投养肝阴、息肝阳之品，似获小效。但安寐犹未如常，而寐中时有怵惕之象，又兼手指震动，乃属血虚生风。《内经》谓“诸风掉眩，皆属于肝”。故南阳朱丹溪先生有云：治风先治血，血行风自灭。窃思肝主一身之经络，全赖肾水以荣之。今血液肾水已亏，心惕震动，势所必至，而壮水荣木，在所必用。所谓“欲流之远者，必濬[1]其泉源；求木之长者，必固其根本”。但阳明暑邪尚未清彻，传递少阳而为痉症。况夏令阳气泄越于外，暑邪乘袭于内。《内经》云：邪之所凑，其气必虚。虚则阳火愈炽，真阴愈亏，而寒轻热重，午后为甚。盖阳明旺于申、酉时也，况肝与胆为一表一里，脏腑相连，以厥阴肝阳为本病，而少阳伏邪为标病，然后治病必求其本。阅涧山先生方，尽善尽美，不越范围，宗其前辙，守之如能弋获，再当晋谒崇墀。

无形暑热蒸于外，有形湿滞伤于内，内外交感，元虚不能敌邪，防脱。

邪热既伤其表，下痢又伤其里，表里交伤，恐难抵御。

◉ 杂门

脾土为后天之本，元阳为立身之根。脉细如丝者，元阳欲脱之象也，四肢厥冷者，元阳已绝之征也。头汗如雨者，元阳散失于外，大便泄泻者，脾土已败于内。医于此际，尚欲勉拟一方，未有不随扑而灭者也，勉拟生脉散、四君子汤加黄芪、肉桂、白芍、牡蛎。

黄花地丁草即是蒲公英，治乳岩肿痛，其性行乳汁。王不留行专行乳汁，虽有王命，亦不能留其行也。

炙甘草汤，即是复脉汤去姜桂，治阴虚邪恋，脉息细数，舌光无津。黄连阿胶汤，治阴虚湿热留恋，脉细数无力，舌光无津。亦治血痢日久，脉细数，舌光无津。

鸡子黄汤，治阴虚邪恋，身热日久不凉，脉细数无力，舌光无津。

驻车丸，治血痢日久，必加地榆炭、槐米炭。

黄连温胆汤，治发热六七日，脉弦数，舌厚腻，恶呕频作，其效如神。

温胆汤，治发热，舌黄呕恶，此邪在少阳、阳明两经也。

人参败毒散，即是喻嘉言逆流挽舟法，治发热下痢，表里立感甚效，柴胡、前胡各八分，羌活、独活各五分，赤芍、白芍各钱半，枳实、桔梗一升一降。

---

① 濬：同“浚”，疏通之意。

小川芎，治头痛，薄荷散其表，川朴利其气。

赤白茯苓各三钱、楂炭四钱。治积痢要药，消黏腻鱼肉之积，又煨木香治里急后重。

藿香正气散、六和汤、清脾饮，皆治暑天发热要药。

三物香薷饮：扁豆皮三钱、川朴一钱、陈香薷七分，但热吃必呕，因其气懊侬，易于致呕，必冷服乃可。

凡久病脉弦硬无偏，最为可患。盖日后必至脉沉细软而脱，多见于喘症、痢症。

季逾四十，指甲渐见黄色如蟹者，精力渐衰矣。

病后阳虚有邪者，用建中汤。

病后阴虚有邪者，用复脉汤。

来复丹中有硫黄，治霍乱肢冷脉伏，阳气暴脱，但硫黄制法最难。稍不留心，服之必有咽喉腐烂之患，虽不即发，必有后患也。

阴阳并亏，补阳为主，阳有生阴之功，阴无长阳之力。

补骨脂、鹿角、鹿茸、鹿角霜，皆可补命门之火，升提督脉。

病久阴虚，须用复脉汤去姜桂，病久阳虚，须用建中汤加黄芪。

阴阳并亏，须用十全大补汤、黑归脾丸。

余常见医家治久痢，用石榴皮、诃子皮、罂粟壳、赤石脂、禹余粮，未能见效者多。

虚劳脉数内热，用西洋参、北沙参、南沙参、东洋参、大生地、大熟地、天冬、麦冬、阿胶、甘草、川贝、杏仁、茯神、丹皮、十大功劳、青黛拌蛤壳、鲜石斛、鲜金斛。

小青龙汤，治风水相搏，遍体浮肿，面浮足肿，囊肿，小便数，并咳呛水臌，皆可收效。

脐跳，为父母先天肾气已绝。盖脐带小儿赖此以生长，如瓜果之有蒂，岂能脐间筑筑动跳乎？不治之症。

呃忒为胃败中虚，中无砥柱也，不治之症。

实呃，因停食于中宫，胃气不得下降，上逆为呃，必脉紧、舌垢、初痢为据也。

古人云：大肉削脱，九候虽调不治。又云：有胃气则生，无胃气则死。盖自有生以前，全赖父母先天肾气，及其既生以后，全赖自己后天脾胃。知识开而情窦起，则先天肾水亦至矣。《内经》云：男子二八天癸至，言先天肾水也；女子二七天癸至，言先天肝血也。男以肾水为先天，女以肝血为先天。盖肾精成小儿之骨，肝血成小儿之肉也。又云：心生血，肝藏血，脾统血。又曰：奇经八脉，冲任督带，以成胎；阳维阴维，阳跷阴跷，以护卫。

獭肝治肝气痛甚效。

同里严惕安先生心传卷二终

卷三

◉ 杂门

刺猬，一名“偷瓜馋”，其心能治胃脘痛，其皮炒焦亦治胃脘痛。

真虎肚，瓦上炙，能治反胃噎膈有效。

白鹅血，随杀随吃，治血格有效。

鹰团，即水老鸦，水中捕鱼鸟也，吃鱼骨鳝骨，不从下部出，从嘴里出，一团骨头，外裹一张纸衣，如蛋样式。瓦上炙炮研细，用酒送下，治反胃噎膈有效。或说天上鸦鹰吃小鸟，骨肉可消，羽毛不能消。故从嘴里吐出，乃是一团羽毛而已，此说乃余所见也。

弦脉属肝，缓脉属脾，所以痢症最忌脉弦数。盖以脾土已败，全无转运之权，但见肝木横逆，土被木克，是以痢症，最忌脉弦硬搏指，如新张弓弦。

沉脉属肾，肾虚相火旺，两尺脉躁动不休。

花槟榔，专消坚硬之积。楂炭，专消鱼肉黏腻之积，故痢症初起要药。阴虚肾亏，用大熟地五钱、上肉桂五钱，分剉末，研细饭丸。另服熟地与肉桂同用，补阴而不凝滞。

显仁丸，乃吴江城吴起泰所定，故苏杭别处皆无此丸。方内用生军四两、芒硝四两、黑牵牛子四两。牵牛性直达下焦，所以伤寒舌黑，有食滞邪热可服。

病人发热，曾食过药梅及青盐橄榄物。舌上起黑斑，但其形无根底，其色无著，最宜留心细察。

肾虚发喘，脉沉细，头汗出如雨，脱在目前，勉拟金水六君丸、都炁丸。若是虚喘，须以熟地、牡蛎、五味，纳气为要，再加坎炁一条、青铅四钱。

病若脉细肢冷，头汗气喘，脱在顷刻间也。

虚喘无度，可用熟地、五味、牡蛎，都气丸、金水六君丸。若有痰不能用熟地、五味，恐其腻膈胸闷。若脉细汗多，可用人参、黄芪、於术、坎炁、蛤蚧尾、牡蛎、生脉散。

舌尖属心苗，舌根属阳明之腑，所以舌尖紫绛，心包营分有热，舌根黑垢，阳明宿滞不通。

耳属肾，耳窍如芦衣，又如笛眼。剃头谓之明版，打响扒是明版上，其声如雷，所以声入耳窍芦衣内，便能知五音矣。

目属肝，目窍如镜，所以颜色入瞳神之镜，便能知五色矣。

鼻属肺，肺开窍于鼻，鼻窍内开一线之缝，但能吸无形之气，不能吸入蓬尘，其气嗅入鼻孔内，便能知五气矣。

肺管上雀舌，如笙之簧，所以孩儿三岁，开口言语，若雀舌不生，则终身哑嘴。

凡人周身有皮，惟舌无皮，故万物入口，舌尖上即知五味矣。舌尖属心之苗，舌尖紫绛，属心营之热，犀角地黄汤。舌根属阳明之腑，舌根干黑垢，属阳明腑滞不通，凉膈散一两，煎服，或显仁丸三钱。不应，用大承气。若舌黑脉数大，壮热口渴，白虎汤，夏令雪水，冬令西瓜露。若食滞舌黑，则不可用矣，宜谨慎之。

古人云：暴病之为火，怪病之为痰。暴病者，时邪热症也；怪病者，痴症、痫症、痰厥症、呓病也。

肥胖人多痰多湿，脉必沉细不起；瘦长人多火，脉必弦数。

素有梦遗者，其人面色带青光。

素有哮喘者，其人面色带糟粕脸。

素有肠红者，其人面色带黄。

素有吐血者，其人面色带皖白无血色。

素有嗜酒成疸者，其人面色必浮，目必黄色。

素有黄疸病者，其人目必黄，溺必黄。

素有痞块，腹痛而满者，其人面色必萎黄。

素有临食作噎者，将来必成格症。若素有反胃呕吐者，亦如是。

素有头眩，舌强言謇，手足麻木者，防中。

足太阳膀胱经，但有下窍，而无上窍，其五谷之水气，由于气化而渗入膀胱也。

手太阴肺，但有上窍，而无下窍。其五谷之津液，上归于肺，而渗于膀胱也。然后肺中津液，变生肌肉皮毛。若肺病，则津液变为痰沫而咳出也。

《内经》云：五谷入胃，游溢精气，下输于脾，脾气散精，上归于肺，通调水道，下输膀胱，散精四布，五经并行。凡人饮食入胃，其谷气一面翻上，一面消下，如牛吃草转草一般。

人之二乳属胃经，人之乳尖属肝经。凡乳有六小孔，有外窍而无内窍。凡乳妇饮食入胃，一面翻上，一面消下，五谷之津液翻上，即渗入乳房，而为乳汁，五谷之渣滓消下，即入小肠而为溲，入大肠而为粪也。

湿温与风温，在四月五月居多，若吃枇杷，其舌苔必带火黄色。黄连温胆汤，治发热、呕恶、舌黄，甚效。

病候大便不行，用肉苁蓉三钱、火麻仁三钱、瓜蒌仁五钱。但苁蓉咸降，润肠之要药，归身二钱养血润肠最灵。

《内经》云：先夏至十日者，为病温；后夏至十日者，为病暑，当与汗出勿止。

左金丸一钱，治肝胃痛，呕吐黄水。

安胃乌梅丸，治呕吐蛔虫，胃脘久痛。

又可，吴氏达原饮，治秋天类疟、时疟。

参三七磨冲，五分，能治伤血及吐血，将童便冲服。

犀角用童便磨冲，能治鼻衄吐血之症，再加鲜生地、丹皮、黑山栀、旱莲草、茜草、茅根肉、牛膝、桑皮、川贝、秋水石。

蔓荆子、白蒺藜、小川芎，能治头痛。

西羌活、独活、防风、秦艽、木瓜、牛膝，能治寒、风、湿三者合而为痹也，即历节风痛也。再有“行痹”“着痹”“痛痹”之名。

桂枝、羌活、独活、秦艽、防风、木瓜、牛膝、金毛脊、补骨脂、红花、当归，能治跌伤打伤，并治初起骨节疼痛背痛。

桂枝白虎汤，能治历节痛风，手足不能举动，脉数大，发热口渴，或舌黑舌黄。

桂枝用于本汤中，与白芍、甘草同用，是桂枝之性，能和营卫之药。

柴胡用于补中益气汤中，与人参、黄芪、升麻同用，是柴胡升清阳之气也。

柴胡用于小柴胡汤，与黄芩同用，是柴胡疏肝和血之药也。

柴胡用于逍遥散中，与当归、白芍同用，是柴胡和解之药也。况少阳经属半表半里，在表则为寒，在里则为热，所以寒热往来，是柴胡提半表半里之邪也。

黄芩一味，能退阳明独胜之热。

甘草三分，能泻虚火，与淡元参三钱立用，能治虚火咽喉梗痛，若以解毒则用甘中黄。

炙甘草，补中和脾，治病后脾胃要药，所以补中归脾汤兼之。炙甘草汤、六君子汤、四君子汤，皆以炙甘草为佐使也。

甘草之性，能令人中满，故腹膨中满禁用，亦能助火，故时症发热禁用。

甘草与白芍同用，是酸甘化津法。治病后口干，舌光劫津，再用鲜石斛、天花粉、知母、丹皮、洋参、细生地或鲜生地，全在临时斟酌耳。

麻黄，治冬天无汗发热。桂枝，治冬天有汗发热。

生石膏，治有汗壮热烦渴，脉数大。

犀角，治神昏壮热呓语，舌尖紫绛。

石膏，辛甘而凉，质重而气轻，清阳明独胜之热，或红疹已透。

犀角，清心包营分之热，治神昏呓语，体发紫斑，舌尖边紫绛，根黑。

人参白虎汤、洋参石膏汤，治气虚白瘖。

生大黄三钱，治时症发热，神昏呓语，舌根灰厚，脉息沉紧而数，弦紧有力。《伤寒论》云：阳明有燥矢，凡有宿滞，舌根必灰厚而干；若肢冷脉细，断不可用，慎之。

按趺阳脉，察胃气之强弱；按头上太阳经脉，察邪热之盛衰。趺阳脉在脚背凹里。

四逆散，治四肢厥冷，或初起肢冷，加桂枝五分亦可。

凡痢证脐跳脉细，腹不痛，为肾气大亏。

凡虚体一出汗，脉骤然变细，防其脱。

凡虚体一大便，脉骤然变细，加气喘而脱。

凡腹胀如仰瓦之象者，此由肠胃已伤，不治。

凡脉贵有神，得神者生，失神者死。神者，和缓之象也，不可以言语形容。

凡脉弦硬数大，而无和缓之象者，日后必变沉细而死脱。

凡脉沉细而无和缓之象者，虽身有热，明日必变四肢厥冷，脉忽忽欲绝而脱。

凡病人反复转侧不定，坐卧不安，此神不安舍，虚阳上扰也。

凡病人自觉耳边如有人告诉声音，此神亏也。

凡病人呓语有五，有虚神出舍而呓语者，有阳明燥矢而呓语者，有热入心包而呓语者，有痰迷心窍而呓语者。又有妇人热入血室，夜则呓语，昼则明了也。更有人虽无病，因其平素用心过度，心虚神不安舍。而谵语，亦即神衰呓语也。

凡肝风动有二，有血虚生风者，有热盛生风者。

凡脉细数灼热，经久不解者，清骨散可用。

凡霍乱声哑者，阴液干涸也，用复脉散去姜桂。

凡霍乱目眶深陷者，不治；大肉削脱，不治；肢冷脉细脱阳者，不治。勉拟附子理中汤。

凡历节痛风，或筋骨痛，用桑枝四两、桑寄生四两、丝瓜络四两、木瓜四两、牛膝四两、川断四两、杜仲四两，此八味浓煎如膏，服之最效。又海风藤、络石藤，风烹藤均可加入。

湿脚气，两足浮肿而不痛，俗名“大脚风”。

干脚气，两足筋络收引掣痛而不肿，然痛甚则脚气冲心而死。

用脚气鸡鸣散，槟榔为主，鸡鸣时服。

凡数脉，人知其热，然须要留心，空数而短，乃不治者多，日后必变极细、极数、极无力，如虾游之状也。

犀角清宫汤：犀角、玄参、连翘、竹卷心、鲜生地、丹皮，以清心包宫室之热。

凡医者服药而愈病者，为上医。服药而加病者，为下医。不服药为中医。雪羹汤，为不服药第一祖方也。陈海蜇，咸能消痰软坚；大荸荠，消铜积，痞块之积，及痰积，此方甚灵，余甚信之。然用雪羹汤，不如用雪羹法，以陈海蜇漂淡，好酱油浸，每日吃粥不撤，以荸荠作消闲水果，胃气旺者，可吃四五十个，须得半月见功，一月收效。

梨汁蔗浆饮，为不服药中医之第二良方也。可治瘅疟。但热不寒，可治。久热不解，口渴，亦可治。鼻衄内热，更可治。

五汁保肺丸：用猪肺一个，不下水洗，用蔗汁四两、藕汁四两、梨汁四两、人乳四两、童便四两，灌于肺管内，煮熟为丸。治吐血咳呛，虚劳内热。以人乳补血，童便降火，此二味人身之品也。梨汁消痰止嗽，藕汁通气凉血，蔗汁清胃热，存胃津。

古人云：治肺不应，当以胃药和之；治痢不应，当以胃药和之。凡男子宿娼嫖妓，欲火动而阳举，肾精忍而不泄者，日后必成白浊病。盖忍精不泄，其精已出肾窍。初起毛际处作胀，下坠用导赤散、八正散、清麟丸、萆薢分清饮、琥珀散。

推车虫，俗名“粪梗虫”。医书所谓蜣螂虫是也，其性善攻，所以消结硬宿滞，痞膨食积，皆为要药。

凡痰喘须用竹沥、犀黄、珠粉及风化硝、天竺黄、陈胆星、化橘红、半夏、甜葶苈子。

濂珠粉，专于生光。治瞳神散光要药，每日清晨，空心服一分甚效。以桑芽池菊汤送下，谷精珠汤送亦可。

濂珠粉专于消痰，治痰迷心窍，神狂谵语，以及痰厥，喉间痰声如曳锯，然用珠粉、犀黄、竹沥和送。

琥珀专于安神，朱茯神、夜交藤，治心悸少寐。牛黄五厘，专于定惊悸。肉苁蓉、油归身，治大便秘结。

十味温胆汤，治少寐心火不降。

《文选·嵇康赋》：形恃神而立，神须形以存，气血者，人之所赖以生也，血属阴而气属阳。《内经》云：阳能生阴，阴不能生阳，气能生血，血不能生气，所以补气在补血之先。假如妇人血行过度，四肢厥冷，脉细如丝，脱在顷刻，须用血脱益气之法，如肉桂、人参、黄芪、附子，以益气回阳。

凡人气充则神旺，血旺则精强。所以神由气生，精归血化，以有形之精血，归于无形之神气而得。

三消症，善饥善渴，乃胃家有火，所以消谷善饥，治法须用景岳玉女煎，生石膏、大生地五钱。

上消病，善渴多饮，是肺消症也。中消症，善饥多食，饮食不为肌肤，愈吃愈瘦，乃胃消症也。下消症，饮一溲二，溺出如米泔汁，形瘦灼热，乃肾消症也，不治。勉拟大生地、生石膏、洋参、牛膝。

小抱龙丸：竹沥、南星、菖蒲、郁金；加牛黄，为牛黄抱龙丸；加琥珀，为琥珀抱龙丸，治小儿惊风痰热。

小儿素有内热，宜常服资生丸，每岁一粒。

小儿常有痰，宜常服珍珠丸，每岁一粒。

脐上痛属胃，脐下痛属脾，当脐痛属厥阴。

定喘汤与华盖散，治哮喘痰声如锯。

凡降气化痰，用苏子降气汤、三子养亲汤、二陈汤、全福代赭汤。

实喘气声粗长，脉弦，用麻黄为君，定喘汤。

虚喘气声短促，脉细如丝，头汗如雨，脱在顷刻，勉拟生脉散，人参、麦冬、五味加牡蛎、白芍、甘草、茯神，聊写数味而已。

凡身痛如被杖，用秦艽钱半、羌活一钱、独活一钱、防风一钱。

凡青腿牙疳，每每高粱之体，久居高堂大厦，不常见日，加以乘凉饮冷，故寒注阳明之络。上起牙疳，牙肉紫肿，上颚起紫点，寒注太阴脾络，两腿起青点，或紫点，如冻疮样，急用马脑子一个。如无，则服马乳一杯，渐愈。

凡腹痛如虫咬者，用马溺。

凡见肝家真脏脉，脉来弦动搏指，如新张弓弦之状，将来必见沉细而脱。所谓有太过则不及也，故凡病脉见弦硬搏指，必危。

仲景四逆散，治寒热四肢厥冷。

凡虚体大便闭而不通，须用淡苁蓉三钱、油归身二钱、火麻仁三钱，服三帖，大便必通，此是脾约麻仁丸。再有五仁丸：柏子仁三钱、郁李仁三钱、麻仁三钱、蒌仁五钱、杏仁四钱。

凡心不藏神，夜无安寐，须用琥珀末、茯神、枣仁、远志、夜交藤、秫米、半夏，煎汤服。

凡肝不藏魂，言语舛错，须用苍龙齿、石决明、紫贝齿、生铁落、真川连拌炒酸枣仁、金银箔、胆星、半夏、化橘红、明天麻、天竺黄、郁金、菖蒲、羚羊、竹沥。

凡患痴病实体者，可用竹沥达痰丸、礞石滚痰丸。礞石性悍，大黄性下。治痴病，实体有效。

白头翁汤，治秋天血痢无度，方用白头翁、北秦皮、川连、黄柏。

鳖甲煎丸，治三疟后，左胁结痞，腹膨疟母。

三甲饮：鳖甲五钱、龟板五钱、穿山甲一钱。治少季壮年三疟，左胁疟母，痞块攻痛，捡大活赖团一只，用砂仁填于腹内。将泥裹于皮外，瓦上炙脆研末，每晨空心服三钱，待其泄泻，而气膨即宽。

金匮肾气丸，治病久中虚，久膨腹软。按之如破绵，此脾阳攸亏也。或用中满分消丸，或煎汤亦可。

活黑鱼一条，勿去鳞，用竹刀剖其腹，去其肠，纳入大蒜，填腹内，更纳朴硝一两于颊腮中，将泥涂于鱼上，以砻糠火煨熟，去其泥，则鳞自落，食后得泄泻，则中满自消。

调胃承气汤，用芒硝、大黄，加甘草一味。以甘草能和其胃，守其中，缓其急，以制硝、黄之猛烈也。

凡小暑大暑时，天气暴热，无论大小男女，小儿伏暑时症，均不可用棉被盖之，但要凉地方。因炎热时，病人热死者多，小儿痰喘闭塞，大人神昏内陷。

鸡内金、五谷虫二味，火炙脆，同炒米粉服。治小儿疳膨食积，有效。

百部杀肺虫，治传尸劳，咳呛甚效。若猫狗病，必有虫积，亦可治。若兼用火酒，可抹头虱。

孔圣枕中丹，治心悸健忘少寐。

天王补心丹，治心悸少寐耳鸣。

补中益气丸，治病久脱力面黄，心宕腰酸，脉芤足浮。又，老年阳虚加鹿茸、毛鹿角、附子、肉桂。

黑归脾丸，治病久脱力，面黄心宕，腰酸脉芤。若便血，加制首乌补肝血，淮山药和脾血，东白芍收肝阳。

清麟丸，治湿热下注，白浊，小便溺痛，茎管痛，大便闭结。服后小便必赤色如血，大便必通乃愈。

厚朴与扁豆，不宜合用，用之腹胀，宜去扁豆、人参、甘草，加桂枝五分即消。缓脉者，病之吉脉也，盖缓即和静之意。

生铁落饮一两，治痴病最灵。此方出于《内经》，治气火上升，因其下气疾也。又，灵磁石、磁朱丸。

省头草叶三十片，治口甜泛恶甚效。此方出于《内经》。有病口甜胃瘅者，治之以兰草汤。

怀孕忌药，半夏、丹皮、赭石、南星、茅根、肉桂、麝香。

宿娼妓家，情窦浓而忍精不泄者，必成淋浊病。且有吸毒，若临溺时，茎骨作痛，小溲黄赤而烫，舌苔黄腻，脉弦数，须用清毒分利。用清灵丸三钱，另服。再用真川连七分、滑石五钱、木通一钱、甘草四分、车前子三钱、萹蓄草三钱、瞿麦三钱、海金沙三钱，导赤散、八正散。又，琥珀屑五分，研细，用淡竹叶三钱泡汤送下，土赤苓、泽泻、通草、石苇草三钱、冬葵子三钱。

凡用麻黄汗后，气喘胃不开，立见消亡。肢冷脉细，所以麻黄、大黄一开一下，未敢轻用，宜审慎之。

凡肉桂、附子开太阳，温肾经，为要药。凡遇伤寒夹阴症，医家言明先用附桂丸化热，使邪热发于外，然后再用凉药。又，滋肾丸：肉桂、黄柏、知母、常山草，一名“壮柳条”，一名“蜀漆苗”。治阳明浊痰，所以三疟服截疟丹，服后能呕痰，三疟即愈，所谓无痰不成疟。

五运六气联句：子午少阴君火司天，阳明燥金名在泉。丑未太阴湿土上，太阳寒水下相连。寅申少阳相火旺，厥阴风木应在泉。卯酉却与子午倒，辰戌即将丑未颠，巳亥更向寅申转，五运六气上下迁。

凡暖脐膏，用麝香少许、肉桂末一分，纳于脐孔，以青葱打烂，贴于脐上。又用土结泥，熨于脐处，能治因寒霍乱，吐泻腹痛，绞肠痧有效。

肺家但有上窍，故易病肺闭。膀胱但有下窍，故易病癃闭。

凡呃忒，男子多而女人少，大约女人无结喉，其气上升，无曲折阻隔也。故但有嗳气而无呃忒。

磁珠丸：用灵磁石一两、朱砂一两，研细水泛为丸，如梧子大。治逆气上冲，痴病有效。至于摄纳肾气，比沉香更降。

乌梅丸三钱，治肝厥呕吐蛔虫。黄连、吴萸、乌梅、白芍、干姜、川椒。

半硫丸、扁鹊玉壶丹、黑锡丹、来复丹，皆有硫黄，不可轻用。

凉膈散，治时邪阳明腑中食滞。

若病人肢冷脉细，神清而舌能伸，黑而不干者，为水极似火也。或属虚火，用附桂参术，以引火归元。

紫犀丹，大凉极开窍，用三分，同竹沥、菖蒲服，治壮热神昏。

苏合香丸，其性温，治病人初起神昏，或痧气肢冷，脉细不扬者。

甜瓜蒂晒干研末，嗅入鼻孔，能治黄疸，但不可多嗅，恐其咽喉作痛。

清骨散，治久热内热有效。

《内经》云：肺恶寒，心恶热，肺属辛金，其色白。大肠属庚金，其色亦白，又名“广肠”。所以白痢从大肠来，从气分来。治以川朴、枳实、楂炭，消鱼肉之积。莱菔消痰积，木香利气，白术守中，肺与大肠为表里故也。心属丁火，其色赤，小肠属丙火，其色亦赤，又名“赤肠”。所以红痢从小肠来，从血分来。治以川连、楂炭、赤苓、赤芍；又，白头翁汤、葛根芩连汤。

《内经》云：女子二七而天癸至，天癸者，即天一生水也，即信水也，即月经也。四七二十八岁，为天癸盛。七七四十九岁，为天癸竭，而不生育。男子二八而天癸至，天癸者，即天一生水也，即真水也，即肾精也。四八三十二岁，为真水旺。八八六十四岁，为肾精竭，而不生育。若先天禀赋充足，七十岁亦可生育。若先天禀赋不足，未及六十岁，肾水早已告竭，而不举阳也。

《内经》云：人生四十岁，一脏先衰，衰于肺也。肺虚易于受风邪，所以四十岁，每多咳呛。惟其肺虚，津液不能生毫毛肌肉，而变为痰饮而咳也。人生五十岁，两脏衰也，衰于脾也，脾土衰则不能运化谷食，所以易于停积腹痛，或痢或中满。

真血珀屑四分，同车前三钱、淡竹叶三钱、蟋蟀干，五只，治赤淋、白浊、石淋、沙淋、膏淋。

戒烟方：用罂粟壳一两、党参五钱、熟地一两、槐米四钱、银花二钱五分、炮姜一钱、桂木一钱三分、茯苓五钱、菊花一钱三分、鹤虱二钱五分、石决明五钱、甘草一钱、赤砂糖四两。

中满痞满成块，肠红痢症，此木克土也。

丁香与郁金相反也，不可并用，切记。

《内经》云：伤于风者，上先受之。所以风温症必多身热、咳呛。伤于湿者，下先受之，所以湿温症必多身热、便泻。

平望戚氏小儿秘方：用制军、黑牵牛、蓬莪术，治小儿疳膨食积有效。

甘露叶包豆腐，炙灰研细，常服二三钱，治气冲甚效。

反胃，朝食暮吐，胃无火也，用附子、干姜。

梅核格症，喉间如脔肉梗住。

虾蟆胆汁，治急惊风有效。

淡羊肝连胆煮熟吃，治鸡盲立效。

四神丸，治五更泻有效。

汆松黄鳝，善和脾胃，治脱力有效。

女科八珍丸，陈皮、半夏、香附、丹参、杜仲、川续断、萸肉、山药、乌贼骨、牡蛎、黄芪、肉桂，治女人调经要药。

诸气膹郁，皆属于肺。肺与大肠为表里，肠痹宜开肺。

诸湿中满，皆属于脾。

病人最忌废寝忘食。如属实火而胃不和，卧不安，白虎汤。如属虚火，乃是心肾不交。

八宝红灵丹，治霍乱吐泻，肢冷呃忒神效。

鱼脑石，即黄鱼牙齿炙研，以冰片和匀，吹鼻，治脑漏极灵。

五花散，用白菊花、白荷花、白金银花、白凤仙花、白槿树花各五钱，服之能治热疖，最灵。

小儿病口嘬如鱼口，声叫如鸦鸣者，不治。

时痧通套：淡豉、麻黄、浮萍、前胡、荆芥、防风、桑叶、牛蒡、桔梗、杏仁、连翘、土贝、蝉衣、薄荷、西河柳、甘中黄、莱菔汁、葛根、芫荽草。若咽喉烂，加射干、马勃、制僵蚕、元参、山豆根。

至宝丹，每丸三分，大人昏陷热症，可用二丸，菖蒲汁送下。

牛黄抱龙丸，治小儿惊风：犀黄八分、雄黄一钱、胆星一钱、天竺黄二钱、朱砂一钱、麝香一分。

琥珀抱龙丸：去犀黄加血珀。

寒不盛，热不扬，头不痛，汗不畅，全无表症，邪不从外达，而反入里，热与滞互结阳明之腑。白虎汤、凉膈散，有痰加竹沥。

病人服大黄或犀角、石膏后，神昏谵语者，皆不治。

干黄梅后，至秋天，农夫每多脱力，下血吐血，腹痞肚膨。

湿黄梅后，至秋天，农夫每多湿温下痢，水泻霍乱。

诸病吐黑水者，不治之症。

凡诊病人，男问遗精脚冷，女问经期，皆紧要之言也。

吃烟者，先伤阴气，继伤阳气，故每每烟膨烟痢。

病人目上视，一定元虚，手震动，一定阴亏，唇謇者为风动不治。

脐跳为肾虚挟食，不治之症。

薤白头、两头尖，治格上极效。

初病痰臭，属肺痈。久病痰臭，属肺烂。初病口臭，属胃火。久病口臭，属胃烂。

伤寒症有十忌，脉沉细如丝，阳症见阴脉，必死，一忌也。脉数乱无序，呼吸八至，阳极阴脱，不治，二忌也。呼吸之气短促，必死，三忌也。头汗如雨，亡阳，必死，四忌也。四肢厥冷如冰，脉细欲绝，必死，五忌也。神昏不省人事，目直视，肝风已动，六忌也。呃忒频作，胃气已败，七忌也。大便下血，泄泻如水，八忌也。发紫斑，仍然神昏，九忌也。下后仍然神昏，十忌也。

渴不欲饮，一定湿温。溺色短赤，一定属湿。

急救羊毛瘟疫方：用炙僵蚕三两、酒炒生军一两五钱、蝉衣三两、胆星一两、银花三两、佩兰叶根三两，共为末，加麝香五分，以竹沥、白蜜和丸，每丸一钱，朱砂为衣。治近来有寒热胸痞，或便闭，或便溏，即以烧酒和面粉，搓成团，在病人胸前擦数遍，团上自然有毛。或白或黑，名为“羊毛瘟”，此丸治之，开水冲服。

表之热不退，清之热不退，下之热不退。若神清脉细者，为虚症。若神志不清者，为坏症。

心包在上，阳明在下。阳明邪传心包，故称逆传，病必神昏呓语。

血虚生风者多，而热盛生风者少。

肥癣，用白虱瓦上炙灰，存性研末，入冰片少许，敷上甚痒，以后可断根。

太阳脑后痛，阳明额前痛，少阳两角痛，太阴脐上痛，少阴脐中痛，厥阴少腹痛。

脉数先问寒热；脉弦先问肝家；脉沉细先问腹痛便泻；脉细数面皖白，先问咳呛吐血；脉濡软而面黄，先问腹满便血。

猳鼠矢汤，用两头尖、薤白头，治少腹痞块攻痛，女科癥瘕。

气藏血中，血藏气中，气血调和，原是无病；水在火上，火在水下，水火相济，原是无病。今失血血虚，阳气不能潜藏，以致呼吸气促，促乃虚症，恶候也。肾水涸，虚火不能下交，以致皮肤灼热，热亦虚症，恶候也。

目窜鼻煽，肝风之最危也；唇謇舌战，肝风之最险也；头摇体震，肝风之最危也；循衣捏空，肝风之最险也。此肾水大亏，肝风大动，良由水亏不能涵养肝木，液涸必生内风，风阳煽烁于里，以致四肢抽搐，身体震动。此陷入足厥阴，又逆传手厥阴心包络，而痰火因此扰乱神明，是以喃喃呓语也。若浮阳外越，以致肌肤灼热，似乎外感，而实因水亏也。至于彻夜不眠，亦属阳失潜藏，心气不能下交于肾也，饮食少者，脾不能为胃行其津液也。惟其津液不行，悉变为痰浊，良由五脏之精华，无能收摄，故泛溢上涌耳。舌之干黑无津者，显见胃家津液已被邪火劫夺，脉之数乱无序者，的系水亏火旺，一水不能胜五火也。脉数为热，人人知之，殊不知真水愈涸，虚火愈旺，而脉象愈数愈虚。投刚燥辛散之品，恐其劫津伤阳，进消积荡涤之剂，又恐劫液亡阴，均非正见。以余观之，清热之中，须佐存阴息风，恐其风动致厥。用洋参二钱、生地五钱、阿胶一钱半、麦冬一钱半、首乌五钱、白芍钱半、羚羊一钱半、石决明一两、茯神三钱、花粉三钱。

两目色红，两颧色红，亦因肾水下涸，肝阳上浮。

额汗如雨，此属阳气散失而亡阳也。

呼吸气促，此属元气无根，不能藏于元海。

四肢厥冷，此属阴亏阳弱，在时症更忌。

脉来细软，此属气血不足，在时症更忌。

胃弱纳少，此属后天生气已败。

彻夜不寐，此属阳不交阴也，血虚精亏，心不安神。

大便不实，此属后天中土衰微也。

自汗盗汗，此属腠理不密，元阳易于泄越，寐间出汗，是属阴亏。人无寒热，而反出汗者，称自汗也。无寒热而寐后出汗者，称盗汗也。

春令每多风温咳呛，秋令每多湿温下痢，脉细数，每多阴亏；梦遗，面部青皖，素有遗泄；面浮，素有痰饮湿邪。舌白腻，亦有湿邪；舌黄腻，湿邪化热；舌干黑，阳明热邪挟食；

舌紫绛，心包邪火；舌光剥，肾水不足；舌肉刺，阴亏火旺。

最可恶者，病人面色无恙，脉息无恙，舌苔无恙，而病者故意不说。必先问病起几日，如病延月余，非心宕神昏，即梦遗白浊。惟心宕神昏者，必有痰火内扰，以此症近痴痫也。

疏肝清胃丸，用夏枯草、蒲公英、金银花、漏芦、橘叶、甘菊、豭鼠粪、地丁、贝母、连翘、白芷、山慈菇、瓜蒌、芡实、炙甘草、陈皮、茜根、乳香、没药等分为末，以夏枯草煎汤为丸，每服五钱，开水送下，专治乳岩，以乳属肝胃两经故也。

烧裈散，专于利小便。

病人视物两岐，此精绝也。

心中一点真阴，是真水也，是离中偶。昼生阴，是天一生水也。肾中一点真阳，是真火也，是坎中奇。昼生阳，是相火命根也，茯神得松之气，安神定心悸，若琥珀得松之精，其效更神也。

同里严惕安先生心传卷三终

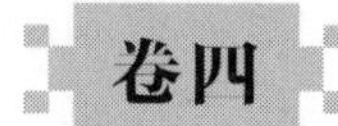

卷四

◉ 杂门

寡妇与尼姑打胎，产后恐人知之，仍然勉强行走，阴户受风，风邪直入冲任血海，陡然痉厥，牙关紧闭，角弓反张，而身无寒热，神志清爽者，是打胎后阴户受风也。若身有寒热，神志时昏者，是伤寒痉厥，但伤寒时邪，牙关紧闭，用羚羊、石决、菖蒲、郁金，断不可用热药。若阴户受风，牙关紧闭，须用附子、肉桂、细辛三分、红花、泽兰、丹参、归尾、荆芥、炮姜、楂炭、益母草，断不可用凉药。但寡妇病，旁人不能明告，临时须要留心，亦不能说明此症之缘由也。未嫁之女，自言血崩非崩也，实因打胎恶瘀下也。盖室女未经生育，冲任血海未伤，何故而致成此症也。

腰痛心宕，属心肾不交，宜摄浮游之火，下藏于肾，谓之引火归源。源者水也，水既竭矣，无源可归。

肺闭、溺闭，上焦水源不行，下焦水源不通。膀胱为水道下源也，肺为水道上源，故一用麻黄开肺，一用葶苈泻肺，利小便。

汗多欲脱，桂枝龙骨牡蛎救逆汤。血崩亦宜此。

先咳后胀治肺，麻黄、桂枝、杏仁、甘草、川朴、葶苈之类。

先胀后咳治脾，五苓散、五皮饮、胃苓汤之类。

复脉汤中，以地胶麻生血宁心，桂和营卫，姜枣健脾，参草麦冬补血生津。

厥症有六，童体多痰厥，大人多肝厥，伤寒时邪多热厥、实厥，病后多虚厥、寒厥。

伤寒时邪，脉来沉细，为阴虚；四肢厥冷，为阳虚；两目上视，为精神欲绝；手指抽搐，为血虚生风；额汗气促，为阳气欲脱；呃忒，为胃虚中空；脐跳，为脾虚；食滞喃喃谵语，为神衰，亦为阳明燥屎。宜留心。

小儿脐带，四日脱落者强。若十日脱落者，本元不足。

木鳖子大寒，入肝去风，治目赤甚效，但用熟木鳖五分。若多吃令人发肿发冷，可知大寒入肝。所以鸟兽食之，肿而断肠死。

番木鳖，专治疥癞，去湿去风。

肺痈，痰臭如脓，胁痛脉数，身不热，用千金苇茎汤。

葶苈泻肺汤，治肺痈初起。

◉ 肝胃

肝胃气一由肝强，一由胃弱。肝强宜破，胃弱宜补。

素有肝气中虚，必增呃忒。一由肝木犯胃作呃，一由中虚作呃。

鸡血藤膏，治肝气入络。

◉ 吐蛔

呕吐蛔虫，用苦辛酸三法，真川连、淡吴萸同炒，再用乌梅一钱、白芍、川椒、乌梅同炒，淡干姜、台乌药、花槟榔，蛔虫之物，闻苦则降，得酸则伏，所以安胃。乌梅丸三钱，治脘痛吐蛔甚效。

◉ 呃忒

呃忒乃胃虚，肝木犯胃，气失下降，食滞。若时症呃忒，非因郁怒，即素有肝气，肝气冲犯胃脘故也。可用左金丸、旋覆花、代赭石、青皮、郁金、白芍、丁香、沉香、刀豆、干柿蒂。旁批：白檀香理气极妙，用以治呃病有殊功。

几日来时有呃逆，因谷气乏而胃虚，肝阳冲突，上胃肆虐耳。呃忒有六：或食，或痰，或寒，或肾气不摄，或肝气犯胃，或胃火上冲。但肝气犯胃者多，而胃火上冲者少。旁批：呃忒症于香窜辛通之中，当佐以甘缓。故代赭、旋覆及丁香、柿蒂中俱用人参，职是之故。余遇此症，常用生党参梢钱半，均获奇功。

◉ 格症

白鹅血，随杀随吃，治格症极效。

枣儿槟榔，广货店中买，以作消间果吃，亦治气格。旁批：陈货坚硬但宜煎汤，服治中满脾胃症效。

◉ 中满

风水相博，遍腿浮肿，囊起亮光，溺管甚肿，用小青龙汤，麻黄七分、桂枝一钱、川朴一钱、防己钱半、椒目七分、车前三钱、滑石五钱，以及五苓散、五皮饮。

又，诸症如上，惟有咳呛，名曰“水臌”。

凡中满如抱瓮之状，筋露脐突，此脾阳大败不治，勉拟舟车丸三钱，开水送下，希图侥幸。又，小温中丸。若病人更加腹胀，可用金匮肾气丸。

凡中满如抱瓮者，谓湿邪内渍，脾土大败，不治。勉拟五苓散、五皮饮、附子、牛膝、车前、制朴、槟榔、鸡内金。

水膨病，用小青龙汤去白芍、五味、甘草，重用麻黄。又，麻黄附子细辛汤。

凡中满自呕血而起，先伤肺络，然后脾败，不治。

病久延成中满，按之软如棉絮。《内经》云：先病而后中满，治其标；先中满而后病者，治其本，金匮肾气法。

久病便泄，脉细为虚，暴满便结，脉弦为实。

气虚腹中膨胀，脉沉细，足浮，东垣补中益气法，重用升麻。平望凌龙人云：升麻治臌胀，每用必灵，大约升麻取其升清气、降浊气。麻黄治臌胀，取其开上泄下，所谓“开鬼门，洁净府”是也。

癖散化臌，左腹坚硬如石，此伤肝脾。用香砂枳术丸，加鳖甲煎丸。单腹胀，形瘦，手足俱细，腹硬，脾土已败，不治之症。勉拟小温中丸三钱。

水湿臌胀，目浮足肿囊肿，且有咳呛，用麻黄、杏仁、厚朴、五苓散、五皮饮、川椒、防己、小青龙汤。

肠覃、石瘕，少腹高硬如石。

小儿疳膨食积，五谷虫、鸡内金、蜣螂虫。

芥菜开过花，用老梗泡茶，治腹满甚效。

雪羹汤，治腹满咳呛。

豭鼠粪，治少腹结痞块。

乌龙丸，治腹满腰酸。

金铃子散，治少腹痞块且痛。

中满症舌白，用桂枝、厚朴、白术、五苓散、五皮饮、鸡矢醴、中满分消丸。

中满症舌黄，用川连。又，小温中丸亦效。

夫中满之由来，不外乎久痢、三疟、脱力、郁怒。

◉ 肠红

肠红便血，用臭椿根皮炒焦，五钱，煎汤服甚效。或用苦参子肉廿粒，以龙眼肉包裹，吞下即呕。若胃气极薄，不易脱根，用黑归脾法、黑地黄丸法、补中益气法。

便血经久，脱力不复，面黄无血色，脉芤而软，神疲力乏，肛门不收，诸药罔效。用东垣黑归脾丸汤加附子、肉桂、山药、白芍。

◉ 小便不利

小便不通而痛，用清灵丸，不效，用虎杖散。牛膝一两，打烂取汁，入麝香一分，吞下，取其开下窍也。盖精窍与溺窍同门异路，其于茎中夹一张纸衣，所以浊精留顿于管中，临溺时，小尿经过有碍，故作痛。

妇人小溲不禁，溲脬下脱，补中益气汤。

烧裤散，治阴阳易病，男用女，女用男。取裤裆中布方寸许，近阴处烧灰服之，能利小便。

◉ 癃闭

妇人小溲癃闭，少腹臌硬如石，急用麝香三分，纳于脐中，外用布包螺蛳捣烂，贴于脐外。若不效者，难治。或值冬天，用田螺亦可。

凡小溲癃闭，少腹臌满如石，急用活蝼蛄一只，捣烂，入麝香三分，拌和纳于脐中，再贴葱饼，再用煨土研碎，熨于葱饼上，能得膀胱开利为幸，以救十中之一。

◉ 劳怯

病人形瘦，腹如凹瓦，肠胃已涸，不治之症。

咽病声哑心宕，手足少阴俱亏，心肾不交，伤寒见此症，切忌温散，宜养阴。

若见阴虚，宜复脉汤去姜桂。若见阳虚，宜六君归脾之属。

妇人白带如注，用川断、杜仲、乌骨、牡蛎、线鱼胶、菟丝饼、枸杞子。

停经五月，两乳日痒，内热肉削，脉数，干咳，此属虚劳血干。

脉来沉细，此属平素阴亏。四肢厥冷，此属平素阳亏。但出头汗，此属平素阳虚。心悸耳鸣，肉瞤筋惕，此属平素血亏。

脐跳为中虚食滞，不可汗，不可下。

阴虚时邪，身热不扬，脉细肢冷。若舌光口渴者，复脉汤去姜桂，或鸡子黄汤。

阳虚时邪，身热不扬，脉细肢冷，若汗多便泻者，附子理中汤或黄芪建中汤。

营虚寒热，舌光无苔，舌滑无血色，脉芤数，脉细数，心悸耳鸣，头眩目花，肉瞤筋惕。在女为营虚时邪，在男为阴虚时邪，方用鳖血炒柴胡、青蒿子、炙鳖甲、首乌、归身、白芍、陈皮、半夏、茯神、甘草、香附、郁金、沉香曲、砂仁，此是妇人营虚所宜。若男人阴虚，则用复脉汤去姜桂，加石决、青蒿、鳖甲。

◉ 胎产

《医经原旨》薛生白注云：妇人有孕，慎勿用消导损胎之药，倘有食滞固结，不得已而用消导之品，亦须预防胎气。惟妇人时症，舌苔垢腻，脉滑数大，大便不行，胡言乱语，命在顷刻，舌苔黑垢，其胎已死腹中，胎气不动，不得已而用凉膈散，亦是勉拟方。

书云：面色青为母亡，舌色青黑谓胎元死；面青舌黑，谓子母俱亡。又云：胎元死于腹中，攻动尚可安胎，方用细条芩、白术，坚胎之要药，归身，养血安胎之良方，佐用香附、砂仁、陈皮、郁金。若腰酸，加川断、杜仲、桑寄生。

白苎麻三钱，安胎要药，或谓之慈母思，因其胎元系于慈母也。若胎气上攻，须用纹银。白苎汤、纹银一两、慈母思三钱，又调气和营卫，即是安胎，所以香附、砂仁乃女人之至宝。所以《敬信录》内，安胎药十二味，江苏人有孕，多服之。

经云：妇人有故无陨，亦无陨也，此专言大黄而设也。有故者，以有孕之缘故也。以妇人有食滞结于肠腑，即用消导之品。但下其食滞，而胎元亦无陨也。

产后瘀血不行，少腹作痛，须用楂炭三钱、炮姜炭一钱，以及丹参、川芎、归身、赤芍、香附、青皮、泽兰、益母草、川楝子、延胡索，以及失笑散、荆芥祛血中之伏风。治产后发寒热，重则用柴胡、荆芥。凡妇人溲脬下坠，由于产时稳婆重手掏开阴户，以致妇人蹲踞，即溲脬下脱，出于阴户也。用补中益气汤最灵。

产后伏暑发热，或壮热无汗，用荆芥、炮姜，得汗而凉。可知炮姜能退产后发热。若已经化热，则断不可用。

产后神衰欲脱，急用回生丹一粒，苦草汤送下。

胎前胎气上逆，急用纹银白苎汤，不可用旋覆代赭汤。若有内热，可用白薇，不可用丹皮。若有呕恶，可用橘红、竹茹，不可用半夏。

安胎饮子，用莲心十粒、糯米三钱、慈母思三钱，煮熟代粥吃。

产后恶露不下，用失笑散三钱，益母草同煎。

产后寒热往来，可用逍遥法，酒炒柴胡、酒炒归尾、酒炒赤芍、荆芥、楂炭、泽兰。

产后温邪发热，可用荆芥二钱，去血中伏热，楂炭四钱，去瘀消积。

妊娠忌药：麝香、肉桂、半夏、代赭、丹皮、细辛、滑石、牛膝、茜根、痧药、紫金锭。

产后伤寒，变为壮热，烦躁呓语，唇焦舌黑，口渴脉大，而恶瘀不行，此系阳明热邪，陷入血室，投犀角地黄汤合白虎汤，而恶瘀反行，热势遂退。若热不壮，舌白微渴，仍用小柴胡汤加炮姜、楂炭、泽兰、益母草、荆芥、川芎之类。

产后血崩，或汗多肢冷，用桂枝龙骨牡蛎救逆汤、十全大补汤。

妊娠五月，两乳日满，且有乳浆沥汁时出，胎到三月，两乳中满。

老鼠胎，月经转而不多，只有半酒杯多。

怀孕左少腹硬而突起，左手脉滑疾为男。右少腹软而大腹形满，右手滑数为女。

漏胎防其半产，腰酸带多防其半产，或三月小产，或五月半产，或七月偏产。总之产后要药，如丹参、炮姜、楂炭、川芎、荆芥、川归尾、赤芍之属。

胎前内热，用白薇，而忌丹皮，以丹皮烂胞衣也。

胎前呕恶，用制半曲，以半夏破胎故也。

滑石滑胎，延胡破血，以及热燥香开等药，妊体均忌。

新产妇人，两胯及腰，或两足两膝，如流注酸痛者，此败瘀流经络也，不作流症看，亦有竟成流症而外溃者，不可一例论。

◉ 血崩带下

血崩，有暴久之分。暴崩者，为一时血海败竭，面光肢冷脉细。古人每用血脱益气法温之，以十全大补汤为主，佐以归脾汤、补中益气汤。久崩者，为营虚生内热，宜清之，四物汤加丹皮、白薇、藕汁、焦山栀、陈棕炭，以及调经八味法。

豆腐饭滞[1]，治白带甚效。

---

① 豆腐饭滞：应为苏南地区用锅巴加工的东西，具体工艺不详。

妇人得病，适逢经至，以致热入血室，昼则明了，夜则呓语，如见鬼状；或产后营虚，热入血室。其治法有三：若表症未罢，用小柴胡汤，惟柴胡须要鳖血炒；若舌尖紫绛，神蒙呓语，用犀角地黄汤；若舌根黑垢，神蒙呓语发狂，用桃仁承气汤；或因热入血室，蓄血发狂，亦用桃仁承气法。

◉ 痢疾

挟热下利，发热血痢，葛根芩连汤。

久痢口糜，元气已败矣，胃家津液已涸，百中难有一活，勉拟黄连阿胶汤、鸡子黄。又，人参、茯神、丹皮、银花炭、白芍、甘草，或以野蔷薇花露漱口。

凡病下痢清谷，而腹不痛，脉沉细，四肢厥冷，时出虚汗，此元阳、脾阳亏极，须用四君子汤加桂枝、白芍，重加西芪、附子。

《内经》称肠澼下白沫，即今之白痢是也；称肠澼下脓血，即今之血痢是也。盖五谷入胃，游溢精气。下输于脾，脾气散精，上归于肺，通调水道，下输膀胱。今五谷之精气，不能上升为肌肉，五谷之浊气不能气化，渗入膀胱，五谷之渣滓与精气、浊气混淆，而入大肠之腑，酿成积痢。所以清浊不分，小溲不利也。《内经》云：痢症腹痛为实，不痛为虚。又云：通则不痛，痛则不通。又痢症最忌脉数身热，或弦硬搏指，如新张弓弦之状，或数疾无偏。若久痢呃忒，用人参旋覆代赭汤加公丁香、刀豆子、柿蒂、於术、白芍、干姜、肉桂。然呃忒为脾伤及胃，口糜为胃家津液已涸，脐跳为先天肾气已绝。

下痢色如甜酱不治，下痢色如糖芋艿不治，如红如紫如黑漆色不治，下痢五色不治，下痢如小儿初养第一通之旧屎也。

痢症舌垢根黑，乃肠腑有宿垢未下。若腹痛脉紧有力，用承气法，或用痢疾中末药。若久痢脉细肢冷，此脾阳已败，不治，以脾主四肢，元阳大衰也。

久痢脉细迟，急用人参、黄芪、於术、附子、肉桂、乌梅、白芍、干姜、甘草、龙骨、牡蛎、升麻，加石莲子、荷蒂、谷芽。以人参、黄芪、於术补土为主，附桂姜回阳为主，梅芍草酸甘化津敛阴为主，龙骨、牡蛎、升麻固脱升清为主，荷蒂、谷芽升阳益胃为主。

肠红，用黑地榆炭三钱、槐米炭三钱甚效。

肠红便血，用苦参子肉廿粒研细，包龙眼肉内，送下甚效。

痢症腹凹如仰瓦之状，此腹中五脏六腑之阴液已涸，脂膏已干，症属不治。

痢久治痢不应，当以胃药和之，六君子汤加乌梅，或加黄芪、白芍，或加桂附，或加石斛、谷芽，或加扁豆、山药、荷蒂，或以补中益气法及归脾汤。

痢疾末药，用生锦纹大黄四两、制军四两、槟榔二两、香附二两、乌药二两、川朴二两、羌活二两、独活二两、杏仁二百粒，去油，各磨为末。治初起红白痢最灵。每服三钱，小儿减半。

秋天白扁豆花百朵，泡汤治血痢，真阴涸于内，而虚阳浮于外。

白槿树花五朵，有效于治痢。

荠菜花即野菜花一两，治痢久有血积者甚效。

痢症总诀：脾土未败，积滞不消，而脾土已败，百药罔效。所以初起痢，舌苔垢腻，往往用痢疾末药而获效。

痢症初起，脉弦紧，舌垢腻，须用四磨饮末药。若舌厚而黄，加川连、川朴、枳实、槟榔、楂炭。若舌垢而白，加青皮、木香、楂炭、枳实、槟榔、川朴。

痢症初起，脉弦硬而紧，一定有宿食盘踞于小肠狭窄之处，积滞欲腹痛不可忍。倘下物如弹丸，其痢即愈。

痢症初起，即有呕恶，不治之症，此脾败、胃败。勉用竹二青一两泡汤代茶，取其清香去浊，再用厚朴、枳实、槟榔、楂炭、神曲、青皮、木香、赤苓、泽泻之属。

久痢呃忒，脾胃两虚，肝木上行犯胃，用党参、旋覆、代赭、干姜、肉桂、陈皮、半夏、丁香、刀豆、柿蒂、於术、沉香、蔻仁。

脱力肠红，农夫最多，究属负重劳力，致伤肝脾。

发热时邪变痢，舌黄，葛根芩连汤。

凡时邪下痢白积者，其宿滞在大肠；下痢红积者，其宿滞在小肠。

时痢下脓血者，湿热挟毒也。川连、川朴、枳实、槟榔、楂炭。

时痢左少腹痛，宿滞在小肠；右少腹痛，宿滞在大肠。又云：白属气，红属血。亦云：白属寒，红属热。

痢症伤脾，噤口痢则脾胃两伤，五苓散，以桂枝能开太阳，利膀胱也。

凡疟转痢，为湿热由表传里。又云：阳邪陷入阴经也，用逆流挽舟法、四逆法。

秋天红痢，昼夜无度，宜白头翁汤或葛根芩连汤。

秋天白痢，用川朴、枳实、神曲、楂炭、赤苓、泽泻、藿香、苏梗、木香、白术、陈皮、半夏、槟榔、葛根。又，平胃散、胃苓汤、六和汤、藿香正气散。

白痢川朴为主，红痢川连为主。

脾虚下痢，宜东垣补中益气汤或归脾汤。若气虚下陷，脱肛，亦用补中益气。肾虚下痢，舌干无津，宜黄连阿胶汤、鸡子黄汤。

凡遇久痢伤脾，用附子一钱。久膨足浮，亦用附子。肠红经久，用附桂、葛根、白术，以及补中益气丸、归脾丸。

伏天小儿大便泄泻，舌白身不热，宜藿香、青蒿、川朴、枳实、神曲、楂炭。

时邪下血，此名“蓄血伤寒”，由于平素受过跌仆劳伤。

痢症脉细如丝，肢冷如冰，非参附桂姜不能挽回，然而死者终多。

痢症脉数且大，舌垢而黑，非承气不能通也。

漏底腹热，脉数，舌黑转绛，投葛根芩连汤、羚羊凉膈散、槟榔、枳实共食，一大泻，一大汗，而热势转退，然后以胃药和之。

下痢四肢厥冷，脉细如丝，不治。勉拟补中益气汤、归脾汤，此为不及矣。

下痢身灼热，脉数大不治。勉拟化湿、化热，此为太过。

下痢舌干无津，此为脾阳已败，胃阴已涸，不治。勉拟鸡子黄汤。

下痢脉弦数，舌黄腻，呕恶发热，葛根芩连汤加木香、楂炭、芍药、赤苓、泽泻。

下痢脉濡细，舌白腻，六和汤、胃苓汤、五苓散，加柴胡、藿香。

下痢发寒热，脉数，舌白腻，败毒散，即逆流挽舟法，加川朴、楂炭、木香。

下痢昼夜百余次，舌黄脉数，白头翁汤、葛根芩连汤。

下痢粒谷不进，此为胃败，不治，呕恶一属胃逆上冲，一属胃败恶心，皆不治。

下痢呃忒，胃火上冲，橘皮竹茹汤。内有半夏、茯神。

下痢呃忒，痰阻中宫，用橘皮竹茹汤。

下痢呃忒，食阻中宫，或下痢谵语，阳明有燥屎，小承气汤或滞丸。

下痢呃忒，胃中虚寒，丁香柿蒂汤、人参白术煎。

下痢呃忒，忧怒，肝气犯胃，人参全福花代赭石汤、人参白术煎。

赤痢用赤芍，白痢用白芍，赤白痢用赤白芍。

赤小豆治血痢有效。防风、桔梗治白痢，芎归、赤芍治血痢。

痢有表症，宜用柴胡、葛根、桔梗、防风。

痢症舌黄，宜用川连；舌白，宜用厚朴；舌垢，宜用槟榔、枳实。

痢症腹痛坚硬，舌垢，宜用大黄。

痢症舌干，舌光口糜，鸡子黄汤加银花、甘草、野蔷薇露。

痢症脉细，六君子汤。

痢症脉细，呃忒，人参旋覆代赭汤，加丁香、柿蒂、刀豆子。

痢症脉细肢冷，复脉汤，或附子理中汤、真武汤。

便溏属湿邪伤脾，胃苓汤主之。若用凉药必死。

便溏汗多，舌白腻，脉数，大苍术白虎汤。

白痢用藿香正气汤合六和汤。

白痢身热，四逆散。

红痢经久，驻车丸。

痢症延过二旬，用升清降浊法。

疟痢兼行，败毒散、柴葛解肌汤、四逆散、达原饮，加防风、藿香。

寒湿虚痢，用炮姜、楂炭、官桂。

痢疾有三：毒症、恶症、死症。噤口痢、鱼肠痢、马脑痢、红白痢、脓血痢，此为毒症。五色痢，此为恶症。败浆痢，此为死症。

秋天暑热，血痢昼夜无度，口渴舌黄脉数，吃西瓜必愈。

痢症诸药，柴胡、前胡、羌活、独活、葛根、防风、桔梗、藿香，此等表症药。川朴，舌白用。川连，舌黄兼呕恶用。苏梗、香附、赤苓、泽泻、神曲、楂炭、青皮、木香、蔻仁，此等通用之药。滑石、苡仁，暑令可用。黄芩，舌黄用。甘草、黄柏、薄荷、川芎、大黄，舌腻腹硬用。枳实、槟榔，舌腻用。草果、陈皮、半夏，时邪用。归全炭、赤芍、延胡，血痢用。党参、黄芪、阿胶、白芍、白术、归身、茯苓、炙草、穹术，延久用。

虚寒痢，必用官桂、炮姜、附子、肉桂、益智、升麻、葛根、柴胡、桔梗，加白头翁、北秦皮。

肠红久痢，必用赤石脂、禹余粮、地榆、槐米、椿根皮、侧柏叶炭、荆芥炭、荷蒂、谷芽、生姜、红枣、饭粢、仓米、麦芽、鸡子黄、赤小豆、白槿树花、陈皮、莱菔英、银花、伏龙肝、苦参子等药。

痢症，正面是阳明实积，反面即是脾胃两亏，用补中、归脾。

痢症有宿滞黑块并出，此是松机。

久痢肠红，阴分必伤，阿胶要药，驻车丸主之。

痢久致成中满，此属湿热伤脾。又，便血中满，此脾络受伤，而湿伤中宫。

泄泻须要分明虚泻、热泻，宜认清为要。

身热血痢舌黄，宜用葛根芩连汤、白头翁汤、当归赤小豆散。

肠红经久，黄连、阿胶、干姜、当归、驻车丸。

麻菇火腿煮鹁鸽汤，又麻菇鲫鱼汤治噤口痢甚效。

寒热白痢舌白，败毒散、六和汤、柴葛解肌汤。防风、桔梗二味，白痢用。黄芩、赤芍二味，血痢用。

同里严惕安先生心传卷四终

严氏秘传锦囊

同里严惕安熙辰辑著

原著　清·严惕安

点校　高加欣　刘师言　吴纪东　陈志强

卷一

◉ 病机赋此从《明医指掌》上抄下

病机元蕴，脉理幽深，虽圣经之备载，匪师授而罔明。处百病而死生，须探阴阳脉候脉有阴阳之理，订七方而施药石，当推苦乐志形。七方者，大、小、缓、急、奇、偶、复也，方所以因病而订。人有形志俱乐者，有形志俱苦者，有形乐志苦者，有形苦志乐者，用药订方当知此理。邪之所客，标本莫逃乎六气，客者，外邪之所客也。病始受曰标，病原根曰本。然客邪标本，不外乎风、寒、暑、湿、燥、火六气而成。病之所起，枢机不越乎四因。经云：有始因气动而内有所成者，如积聚、癥瘕、瘿瘤、结核、癫痫之类。有始因气动而外有所成者，如痈疽、疮疥、痛痒之类。不因气动而病生于内者，如饥绝、劳损、宿食、霍乱之类。不因气动而病生于外者，如瘴气、邪魅、刺割、摇扑之类。四者，百病所起之因也。一辨色，二辨音，乃医家圣人妙用。察五色、辨五音，能知病之所主者，非圣人而何？三折肱，九折臂，原病者感受舆情。齐高固曰：三折肱，知为良医。楚辞云：九折臂而成医兮。能穷浮、沉、迟、数、滑、涩、大、缓八脉之奥，八者，脉之奥也。便知表、里、虚、实、寒、热、邪、正八要之名。表者，病不在内也，里者，病不在外也。虚者，五虚是也。实者，五实是也。寒者，脏腑积冷也。热者，脏腑积热也。邪者，非脏腑正病也。正者，非外邪所中也。八脉为诸脉纲领，精此八脉，则诸脉可以类推。八要是众病权衡，度量诸病，由此八要也。涩为血少精伤，责责然往来涩滞，如刀括竹之状。滑为痰多气盛，替替然应指圆滑，似珠流动之形。涩脉之状，如刀括竹，责责然，往来不通，此伤精失血之候也。滑脉之状，如珠圆滑，替替然，往来流利，此气盛痰多之候也。二脉者，可以探其气血虚实之情。迟寒、数热，纪至数多少。平人脉以四至为平脉，不及曰迟，太过曰数，不及其迟一息三至也，太过其数一息六至也。经云：数则为热，迟则为寒。二脉可以别其寒热也。浮表、沉里，在举按重轻。轻手举之，于皮肤上得，重按乃无，如水浮泛者曰浮。重手按至筋骨而得者曰沉。经云：浮为在表，沉为在里。二脉[①]所以别其表里也。缓则正复，和若春风柳舞。大则病进，势如秋水潮生。缓则胃气复，如春柳之和，故邪退而正复也。病进而危，故脉洪大如秋潮汹涌。六脉同等者，喜其勿药六脉大、小、浮、沉、迟、数同等者，不治自愈。六脉偏盛者，忧其采薪。六脉浮、沉、滑、涩、迟、数偏盛者，名曰“残贼脉”。表宜汗解，里宜下平。邪在表者，汗之。邪在里者，下之。救表则桂枝芪芍，救里则姜附参苓。桂枝、黄芪、白芍，救表之虚。肉桂、干姜、附子、人参、茯苓，救里之虚也。病有虚实之殊，虚者补而实者泻。邪有寒热之异，寒者温而热者清。外邪是风、寒、暑、湿、燥、火之所客。此六淫之邪从外而入者，故曰“外邪”也。内邪则虚、实、贼、微、正之相乘。《难经》云：从前来者，为虚邪。从后来者，为实邪。从所胜来者，为微邪。从所不胜来者，为贼邪。本经自病为正邪。此五脏互相乘克之邪，故曰“内邪”。正乃胃之真气，良由国之鲠[②]臣。人之有胃气，犹国之有鲠直之臣，则邪佞不得为害，正胜邪也。驱邪如逐寇盗，必然攻而尽剿。人身之有邪，不可不攻尽。养正如待小人，在修己而正心。人之保身驱，不可不正养。地土厚薄究有余、不足之禀赋。西北地厚，则所禀亦厚。东南土薄，则所

---

① 脉：原作“味”，据文义改。

② 鲠：即刚直之意。

禀亦薄。运气胜复，推太过、不及之流行。五运六气者，主一岁之令，故阳年为太过，阴年为不及。其太过不及之流行，胜复郁发之灾变存也。善治者，必调岁气，毋伐天和。脉病既得乎心法，用药奚患乎弗灵！

原夫中风当分真伪。由外中者，真中风。不由外中者，伪中风也。真者现六经形症者，有中脏腑血脉之分。风邪中人，有深有浅。风中表者，现六经形症。太阳，头疼脊强。少阳，胸满寒热。阳明，身热目痛而烦。少阴，口渴时厥。太阴，自利腹痛或便难。厥阴，囊缩遗溺，手足厥冷。中腑者浅，中脏者深，中经脉者，半表里，血脉之分，所以分邪之浅深也。伪者遵三子发挥，有属湿、火、气虚之谓。河间举五志过极，动火而卒中，皆因热甚，故主乎火。东垣以元气不足则邪凑之，令人卒倒僵仆如风，故主乎气虚。丹溪以东南气温多湿，有病风者，非风也，由湿生痰，痰生热，热生风，故主乎湿。三子之发挥，皆非外中之风，故曰伪也。中脏命危。中脏者，多滞九窍，有唇缓失音，耳聋目瞀，鼻塞便难之证，其口开眼合，撒手遗尿，鼾睡者，不治。中腑肢废。中腑者，多着四肢，此中风受邪浅，故肢废。在经络则口眼㖞斜，中血脉则半身不遂。邪中经络、血脉者，非表非里，邪无定居，或偏于左，或偏于右，无内外症，故口眼㖞斜，半身不遂，而有汗下之戒。僵仆卒倒，必用补汤。卒倒者，气虚也，人参、黄芪补之。痰气壅塞，可用吐剂。痰气壅塞胸膈，须吐而解之。手足瘈疭曰搐。瘈者，筋惕跳也。疭者，筋缓疭也。手足惕跳而抽掣，搐搦之候也。背项反张曰痉。背项强直，角弓反张，痉症也。无汗曰刚痉，汗多曰柔痉。先因中风，复感寒湿所致也。或为风痱、偏枯，或变风痹、风懿。风痱者，于身无痛，四肢不收也者。偏枯者，半身不遂也。风痹者，麻木不仁也。风懿者，奄忽不知人也。四者皆风之变也。瘫痪痿易，四肢缓而不仁。左不遂曰瘫，右不遂曰痪。痿者，胫弱不任身，骨弱不能起。丹溪云：肺热叶焦，五脏因而受之，发为痿。易者，变易也。三者膏粱之疾，皆属于土，故四肢缓纵而不仁者，似风而实非风也。风湿寒并三气合而为痹。经云：风寒湿三气杂至之，合而为痹。风气胜为行痹，寒气胜为痛痹，湿气胜为着痹。虽善行数变之莫测，皆木胜风淫之所致。风者，善行数变，不可预测。以上诸疾皆肝木风淫之变也。雪霜凛冽，总是寒邪。三者皆为寒变，故曰寒邪。酷日炎蒸，皆为暑类。酷，烈也。炎，火势也。蒸，热气熏蒸。在天为日，在地为暑，在人以心应之，皆为暑类。伤寒则脉紧身寒，中暑则脉虚热炽。暑当敛补而清，寒可温散而起。暑伤气，故多汗，宜敛汗而补虚，如清暑益气汤是也。寒伤荣，故无汗，必温散之，如麻黄汤是也。诸痉强直，体重跗肿，由山泽风雨湿蒸，诸涩枯涸，干劲皴揭，皆天地肃清燥气。皆属于燥者，阳气已降，阴气复升也。湿则害其皮肉，燥则涸其肠胃。胃与大肠皆属阳明，故因其类而感之。西北风高土燥，常苦渴闭痈疡；东南地卑水湿，多染疸肿泄痢。其邪有伤、有中，盖伤之浅而中之深。凡风暑湿之邪，肤腠之间，故缓而浅。邪入于中，故急而深。在人有壮有怯，故壮者行而怯者剧。壮者，元气充，虽中邪，气行而散。怯者，气虚里疏，则病也。天人七火，君相五志。君相二火，天成也；五志之火，人为也，故曰天人①七火。为工者，能知直折顺性之理，而术可通神。君火，阳火也，可以冰水寒凉直折治之。相火，阴火也，不可直治，当顺其性而伏之识。治火之妙法，其术神矣。善医者，解行反治，求属之道，而病无不治。善治者，以热治热，以寒治寒，如寒因热用，热因寒用，则其邪易从。经云：病服冷反热，服热而反寒，当求其属以治之。热之不已，责其无水；寒之不除，责其无火。旺水济火之主以消阴翳是也。知此者，则无不可治之病也。虚火实火，补泻合乎宜。虚火可补，实火可泻。湿热郁热，攻发必异乎剂。湿热甚，攻之，火郁甚，发之，各异其剂也。既通六气之机，可垂千古

① 人：原作“成”，据文义改。

之誉。识此风、寒、暑、湿、燥、火六气之病机也。

尝闻血属阴，不足则生热，斯河间之确论。气属阳，有余便是火，佩丹溪之格言。阴虚则火盛，气旺则生火。气盛者，为喘急，为胀满，为痞塞，兼降火必自已。喘急者，气上升也。胀满者，气不舒也。痞塞者，气不通也。虽乃气之有余，是皆火之使然，不治气而降火者，治其本也，盖气是标，火是本。血虚者，为吐衄，为烦蒸，为劳瘵，匪清热而难痊。吐衄者，火载血上行也。烦蒸者，火气熏蒸也。劳瘵者，阴虚火动也。虽皆血虚之候，火不息则蒸熬真阴而血益亏也。理中汤治脾胃虚冷，润下丸化胸膈痰涎。痰涌盛者，由火炎于上，故肾益虚而火益盛。此药使火下降，则水归源而下润。暴呕吐逆，为寒所致。胃有暴寒则吐逆。久嗽咯血，是火之愆。久嗽咯血者，火炎而克肺金故也。平胃散疗湿胜濡泄不止。濡泄水湿甚也，故用平胃散以祛其湿。益营汤治怔忡恍惚无眠。营血不足，致心神不宁，故无眠，用益营汤主之。枳壳散、达生散令孕妇束胎而易产。膏粱之人，奉养太过，则脂肥，安逸太过，则气不运，每有难产之患。二药特以削其气而束其胎，故令人易产。麻仁丸、润肠丸治老人少血而难便。二药所以养血润燥而便自通。定惊悸须索牛黄、琥珀。镇坠之剂，故能定惊。化虫积必仗鹤虱、雷丸。通闭以葵菜、菠薐，取其滑能利窍。取其滑利故也。消瘿以昆布、海藻，因其咸能软坚。斯先贤之秘妙，矧后进之无传。

按：牡疟，温疟：瘅疟纯热无寒也，牡疟纯寒无热也，瘖[①]疟间日一发，痎疟三日一发，日轻夜重名曰“子母疟”，久疟起块名曰“疟母”。

所谓夏伤于暑，秋必作疟。近而暴者，即时可疗，远而痎者，三日一发。受病深，三日一发，名曰“痎疟”。痎，老疟也，久而不已，成疟母。若瘅疟，但用清肌。瘅疟者，但热不寒，清肌解表热自已。在阴分，勿用截疟药。老疟者，多发于下午阴分，脏病也，不可截之，宜用血药，引入阳分，方可截之，斯无害于元气也。人参养胃治寒多热少而虚，柴胡清脾理热多寒少而渴。邪甚气虚，故寒多热少，名曰“寒疟”，人参养营汤。热多寒少而渴者，暑疟也，大、小柴胡汤及清脾饮。自汗阳亏，盗汗阴虚。阳虚则腠理不密，故自汗。阴虚则相火动，故盗汗出于夜，寐出寤敛[②]，有如于盗，故曰“盗汗”。嗽而无声有痰兮，脾受湿侵。咳而有声无痰兮，肺由火烁。无声有痰曰“嗽”，有声无痰曰“咳”。脾受湿而不运，故多痰。肺受克而不清，故无痰，火郁其痰也。霍乱有寒有暑，何局方泥乎辛温？寒暑皆令霍乱，寒者温之，暑者清之。《局方》独以寒立论，不及之暑，误人多矣！积聚有虚有实，岂世俗偏于峻削！五积者，五脏之所生；六聚者，六腑之所成。世俗不辨虚实，一概巴硇破耗之药攻削，盖不知洁古有“养正[③]积自除”论。当知木郁可令吐达。木郁达之，是吐之令其条达也。金郁泄而土郁夺，水郁折而火郁发泄。发即汗利之称，折夺是攻抑之别。金郁泄之，谓利窍兼分导，令其渗利也。火郁发之，谓汗之，令其疏泄也。水郁折之，谓抑之制其冲逆。土郁夺之，谓攻下，使无壅滞也。倒仓廪、去陈莝，中州荡涤良方。二法皆所以荡涤肠胃之宿垢积滞，推陈而致新也。开鬼门、洁净府，上下分消妙法。开鬼门者，谓开腠理，使汗泄其上部之湿；洁净府者，谓清水道，以利[④]下部之湿。如斯瞑眩，反掌生杀，辄有一失，悔噬齐[⑤]之

---

① 瘖：同“痎”。与后文重复，此处保留原文。
② 寐出寤敛：原作“寤出寐敛”，据文义改。
③ 正：原缺，据文义补。
④ 利：原作“理”，据文义改。
⑤ 噬齐：齐，同“脐”。自啮腹脐，喻后悔不及。出自《春秋左传·庄公六年》：“亡邓国者，必此人也。若不早图，后君噬齐。”

莫追；因而再逆，耻方成之弗约。粗工绝气危生，不能约方故也。大抵暴病匪热，久病匪寒。暴病者多寒，久病者多热。臀背生疽，良由热积所致；心腹卒痛，却乃暴寒所干。五泄、五疸因湿热，惟利水为尚。五泄者，胃、大肠、小肠、肾、大瘕泄也；五疸者，谷、酒、湿、女劳、黄汗是也。皆湿热而成，惟利小水以泄其湿也。三消、三衄为燥火，若滋阴自安。三消者，消渴、消中、肾消是也；三衄者，鼻、舌、茎衄也。消本燥热，衄本血热，若滋阴养血，则燥热自除耳。呕吐、咳逆，咎归于胃。有声无物曰呕，声物俱出曰吐，咳逆，呃忒也。三者皆是阳明胃经之病也。阴癞疝瘕，统属于肝。癞者，气、水、肠、卵四癞也；疝者，寒、水、筋、血、气、狐、颓，七疝也；瘕者，青、黄、燥、血、脂、狐、蛇、鳖八瘕也。《难经》云：男子为七疝，女子为瘕聚，皆足厥阴肝之所主。盖厥阴肝经之脉循阴器①，故统属于肝。液归心而作汗，敛之者黄芪六一，汗为心液。热内炽而发疹，消之者人参化斑。阳明、少阳火热炽甚者，必发空疹，人参化斑汤。身不安兮为躁，心不宁兮为烦。烦躁者，内外烦热。亦有阴极而反发烦躁者，宜审之。忽然寒僵起栗，昏冒者，名曰“尸厥”。卒然僵仆不知人，肌肤寒栗者，名曰“尸厥”，此由入庙登冢，问病吊丧所得。卒而跌仆流涎，时醒者，号曰“癫痫”。卒然跌仆，昏不知人，痰涎有声，流于口角，须臾苏醒者，名曰“癫痫”。不醒，角弓反张者曰“痓”。腹满吞酸，此是胃中留饮。胸膨嗳气，盖缘膈上停痰。丹溪云：胃中有火，膈上有痰，故成嗳气。欲挽回春之力，当修起死之丹。

窃惟阴阳二证，疗各不同。阴症则身寒，阳证则身热。二者主治，若霄壤之不侔。内外两伤，治须审别。内伤、外伤辨口鼻呼吸之情。内伤，饮食劳役所致；外伤，风寒暑湿所致。故内伤，口为之不利，鼻息调匀。外伤则口中和，鼻息不利。盖鼻受无形，口受有形故也。阴证阳证，察尺寸往来之脉。阴证则寸弱而尺浮，来往无力。阳证则尺微而寸大，来往有力。盖寸阳尺阴，故脉应之也。既明内外阴阳，便知虚实冷热。内伤为不足，外伤为有余，阳证为热，阴证为寒。能究内外之伤，阴阳之证，则补虚、泻实，温寒、清热之法无差忒也。曰浊、曰带，有赤、有白。男子赤白二浊，女子赤白二带。或属痰而或属火。白干气而赤干血，本无寒热之分，但有虚实之说。浊、带者，属痰与火，干于气分则白，干于血分则赤。世俗多以白为寒，非也。但有气虚、血虚之不同，更有挟痰、挟火之病状。痢亦同然，瘀积湿热，勿行淡渗，兜涩汤丸可用，汗、下、寒、温、涌、泄。痢因瘀积湿热，而肠中所滞之积下，故曰“滞下”。有赤、有白，有赤白杂下，有如豆汁、鱼脑、尘腐屋漏水，其色不一，皆有形物。不可以淡渗独利小便，亦不可用兜涩之剂及巴硇毒药下之，当用仲景法。表挟风寒者汗之，身有热者疏之，在里者承气下之，内寒者姜、附温之，若虚者参、术补之，在上者涌之，小便不通者分导之，此为活法。导赤散通小便癃闭。癃者，罢也。闭者，急痛不通也。导赤散者，分利之圣药。温白丸解大肠痛结。寒与食积痞结不开，腹满痛而便结者，温白丸主之，量虚实而用。地骨皮散退劳热偏宜。劳热者，骨蒸烦热也，地骨皮散主之。青礞石丸化结痰甚捷。结痰非礞石不能开。丹溪曰：此药重在风化硝，盖取其咸寒软坚镇坠也。火郁者，必扪其肌。郁热与寻常发热不同，其热在于筋骨及四肢，肌肤不觉热甚，或一时火热如燎，以手扪之烙手是也。由胃虚食过冷物，抑遏阳气于内故也。胎死者，可验其舌。若伏而不动，舌黑者，胎死也，舌红者不死，以此验之，无疑也。元胡、苦楝医寒疝控引于二丸。寒疝控引睾丸痛者，元胡苦楝汤。当归龙荟泻湿热痛攻于两胁。湿热攻注两胁作痛，及肝木旺盛者，此药泻之。

① 器：原作“气”，据文义改。

谙[①]晓阴阳虚实之情，便是医家元妙之诀。

当以诸痛为实，诸痒为虚。痛者邪盛之，故实，痒者血气不充，故虚。虚者，精气不足。实者，邪气有余。经云：邪气甚则实，精气夺则虚。泄泻有肠垢、骛溏，若滑脱则兜涩为当。肠垢者，所下黏垢稠秽，挟热也。骛溏者，所下澄澈清冷如鸭粪，挟寒也。滑脱者，所下不禁，大孔如竹筒，虚甚也。故热者清之，寒者温之。若脱者[②]，须用诃子散急兜之。腹痛有食积、郁热，倘阴寒则姜、附可施。郁热痛者，时痛时止也。食积者，食已积痛，大便通后痛减是也。热者清之，食者消之。若阴寒腹痛者，绵绵而无增减，手足逆冷者，急以姜、附温之。厥心痛者，客寒犯胃，手足和者，温散而已。胃脘当心而痛，非心痛，故曰“厥”。若客寒犯胃，手足和温，寒不太甚也，须用草豆蔻丸发散即已。若真心痛者，其痛甚，手足寒至节，则死矣。真头痛者，入连于脑，爪甲黑者，危笃难医。真头痛者，旦发夕死，夕发旦死。结阳则肢肿有准，结阴则便血无疑。诸阳不行，阴府留结成热，则四肢肿满。阴气内结不得通行，气血无宗，渗入肠胃，则下血。足膝屈弱曰脚气，肿痛者，湿多热盛。脚气由湿热而成，故足胫屈弱。湿甚则肿，热甚则痛。腰痛不已，曰肾虚，挫闪者，气滞血瘀。肾虚腰痛者，绵绵痛之无已，转侧不能，青娥丸。挫闪而痛，必气滞血瘀。气滞者行气，血瘀者行血即已。巅顶若痛，药尊藁本。东垣云：巅顶若疼，寒气客于巨阳经，须用藁本。鼻渊不止，方选辛夷。鼻渊者，鼻流臭浊涕，如彼渊泉。《内经》云：胆移热于脑，令人辛頞鼻渊，传为衄衊瞑目，辛夷丸主之。手麻有湿痰、死血，手木缘风湿、气虚。丹溪云：十指麻，是死血、湿痰阻滞隧道，气不流通故也。手木者，风湿与气虚，盖气不充于手故也。淋沥如欲通不通，气虚者，清心莲子。淋沥者，小便滴沥涩痛，欲通而不通故也。有砂、膏、血、肉、劳五种，大抵总属于热。若气虚而协热者，清心莲子饮主之。便血审先粪后粪，阴结者，平胃地榆。便血者，湿热乘于大肠也。先粪者，其血来也近；后粪者，其血来也远。《内经》云：结阴者，便血一升，再结二升，三结三升，罗谦甫制平胃地榆汤主之。盖闻溲便不利谓之关，饮食不下谓之格，乃阴阳有所偏乘，故脉息因而覆溢。经云：阳气太甚，阴气不得相营也，故曰关，关则不得大小便。阴气太甚，阳气不得和营也，故曰格，格则不得下食。《难经》云：关之前者，阳之动也，脉当现九分而浮，过曰太过，减曰不及，遂上鱼为溢，此阴乘之脉也。关以后者，阴之动也，脉当现一寸而沉，过曰太过，减曰不及，遂入尺为覆，此阳乘之脉也。故曰：覆、溢是真脏之脉，人不病而死也。咳血与呕血不同，咳血嗽起，呕血逆来。咳血者，嗽动有血，出于肺也。呕血者，呕全血也，逆出上窍，属于胃也。吞酸与吐酸各别，吞酸刺心，吐酸涌出。吞酸由湿热积于肺胃，咯不上，咽不下，酸味刺心也。吐酸是平时津液随上升之气郁[③]积湿热，遂成酸味，吐出酸水如醋是也。水停心下曰饮，水积胁下曰癖。行水以泽泻、茯苓，攻癖以芫花、大戟。胃寒强饮冷水，无热不能消化，停滞心下，名曰“停饮”。蓄积留[④]滞于胁，结成痞积，久而硬痛曰“癖饮”。轻者茯苓、泽泻淡渗行之，甚者芫花、大戟之剂祛逐之。控涎丹虽云峻利，可逐伏痰，伏痰、留饮、结癖，非此不除。保和丸性味温平，能消食积。溺血则血去无痛，有痛者自是赤淋。溺血者，小便血也，去血不痛是也。四物汤对五苓散。赤淋，即血淋也，又滴沥涩痛，小蓟汤主之。短气乃气难布息，粗息者却为喘急。短气者，气不续也，故曰难布息。喘急者，息粗气逆，出多入少也。胃脘当心而痛，要分客热、客寒。

---

① 谙：原作“按”，据文义改。
② 若脱者：原缺，据文义补。
③ 郁：原作“一”，据文义改。
④ 留：原作“流”，据文义改。

胃脘痛，呕水恶寒，绵绵而痛，手足厥逆。客热者，心烦燥渴，时作时止矣。遍身历节而疼，须辨属风、属湿。遍身肢节痛，名曰“白虎历节风”，在上属风，在下属湿。通圣散专疗诸风，越鞠丸能开六郁。六郁，气、血、食、湿、痰、热也，越鞠丸通治之。虚弱者，目眩头晕，亦本痰火而成。目眩头晕，虚候也，亦由痰火而致。丹溪云：痰在上，火在下，多作眩晕。湿热者，精滑梦遗，或为思想而得。梦中交感泄精曰梦遗，不因梦交自泄曰精滑，皆湿热相火也。珍珠粉丸主之。若思想而得者，其病在心，当宁其心。缘杂病绪繁无据，机要难明，非伤寒经络有凭，形症可识。临病若能三思，用药终无一失，略举众病之端，俾为后学之式。

◉ 辨症秘旨

窃谓医虽小道，乃寄死生，再要变通，不宜固执，明药、脉、病、治之理。药性、脉诀、病机、治法。悉望、闻、问、切之情。望色、闻声、问故、切脉。药推寒热温凉平和之气，辛甘淡苦酸咸之味，升降浮沉之性，宣通补泻之能。脉究浮沉迟数，滑涩缓大之形，寒热表里虚实邪正之应，阿阿嫩抑之和，弦洪毛石之顺。药用君臣佐使。主病之为君，最多；辅君之谓臣，次之；应臣之谓佐使，又次之。脉分老幼瘦肥。老人脉濡，小儿脉数，瘦者脉大，肥者脉细。药乃天地之精，药宜切病，脉为气血之表，脉贵有神。病有外感内伤，风寒暑湿，燥火之机，治用宣通泻补，滑涩温燥，重轻之剂。外感异乎内伤，外感乃有余之症，内伤乃不足之症。寒证不同热证。伤寒直中之邪为寒，伤寒传经之邪为热。外感宜泻而内伤宜补，寒证可温而热证可清。补泻得宜，须臾病愈，温清失度，顷刻人亡。外感风寒宜分经而解散。外感风寒传变不一，宜分经络解散方可。内伤饮食可调胃以消镕。胃主气，司纳受，阳常有余。脾主血，司运化，阴常不足。胃乃六腑之本。能纳受水谷方可化气液。脾为五脏之源。能运化气液方可充营卫。胃气弱则百病生，脾阴足而万邪息。调理脾胃为医中之王道，节戒饮食乃却病之良方。病多寒冷郁气，气郁发热。寒为风寒外感，昼夜发热。冷为生冷内伤，午后发热。或出七情动火，火动生痰。有因行藏动静以伤暑邪，或是出入雨中而中湿气。亦有饮食失调而生湿热，倘或房劳过度以过相火。以①上六条言病机。制伏相火要滋养其真阴。祛除湿热须燥补其脾胃。外湿宜表散，内湿宜淡渗。阳暑宜清热，阴暑宜散寒。寻火寻痰分多分少而治，究表究里或汗或下而施。风寒则汗之，谓温散；生冷则下之，谓温和。痰因火动，治火为先，火因气生，理气为本。以上六条言治法。治火，轻者可降，重者从其性而升消。理气微则宜调，甚则究其原而发散。实火可泻，或泻表而或泻里。指外感也。虚火宜补，或补阴而或补阳。指内伤也。暴病之谓火，怪病之谓痰。寒、热、湿、燥、风，五痰有异；温、清、燥、润、散，五治不同。寒痰温之，热痰清之，湿痰燥之，燥痰润之，风痰散之。有因火而生痰，有因痰而生火，或郁久而成病，或病久而成郁。金、水、木、火、土，五郁当分；泄、折、达、发、夺，五法宜审。金郁泄之、水郁折之、木郁达之、火郁发之、土郁夺之。郁则生火生痰而成病，病则耗气耗血以致虚。病有微甚，治有逆从，微则逆治。以寒药治热，以热药治寒。甚则从攻。以寒药治热佐以热药，以热药治寒佐以寒药。病有标本，急则治标，缓则治本。法分攻补，虚而用补，实而用攻。少壮新邪专攻则

① 以：原作“已”，据文义改。

是，老衰久病兼为补为规。久病兼补虚而兼解郁，陈癥或荡涤而或消融。积在胃肠可下而愈，块居经络宜消而痊。女人气滞于血，宜开血而行气；男子阳多于阴，可补阴以配阳。茯蓉、山药，男子之佳珍补阴故也。香附、缩砂，女人之至宝行气故也。气病血病二者宜分，阳虚阴虚两般勿紊。阳虚气病昼重而夜轻，阴虚血病昼轻而夜重。阳虚生寒，寒生湿，湿生热。阳为气是真火。阴虚生火，火生燥，燥生风。阴为血，为真水。阳盛阴虚则生火，火逼血而错经妄行。阴盛阳虚则生寒，寒滞气而周身浮肿。阳虚畏外寒，阳虚不能卫外，故畏外寒。阴虚生内热。阴虚不能配血，故生内热。补阳补气用甘温之品，滋阴滋血宜苦寒之流。调气贵用辛凉。气属阳，无形者也。气郁则发热，故宜用辛凉之药以散之。和血必须辛热。血属阴，有形者也。血积则作痛，故宜用辛热之药以开之。故阳气为阴血之引导，阴血乃阳气之依归。阳虚补阳，而阴虚滋阴；气病调气，而血病和血。阴阳两虚，惟补其阳，阳生而阴长；气血俱病，只调其气，气行而血随。藏冰发冰以节阳气之燔，滋水养水以制心火之亢。火降水升，其人无病，阴平阳秘，我体长春。小儿纯阳而无阴，老者多气而少血。肥人气虚有痰，宜豁痰而补气，瘦者血虚有火，可泻火以滋阴。膏粱无厌，发痈疽，热燥所使；淡薄不堪，生肿胀，寒湿而然。北地耸高宜清热而润燥，南方洿下可散湿以温寒。病机既明，用药无忒。

◉ 论五行五脏六腑脉息经络

金生水，水生木，木生火，火生土，土生金。金克木，木克土，土克水，水克火，火克金。

辰戌丑未属土，子亥属水，寅卯属木，巳午属火，申酉属金。

东方甲乙木，西方庚辛金，南方丙丁火，北方壬癸水，中央戊己土。土旺于四季之末各十八日所矣。亥子属水，夹丑土，寅卯属木，夹辰土，巳午属火，夹未土，申酉属金，佳戌土，亦属土旺于四季之末，各十八日，共七十二日，春夏秋冬之末，无时不离土旺也。若天干地支，无刻不离土旺也。春属木属肝，肝木生风而恶寒；夏属火属心，心君生热而恶热；秋属金属肺，肺金易燥而恶燥；冬属水属肾，肾水属寒而恶寒，又且恶燥。春夏秋冬之末，十八日土旺，用事属脾。脾土生湿而恶湿，湿困中宫，最易伤脾。咸入肾，苦入心，酸入肝，辛入肺，甘入脾。《尚书·洪范九畴》篇云：一曰水，二曰火，三曰木，四曰金，五曰土。水曰润下，润下作咸；火曰炎上，炎上作苦；木曰曲直，曲直作酸；金曰从革，从革作辛；土曰稼穑，稼穑作甘。切记足厥阴肝，足少阳胆，肝与胆相为表里，胆为甲木，肝为乙木，甲为阳木，乙为阴木，以五脏为阴，六腑为阳。足太阴脾，足阳明胃，脾与胃相为表里，胃为戊土，脾为己土。足少阴肾，足太阳膀胱，肾与膀胱相为表里，膀胱为壬水，肾为癸水，谓之足六经。足之三阳从头走足，足之三阴从足走腹。手太阴肺，手阳明大肠，肺与大肠相为表里，大肠属庚金，肺属辛金，庚为阳金，辛为阴金，大肠色白属金，肺色亦白。手少阴心，手太阳小肠，心与小肠相为表里，小肠色赤属丙火，心赤属丁火，丙阳火，丁阴火。手厥阴心包络，手少阳三焦，包络与三焦相为表里，心包络为血中之热，三焦为气分之热，切记。盖心包络，即是膻中，而膻中即是心包络。盖三焦即是膜原，三焦气分之间，继后邪入心包，即是热走膻中也。是三焦与包络相为表里，最易由表入里，而内陷心包也。此谓手六经，盖手之三阴从脏走手，手之三阳从手走头，足之三阳从头走足，足之三阴从足走腹。

色白入肺，色赤入心，色青入肝，色黑入肾，色黄入脾。

香入脾，燥入肝，焦入心，腥入肺，腐入肾。

心恶热，肺恶寒，肝恶风，脾恶湿，肾恶燥。

心藏邪，肝藏魂，肺藏魄，脾藏意，肾藏精。

心为汗，肺为涕，肝为泪，脾为涎，肾为唾。

喜伤心，怒伤肝，思伤脾，悲伤肺，恐伤肾，惊伤胆。悲郁伤肝，忧思伤脾。

肾者，闭蛰封藏之本。

肺喜清肃，脾喜温燥，肝喜条达，肾喜闭藏，心喜安神。

◎ 子母论

心者肝之子也，脾之母也。肝者肾之子也，心之母也。脾者心之子也，肺之母也。肺者脾之子也，肾之母也。肾者肺之子也，肝之母也。子时气血注于胆，丑时气血注于肝，寅时气血注于肺，卯时气血注于大肠，辰时气血注于胃，巳时气血注于脾，午时气血注于心，未时气血注于小肠，申时气血注于膀胱，酉时气血注于肾，亥时气血注于三焦。但肺宜清肃，脾宜温燥，若脾肺同病，清肺则碍于脾，温脾则碍于肺。虚体用培土生金法，异功散或北沙参、西党参、西洋参、孩儿参，并用於术、茯神、炙甘草、橘红，再加淮山药、生枣仁、炒扁豆、炒谷芽、燕窝根孔、霍斛、川石斛、金钗石斛；又，泉州范志神曲[①]；又，东白芍。

凡手之三阴，从脏走手，手太阴肺，从中焦本脏起，下络大肠，肺与大肠相为表里，相会上循胃口，下肋，循臂，走大指内侧少商穴止，接次指，交手阳明经。此肺经，多气而少血。

手少阴心，从本脏心经起，直络小肠，表里相传，上肺下腋，循臑，下肋，循臂，走中指中冲穴止。此心经，少血而多气。

手厥阴心包络，下络三焦，表里相传，出胁，下腋，循臑，下肘，循臂，走中指中冲穴止。此心包络，少气而多血。

凡手之三阳，从手走头，手太阳经少阳脉，小指之端，起少泽，循手，上腕，上臂，出肘，直络心中，表里相会，抵胃，属小肠本经，其支从缺盆上颈颊至目锐，皆入耳中。此经少气而多血。

手阳明经大肠脉，次指内侧，起商阳，循臂，入肘，走肩，入缺盆，络肺，表里相会，下膈，属大肠本经，支从缺盆，入颈，贯两颊下，挟目人中，挟鼻孔尽迎香穴处。此手阳明经，血盛气不盛。

手少阳经三焦脉，起手小指次指间，循腕，出臂，贯肘，上肩，交足少阳，入缺盆，布膻中，即是心包络，表里相会，属三焦本经，从胆中走缺盆，上项，两颊，至目锐眦，入耳中。

---

① 范志神曲：全名“老范志万应神曲”，又名“百草神曲”，出产于福建泉州。

此经少血还多气。

凡足之三阳，从头走足，足太阳经膀胱脉，目内眦，上额，交巅，直者从巅络脑间，下颈，循肩，挟脊，抵脑，络肾，表里相会，一支贯臀，入腘，贯腨，出踝，走足小指外侧至阴穴处。此经少气而多血。

足阳明胃经，鼻额起山根，下循鼻外，入上齿，环唇，挟舌，交承浆，循喉咙，入缺盆，下膈，属胃本经，络脾宫，表里相会，直者下乳，挟脐中，支起胃口，循腹里，遂由髀关下膝髌，循经足跗中指，通支从中指入大指厉兑之穴，经尽矣。阳明为多气多血之腑。

足少阳脉，胆之经，起于两目锐眦边，上抵头角，下耳后，循颈，行手阳前，至肩，却出少阳后，入缺盆，走耳中，下颊车穴，下膈，络肝，表里相会，乃肝与胆，以膜相联连，属胆，是本经，循胁，气街，绕毛际入髀，出膝，由踝循跗，入小次指，支者别跗入大指，循指岐骨，出其端。此经多气而少血。

凡足之三阴，从足走腹，足太阴脾，起足大指，循指内侧白肉际，过核骨后，内踝前，核骨，即孤拐骨，循颈，上腨侧股，入腹，属胆本经，络胃，表里相会，挟咽，连舌，支者从胃经心宫。此经血少气旺。

足肾经脉属少阴，斜从小指趋足心涌泉穴，出于然脚根骨，循内踝，入根，上腨腘内，寻上股后廉，直贯脊入肾，下络膀胱深，表里相会，直者从肾贯肝膈，入肺，挟舌本，循喉咙，支者从肺络心，上注于胸，交心厥阴，此经多气而少血，是动病机不能食。足少阴肾经，循喉咙，挟舌本，所以有喉痹哽痛，有虚火咽喉哽痛，音哑喉癣。

足厥阴肝脉，起大指之端，毛际丛，循足跗，上入内踝，出太阴后，入腘中，循股入毛，绕阴器，上抵小腹，挟[1]胃，通属肝本经，络胆，表里相会，上贯膈，布于胸胁，循喉咙，上入颃颡，连目系，出额里，交环唇，支者从肝别，贯膈，上注于肺，乃交宫，是经血多而气少。脑痛俛仰难为工，妇少腹肿，男㿉疝，嗌干脱色面尘蒙，胸满呕逆及飧泄，狐疝，遗尿，闭癃。厥阴，舌卷，囊缩，面青，目上视，指振，手指抽搐，身体振动，瘈疭，痉厥，厥者尽也。足厥阴为足六经尽阴之脏也。盖足三阴经不上头，而独足厥阴、肝厥阴与督脉从脑后直上巅顶，所以有厥阴头痛。

◉ 奇经八脉八脉：冲、任、督、带、阳维、阴维、阳跷、阴跷。

任脉起于中极底，脐下四寸，穴名“中极”，以上毛际，循腹里，上于关元，至咽喉，上颐，循面入目，是冲起气街，并少阴，侠脐，上行胸中至。

冲为五脏六腑之海，五脏六腑所承气上渗诸阳，灌诸精，从下冲上，取诸义，亦有并肾下行者，注少阴络气街，出阴股内廉，入腘中，伏行骺骨内踝际，下渗三阴，灌诸络以温肌肉，至跗指。督起少腹骨中央，入系廷孔。络阴器，合篡至后，别绕臀与巨阳，络少阴，比上股骨脊属。督与太阳起于目内眦，上额交巅，络脑间，下项，循肩，仍侠脊抵腰，络肾，循男茎下

① 挟：原作“侠”，据文义改。

纂，亦于女子类，又从少腹贯脐中，贯心入喉颐及唇上，系目下，中央际。此为并任亦同冲，大抵三脉同一本，《素》《灵》言之每错综。督病少腹冲心痛，不得前后冲疝攻，其在女子为不孕，嗌乳遗溺及痔癃。任病男疝女瘕带。冲病里急气逆冲。

阳跷阴跷为二跷，跷乃少阴之别脉。起于然骨至内踝。然为足跟骨直上阴股入阴间。上循胸入缺盆，过出人迎前，入頄眦合于太阳。阳跷和此皆《素》《灵》说奇经常及二维，未说破。二维者，阳维阴维，阳维为病，苦寒热，阴维为病，苦头痛。

掌，腕，臂，肘，臑，肩，目内、锐眦，大、小股。

手骱为腕，近腕为臂，曲池穴下为肘，曲池穴上老鼠肉为臑，目内眦是眼肉近鼻梁处，目锐眦是眼梢近发际处。

髀骨，腨，京骨。

大股上面骨为髀，大股下面骨为腘，小股下面鱼肚肉为腨，即是胖肚肠子肉，是肚为腨，即是鱼肚肉。脚后跟是京骨。

◉ 叙

《内经》云，水郁折之。水郁者一身悉肿，肾水泛滥也。折者，折其上腾之威也。但膀胱为水道下源，肺为水道上源。盖下源水道不通，必致小便不利，上源水道不降，必致一身悉肿，所为风水相搏，遍体浮肿，略有咳呛是也。治法须用仲景小青龙汤，去白芍、五味、甘草，须得麻黄一钱，桂枝一钱，干姜、北细辛四钱，姜夏一钱半。又，麻黄与五苓散、五皮饮。加汉防己一钱半，川椒目五分，加川朴二钱，槟榔三钱，鸡内金三钱，蔻仁七分，枳实一钱半，香附，郁金。五苓散：川桂枝、生穹术一钱半，木猪苓一钱半，青皮、赤苓三钱，泽泻一钱半。五皮饮：陈皮一钱，大腹皮、五茄皮、赤苓皮三钱，老姜皮一钱。舟车丸三钱，另服。

《内经》云：火郁发之。火郁者，如时邪初起，身热无汗，须用淡豆豉、麻黄五分拌炒，小柴胡汤、栀豉汤。若冬令身热无汗，用仲景麻黄汤。若初头疼项强，须用羌活一钱半、青防风一钱半。若初起无汗身痛如被杖，须加纹秦艽二钱、青防风一钱半、荆芥穗一钱半，以后得汗畅，去麻黄、羌防。若遇七日火郁化为壮热口渴，脉数大，须用清凉之品。若汗多壮热，白虎汤。若内陷神昏舌绛，犀角地黄汤。

《内经》云：土郁夺之。土郁者为食滞内阻，脾土不得运动而缩滞不下，须得下夺，如大承气汤。又，凉膈散一两，另煎另服。又，脾约麻仁丸三钱、五仁丸润肠。

《内经》云：金郁泄之。金郁者，肺受寒邪，郁伏于上焦也。泄之者，宜从上焦泄肺也。如淡豆豉同麻黄五分拌炒、白前胡、荆芥、牛蒡、炙秦皮、苦杏仁、苏子、卜子、白芥子一钱半、薄荷、桔梗。

《内经》云：木郁达之。木郁者，肝郁不能调达，须用青皮、苏梗、生香附、广郁金、陈皮、半夏。四磨饮，即乌药、槟榔、枳实、沉香一钱半，磨冲，白蔻仁汤送下。又，川厚朴五分、乌药片、槟榔片、沉香片。又，左金丸、沉香橼、玫瑰花、鲜佛手、八月札。又，化肝煎。又，乌龙丸，即九香虫七分，炙去足翅，与杜仲，九香虫。又，化肝煎是青皮、陈皮、白芍。

夫金郁泄之，木郁达之，火郁发之，土郁夺之，水郁折之。金郁宜泄肺，如前胡、杏仁、牛蒡之类。木郁宜疏肝，如生香附、砂仁、川郁金、沉香之类。火郁宜发汗，如伤寒无汗用淡豆豉、北柴胡。冬令无汗，宜用麻黄汤之类。土郁食滞，宜承气汤之类。水郁一身悉肿，麻黄、五皮、五苓之类。

◉ 略解

肺喜清肃，脾喜温燥，木喜条达，心喜安神，肾喜填补，又喜闭藏。盖五脏者，藏而不泻也，六腑者，泻而不藏也。如府库之财，能入能出也。凡肺为娇脏，易于咳伤，肺络见红，最喜清肃下降。肝为肝脏，肝为将军之官，其性最刚。然而非柔不能克，所谓柔能克刚，用柔肝药，首乌、归身、白芍、石决之类。以后用大生地、山萸肉、白芍，甚则敛肝法，用乌梅肉、五味子、奎白芍、左牡蛎、金箔、青铅、金叶纸一张，镇肝柔肝。又肝气悒郁，曰木郁达之，木喜条达，用青皮、苏梗、生香附、广郁金、白蔻仁、乌药、槟榔、沉香、枳实。又，四磨饮治肝气郁结，大便不通最灵，更衣丸二钱，即芦荟、朱砂，所谓木喜条达，喜通畅条达也。

脾为至阴之脏，最喜温燥，以脾土恶湿而喜燥也。但湿困伤脾，不易速化，以湿为黏腻之邪，以湿为有形之邪，所以不能速化也。肾为阴脏，恶燥，须得养阴以滋肾，存阴以制阳，壮水以制火。心为阳脏恶热，最喜清凉，虚用补心，实用泻心，如黄连泻心汤。夫伤中之伤者，心也。盖心属火，如夏令酷暑之际也，阴中之阴者，肾也。盖肾属水，如冬令严寒之际也。阴中之阳，肝也，盖肝属木，如冬令交春之际也。阳中之阴者，肺也，盖肺属金，如夏令交秋之际也。阴中之至阴者，脾也。盖脾属土，土旺于四季之末各十八日，所以亥子属水夹丑土，而寅卯属木夹辰土，而巳午属火夹未土，而申酉属金夹戌土，此土不旺于时辰之末。东垣老人云：脾土以升为健，胃土宜降则和。朱丹溪先贤云：肺宜清则平，胃宜降则和。

诸风掉眩，皆属于肝；诸寒收引，皆属于肾；诸气膹郁，皆属于肺；诸湿肿满，皆属于脾；诸疮痒痛，皆属于心；诸厥因泄，皆属于下下属脾肾；诸痿喘呕，皆属于上上属心肺；诸逆冲上，皆属于火；诸躁狂郁，皆属于火；诸暴强直，皆属于风；诸病水液澄澈清冷，皆属于寒；诸病跗肿，皆属于湿。又，诸胀腹大，皆属于热，属热甚少。东垣老人云：大抵热胀少，而寒胀多，又属湿热伤脾。故立中满消丸，治热胀中满分消汤，治寒胀诸转及戾，是痉象转筋之类。水液浑浊是小便短赤，皆属于热。诸痉项强皆属于湿，其湿实甚而兼风木之化者属于风。痿者，肺热叶焦则生痿躄，以肺主皮毛，不能灌溉皮毛六腑，所以两足不能行。痿躄如软瘫，因者，二便不通，须用牵牛、大黄之类。泄者，二便不禁为之泄，由于火衰水实。因为二便不通，由于水衰火甚，此症最急，须用舟车丸，分利小便。厥者有六，一热厥，二寒厥，三肝厥，四实厥，五痰厥，六煎厥。但审治病机十九条，而火、暑、湿皆能化火化热也，堆火能生人，亦能杀人，火能生万物，亦能杀万物矣。

凡五味，咸、苦、酸、辛、甘，必先入胃，然后入五脏。辛甘发散为阳，酸苦涌泄为阴，咸味涌泄为阴，淡味渗泄为阳。酸入肝，苦入心，甘入脾，辛入肺，咸入肾。辛以散之，甘以缓之，咸以降之，酸以收之，苦以泄之，淡以渗之。辛能散其邪，甘能缓其急，咸能软其坚，酸能敛其气，苦能泄其热，淡能渗其湿。涩能敛其脱，如龙骨、牡蛎之类。淡能渗湿利小便，如淡竹叶、川通草之类。

仲景着重足六经，河间着重手六经。仲景治伤寒论先分六经，但有足六经，足太阳膀胱，足阳明胃，足少阳胆。继后传入三阴，足太阴脾，足少阴肾，足厥阴肝。厥者尽也，足厥阴为尽阴之脏也。仲景篇传足不传手，然而风伤卫，桂枝汤；寒伤营，麻黄汤。盖麻黄发汗是太阳经药，然麻黄开肺发汗，佐以杏仁色白入肺。但仲景但言足六经，然而手六经亦在其内矣。麻黄、杏仁是手太阴肺药。刘河间治湿热论，清理三焦，是从手少阳三焦起。凡病初起，邪在三焦，形胀胸闷，呕恶，懊侬，或刮痧挑痧。在三焦膜原之间，即日骤然神识昏迷，不知人事，是手少阳三焦膜原，即陷入手厥阴心包络，即是热走膻中也。所以时邪瘟疫，手经起病最凶最速，变幻莫测。非比伤寒，足六经相传，以一候为凭，二候为凭也。

凡外科第一要紧看疔疮，内科第一要紧看伤寒时症。但疔疮二日不出脂水者，邪无出路，防毒陷心包。若神昏者不治。但伤寒七日，壮热无汗，邪无出路，防内陷心包。内陷心包营分，若神昏者不治。的确，医者意也，理也。内症、外症其意一也，其理一也。疔疮保护心包，须用犀黄、珠粉、犀角尖、真川连、鲜生地、牡丹皮、赤芍、地丁草、蚤休。

误[①]食牛肉，稻柴汤代茶。解河豚毒，芦根汁、橄榄汁。

切记！第一问病起几日，脉数先问寒与热，脉平先问咳血、腹胀、大便实。女问经期通与痛，经居两月，噫恶是孕。男问遗精溺痛赤。切记，医家问着一端，然后思其原。寒热、有汗无汗、胸闷发疹，问着咳呛有痰否，问着吐血多少。若问着寒热，然后再问形痛胸闷、有汗无汗、口渴溺赤、表邪里滞、胸闷发疹。若问着便下如积，红痢白痢，腹痛。若腹胀，须看大腹坚满，足浮痞块，肠红等症。春令先问咳呛咯血，秋令先问腹痛下痢。

肺失清肃之权，咳呛痰黏。胃乏冲和之气，纳少噫恶。脾失健运之常，腹胀便溏。膀胱亦少输化之权，溺短不利。

凡病人反复，转侧不定，坐卧不安，此神不安舍，虚阳上扰也。

凡病人自觉耳边告诉声音，此神亏也。

病人视物见两歧，视歧见两物，此精绝也。

宿娼嫖妓，欲火动而举阳。忍精不泄者，将来必成白浊病。盖忍精不泄，其肾精已出，肾开初起，毛际处作胀下坠。行动气滞作腹，用导赤散、八正散、清灵丸、萆薢分清饮、琥珀散主之。

凡人气充则神旺，血旺则精强，所以神由气生，精归血化。以有形之精血，归无形之气，神气而得。

渴不欲饮，多属湿温。溺黄短赤，必属于湿。心包在上，阳明在下，故称阳明邪逆传心包，以致神昏呓语。

目定视，目直视，面色青，面色㿠白无神，面色晦，鼻柱冷，人中吊，嘴唇牵，肝风动，四肢厥冷，额汗出，形汗，气短促。数乙恶欬，见则不治。

太阳脑后痛，阳明额前痛，少阳两角痛，太阴脐上痛，少阴脐中痛，厥阴少腹痛。

气藏血中，血藏气中，气血调和，原是无病。水在火上，火在水下，水火交济，原是无

① 误：原作“娱”，据文义改。

病。今失血，血虚阳气不能潜藏，以致呼吸急促，促乃虚症，一大恶欵也。今肾水水涸，虚火不能下交，以致皮肤灼热，热乃虚症，恶欵也。

目窜鼻煽，肝风之最危也。唇牵舌战，肝风之最危也。头摇体振、循衣撮空，肝风之最危也。此肾水大亏，肝风大动，良由水虚不能涵养肝木，液涸必生内风。风阳煽烁于里，以致手指抽搐，身体振动，此陷入足厥阴矣。又逆传手厥阴心包络，而痰因此扰乱神明，是以喃喃呓呓，但火藏于水中。今浮阳外越，以致肌肤灼热，似乎外感，而实因此水亏也。至于彻夜无寐，亦属阳失潜藏，心气不能下交于肾阴也。而饮食致少者，脾不能为胃行其津液也。惟其津液不行，悉变谓痰浊。今之气喘痰潮，良由都因五脏之精华无能收摄，故泛滥上涌耳。舌之干黑无津者，显见胃家津液已败，邪火劫夺真阴耳。脉之数乱无序者，的系水亏火旺，一水不能胜五火也。脉数为热，人人知之，殊不知真水愈亏，虚火愈旺，而脉象愈数愈虚。投刚燥辛散之品，恐其津液伤阳。而消导荡涤之剂，又恐劫液亡阴，均非正道。以浅疏之见，清热之中须佐存阴息风之品，尚恐其风动致成厥，虚波叠出焉。洋参、生地、阿胶、麦冬、首乌、白芍、羚羊角、石决、茯神、花粉。

心藏神，肾藏精，精神充足，原是无病。气藏血中，血藏气中，气血调和，原是无病。夫神与气皆属无形，精与血皆属有形。有形之物皆属无形中得来，故精持神而立，神须精以存，血赖气以生，气赖血以存，补气可以生血，取阳以生长之功。气血和，即水火交。仙诀云：水火交，永不老。《内经》积精全神，以能益寿而强者也。试观失血之人，血少阳气不能藏于血中，散越于外，以致皮肤灼热、呼吸气喘、咳呛升火等症，以皆血少阳气不能潜藏也，水亏火不能下交也。试观欲念梦遗，操劳心宕。心宕者，是心不藏神，心不能交于肾；梦遗者，是肾不藏，肾气不能上承于心也。取浮游之火藏于肾中，谓之引火归源。夫源者，水也。今水既竭矣，无源可归。

目上视为精神散越，此太阳已绝，厥阴已竭。太阳为六经之首，厥阴为六经之尽，故病是也。

耳边枯，属肾水绝。太阳黑色，属肾水绝。嘴唇发青色，属脾阳绝。脾之津液不能上承，大便不实。肺之津液不能四布，皆化白痰。

黄疸：肤黄、目黄、溺黄。用天青地白叶三钱，即糖罐形叶。

舌尖属心之苗，舌根属阳明之腑。所以舌尖紫绛，心包营分有热。舌根黑垢，阳明宿滞不通。

凡风伤卫，汗多发热，仲景本用桂枝汤以解肌，姜枣以发汗。而寒伤营，无汗恶寒，仲景本用麻黄汤以发汗，太阳经为六经之外藩，主皮肤而统领营卫。

凡脾土亏，易于积湿。况痰由于湿化，所以脾为生痰之源，肺为凝痰之器。今风邪上付于肺，而为咳呛。湿邪内侵于脾，而为便泄。

凡病人暴起寒热而难过异常者，气闷异常者，欲呕不呕，坐卧不安，其难过至极，莫能言语形容，一定痰饮内阻使然。待其呕痰颇多即松。古书云：无痰不成疟。又云：无痰不成眩。

又云：怪病为痰。难过者难以过去，即懊侬之别名也。其实为痰饮所阻，所以截疟，丹溪用草果、槟榔、乌梅、常山、姜枣，服后须呕痰成碗即愈。其三疟者，呕痰亦即愈。但吃过常山，其人面色青黑。常山一名“甜茶”，即常山叶；一名“北榔条”，即常山梗；一名“蜀漆”，即常山苗，皆探吐、消痰、除疟。

凡食阻上焦则呕，食阻中焦则呕泻并作，食阻下焦则泻。

凡鬼邪病，用鬼箭羽三钱、紫背齿四钱、雄黄三钱，大多用一钱半亦可。但驱鬼邪而已。

君火惟一，心主是也。相火有二，乃肾与肝。香附、砂仁，妇人之至宝。扁豆、淮山药，男子之佳珍。

半表半里之邪未尽，少阳之邪非柴不达，阳明之邪非芩不除。仍用小柴胡汤法。

伏暑症，寒热呕恶，用黄连五分、拌炒藿香二钱。此法在汤头歌诀上，三物香薷饮中。

柴前胡各七分、羌独活各一钱、赤白芍各一钱半、枳实二钱、桔梗一钱，即喻嘉言逆流挽舟法，治疟痢并行。

盖有身之前，全赖父母先天肾气，及其既生之后，全赖自己后天脾胃。至知识开而积窦起，则先天肾水亦至周矣。《内经》云：男子二八天癸至，言先天肾水也。女子二七而天癸至，言先天肝血也。男以肾水为先天，女以肝血为先天。盖肾精成小儿之骨，肝血成小儿之肉。又云：心主血，肝藏血，脾统血。又云：奇经八脉，冲任督带以成胎，阳维阴维，阳跷阴跷以护面。

人身周身有皮，惟舌头无皮。故万物入口，舌尖上即能知五味矣。舌尖属心之苗，舌尖紫绛属心营之热，犀角地黄汤。舌根属阳明之腑，舌根黑垢且干，属阳明腑滞不通，须用凉膈散一两，另煎另服；显仁丸三钱；又，大承气汤。若舌黑脉数大，壮热口渴，白虎汤。夏令雪水，冬令西瓜露。若食滞舌黑，则西瓜露、雪水宜谨慎用之。

古人医书云：暴病之为火，怪病之为痰。暴病者，温邪时症也。怪病者，痴症、痫症、痰厥症、语讫症也。

凡肺恶寒，心恶热。肺属辛金，其色白。大肠属庚金，其色白。所以白痢从大肠来，从气分来。川朴、枳实、楂炭，消鱼肉之积，莱菔英消痰滞，木香利气，白术守中。肺与大肠相表里。心属丁火，其色赤。小肠属丙火，其色赤，又名“赤肠”。所以红痢从小肠来，从血分来。每用黄连、楂炭、赤苓、赤芍；又，白头翁汤、葛根芩连汤。

大肠又名“广肠”也，小肠又名“赤肠”也。

肝、胆为合。足厥阴、足少阳之主。

脾、胃为合。足太阴、足阳明之主。

肾、膀胱为合。足少阴、足太阳之主。

心、小肠为合。手少阴、手太阳之主。

肺、大肠为合。手太阴、手阳明之主。

三焦、包络为合。手少阳、手厥阴之主。

春甲乙属木，其色青，其味酸，其音角。

夏丙丁属心，其色赤，其味苦，其音徵。

秋庚辛属肺，其色白，其味辛，其音商。

冬壬癸属肾，其色黑，其味咸，其音羽。

长夏戊己属脾，其色黄，其味甘，其音宫。

子午之岁，上见少阴，少阴司天，阳明在泉。

丑未之岁，上见太阴，太阴司天，太阳在泉。

寅申之岁，上见少阳。少阳司天，厥阴在泉。

卯酉之岁，上见阳明。阳明司天，少阴在泉。

辰戌之岁，上见太阳，太阳司天，太阴在泉。

巳亥之岁，上见厥阴，厥阴司天，少阳在泉。

厥阴之上，风气主之，风木。

少阴之上，热气主之，热火。

太阴之上，湿气主之，湿土。

少阳之上，相火主之，火热。

阳明之上，燥气主之，燥金。

太阴之上，寒气主之，寒水。

喉之下，名膈，即胸膈也。膈之下，即心。心之下为脘，即胃脘也。脘之下属脾。脐绕属肝经。脐之下为少腹，乃下焦也。

凡脾土受困，则四肢倦怠；胃土受困，则肌肉瘦削。

凡女子带多，则腰酸；男子精遗，则腰酸。

小儿声低，大人声低，此本元亏也。

小儿脐带，四日脱落最强。小儿脐带，过十日脱落，本元不足。

最可恶者，病人面色无恙，脉息无恙，舌苔无恙，而病人形耐医家之势。先问病起几日，如病延月余，非心宕神浑，即梦遗白浊。心宕神志，头昏者，必有痰火内扰，此症近痫痴也。

凡病人喜向壁卧，病人四肢厥冷，又病人口渴不欲饮，又病人小溲清长而不赤，又病人脉沉细，以上是少阴症也。惟舌卷囊缩为厥阴症也，为真夹阴症也。又云：犯房帏之事，所谓阴气先伤，阳气独发。阴气先伤者，乃少阴真水之亏也。阳气独发者，是阳明邪火之盛也。仲景少阴篇云：少阴之为病，脉微细但欲寐，是阴症也。况脉不微细，且脉来数大，乃阳明邪火内炽，非惟不欲寐，而加之以发狂，狂乃阳象也。况四肢不冷而口渴，溺色短赤，皆温邪化热之标也。甚至神昏语呓，温邪有内陷之机也。

凡病人口苦，属心火旺。病人口泛甜味，是脾土有湿。《内经》谓“胃瘅病，用兰草汤”，即省头草叶三钱，搓香后下泡茶吃，可治口甜，甚效。病人口觉生咸，乃肾虚水泛为病。炙甘草五分，脾土药，所谓土能克水。病人口酸，是肝家为病。用干姜，辛能克酸。病人口辛，乃肺家燥也。病人口淡，是胃弱。

◉ 舌

舌黑，为阳明腑滞熏蒸。

按：舌黑□□邪于外未入里。

舌紫起刺，尖干根黑，犀角地黄汤血分热、白虎汤气分热、大承气汤实热。

舌光起刺，尖干。其色不紫，根有微黑，洋参、麦冬、阿胶之类。

按：舌光为虚。

舌白腻，此有湿邪。

舌黄腻，湿邪化热。

舌干黑，阳明热食。

舌紫绛，心包邪火。

舌光剥，肾水不足。

舌肉刺，阴亏火旺。

少阴之脉，循喉咙，挟舌本。今舌之干黑无津，是少阴肾水已涸，已被邪火劫，耗津液也。以阳明脉亦循喉咙，入缺盆，环唇，下交承浆。今舌之干，是少阴真水之亏；舌之黑，是阳明邪火之盛。

伤寒舌紫绛而干，神昏语呓，此邪入心包营分，心包有痰火，犀角地黄汤加竹沥、珠粉、西黄。

伤寒舌黑厚而干者，神昏谵语，此邪入阳明之腑，内有燥屎，邪火与食滞胶固不化，白虎汤、凉膈散同用。

夹阴舌黑不干，此阳明火旺，少阴真水未涸，不治者多。舌黑且干，少阴真水已涸。

时症舌干黑无津，脉细数，神昏语呓，此阴虚邪恋。鸡子黄汤，又玉女煎、人参白虎汤。

◉ 脉

脉细舌光，虚汗，生脉散主之。

脉沉细，舌白薄，汗多便泄，桂附六君汤。

脉细数，舌光如镜，四肢厥冷，此阴阳并亏也，复脉汤主之。

脉沉细，舌紫绛而干，犀角地黄汤。

脉洪数口渴，舌黄有汗不解，白虎汤症。

脉数舌黑厚，如饭滞，口渴腹硬，凉膈散主之。

平人六阳脉，长大和缓有力。

平人六阴脉，细沉和缓无力。

阳症见阴脉，一由食滞伤脾，脾阳不得运动。一由先天不足，元虚无能抵御。

脉来歇止者不治。尽脉无根者不治。

脉软大无力，正虚弦硬，无论痰实。沉细如丝，正虚数疾，无论热盛。芤脉，不治者多。

脉沉细，舌薄白，大汗不止，四肢厥冷，桂附六君汤加芪芍。

脉细数，舌薄白如常，不食不寐，心悸耳鸣，鸡子黄汤加洋参、生地、麦冬。

脉细肢冷，舌紫绛而便泄者，此谓肾阴已涸，肝阳亦惫不治。

数乱无序，水亏火旺；软大无力，中虚气弱；沉细如丝，真元不足；弦硬如石，肝旺痰火；芤脉中空，阴亏血虚，气血两竭。此六句，须要解明且熟。

时症脉数大促，脉细数促，与痢症、血症，脉数促不治。

◉ 病犯不治

凡病，脉细肢冷，头汗气促，此八字会集，虚脱在目前，是祸不旋踵之症也，毋庸议方。若病家强逼一方，勉拟生脉散、人参蛤蚧散、桂枝龙牡救逆汤、熟地牡蛎坎炁汤，用台人参、筤麦冬、北五味五分、真蛤蚧尾一对、真坎炁一条，加大红枸杞、茯神、白芍、炙甘草；又，人参旋覆代赭汤。此气促者，声音低而呼吸之气短促也，与哮、呛、气喘向别。但血痢见脉细肢冷，头汗气促，不治之症也，勉拟六君子汤、归脾汤。臌病见脉细肢冷，头汗气促，不治之症也，停滞亦然。若虚劳见气喘脉细，肢冷头汗，可用前法加减。

凡误下后，脉细肢冷如冰，桂枝汤、生脉散为急用。若时症脉细如丝，肢冷如冰，头汗如雨，气喘如锯，呼吸之气短促者，医于此际，尚欲平之散之，则未有不随扑而减者焉，毋庸议方，祸不旋踵之症也。若勉拟以尽人事，生脉散、桂枝汤、桂枝龙牡救逆汤、复脉汤，即是炙甘草汤。

凡病有胃气则生，无胃气则死。有本元则生，无本元则死。凡一胃气可胜百病，凡神、精、气三宝俱虚，加以胃气不复，中虚若谷，何恃而不恐。

凡古书大肉削脱，九候虽调者不治。即大肉削脱，六脉调和者不治。大肉是大指下，大拇指同大臂膊上。老鼠肉，小腿中鱼肚肉，此小腿无鱼肚肉。其形瘦，小腿如竹头，色皮一个样式。九候者，天三部，地三部，人三部，即是寸关尺三脉，地三部即是足大指；大冲脉是足厥阴脉也；趺阳脉在脚背凹中跳动，是后天脾胃脉也。

凡病将死之前，脚背上趺阳脉已绝，是脾胃后天根本已拨动矣。脚后跟两旁跃动，是太溪肾经脉矣。诊趺阳脉，查胃气之有无；诊太溪脉，以查肾气之有无。

凡诸病丛集，恶款毕露，全赖胃气为本。《内经》所谓有胃气则生，今胃不复，中虚若谷，乃脾胃后天中都无抵主持，奚堪任之。奚者何也，堪者当也，任者责任也，言何能当此重任耳？

凡杂病目上视者，足厥阴经已绝，危在旦夕。凡病人两尺脉如有若无，犹树无根，脱在顷刻。

凡病见脉细肢冷、头汗气促，八个字见，祸不旋踵，药饵不及。病家强求之，勉拟生脉散，人参、麦冬、五味子合桂枝龙牡救逆汤，桂枝、龙骨、左牡蛎加茯神、白芍、炙甘草，加肉桂、附子。若舌干无津，不能加桂附，复脉汤亦可。

凡病太过脉不治，而不及脉亦难治。脉弦硬，无论是肝家，真脏脉见不治。若脉形弦硬，无论或硬数无情者，不治者多。若脉形沉细如丝者，阳症见阴脉不治。痢症，脉细肢冷不治，又有脉来极细、极数、极无力，如蚂蚁脚，密至密跳密跳，此症不治。

凡一切病，脉细肢冷气喘，不治之症也。脱阳者即头汗亡阳。

手厥阴心包吃语，足厥阴肝风掀动，并至者不治。

凡男子病久，大忌面部浮肿，带黑暗色，将来防气冲气喘之变，大忌面浮带黑暗色。

凡肺主出气，肾主纳气，呼吸之气，从鼻孔出入，可以辨虚实寒热，切记！切记！若病人急病与暴病，以手按病人鼻门。若鼻孔出气冰冷，乃肾脱气冷，命门火已绝。若病人肢冷如冰，脉细如丝，此不治之症也，勉拟人参、附子、交趾桂、附子理中汤，以回阳于万一之幸。若病人鼻孔出气冰冷，手指不温，莫救也。若病人鼻孔出气滚烫，气热乃肺胃邪热熏蒸，可清肺胃实火，可凉阳明实热。

凡四肢厥冷，由于脾阳亏，元气弱，元气不能走到四肢，所以四肢厥冷。况脾主四肢，胃主肌肉，脾胃阳亏不能走到四末也。若脉细肢冷，须用人参、桂枝或安南肉桂五分，剉末研细。先用淡姜汤送下，以窥消息。若肢冷脉细，舌干无津。若脉细肢冷，舌中干黑无津者，此元阳亏而真阴涸，不治之症也，毋庸议方，勉拟复脉汤。若脉细肢冷，舌苔垢腻，腹痛拒按，挟食滞交阻，须用温脾饮，温脾参附与干姜，甘草当归硝大黄。

凡肺经病，面色皖白无血色者，不治；脾土病，面色萎黄无血色者，不治；若面色黑而带晦暗者，不治；若面色青光而带晦暗者，不治。若面色全红者，乃阳明伏热，以胃主肌肉也。肺经伏热，以肺主皮毛也。若颧红足冷，由于阴亏于下，阳亢于上，是水不制火也。

凡病久声低力怯者，虚脱之症也。声音低者，宗气大亏也。力怯气短者，根本欲脱也。

凡病久头汗气促，危在旦夕，勉拟人参蛤蚧散、生脉散加龙骨、牡蛎、白芍、甘草，以尽人事。

◉ 心肾论

男子年十六岁，知色，初开情窦，已觉见美女而起淫心，夜卧时而思少呆，甚至自□小便□□真原，以后成梦遗，成涓精或白浊，遂成劳病而死，遂成吐血而亡。所谓不能正心，岂能修身。或者吃乌烟而废正经，赌钱而废正学，及其既昏之后，或者吃乌烟以提精神，所其男女交媾之力长，再容易常挡①。或者其丈夫至夜里淫人之妻女，其妻独眠，亦思淫欲之心。其妻女亦被人淫污闺之名，天下第一件恶事。所谓不能修身，岂能齐家？欲修其身者，先正其心；欲齐其家者，先修其身。

夫天地者，阴阳二字而已。阴阳者，即水火也，即寒热也。以小数言之，日为阳，夜为阴。以大数言之，以夏令极热为阳，以冬令极寒为阴。人在气交之中，其气血壮盛之时，全赖一冷一热，所以长养万物也。及其气血渐衰之候，亦被一冷一热所以消灭万物也。云南、福建冬天不冷，想东洋、南洋②则更热矣。再加南热化为火，草木不生，人亦无矣。黄河之北，霜

① 常挡：吴语中与“上当”音同，据文义，疑为上当。
② 东洋、南洋：原作“东阳、南阳”，据文义改。

降即冻，六月开水。想西北沙漠之处，则更寒矣。再加西北寒极纯冰，草木不生，人亦无矣。所以天气纯阳，有余于东南。地气纯阴，有余于西北。所以水望东流，水往南流。余想西北纯寒化水，东南纯热涸水，所以水往东流也。又云：天顷西北，地陷东南，亦所以水往东流也。

《内经》先夏至十日为病温，后夏至十日为病暑。暑当以汗皆出，勿止。勿止者，勿止其汗也。

卷二

◉ 心肾论

凡离卦(☲)属火属心，离中偶划成阴，是真水也，即心为生血之源也，即阳能生阴也。

凡坎卦(☵)属水属肾，坎中奇划成阳，是真火也，即肾中之命门相火也。少年肾水壮、命门火旺，能腐熟五谷，所以多吃饭食又能寡欲，多男子。及其老也，不能腐熟五谷，而减饭食，命门火衰也。

凡心气下交于肾，肾气上承于心，此谓心肾得交，我体长春。

凡人坎离交济，即是水上火下，名曰“既济卦”。《内经》云：水火交，永不老。

凡心肾不交之人，欲心一动，肾关不固，精时下遗而精从小便淋滴而出，此谓白淫精注。又看春宫，观淫书，动欲心，而精从小便淋滴而出如注之象，此心肾不交，大虚之症也。又有做文章昼夜用心，思虑过度，则心气不能下交于肾，肾气不能上承于心。亦有精时下注，亦有精滑不禁，此乃心肾不交之大虚症也。

凡养心莫善于寡欲，又曰：其为人也，多欲，虽有存焉者，寡矣。又曰：及其少年知识初开，血气未定，戒之在色。

凡肾亏，枸杞一钱半、杜仲二钱、沙茅三钱、菟丝三钱，要药。肝肾两亏，枸杞、杜仲、首乌、白芍、白池菊、料豆衣、石决明要药。

《内经》云：肾者，胃之关也。补肾滋腻之品必先入胃，胃关不能飞渡也。所以胃弱纳少，虚体不受滋补者，皆因不能飞渡胃关也。

◉ 先后天

凡脐带即坎炁，乃父母先天之根本，如瓜果之柄，赖此以长大成人。

凡当脐筑筑动气，按之跳跃如穿梭之状，但此症有虚有实，若其人大便旬日不通者，加以舌根垢腻，乃手阳明经宿滞盘踞肠中屈曲之处，以致少阴之气不能藏，而原气不能归根，亦有先天根本欲拨动之象，须用通幽汤、脾约麻仁丸三钱、五仁丸、淡苁蓉、盐苁蓉、生归身，盖苁蓉、归身润肠不克乏，有从容不迫之意。待其大便一通，而脐亦止矣。

凡先天之原，阴阳二气而已，但无阳则阴无以生，无阴则阳无以长。

凡当脐筑筑动气，按之跳跃如穿梭之状，虽云先天后天脾肾两亏，然挟宿滞不甚多，须用四磨饮、脾约麻仁丸。

脾胃为后天之本，人生之后，全赖纳食为宝，所谓“有胃气则生，无胃气则死”。四君、六君、建中、理中、补中、治中、麦门冬汤、茯苓饮，皆治脾胃之良剂。盖纳食主胃，运化主脾，脾宜升则健，胃宜降则和，脾为阴土，胃为阳腑，虽同称中焦，其阴阳之性各殊。脾喜温燥，胃喜湿降。脾宜藏宜补，胃宜清宜通。故药有守补通补之分，前则有东垣，发明脾胃论甚详，后则有天士，辨脏腑之性尤精。

◉ 怔忡

凡怔忡病，由于思虑过度，心不藏神，神不守舍，以致彻夜无寐，心悸健忘，言语自觉错乱。起怔忡病，即是怔忡恍惚无主张也。怔者，心不居其正位也；忡者，心不居其中位也。补心安神涤痰为主，磁朱丸，即灵磁石三钱、真朱砂三钱、神曲打浆和为丸服三钱，二陈汤、半夏秫米汤、龙齿四钱，石决七钱、胆星一钱、朱茯神三钱、远志二钱、枣仁三钱、川连五分、拌炒大枣仁，又，猪心血拌炒大枣仁。夫心不藏神，肝不藏魂，神魂不能守舍，加以痰火扰乱其神明，所以清窍为之不灵，神识为之蒙闭，言语错乱，怔忡恍惚无主，夜交藤、夜合花、忘忧花，归脾汤、孔圣枕中丹、酸枣仁汤，皆可选用。不寐症亦以此方为主。

◉ 不寐

凡病人彻夜无寐，烦躁坐卧不安者死。此五行相克，水火不交，五脏不安死。彻通也，彻去也。

彻夜无寐，此属阳不交阴也，血虚精亏，心不安神。

凡心不藏神，夜无安寐，须用琥珀、茯神、枣仁、远志肉、秫米半夏汤、夜交藤。

◉ 三消

三消善饥善渴，乃胃家有火，所以消谷善饥。治法须用生石膏一两、大生地五钱，以景岳玉女煎为主。

玉女煎：石膏、牛膝、麦冬、知母、熟地。

上消善渴多饮，是肺消症也。

中消善饥多食，饮食不为肌肤，愈吃愈瘦，乃胃消症也。

下消饮一溲二，溺赤如米泔汁，又黏浆出，形瘦灼热，乃肾消症，不治。用大生地、石膏、牛膝、洋参。

肾者，胃之关也。关门不开，则水无输泄，而为胀满。关门不闭，则水无底止，而为消渴，故消渴症属肾经。金匮肾气丸为主方。

◉ 七情

凡七情内伤，七个字，喜怒思忧悲恐惊。过喜则伤心，大怒则伤肝，思虑则伤脾，忧急则伤肺；又忧郁则伤肝，悲哭则伤肺；又悲郁则伤肝，恐伤肾，惊伤胆；又恐惧则伤心肾，惊恐则伤肝胆。

凡七情病，情怀不能旷达，纳食不能运化，即所以阻气停食。逍遥散、越鞠丸等为主。

◉ 五积

凡五积，心之积名“伏梁”，肝之积名“肥气”，脾之积名曰“痞气”，肺之积名曰“息贲”，肾之积名曰“奔豚”。伏梁者，脘中横伏，按之坚硬如石，与痞块直冲胃脘相似。痞气者，左胁下痞块按之坚硬。肥气者，右肋下痞块坚硬有形。息贲者，其人气息奔迫也，与气喘哮相同。两肩升上，其实由于痰饮内蓄。奔豚者，少腹有块如豚状，按之坚硬如肠覃之状、石瘕之状。凡五积用四磨饮、雪羹汤。肥气者，在右胁肋下结成痞块，时攻时痛，究属脾阳失运，纳谷不化使然，所以结成肥气。

◉ 五疸

凡五疸，一曰酒疸，二曰谷疸，三曰湿疸，四曰女劳疸，五曰黄汗疸。其人目黄、肤黄、溺黄。如槐花子水色也。其实由于湿困伤脾而中央戊己之色见乎外，其人目黄，必定溺色黄赤。

按：目黄、溺黄、肤黄，名曰“三黄”。茵陈蒿汤、五苓散主之。凡酒疸用鸡距子三钱、葛花三钱，或葛花解酲丸三钱。

惟女劳疸，由乎色欲不遂，日夜用心，思虑过度，而面萎黄也。与脱力黄相似，但病脱力，再黄而两目不黄也，茵陈五苓散加川朴，舌黄口渴加川连。但黄疸有阴黄、阳黄之辨。阳黄者，瘀热在里，口渴便闭，身如橘色，脉沉实。阴黄者，色淡便溏。黄疸病用天青地白叶三钱最灵。

按：天青地白叶一名“糖罐头叶”，治黄疸要药。

凡黄疸用鲜香瓜蒂一个，脂水勿使出来，风干研细，吹入鼻中，少停，鼻流黄水，面黄可以去。

◉ 五饮

凡五饮，一曰溢饮，二曰悬饮，三曰支饮，四曰留饮，五曰伏饮。溢饮者，口泛清涎。悬饮者，咯痰觉冷。支饮者，四末浮肿。留饮者，如痰，内症痰癖，按之坚硬，又痰膨胀，外症流痰流注。伏饮者，如痰迷心窍，痴痫、马痫、羊痫、猪拳痫，以及痰眩。用指迷茯苓丸、苓桂术甘汤、二陈汤，加制南星。又痫疾，竹沥达痰丸、礞石滚痰丸、滚痰丸；又，煅青礞石三钱、陈胆星四钱、石决明、煅龙齿、真川连。

凡暴病之谓火，怪病之谓痰。又曰诸风掉眩，皆属于肝。暴病为时邪化火，怪病异乎循常，乃顽痰内阻。凡五饮，《金匮》上云痰饮与水饮合病，盖痰之本属于水，又属于液，余之论其实痴病、痫疾、痰癖不在五饮之内。

饮邪当以小青龙汤为主方。

◉ 肝气、肝胃气

凡肝家病，肝气痛，肝厥病，脉弦劲搏指者，此肝家真脏脉现也，不治之症也。

凡脉形弦劲搏指，乃肝家真脏脉现，但肝为将军之关，其性最刚，所以脉来弦劲搏指，全无和缓之象也。

凡肝胃气痛，呕蛔虫，苦辛酸三法极灵。苦用黄连五分、吴萸三分，辛用川椒五分、干姜五分，酸用乌梅肉一钱、白芍一钱半；又，四磨饮；又，二陈汤。蛔虫之性，得酸则伏，闻苦则降。又，干姜一钱与五味子七分，同捣。《内经》云：得下气则快。然是衰言矢气与大便也。

凡虚肝气，上肉桂要药。又虚肝气，破气药不灵，用乌梅肉一钱，去核秤醋炒，白芍二钱、左牡蛎一两，或干姜一钱与五味五分同捣，所谓肝欲酸急，食酸以收之，凡肝木犯胃呃忒，易治，幸无寒热。

凡虚肝气，腹胀上冲两胸两肋者，须用上肉桂五分，锉末再要研细，饭丸另服。

凡木强侮胃，虽容纳而不能运化者，上冲两胸，上肉桂五分，研细另服。况木得桂而枯，所以木能克木也。以肉桂削销钉一只，钉于树皮内，至大树三年，大树必枯必毙。所谓木能克木，若一年，小树亦枯。

凡真川连与吴茱萸并拌炒，是苦辛并用。治肝胃气，呕吐，蚘虫上越，胃脘痛，脉弦数，舌黄腻。又，苦酸辛三法，川连、吴茱萸、川椒目、干姜、乌梅肉、白芍，治蚘越，脘痛，肝胃气逆，心痛最灵。

凡肝肾两亏，枸杞、杜仲、首乌、白芍要药，白池菊、石决明、料豆衣。

用八月扎三钱，平肝气块，即预知子，其形如皂荚，其性苦寒，杀虫毒，不宜常用，或引子诸药暂用。

绿萼梅花瓣三钱，清凉解毒，治肝气。

凡自合定痛丸，用乳香末一钱、没药末一钱、肉桂末一钱，再加鸦片烟灰一钱，和末为丸，吃一分一丸，治胃脘痛，效如桴鼓。用一分一粒，大人服四粒，小儿服二粒，如痛即服，用开水送下。

凡呕吐腹痛，陡然痉厥，脉濡。素有胃脘痛，用旋覆花、代赭石、干姜、肉桂五分，研细、白芍、陈皮、姜夏、生香附、广郁金、采芸曲、南楂炭、乌药、槟榔、吴茱萸三分，加蔻仁、磨沉香汁五分。

急症心痛奇方：黄瓜一条，剖对开，去子肉，入明矾末，填内合住，线缚悬挂阴干。待瓜皮上去霜，去下研细，装瓷瓶封固。凡遇急症心痛欲死者，但须口有微气，即将瓜霜点眼四角，立愈。九种心痛皆治，屡经试验。

凡胃脘痛，用高良姜一钱，与生香附三钱同打。此即姜附丸法，同乡任云卿常用，又用青陈皮各一钱半，此即化肝煎。

凡心痛彻背，背痛彻心，是胸痹症也，须遵《金匮》桂枝栝楼薤白汤主之。

凡遇肝胃气痛，加头药用陈香橼三钱、荜澄茄一钱、玫瑰花三朵、代代花十朵。

按：代代花，一名“桶子花”。

肝胃气，一由肝强，一由胃弱。肝强宜破，胃弱宜补。素有肝气中虚，必增呃忒，一由肝木犯胃呃，一由中虚呃，鸡血藤胶，治肝气入络。又，乌龙丸法，即九香虫一钱、杜仲三钱、川桂枝、干姜、川椒、乌梅、吴茱萸、白芍，治肝气腹痛。又，苦辛酸安胃，乌梅丸：黄连、吴茱萸、乌梅、干姜、川椒、白芍。

肝气上冲为肝厥，痰气上冲为痰厥，寒厥、热厥、实厥、虚厥。

偷瓜倏[①]心，即刺猬心，治胃脘痛有效，其皮炒焦，治胃气痛。

獭肝晒干，生吃如木头，治肝气有效。

乌龙丸，杜仲二钱、九香虫七分，治肝气入络。

凡胁肋引痛，须用当归须一钱半、瓜蒌皮三钱、新绛屑一钱。若兼呛，加旋覆花一钱半。若痛盛，加姜附桂、青葱管一茎。凡伤寒兼胁痛，名曰“刺胁伤寒”，不治之症。

◉ 肝风

凡液涸生风，四肢振动，手抽指搐，与阳明邪火、热盛生风相对，液涸宜存阴，热盛生风宜清凉。

凡肝风鸱张，恶款蜂起，病入厥阴难治。

肝风动用药法：羚羊角、石决、钩钩、池菊、豆料、天麻、天竺黄。养肝息风：首乌、归身、白芍、秦艽、木瓜、牛膝、川断、杜仲、池菊。

◉ 纳减

胃弱纳少，此属后天生气已败。原支金石斛二钱、北秫米三钱、燕窝屑一钱半、香粳苗叶廿片、枳秋头叶廿片，皆奏胃之品，又陈仓米一撮。

按：枳秋头叶，即羊眼头叶一把；香粳苗叶廿片，或用一把，亦可香粳稻穗头三串。

凡胃主肌肉，外则肌肉瘦削，内必胃腑收瘪，肠腑收小狭窄，此谓瘦内瘪，一定之理也。所谓有诸内，必形诸外。

凡胃气一惫，百药难施，奚堪任之？奚，何也、有也、焉也；堪，能也；任，责任也、重任也。言焉能当此重任也。凡病重，胃气一败，脘中必定闭塞，必有物阻之，状与停食脘中、作痛作胀迥异迥别。

凡病久与老年，外则肌肉瘦削，内则胃腑缩小，肠腑缩细，此一定之理。所谓有诸内，必形诸外，及其大便粪出转细，其肠细可知矣。

切记！切记！凡病重胃气一败，咽管必定收小，不能咽热粥热物。

◉ 格、反胃

按：噎膈反胃用牛转草汁，服之有效，或牛涎水亦可，屡经试验。

五膈即忧、气、食、怒、寒。

薤白头、两头尖，治上格甚效。梅核格症，喉间如脔肉哽[②]住。

翻胃，朝食暮吐，胃无火也，用附姜。

素有翻胃呕吐者，易成格症，白鹅血随杀随吃，治血格有效。

鹰团，即水老鸦，水中捕鱼鸟也，吃鱼骨鳍骨，不从下部出，从嘴里吐出来一团骨头，外

---

① 偷瓜倏：应为“偷瓜獾”，刺猬之别名。

② 哽：原文作“硬”，据文义改。

裹一张纸，衣如蛋，一个样子，用瓦上炙脆存性，研细用酒送下，治翻胃噎膈。《内经》曰：三阳结，谓之膈。大肠、小肠、膀胱也。

真虎肚，瓦上炙焦脆存性，治反胃噎膈有效。

梅核格，用昆布三钱、海藻三钱、雪羹汤即海蜇与荸荠。

◉ 得食则呕

凡病初起，得饮即呕，得药饵即吐，此先坏胃气，用乌梅饼一个，服下依吐，盖胃气一败，百药难施，不治之症。

凡病人得饮则呕，胃气有外无降，吃真金页纸一二张、大金箔一张（钱六十文）。金箔性，镇心镇气逆。上肉桂五分、干姜一钱，治呕要药。

凡遇呕吐，脉细，肢冷，须用上肉桂五分、淡干姜一钱，加淡附子一钱半、陈皮一钱半、姜半夏一钱半。

凡遇贫人呕吐，用川桂枝一钱、淡干姜一钱、新会皮一钱半、姜半夏二钱，加沉香片一钱、槟榔二钱。

凡遇呕吐，用上肉桂五分、淡姜渣一钱、连姜汁、广皮一钱半、姜夏二钱，加沉香、槟榔。

凡初病，得饮则呕，诸物不受，须用肉桂五分、淡干姜一钱，煎浓汤服下，以窥消息。凡用安南肉桂五分，锉末研细饭丸。再加干姜一钱，治腹痛要药。佐以白芍二钱、炙甘草五分守中，川朴一钱、神曲三钱、香附三钱、郁金一钱半，若挟食滞腹痛，再加四磨饮、鸡内金三钱，炙脆、楂炭三钱。凡用五谷虫三钱，炙脆，治褯体宿滞腹痛，蜣螂虫一钱，炙，或用五只。

◉ 吐蛔

按：有因寒吐，有因热吐。

凡呕吐蛔虫，用苦辛酸三法最妙且灵。川连、吴茱萸、乌梅一钱，白芍、川椒三分，淡干姜五分，加乌药、槟榔。盖蛔虫之性，闻苦则降，得酸则伏，所以安胃乌梅丸三钱治脘痛呕蚘甚效。

蛔虫头每月初一至初十向上，故用吐药；十一到二十蛔头积中；廿一到三十蛔头向下，故用下药最妙且灵。

◉ 舌战

凡病人舌战不能伸直，与田中水蛇舌头相似，舌头缩出缩进不定，盖舌乃心之苗，心虚则舌战无力伸直矣。心营不足显著矣。

凡看病人舌短不能伸出，牙关与舌战伸缩不定，无力伸于唇外也，不治者多。

◉ 头眩

凡肝阳上升，头眩，用制首乌五钱、当归身一钱半、东白芍一钱半、白池菊一钱、石决明七钱、稆豆衣三钱，经霜桑叶同黑芝麻三钱捣，即桑麻丸。又，二陈汤，此由营虚水不涌木，肝阳上腾所致。

凡痰火头眩，用羚羊角、霜桑叶、牡丹皮、黄甘菊、石决明、广陈皮、姜半夏、陈胆星一钱，真川雅连七分，白蒺藜三钱，须加鲜竹沥一两，此由肝阳挟痰火上亢所致。

◉ 阴阳虚

病人形瘦不治；腹如凹丸，肠胃已瘪，不治。

若见阴虚，复脉去姜桂之类。

若见阳虚，用六君、归脾之类。

四肢厥冷，素体阳虚，为本元不足。

脐跳为中虚食滞，此不可汗不可下。

阴虚时邪身热不扬，脉细肢冷，若舌光口干者，复脉汤去姜桂，或鸡子黄汤。

阳虚时邪身热不扬，脉细肢冷，若汗多便泄者，附子理中汤或黄芪建中汤。不治者多。

营虚寒热，舌光无舌苔，滑无血色，脉芤数，脉细数，心悸耳鸣，头眩目花，肉瞤筋惕，一定在女为营虚时邪，在男为阴虚时邪①。方用鳖血炒柴胡、青蒿子、制鳖甲、制首乌、当归身、东白芍、陈皮、姜夏、茯神、甘草、制香附、广郁金、沉香曲三钱、春砂仁。此方是女科方，若阴虚时邪轻用此方，重用复脉汤去姜桂，加石决、青蒿、鳖甲。

病久阳维为病，苦寒热，阴维为病，苦头痛，此阳维阴维乃奇经八脉为病，用桂枝最灵。桂枝五分、白芍一钱半、炙甘草五分，加姜三片、小红枣三个。此病久即是营卫不和，内则为营，即是阴维为病，所以久病寒热汗多头痛，桂枝汤最灵。

先咳后胀，治肺，麻黄、桂枝、杏仁、川朴、葶苈子之类。

凡虚体一大便，脉骤然变细，加气喘而脱。

凡虚体一大汗，脉骤然变细，防脱。

阴虚肾亏用大熟地五钱，须用上肉桂五分，剉末研细，饭丸另服，熟地与肉桂同用，补而不凝滞。

营虚脉数内热，洋参、孩儿参、北沙参、南沙参、东洋参、生熟地、天麦冬、阿胶、甘草、川贝、杏仁、茯神、丹皮、十大功劳、蛤壳、青黛拌鲜石斛、鲜金斗。

阴阳并虚，补阳为主，阳有生阴之功，阴无长阳之力。

病后阳虚有微邪者，须用建中汤。

病后阴虚有微邪者，须求复脉汤。

阴阳并亏，十全大补汤、黑归脾丸。

久病阴虚复脉汤去姜桂，久病阳虚用建中汤、参芪建中汤、补中益气汤、归脾汤、阴虚三才汤。

肝肾两亏，病在筋络，两足痿躄不能行，如赖瘫，舌无血色，脉细如丝，健步虎潜法加苁

---

① 邪：原缺，据文义补。

蓉、巴戟、枸杞、菟丝、沙茅、补骨、杜仲、川断、萸肉、威灵仙、牛膝、木瓜、金毛狗脊。

手麻为血少，手木为气虚。

咽喉声哑，心宕，手足少阴俱亏，心肾不交，伤寒见此症，切忌散凉，宜养阴。

若见阴虚邪恋，脉细舌光，洋参、细生地、鲜斛、茯神、花粉、青蒿、鳖甲、石决、丹皮。

童体阴虚内热，资生丸常服三钱。

凡虚体大汗，后而热退脉数者生。又大汗后神衰呓语，呼吸之气短促者，立刻消亡。所以虚体麻黄不敢妄用。

凡高年虚症，心挥者何？神亏不能守舍也；手指抽搐者何？血虚生内风也；咽喉闭小者何？胃关不开也。但高年全赖胃气为本。《内经》云：得谷则昌，又云：有胃气则生，但高年胃气一败，百药难施。

切记！切记！喉主天气，主于呼吸，咽主地气，主于吃物，今因病久胃肚一瘪，咽受必定收小，而不能吃[①]粥，此胃气已惫，不治之症也。

凡病久大虚，心肾不交，彻夜无寐，耳鸣心悸，有时无人处目中忽见人形，无声处耳中忽闻得人声，是心无主宰，神志散越不收，乃虚脱之象也，勉拟何人饮：何首乌、台人参。《内经》云：阳不交阴，故目不瞑，治之奈何，饮以半夏秫米汤，加以朱茯神、大枣仁、远志肉、石决明。

凡病久，病人自言口内酸涩无味，此胃腑已败，所以变其常味也。与平常之味相反，不治之症也。老年病久，口内酸涩，更不治。

凡阴虚症，用熟地一两，少则反黏滞，多则及佳。

凡开肺喉痛，用牛蒡子一两有效，少则不效。

凡五脏为阴，六腑为阳，背为阳，腹为阴。阳中之阳，心也；阳中之阴，肺也；阴中之阴，肾也；阴中之阳，肝也；阴中之至阴，脾也。

◉ 四红症

凡四红症，上则鼻衄咯血，下则肠红淋血，茎管作痛，脉数舌绛。《内经》云：阳络伤则血上溢，阴络伤则血下溢。用黄连阿胶鸡子黄汤：真川连、杜煎阿胶[②]、大原生地、牡丹皮、黑山栀、东白芍、侧柏炭、槐米炭、地榆炭，加鸡子黄一枚。

◉ 吐血

吐血歌：吐血须用桑丹地，茜草牛膝旱莲比。茶花紫菀川贝末，山栀茅根藕汁继。

按：四句须要熟记。

鲜生地须用一两，自打烂，或紫菀茸，或去宝珠山茶花三朵，去紫菀茸加淡元参、秋石粉一钱半，以咸能下降火，生敲九孔石决明一两，青黛拌生蛤壳一两，磨参三七五分。若吐血涌

---

① 吃：疑本应作“咽”，吴语中“吃”“咽”同音故然。嗳咽义。

② 杜煎阿胶：指本地自制阿胶。

胃时，须得另磨暹罗犀角尖汁五分，另吃童便一碗，取其降火，又鲜生地汁、藕汁、茅根汁。

凡吐血病复发，须用童便为要药，以及鲜生地一两、茅根肉一两、藕汁一盆。

葛可久《十药神书》治吐血第一方，用十灰散，大蓟炭灰、小蓟炭灰、侧柏灰、血余灰。第二方用花蕊石散三钱，同童便服能化血为水，断不可常用。第三用白凤膏，白凤即是凤头白鸭，即是牡丹头白鸭，要乌嘴乌脚，最难觅。第四方用独参汤，补气能生血。

凡咯血经久不止者，是营虚大亏矣。但营虚必生内热，水虚不能涵制肝木，遂令肝阳之火上亢无制，所以木火刑金，为咳呛频作，其肺金受戕，不言可知矣。咯血鲜红浮于水面上，乃从上焦肺胃而出，咯血凝紫沉于水之下，乃从下焦肝肾而出，其病势更虚矣。若浸淡如肺肉之状，其肺痿可知矣。

吐血犀角地黄汤、参三七，不应用大黄炭、桃红、红花、蘹木[①]、降香、归芎，磨冲参三七五分，治伤血吐血，用童便磨冲。

犀角汁用童便磨，治鼻吐血，血冒加鲜生地七钱、丹皮一钱半、山栀二钱、旱莲三钱、茜草三钱、茅根七钱、牛膝三钱、桑皮二钱、川贝一钱半、秋石一钱。

素有吐血者，其人面色常皖白无血色。

凡吐血病以后，咳血如肺肉，常桃红色又如粉红，见此肺痿重症，不治。若痰臭如脓，胁胸病乃肺痈也。

凡大咳血，脉数灼热，咳呛，须用景岳玉女煎与喻嘉言清燥救肺汤，鲜桑叶、枇杷叶、竹叶、鲜生地、蔗汁焙石膏、知母、牛膝、丹皮、山栀、川贝、杏仁、女贞、旱莲，待其血止，咳减热退，脉数，然后鲜地换二原生地，再加洋参、麦冬、鲜石斛、花粉。

凡吐血鼻衄，火外足浮，须用盐附子二两、硫黄四钱，用口中津液垂唾同打烂如泥，敷于两足心涌泉穴处，外用布缠好待其干，再用亦可。可以引火归元，名之曰“引火归元丹”。

葛可久《十药神书》第一方用甲字十灰散：大蓟灰　小蓟灰　侧柏叶　鲜荷叶　茅草根　茜草根　牡丹皮　黑山栀　棕榈　大黄

其十味用水五分，灸灰存性，研细末，每服五钱，用鲜生地一两、淡秋石一钱、茅根肉一两、藕汁一盆，鲜生地一两煎汤送下。另，磨参三七五分，治瘀血紫色，如不应手，吐血成盆，用乙字花蕊石散三钱，花蕊石三钱研细，其性能化血为水。吐血鲜生地一两，要药。

凡吐血、血冒，手足冷，用盐附子二两，童体口津调和敷于涌泉穴，此引火下行之法也。

治吐血方，不拘何经之血，俱效。蚕豆花须茎上第一朵，阴干，研末煎汤，频饮即止，并可除根。如无花，即用叶，抽去筋，阴干煎汤服，亦可。

◉ 牙宣血

闻一秘方，用雄黄、牛粪灸灰，入冰片少许，治牙宣血溢不止。其末子药吹于牙齿处，其牙衄涌溢即止。雄黄、牛粪即是雄等牛粪灸灰，取其黑能止血，又取其上部以下部粪治。又冰

---

① 蘹木：即茴香木。

片少许，取其凉血降火，所以治牙宣血有效。

按：当时不及，需要预也。

牙衄方：用冰片入于蟛[①]内，淋水漱口，又用景岳老人玉女煎法。

牙宣脉紧，坎水亏于下，离火亢于上，冬天牙缝出血，此为阴不藏阳。

牙血不止，用东丹寒水石为末，涂于患处即止。

◉ 鼻衄（附：鼻渊）

凡大鼻衄妄行无度，倾盆盈盏，由于少阴真水不足，阳明内火有余，治法有三。若在涌冒之际，急拟犀角地黄汤，以清心营之热，即磨冲犀角五分、鲜生地一两、牡丹皮一钱半，或白芍一钱半。又，景岳老人玉女煎以清阳明营分之火，即蔗汁焙石膏一两、知母一钱半、淮牛膝三钱、鲜生地一两、打，加女贞子三钱、墨旱莲三钱，名曰“二至丸法”，加黑山栀、石决明、淡秋石一钱，淡元参、牛七、丹皮、茅根肉一两，大竹叶卅片；若在涌冒未至，大便五六日未行，急用釜底抽薪法，泻下焦之火以折其上腾之威，如锦纹三钱、元明粉拌枳实、瓜蒌仁五钱；若涌冒已止，宜用滋阴潜阳法，即壮水制火法，宗大补阴丸法，是大生地、龟腹板一两、川黄柏一钱，肥知母一钱半、猪脊筋一条五寸长，加丹皮、石决明、二至丸、洋参、阿胶。

胆移热于脑而为鼻渊，鼻渊者，浊涕不止也。

鼻渊方用猪胆汁一杯，陈酒冲服，或开水选冲亦可。

按：鼻渊俗名“脑漏”。

凡出鼻衄，先用人乳注于鼻孔内，继用螺蛳一个，剪去屁股，塞于鼻孔内，此方甚灵。螺蛳之性寒而缩，人乳之性血见即止。

凡大鼻衄成盆盈盏，用玉女煎，鲜生地、石膏、牛膝、丹皮、山栀、墨旱莲。若大便不行者，须加大黄三钱，待其大便通，其鼻衄必止。

收涩鼻血，藕节、血竭、金墨、女贞、旱莲。

按：鼻衄，又用温草纸贴鼻孔上，又用黑山栀塞鼻孔。

◉ 口糜

凡属口糜，《内经》谓肺移热于大肠，上谓口糜，须得清凉解毒，以真金汁一杯、金银花三钱、生川连六分、土贝三钱、元参三钱、人中白一钱半、天竺黄一钱、牡丹皮一钱半，野蔷薇露漱口。又，洋参黄连阿胶汤。又，水飞青黛五分。又，珠黄散，可吃可吹，珠粉、犀角。又，黄连阿胶鸡子黄汤。凡口糜与小儿雪口疳相似，又，大竹叶卅张。

凡起口糜，莫妙于用金银花三钱、上上真川连七分，野蔷薇露时时漱口灌嘴。又可吃蔷薇露一二两，加土贝母三钱、连翘二钱、杏仁三钱、花粉、知母、元参三钱、人中白一钱半、天竺黄一钱。

切记！切记！凡起口糜，延至上肤，由于胃热熏蒸，且有糜毒，须用真川连七分、金银花

---

① 蟛：蟛蜞，螃蟹的一种。

三钱、淡元参三钱、人中白一钱，以清热毒。又用野蔷薇露四钱漱口灌嘴，又须用珠黄散加青黛散、濂珠粉三分研细、真犀黄一分、梅花冰片五厘、人中白三分，青黛三分，吹于喉间上肤处；又，鲜竹沥一两化痰。

凡口糜从胃脘中生出来，延至舌底上肤，以及口糜延至两唇之内，况口糜有毒，胃津干涸，有热毒，须用真川雅黄连一钱、金银花三钱、淡元参三钱、人中白一钱，或淡秋石一钱、土贝母三钱，或川贝母二钱、生洋参一钱半、鲜石斛七钱，野蔷薇露四钱时时漱口，或加天花粉、肥知母、牡丹皮，或加鲜竹沥二两、珠粉、犀黄。

切记！凡口糜，须用珠黄散吹喉，濂珠粉一分，用真犀黄五厘、梅花纹冰片五厘、人中白三分，四味研细吹喉，勿用硼砂、朱砂。

凡时症后口糜，以及痢疾后起口糜，须用黄连阿胶鸡子黄汤加金银花三钱、淡元参三钱、人中白一钱、生甘草五分，或用甘草、人中黄五分、嫩薄梗一钱。然痢疾起口糜，胃家滋液已涸，从咽管生至上肤唇内不治。又用野蔷薇露时时漱口。又用青蛤散一两，即水飞青黛五分拌蛤壳一两。又口糜有毒，须用真川连七分，生切片，勿用姜水炒，骡皮胶一钱半，葛粉拌炒成珠，鸡子黄一枚，囫囵滚去鸡子青，金银花三钱、淡元参三钱、人中白一钱、生甘草四分、甘草人中黄五分、土贝母三钱、水飞青黛五分拌蛤壳一两、大竹叶卅张、绿萼梅花瓣三钱，以上清凉解毒，绿萼梅清凉平肝火。

《内经》云：小肠移热于大肠，隔肠不便，上为口糜，川连、银花、元参、人中白、金石斛。

◉ 音恶

音恶譬如金空则鸣，金破碎则无声，是肺金已戕也，属虚。金中有物亦无声，即肺中有痰湿也，属实。

开音药：芦衣，一名“苗目”七筒或三钱，败叫子三分，凤凰衣五分，蝉衣四分，鼠粘子三钱，马兜铃蜜炙一钱半，玉蝴蝶五张，平肝开音。

◉ 眼

红眼睛眼药秘方：羊胆十枚取汁、蜂蜜一两、蕤仁霜五钱去油研、硼砂三分研细、当门子二钱研，隔汤炖炼而成，敷于眼角眼荡处，虚火眼、定火眼均可。羊苦胆取百草之精，白蜂蜜取百花之精，硼砂、蕤仁去翳障，当门子利窍，当门子即麝香。

凡目赤着明，肝火上亢，红肿且痛，须用羚羊角、黄连、桑皮、丹皮、杭甘菊、石决。

风火红眼方：元明粉一钱、冬桑汁一钱半、赤小豆廿粒、甘菊花一钱半、赤芍一钱、蝉衣三只、薄荷八分，加食盐七分，煎汤熏洗。

目疾药用密蒙花三钱、草决明一钱半、麦精珠一扎、晚蚕沙三钱、木贼草三钱、草决明一钱半、甘菊花一钱、夜明砂、石决明、空青、蔓荆子、青葙子、决明子。

◉ 气冲哮喘

夜喘，舌白垢腻，脉沉细，不能服补药，不得已用六君子加苏子、姜汁、竹沥。

痰喘病，舌光脉细，用都气法、金水六君法。

气喘无痰，脉细舌净，人参蛤蚧散、熟地、坎炁。

气喘有痰，脉硬舌腻，麻黄、葶苈、竹沥。

哮喘舌白形寒，华盖散、定喘汤、大青龙，已化热小青龙，未化热苏子降气汤、三子汤、金沸草散、二陈汤、旋覆代赭汤、三拗汤、麻黄汤。湿热痰，苓桂术甘汤，虚劳不得已用补，然地胶不及六君法。

痰喘汗多，壮热便泄，脉数大，舌黄，白虎汤加竹沥。

痰喘汗多，壮热便泄，脉细舌光，六君子汤。

喘病，一忌痰声如锯，一忌头汗如雨，一忌尺脉如丝，一忌声哑为鸭。

头汗气促，脉细肢冷，为阳脱，其死最速，一切症属此者不治。

喘病须要分明虚喘、实喘。虚喘脉细汗多，呼吸之气短促，生脉散。实喘脉紧无汗，呼吸之气粗者，麻黄汤，麻黄开肺发汗，治实喘定喘，肺气闭也，痰饮阻也。虚喘肺气失守也，肾气失藏也，勉拟生脉散、都气丸。

按：虚喘治肾，实喘治肺。

痰阻于肺，气促；食阻中宫，气促；热涌上焦，气促；元虚不摄，气促。

气喘气愈弱，何物不恐。

呼吸愈促，上下多损，先后两天俱惫，何物而不恐，勉拟异功散加石斛、麦芽、扁豆、淮药、米仁、白芍。

任蕴夫肥胖痰喘病，脉弦硬，搏指无情，以后脉沉细，喘脱而死。

陈秋处年四旬，烟体形瘦，素有痰喘，陡然便下纯血，粪干结，痰喘汗多，洋参、旋覆代赭汤合苏子降气汤治之而愈。

呼吸气促，此属元虚无根，不能藏于元海。

一方用甘露叶色豆腐，炙灰者研细，常服二三钱，治气冲，甚效如神。

虚喘气声短促，脉细如丝，头汗如雨，其脱在顷刻间也，勉拟生脉散：人参、麦冬一钱半、五味，加牡蛎、白芍、甘草、茯神，聊写数味而已矣。

实喘，气声粗者，脉弦，用麻黄为君，定喘汤。

凡降气化痰，苏子降气汤、三子养亲汤、二陈汤、旋覆代赭汤。

凡痰喘须用竹沥、珠粉、犀黄及风化硝一钱半、天竺黄一钱、胆星一钱、白毛化州陈皮一钱、半夏二钱、葶苈子一钱。

若虚喘脉细汗多，可用人参一钱、黄芪二钱、於术二钱、坎炁一条、蛤蚧尾一对、青铅一两、牡蛎七钱、生脉散。

虚喘有痰，不能用熟地、五味，恐腻隔胸闷。

虚喘无痰，可用熟地、五味、牡蛎、都气丸、金水六君法。

虚喘，熟地、五味、牡蛎纳气为主，加坎炁一条、青铅四钱。

定喘，麻黄为主。

肾虚发喘，脉沉细，头汗如雨，脱在目前，勉拟金水六君丸、都气丸。

定喘汤，治肺寒哮喘痰多，背恶寒，初起症用也。

凡晚年咳呛痰喘，甚则频频噫恶，乃肺伤及胃，迄今无力咯痰，无力吸烟，由于正气大亏，中无抵柱，药力难挽天机，勉拟以尽人事。

凡脾为生痰之源，肺为贮痰之器，气喘不能平卧，于是气因痰阻，痰在气外，此痰喘案也。

凡宿哮感邪必发，若严寒时，其人鼻岭顶[1]常黑色，其人面部有紫朵块，此血凝气阻之象也。盖血得寒则凝，得热则行，须用麻黄汤：生麻黄一钱去节、川桂枝一钱、苦杏仁三钱、生甘草三分，加二陈汤、三子养亲汤、定喘汤，以开肺发汗化痰。

◉ 呃忒

呃忒起瘫[2]，乃胃虚肝木犯胃，气失下降不足，食滞看。

时邪呃忒，非因郁怒即素有肝气，肝气冲逆犯胃故也。

左金丸、旋覆、代赭石、青皮、郁金、白芍、丁香、沉香、刀豆、柿蒂。几日来时有呃逆，因乏谷气而胃虚中空，肝阳冲突，上冒肆虐耳。

凡呃忒病，莫妙于旋覆代赭汤，加公丁香十只、干柿蒂五个、刀豆子五钱切片炒。若呃忒夹食滞，用四磨饮。若虚加人参、二陈汤。若气阻加生铁落一两。

呃忒或食或痰或肝气犯胃或肾气不摄甚多，而胃火上冲绝少。

呃忒有痰食虚寒而肝气犯胃甚多，而胃火上冲绝少。

月里小儿最易呃忒，一吃乳汁便止，可知病人胃虚，呃忒甚多，而食滞呃忒颇少。若伤寒呃忒，须老姜抻舌，无恙须用人参，旋覆代赭汤、丁香柿蒂汤。

按：公丁香不用钱数而用只数，柿蒂不用钱数而用个数。

时邪呃忒，热不扬，脉软舌白，便泻发厥，呕痰。

呃忒开肺，此其一法，用牛蒡、紫菀、苏子、杏仁、川朴、陈皮、姜夏。

呃忒顺气，此其一法，用木香、川朴、枳壳、郁金。

呃忒一由中气大虚，胃无下降之权，脾宜升，胃宜降。

呃忒一由肝气犯胃，因乏谷气而胃虚中空，故肝阳上冒肆虐，此人必素有肝气，故每每痞块上攻而作呃忒，脉象左手常弦，治法宜平肝和胃，旋覆代赭、丁香、柿蒂、刀豆子、陈皮、姜夏、沉香、郁金、白芍、瓦楞子，加橘叶、生姜。呃忒一由肺气失降，胃气上逆，故每每咳呛而作呃忒，脉象见浮数，宜用旋覆代赭、丁香、柿蒂、刀豆子、陈皮、姜夏、沉香、郁金、瓦楞子，去白芍加牛蒡、桑皮、苏子、杏仁、紫菀，即痰呃之象。

呃忒一由中气大虚，脉软，宜用六君归脾加旋覆代赭、丁香、柿蒂、刀豆子、沉香之类。

---

① 鼻岭顶：吴语称鼻尖。

② 瘫：同疥，但是否此处有方言称法，存疑。

呃忒一由肾气不摄，脉细，舌光，宜用金匮肾气、附子、都气，加灵磁石、白芍、牡蛎之类。

呃忒一由食滞阻遏，中宫胃气不得下降，舌根必腻，脉紧腹痞拒按，轻则四磨饮，重则承气丸。

凡呃忒，男人多，女人绝少，大约女人无结喉，其气上升无曲折阻隔也，即有嗳气而无呃忒也。

呃忒为中虚胃弱，而肝木上乘者多。

呃忒与脐跳，须要留心不治之症。

实呃因停食于中宫，胃气不得下降，以致上逆，气上逆为呃忒，必脉紧舌垢，初痢为据也。

呃忒为胃败，则中虚，中虚无抵柱。

伤寒症频作呃忒，一定食滞阻于中宫，胃气不得下降，痢，作呃，同提起胃气，不得下降，以致上逆为呃，须用凉膈散。

凡呃忒频作，由于肝木上行犯胃，须用四磨饮、旋覆代赭汤、橘皮、竹茹汤、丁香柿蒂汤，加刀豆子四钱，切片，加棋子青铅一两、生铁落一两同煎，用金器一具同煎。

凡呃忒须用金箔一张或二张，含于口内，同四磨饮吃下，盖呃忒由于肝木上行犯胃，胃气不得下降使然，取其金能克木之意。呃忒由于食滞两阻，胃气不得下降，须用四磨饮、人参、旋覆代赭汤、丁香柿蒂汤，加刀豆子五钱炒切片、橘皮竹茹汤，加姜半夏，加金器一具，同煎或青铅一两。又，乡间白螺蛳壳一两、生铁落一两同煎。

凡时症呃忒，痢疾呃忒，旋覆代赭汤、橘皮竹茹汤、丁香柿蒂汤，加刀豆子五钱，又箬柄五个、生铁落五钱。

凡呃忒肝木上逆犯胃，胃气不得下降，须用旋覆代赭汤，或去人参橘皮竹茹汤、二陈汤，又用四磨饮。

◉ 咳呛（附：变劳）

凡久咳大便溏泻，此肺损及脾，所谓上损及下，虚劳未传矣，勉拟培土生金法，以脾有生金之能，肺无扶土之力。若初病肺金积痰，脾土积湿，不时上咳下泻，宜化痰化湿，二陈汤、三子养亲汤。若虚劳久咳，便泄，治于培土生金法，所谓脾土尚有生金之能，而肺金断无扶土之力，宗异功散，或加参须一钱、野於术一钱，东白芍一钱半，真川贝母一钱半，甜杏仁二钱，囫囵勿研，参术神草、橘红。又，六君子汤去半夏，加真川贝母一钱半，去陈皮，加橘红一钱。

凡咳呛痰如生小粉浆，无明亮色，乃强逼肺家滋液外出，不治之症也。毋庸议方。

张子和秘制肺露：用猪肺一个，不落水斩切烂如泥浆，用甘桔、薄荷法，生甘草粉一两、苦桔梗末一两，取其载药上浮，薄荷末一两，加象贝粉三两、巴旦杏仁末三两、款冬花三两、晒干枇杷叶三两去毛，打做枇杷叶屑，同猪肺拌和调匀，做三四次敷于花露甑上吊露，每日安心服肺露一杯，治失血久咳有效。况以肺补肺又轻清上浮于肺，取氤氲之气如雾露之气上承于肺也。余想肺与大肠为表里，清气与精气上承于肺，而浊气与渣滓下入大肠，其汤水渗入膀胱为溺，女人为溲，其津液与粥饭至关门在小肠丙火下口，以及命门火处化为津液上承于肺，肺者相传之官，能输精施布，然后充养肌肤，灌溉皮毛。

劳病咳呛，痰吐如米粥者，不治。吐血如桃花色者，不治。痰吐如生粉浆者，不治。吐血淡红如肺肉者，不治。左肺叶伤不能左眠者，不治。右肺叶伤不能侧右眠者，不治。

治肺痈痰臭如脓，胁痛脉数，身不热，用千金苇茎汤。

虚劳咳呛失血，大便泄泻，此上损及下，肺损及脾，补脾为先，以脾土有生金之能，肺金无扶土之力，用异功散加减：人参、北沙参、野於术、茯神、甘草、白芍、山药、扁豆、橘白、霍斛、川贝、杏仁，勿研，米仁、谷芽、燕窝屑，古人以治肺不应，当以胃药和之，此言的确。若上咳下泻，肺脾同病，补土为主。脾土有生金之能，肺金无扶土之力。

劳病久咳，肉削，无风邪外感，脉芤数无力，用泻白散清泻肺金，药无效，须用西洋参、北沙参、孩儿参、玉竹条、筧麦冬、淡天冬、北五味、阿胶、生熟地、天麦冬、南北沙参、东洋参、西洋参、北沙参、南沙参，东西南北四洋参俱全，加玉竹、五味、川贝、杏仁、阿胶（若音哑加兜铃、牛蒡、阿胶）、生甘草、玉蝴蝶百张，即是千张纸，败叫子、笛目芦衣、凤凰衣。若内热加十大功劳叶三十张。若口糜用蔷薇露。

余常见治劳怯末传，大肉削脱，上咳下泻，用四君、异功散，此医家之高见识也。参术神草、橘白、干霍斛、谷芽、扁豆、山药、米仁、白芍、燕窝屑，此方不温不凉，不补阴伤脾，不刚燥伤肺，专以养胃为主。

伤风犯肺，咳呛，前胡、桑叶、丹皮、荆芥、薄荷、海蛤壳一两、瓦楞子一两、冬瓜子三钱、枇杷叶三张、象贝、杏仁、苏子、橘红、海石、茯神。若痰多加甜葶苈、竹沥；若寒热加淡豆豉、淡芩、青蒿、桔梗、甘草、牛蒡、紫菀茸、款冬花；若呛不喘[①]，用甘桔梗薄荷汤：生甘草五分、甘桔梗一钱、嫩薄荷一钱半。

虚劳咳血，最忌脉数身体灼热。

虚劳伤肺肾之阴，最忌伤脾便泄。

虚劳上咳下泻，用燥药碍肺，用异功散最妙，人参、北沙参、於术，用人乳浸一宿为妙。茯神、甘草、玉竹、山药、橘白、干霍斛、扁豆、白芍、谷芽、糯稻根须，此方医家之高见识也。百合、川贝，若用杏仁，须得炒黄，勿研，补阴药碍脾。

古人云：吐血不死，死于咳呛。又云：治肺不应当以胃药和之，用异功散是培土生金法。

虚劳咳呛，吐血，燥音，喉痹，此火克金症。

劳病上咳下血，下起肛痈，流脂，名曰“天穿地漏”。

久呛咯血，大便泄泻，名曰“肺损及脾”，又曰“劳怯末传”。

---

① 喘：原作“穿”，据文义改。

肺闭发喘，气粗而长，脉有力者，麻黄七分，以及定喘汤、华盖散、小青龙汤、三子养亲汤、苏子降气汤、旋覆代赭汤。

凡哮病，农夫人最多，究属受风寒兼之冷雨淋背心。

凡咳呛吐血，脉数灼热，此肺肾两亏，而虚火上射，刑克肺经。若加大便泄泻，此肺损及脾，不治，不得已用异功散加川石斛、谷芽、山药、扁豆。

凡中虚痰饮，咳呛，用仲景苓桂术甘汤，最灵。待愈，附子都气丸治气喘有效。又，八仙长寿丸即六味丸加寸麦冬、五味，治久呛，愈后可服。

咳伤肺脏，热伤肾阴，久呛复起灼热，是肺肾先天已损矣。

劳瘵咳呛灼热是肺肾先天，纳少便溏是脾胃后天。

咳呛无汗，麻黄症已具，但脉来浮细无力，断不可投麻黄，汗之必喘脱，须脉数有力。

咳呛连腹膨，雪羹汤要药，即海蜇与地栗。

黎里查家奶妪，年四十，久病脉细如丝，舌光如镜，形瘦如豺，内热如烙，腹痛泄泻，纳少。此肝肾之阴亏，脾胃之阳弱，若用阴药凉药则碍腹痛便泄，若用温药燥湿药则碍舌光内热。古人云：阴阳并亏，当以胃药和之，用异功散加味法，人参、於术、茯神、橘白、炙草，加干霍斛、麦芽、扁豆、淮山药、白芍、米仁、燕窝根，此方轻可去实，法最灵。

翁聋，年四旬，素体操劳，身热昼轻夜剧，舌光脉细，咽痛音哑，人参白虎汤未效，投生脉散加生地、白芍、茯神、枣仁、花粉、知母、蔗汁而愈。倘汗多，复脉汤、川桂枝、白芍和营卫而止汗；倘热甚，人参白虎汤、玉女煎。

素有哮呛者，其人面色常糟粕脸。

葶苈清肺汤，治肺痈初起。

白虎汤法，肺痈脉数大。

清燥救肺汤，治肺热咳呛，口渴身热，脉数大。

华盖散与定喘汤治哮呛痰饮，喉间有水鸡声，甚效。若久呛，脉细不可用麻黄。

三拗汤：麻黄、杏仁、甘草。

三子养亲汤：苏子、莱菔子、白芥子。又，麻杏石甘汤。

白冰糖一斤、甜杏仁八两，研如泥，去衣尖，生白果半斤，去衣壳，研如泥，冰糖烊如冰水，入杏仁泥、白果浆收膏，治久呛久哮甚效如神。川贝粉一两、胡桃肉二两，研烂再加入亦可。

经停五月，两乳日瘪，内热肉削，脉数干咳，此属虚劳血干。

切记！切记！凡吐血咳呛，肺家感受风热而起者甚多，大忌用生脉散、台人参、笕麦冬、北五味、大生地、陈阿胶，以收敛其肺，以滋补其肺，使肺家风热无由出路，咳久必成劳怯，哀哉！每逢吐血咳呛，第一清泻肺经风热，以及清降、清肃、清营、清润、理肺和胃。

凡用金沸草散治风寒犯肺、咳呛头痛，汤头歌诀云：金沸草散前胡辛，半夏荆甘赤茯苓。

白前胡二钱，金沸草一钱半，北细辛七分，治头痛；形寒咳呛，荆芥一钱半，防风一钱半，陈皮一钱半，半夏一钱半，赤茯苓三钱，生甘草四分。

凡哮症与咳呛，用麻黄五分与桑白皮二钱拌炒，华盖散三钱。

凡呛症兼便泄，用光杏仁三钱，或写炒杏仁，或写苦杏仁，勿研，研则便泄更甚。

凡咳呛常寒热，写带衣杏仁三钱。

◉ 劳病

凡劳病咳呛，痰带粉红色，如打烂肺肉之状，此肺金大伤，不治之症。

凡久呛劳病(真犯)者，可用北沙参、玉竹、麦冬、阿胶，若咳呛病愈后并无一毫咳呛者，亦用北沙参、玉竹、麦冬、阿胶，以保其肺，再加西洋参、大生地、天冬，再用西洋参二钱、北沙参、孩儿参三钱，生熟地、天麦冬并用。

凡劳病，逢夏令，肝阳上亢之火最易内耗津液，长夏酷暑之火最易外伤元气，于是在里者五志之火内炽，在表者酷暑之热外侵。《内经》所谓一水不能胜二火是也。内外交蒸如此，内炽多将熇熇，不可救药。

按：劳病死于火令者多。

凡虚劳咳呛，音哑，喉痛，用猪肤白蜜白粉汤。《伤寒论》少阴篇，喉痛喉痹音嘶，又钱仲阳补肺阿胶汤合用，加川贝、甜杏仁、蛤壳、青黛五分拌。

按：仲景小建中汤，治虚劳为主方。

凡虚劳咽干，音哑，喉痛喉痹，用猪肤白蜜白粉汤，久服有功。吃一个月用鲜猪肤熬油炼热，白蜜代糖用，炒香白糯米磨粉一合，和入白蜜肤油，滚水冲服如炒米粉。每日安心服一盏，引子药加鲜猪肤一两，刮去腻油，切细如丝，再加炼热白蜜一钱，治咽干喉痺，烁音喉痛。

凡劳瘵病咳呛失血，最忌脉数灼热，此肺伤肾涸。

凡失血咳呛，后打膏滋方：洋党参各三两、生熟地各四两、南北沙参各二两、天麦冬各一两五钱、整玉竹条二两、巴旦杏仁三两、蜜炙枇杷叶卅张，用枯煎阿胶二两溶化收膏，真川贝粉一两冷水调薄，收于膏内。

凡虚劳咳呛，最忌脉数灼热，此属真阴告竭于内，孤阳浮越于外，肺金枯而肾水涸。

三参饮用西洋参一钱半、北沙参三钱、孩儿参三钱，即珠儿参，即太子参也，加细生地、炙鳖甲、整玉竹条即葳蕤三钱，笕麦冬三钱，加真川贝末、巴旦杏仁、十大功劳、冬虫夏草，治劳病久嗽失血内热。

凡虚劳病，又百日劳，大忌大肉削脱，六脉欠调和者，不治。又，劳病最忌脉数内热。又劳病烁音用十大功劳叶三钱，十大功劳露。又，张子和肺露、川贝、甜杏仁、花粉。

凡劳病烁音，须用玉蝴蝶五分，或五张，或五十张、芦衣三分、九分、凤凰衣三分、蝉衣七分、蜜炙马兜铃一钱半、蜜炙枇杷叶三张、鼠粘子三钱、炙桑皮二钱、川贝一钱半、杏仁三钱、十大功劳三钱、冬虫夏草二钱、洋参、北沙参、三才汤、知母、贝母、生熟二地、天麦二冬、玉竹条三钱、西洋参、北沙参、孩儿参、大生地、明天麻、青黛拌海蛤蜊壳。又，海粉三钱。又，补肺阿胶汤、清燥救肺汤。又，八仙长寿丸。

嘉善南大通桥赴诊，黄和均年卅岁，夏初失血，秋间咯血复发，至冬初咳呛痰黏颇多，都是白沫，皆肺家津液所化，痰沫愈多，形肉愈瘦，上则咳呛喉痹烁音，下则肛漏流脂，加以左肺叶伤，不能侧于左眠，脉数弦，至夜脉形数疾更甚，舌色常干，其时大便未经溏泻，然肺金肾水已亏，迫乎水涸金枯，前用三才汤、西洋参、大原生地、明天麻加真川贝、甜杏仁、人乳拌茯神、干霍斛、天花粉、蛤壳、海石、橘络、丝瓜络，加十大功劳三钱、冬虫夏草二钱、玉蝴蝶五张、芦衣三分。继后赴诊，上则咳呛痰沫，喉痹哽痛烁音不亮，下则肛漏流脂加以大便泄泻，脉数，至夜更甚，舌干少津，迫乎气喘头汗，此水涸金枯土败，上损及下，肺损及脾，劳怯末传矣，药力难挽天机，勉拟以尽人事。此人幸其投补不胀，勉拟人参蛤蚧散、生脉散、异功散，钱仲阳补肺阿胶汤去牛蒡子加熟地、牡蛎纳气归肾。台人参一钱，另煎、蛤蚧尾一对，炙，去头足、笕麦冬二钱，朱拌、北五味子一钱，研细、北沙参三钱、肥玉竹二钱、枯煎阿胶一钱半，蛤粉炒、马兜铃一钱，蜜炙、野於潜术一钱半、云茯神三钱、淮庆山药三钱、化州橘红一钱、九蒸大熟地五钱，沉香末拌炒、醋煅牡蛎一两、东白芍二钱，醋炒、炙甘草五分、燕窝肺露。

闻得嘉善黄和均劳怯吃生脉散无效，立春前死。

凡劳病咳呛，脉数内热，须用四汁饮，梨汁、藕汁、甘蔗汁、人乳汁，各用一酒杯熬温，另服。若吐血，脉数内热，再加鲜生地汁一酒杯同四汁饮。

凡劳病将死之际，发气虚白瘖甚多。

凡看劳病，犯实咳，久失血，形瘦纳减，脉数灼热，须用此方，若大便泄泻，肺损及脾，用异功散培土生金法。西洋人参一钱半、整玉竹条三钱、真川贝母一钱半、盐水炒橘红一钱、南北沙参各三钱、天麦冬各三钱、巴旦杏仁三钱、人乳拌茯神四钱。三才汤、真孩儿参三钱、青斑拌蛤壳一两、蜜炙桑白皮二钱、湖北牡丹皮一钱半，加蜜炙枇杷叶三张，刷去毛、十大功劳三钱、冬虫夏草三钱、玉蝴蝶五张。

凡看劳病犯实，上则咳呛失血，下则大便泄泻，此肺损及脾，即是上损即下，不治之症，勉拟异功散，以培土生金法。台人参须一钱，另煎、北沙参三钱、云茯神三钱、广橘红一钱、野於潜术一钱半，土炒、整玉竹条三钱、淮山药三钱，炒、炙甘草五分、干霍斛三钱、笕麦冬二钱，剖去心、白扁豆三钱、炒米仁三钱、真川贝母一钱半，去心研、东白芍一钱半、炒谷芽三钱、燕窝一钱。

凡灼热经久，骨蒸潮热，须用青骨散、益元散、天花粉。青骨散用银柴胡，胡连秦艽鳖甲符。地骨青蒿知母草，骨蒸劳热保无虞。

凡犯实劳病，用三才汤，洋参、北沙参、孩儿参、玉竹、麦冬、川贝、杏仁、人参参须、蛤壳、海石、十大功劳、冬虫夏草。

◉ 瘖块

凡瘖块直犯胃脘，按之坚硬如石，须用四磨饮以及雪羹汤，勿用煎方亦可。又，二陈汤、化肝煎、香砂枳术丸、枳实消痞丸。

凡痞块须用生白术一钱半、青蒿子一钱半、青鳖甲五钱、荆三棱二钱、蓬莪术三钱。

凡三虐后起癖，用鳖甲煎丸廿粒，每日服三服，开水送下。又用三甲饮，即是龟脊甲七钱、鳖脊甲五钱、穿山甲一钱半炙。

◉ 遗泄

凡老年阴阳并亏，精时下遗，而茎管不痛，乃肾亏精关不固，心肾不交。鹿角胶一钱半、鹿角霜三钱、锁阳一钱半、阳起石三钱、巴戟肉一钱半、肉苁蓉二钱、枸杞子三钱、杜仲三钱、菟丝子三钱、沙苑蒺藜三钱、川断一钱半，杜仲、狗脊、牡蛎、龙骨、十全大补丸、大全鹿丸、金锁固精丸。

凡肾虚梦遗滑精，不可用牛膝达下，菖蒲开窍。

殷竹堂年卅岁，肺肾为子母之脏，肺金不能下降，肾水不能上承，外则阳虚腠理不密，屡发咳呛，内则阴亏精关不固，时有白浊。上实下虚之症，清相火以理湿热，冀肾气原归闭蛰封藏之本，镇气逆以涤痰饮。俾肺家勿失清肃下降之权，用人参旋覆代赭汤、二陈汤、四苓散，加黄连、黄柏、车前子，此症切不可早用熟地、龙骨、牡蛎、金樱子、野芡实，非但浊精不止，湿邪无出路，抑且咳呛痰饮不能豁。

凡梦遗，遗精有梦治心，无梦治肾，然梦中与女人交接，须加戒淫欲之念，用辰拌茯神三钱，真川连三分拌炒，大枣仁三钱，远志二钱，苍猪龙齿五钱(脊筋一条)，左牡蛎一两，但梦遗寐到二寣[①]时，往往下体走泄，须得小便临空，切勿迫单被与衣裤，又忌两足伸直，须得卧时留心勿起淫念，如龙之盘如犬之曲，两足不能并伸直。又无梦遗精，用金锁固精丸以及龙骨牡蛎大补阴丸。

◉ 白浊

凡白浊病，茎管作痛，一由忍精不泄，一由湿热下注，须用上川连五分，要药，青麟丸三钱，以及导赤散、八正散。又，真血珀屑三分研细如尘、淡竹叶三钱泡汤送下；又，加海金沙三钱、车前子三钱。

凡嫖妓宿娼，情窦开而忍精不泄者，往往临溺时茎管作痛，且有白浊下注，溺短不利，至茎龟头起肿且痛。

凡白浊与赤淋，临溺时茎管作痛，病由宿娼妓而得，病由忍精不泄，所以败精留窍，盖精窍不闭而溺，窍不能通调，挟湿热下注，是以临溺尿管作痛，切不可早用涩药，须用导赤散与八正散，须用制锦纹三钱，即大黄，须用真川连五分、萆薢二钱、海金沙三钱、滑石五钱、甘草梢七分、鲜生地七钱、细木通一钱，待其浊止，无痛溺利，然后用金锁固精丸、大补阴丸、水陆二仙胶丹，即芡实、金樱子。

---

① 寣(hū，音忽)：苏南方言，睡中醒来为一寣。《说文解字》："卧惊也。"《广韵》："觉也。"段玉裁《说文解字注》："今江苏俗语曰睡一寣。"

凡用八正散，八正[①]木通与车前，萹蓄大黄滑石研，草梢瞿麦黄栀子，煎加灯草痛淋蠲。

萆薢分清(饮)石菖蒲，草梢竹叶益智俱，或黄茯苓盐酒服，通心固肾浊精驱。

凡用缩泉丸治小儿遗尿，缩泉(丸)益智同乌药，山药糊丸便数需。

舟车(丸)牵牛及大黄，遂戟芫花又木香，青皮橘皮加轻粉，燥实阳水却相当。但舟车丸极猛烈，用三钱治暴膨实症。

凡导赤散，导赤[②]生地与木通、草梢竹叶四般攻，口糜淋痛小肠火，引热同归小便中。此竹叶，是淡竹叶分利小便，若大竹叶除心烦。

凡白浊赤淋，临溺茎管作痛，须用川牛膝达下，石菖蒲开窍。

凡男人嫖妓，白浊赤浊，茎管临溺作痛，此湿毒下注，须用清灵丸三钱，用淡竹叶三钱、六一散三钱，泡汤和送，使湿毒从小便出。

淋症有六种，石淋、劳淋、血淋、气淋、膏淋、冷淋是也，须用导赤、八正、萆薢分清诸方主之。

◉ 遗精白浊

收涩精，金樱子三钱、芡实三钱、莲须一钱半、龙骨四钱、牡蛎五钱、海螵蛸一钱半、桑椹子三钱、山茱萸三钱、补骨脂三钱。

凡真血珀屑研细如尘四分，用车前子三钱、淡竹叶三钱、蟋蟀干五只，治赤淋白浊、石淋、砂淋、膏淋。宿娼嫖妓家，情窦浓而忍精不泄者，必成淋浊病，且有吸毒。若淋溺时茎管作痛，小尿色黄赤而烫，舌苔黄腻，脉弦数，须用清毒分利，用清灵丸三钱另服，再用真川连七分、滑石五钱、甘草梢四分、车前子三钱、细木通一钱、萹蓄三钱、瞿麦三钱、海金沙三钱，导赤、八正散。又，琥珀屑五分研如尘，用淡竹叶泡汤送下，茯苓、泽泻、通草、石伟草、冬葵子。素有梦遗，其人面色常青皖。

◉ 疝

凡男人疝气，左睾丸如鹅卵肿坠者多，右睾丸肿坠者少。经云：病虽见乎肾，其实因乎肝。由于寒湿下注，疏肝利气为主，以桂枝一钱、川楝子三钱、小青皮一钱半、赤茯苓三钱、舶茴香五分、带叶荷一钱半、延胡索二钱、花槟榔二钱、福泽泻一钱半、荔子核五个、生香附三钱、南楂炭三钱、葫芦巴三钱、制川朴一钱、生老姜五片、广郁金一钱半、真橘实三钱、生穹术一钱半、炒米仁三钱。外治另用炒烫花椒末一两，用布袋，窝肾囊睾丸，以收湿寒气，至明日再换炒花椒一两，再窝肾囊。

七疝，寒水筋血气狐癞也。疝气见乎肾，其实因乎肝。

疝气方用新出鹅蛋，烧炙灰热，煮酒服，出大汗立愈。

《内经》七疝证之原也，所谓冲疝、狐疝、癫疝、厥疝、瘕疝、㿉疝、㿉癃疝。

---

① 八正：原缺，据方歌音韵补。

② 导赤：原缺，据方歌音韵补。

◉ 小便出粪

凡男子小便中出粪，如厚粪，小便即痛，此名“交肠病”，用分利药罔效，用制锦纹三钱，更剧须用补中益气汤升清降浊法，须得重用参芪术、升麻、柴胡。

◉ 囊缩

囊缩之症有二，阳症囊缩者，因热极而缩，急下；阴症囊缩者，因寒极而缩，急温。

◉ 尿梗病

凡老年妇人小溲频数不禁，俗名“尿梗病”，用分利药罔效，用东垣老人补中益气汤升清降浊即愈。

吕璇浦老师爷，小溲频数不禁，且茎管作痛，是湿热下注，年七十九岁，用分利药罔效，用补中益气汤加鹿角胶即王鹿角补中益气，芪术陈升柴参草、当归身，吃三服，气喘头汗而脱，病二年，初起分利有效。

凡老年、中年尿梗病，溺短且赤，淋滴不爽，膀胱按之坚硬，此湿热阻于膀胱，须用青灵丸三钱，每朝安心服以分利，萆薢、滑石、车前子、五苓散，或老年加入滋肾丸三钱亦可，而青灵丸三钱为妙。

凡女人小溲频数不禁，俗名“尿梗病”，频频小溲不长。《内经》云：中气不足，溲便为之变；又云：膀胱气化失常，无输化之权。由于中虚气陷，须用补中益气汤加龙骨、牡蛎。

◉ 小便不利

小便不通，大痛，用清灵丸三钱，不效用虎杖散，用杜牛膝一两，捣烂取汁，和入麝香一分，吞下取其开下窍，精窍与溺窍同门异路，其玉茎中夹一张纸衣，所以精管中浊精留顿于管中，临溺时精管经过有碍，是以茎管作痛。

妇人小溲不禁，溲脬下脱，补中益气汤。

烧裈散治阴阳易病，男用女、女用男，取裈裆中布方寸许，追阴处烧灰存性，专于利小便。

◉ 大便不行

严健斋吸烟十余日，不大便，吃脾约麻仁丸三朝，下如弹丸、如黑枣子一个，即愈。

王云岩吸烟二十余日，不大便，服脾约麻仁丸不应，以后服制军三钱、芒硝二钱、川朴一钱、枳实二钱、蒌仁三钱、槟榔二钱，连三服，大便下之如黑河泥，以后遂愈。

凡虚体大便秘约不行，须用漂淡肉苁蓉三钱、油归身二钱、火麻仁五钱，服三帖，大便即通。此是脾约麻仁丸，更效五仁丸，柏子仁、郁李仁、瓜蒌仁、火麻仁、杏仁。

凡老年腹痛，脾约旬日，此老年肠中滋液枯耗，以致大便约束不行，须用脾约麻仁丸三钱，开水送下，加五仁丸，火麻仁、郁李仁、瓜蒌仁、柏子仁、松子仁，此老年脾约挟滞，互阻互用，枳实、槟榔或四磨饮、沉香、乌药。

凡当脐筑筑动气，按之跳跃如穿梭之状，而大便旬日不行者，每有宿滞内阻，用脾约麻仁丸三钱，清灵丸三钱，内一味大黄。

凡病后大便约束不行，需用盐苁蓉四钱、盐能下降且能润肠，再用生归身三钱，或用油归身三钱，和血润肠，再用脾约麻仁丸三钱，开水送下，常服黑芝麻饼粉，亦可妙。

凡病后大便约束不行，由于肠中滋液枯槁，须用盐苁蓉五钱润肠，油归身三钱和血润肠，或用生归身三钱以及火麻仁、柏子仁、郁李仁、瓜蒌仁。

凡病不大便，非伤寒化热之症，用鲜鲜柏香橄榄打汁服，若无橄榄，用核磨冲亦可，其效如神。

凡肝气不大便，用更衣丸三钱为妙，病后不大便，肠中滋液枯槁，用脾约麻仁丸三钱，伤寒症不大便，此热邪蕴结，用凉膈散一两或七钱，勿包，另煎另服，煎四五沸可服，多煎过性。老年癃闭不大便，用半硫丸一钱或几分，切不可用多，因其中有硫黄也。

便则了而不了者，血虚也，数至圊而不便者，气虚也。

◉ 小儿科

◎ 生黝

凡小儿屁股上生木黝，色红晕，小儿臀上生红色黝，皮肤带木须，急用凤凰油敷之，即愈。如仙丹：用热鸡蛋黄十个熬油，一蛤蜊敷于黝上即愈，鸡子廿枚熬油。

按：凡小儿未满周岁，嫩薄之肌肤表邪易感，娇柔之脏腑里滞难消。

◎ 牙疳

凡见朱家角闻赵星石推惊先生，言及秘方甚灵，走马牙疳以及小儿牙疳，急用狗屎中肉骨头，瓦上炙研至极细，再用冰片少许和入骨粉内吹于疳处，骤然见效如神，狗屎中淘出肉骨头，炙脆存性，研细吹疳处。

◎ 疳膨

凡小儿疳膨食积，往往两目受伤，眼精上翳障，以及两眼鸡盲至夜不见物，以及翳障遮瞳神，急用威灵仙五钱、滑石粉一两，用活雄鸡肺连心一个，不落水，同灵仙、滑石煮汤，吃五服，小儿两目翳障渐退而腹膨亦松。

鸡屎醴法，用羯鸡屎一两炒焦，用陈酒一碗煎至小半碗，滤去渣，五更时热服则腹鸣，至辰巳，时行二三次黑水，次日足有皱纹，又饮一次，其腹膨渐宽，皱至膝上而愈。治小儿疳膨食积，中满足浮，甚效，下黑水更妙。

又切记！切记！鸡内金三钱，炙脆，研细，五谷虫三钱，炙脆，研细，治小儿疳膨食积与大人中满膨胀，要药。中满得大便泄泻即松。又鸡内金一两，炙脆，研粉，筛细再用大五谷虫一两，清水，漂净，毫无臭秽之气，用瓦上炙脆研细如粉，鸡内金末一两、五谷虫粉一两，用炒米粉拌和，滚水冲热吃，治膨胀病甚效如神，须吃一个月。

平望戚氏小儿科秘方，用拗药、制军、黑丑即黑牵牛、蓬莪术，治小儿疳膨食积有效。

翁仲仁云：若要小儿安，须带三分饥与寒。此言的确，带饥者，因小儿脾胃未能充足；带寒者，因小儿纯阳之体也。

◎ 木黝

用鸡蛋卅个，烧热，用荒锅上炙油二个，藏起炙油，荒底有油敷在木黝上，如仙丹。治小儿木黝如神。

◎ 脐出脂水

凡脐中流脂水，阴虚挟湿外阻，用撞头茧子蚕蛾，自转出者不用，炙灰敷于脐中如神，取其封固。

◎ 绝症

凡小儿手按其胸，其热如烙，四肢如冰，按胸间心窝，其热如烙，是阴液涸于内；四肢如冰，是阳脱于外也。

◎ 先天足与不足

凡小儿看先天足与不足，目要小，眼黑要大，耳都肉[①]要大。

◎ 螳螂子方

螳螂子方即妇乳也。青黛一钱、元明粉三钱、薄荷五分、冰片一分、硼砂一钱，同研细擦口内，两颐吐出涎，一日用四五次。

◎ 疳积

治疳积方，用不落水猪肚将大蒜装满，以线缝好，湿草纸包，以两张瓦一合，烂泥涂满，用砻糠火煨透，放潮地上宿一夜去其火气，研末，每晨拌炒米粉吃。又方，用不落水鸡肝湿洗，用黄蜡一钱，炖熟去蜡服。

◎ 吐乳方

吐乳方，用莲子心七核，焙、丁香三粒、人参三分，同研细，乳汁浸，令儿吮食。

凡治小儿遗尿，方用鸡肫一具，炙，桑螵蛸三个，炒，甘草三分，炙，黄芪五钱、牡蛎五钱，煅为粗末，每用一钱，水一盏煎去渣服。

◎ 儿时邪

凡小儿时邪，身热如烙，手冷如冰，不治之症也。脘热如烙者，是阴涸于内，邪火内炽；肢冷如冰者，是本原虚而阳脱于外也。

◎ 保命散

保命散秘方，治一切急惊慢惊、痰涎壅塞、手足抽搐、目直神昏、夜啼昼倦、吐乳泻白种种恶症。

珠粉三分　牛黄三分　琥珀五分　胆星　白附子　炙蝉蜕　天虫　茯苓

皂荚　防风　茯神各二钱　天竺研　黄橘红　甘草　薄荷　朱砂各一钱

天麻三钱　全蝎十个，酒洗，焙　礞石煅三钱　冰片三分　麝香三分

上为末和匀，每服一二分，或神曲和丸麻子大，每服一二十丸，量儿大小加减钩藤一钱、

---

① 耳都肉：即耳朵肉，方言“都”“朵”音同。

薄荷三分，泡汤送下。

◎ 万病忌乳

凡小儿有病，即宜少与乳食，若似惊风，即宜断乳，如断食以米饮一旬。必欲食乳，须先将乳挤空，然后以空乳令吮，否则乳下喉中，即成顽痰，虽神丹无效，候少安，渐服乳可也。

◎ 顿呛

凡小儿咳呛阵作，呛则面红，名曰“顿呛”，须加慈孝竹三钱，不能写方纸上。顿呛成者，不能速痊，故俗名语云谓“顿百贴”。

◎ 痫症

凡小儿痫症，须至杭州胡庆余堂买虎睛丸服，可能效验。但此症属于痰迷心窍，故时欲而发，须至发，方时可能除根。

凡小儿疰夏，每日服资生丸三钱，开水送下，或每日服八珍糕四块，或取苦茄棵虫[①]拌于饭内服之。

◉ 妇科

凡室女、妇人营虚水不涵木，肝阳上升，头眩耳鸣，须用百蒸首乌五钱以潜肝阳，佐以收涩，再加归身、白芍、白池菊、石决明、稆豆衣、巨胜子，即三角胡麻。

凡何首乌补肝阴，潜肝阳，但收涩之品不可治痢湿。

凡室女未曾出嫁，断无血崩之患，若遇血崩，由于打胎后旬日瘀血溃下如崩。为医者，不能说明病原，则得心中意会，知之须用酒炒归尾、酒炒赤芍、酒炒川芎、荆芥、炮姜、楂炭、泽兰、柴丹参。若少腹痛，金铃肉、延胡索；若瘀阻腹痛，用失笑散，益母草四两煎汤代水；又，茺蔚子三钱。但气为血之帅，和血必先利其气，须加带叶荷梗、生香附、广郁金、青陈皮、制川朴。

又，打胎后忌瘀上冲，陡然角弓反张，牙关紧闭，有方用上肉桂、淡附子、炮姜炭、楂炭、归尾、赤芍，或者杏仁、红花以及失笑散，可用乌梅擦牙关。

凡妇人产后无乳，用七星脚爪一只、川木通三钱，煮熟吃汤，王不留行三钱。俗语云：王不留行，妇人服之乳常流，虽有王命不能流其行。

乳少，方用白芷一两、黄芪五钱、当归五钱，用七星脚爪一只，煨熟去皮肉骨，用汤代药水煎。

◉ 调经

凡女人痛经，逢天癸至必腹痛腰酸，亦不能得胎，须用乌鲗骨五钱、左牡蛎、川断、杜仲加四制香附三钱、阳春砂仁一钱研、归身、白芍、小川芎、青皮、川郁金、楂炭、大丹参。若便溏，加生白术、小川朴、煨木香、彩云曲、枳实、楂炭；若少腹痛，加金铃肉、延胡索；若虚体，加百蒸大首乌，或去首乌，加细生地换中生地、大生地、九蒸熟地，再加参芪术、阿

---

① 茄棵虫：或作“茄稞虫”。始载于《本草纲目拾遗》，为寄居于茄子中的一种昆虫幼虫，功能治男女童痨。

胶，鳖甲换龟板，又添棕毛炭一两；亦治白带过多，亦治血海败，即血崩也。

凡室女、妇人营虚经来腹痛，心悸耳鸣，不可用首乌收涩，宜用细生地三钱、沉香末一分，拌炒；当归身，用小茴香五分，拌炒；东白芍、淡吴萸三分，拌炒。若腹痛，加生香附三钱、广郁金四钱、缩州砂仁末一钱、青皮一钱、楂炭三钱。若少腹痛，加金铃肉一钱半、延胡索二钱、陈艾绒一钱、大丹参一钱半、小川芎二钱。陈艾绒一钱，治痛经血不和要药。

凡用细生地三钱补肝肾，用何首乌性收涩潜肝阳，随症施治。

凡女人白带过多，子宫不清，不能得胎，须用乌鲗骨，即是海螵蛸五钱，左牡蛎一两、川断肉一钱半、川杜仲三钱、陈棕毛炭五钱。

凡妇人痛经，须用陈艾绒一钱、大丹参一钱半，又，芎归地芍。但陈艾绒一钱，和血祛瘀要药，大丹参功兼四物。

凡经水不准，落后期，用加月月红三朵，即月季花。

凡陈海蜇一斤漂淡煮汤，溶化加赤砂糖一斤，去渣，和入海蜇汤内收膏，吃一调羹一朝，治妇女赤白带甚效。盖女人白带，由于痰湿两阻，海蜇消痰，赤糖和血。

调经方在汤头上，腹痛，香附、砂仁、吴茱萸、白芍；腰酸，川断、杜仲。

凡经期久闭，用二蚕沙一两，炒黄，入酒煮沸，去沙，每日服一杯即通。

◉ 适逢经

凡妇人适逢经至，以后热入血室，肝为藏血之脏，故称血室。昼则明了，夜则诂[1]语如见鬼状。又产后热入血室，同妇人热入血室治法，有三章：第一章，用小柴胡汤，须鳖血炒柴胡；第二章，用犀角地黄汤；第三章，用桃仁承气汤。若舌尖紫绛，神蒙谵语，犀角地黄汤。若舌根黑垢，神昏呓语，再用桃仁承气汤。

热入血室，一刺期门，一小柴胡汤，一如见鬼状，昼则明了，夜则诂语，犀角地黄汤。一治之毋犯胃气，恐后人误认食滞而用下药。

一热入血室，蓄血发狂，桃仁承气汤。

◉ 崩带

凡丹方用陈棕炭一两、陈艾绒三钱、陈阿胶二钱、禹余粮三钱、赤石脂三钱。治妇人血崩久漏不止，宜试用之。以后用胶艾四物汤加丹参。

血崩暴崩宜温，久崩宜清。暴崩者，为一时血海败，面皖肢冷，脉细。古人血脱每用益气法，所以十全大补汤为主方，以及归脾汤、补中益气汤。

久崩宜清者明，营虚生内热，所以四物汤加丹皮、白薇、藕汁、黑山栀、陈棕炭，以及调经八味法。

血崩暴崩宜温涩，十全大补汤；久漏宜宣通，四物汤加减紫石英、牡蛎、菟丝、枸杞、鹿

---

① 诂：多言。

茸等品。

豆腐酱，锅子上结成饭滞吃，白带甚效。

收涩带，用乌鲗骨、桑螵蛸、龙骨、牡蛎、菟丝、杜仲、线鱼胶、五倍子、萸肉。

妇人白带如注，川断、杜仲、乌鲗骨、牡蛎、线鱼胶、菟丝、枸杞子。

切记凡血崩从痉而起，是老娘点胞，打胎小产也，非血崩也。若寡妇须用益母草四两煎汤代水，又用酒炒归尾二钱、酒炒赤芍一钱半、楂炭三钱、泽兰二钱、金铃肉二钱酒炒、延胡索二钱。若寒热，须用荆芥穗二钱、炮姜炭一钱、生香附三钱、广郁金一钱半、茺蔚子三钱、小青皮一钱半、川桂枝七分。

凡女人血崩无度，甚至目暗神晕，《内经》云：血脱者，必先益其气，须用十全大补汤加杜煎阿胶一钱半、左牡蛎一两。

凡寡妇陡然血崩不止，以少腹不胀不痛为血崩，以少腹作痛且胀为小产，须得癸漏旬日余，方始胎下，须用荆芥炮姜泽兰汤、归尾赤芍川芎汤，加楂炭五钱、益母草四两煎汤代水，金铃、延胡，但医家只能言血崩，与小产一样看法。

凡妇人血崩妄行无度，脉细如水，肢冷如冰，头汗如雨，目暗无光，唇无血色，此脱在顷刻目前也。但血脱必先益其气，因气为血之帅也，须急用十全大补汤加龙骨、牡蛎、陈棕炭、血余炭拌炒九蒸熟地。盖血崩无度由于冲脉无权，不能收摄，四物汤、血余炭五分拌炒熟地；血脱必先益其气，气为血之帅，四君子汤、人参、野於术、辰茯神、炙草，重用黄芪三钱、上肉桂五分，饭丸服，又用肉桂一钱剉末同煎；又，桂枝、黄芪、白芍；又，参附回阳。

凡妇人白带甚多，须用线鱼胶二钱，牡蛎粉炒，加海螵蛸五钱、煅牡蛎一两、川杜仲三钱。

凡血海败，用当归、炒荆芥煎，冲酒服。又方，用灯心灰二钱、棉花子炒炭、旧棕炭二钱、短头发二钱，炙，存性，用陈墨汁四匙、黑枣四个，煎汤冲服，如正虚加人参。

◉ 胎产

观《医经原旨》，薛生白注云：妇人有孕，缘故毋用消导陨胎之药。倘有食滞稠结，不得已而用消导之品，然而胎气亦无陨也，此妇人重时症，舌苔垢腻，脉滑数火，大便不行，胡言乱语，命在顷刻。或舌苔黑垢，其胎已死腹中，胎气不动，不得已用凉膈散，亦是勉拟方。

医书云：面色青为母亡，舌色青黑谓胎元死，面青舌黑谓子母俱亡。又云：胎元死于腹中，舌苔必黑。若腹中攻动，尚可安胎，细条芩、生白术，安胎之圣药，归身、白芍，养血安胎之良方，佐以香附、砂仁、陈皮、郁金。若川郁金可用，若广郁金即蓬莪术也。若腰酸，须加杜仲、川续断、桑寄生。

《内经》云：妇人有故无陨，亦无陨也，此专言大黄而说也。有故者，以有孕之缘故也。以妇人有食滞结于肠腑，用消导之品但下其食滞，然胎元亦无陨也。

产后瘀血不行而少腹作痛，须用楂炭四钱、炮姜七分，以及丹参、川芎、归芍、香附、青皮、泽兰、益母草、川楝、延胡；又，失笑散、荆穗，祛血中之伏风。治产后发寒热，重则用柴胡、荆芥。

按：益母草子即茺蔚子。

凡妇人新产，行走阴户受风，必是牙关紧闭，角弓反张，痉厥而死。所以神志不昏，亦无寒热，此风从阴户而入，直至督脉巅顶，任脉咽喉。但寡妇、尼姑、室女，打胎后怕人多言，勉强行走，待至阴户吹风，而致牙关紧闭而死者，不鲜也。若遇此症，须用附桂归芎、楂炭、延胡索、益母草、生香附、淡炮姜，用桂姜以尽人事。

未嫁之女，自言血崩，非血崩也。实因打胎，恶瘀下也，要医家心领意会。室女未生育，未伤冲任血海，何故而致血海败也。

寡妇与尼姑打胎后，恐闲人知之，仍然勉强行走，阴户受风，风邪直入冲任血海，陡然痉厥，牙关紧闭，角弓反张。而身无寒热，神志清爽者，是打胎后阴户受风也。若身有寒热，神志时昏者，是伤寒痉厥，但伤寒时邪，牙关紧闭，用羚羊、石决、菖蒲、郁金，断不可用热药。若阴户受风，牙关紧闭，用肉桂、附子、细辛三分、红花、泽兰、丹参、归尾、荆芥、炮姜、楂炭、益母草，断不可用凉药。但寡妇病，旁人不告明白，要医家心领意会，亦不能说明此病，阴户受风者，不治。

凡妇人溲脬下坠，尿胞下坠，由于产时稳婆老娘捣开阴户，以致妇人蹲踞，即尿脬下脱出于阴户也，用补中益气汤最灵。

产后伏暑发热者，六月中壮热无汗，用荆芥、炮姜得汗而凉，可知其炮姜退产后发热要药。若化火不可用。

胎前胎气上干，急用纹银白苧[①]汤，不可用旋覆代赭汤。有内热，即可用白薇，不用牡丹皮；有呕恶，即可用橘红、竹二青，不可用姜半夏。

产后神衰断脱，急用回生丹一粒，苦草汤送下。

产后恶瘀不下，用失笑散三钱，益母草同煎。

产后温邪发热，用荆芥二钱，荆芥能去血中之伏也。又楂炭去瘀消积。

产后祛瘀为先，归尾、赤芍、川芎、泽兰、楂炭，祛瘀消积要药。益母草，要药。

怀孕之妇，不可用麝香、肉桂、代赭石、姜半夏、牡丹皮、细辛、滑石、牛膝、茆根、痧药、紫金锭。

按：有孕忌药。

妇人产后伤寒变为壮热烦躁、呓语，唇焦舌黑，口渴，脉大，而恶瘀不行，此瘀阻阳明，热邪陷入血室，投犀角地黄汤合白虎汤，而恶瘀反行，热势渐退。若不壮热，舌白，微渴，仍用小柴胡汤加炮姜、楂炭、泽兰、益母、荆芥、川芎之类。

妇人或产后，或血崩，汗多肢冷，桂枝、龙骨、牡蛎、救逆汤、十全大补汤。

---

① 苧：同“苎”。

妊娠五月，两乳日满，且有乳浆沥出。胎到三月两乳中满。

老鼠胎，月经转而不多，止有半酒杯极多。漏胎，防其半产；腰酸、带多，防其半产。怀孕左少腹硬而突起，左手滑疾为男。怀孕右少腹软而大，腹形平满，右手滑数为女。

胎前内热，用白薇，而忌丹皮，因丹皮烂胞衣也。

胎前呕恶，用制半曲而忌制半夏，因破胎也。

新产妇人，两胯、两腰，或两足、两膝如流注酸痛者，此败瘀流筋也，是瘀露未清而败瘀入络也，不作流注看。

小产成单月，非三月小产，即或五月半产，或七月不足产。

参丹炮姜芎归芍，产后伤寒是要药。

滑石滑胎，延胡破血，以及热药、香开，妊体均忌。

炮姜，退新产邪热要药。荆芥，退血中伏风、新产邪热要药。

产后寒热往来如疟，用逍遥散、柴胡、酒炒归尾、酒炒赤芍，加荆芥、楂炭、泽兰。

又，安胎饮子代粥吃最妙。莲心十粒、糯米三钱、白苧丝一两，煮粥吃。

白苧丝三钱，安胎要药，方纸写慈母丝，因其胎元系于慈母也。若胎气上攻，须用纹银白慈汤：纹银一两、慈母丝三钱。又调气和血，即是安胎，所以香附、砂仁谓女人之至宝，所以敬信录上安胎药十二味。江苏城有孕，每月服一二剂，此方在后即安胎保产方。

瓜蒌根烂胞衣，丹皮烂胞衣，天花粉滑胎，半夏伤胎，厚朴堕胎，犀角伤血分伤胎，其余香开药不待言矣。

安胎保产方，怀孕七个月即宜预服。七个月服一剂，八个月服二剂，九个月服三剂，十个月服三剂，临产服一剂，断无难产之患，百发百中，功效如神。产后此方切勿误服。

紫厚朴七分，姜汁炒　生甘草五分　真川贝一钱，去油，净为末，不入煎，以药冲服

当归四钱，酒炒　菟丝子一钱，拣净，酒泡　羌活五分　生黄芪八分　醋艾绒七分

麸炒枳壳八分　白芍二钱，酒炒　小川芎四钱　荆芥穗八分　白芍冬月制用，一钱

试观小儿在母怀胎中十个月，何为不闷死，乃小儿口鼻之气不能呼吸，全赖母之元气运于胞胎，而胎之气贯于脐带，带之气通于小儿，非但不闷死，且小儿得母之气血以长大，及至产后，全赖谷食乳汁而活命，譬如桃树之元气贯于桃子，而桃肉之气贯于桃核，而桃核之气贯于桃仁，及至桃肉肉熟而落地，得地气而桃仁自能生芽成树。故仁寿堂徐嘘云病势将危，自言脐中之气动跳，如虾之曲，如梭之穿，此即丹田拨根之气也。言后脉绝肢冷而没。

怀孕忌药：姜半夏、丹皮、代赭石、南星、胆星、茆针根、肉桂、麝香。

治滑胎丸方，专治怀孕胎元不固，惯易小产。胎有两月即服此丸，三月可保无虞，屡试屡验，其效如神。

人参一两（可用党参二两代之）　川续断三两　蜜炙黄芪二两　春砂仁七钱，去壳　於术一两

归身一两五钱　淮山药三两　白芍一两五钱　真阿胶一两　炙甘草五钱　杜仲四两　黄芩七钱

上药十二味，共研细末，加卷心荷叶一两、二蚕茧一两、黄牛鼻一具，三味水炙灰存性，

另用大熟地四两，打糊为丸如桐子大，每服三钱，开水送下。

◉ 胎前

凡人之初生，全赖先天肾水为源；既生之后，全赖脾胃后天为本。《内经》上人之十二经络，始于肺而终于肝，独怀胎司胎论，始于肝而终于肺肾，及肾即生育也。所以司胎一个月，足厥阴肝经起，二个月足少阳胆经司胎，乃肝与胆相为表里也。

一月足厥阴肝经司胎，二月足少阳胆经司胎，三月手厥阴心包经司胎，四月手少阳三焦司胎之候，五月足太阴脾土司胎，六月足阳明胃土司胎之候，七月手太阴肺经司胎，八月手阳明大肠司胎之候，足六经肝与胆相为表里，手六经心包与三焦相为表里，足六经脾与胃相为表里，手六经肺与大肠相为表里。九月足少阴肾经司胎，十月足太阳膀胱经司胎。

足六经肾与膀胱相为表里，独手少阴心君无日不司胎，所以手少阴心君无日不司胎，及至九月肾经司胎，胎元足肾系不固即分娩也。临产六字诀，一曰“睡”，二曰“忍痛”，三曰“晚临盆”，切不可早坐草也。

孔子家语云：凡昼生类父，夜生如母。故男生于辰巳午未时，辰者多；女生于戌亥子丑时，辰[①]者多。

凡四物汤、胶艾四物汤。怀孕忌丹皮而用白薇，忌半夏而用制半曲三钱以止噫恶，忌代赭石而用纹银白苎汤、安胎饮子，纹银、苎母丝、建莲肉廿粒、白糯米三钱，煮粥吃，名曰“安胎饮子”，加慈母丝三钱、嫩白薇二钱，若苎字避讳，蔴字触目，而写慈母丝三钱做引。

凡妇停经三月，以腹痛为小产，以不痛为血崩若寡妇以腹痛为血崩，则心中知之不能说明也。

凡胎前将及足月，小便频数不禁甚多，由于胎元日大而膀胱之气狭窒也。

凡怀孕一个月，足厥阴肝司胎，二个月足少阳胆司胎，三个月手厥阴心包司胎，四个月手少阳三焦司胎，五个月足太阴脾司胎，六个月足阳明胃司胎，七个月手太阴肺司胎，八个月手阳明大肠司胎，九个月足少阴肾司胎，十个月足太阳膀胱司胎。厥阴与少阳属木，木生火；手厥阴心包、手少阳三焦属火，火生土；足太阴阳明脾胃属土，土生金；肺与大肠属金，金生水；肾与膀胱属水，水生肝木。凡五行全则分娩也，一二月足厥阴少阳肝胆，木生心包三焦火，火生脾胃土，土生肺与大肠金，金生肾与膀胱水，水生肝胆木。

但心君无日不司胎，所以心包络与手少阳三焦之火代心君司胎，原是肝心脾肺肾，五行全则生，以心包络代心君也。

凡孕妇忌丹皮，烂胞衣，用嫩白薇一钱半代之；忌代赭石，用纹银白苎汤代之；忌半夏，用制半曲代之，又恶心用姜汁炒竹二青代之。若孕妇三月之内有噫恶者，可用姜制半夏一钱半，若五个月之内有噫恶者，用制夏曲三钱、姜水炒竹二青一钱半。

凡胎死腹中，舌苔必黑，急用失笑散、金铃子散，金铃肉、延胡索、南楂炭、槟榔、淮牛

---

① 辰：此处据文义不应为辰，或为戌亥子丑之一。

膝、益母草汤代水。若胎妇自觉腹中胎气攻动，此方暂缓；若胎妇自觉腹不攻动，而舌中黑色者，一定胎死腹中无疑，而且脉不滑数流利。

打胎方，麝香每月一分，细辛每月五分，牙皂每月五分，冰片每月一分。若胎五月小儿动，打之必死，用苦瓜蒌根打烂为丸如花椒大，用铜管插入阴户内，其丸入于管中落阴户内，三日内身痉见红。

凡胎前四五月两足肿浮，此名“子肿”，将来胎元不固必定落胎，须用白术、厚朴、陈皮、腹绒。

凡用条芩、白术，安胎之圣药；制川厚朴一钱，调气安胎之圣药；归身、白芍，和血安胎之圣药；杜仲、川断、桑寄生，腰酸安胎之圣药；四制香附三钱、广郁金、陈皮、茯神，腹痛安胎之圣药；白薇亦安胎之药。

按：宜川郁金。

凡胎前，忌用丹皮，以嫩白薇一钱半代之；忌姜半夏，以制半曲三钱代之。然胎前频作呕吐，不能不用二陈汤，陈皮、制半夏、姜竹茹。胎前忌用代赭石，以纹银白苧丝代之，以平胎气上干。

凡胎前须加白苧丝三钱，以便医家看过方纸知其怀孕也。孕妇如其失常，方纸须得问其用京货店上苧蔴丝否，以便为医者，易知怀麟也，然须带原方为妙。酒炒淡子芩、生白术、制川朴、江枳壳、嫩白薇，淡子芩清胎热，白术和中化湿健脾，厚朴理气安胎，枳壳一钱半。若痢疾须用槟榔、木香、楂炭。

凡安胎养阴药，细生地、当归身、东白芍、淡子芩、生白术。胸闷腹胀加制川朴、江枳壳、陈皮、阳春砂仁一钱、川续断、原杜仲、桑寄生、菟丝子饼、茯神、川石斛。

凡胎气不动，用川芎试胎法，用小川芎二钱、归身二钱。孕妇自觉攻动，其怀麟可知矣，然后引子药须加慈母丝，即白苧丝三钱，以便孕妇失带原方，可问用过白苧丝否。

凡胎气上干，须用纹银白苧汤，以镇胎元。嫩白薇一钱半、淡子芩一钱半。

凡怀孕三月，每易小产，最忌腰酸腹痛，又怀麟之体，五个月努力负重，每易半产，亦忌腰酸腹痛。三个月为小产，五个月为半产。若过五个月则胎元坚固矣。然怀孕痢疾，所忌时邪壮热，热伤胎元，有陨胎之虑。

凡怀麟五个月，用药所避牡丹皮、姜半夏、茅根肉、代赭石、楂炭、延胡索，又忌蟾酥丸，即痧药。若怀孕，忌牡丹皮，而用嫩白薇一钱半；忌半夏，而用制半曲三钱以止呕恶，佐以姜水炒竹二青；忌茆根而用芦根；忌代赭石而用纹银白苧汤；忌楂炭而用鸡心槟榔。然胎前下痢腹痛，槟榔、神曲、楂炭不能不用。《内经》云：有故无陨，亦无陨也。

按：忌茆柴根，嫌其消瘀。

打胎方，用冰片、麝香、细辛、牙皂、土牛膝即苦瓜蒌根，各药等分为末，一月至五月甚灵，六月无用，因胎元坚固而无用也。用纱袋如阴茎粗细，此药入于袋中，插阴户内，至痛为止，须要一周时放出，又要仁线一根紧在纱袋上，伤断小渡以便拿出。

脉滑经居是玉燕投怀之状。

妊娠服药禁忌歌

蚖斑水蛭及蝱虫，乌头附子配天雄。野葛水银并巴豆，牛膝薏苡与蜈蚣。
三棱芫花代赭麝，大戟蝉蜕黄雌雄。亚硝芒硝牡丹桂，槐花牵牛皂角同。
半夏南星与通草，瞿麦干姜桃仁通。硇砂干漆蟹爪甲，地胆茆根都失中。
此系妇人胎前忌，常须记念在心胸。

◉ 产后

凡新产妇人发寒热，须用荆芥穗二钱、带叶苏梗一钱半、炮姜炭一钱，三味要药，荆芥祛血中之伏风；紫苏叶血中之气药，散血中之寒邪；炮姜炭一钱，辛能散邪，辛散去寒，又能祛瘀。表汗加陈艾绒、大丹参、酒炒归尾、酒炒赤芍、酒炒小川芎、泽兰、楂炭、青皮；若腹痛加生香附三钱、广郁金一钱半、缩州砂仁、白蔻仁；少腹痛加金铃肉一钱半、延胡索二钱；若瘀阻腹痛加失笑散三钱，即生蒲黄、五灵脂也。又，益母草要药，所以荆芥、紫苏叶、炮姜三味药，产后发寒热要药；如疟邪加北柴胡一钱；益母草汤常服，旬日无瘀为止。

凡产后瘀阻，大便旬日余不行，小溲不通，事在急迫，三冲三急，急用桃仁承气汤、大黄䗪虫丸为主。焯桃仁三钱、生锦纹二钱、䗪虫三只，炙，研，即地鳖虫，加南楂炭三钱、酒延胡索二钱、小青皮一钱半、生香附三钱，再加失笑散三钱，即生蒲黄一钱半、五灵脂一钱半。金铃子散，即是金铃肉与延胡索；失笑散，生蒲黄、五灵脂。或茺蔚子三钱，白花或益母草煎汤代水。待其大便得通，而小溲亦利，瘀露亦下矣。芎归汤、生香附、炮姜炭。

凡产后大便旬日不行者，甚多，由于胞胎出而肠腑之气皆宽也。

凡产后三冲三急，恶露冲心则神昏，恶露冲肺则气喘，恶露冲胃则呕恶。

凡产后三急，一者病痉，二者病厥，三者大便难。

凡产后一旬之内并无寒热，陡然牙关紧闭，角弓反张，不能言语，自觉少腹冲上，即增痉厥，此恶瘀上冲也，是邪入足厥阴肝脏，内风掀动起也，不治者多，急拟用安南桂一钱，研末，饭丸另服，淡附子一钱半、川芎二钱酒炒、归尾三钱酒炒、荆芥穗三钱、青防风一钱半、赤芍一钱半酒炒、泽兰一钱半、楂炭三钱、生香附三钱、川郁金一钱半。如少腹痛加失笑散三钱，即生蒲黄、五灵脂，炮姜炭三钱、益母草四两煎汤代水，能得阴户瘀露得下，方有转机，若不见瘀下，绝症难挽天机，但此症甚少，金铃肉、延胡索、蔻仁。若尼姑与孤孀骤然牙关紧闭，角弓反张，并无寒热，虽不能云产后起病，然治法与上同法，附子、肉桂、炮姜、楂炭、荆芥三钱、防风二钱、泽兰、茺蔚子三钱、生香附三钱、金铃肉一钱半、延胡索二钱、归尾、赤芍、川芎。此症都因要体面，早出门户多行走步，而阴户受风，风邪直入厥阴，兼之瘀露上冲也。荆芥穗二钱、炮姜炭一钱、酒炒归尾二钱（治产后寒热要药，若疟邪加柴胡一钱），酒炒赤芍一钱半，和血要药；酒炒川芎，和血兼治头痛寒热；泽兰叶一钱半、大丹参一钱半、生香附三钱、广郁金一钱半，利气和血止腹痛，南楂炭三钱，治产妇去瘀效积，止腹痛要药；白蔻仁七分，研细后下，治产后和血，必先利其气，所以蔻仁、香附、郁金。若形寒，加川桂枝一钱；若少腹痛，加酒炒金铃肉一钱半、酒炒延胡索三钱；重者瘀露稍下，加失笑散三钱，即生蒲黄与五灵脂是也。若瘀少，用益母草汤代水。如腹痛便泄，加生白术一钱半、制川朴一钱、枳实一钱半、槟榔一钱半。若表邪加紫苏叶一钱半、荆芥三钱、淡豆豉三钱。若恶心加陈皮一钱半、姜夏一钱半。

凡荆芥穗二钱去血中之伏风，产后寒热要药，若类疟，荆芥、柴胡并用。

凡新产后舌苔黑色，根灰，一定瘀阻无疑，须用失笑散五钱、荆芥二钱、炮姜一钱、楂炭五钱、泽兰二钱、酒炒归尾二钱、酒炒赤芍一钱半、川芎二钱、槟榔二钱、楂炭五钱、延胡二钱、金铃肉一钱半，益母草汤代水。又小产半产，恶瘀旬日方见，更属危险。

切记凡产后舌黑，瘀阻无疑，须用酒炒归尾二钱、酒炒赤芍一钱半、酒炒小川芎一钱半、南楂炭一钱半、泽兰一钱半、炮姜炭一钱、延胡索二钱、金铃肉一钱半、小青皮一钱半、广郁金一钱半、生香附三钱、尖槟榔二钱，用失笑散五钱、三钱，须用益母草四两煎浓汤代水。若新产后形寒发热，须用荆穗二钱、炮姜一钱。若产后如疟状，须用荆芥穗、北柴胡、炮姜。

凡产后交骨不开，龟腹板三钱、血余炭一钱、川芎一钱、当归二钱。

胎死腹中，用丹参一两、淮牛膝三钱、檀香一钱。胎死腹中舌苔必黑，若面色青者，母子俱亡。

凡新产后十朝之内，荆芥穗二钱第一味要药。荆芥穗祛血中之伏风，所以治产妇恶瘀寒热要药。荆芥炮姜泽兰汤、归尾赤芍川芎汤，蕲州艾绒、炮姜、楂炭。少腹痛金铃肉、延胡索，若瘀阻舌黑，失笑散三钱、茺蔚子三钱，白花益母草四两煎汤代水。又治血必先利其气，生香附、广郁金、小川朴、小青皮、白蔻仁、尖槟榔。

凡产后瘀阻腹痛，舌黑，荆芥炮姜泽兰汤，归尾赤芍川芎汤，艾绒一钱、楂炭四钱是要药。腹痛失笑散不可忘。少腹作胀，金铃肉、延胡索，益母草四钱另煎汤。四肢厥冷加肉桂、郁金、香附、尖槟榔。

凡产后瘀阻，舌黑，须用楂炭五钱、尖槟榔三钱、焯桃仁研三钱、吉红花一钱半、酒炒归尾三钱、酒炒赤芍一钱半、荆芥穗三钱、炮姜炭一钱半、泽兰、川芎、失笑散三钱、茺蔚子三钱，用益母草四两煎汤代水。

凡经阻三月，陡然癸漏不止，势必小产，莫能安胎，其胎元已损伤也，但恶瘀见十余日而少腹仍然作痛且胀，其胎未落，须得癸漏旬日余，方始胎下，用荆芥炮姜泽兰汤、归尾赤芍川芎汤，加南楂炭五钱、茺蔚子三钱、艾绒一钱，白花益母草汤代水。利气加生香附、广郁金。

新产妇人有三病，一者病痉，二者病郁冒，三者大便难。

卷三

◉ 伤寒叙

凡伤寒总称之名，正伤寒之外又有冬温与春温、湿温与风温、夏令伏暑、秋令伏邪晚发，又酷暑、中暍、严寒、中寒。

按：温症当从仲圣，黄芩汤为主方。

凡六淫外感，风、寒、暑、湿、燥、火。盖风为阳邪，善行数变，最易化热。初起未化热，头痛如劈，身痛如被杖，可用羌防、秦艽、羌活、防风、秦防、荆防。头疼，羌活、防风；身痛，秦防；咳呛，荆防。寒为阴邪，得人身之阳气郁而化热也。若初起未化热，可以发汗，淡豆豉、生麻黄、小柴胡汤(非发汗)、羌防、荆防、秦防。暑有阳暑、阴暑之分，阳暑可清热，阴暑可散寒。又暑必挟湿，又暑湿内阻，藿香正气散、六和汤；又暑湿热三气交蒸；又暑湿可用芳香之品；又暑湿热感秋凉而发；又暑湿化热，湿为阴邪，湿为有形之邪，湿为黏腻之邪，不易速化，用穹术、川朴、枳实、槟榔、赤苓、泽泻、猪苓、米仁。以其湿困伤脾，脾土失运，必停食滞，可温可燥湿之品，及其湿郁化热，去川朴易真川连。燥为阳邪，至秋令而发最易，劫津涸液而化热，舌干无津，须用鲜石斛、鲜生地、花粉、知母、洋参。火为阳邪，若初起壮热无汗者，从火郁发之论，用表散之品；若火邪化为壮热，脉形数大，口渴，舌干燥，有汗壮热，用白虎汤；虚体用洋参、鲜斛、鲜地、洋参白虎汤、人参白虎汤、花粉、知母；若神昏舌绛，犀角地黄汤、牛黄清心丸、至宝丹、紫雪丹皆可选用。

按：凡有表症，身热出痧之机，切不可用开窍药，如用之似开门盗入，邪不能出，必死。若窍闭不通，邪入心包，神皆不知人事，方可用开法。

凡足太阴脾土、足少阴肾水、足厥阴肝木，此谓足三阴。淡附子温肾经气分寒邪(又可温脾助阳)；安南肉桂五分温肾经血分寒邪；煨益智仁一钱半温太阴脾土之寒邪；白术、穹术、茅术温脾土之湿邪；野於潜术和脾胃化湿；吴萸三分或五分温足厥阴肝经之寒邪，而白芍佐之干姜五分或一钱温胃中之寒邪，且化痰饮，止呕吐，姜通神明，祛秽恶，所以去浊除痰饮而止呕恶，而陈皮、半夏佐之桂枝一钱，和营卫，足太阳膀胱经之风伤卫，又治汗多热不退，而白芍佐之又温四末清冷；生麻黄五分或一钱，又，水炙麻黄、蜜炙麻黄，足太阳膀胱经药，治伤寒症及时邪初起，无汗形寒、发热头痛、体痛，表邪未达，而羌防佐之、秦防佐之，或咳呛，荆防佐之。煨益智一钱半、煨肉果一钱，麦里煨去壳，研细，温脾土寒邪、脾土湿邪，益智、肉果二味并用，而白芍、川朴、茯苓佐之，以及平胃散、胃苓汤、香砂枳术丸佐之。

凡素不行医，但看药书颇多，与人看调理病，惟有温补一法。但六腑以通为补，须妄用疏通法、温通法，以及时症初起，表散法、清解法；又甘寒能除大热法；又急下存津法；又釜底抽薪法；又补阴法、补阳法、温健法、清泄法、清降法、回阳法、引火归原法、扶元达邪法、养阴化热法、壮水制火法。

凡用甘寒能除大热法，用蔗汁焙石膏一两、生甘草五分。生甘草佐之，方合甘寒二字之意。用知母一钱半，以存阴液；加粳米钱一撮以存胃气；加大竹叶卅张以除心烦。若虚体加西洋参一钱半、笕麦冬二钱以养阴液，再加鲜石斛五钱，打烂，或一两以存胃津；或鼻衄，加鲜生地七钱。

凡用急下存津法，轻则凉膈散一两另煎另服，重则承气汤。

凡用釜底抽薪法，大便七日未行，壮热舌黑，劫津口渴，神蒙谵语，舌根焦厚垢浊，脉形沉数有力，病将两候，时须得大承气法，轻则先用凉膈散一两。

北直隶沙高土燥之地，其气寒，每多真伤寒症，真中风，每多候风痛，其余湿病甚少。

江南少真伤寒症，江南省地卑水湿之乡，其地气温，是以多湿多痰，每多湿热症。痰饮病，多风温犯肺夹痰，湿温侵脾夹食。又，哮呛夹痰膨胀，湿邪无出路；又，痢疾夹积滞；又，三疟夹痰夹湿；又，类疟湿热郁蒸少阳、阳明；又，冬温邪、冬温春发；又，高年痰中，舌强言謇，语声不清，半足偏发，半足麻木不仁等症。

《内经》云：先夏至十日为病温、湿温、风温，后夏至十日为病暑，暑当与汗皆出勿止。余想强人夏天出汗，觉身体舒健，而况病人发热无汗，须得一汗再汗，所以有勿止之论，有汗即暑邪从汗而泄，无汗暑不能泄。

《内经》云：体弱若燔炭，汗出而散。凡时症，最易失表失下。

凡伤寒症，吃青盐橄榄，吃薄荷半梅，吃饭灰，吃栗梗灰，吃胡桃灰。病人舌苔假黑苔者甚多，假黑苔者，医家看病情甚重，不能说假黑苔则言病势颇重，如遇轻病舌黑者，须问明吃黑物否，吃青盐橄榄否。

凡吃枇杷时，病人舌苔黄腻者甚多，此假黄舌苔也。

凡吃鸦片烟之人，舌上灰色者甚多，此假黑舌苔也。

凡温邪内传，昏陷心窍为之不灵，神识为之蒙闭，此邪入手厥阴心包；是以喃喃呓语，筋络为之收引，手指为之抽搐，此邪入足厥阴肝脏；是以频频风动，此肝风掀动；神糊呓语，两恶款兼，至药力难挽天机，勉拟以尽人事，乃请出脉案，须要熟记，须宣窍息风或有得生。

切记！切记！凡病人温邪壮热，时症化热，以手按病人心窝潭，心撞如拳头逐心宕，按之有声，此心神无主，不治之症也。勉拟洋参、生地、鲜斛、桑叶、丹皮、朱茯神、大枣仁、花粉、知母、石决明之类，但病人心宕如撞，一定心神无主，神主失守，不治之症也。

凡温邪与伏暑化热，吃雪水后，身无大汗，不治之症也。

凡时邪化热，吃金汁一碗，身无大汗，邪无出路，不治。

凡时邪化热，伏暑化热，吃白虎汤，身无大汗，邪无出路，不治之症。

凡时邪化热，冬天时邪，温邪化热，吃西瓜为妙，夏天吃雪水为妙。

切记！凡伤寒时邪温邪，病人嘴唇白，无血色，此为脱血色、亡血色，乃不治之症也。所以唇白最忌。

切记！有汗不可吃麻黄，无汗不可吃石膏。

凡冬天吃西瓜，夏天吃雪水，得大汗一身，效如仙丹，若无汗必危。

凡女人寒热，适逢癸至，须用鳖血炒柴胡，从阴达邪。

凡男子寒热夹阴症，亦用鳖血炒柴胡，从阴分达邪。

凡伤寒时一候余，右目红赤或两目水红色，此邪入厥阴，真阴竭于内，孤阳浮于上，乃不治之症也。拟三才汤，后即转用复脉汤，即炙甘草汤。

经云：冬伤于寒，春必病温。盖其所藏者，太阳膀胱寒水之腑也，感春木而动其发者，从少阳经胆甲木而发。又云：冬不藏精，春必病温。盖其所藏者，少阴肾精之脏也，感春而动其发者，从厥阴肝乙木而发，肝与胆为表里，肾与膀胱相表里，在腑者生，在脏者死。初发时舌干不存一毫津液，所谓津涸必生内风，风动瘈疭即是痉厥，胆为甲木，肝为乙木，皆从春木而发，故小柴胡与黄芩二汤为主方，初起可用。

遵仲圣寒伤营麻黄汤，风伤卫桂枝汤治之。

类伤寒五症，一曰痰，二曰食积，三曰虚烦，四曰脚气，五曰内痈。

◉ 伤寒时邪

仲景《伤寒论》有“下不嫌迟”，若误下之，有“乘虚里陷结胸”之论，然呓语、舌苔黑垢者法当下之。

吴又可《温疫论》有“下不嫌早”，有“下之不应再下”之论。若呓语、舌苔黄垢者用凉膈散一两另煎另服，治真伤寒。北直隶都有之先分六经瘟疫时邪症，桥江都有之先治膜原之邪用芳香法，再用清理三焦法，再用攻涤浊邪法。

凡时症寒热病，医生上一日用过大黄三钱，下日另请医生，切不可开方用药，但此时邪症必然有大变，原是大黄之故也，不得已开方须要告明病家，防其发厥。

凡时邪肢冷，脉细，便泄，汗多，此脱象者旦夕，毋庸议方，万不得已立此脉案，勉拟一方。

凡时邪阴虚邪恶，脉细数，舌光无津，心悸少寐，耳鸣而身热，时盛时衰，两旬余不解。

凡时症阴虚邪恶，身热经久不凉者，按脉细数无力者，舌光劫津。此因于元虚不能托邪外出也，用养阴液即是退热之理也，扶正气即是达元之法。

凡时邪症，脉如新张弓弦之状，搏指无情，明日必喘脱，脉必沉细。

凡时症，脉重按弦硬无论者，此肝家真脏脉已露，内风已动，不治之症。

凡邪热见沉细脉，此阳症见阴脉，亦属不治。

脉来数大，一定阳明邪热；脉来弦紧而硬，一定阳明食滞。切记！切记！

伤寒时症起呃忒，脉弦硬而紧，舌垢腻，一定阳明腑滞不通，胃气不得下降，以致气逆作呃，脉细肢冷，其脱之甚。

伤寒症，神昏呓语，第一是痰火迷心包，用竹沥、朱粉、牛黄、万氏牛黄清心丸。

伤寒症，神昏呓语，第二是邪热入心包，用犀角地黄汤、白虎汤加竹沥、牛黄丸。

伤寒，神昏呓语，第三是宿滞结于阳明之腑，张仲景阳明有燥矢、呓语，用凉膈散一两另煎另服，不效用显仁丸五钱，亦不效用大承气汤。

伤寒周身骨节痛，须用秦艽、羌活、防风。《内经》云：今夫热病者，皆伤寒之类也。凡冬温春温，冬温春发，风温湿温，伏暑伏气，秋发伏邪，晚发秋燥，皆曰伤寒症，考其实，江南无正伤寒，即有类伤寒，所谓冬温是也。

伤寒症初起，呕吐，一定食滞在上焦也。

伤寒症，嗳出酸胖气[1]，一定食滞在胃家。

伤寒症初起，呃忒，一定食滞在中宫。

《脉诀》云：食在胸中两寸伏。凡伤寒症两寸脉沉细，此由食滞在胃家。

《脉诀》云：食在中宫两关伏。凡伤寒症两关沉细不扬，宜下。

伤寒初起，口泛清涎，涎水者，此食滞在胃脘中也，宜呕吐，用紫苏、厚朴、枳实、槟榔。又，初起肚皮饱紧痛，宜呕宜吐，再用紫苏、川朴、枳实、槟榔。

《内经》云：暴病之为火，此时邪之热也，即伤寒也。又云：久病化热，此阴虚生内热也，即劳热也。

时症者，一时之症也，以百日为度，正二三月每多风温症，发热咳呛，以及小儿出痧子、天花；四五月每多湿温症，发热便泄，舌垢；六七月每多伏暑症，发热汗多不凉，以及吞痧、吸受痧秽之症，以及霍乱、吐泻等症；七八九月每多伏邪秋发，身热得汗不解，以及伏暑类疟、正疟、红白痢、湿热等症；十月每多伏气发于冬初，伏气发于深秋，每多疟痢，延久不痊；十一二月每多冬温发热，咳呛，若冬温初起，发热咳呛，无汗，用麻黄为主。若壮热咳呛，脉数大，用麻杏石甘汤，若寒热往来，先寒后热，小柴胡汤为主方。

《内经》云：伤于风者，上先受之。所以风温时邪，发热必兼咳呛，以肺居至高之位也。

《内经》云：伤以湿者，下先受之。所以湿温时邪，发热必兼便泄，以脾土为主阴之脏也。

凡伤寒症偏身骨节疼痛，用西羌活、秦艽、防风最灵，但病初起一二日可用，最易劫津舌干。

凡温症大便泄泻，俗名谓“漏底伤寒”也，一定食滞在足阳明胃腑，未入手阳明大肠也。待泄泻止，然后下黑宿滞而愈，初起所谓热迫旁流。

时症初起一二日，形寒头疼，病在足太阳经也，以后但热不寒，病在阳明也，以后寒热往来，如疟病在少阳也。

湿温症口甜，用兰草汤即省头草叶卅张，搓香后下，《内经》除去陈腐之气也。

《内经》云：今夫热病者，皆伤寒之类也，其实北地有正伤寒，江南地卑水湿之乡，都是类伤寒，即冬温症也，在冬温夏发也。在二三月风温症居多，必发热有汗、咳呛；四五月湿温居多，必发热，有汗不解，初起大便泄泻，舌苔白腻，脉濡。湿者多脉濡，数者少，症称温邪，温者热也；六七月伏暑症；八九月伏气晚发，即伏邪发于深秋也；九十月疟痢居多；十一十二月原归冬温症也。

余看夹阴冬温，症属罕见，再者夹阴湿温症、夹阴风温邪、夹阴伏暑症，而用附子而愈，病者更少见也。夹阴时邪症，五日之内可用桂枝五分，但一候之外化热，脉数大口渴，仍要凉药，所以医家每看夹阴症，先要告诉病家先用桂枝和营卫，然后用凉剂。若在冬天五日之内，先用麻黄五分，拌炒淡豆豉、桂枝或附子五分，待其化热，然后用凉药，以使病家不疑惑，旁

① 酸胖气：吴地方言，指酸臭难闻的气味。

人不谈论。

凡看时邪汗多如雨，亦可用桂枝固表，和营卫，再用白芍、甘草和营卫。

湿温时邪症，当脐筑筑动气，按脐间跳跃者，此谓肾虚，一定食滞结于小肠之腑也。凡脐跳脉细肢冷，属肾气不足，根本拨动。凡脐跳脉紧数，属宿滞结于小肠之腑。

凡看时症，须看胸前有疹无疹，须按腹硬与不硬，须按脐跳与不跳，须按头上太阳脉大与不大，趺阳脉左足背之凹里以诊胃气之有无。

《内经》云：冬伤于寒，春必病温。盖其所藏者。足太阳寒水之腑也，及其至春而发者，足少阳胆木之腑也。

《内经》云：冬不藏精，春必病温。盖其所藏者，足少阴肾精之脏也，及其至春而发者，足厥阴肝木之脏也，但病从六腑而发者，生者多；病从五脏而发者，死者多。

凡五日间湿温时邪腹痛且胀，一定食滞内阻也，何也？盖脾土恶湿而喜燥，以其湿困伤脾，脾阳不能运动，而宿滞必不能运化，所以初起泄泻，须厚朴、枳实、槟榔，继后五日不大便，发热不凉，可用凉膈散。

凡时症四肢厥冷，须用四逆散。以柴胡提半表半里之邪，以枳实消食健脾之主，以四肢冷，脾得运动则四肢转温，以白芍、甘草酸甘化津以存阴液。

凡温邪七日之内神昏舌黑，四肢厥冷，仲景谓阳邪陷入阴经，热深厥亦深。邪入手厥阴心包，神志必昏，邪入足厥阴肝脏，四肢必冷，但百中难救一二，勉拟犀角地黄汤、紫雪丹、濂珠、西黄、竹沥之类。

凡四五月，湿温时邪得畅汗而热仍不退，其症必危，以其邪热不从汗孔达泄，是邪热不在表而在里也。

凡四五月时湿温症，七日退凉者，将来复发热者甚多，两候退凉者，当且食肉，则复胃风复热，须得慎风寒、节饮食。

凡四五月湿温症，汗后热缓脉缓而神清，饮米粥少许者，是病退之机也。

凡四五月湿温症，汗后热缓而神糊精疲，不能饮米粥，是虚脱之机也。脉缓不数大，如平常脉也。何意亦如平常脉邪？盖一日脉数大，下一日数脉减而大，脉减如平常脉，再下一日必变为沉细而脱也。若看面色白无血者，无活色者必脱；若闻其呼吸之声气短促者，脱在顷刻也，须得留心。

凡时症变病，身热不扬，四肢厥冷，脉来沉数。若舌苔干黑而糊者，不治症也，勉拟至宝丹、牛黄丸，用竹沥、细叶菖蒲汁研入珠粉三分、犀黄五厘，磨犀角汁五分，待其有效，然后开方。

时症脉细肢冷，桂枝汤：川桂枝、甘草、东白芍同炒，姜枣。

凡时症初起，寒热，手指厥冷，用四逆散。

凡时症面皖白无血色与面萎黄无血色，此病脱之象也。

春夏间风温挟湿温，痰喘壮热，汗多，便泄，脉数，舌白，投犀石，起呃忒喘脱者多矣。

若舌苔厚白腻者，胃苓汤、二陈汤加姜汁、竹沥。若舌平常，六君子汤合旋覆代赭汤加竹沥、姜汁。若大热大渴，脉数大有力者，人参白虎汤加姜汁、竹沥。

发水红斑，血虚不足虑。

时邪脉沉细，舌光壮热，风动。若昏陷者，犀角、至宝、竹沥；若腹硬拒按者，凉膈、承气，此凭症不凭脉，最宜慎之。

若身热不扬，脉细舌光，风动目上视，不昏陷，不腹硬，生脉散复脉去姜桂。若大便溏薄者，四君子、清暑益气，此凭脉不凭症。若舌黑脉数，承气、白虎、犀角正方也。脉细舌光，虚多邪少。

伤寒头不痛，热不扬，病邪在里，里为阳明之里也，可下。

风温挟湿温，身热咳呛，便泄，厚朴杏子汤。

湿温化热，脉数，口渴，可用苍术白虎汤。

湿温化热，热者阳明，湿食交阻，湿温挟食，郁结阳明经，腑实可下。

暑湿热三气交蒸，暑风热先侵肺胃，暑湿化热，热在阳明，暑湿挟食也。

伏邪晚发，伏暑秋发，秋凉引动伏邪，伏气郁于内，秋凉束于外，风温化燥，邪在肺胃，秋燥伤金，深秋伏邪、冬温郁伏三阳。冬温春发，邪在少阳阳明，春温有汗不解。

四季伤寒，脉见沉细，四肢厥冷。一由食滞伤脾，脾阳不得运动；一由先天不足，元虚无力抵御；但虚中挟食，实难图治，补则留其邪，泻则伤其正；一由同房夺精，脉来沉细不扬；一由鬼祟阻隔，脉来细沉不扬。

凡阳症见阴脉，属于难治。

凡邪在胆胃，舌黄干呕，宜黄连温胆汤；若舌黄干呕便泄，葛根芩连汤。

夹阴温邪化热，舌绛劫津，风动呓语，脉细肢冷，用凉碍旁人之说，用温徒耗其阴液。医于此际，勉拟复脉汤去姜桂，但前途用过犀羚连石，而毙者无数，而用温燥劫津之剂，风动痉厥亦无数。

伤寒脉细肢冷，确有先天不足，元虚无力抵御，故脉息不扬。若手震为水少风动；若心宕为元主先亏；若呓语为神散不能守舍；若烦躁坐起，禁之即止为下元无根，浮阳上越，须得再察余症，然后可写复脉汤、生脉散；若舌光虚症无疑。

时邪脚冷，脾阳亏；时邪手冷，胃阳亏；时邪脉细，肾阴亏；时邪脉软，脾阳衰；时邪手足不温，并非夹阴，的系平素阴阳亏，养胃即是退热，健脾即是止泻。痢无不渴，因下多亡阴。

伤寒面油不治，鼻梁黑色不治，壮热舌薄白不可用犀角、石膏。

时邪服凉膈散，大便不解，此名“坏症”，不治。下后神昏不清者，亦名“坏症”，不治。唇牵，不治。脐跳为中虚挟食，十人九死。

真白虎症，脉数大舌干黄，壮热狂渴，大汗大脉，此汤主之。若无汗壮热者，不可与之。

今夫热病者，皆伤寒之类也。其实暑湿化热，伏邪晚发，秋凉束于外，暑热袭于内，乘隙而发。《内经》谓邪之所凑，其气必虚，而独时邪病其虚更速，何则因其一身气血精神被邪火劫烁，是以元虚立见消亡，故每每不测，十五日而毙。

凡伤寒欲坐起如狂，此名“阳脱”，不治。

伤寒须分六经，邪在太阳形寒头痛，邪在阳明但热不寒，邪在少阳寒热往来，邪在太阴热势不扬，邪在少阴四肢不温，邪在厥阴四肢厥冷。

仲景温邪忌汗，是忌麻黄，误认伤寒，而不忌柴胡和解。

伤寒与温邪病，一见四肢厥冷，一见脉来沉细，不是夹阴定是阳亏，小建中汤、黄芪建中汤、附子理中汤。

时症四肢厥冷，脉沉细，不是夹阴定是阳亏。若脉细肢冷，舌薄白，小建中汤；若脉细肢冷，汗多，舌薄白，黄芪建中汤；若脉细肢冷，汗多，便泄，舌薄白，附子理中汤；若脉细，肢冷，舌白腻，胃苓汤加二陈汤、枳实、槟榔，脉细肢冷腹满者胃苓汤重用桂朴；若脉细肢冷而便泄者，平胃散、胃苓汤，见纯虚症，六君子汤；若脉细肢冷，舌光无津者，复脉汤；若脉细肢冷，舌紫绛而干者，不治，勉拟鸡子黄汤；若脉细肢冷，肝风扰动，为血虚生风，不治，勉拟生脉、复脉之类去姜桂，或加石决潜阳之品；若脉细肢冷，舌薄白而神昏者，此谓表症未离，而时邪直入内陷，比传经症重十倍，不治，毋庸议方。

伤寒症正面是阳明邪热，而反面就是少阴真水不足，留心复脉。

夹阴伤寒，肢冷脉细，附子理中汤、人参四逆汤、真武汤、复脉汤、桂附八味丸。

凡伤寒初起，泄泻，一定挟食旁流，断无疑矣，须用川朴、枳实、槟榔、神曲、楂炭。如寒热加淡豆豉、北柴胡；如咳呛加前胡、豆豉。俗名谓之“漏底伤寒症”，须用消食药，又病初起嗳麸气、嗳出酸粕气，一定胃中食滞未化，能得下出最妙。

阳虚伤寒，肢冷，脉细，补中益气汤、归脾汤、六君子汤、十全大补汤。

阴虚伤寒，肢冷，脉细，复脉汤、生脉散、玉女煎、大补阴丸、四物汤。

冬温内陷手厥阴心包，痰火内燔，足厥阴肝脏风阳扰动，即下久，于是风乘火势，火侮风威，煽烁于里，手厥阴心包络不能安静，痰火因此而扰乱神明，其喃喃呓语，狂言恶对，此必然之势。而足厥阴肝经亦不能条达，风火因此而内袭经络，其频频风动，循衣摸床，亦必然之理。

伤寒挟食，正面阳明腑滞有余，反面脾胃元气不足。

又，《内经》云：阳暑可清热，阴暑可散寒。

正二三月，时邪发热，病名“春温”。春三月，时邪发热，若起咳呛者，为之风温时邪。《内经》云：伤于风者，上先受之，故上起咳呛。又，《内经》云：发热恶风，有汗，脉浮数者，为之风温。

四五月，时邪发热，若大便不实者，为之湿温。《内经》云：伤于湿者，下先受之，故下起便泄不实，夏至前十日者为之湿温，夏至后十日者为病暑，故六月炎暑之际，故称吸暑、暑暍。暑湿热三气，暑湿为患，暑热直中三阴，神昏不治。

六月时邪发热，病名“伏暑”。

七月时邪发热，病名“新凉”，引动伏邪，又伏邪至新秋而发，又秋凉引动暑邪。

八月时邪发热，病名“伏邪秋发”，中秋引动伏邪。又夏受暑热发于中秋，夏病秋发。

九月时邪发热不凉者，病名“伏邪晚发”，故夏受暑热至秋而发，皆称伏邪晚发。又云：伏邪发于深秋。又云：伏邪深秋而发，其邪深伏矣。

十月时邪发热，病名“伏邪”。越秋而发，又名“冬温初发”。

十一月时邪发热，病名“冬温时邪”。

十二月时邪发热，病名“伤寒症”，又名“冬温症”。冬日感正气之寒邪，为之伤寒，感客气之温邪，即不正之气，为冬温。

《内经》云：今夫热病者，皆伤寒之类也，故四季时邪混称伤寒症也。

春令风温时邪，头痛骨节痛，用秦艽、羌活、防风。若形寒发热如疟，用栀豉汤加柴胡、黄芩。

厥症舌白，厚朴四逆散；厥症舌黄，羚羊四逆散。

寒热头痛或如疟，白痢，舌白，西昌喻嘉言逆流挽舟法合六和汤加防风、葛根。

寒热红痢，舌白，柴葛解肌汤合六和汤加防风、桔梗、黄芩、赤芍。

壮热红痢，舌黄，葛根芩连汤加赤芍、楂炭、木香、青皮、枳槟苓泽。

手指抽搐为血虚生风，如脉大舌黑为热盛生风，时症忌两目上视，为阳气欲脱、元虚大亏。如厥症两目直视，额汗频泄，此谓亡阳欲脱之象也。

漏底伤寒，每多补中益气、归脾等症，当以脉舌察之。时症病，脉芤，舌光，心悸，耳鸣，为营虚邪恋，复脉汤去姜桂，加青蒿子、炙鳖甲、石决明、茯神。

邪热入于足少阴、足厥阴，身热不扬，脉细，肢冷。若有表症，四逆散；若全入少厥二阴，若舌光干不紫者，复脉汤去姜桂，存阴化热、养胃生津法；若舌黑舌紫，口渴神昏者，此谓热深厥亦深，阳极如阴，勉拟犀角地黄汤加珠黄、竹沥，然多不治之症。

邪入阳明，壮热口渴，脉大有汗。

邪入太阴，身热不扬，腹满，四肢微温。

邪入阳明，大热大渴，大脉大汗，白虎汤主之。

按：又直中阴经之寒，邪初起即厥冷，非若传经之热症，始热而后不温，症属不同，治法大异，一则白虎承气，一则建中四逆。

邪入少阴，四肢不温。

邪入厥阴，四肢厥冷。

邪入太阳，头痛项强，恶寒恶风。

邪入少阳，寒热往来，口苦，呕恶，胁痛。

邪热入于手少阴，手厥阴，身热不扬，脉细肢冷。若舌紫神昏者，至宝丹、牛黄清心丸、犀角地黄汤，加羚羊、石决、鲜石斛、芦根、菖蒲、郁金、元参、金汁、银花。

仲景论温病不可发汗，汗出则痉。又云误发汗，汗出津液伤阳，身必灼热。殊不知仲景三法误认伤寒，而用麻黄误发其汗，重伤其阴液也。但春温与伏邪本属半表半里少阳经见症，故以小柴胡汤为主方，柴胡为和解之祖剂，并无发汗之品。不学医者，皆谓柴胡为发汗而麻黄为发热药也。

时邪壮热得大汗出，而脉静身凉，此邪退也。

时邪壮热得大汗出，而脉数身热不退，此正虚邪陷，必死。

《内经》云：汗出辄复热，而脉燥疾汗出，不为汗衰，狂言不能食，病名“阴阳交”，交者死也，交者作乱也。

四时之邪壮热，若脉细肢冷者，为阳症见阴脉，不治。

四季时邪壮热，脉细肢冷，若神昏不知人事，为正虚邪陷，不治。不得已勉拟犀角地黄汤加牛黄清心丸，或至宝丹、菖蒲、郁金、金汁、银花、竹沥、珠粉、犀黄。

四季时邪壮热，脉细肢冷。若神志不昏者，为正虚邪恋。如热盛，人参白虎汤；如热盛鼻血、牙血者，玉女煎；如热不盛，脉沉细，舌光无津而色不紫者，复脉汤去姜桂。

时邪发热，四肢厥冷，阴阳并亏，脉来沉细，阳症虚脉，舌光无津，胃阴已涸，肝风扰动，液涸生风。

阳明热盛生风，白虎犹可救，石膏、羚羊、石决。肾亏液涸生风，养阴当难收，复脉汤去姜桂，生地、麦冬、石决、鲜斛。

时邪初起，先犯太阳，头痛背恶寒，但不过三日就要化热而不恶寒也。次传阳明，日子最多，以阳明主肌肉，为多气多血之腑，其客邪之广地，故壮热无汗，少则一候，多则三候。次传少阳，日子更多，其邪在半表半里，欲达不能达，欲陷不能陷，即是少阳症也，寒热往来者，即是少阳也。试观秋间暑湿类疟，少则半月，多则两月，故小柴胡十余剂无妨。传入太阴，体倦便溏，身热不扬。传入少阴，舌光劫津，身热更不扬。传入厥阴，肝风扰动，四肢厥冷。惟暑湿秽浊时邪与瘟疫时邪不传六经，直走募原清道，溷淆中宫，弥漫三焦，阻遏气机，闭塞经隧，其热趋心包最速，过三日即神昏，舌黑。大约初起用芳香逐秽之品，蔻仁、藿朴之类，如神昏即用犀角、金汁、银花、甘草解毒之品。

邪在少阳、阳明，头痛身热，脉数，舌黄，呕恶，柴葛解肌汤、葛根芩连汤。邪在阳明，壮热自汗，脉大口渴，白虎汤。

邪在阳明之腑，脉沉数而紧，按之则痛，舌黑，神昏呓语，轻则凉膈散，重则济阴丹、显仁丸。若走心包营分，体发紫斑，鼻血、牙血，神昏呓语，舌色根黑尖紫，犀角地黄汤加竹沥、珠粉、犀角。邪毒内陷，轻则牛黄清心丸，重则至宝丹、紫雪丹。又，西瓜清暑、雪水辟疫、金汁解毒，亦可用。

夹阴症脉数大，按之极软极空，此真夹阴症也。又脉沉细，真夹阴也。但阳症见阴脉，不治。若阴症阴脉，当用温脉。

湿食交阻，每多大便泄泻，朴术枳槟可用。

夹阴症，每多大便泄泻，勉拟归脾汤二两，煎汤代药，不开方。

余友胡世勋，年四十岁，初夏温邪发热旬余，得汗不解，得红疹亦不解，大便七日未行，舌根干黄尖绛，但脉形极沉细而软，两寸关全无脉息，参用羚羊、鲜地、鲜斛、丹皮、枳实、槟榔，仍不退热，仍不大便。今日用凉膈散一两，得泄泻两次，脉依然沉细，两寸不起，以后亦得泄泻一次，热渐退，脉渐起，以后发为痦，下黑宿滞而愈。

陈家牌楼陈和叔，年十九岁，四月湿温时邪，初起涂舌，语声不清，四肢不冷，脉数大，得畅汗而热仍不退，虽以新婚，其妻不在家，断无夹阴症也，况指不冷，脉不沉细。至第七日，神糊呓语而死。盖舌乃心之苗，舌本强所以语声不清而塗舌也，必有痰阻心包络也，况心包络系于舌本，所以初起痰阻包络塗舌声，继后痰迷心窍而死。

汤大俱周少年取妾，房劳过度患春温，神志时清时迷，时欲坐起，牙关紧闭，咽痛形瘦，眉皱蹙额，眼脂夹绕，脉细，舌绛，口干，用犀连、元参、甘草黄，遂厥死，未识麦味、阿胶、生地为然否？

项官人十五岁，素体形瘦质弱，夏令患暑热，壮热十日不凉，日轻夜重，神昏谵语，肝风水涸震动，两目膀胱绝上视，热酥，神志沉倦异常，默默不欲语，脉数浮阳八至，腹瘪而软无实可凭，且左胁下起癖元虚，脐中筑筑动气拔根，大便溏泻，舌微白如常，汗虽出而身热如燥，面色皖白如死形之状。投犀羚、石决、至宝丹，非但热不退，而神志更属沉倦，今拟生洋参、蔗汁焙石膏、麦冬、中生地、茯神、甘草、石斛、苗叶，未识应否。

殷友关内人年四旬，岁冬温将及立春而发，身热微汗一候余，神昏呓语，语声甚低，不相接续，此郑声也，舌黑劫津，右关脉弦数，余部如平。肝风循衣撮空，呼吸气促，发水红疹兼白痦，形瘦神疲，言微力怯，痰黏不易咯，目睛上视，投过犀羚、石膏、西瓜、金汁不效。神愈疲，声愈低，风动目上视，脱在顷刻。余急拟人参六钱、竹沥一两、橘红五分、石膏五钱，灌之而黏痰吐十余朵，得寐良久而愈，此症幸未投承气。

又舌本语声糊涂，此痰火内扰包络；喜笑不休，此痰火蒙闭心包。

方櫟溪年廿八岁，夏暑患时邪，病由夺精而起，皱眉蹙额，眼脂满眼眶，神蒙呓语，时欲坐起，斑多发淡红色，大便溏泻，口不渴饮，干呕，呕黏痰，毫不咳呛，额上太阳经按之如无，趺阳脉按之如无，两手脉数，按之极软无力，舌如平常，根带微黄，色甚薄。耳聋，手搦搐，汗已得过，此人呓语叫号即清，坐起禁号即止。不食不寐，眼睛水红色，服过犀羚连石、金汁雪水，水红斑渐隐，频频发厥，四肢厥冷，牙关紧闭，昨投四逆散、复脉汤去姜桂，斑渐透，脉数稍静，风动稍息，今晨仍照前法，未识效否。

沈石生年四旬，体胖，春温神昏呓语，肝风动发水红斑，面油，痰喘，便泄，汗多，舌白脉大而软，昏陷而死，挟痰湿，中虚以中症。

伤寒脉来沉细，为阴虚本元亏。四肢厥冷，为阳虚本元亏。两目上视，为精神欲脱。手指抽搐，为血虚生风。额汗气促，为阳虚欲脱。频作呃忒，为胃虚中空。脐中跳跃，为脾虚实滞。喃喃呓语，为神衰呓语。喃喃呓语为阳明燥屎。留心清分补中、归脾、复脉、承气。

春令每多风温、咳呛，秋令每多湿温、下痢。面皖，先问吐血，咳；面黄，先问腹满，便血；脉数，先问寒热，咳呛；脉细，先问腹痛，下利；脉弦，先问肝气。脉细数，每多阴亏梦遗；面部青皖，素有遗泄；面浮，素有痰饮湿邪。舌白腻，此有湿邪；舌黄腻，湿邪化热；舌干黑，阳明热食；舌紫绛，心包邪火；舌光剥，肾水不足；舌肉刺，阴亏火旺。

伤寒症有十忌，有一忌脉沉细如丝，阳症见阴脉必死；一忌脉数乱无序，呼吸八至，阳极阴脱必死；一忌呼吸之气短促，必死；一忌头汗如雨，亡阳必死；一忌四肢厥冷如冰，脉细欲绝必死；一忌昏陷不知人事，目直视，肝风动；一忌呃忒频作；一忌大便下血，泄泻如水；一忌发黑紫斑，仍然神昏；一忌下后仍然神昏。

寒不盛，热不扬，头不痛，汗不畅，全无表症，邪不从外达而反入里，热与滞互结阳明之腑，白虎、凉膈，有痰加竹沥。

小儿口嘬如鱼口声，叫如鸦声不治。

《内经》云：伤于湿者，下先受之。所以湿温症，脾先受之，便泄。兼寒热湿温症，身热便泄。

《内经》云：伤于风者，上先受之。所以风温症，肺先受之，咳呛。兼寒热风温症，身热咳呛。

凡小暑大暑，时天气暴热，无论男女小儿，伏暑时症切不可用棉被遏，但要凉地方，过凉无妨，毋用蒲扇搧风。因炎热时，病人遏者甚多，小儿痰喘闭塞，大人神昏内陷，因棉被遏而致此者甚多。

凡身痛如被杖，用秦艽一钱半、羌活一钱；又，独活、防风。

小儿素有内热，宜常服资生丸，每岁一粒。

小儿素有痰多，宜常服珍珠丸，一岁一粒。

凡肝风动，有血虚生风，有热盛生风。

湿温与风温在四五月时，多吃枇杷，其舌苔常火黄色；若吃药橄榄、青盐橄榄，舌苔必常灰色，非真苔也。

病人发热，吃药梅片、吃青盐橄榄，舌上起黑斑，攤花无根，其黑色无着实，须每留心非苔也。

四逆散治发热肢冷初起有效。

伏天小儿壮热，脉数，若啼哭时眼无泪，身无汗，势必抽搐，痉厥，勉拟石决、羚羊、钩钩、青蒿、丹皮、滑石，若脉数壮热，须用犀角、石膏。

小儿纯阳之体，逢大暑令起寒热，最怕医家云疹点未发，次得衣服盖护，必致热甚生风，痉厥而死。若要小儿安，须带三分饥与寒，此言的确，因小儿纯阳之性也。

按：数发疹瘖者不宜。

凡时症舌黄，呕恶，此邪在胆胃也，用黄连温胆法，甚效。

凡时症得畅汗，身热不凉者，其病必凶。《内经》云：汗出不为汗衰，狂言不能食，病名

"阴阳交"，交者死也。余言汗出不为汗衰者，正气泄而邪不外达，徒伤其正气也。狂言者，神乱而呓语也。不能食者，胃气败而邪在阳明也。交者乱也。

凡时症汗多而邪不解者，徒伤其正气，所以神衰呓语。

凡热久而邪不解者，徒耗其阴液，所以舌绛劫津。

凡时症舌黑，呓语，声低，欲狂无力，脉数无力，此虚脱之象也。

凡时症肝风呓语，若脉弦数，脉数大，此热盛生风，痰火呓语。热甚生风者，邪在阳明，欲入厥阴也。痰火呓语者，痰在心包络而未入心宫也，急用牛黄清心丸一粒，或至宝丹一粒，或细叶菖蒲汁三小匙、竹沥二两，研入真珠粉三分、真犀黄一厘另服，有小效，神识略清。然后进犀角尖、羚羊、石决、钩钩、化州橘红、仙半夏、南星、郁金、茯神、鲜地、鲜斛；又，江枳实同风化硝拌炒；又，石膏。

凡时症肝风呓语，若脉细数，脉细软，此血虚生风，神衰，呓语，必脱无疑，勉拟人参石膏汤加茯神、鲜地、鲜斛、石决、花粉、知母、钩钩、竹沥。此血虚生风而入厥阴也，神衰呓语而入心宫也。

伤寒昏陷，脉沉细，舌白腻，白腻为湿邪蒙闭，沉细为食滞伤脾，脾阳不得运动，是以脉息沉伏不起，即阳症见阴脉之症，相反有痉厥之变，勉用胃苓加枳槟、凉膈散、桂枝、穹术。

凡伤寒舌黑昏陷，诸恶毕集，舌紫绛，犀角地黄汤；舌厚黄，羚羊、黄连温胆汤；舌焦黄，羚羊、芦根、凉膈；舌干黑厚，白虎汤、凉膈散；舌光清不紫，鸡子黄汤、复脉汤。惟舌色药白无苔者，一定虚症，投凉膈、白虎速死，宜养胃气。

凡伤寒，热昏、呓语、热甚生风十之三，而神衰、呓语、血虚生风十之七。即观百病临终，以及劳怯临终，每有风动呓语、目上视，可知元阳散失，神不守舍。

伤寒脉细数，舌光滑无苔，淡红，剥光如镜，此阴亏也，生脉散、鸡子黄汤。

阳明食滞，因热迫旁流，犹可救。若脾败泄泻，断难救。旁流者，因宿滞清滓未出而旁边流出，素食汤可也。

按：在腑可下。

凡时邪在阳明，热盛生风，手指抽搐，手扬足掷，其病在腑。邪入足厥阴，内风扰动，手指抽搐，此为液涸生风，其病在脏。在腑者生，在脏者死。一属阳明热盛生风，一属厥阴肝风。

凡伤寒挟食滞，切不可几条棉被大遏，大遏则食滞壅上，必定神昏厥闭而死。

凡真伤寒症，北直隶多有之，而江南省多有类伤寒，都是冬温症，是寒郁化热也。《内经》云：今夫热病者，皆伤寒之类也。风为阳邪，易于化热；寒为阴邪，得人身之阳气郁而化热也。

北坟人，男二十余岁，当脐筑筑动气，按之跳跃如穿梭之状，大便半月不通，用脾约麻仁丸二钱，另服；又，另煎凉膈散一两，得大便通而脐跳亦止矣。古云：动气不可下，然亦有下之得愈。

凡仲景治伤寒，先分六经，是足六经，但手六经亦在内矣。刘河间治温邪病，先清理三焦，所以手少阳三焦起病，即膜原部位与手厥阴心包络相为表里，即膻中部位，所以初起在手少阳三焦，继即走入手厥阴心包，而神志昏迷、不知人事、胡言呓语，再走入足厥阴，肝风扰动而死。

按：肺居上焦，温病多有从手太阴起病。

凡伤寒时邪，旬日余，邪入手厥阴心包，心窍为之不灵，神识为之蒙闭，是以纷纷呓语。热入足厥阴肝脏，手指为之抽搐，筋络为之收引，是以频频风动，又时有穿针引线之象，循衣摸床之势。今内陷若此，肝风鸥张，恶款蜂起，医于此际而尚欲平之散之，则未有不随扑而减者也。

凡病家忌用白虎汤，医家切不可用石膏，如夏秋时以西瓜汁代之，谓天生白虎汤，吃一几缸杯[①]。若冬春时无西瓜汁、西瓜露，即用梨汁、蔗浆各一几缸杯代茶吃。若病势极重，用雪水与金汁各一几缸杯，冷服亦可，须得实火壮热。若虚火内热，不可用雪水，大凉。若夹食滞，宜先用凉膈散一两，另煎。若火症吃雪水，须得畅汗一身，方有邪从外达之机。若火症吃白虎汤，亦须得畅汗为妙，若无汗，邪未达外。

但江南浙北之人，并无真伤寒，甚少，即有类伤寒，甚多，即与冬温、风温、湿温之邪，皆能化为壮热，脉洪数有力者，口渴凭欲多饮，且喜冷饮，发狂，呓语。此邪在足阳明，多气多血之腑，客邪之广地，须用竹叶白虎汤。若邪火内炽，走入手厥阴心包营分，神蒙呓语，口渴烦躁，舌色紫绛者，用犀角地黄汤加芦根、鲜斛。若神昏甚则加珠粉三分、犀黄一厘、濂珠粉三分、真犀黄五厘，研极细，用鲜竹沥一两掏和[②]送下，再用牛黄清心丸一粒，研细和送，甚则用至宝丹一粒，研细和送。若夏令或邪火极炽之际，神昏不知人事者，急用紫雪丹三分和送。

凡伤寒时邪，虚体误下后，脉细肢冷，急用生脉散，即人参一钱、笕麦冬一钱半、北五味子一钱，研，以敛虚脱，合桂枝汤：川桂枝一钱、东白芍一钱半、甘草五分，以和营卫，加姜三片、枣三个佐桂枝汤，以和营卫。若误下后脉细肢冷，加身汗易泄者，用生脉散合桂枝、白芍、甘草，再加黄芪、牡蛎或桂枝、龙牡救逆汤：左牡蛎一两，醋煅，大有黄芪三钱，蜜水炙。

凡时症时邪，病人面色常青，两目定视不怕火光，此邪在厥阴而虚脱之兆也。勉拟人参白虎汤。凡时邪病人，面青皖，目定视不怕蜡烛火光，必致虚脱。

凡时症舌色更变无常，病情变端不一。

凡时症少腹坚硬如石，按之如按木板壁而坚硬无情，此脾土已败，不治之症也。不得已勉拟大承气汤，朴实硝黄：制川朴一钱、江枳实二钱、元明粉三钱、制锦纹三钱，或生锦纹。

按：脾土已败，何得用大承气？

---

① 几缸杯：即鸡缸杯，创烧于明代成化年间的一种酒杯瓷器，容量约为一百毫升。
② 掏和：即调和，方言“掏”“调”音近。

凡时症胃脘中坚硬如石，按之坚硬无情，此胃土已败，不治者多，不得已勉拟凉膈散一两，另煎另服。凡用凉膈散须得另煎另服，切不可用绢包，不出味。

凡时症两候频频，汗泄而邪不从表达，屡屡透疹而热不从疹退，又兼腑滞屡通而邪热仍然不化，仲景篇谓之坏症。坏症者，何而阳明胃腑先坏之，所以汗出邪不达，疹透热不退，大便通而邪热仍然不化，均非吉兆。

凡邪入手厥阴心包，喃喃呓语；邪入足厥阴肝脏，频频风动。此二病款不能兼至为幸。若风动谵语二款并至者，不治。

凡时邪吃柴胡一钱，无汗，此内不通，外不达。夹食者，多滞阻于内不能达邪于外，所以服柴胡无汗。

凡病人时邪一候余，舌苔干黑无津，舌尖紫绛起刺，神昏谵语，脉数有力，壮热一候不凉，用犀角地黄汤：乌犀尖一钱半，镑，或磨冲，五分，以清营分之热，鲜地凉血热，酒炒赤芍和血，牡丹皮凉血热。

凡时邪舌苔干黑无津，根苔黑垢，脉洪数有力，壮热狂渴，欲吃冷水，发狂骂人，时欲坐起，而病人有汗壮热不解者，用白虎汤，用竹叶石膏汤；脉沉实，腹痛且硬，用承气汤。

凡时邪舌苔干黑无津，根苔焦黑且垢，脉沉数有力者，大便闭约七日不行，此阳明腑滞不通，阳明燥屎，呓语，用凉膈散一两，切勿绢包，须得另煎另服。又大承气汤所治汗不嫌早，下不嫌迟若频转矢气者，大便仍然不行，然后以大承气汤。

犀角地黄汤：镑乌犀尖一钱半、磨暹罗犀角尖五分、鲜地一两，自打，赤芍和血行血，牡丹皮凉血。

凡时邪两候热退脉细数，舌色焦干无津，宜用西洋人参、佛兰洋参[①]、鲜斛、鲜地、嘉定花粉、肥白知母、云白茯神，以后鲜生地换细生地，加笕麦门冬，以后用三才汤、复脉汤，即炙甘草汤，或去姜桂。

凡时邪目上视者，足太阳经已绝，勿庸议方，《伤寒论》上。

凡大青龙汤去桂枝，即麻杏石甘汤，治伤寒化为壮热口渴，脉数大有力，汗不多，用麻杏石甘汤。

稽康赋云：形恃神而立，神须形以存，去其形即死。所以伤寒时邪，胡言呓语、循衣摸床撮空，此神先去矣。神者，魂灵也，形者，躯魄也。

凡时邪症，不知人事者，神先去矣。

凡牙关紧闭，须用乌梅肉擦牙关、牙肉处，其牙关即开，甚灵有验，因酸能软牙齿，亦能软筋骨，又因其酸味能生津液也。又病在危笃，牙关紧闭，不治之症也。

按：勉拟开窍法可义。

凡吃蔗汁焙石膏一两，无大汗一身，此不治之症也，邪无出路之机。

---

① 佛兰洋参：西洋参之别名。

凡吃雪水一碗，无大汗一身，此不治之症，如邪无出路之机。

凡伤寒时邪，旬日间两目常水红色，此孤阳浮越，不治之症也。若吃过白虎汤、犀角地黄汤，勉拟三才汤、复脉汤。

凡时邪一候余，亮条款是肝风动，神昏谵语，暗条款是心窝潭按之霍霍穿跳，此神志已失，两眼白常水红色，此孤阳浮越，不治之症。

凡时邪旬日余，频频汗泄而表邪不为汗衰，屡屡透疹而热势不从疹达，有兼腑滞屡通而邪热不从下达。昔仲圣谓之坏症，阳明胃腑先坏也，其中三才汤、复脉汤可用。

凡伤寒时邪一候余，舌苔中心灰黑，根苔焦黑且厚，一定夹食伤寒无疑，须用凉膈散一两另煎另吃，如不下，用大承气汤如宿垢不下，最用凉膈散另煎、另吃。

凡医家看时邪壮热，两候余转虚象，欲用清补药，用人参白虎汤：台人参一钱半或一钱、蔗汁焙石膏一两或五钱、肥知母一钱半、大笕麦冬一钱半、大厚生地五钱或八钱、生甘草五分、粳米三钱、茯神三钱。

凡少年男子时邪壮热，大忌。呓语、神不安舍，乃心包受邪，大忌。风动血虚生风，乃厥阴肝脏受邪，死后必疑。夹阴必有谤诲，所以石膏不宜用，而用活水芦根一两代之最妙，即是暗白虎汤，况且真夹阴症是不治之症也，所以石膏慎用之，宜芦根代之，梨汁一杯、蔗汁一杯代之，以免后谤诲，必拟疑夹阴症而石膏断不可用也，白虎汤畏之如虎也。若病前决未同房，三日之内无犯房事，亦宜酌用，因后有谤诲也，以免少年男子旁人起疑之心。

凡时邪症一候余，右目红赤，或两目水红色，此邪入厥阴，真阴竭于内，孤阳浮于上，所谓阴涸阳浮，乃不治之症也。勉拟三才汤，以后复脉汤即是炙甘草汤。

切记犯伤寒时邪，舌苔灰黑厚垢，阳明宿滞无疑，邪滞两阻，须用凉膈散一两另煎另服，又用大柴胡汤亦可，内有柴胡与制锦纹三钱，如不下，用大承气汤。

凡时邪两候，面色皖白，嘴唇无血色，此正虚邪盛，嘴雪白无血色，此人气血两亏，不治甚多。

凡时邪旬日，按心中心宕如撞，此神不守舍，神先去矣，神去其形即死。

凡时邪病，小汗则热缓，大汗三身则热退，又热退则脉缓，乃邪从汗达，又疹从汗泄，此为顺也。

凡时邪化热，一候之外，两候之内，以平手按病人心窝潭，若心跳心宕如撞，乃心不有主，将及两候，必定神昏发狂而死，此决死生之要也。所谓心不藏神，肝不藏魂，神魂不能守舍，独孤阳尽以浮越于外，无所依归，两候时壮热如烙，壮热无情，渐至手指厥冷而死。

凡时邪温邪化为壮热两候，时而病人手指厥冷者，脱在顷刻，虽有仙丹莫救。

按：热深厥深者，《伤寒论》论之，可治必辨脉舌。

凡伤寒时邪两候时，病人心窝潭心宕如撞，此心君无主，神志失守，不治之症也。

凡伤寒症，大忌壮热无汗，必定昏陷痉厥，如外科疔疮不出脂水，必定昏陷痉厥。

凡伤寒时邪，将及一候，六日无汗，须防痉厥，但一候无汗，切不可用石膏。若一候时，身无汗泄，壮热烦躁，狂渴，溺赤，勉拟麻杏石甘汤，发汗清热。

切记时邪壮热，无汗，狂渴，呓语，投白虎汤，无畅汗一身，邪不外达，不易治之证也。又冬天吃西瓜，夏天吃雪水，身无畅汗，不治之症也。

四五月湿温化热，八九月伏邪化热，吃西瓜后用厚棉被遏，出一身畅汗，方可邪从汗达，又大便旬日不行，舌根焦黑厚垢，乃阳明腑滞不通，须用凉膈散一两另煎另服，切不可绢包。

凡时邪六日胸间气闷，须云先发白疹，后发红疹。见疹须用牛蒡子五钱，须得研细，连翘壳三钱、净蝉衣七分，戈城苦桔梗一钱半载药性上浮。

昔者叶天士先生老母，七旬以外之年，患时邪化热，无汗，自云自语："若然不是亲生母，必定青龙白虎汤。"有邻人略知医理者，闻其说两句，到彼诊脉而壮气胆云，必定青龙白虎汤，投之而愈。大青龙汤去桂即是麻杏石甘汤，再加知母、粳米即是白虎汤，用软石膏一两，蔗汁焙，质重气轻，辛凉解肌；生麻黄一钱，去节，开肺发汗；苦杏仁三钱，泻肺透疹；生甘草五分，调胃和中；肥知母，存津化热；粳米三钱，以助胃气。

凡时邪七日，脉来弦数洪大，狂渴壮热，无汗，用白虎汤合麻杏石甘汤。若病人一候时畅汗一身，其效如仙丹。若身无汗泄，邪不外达，难治之症也。若病人神昏者，不治之症也，即是内陷心营。《内经》云：心伤则神去，神去则死矣。若病人气急者，气短促者，不治之症也，乃邪盛正虚，必欲脱，无疑矣，且危在旦夕，祸不旋踵。

凡时症两候头汗如雨，汗多脉细欲脱者，急用生脉散、桂枝龙牡救逆汤合黄芪建中汤。台人参、笕麦冬、北五味五分或一钱；又，佛兰洋参代绵黄芪止汗，蜜炙川桂枝一钱、东白芍一钱半、甘草五分、五花龙骨五钱、左顾牡蛎一两，煅，加淮小麦三钱、小红枣三个、瘪桃干五双、抱木茯神五钱、大酸枣仁三钱、生姜、饴糖。

凡幼年时邪一候余，大便不行，用凉膈散一两，勿包另煎另服，从下而解者，少年甚多。但幼年体弱，脉细数无力，神疲面皖，唇白无血色，而大便不行者，投凉膈散下结粪而脱者，十中见一也。噫！医道之难，用药如用兵也。又，晚年时症从冷汗颇多气急而脱者，十中见一也，勉拟生脉散、桂枝龙牡救逆汤、黄芪建中汤加茯神、枣仁、淮小麦、小红枣、瘪桃干三只。

凡温邪不从足三阳起，而从手六经起，其危反速。初起在手少阳三焦，胸闷懊侬，括痧挑病，明日邪走手厥阴心包，而神昏不知人事者，鞭长莫及矣，所谓手经起病更误。

凡时邪化热，体发白疹，口干脉数，用鲜霍山石斛一两，自打□皮青、羚羊角一钱半、经霜桑叶一钱半、丹皮一钱半、牛蒡子三钱、净连翘一钱半、苦杏仁三钱、苦桔梗一钱、净蝉衣五分。若发热咳呛，加香青蒿二钱、淡黄芩一钱半、前胡二钱。若鼻衄加黑膏汤：淡豆豉三钱与鲜生地一两同捣，加栀豉汤：黑山栀二钱。若自汗壮热，狂渴引饮，脉来数大，用白虎汤：蔗汁焙石膏一两、肥知母一钱半、生甘草四分、粳米一撮，以助胃气，加大竹叶三十张以除心烦。若壮热舌绛，体发紫斑，用犀角地黄汤以凉心营之热。

凡时邪初起，呕吐，实滞在上焦，切记《脉诀》云：实阻胸中双寸伏。

凡时症初起，七日之内须得汗解，俗语云：病无大小，出汗就好；疮无大小，出毒就好。

凡看时症，病夏旬日，医家云体发红疹白痦，而病家用棉被遏死者甚多。凡做医家云毋遏毋遭风。

凡时症两候余，病人两目红赤乃水亏不能润养肝木，以致肝阳之火失于下潜，脉形细数，细为阴亏，数为虚火，用三才汤、复脉汤、人参白虎汤加麦冬。

凡伤寒，太阳篇云汗漏不止，恶风，小便难。汗漏不止者，乃腠理不密，汗孔开泄，不能掀开被头，所以阳虚恶风，此必然之理也。汗为阳之津，内为阴之液，汗多于外，所以小便短赤而难，此亦必然之理也。用玉屏风散、桂枝龙牡救逆汤、黄芪建中汤：桂枝、白芍、甘草、黄芪、姜枣，加淮小麦、瘪桃干、饴糖。

切记！切记！凡时邪一候，灼热无汗，脉弦数大，势必邪入厥阴，风动痉厥，不治之症也。但一候时，灼热如烙，以手按其胸腹，皮肤焦灼无情，全无润泽之象，身无汗泄，邪无出路，脉形弦数且大，按之强劲无情，全无和缓之脉象也，势必热盛生风，风动痉厥，不治之症也。勉拟人参白虎汤合柴胡白虎煎加羚羊一钱半、石决一两、钩钩四钱，息风之品。

凡时邪初起，四肢厥冷，用四逆散最妙：柴胡、赤芍、枳实、甘草。

凡时症一候余，大便下血，黑如生漆，此脾络大伤，不治之症也。

凡时邪症有顺有逆，得畅汗而热仍不退，此谓逆，症见红疹白痦而邪热不退，此谓逆症；得大便而热仍不退反增气急，此谓逆症。

凡时邪症，心不藏神，肝不藏魂，神魂出舍，喃喃呓语，不治之症，人力不能挽回。

凡时邪症，左手主外感，右手主内伤，但左三部不见弦数大，而见脉濡不扬者，即是阳症见阴脉，命必危殆。

凡时症邪火内炽，热盛生风，于是风乘火势，火假风威，肝风如此掀动，攻之不可，达之不及，药不至也，莫可为也。

凡时春令，风温时邪，胁痛如刀刺，名之曰“刺胁伤寒”，不治之症。

凡夏至时，湿温时邪一候余，呼吸气急，名之曰“气急伤寒”，不治之症。

《内经》云：今夫热病者，皆伤寒之类也。凡四五月间湿温时症，与七八月间伏邪秋发，一候余化热。

切记！凡时症伤寒，有八个病不治之症。时症见唇白无血色者不治；手臂厥冷者不治；气急伤寒不治；伤寒一候余，便下黑血如生漆不治；伤寒见肝风动者不治，乃邪入厥阴也；目上视者不治，乃邪入厥阴也，又足太阳经已绝也；时症见神昏呓语不治，乃心伤则神去，神去则死矣，即是邪陷心包；时症一候余，皮肤焦灼无情、壮热如烙、无汗者不治。

凡虚体时邪，用青蒿二钱、桑叶一钱半、丹皮一钱半，以代柴胡，以泄少阳之邪。若头痛，栀豉汤；若鼻衄，黑膏汤；体痛，秦防；胁痛，旋覆花汤。又少阳胁痛，小柴胡汤不可缺。又寒热往来，代少阳经药，不可缺小柴胡汤。

凡阴虚时邪，汗出热缓，汗干热壮，宜养阴化邪，须用西洋参一钱半、制鳖甲四钱、金石斛原支三钱、青蒿子二钱、鳖血炒柴胡七分、桑叶一钱半、湖丹皮一钱半、连翘一钱半、茯神三钱、益元散三钱、橘红一钱、花粉三钱、青蒿、鳖甲，须用洋参、鳖甲以养阴，而鳖血炒柴胡以达邪。

凡时症病人彻夜无寐为大忌，所谓阳不交阴，故目不瞑，将来必致阴涸阳浮，盖真阴告竭于内，孤阳浮越于外，脱象是虑，虚波堪虑。

凡时症脉息极细极数极无力者，其虚脱在顷刻间也。又时症面色青皖者，属虚脱之兆也，面色红属热。

凡时症目直视，将烛火移在病人目前而目不闭合，见火光不怕者，此虚脱之兆也。凡时症面色青皖，而人中吊起且短，或鼻煽气短促者，此虚脱在顷刻间也。

凡时症脉形弦数有力，明日脉形但数无力者，此虚脱之兆也。

殷寿彭元孙女年十四岁，八月间伏邪秋发，初起类疟，轻重相代，名曰“子母疟”。继后但热不寒，得汗不解，朝轻暮重，至七日间红疹晶痦而热仍不退，口渴，欲吃西瓜未吃，寐有轻呓语，所谓郑声也。手指抽搐，面色青皖，目定视见火光不怕，将烛火、纸捻火移在病人目前，而目开不闭，此元阳欲脱之象也。又人中吊起，齿干有黑垢，舌苔白腻罩灰色，彻夜无寐，大便三日前下过溏粪，溲短赤，红疹五日不回。至病十三日，上午时诊脉数有力，至晚间时诊脉数无力，至半夜时呼吸之气渐短，未及黎明时而脱，体虚邪恶，攻补两难，羚羊黑膏汤加鲜斛、花粉、茯神无效，吃过西瓜汁无效，但人参白虎汤未开。

凡病人脉数无力，面色青皖，最易虚脱，目视火光不怕者，阳虚之兆也。

凡伤寒时邪，脉沉细如丝，似有若无，嘴唇无血色。无血色，亡其血，此虚脱之兆也。

◉ 春温

凡温邪病，频频汗泄，则邪不从汗达，屡屡透疹，则热不从疹退，又兼腑滞屡通则邪热仍然不化。昔张仲景《伤寒论》谓之坏症，阳明之腑气已坏也。《坏症篇》云：阳明胃气已损也。

凡春温化为壮热，病家忌用石膏，须得青蔗浆水、梨汁各四两，以代石膏。

凡温邪化热，咳呛气急，脉形弦数无情，弦劲搏指，按之弦硬搏指，此肝家真脏脉见无情者，无和缓之象也，不治者多。

凡湿邪，脉形细数无根力，乃正虚邪盛，不治者多。

凡肾与膀胱属水，而肝与胆属木，《内经》冬伤于寒，春必病温。盖其所藏者，太阳膀胱寒水之腑也，感春木而动；盖其所发者，从少阳胆木而起，其病在腑。又云：冬不藏精，春必病温，盖其所藏者，少阴肾精之藏也，感春木而动；盖其所发者，从厥阴肝木而起，其病在脏，但在腑者生，在脏者死。

凡温邪脉形细数无根力，乃正虚邪盛，不治者多。

凡肺为娇脏，居至高之位。《内经》云：伤于风者，上先受之，所以风温邪首犯肺经。

凡春令风温时邪，身热咳呛者多。

◉ 风温

凡风湿热发于皮肤之间，起瘰，作痒，搔之有脂出，如癣疥之状。有如紫云风状，乃营分有热，宜清营化热，鲜地一两、赤芍、牡丹皮、金银花、白鲜皮、地肤子三钱、制豨莶三钱，或加五茄皮、海桐皮、制天虫三钱，或连翘、土贝、全当归。宗《内经》“治风先治血”之意，若脉濡，舌白腻，大便溏泄者，去鲜生地，易术朴之类。如湿重者，术朴、四苓散、五皮饮之属。如风重者，肤痒骨节酸痛，荆防、秦防、羌防之类，加酒炒嫩桑枝一两、忍冬藤一两；又，虎胫骨三钱、川桂枝一钱。

凡治风先和血，血和风自灭，所以风药中必先和血，用荆芥、防风、秦艽；又独活寄生汤，酒炒川芎、吉子[1]、红花、大丹参、木瓜、牛膝、桑枝酒炒、全当归、酒炒赤芍。

◉ 湿温

凡湿温症初起，神志昏迷，用太乙玉枢丹一锭，或苏合香丸一粒，去壳，研细。至旬日神昏谵语，用万氏牛黄丸一粒，去壳，研细，鲜竹沥一两和送。不效，用至宝丹一粒，竹沥二两。若挟痰火，用犀黄五厘，珠粉一分和送；又，紫雪丹更凉更开，不可多服，用者三分而已。

凡伤寒时邪，以及湿温时邪，况湿邪伤脾，易于停滞。若时邪七日，不通大便，舌根焦黑垢腻，舌尖属心苗，舌根属阳明之腑，神糊呓语。仲景《伤寒论》云：阳明有燥屎，起呓语，急与凉膈散一两，另煎另服。若过一周时，仍然不下，但腹中转矢气者，然后与大承气汤，及其下后，神清则愈。

凡五月湿温时邪，红疹白瘖满布，切不可用棉被盖遏，若遏必死，切记！切记！但着单布衫，身穿单布衫，不要遭风，勿用鹅毛扇。

切记！凡温邪内陷，风动谵语，不治之症。邪入手厥阴心包，清窍为之不灵，神识为之蒙闭，是以喃喃呓语，邪入足厥阴肝脏，经络为之收引，手指为之抽搐，是以频频风动。此二款并至，危险若斯，药力难挽天机，况《素问》《灵枢》经云：心君不易受邪，容之则心伤，心伤则神去，神去则死矣。又《养生篇》云：形恃神而立，神须形以存，神去其形即死。

湿温症，每多大便泄泻，朴术枳槟、达原饮、小柴胡汤。

凡冬温时邪，湿温时邪一候余，按病人心窝潭霍霍穿跳，此神先去矣，不治之症也。凡病人平素胆小，往往一候余旬日外，按心窝潭霍霍穿跳，此心不藏神，神已失，毋庸议方，不得已勉拟牛黄清心丸或至宝丹、竹沥、珠粉、真犀黄五厘；又，犀角地黄汤；又，犀角大生地；又，用三才汤、复脉汤或去姜、桂，复脉汤即炙甘草汤是也。炙甘草加参姜桂地胶麻，但心中跳跃如穿梭之状，神失其形即死，终是鞭长莫及，所谓形恃神而立，神须形以存。

凡脉濡为湿，脉濡为脾土受湿困，脉弦为风脉，弦为肝旺，脉弦为肝家风脏脉。

凡湿温呕吐，脉弦数，舌焦黄，用黄连温胆汤，以连姜水炒竹二青、姜水炒枳实、陈皮、

---

① 吉子：疑为方言“橘子”。

姜夏，去甘草。

凡湿温时邪，脉弦数，舌焦黄，口渴，噫恶，治法同前。

◉ 伏暑伏邪

若时邪初起，三日之内，神志骤昏而舌苔不黑者，断不可用凉药投之。急用苏合香丸一粒，研细先服。宜用川朴、苏梗、藿香、枳实、槟榔、二陈汤；又，香苏饮、六和汤、藿香正气散，再用紫金锭一锭，磨冲。

若深秋时，伏邪化为壮热，须用梨汁、蔗浆各一两或一机缸杯代白虎汤，或西瓜畅服，名曰“天生白虎汤”。

凡夏令伏暑化为壮热，用天水散五钱，可代石膏三钱，但天水散即六一散中加寒水石一味，用鲜荷叶一角扎好，取银针刺数十孔。惟病家忌用石膏，此暗代之。

凡秋冬时邪，发红疹白痦时候，宜用清透法，不宜用凉膈散，宜用羚羊、桑叶、丹皮、牛蒡子，须用五钱或三钱，研连翘、杏仁、鲜斛七钱、蝉衣七分，或苦桔梗、薄梗、青蒿，不可早用凉膈散。

夏天暑热病，在旬日之间，烦渴壮热，投雪水冷吃一碗，得大汗一身，此邪从汗达，而壮热之势渐退，此人元气强而雪水能克化。

若夏天暑热病，元气虚而壮热不退，投雪水冷吃一碗，停住脘中宫，身无汗泄，必起呃忒，必增厥变而死，一如仙丹，一如砒霜，立元气之强与不强。

凡伤寒与伏邪晚发，红疹白痦虽布透，而壮热无汗，必定昏陷痉厥，亦要汗出津津，方有出路，所以疹痦从汗达泄。

凡长夏时，暑湿热三气交蒸，憎寒发热，初起须用三物香薷饮、陈香薷一钱、大豆卷三钱、小川朴一钱、香青蒿二钱、广藿梗一钱半，但用香薷以换北柴胡。

按：香薷夏日解表之剂。

凡伏邪秋发，欲疟未准，用豆豉、藿香、小朴、柴胡、黄芩、陈皮、半夏、草果、槟榔、赤苓、泽泻、通草五分、滑石米朱染，可用七钱，以利小便，或去滑石而用益元散只能三钱，用鲜荷叶六角，包煎，针刺数小孔，或去草果而用蔻仁末五分，加鲜佛手、荷梗；又，香梗、稻叶一把。若口泛甜味，用省头草叶三张，搓香，后下。服此方，病人身体战慄且痉，得大汗一身，谓之战汗而解，做医家须要告明病家明日还要战汗而解，再服此方，身体振动且痉，复得大汗一身，其名“战汗”，两次必解。

倪云山孙女二十岁，秋末冬初发热三日，无汗，两眼白常水红色，喉红，硬痛，胸闷壮热，并无咳呛，脉浮数，此风温时疠之毒袭于肺胃，以致头面、颈项、臂膊、胸膺皮肤皆红色，防发疠毒时痧。淡豆豉、荆芥与防风、霜桑叶与湖丹皮、牛蒡子、白前胡与净连翘、土贝母与苦杏仁、嫩薄荷与制天虫。若喉红硬痛，加淡元参、甘草、人中黄、射干与马屁勃，服一帖。明日遍体皮肤通红，满布白痦，有脓浆，莫甚于颈项、臂弯、腰背处。渐起咳呛，呕痰颇多。若喉痛用山豆根二钱，亦可加苦桔梗载药上浮，亦可用。若时痧未透，密加西河棉一尺，或用三钱、芫荽草三钱。若喉痛有痰，吃生莱菔汁一杯，最妙连皮莱菔汁。若痰多化热，用鲜竹沥一两。此人三日痧透，喉痛亦止，吹珠黄散，喉痛甚效。喉间有痰，鲜竹沥甚效，连皮生莱菔汁。

陆晋山孙，十四岁，童体，知识未开。伏邪发于深秋，延今旬日，但热不寒，从未得汗，即有汗泄仅得头面，齐颈而回，大便热迫旁流，粪水而宿滞不行，按腹壁坚硬。此人病前吃过汤团、面筋、糯米圆团，以致旁流粪水，脉形弦数，舌苔焦黑且干，毫无一毫津液。唇焦齿垢黑色，神志时清时愦，且时有喃喃呓语，两目时欲上视，待其朦胧之际，瞳神渐渐上视，口渴不欲多饮。幸其肝风当未掀动，然邪迫入厥、少二阴之象，投羚羊黑膏汤，豆豉同鲜生地打，一两、鲜石斛七钱、花粉、知母、茯神、滑石、丹皮、青蒿、淡芩、连翘、石决，凉膈散一两另煎另服。仍下粪水，而宿滞不行，神志时愦，仍有呓语，而身热无汗，再用犀角镑，一钱半，犀羚并用，鲜生地、炒赤芍、丹皮，又加生石膏一两、知母、花粉，凉膈散一两须得另煎另服。至将及十二日，得下黑宿滞如坏酱溏粪，其秽臭异常。今将两候下黑溏粪，后按腹稍软，热势略淡，吃犀角地黄汤、竹叶白虎汤加鲜竹沥、凉膈散，仍下粪水。病将两候，目定视以后，目色发红，此孤阳上浮以后眼睛上移，牙关紧闭，昏愦而死，大抵洋参、鲜斛、茯神、花粉、知母。能有效否。

凡时邪化热，口渴欲冷饮，脉数大，舌干唇焦，投白虎汤，得畅汗一身，效如桴鼓，若投白虎汤壮热无汗，其邪无出路，必危。

凡暑令用陈香薷一钱，以易柴胡，但热吃必懊侬作呕，须得待药微温而服，所以名谓“冷香薷饮”，然夏天只能用三服极多。

范菊人年四十六岁，丧其麇生幼子，而起初则伏邪秋发，继后恶款叠布。脉案，七情病，肝经郁结不舒者久已哉，非人力所能解劝也。令肝气犯胃土，上则为呃忒，肝气克脾土，下则为倾泄，但肝木愈强而脾胃戊已两土愈弱矣。迨至胃津一涸，渐起口糜，况脉软神疲，形瘦纳废，胃气一败，百药难施。

凡伏邪秋发与时邪症一候余，手指厥冷，脉形细数，重按无力者，不治之症也，切记！又五月湿温时症，同大忌，脉细数肢冷。

凡暑有阳暑、阴暑之分，盖暑湿为阴邪，暑热为阳邪。又形凛闭汗为阴暑，一身壮热脉数大为阳暑。又中暍为阳暑。又伏暑闭汗宜用芳香逐秽。又三物香薷饮，香薷性懊，药宜冷服。阳暑可清热，阴暑可散寒，须用大豆卷、广藿香、川朴、益元散，凉药用鲜石斛、黑膏汤、羚羊、黄芩、花粉、知母、千金苇茎汤，苇茎即是活水芦根。

凡夏天酷暑狂热时看伏邪病，医家须对病家云，酷暑熏蒸，病卧楼房，恐有骤然热闭痉厥之变。或者另拿一纸写三句于桌子上，令人众目照彰。写酷暑熏蒸，病卧楼房，恐有骤然热闭痉厥之变，惟其肝风不动，谵语不起，舌苔不黑，并无恶款但有壮热，或有疹瘖。每酷暑时有骤然热闭痉厥之变，急用金汁、雪水、竹沥、牛黄清心丸一粒、至宝丹一粒、紫雪丹三钱冲服。

按：闭证可开。

凡湿温邪初起，伏暑初起，暑湿热三气交蒸，初起不出汗。用陈香薷一钱，懊味不可热服，热服作呕，宜以温服，佐以豆卷、藿香、川朴、陈皮、姜夏、益元散、佩兰叶三钱，即省头草叶。

◉ 冬温

凡大青龙汤，仲圣治寒伤营、风伤卫，合病同治，麻黄开肺发汗，又能利膀胱，所以走足太阳经又走肺经，但虚喘头汗大忌。

冬天温邪化热，烦渴引饮，在一候外，投西瓜露一碗，继后得大汗一身，此元气强而邪从汗达，所以西瓜露亦能克化也。

若冬天元气虚而壮热不退，投西瓜露一碗，停住脘中，身无汗泄，必增厥变而死，必增呃忒而死。

凡冬温春发，壮热咳呛，须防痰涌气喘，切记！切记！有痰涌喘脱。

凡冬温症，壮热无汗，咳呛，胁痛，以麻黄拌炒豆豉、前胡、荆芥、薄荷、桑叶、牛蒡、杏仁、橘络、丝瓜络。

凡冬温春发，壮热无汗，咳呛无痰，麻黄、桑皮、杏仁、苏子、莱菔子、白芥子；或用三拗汤，即麻黄、杏仁、甘草。

◉ 夹阴症

仲景《伤寒论·少阴篇》云：少阴亏为病，脉微细，但欲寐，麻黄附子细辛汤主之。*旁批：仲圣云：少阴病，始得之，反发热，脉沉者，麻黄附子细辛汤主之。*愚论脉细微属阴象，与脉洪大相反，但嗜寐，向壁卧，肾经为病，与阳明发狂相反。若夹阴症初起，用此汤，麻黄开足太阳膀胱经之寒邪，北细辛开足少阴肾经之寒邪，淡附子温肾经之寒邪，俾得寒邪从肾经以外达，膀胱方有出路之机。

凡冬天真夹阴伤寒症，四肢不温，口不渴饮，脉形沉濡不扬。若初起可用温经达邪法，麻、附、辛各用一钱。

凡夹阴伤寒症，须用鳖血炒柴胡一钱，从阴分以达阳分。女人夹经伤寒症，先经寒热，适逢癸至，防热入血室，亦须用鳖血炒柴胡一钱，从血分以达气分。

凡真夹阴症，邪入肾经，在腰子中，如膏之上，肓之下，攻之不可，达之不及，药不至也，莫可为焉。

凡阴虚症，夹阴症，九蒸大熟地蛤粉炒，或沉香末拌炒，须用一两，少则不灵。又云：少服则痞塞，多用则窒通。大熟地用一两者，舟直顾桐君用过，非夹阴时邪发热也。

仲景《伤寒论》云：少阴之为病，脉微细，但欲寐，麻黄附子细辛汤。脉微细是与脉形数大反面，但欲寐是与发狂烦躁反面。所谓阴症阴脉，神疲嗜卧，并无烦躁，麻黄一钱开太阳膀胱经寒邪，淡附子一钱半以温肾经，北细辛七分以开肾窍，又开少阴肾经寒邪。若冬天夹阴伤寒症，脉数大，不欲寐，烦躁口渴，虽犯房劳，其邪未入少阴，仍在阳明。所谓阴气先伤，阳气独发，不能用热药。若初起，可用桂枝七分，若化热，随症施治。

但闻冬天夹阴伤寒症，未闻夏天夹阴伏暑症。盖冬天伤寒症，其邪伏于足太阳膀胱寒水之腑。若犯房帷之事，其邪入于足少阴肾水之脏。盖肾与膀胱相为表里，其邪由表入里也，谓之夹阴伤寒症。若初起，仲景《少阴篇》云：少阴之谓病，脉微细，但欲寐，麻黄附子细辛汤。麻黄开膀胱经寒邪，附子温肾经寒邪，细辛开肾窍寒邪。

盖冬天伤寒症在足巨阳，寒伤营本，其要用麻黄汤；在足太阳，风伤卫本，其要用桂枝汤。所以犯房事而邪入足少阴肾精之脏，初起未化热，麻黄汤、桂枝汤中加附子、细辛，隆冬可用。初起之时，若化热口渴，脉数，就不堪用也。又，江南地方，真伤寒绝少，都是冬温邪也，究属温暖地方，即有类伤寒症，即是冬温邪也。

若夏有伏暑症，秋天伏邪秋发，其邪伏于手少阳三焦募原之间，暑热时邪至晚秋而发，因犯房劳，而暑热岂能变为寒邪乎？即有夺精后阴气先伤，阳气独发。阴气先伤者，少阴肾水之亏也，阳气独发者，阳明邪火之旺也。

吾但闻冬天夹阴伤寒症，未闻夏秋夹阴伏暑症，而暑热岂能变为寒邪乎？若深秋时体虚指冷，初发时犯房事，手指不温者，初起可用桂枝柴胡姜枣汤。

肾者，闭蛰封藏之本，所以肾窍常闭，因精窦开而精泄，泄精后临溺时一通，溺窍一开，精窍即闭，因溺窍与精窍二窍不并开也。大忌者，先发寒热而后同房，恐其邪入少阴也。若少阴水涸，舌苔干黑无津者不治。若呓语风动并至，更不治。

凡医家看时邪转阴亏，疑夹阴症。若欲用热药扳转，须得先用桂枝白虎汤：熟石膏五钱、川桂枝一钱、肥知母一钱半、甘草五分、粳米一撮，以窥病情消息。若桂枝白虎汤法合适病情，可去石膏，然后用三才汤、复脉汤，即是炙甘草汤，用参姜桂地胶麻，加炙甘草一钱或五分。

凡少年男子阴虚夹时邪，若要引火归原法，可用滋肾丸三钱，同煎肉黄柏、知母、肉桂引火归原，即夹阴症暗用滋肾丸最妙，以后用三才汤、复脉汤加地胶、麻仁、肉桂。

凡冬有看夹阴伤寒症，初起可用川桂枝五分或一钱。若初起形寒，肢冷无汗，可用麻黄附子细辛汤；若阴虚邪恶，用复脉汤即是炙甘草汤，用炙甘草五分，人参、生地、阿胶、麻仁加干姜、安南肉桂五分，即是参姜桂地胶麻加甘草。

凡病犯房帷，阴气先伤，阳气独发，阴气先伤者，是少阴真水制亏也，阳气独发者，是阳明邪火之甚也。所以舌干无津，但邪入足少阴肾经，在腰子中。此药饵所不及，虽有善策亦莫能挽回天机，勉拟方以尽人事。但舌干无津，少阴真水已涸，不得已勉拟三才汤、复脉汤，或者暗用济生丸三钱，同煎药内。

凡夹阴伤寒症，病前犯房帷之劳夺精，阴气先伤，阳气独发，但热不寒，身热不扬，得汗不解，热势时盛时衰，神疲嗜卧，口渴不欲多饮，舌干不见黑苔，大便时下酱色黑色，脉数不见洪大，此阴虚邪入足少阴肾经，药饵所不及，此非白虎汤、犀角地黄汤所及也。莫妙于用三才汤、复脉汤，或轻用桂枝汤：西洋参一钱半、大原生地五钱、笕麦门冬三钱、川桂枝一钱、东白芍二钱、炙甘草五分、广橘红一钱、云茯神三钱、生老姜三片、小红枣三个。若转方，重用三才汤、复脉汤：台人参一钱、大原生地五钱、明天麻三钱、交趾肉桂五分、东白芍三钱、炙甘草八分、枯煎阿胶一钱半、大火麻仁三钱、广橘红一钱、云茯神三钱，加生老姜三片、小红枣三个。

凡东白芍与炙甘草并用，是甘酸化津法，取其舌上易生津液。

凡复脉汤即是炙甘草汤，须得重用八分，和中培土。

冬令严寒之际，伤寒一二日，犯房帷之事，其寒邪直入少阴经，谓之真夹阴伤寒症也。仲景《少阴篇》云：少阴之为病，脉微细，但欲寐，麻黄附子细辛汤主之。麻黄祛太阳膀胱之寒、附子祛少阴肾经之寒，为要药，然桂枝亦开太阳之寒邪，亦用真武汤。

王忆泉年卅余，夹阴冬温症，从夺精而起，延至三候余，但热不寒，壮热时盛时衰，朝轻暮重，得汗不解，口渴不欲多饮，至夜身热渐壮，时泛噫恶，脉数不细，舌干无津，不见黑苔，咽喉干硬微痛，左色常红赤，神疲嗜卧，自言舌上发咸味，四肢常热，不作冷窨，溺色常赤，大便时欲酱色、黑色，近惫酱[①]色。延今两候余，从夺精而起，阴虚邪恶，所幸者，肝风未动，神志未昏，用羚羊、鲜地、鲜霍斛、花粉、知母、青蒿、淡芩、柴胡，开肺用牛蒡、前胡、杏仁、枳实，清热消食而热仍不退。昨日与吴若林同拟引火归原法：台人参一钱、大原生地五钱、笕麦门冬三钱、安南肉桂五分、东白芍三钱、炙甘草八分、广橘红一钱、云茯神三钱，加生老姜三片、小红枣三个；余加青鳖甲五钱、鳖水煅石决一两，投一剂后，神得安寐，而出汗亦畅，大便下黑硬粪似宿滞疏通。

凡夺精后，身热不扬，神疲嗜卧，目色常赤，切勿忘记用三才汤、复脉汤治之。

凡时邪症，目色常赤者，是阴亏于内，肝阳虚火浮越于上。咽喉硬痛者是少阴水亏，虚火浮越，神疲嗜卧，真少阴肾亏症也。口泛咸味是肾亏症也，甘能克咸。

切记！切记！干姜一钱、上肉桂五分专治呕恶；桂枝、炒白芍专治腹痛；吴萸、炒白芍亦治腹痛；干姜、肉桂亦治呕要药。咸属肾，苦入心，酸入肝，辛入肺，甘入脾。

切记！切记！凡少年男子时邪症候，须问病前三日之内梦遗与犯房帷之劳否。夹阴症脉细肢冷乃显著。女人与时邪症与杂病须问经期至与不至否。

凡房事起病，阴虚邪恶，用三才汤加复脉汤若腹冷脉细用三才汤，用上肉桂五分拌炒东白芍引火归元。

凡房劳夹阴伤寒症，阴虚邪陷，不治之症，邪入少阴厥阴。

新婚后同房后，乘机窃发，或喉痛或时邪症。盖足少阴肾脉循喉咙挟舌本，今足少阴肾水亏于下，而虚火亢于上，所以喉风痛、声音哑，但早用凉药、冰片遏火，恐有毒陷胸结之变。

时症房帷后乘机窃发，古圣贤有"阴气先伤，阳气独发"之论，一无虚谬。盖阴气先伤者，少阴肾水之亏也。阳邪独发者，阳明邪火之盛也。由此观之，比平常时症，肾水更亏而易于化热者，因水亏莫能制火也，最易传入厥阴、少阴之脏也。若增液涸风动，神昏呓语，不治症也。少

---

① 惫：极度困乏。引伸有衰竭败坏之义。故而惫酱即腐坏酱料之义。

阴水涸，厥阴风动，心包呓语，神不守舍，所谓形恃神而立，神须形以存，神去其形即死。

凡夹阴伤寒症，初起灸关元穴七壮，在脐下一寸三分，或者拿陈艾绒纳于少腹，上迫脐下处，以热土结熨少腹，使寒气从肾经出。

切记！每逢夹阴时邪，病人舌干少津常黑色，嘴唇焦。若发斑者，须用黑膏汤。淡豆豉三钱与鲜生地一两，同打烂，谓之黑膏汤。须用鲜石斛自打，一两，加嘉定花粉三钱、肥知母二钱，所谓房帷后阴气先伤，阳气独发，由于水亏不能制火也。由于阴气伤不能克制阳邪也，阴气先伤，肾水亏也。阳邪独发，阳明邪火有余矣。

切记！切记！此一段愓安时常讲与人听。凡犯房劳后，寒邪直入足少阴肾经，谓之真夹阴伤寒症。然少阴之谓病，脉微细，但欲寐，且不发狂，不发渴，甚则两手厥冷，两足不温。及其未化热，初起未化壮热，可用桂枝汤。若冬令先感受温邪，因犯房帷而发，此所谓阴气先伤，阳邪独发。阴气先伤者，足少阴肾水之亏也，阳邪独发者，足阳明邪火之盛也。但冬温时症，房帷之劳，足少阴肾水更亏一层，而阳明邪火更旺一层，最易化热，劫耗精液。若舌色干绛无津，脉数口渴，须用黑膏汤：鲜生地一两与淡豆豉三钱同捣，再加鲜石斛七钱、自打霜桑叶二钱、牡丹皮一钱半、天花粉三钱、肥知母二钱、活水芦根一两，去节、梨汁一杯、蔗浆一杯。

凡夹阴时症，犯房帷后阴气先伤，阳气独发。阴气先伤者，少阴真水内亏也，阳气独发者，阳明邪火内炽也。但夹阴症初起，三日之内未化热者，可以用桂枝五分、一钱、七分，温药和之，姜枣以和营卫，以托火邪，及夹阴症七日之内，已化热者，当随症施治。

凡冬天严寒之令，夹阴伤寒症容或有之。若春温邪，身体壮热不凉，因同房后岂能温邪变为寒邪乎？及夏令酷暑之令，伏暑症身热不凉，因犯房帷后，岂能伏暑病骤变为伤寒乎？又夹阴症夹杂少阴经也。但邪入少阴肾经者，脉微细，但欲寐，四肢不温，口渴不饮，犯房帷而真夹阴者，十之一耳；犯房帷而邪不入少阴仍在阳明者，十之八九耳。

◉ 刺胁伤寒

凡刺胁伤寒症，初起季胁作痛，继即寒热不凉，呼吸之气作痛，咳引作痛，治法用旋覆花汤以及小柴胡汤，疏肝经郁悒之邪，但病在左季胁痛者，为病重，右季胁痛者，为病轻，旋覆花、新绛屑、青葱管以通气络，小柴胡汤以泄肝经之邪，以泄少阳之邪。但病人初起内气痛，或左胁或右胁，即是刺胁伤寒症，左胁痛旋覆花、新绛屑、青葱管；又，当归须、栝楼皮、小青皮、川郁金、丝瓜络、橘络、瓦楞子，以及雪羹汤；又，柴胡、青皮疏肝络。右胁痛若咳引作痛，加前胡、杏仁、苏子、白芥子、陈皮、姜夏。

卷四

◉ 呓语

按：神衰谵语，邪入阳明心包。燥屎谵语、虚症谵语、气分谵语、营分谵语、心肾不交谵语、阳明痰火谵语、心包痰火谵语，各当分候治之。

凡时邪在阳明，热盛谵语，其病在腑，邪入手厥阴心包；谵语，其病在脏。

凡时邪，实则为谵语，虚则为郑声。郑声者，声音轻而自言自语也；谵语者，发狂骂人也。

凡阳明燥屎谵语，用凉膈散一两，重则用承气汤另煎另服。阳明壮热呓语，用竹叶白虎汤，轻则芦根一两，以代石膏。阳明心包痰火谵语，用鲜竹沥、胆星、橘半、达痰丸。虚症神衰呓语，用龙齿、石决、茯神、枣仁、远志、橘半、夜交藤，以后大首乌或大生地。

凡寐有郑声谵语，是寐中唔哩唔哩声音，如恶压之状；或轻身自言自语之状，是神衰呓语，乃心肾不交而神不能守舍也，此非热陷心包神昏呓语所比也。与实热皆谵语相反，用何人饮：何首乌五钱。

凡伤寒时症，胡言、骂、呓语，不知人事，神先去矣，其形即死。

凡阳明燥屎呓语，凉膈散主之。无表症大实大痛者，大承气汤亦主之。

凡阳明热盛呓语，在心营，舌绛者，犀角地黄汤主之；在阳明，壮热狂渴，脉洪大而数者，白虎汤主之。

凡阳明痰火呓语，竹沥达痰丸主之，礞石滚痰丸亦主之，痴、痫症亦用。

按：闭症者，可用开窍。

凡心包痰火呓语，万氏牛黄清心丸一粒，又用至宝丹一粒，研细，和入鲜竹沥一两，研入濂珠粉二分、真犀黄一分，研细。和竹沥吃真犀黄一分、细叶菖蒲二钱、濂珠粉三分，打汁三匙。

凡久病神衰呓语，六君子汤主之，归脾汤亦主之。

神烦呓语用药：朱砂染茯神五钱、远志肉、大枣仁、真川连五分，拌炒(猪心血拌炒大枣仁，真川雅州黄连)、苍龙齿、石决明、真琥珀屑三分，研细，灯心汤送下；大竹叶五十张除心烦，泡汤送下。若神烦呓语少寐，良由心肾不交，用秫米半夏汤、夜交藤、夜合花、忘忧花。

若痰火呓语，用万氏牛黄清心丸一粒，或至宝丹一粒，研细用、濂珠粉三分、真犀黄五厘。用鲜竹沥一两、细叶菖蒲汁五小匙和送另服。

切记！凡时邪症，胡言呓语，此温邪内陷心包厥阴，此心不藏神，肝不藏魂。乃神魂不能守舍，不治之症也。勉拟犀角地黄汤加云茯神三钱、苍龙齿四钱、石决明一两、琥珀屑三分、鲜竹沥一两、石菖蒲汁五小匙，用万氏牛黄丸一粒，去蜡壳研细和入竹沥、菖蒲汁服。又用真至宝丹一粒，研细，和入鲜竹沥内菖蒲汁服，加真川雅黄连七分亦可；加真犀黄五厘、濂珠粉三分亦可；又用紫雪丹三分亦可。

凡呓语声高气长，此阳明实邪也。凡呓语声低气短，此神志失守也。又声高为呓语，声低为郑声，谵语为阳明燥屎。

狂言呓语，此阳明邪盛，又阳明燥屎呓语，或白虎汤，或承气汤。

轻言呓语，此即郑声也，言微力怯，声低不响，言语二字一句，三字一句，断而不相接续者，此神衰呓语，宜用人参。

呓语神昏，一属邪入心包，膻中有痰火迷心窍；一属阳明有燥屎，食滞与邪火逆逼心包；一属心不藏神，肾不藏志，神志失守，故出言语无论。若燥屎呓语，半死半生；若邪陷心包呓语，十有九死；若神衰呓语，百无一生。又虚体郑声，要观虚多邪多。郑声者，言语缓而一字一言，兼之声低不扬，分明虚实寒热最难。神昏呓语而脉见沉细者，不治。脉沉细为正虚阳症，见阴脉、神志昏为邪陷。

按：证与脉相反。

神昏呓语而舌色微白为平人者，不治。舌不立苔为正虚，神昏为邪陷。

神昏呓语而发水红斑者不治。水红斑为血气不足，神昏为邪陷。

神昏谵语而发二三点青斑或黑斑者不治。血气已凝。

神昏谵语而频作呃忒者不治。一属阳明胃败，一属阳明食滞，食滞或可攻下。

按：脱症见。

神昏谵语，四肢厥冷不治；头汗多者不治。

呼吸气促者不治，声低者不治，面色晦暗微黑者不治，大便频泄者不治。便泄一属脾土大败，一属阳明腑滞，热迫旁流。目直者不治，小便癃闭者不治，肝风大动者不治，痉厥者不治。

神昏呓语发紫斑者，犀角地黄汤加板蓝根、玳瑁、银花、金汁。

按：发紫斑者属半死半生。

神昏谵语，大吐血，大鼻血，犀角地黄汤合玉女煎。

神昏谵语，舌色紫绛而干者，犀角地黄汤加竹沥、珠粉、西黄。

神昏谵语，舌苔黑厚者，脉沉实有力，有食滞凭据，凉膈散承气法。

神昏谵语，舌黑厚者，壮热狂渴，脉大自汗，白虎汤。

神不昏语不乱而身热不凉，手指抽搐，脉细舌光，洋参、生地、阿胶、麦冬、茯神、鲜石斛、石决明、钩钩。此方极灵，即复脉汤去姜桂法。

神不昏语不乱而身热风动，脉细舌光，四肢厥冷，阳虚汗多者，复脉汤全用，加黄芪、白芍。

凡时症语呓，乃痰火迷于心包，用濂珠粉三分、犀黄七厘，鲜竹沥一两送下。再用风化硝三钱拌炒枳实，加天竺黄一钱、陈胆星一钱。

切记！时症呓语有四五法则，随证施治。

凡时症阳明燥屎呓语，舌苔灰垢，用凉膈散一两，大承气汤或元明粉拌炒枳实、槟榔三钱、神曲三钱、炒楂三钱、鸡内金炙，三钱、赤苓三钱、通草五分、滑石五钱。

凡时症痰火内蒙心包呓语，用化州橘红一钱七分、半夏一钱半、陈胆星六分、竹沥一两、珠粉二三分、犀黄一分，加万氏牛黄清心丸一粒，加郁金、风化硝拌炒枳实。

凡时症热血内陷心包呓语，舌尖紫绛，用犀角地黄汤、牛黄丸、鲜石斛一两，打。

凡时症阳明邪火呓语，舌苔焦黑，脉洪大，发狂，口渴饮冷，用白虎汤加鲜石斛一两，打。

凡病久神狂呓语，老年神衰呓语，此心肾不交，朱茯神、远志肉、大枣炒仁、苍龙齿。

时邪呓语，脉形沉细者不治。

时邪呓语，见肝风动者不治。

时邪呓语，见四肢厥冷者不治。

时邪呓语，目直视者，太阳已绝，不治。

凡燥屎呓语、痰火呓语、阳明发狂口渴饮冷呓语、邪火内陷心包营分呓语、老年神衰呓语、病久心肾不交神亏呓语，治法大为不同。

凡喃喃呓语，频频风动，手指抽掣，目睛直视，肝风鸱张，恶款蜂起，于是风乘火势，火假风威，以致狂躁不宁，不治之症。

◉ 汗

按：玉屏风散治汗。

收涩汗，黄芪二钱、白芍一钱半、五味三钱、龙骨五钱、牡蛎五钱、淮小麦二钱、瘪桃干三只。一名桃奴。

汗多欲脱，桂枝龙骨牡蛎救逆汤，血崩者用此。

人无寒热而反出汗者，称自汗也。无寒热而寐出汗者，盗汗也。

自汗、盗汗，此属腠理不密，元阳易于泄越，寐间而出汗者多属阴亏。

额汗如雨，此属阳气散失而为亡阳也。

按：汗出如油、汗出如珠为脱绝之症，汗多亡阳。仲景有真武汤法，此为误汗而说。又有虚而汗多为脱象。

凡用麻黄汗后气喘，胃不开，立见消亡，肢冷脉细。所以麻黄、大黄一开一下，未敢轻用，极宜慎之。

桂枝治有汗恶风，麻黄治无汗恶寒。

《内经》云：汗为阳之津，血为阴之液。在外则为汗，在内则为血。凡得畅汗如雨，而壮热仍然不解者，乃邪热不从阳津而达泄，反伤其正气也。正气虚而邪在里，所谓邪陷正虚必危，如累卵之危。

按：经云“夺血者无汗，夺汗者无血”。血与汗异名而同类，故汗多不可利小便。《内经》语，汗出辄复热，不治。

凡时症战汗而解者，若脉弦再要复热，战汗而解者。战时牙齿相打，身体振动，少顷汗如雨下也。旁批：防脱。但老年战而无汗，从此长别。又新产妇人与怀孕足月战而无汗，就此痉厥。痉厥，秋天时，伏气秋发症，最多此症。

◉ 腹膨胀满（附：风水病）

凡由疟成膨，湿邪由表入里，脾土受困。须用淡附子一钱、上肉桂五分、炮姜炭一钱、小川朴一钱、槟榔二钱、生穹术一钱半，五苓散、五皮饮加桂附姜朴、枳实、槟榔、鸡内金，此膨病要药。甚则另服舟车丸三钱。舟车丸中牵牛、大黄、芫花、商陆、甘遂、大戟都是泻药，不能写于方子上，所以另吃舟车丸三钱。得水泻能宽膨，但实体堪用，虚体不可用此丸，与十枣汤同义，治实不治虚。

按：然须分寒热虚实。

凡风水相搏，遍体浮肿，腹膨，面浮囊肿，须用麻黄、五苓散、五皮饮加川朴、附子、防己、椒目、枳实、槟榔、鸡内金。若略有咳呛，浮肿囊肿，用仲景小青龙汤。用麻黄一钱、桂枝一钱、干姜一钱、北细辛五分，去白芍、五味、甘草，加五苓、五皮、朴附枳槟、己椒苏皮五分、冬瓜皮一两、陈麦柴管一两煎汤代水。若用细辛五分亦可。但色黄者是鸡内金，但色绿者是鸭内金，亦能分利消积，代鸡屎醴法用也。《内经》云：有病心腹满，旦食则不能暮食，名为“膨胀”。治之以鸡屎醴一剂知二剂已，已者正也，愈也。

凡风水相搏，遍体浮肿，俗名“河白水胀”，其实名曰“水膨”。面浮腹膨，囊肿溺短，足浮，略有咳呛。此肺为水道上源，膀胱为水道下源，下源不通，必致溺短不利；上源不降，必致一身悉肿。急用小青龙汤，去五味、白芍、甘草，加麻黄一钱、桂枝一钱、厚朴一钱、生穹术一钱半、细辛一钱、汉防己一钱半、川椒目一钱、槟榔二钱，五苓散、五皮饮，再用陈麦柴管一两、冬瓜皮一两，二味煎汤代水。又，亚腰葫芦一两、地栝蒌一两煎汤代水。但生麻一钱，去节专开肺经之风邪，又开足太阳膀胱之寒邪。北细辛用一钱，专开足少阴肾经之寒邪，所以治囊肿溺短。麻黄开肺发汗，所以治呛。

《内经》云：肾者胃之关也，关门不利，故聚水而从其类也。所以脾胃两亏，中满如笥①，按之极软者，服过舟车丸三钱；便泻中满不宽，须得朝服金匮肾气丸三钱，临卧时再服金匮肾气丸三钱，用三钱以窥消息。但面黄腹膨，按之极软者，乃脾肾两亏，须六味丸加熟附子三钱、上肉桂五分、怀牛膝三钱、车前子三钱，即金匮肾气丸。

凡用大蟾一只，即赖团，用砂仁入于蟾腹内，瓦上炙脆研细，空心服三钱，得下气稍宽，治气膨有效。

按：蟾蜍即蛤蟆。

凡用中满分消丸治热胀，内有人参、黄连、厚朴、黄芩、白术、木猪苓、白茯苓、泽泻、江枳实、广陈皮、姜半夏、干姜、姜黄、大砂仁，再有知母、甘草各炒末，蜜丸如桐子大，但甘草满中宫不能用。

按：然甘草又能泄浊。

凡用中满分消汤治寒胀湿胀，内有人参、黄芪、川乌、川连、川朴、麻黄去节、附子、吴萸、豆蔻、益智、青皮、姜夏、生姜、干姜、茯苓、泽泻、黄柏、木通、当归、升麻、柴胡、荜澄茄各三分煎汤。余想，中满是寒湿伤脾，须得麻黄开太阳、利膀胱，使湿从小便出。附子

---

① 笥：以竹、苇编成，用来放衣物或食物的方形箱子。

温肾经以健脾阳，再加五苓、五皮、鸡内金代鸡屎醴、鸡心槟榔。中满分消汤，即有川乌，无附子。川乌是附子头，但中满不论热胀寒胀，黄连、川朴要药。

凡中满用五苓散、五皮饮须加厚朴一钱、淡附子二钱、鸡内金三钱、槟榔二钱。

凡湿热中满，脉数口渴，自觉腹烫且热，须用黄连、厚朴、枳实、槟榔、鸡内金，五苓散、五皮饮，黄连、厚朴并用各一钱。

肺为水之母，而膀胱为水之腑；肺为水道上源，而膀胱为水道下源。今上源而不能开泄，则下源而不能流通。所以风水相搏，遍体浮肿，略有咳呛，囊肿便曲，外则无汗，内则溺短，所以麻黄去节，一钱能开鬼门，洁净腑；生麻黄一钱，去节能开腠理，发汗利小便。试观夏天炎热之际，人之汗多如雨则小便甚稀，岂非上源开泄乎？所以夏天不吃麻黄，冬天不吃藿香、六一散、陈香薷、大豆黄卷。

按：汗与溲皆汗也。

凡遇风水相搏，遍体浮肿，囊亮便曲，面浮腹膨，足肿溺短，用麻黄、五苓散、五皮饮，加厚朴、槟榔、汉防己、川椒目。

凡中满须用厚朴、槟榔、鸡内金、五苓、五皮饮，又鸡内金炙脆研细，同炒米粉吃最妙。

凡用亚腰葫芦三钱，敲细同药煎，其味最苦，治中满要药，得呕莫能见效，得泄泻数次，其湿邪有出路，中满即宽。旁批：其胀中满即宽，取以腹膨，投温通法能以泄满□□。

风水相搏，遍体浮肿，囊肿小便肿曲，用小青龙汤：麻黄七分、桂枝七分、防己一钱半、椒目七分、车前子、滑石，以及五苓散、五皮饮。

凡中满如抱瓮之状，筋露脐突，此脾阳大败，不治。勉拟方舟车丸三钱，开水送下，以图侥幸。

按：此丸甚峻，实者可用。此丸治水臌。

又，小温中丸不见效，多用金匮肾气丸，病人更加腹胀。

凡中满如抱瓮之状，谓湿邪内渍，脾土大败不治，勉拟五苓散、五皮饮：附桂、牛膝、车前子、川朴、槟榔、鸡内金。

水膨病，遍体浮肿，小便肿而曲。小便不利，上则咳呛，乃风水相搏，须用麻黄七分、淡附子七分，合五苓散、五皮饮加川椒目、汉防已，或小青龙汤，麻黄、附子要药。

风水相搏，遍体浮肿，甚至囊肿亮大，宗筋肿曲如猪脏，兼之其人必有微咳，其名“水膨”。用小青龙汤去白芍、五味、甘草，重用麻黄七分。其浮肿上部渐退，或用张仲景麻黄七分附子七分细辛五分汤亦可见效。亦有五苓散、五皮饮亦效。

凡腹膨，按之坚者如石，用舟车丸三钱。

凡中满如呕血而起，先伤胃络，然后伤脾成膨。

按：此血臌。

凡中满如下血而起，先伤脾络，然后脾败成膨。

凡病久延成中满，按之软，如被棉絮。《内经》云：先病而后中满者，治其标；先中满而后生病者，治其本，用金匮肾气法。

久满便溏，脉细为虚；暴满便结，脉弦为实。气虚中满，腹软膨，脉沉细，足浮，东垣补中益气汤，重用升麻。平望凌龙人云：升麻治膨胀，每用必灵。大约升麻取其升清气，降浊气；麻黄治膨胀取其开上泄下，开鬼门，洁净府。

瘕散成膨，左腹坚硬，如石有瘕。此伤肝脾，香砂枳术丸加鳖甲煎丸。

单腹胀形瘦，手足俱细，腹硬难治，脾土已败。小温中丸、中满分消丸不治之症。旁批：死多生少。

水湿膨胀，目浮足浮，囊肿肤厚，咳呛，麻黄、厚朴、杏仁、五苓、五皮、椒目或小青龙汤。

肠蕈、石瘕，少腹高硬如石，此症妇人为多。

小儿疳膨、食积，五谷虫、鸡内金、蜣螂虫。

少腹痞块，用猳鼠粪汤，即两头尖、韭根、金铃子散，且痛亦用。即金铃、延胡。

腹满腰痛，乌龙丸。即九香虫一钱半、厚杜仲二钱、车前子三钱、陈皮一钱半、於术二钱。

中满舌白，用桂朴术、五苓、五皮、鸡屎醴散(即桃仁、大黄、鸡屎醴)、中满分消丸。

中满症，舌黄用黄连；又，小温中丸甚效。

先胀后咳，治脾，五苓散、五皮饮及胃苓之类。

中满痞块，痢症肠红，此木克土症。

活黑鱼一条勿去鳞，用竹刀刮其腹，去其肠，纳入大蒜，填满腹内。将颊腮内纳入朴硝一两，将烂泥涂于鱼上，以砻糠火煨熟，去其泥则鳞自落。吃鱼肉大蒜得泄泻，则中满得松。

素有痞块腹满者，其人面色必萎黄。

荠菜开过花，用老梗泡茶，治腹满甚效。

雪羹汤治腹满咳呛，化肝煎亦可。

夫中满之由来，不出乎久痢、三疟脱力与郁怒。

凡癖散成膨，须用五苓、五皮加川朴、槟榔、鸡内金、附子、枳实、木香、通草、生香附、广郁金，能得大便泄泻，小便通利，其中满即松，湿邪从下焦出。

凡单腹膨，筋露脐突，不治症也。中满便血，脾络大伤不治。

凡中满头颈细，臂膊细，按腹坚硬，此俗名“蜘蛛臌”，不治之症。

凡脱力面黄，腹软膨，按之如破棉絮，乃脾阳大亏，加参芪附桂术：归脾法。

凡中满足浮，脾土积湿，湿困中宫，盖肝木有横逆之势，脾土失健运之常，以致坤阳莫能旋转。若非太阳照临，则阴凝之气终不得散，而泥泞之气终莫能干。拙拟温中化湿，以健运坤阳，冀其溺短通利，大便泄泻，方有出路之机，俾得湿邪亦无容留之地也。

切记！凡膨胀病，须用淡附子二钱、川桂枝一钱、鸡内金三钱、鸡心槟榔二钱、川朴一钱、五苓散、五皮饮。

膨胀脉案，中满如抱瓮之状，脉濡乃湿邪混淆中宫。若非太阳照临，则阴凝之气终不得散，泥泞之气终莫得干，惟有温中健运坤阳一法。但筋露脐平，脾土已惫，有气涌痰塞之虑，勉拟五苓散、五皮饮，加制卷朴六分、槟榔二钱、熟附子片二钱、安南桂五分，饭丸，另服加厚朴一钱、槟榔片三钱、炙鸡内金三钱，研细、南楂炭三钱、广木香一钱。若贫人，去肉桂加桂枝一钱、熟附子片二钱、淡干姜一钱。

男人四十岁后，中满若箭，腹膨高凸过心窝，按之坚硬痞块，冲犯胃脘，小便不利，大便不爽，投附桂术朴、槟榔、鸡内金、五苓散、五皮饮。第一剂得泄泻秽浊水四五次，第三剂得泄泻秽浊水十余次，而腹膨得松，按之带软。小便不利，须得熟读下文脉案，须得看书下文横排方法。

男人四十岁后，中满如抱瓮之状，湿邪混淆中宫，脾阳失运，若非太阳照临则阴凝之气终不得散，而泥泞之气终莫能干。须得温中化湿，以健坤阳为治。

川桂枝一钱　小川朴一钱　广陈皮一钱半　木猪苓二钱　怀牛膝三钱　熟附子片，二钱

槟榔片二钱　大腹皮三钱　青皮赤苓三钱　车前子三钱　生穹术一钱半

鸡内金炙脆，三钱　五茄皮三钱　建泽泻一钱半　淡干姜七分

加白蔻仁一钱、老姜皮一钱、亚腰葫芦三钱，陈麦柴一两、冬瓜皮一两，二味煎汤代水。若囊肿，加汉防己、川椒目去油；若痞攻腹痛，加生香附、广郁金。达下加牛膝、车前。温中化湿，淡附子片二钱、川桂枝一钱、穹术一钱半、川朴七分。槟榔二钱、炙鸡金二钱为第一要药。

切记！每逢病人手足浮肿者，须用川桂枝一钱、淡附子片二钱。由于水积足太阳膀胱而命门火衰，水多能制火也。由于命门火少，膀胱水多也。若大便泄泻者，加术朴；面浮腹膨者，附桂术朴、五苓、五皮为主。

凡千金子三钱，研细，其油颇多，即是续随子，行水逐水；黑丑三钱，研细，即是黑牵牛子。二味研细，开水送下，治中满水臌甚效。但吃下，起先懊侬呕吐，继增泄泻粪水颇多，而中满遂宽。但单腹胀痞块攻于左胁，肝脾大伤，不能见效。紫金铃内千金子。

凡暴膨中满，二便不利，须用舟车丸三钱，再用大承气汤亦可。《内经》云：中满治其本，二便不利者，亦治其本。

按：然有急则治其标。

凡中满二便得利，用五苓散、五皮饮加川朴、枳实、槟榔，再用鸡内金以代鸡屎醴。

凡膨胀病用药无效，用扁鹊玉壶丸一钱或几分，切不可多用，因其中有硫黄也。

治膨胀方：用小黑鱼一条，不落水，将肚破开，挖去肚肠，将独囊大蒜装满黑鱼腹内，以湿草纸包好煨熟淡吃，切勿用酱油同食。忌咸物、水果等类紧要。

地栝蒌三钱，治腹膨。

◉ 腹痛

腹痛分太阴、少阴、厥阴，而阳明腹痛属食滞。

凡腹痛如虫咬者，用马溺。

腹痛：香附、砂仁、吴萸、白芍；少腹痛：金铃肉、延胡索。

杂病腹痛有五。戴元礼曰：绵绵而痛无增减者，寒也；时作时止者，火也；痛甚欲大便，便去而痛减者，食积也；痛则小便不去者，痰也。痛常处而不移者，死血也。

腹痛分为三部：脐以上痛者，为太阴脾；当脐而痛者，为少阴肾；少腹者为厥阴肝。

腹痛虚者，建中汤辈；寒者，理中、四逆辈；实者，承气辈；气滞食积者，枳实导滞、木香槟榔辈；血积，桃仁承气辈；血虚者，当归生姜羊肉辈。

◉ 痢便泄

凡痢疾脉案要言，《内经》云：膀胱者，州都之官，津液藏也，气化则能出焉。大肠者，传导之官，变化出也。今不能变化，所以肠中之津液与积滞混淆而出，于是大肠传导失职，积痢不休。膀胱气化无权，溺短不利。况《内经》无痢，痢之谓言不利也，不能流利通畅也。《内经》上称肠澼下脓血，即今之血痢也。称肠澼下白沫，即今白痢、白积也。旁批：皆湿热所为。所以治湿不利小便，非其治也。须用赤苓、泽泻、猪苓、通草。

凡腹痛血积，煨葛根一钱半、真川连七分、制川朴一钱、花槟榔一钱、南楂炭四钱、小青皮一钱半、煨木香五分、赤茯苓三钱、福泽泻一钱半，此是要药。若初起腹疼血痢，初起舌垢，用末子药三钱最灵，小儿减半。旁批：痢疾末子药即治痢七琼散。如有寒热，加柴胡末子，用生姜二两、熟军二两、羌活二两、苍术二两、槟榔二两、川朴二两、杏仁五粒，共研细末，每服二钱。治痢疾初起，腹痛血痢要药。若曲和为丸，朱砂为衣，每丸重一钱，用三丸，以蔻仁汤送下。若久痢伤脾，气虚下陷，用东垣老人补中益气汤、归脾汤加黄芪、肉桂、白芍、山药、煨益智仁、煨葛根、煨肉果、伏龙肝三钱；又，十全大补汤，或去熟地亦可；又，附子、肉桂、干姜、鹿角胶。

凡脓血痢，古贤云：和血则便血自愈。须用土炒当归炭、土炒赤芍，调气则后重自除。须用煨木香一钱、小青皮一钱半。

凡下痢，舌起口糜者，此胃家津液告竭也。口糜者舌上糜腐，如小儿雪口疳也。甚至上腭都有糜腐，嘴唇里面都有糜腐，如粉粥糜腐。

凡血痢五色，其绿色如打烂菜汁者，此肝脾大伤，不治之症也。

凡下痢五色，其紫黑色如败酱，痢者有如甜酱色者，此脾土已惫，不治之症也。

凡下痢以后，如猪肝色状者，不治之症。

凡下痢以后，纯血紫血成涂头起者，此肝不藏血，脾不统领血，不治者多。急拟归脾汤引血归于脾经，党参、黄芪、白术、炙甘草、茯神、远志肉、大枣仁、归身、白芍、煨木香、龙眼肉，煎加煨姜三片、小红枣三个。

凡下痢，口有臭气异常者，此胃腑已烂也，不治之症也。

凡下痢积滞，其秽恶之气如死蛇臭者，此肠腑已烂，不治之症。

凡下痢，最忌脉数大，身体灼热，此阴涸于内，阳浮于外，不治者多。

按：阴证而见阳脉为反，故主死。

凡下痢，最忌脉形沉细如丝悬，悬欲绝之象，此脾土已败，必致虚脱，不远几日矣，毋庸议方。

凡脐中按之筑筑动气，跳跃如穿梭之状，乃父母先天之根本已拨动矣，不治之症。

凡腹瘪如仰瓦之形，脏腑之滋液告竭，脐跳如穿梭之状，先天之根本欲离。

凡病人说话，口有秽气异常者，此胃腑已烂，不治之症也。口有秽气如死蛇臭者，此胃腑已烂，不治之症也。凡吃乌烟之人，口中秽气更甚。

凡猪身上胰子油内当中块精肉，瓦上炙脆存性，研细。吃胰子油内精肉炙炭三钱，焦锅巴汤送下，专消肉积油腻，治腹痛血痢、白痢甚效。又，猪身上小肠内腐瓦上炙焦，研细，三钱焦锅巴汤送下，亦治腹疼，血痢有效。然不及胰子油内精肉炭，专消肉积油腻，所以肥皂可做染坊店。内服去移油腻污秽最灵。

凡由疟转痢，湿热由表入里，脾土受惫。

凡痢疾频作噫恶者，此脾伤及胃，将来必成噤口重痢，难治。

凡桃花散：赤石脂三钱，性涩，禹余粮三钱，性涩，干姜一钱、五味子一钱，治久痢半载或一载。腰腹不止痛，舌无腻苔，又无湿热，又无积滞。此久痢脾弱，气虚下陷，用东垣老人补中益气汤。参术芪、升麻、柴胡，加入桃花散或加入诃黎勒散。但赤石脂五钱、禹余粮三钱或五钱，须得并用；但干姜与五味子，须得同捣，淡干姜一钱、北五味子一钱，二味同打，再加诃子肉三钱、焦荷蒂、石莲子，或加烟灰。

按：初起不可用。

凡七八月间，深秋时红痢、白积，腹痛里急后重，至圊[①]澼澼不爽，宜用川朴、槟榔、神曲、楂炭、青皮、煨木香、苓泽、煨葛根、炒赤芍、枳实。若舌黄腻，湿化热，加真川连或连、朴并用。

凡痢疾最忌脉数疾，脉弦数大，身体灼热，此脉不合症，难治。又痢疾匝一月或半月，最忌脉形沉细，四肢厥冷，此脾弱土大亏，湿邪内困。若脾伤及胃，不治。

凡红痢，舌色紫绛起裂纹，舌干无津。勉拟黄连阿胶汤合白头翁汤，鸡子黄汤加黑地榆、银花炭、槐米炭、当归炭。

凡痢疾最忌身体灼热，脉来数疾，表里同病。

凡痢疾忌脉细肢冷，此属脾胃两伤。

凡痢疾最忌时泛噫恶，此脾伤及胃，乃噤口痢重症。

凡痢疾忌脉数灼热，又忌脉细肢冷。

凡痢疾发热，脉弦数，此表里同病。勉拟柴葛解肌汤加藿朴、枳实、槟榔、楂炭、木通、苓泽；又，连朴并用；又，葛根芩连汤。

---

① 圊：指厕所。

凡痢疾起口糜，不治之症也。此胃津已涸，而糜腐从胃中泛至咽喉上腭唇内，勉拟洋参、人参、金银花、真川连；又，野蔷薇露，时时漱口灌嘴，时时浴嘴；又，黄连阿胶汤、土贝、元参、人中白、天竺黄、金汁，口糜要药。

凡痢疾初起呃忒，不治之症也。此脾伤及胃，勉拟旋覆代赭汤加公丁香、柿蒂、刀豆子、於术。

凡痢疾起，脐跳不治者多。此脾伤及肾，中虚挟滞，须得临症施治。勉拟和中法或补中消滞法，但痢疾切不可用生熟地及龟板、鳖甲，阴药断不可用。

凡痢疾起口糜，勉拟鸡子黄汤、黄连阿胶汤加洋参二钱、人参一钱、金银花三钱，用野蔷薇露漱口，服后脱全光舌苔，舌光如镜，再行商酌。但痢疾起口糜者不治，一由脾土败，二由胃津涸。

凡痢疾用猪肚肠内腐括之，瓦上炙脆存性，拿肠腐研细，滚水和送，焦锅巴汤和送，治痛痢挟积滞。肠腐炙焦研细吃有效，比火腿骨头灰更妙。

凡痢疾下黑色者，不治。痢下五色者，不治。噤口痢，粒谷不进者，此脾伤及胃，不治。痢下如惫酱色者，不治。

凡痢疾秽臭异常如死蛇臭者，此肠腑已烂，虽有仙丹莫救。

凡痢疾起呃忒，此脾伤及胃，不治。起寒噫恶，此亦脾伤及胃，不治。

凡痢疾腹瘪如仰瓦之形，脐跳若穿梭之状，不治之症也。腹瘪者，肠中之津液已涸矣；脐跳者，脾肾两亏而宿滞盘踞肠中。因津液涸而断不能下宿滞矣，勉拟黄连阿胶汤、白头翁汤、四君子汤。

凡肠红须用厚官桂、熟附子、炮姜炭、煨葛根、焦白术、当归炭、炒赤芍、煨肉果、小青皮、煨木香、南楂炭、地榆炭、槐米炭、炮姜炭、赤苓、泽泻、焦红花加煨肉果一钱研，伏龙肝五钱，即灶心黄土。如腹痛加香附、厚朴、枳实、槟榔。

凡秋天时痢红白积而舌苔灰黑，一定宿滞阻于小肠屈曲之处，且左少腹心痛，须用消食消滞，小川朴、真川连、枳实、槟榔、神曲、楂炭、青皮、木香、香连丸。甚则加制锦纹大黄三钱，或者送痢疾末子药三钱，开水送下，但小儿减半。但治痢疾舌黑不敢用大黄，须用痢疾末子药三钱最妙，此暗用大黄三钱妙法。痢疾末子药，治时痢腹痛要药，生军、熟军各一两，苍术、白术各一两，羌独活各一两，厚朴一两、槟榔一两、苦杏仁五粒，各研细末，大人吃三钱，小儿减半，开水送下。

女人四十岁，久患肠红，脉芤心悸，面皖无华泽，唇舌无血色，其脾络大伤，营阴告竭可知矣。用归脾法，西潞党参、大有黄芪、野於潜术、制首乌、当归身、东白芍、茯神、大枣仁、远志肉、地榆炭、槐米炭、炮姜炭、小青皮、煨木香、厚官桂、葛根、炙甘草，朝服黑归脾丸三钱。

切记！切记！凡交秋时初起痢疾，澼澼不爽，须用尖槟榔三钱、南楂炭三钱、川朴一钱、建曲三钱。若舌白用生穹术一钱半、小青皮一钱半、煨木香一钱、麸炒枳实二钱，但治湿，不利小便非其治也，须用赤苓、泽泻。若红积须用归炭、炒赤芍。

切记！痢疾舌黑积滞，无疑须用尖槟榔二钱、南楂炭四钱、川厚朴一钱、麸炒枳实二钱、小青皮一钱半、广木香五钱。若舌垢，生穹术一钱半。舌焦黄口渴呕恶，脉弦数，葛根芩连汤或川连、厚朴并用最妙。若溺短不利，痢疾必定溺短不利，须用赤苓三钱、泽泻一钱半、方通草五分。若红积须用当归炭、炒赤芍一钱半。痢疾初起，生穹术、制川朴、尖槟榔、楂炭为主。若寒热下痢，用柴葛解肌汤加生穹术、制川朴、尖槟榔、枳实、楂炭。

若疟痢并行，用喻嘉言逆流挽舟法，即人参败毒散。

凡吞酸与吐酸，皆由食滞阻于胃腑，纳食不能运化，蒸变为酸味。

切记！切记！凡噤口痢，粒米不进，一旬之内当可开方。初起噤口痢，一定宿滞阻于胃腑，此谓停食恶食，须用真厚朴一钱、尖槟榔三钱、鸡内金三钱、元明粉一钱半、拌炒枳实二钱、范志曲三钱、南楂炭五钱、小青皮一钱半、煨木香一钱、赤苓三钱、泽泻一钱半。又用大黄末子药三钱。

凡食滞阻于上焦者，但呕不泻；食滞阻于下焦者，但泻不呕；食滞阻于中宫者，呕泻均作。

凡秋天时痢，若阳明协热下痢，用葛根芩连汤；若少阴邪热下痢，用黄连阿胶鸡子黄汤。

凡秋痢，每逢血痢十余日，左少腹坚硬，按之如鸡蛋一个，重按即痛，此积滞不能出小肠之腑，乃不治之症。痢疾频泛噫恶及脾及伤胃，不治之症。

痢疾起呃忒，脾伤及胃，胃气不得下降，挟食滞阻于中宫，加以肝木上乘不治。

凡痢疾起口糜，此胃津告竭，不治。勉拟黄连、银花、人中白、阿胶、野蔷薇露二两，漱口、口吃亦无妨。

先天根本在肾，后天根本在脾。大凡秋天时痢，切记痢症腹瘪，如仰瓦之状；五脏六腑之滋液告竭，脐跳如穿梭之状。先后天根本欲离，此痢症不治，毋庸议方。《金匮》：当脐筑筑动气是也。

凡左少腹属小肠部位，右少腹属大肠部位。凡秋令红白痢疾，里急后重，而左少腹心痛，一定宿滞盘踞小肠屈曲狭窄之处。

凡寒痢用釜底添薪法，即附桂之类；热痢用釜底抽薪法，即大黄之类。

凡协热下痢，发热血痢用葛根芩连汤。

身热下痢名曰“协热下痢”。

久痢口糜，此元气正败矣，胃家津液已涸，百症虽有一活，勉拟黄连阿胶鸡子黄汤，牡丹皮、银花炭、白芍、甘草、野蔷薇露漱口二两。

凡病下痢清谷而腹不痛，脉细沉，手足厥冷，加以时出虚汗，此元阳脾阳极亏，须用四君子汤加桂枝、白芍，重加黄芪、附子。

《内经》称肠澼下白沫，即今之白痢是也。《内经》称肠澼下脓血，即今之血痢是也。《内经》云：五谷入胃，游溢精气，下输于脾，脾气散精，亦归于肺，通调水道，下输膀胱。今五谷之精气不能上升为肌肉，五谷之精气不能气化渗入膀胱。五谷之渣滓与精气、清气混淆而入大肠腑，以致酿成为积痢。所以清浊不分，小溲不利。《内经》云：痢症腹痛为实，不痛为虚。又云：痛则不通，通则不痛。痢症最忌脉数身热，痢症最忌脉弦硬，抟指如新张弓弦之状，又忌脉数疾无伦。久痢初起呃忒，用人参旋覆代赭汤加公丁香、刀豆子、柿蒂、於术、白芍、干姜、肉桂。久痢起口糜，用黄连阿胶汤、鸡子黄汤，加人参、白芍、银花、茯神、甘草、蔷薇露。久痢呃忒不治，口糜不治，脐跳不治。呃忒脾伤及胃，口糜为胃家津液已涸，脐跳为父母先天肾气已绝。

痢下色如甜酱色不治，痢下色如糖烧芋艿色不治，如红如紫如黑漆色不治。下痢五色不治，痢下如小儿旧粪不治，初养小儿茅一通之旧粪也。

初起痢即有恶心者，乃噤口之重症也。医家可以预先说明此痢极凶。

痢疾舌根黑垢，乃肠腑有宿垢未下。若腹痛脉紧有力，用承气法，不可用痢症末子药。久痢脉细肢冷，此脾阳已败不治，盖脾主四肢元阳大衰也。

久痢脉迟细，急用人参、黄芪、於术、肉桂、附子、干姜、乌梅、白芍、甘草、龙骨、牡蛎、升麻加石莲子、荷蒂、谷芽，参芪术补土为主，附姜桂回阳为主，芍梅草甘酸化津，敛阴为主，龙牡、升麻固脱升清为主，荷蒂、谷芽升阳益胃为主，即仓廪汤也。石莲子有心，若木莲子无心，苦寒伤胃杀人。

凡肠血用黑地榆、槐米炭有效。

肠红便血，用苦参子廿粒，研细，将龙眼肉包满送下甚效。

初起痢即有干恶心，大忌。

久痢脉细肢冷，其脱在顷刻。

久痢脉数脉弦，身体灼热，此木强土弱，脉不合症。痢款脉数，身热口糜，呃忒脐跳，腹瘪肉削，干呕败酱五色，黑漆肠底。

痢疾腹瘪如仰瓦之状不治，此腹中五脏六腑之阴液脂膏已涸矣。

痢久治痢不应，当以胃药和之，六君子汤加乌梅亦可，白芍、黄芪亦可，桂附亦可，石斛、谷芽亦可，扁豆、山药、荷蒂以补中益气法，归脾汤。

痢疾总诀云：脾土未败，积滞消而脾土则愈；若脾土已败，百药罔效。所以初痢舌苔垢腻，用痢疾末子药最灵。

痢症初起，脉弦紧，舌垢腻，须用四磨饮、末子药。舌厚黄加黄连、厚朴、枳实、槟榔、楂炭；舌白腻，朴枳、槟楂、木香、青皮。

痢初起脉弦硬而紧，一定有宿滞盘踞于小肠狭窒窄之处而不能出。腹痛，痛则不通，积滞欲动即痛。

痢症初起即有寒。恶心，不治之症。可知脾败胃败不得已，用竹二青一两泡汤代茶。其清香有末，再用朴枳、槟楂、青皮、木香、苓泽之类。

久痢呃忒，脾胃两虚，肝木上行犯胃，用党参、旋覆、代赭、干姜、肉桂、陈夏、丁香、刀豆、柿蒂、於术、沉香片、蔻仁。

痢症初起呃忒，一定食滞在小肠狭窒之处。余每观痢症有宿滞如弹丸而出者，其痢即愈。

凡脱力肠红，农者最多。究属负重劳力致伤肝脾。

病人痢疾，其翻上来之精液不变为肌肉，亦随渣滓而混入小肠也。

凡时痢下白积者，其宿滞在大肠。

凡时痢下红积者，其宿滞在小肠。

凡时痢下脓血者，湿热挟毒邪也，黄连、朴实、槟榔、楂。

凡时痢左少腹痛，宿滞在小肠；右少腹痛，宿滞在大肠。又云：白属气分，红属血分。白属寒，红属热，此言其大概也。

痢症伤脾，噤口痢伤胃，此脾肾两伤，延成噤口痢。桂枝用于五苓散中，此桂枝是开太阳、利膀胱之药也。

凡疟转痢，为湿热由表传里。又云：阳邪陷入阴经，如用逆流挽舟法，四逆散。

秋天红痢，昼夜无度，用白头翁汤、葛根芩连汤。秋天白痢，朴枳、神曲、楂、赤苓、泽泻、藿香、苏梗、香附、木香、白术、陈皮、半夏、槟榔、葛根。又，平胃散、胃苓汤、六和汤、藿香正气丸。白痢厚朴为主，红痢黄连为主。又，葛根芩连汤治湿热由表传里为痢。

秋天太阴痢，脾土大虚，用东垣老人补中益气法；又，归脾汤；又，气虚下陷脱肛，用补中益气汤。

秋天少阴痢，舌干无津，用黄连阿胶汤、鸡子黄汤，此肾虚痢也。

凡遇久痢伤脾，须用附子一钱，久膨足浮须用附子。又肠红经久，附子、官桂、葛根、白术，以后补中益气丸、归脾丸。又病久脱力，面黄脉芤，附子以后，附桂补中，归脾、鹿角。伏天小儿大便泄泻，舌白身不热，用藿香、青蒿、川朴、枳实、建曲、楂炭。

下血时邪，此名“蓄血伤寒”，由于平素受过劳伤跌仆。

利症脉细如丝，肢冷如石，非参附桂姜不能挽回。然用亦死多生少。

利症脉数且大，舌垢焦黑，然投承气不能通也。

漏底吐热，便泄脉数，舌黑转绛，投葛根芩连汤、羚羊、凉膈、枳实、槟榔。其食大泻，一大汗而热势转轻，然后以胃药和之。

下痢四肢厥冷，脉细如丝，不治之症，勉拟补中益气汤、归脾汤，此为不及。

下痢身体灼热，脉来数大，不治之症，勉拟化湿化热，此为太过。

下痢舌干无津，此为脾阳已败，胃阴已涸，不治之症，勉拟鸡子黄汤。

下痢脉弦数，舌黄腻，呕恶发热，葛根芩连汤加木香、楂炭、芍药、赤苓、泽泻。

下痢脉濡细，舌白腻，六和汤、胃苓汤、五苓散加柴胡、藿香。

下痢发寒热，脉数，舌白腻，败毒散即逆流挽舟法加川朴、木香、楂炭。

下痢昼夜百余回，舌黄脉数，白头翁汤、葛根芩连汤。

下痢粒谷不进，此为胃败不治。呕恶一属胃逆上冲，一属胃败。呕恶心，不治之症。

赤痢宜用赤芍，白痢宜用白芍，赤白痢宜用赤白芍。

痢有表症，宜柴葛、桔梗、防风。

痢症舌黄宜用黄连，舌白宜用厚朴。痢症舌垢宜用槟榔、枳实。

痢症腹痛、腹硬，舌垢，宜用大黄。

痢症见指冷、脉细欲绝，不至一日死。见身热脉数大，此为逆症，不治。

痢症，舌干舌光口糜，鸡子黄汤加银花、甘草、野蔷薇露。

痢症脉细，六君子汤。

痢症脉细呃忒，人参旋覆代赭汤加公丁香、柿蒂、刀豆子。

痢症脉细肢冷，复脉汤或附子理中汤，真武汤。

便泄属湿邪伤脾，胃苓汤主之，如用凉药必毙。

防风、桔梗治血痢。

白痢，藿香正气汤合六和汤。

身热红痢，四逆散。

红痢经久，驻车丸。

红痢昼夜无度，白头翁汤。

三阳时痢，手足阳明以及三阴传里，足太厥少①。

痢症谵语，阳明燥屎，小承气汤主之，达原饮。

下痢呃忒，胃火上冲，橘皮竹茹汤，内有半夏、茯苓。

下痢呃忒，痰阻中宫，橘皮竹茹汤。

下痢呃忒，食阻中宫，同下痢谵语，阳明燥屎，小承气汤或导滞丸。

下痢呃忒，胃中虚寒，丁香柿蒂汤，人参、白术煎。

痢症延过两旬，升清降浊法。

治湿不利小便，非其治也。痢症可用滑石。

噤口痢，大脚鱼加生姜，盐水煮熟，开胃立效。

痢症逆流挽舟法，柴葛解肌、六和、达原饮、四逆散、香藿饮、末子药、白头翁汤、葛根黄连汤、鸡子黄汤、补中益气、六君子汤。

疟痢并行，败毒、柴葛解肌汤、四逆散，达原饮加防风、藿香。

噤口痢、鱼肠痢、马脑痢、红白痢、脓血痢，毒症。五色痢，恶症。败酱痢，死症。

痢症脉细，肢窨，此本元亏。

秋天暑热血痢，昼夜无度，口渴舌黄脉数，吃西瓜必愈。

痢症诸药，柴胡表症，前胡表症，羌活表症，独活表症，葛根表症，防风表症，桔梗藿香表症。藿梗必用，香附必用。川朴舌白，黄连舌黄。呕恶赤苓必用，泽泻必用；滑石、暑令米

---

① 足太厥少：指足太阴经、足厥阴经、足少阴经三经。

仁不必用。黄芩舌黄，甘草、黄柏、薄荷、川芎、大黄，舌垢腹硬，枳实舌腻，槟榔舌腻，神曲、楂炭必用，归炭、赤芍、延胡索，赤痢木香、青皮必用，时痢草果、蔻仁、陈皮必用，姜半夏、党参、黄芪、阿胶、白术、白芍、归身、茯苓、炙草、穹术。

痢症正面是阳明食积，而反再就是脾胃两亏，留心补中、归脾。

痢症有宿滞黑块并出，此是松机。

久痢肠红，伤其阴，阿胶、芍药、驻车丸为主。

痢久致成中满，此属湿热伤脾。

便血经久致成中满，此脾络受伤而湿伤中宫。

泄泻须要分明实泻虚泻。

寒热白痢，舌白，败毒散、六和汤；又，柴葛解肌汤、六和汤。防风、桔梗二味，白痢。黄芩、赤芍二味，血痢。

身热血痢，舌黄，葛根芩连汤、白头翁汤、当归赤小豆散。

白积属金，色从大肠来；红痢属火，色从小肠来。

下痢左少腹，凡痛此小肠积滞，且按之左少腹肠有硬块，脐左硬为小肠积滞。

猪小肠腐，新瓦上炙脆服，治痢症甚效。

麻果火腿煮鹁鸽汤，由麻果煮脚鱼汤，噤口痢甚效。

驻车丸，肠红甚效，丸中黄连、阿胶、干姜、当归、赤石脂、禹余粮、地榆、槐米、椿根皮、侧柏炭、荆芥炭、荷蒂、仓米、生姜、小红枣；饭滞，谷芽、麦芽、鸡子、赤小豆、白槿树花三朵、陈莱菔英、金银花、荠菜花、伏龙肝、苦参子。

官桂、炮姜，虚寒痢必用；益智、干姜、附子、肉桂、升麻、葛根、柴胡、桔梗、白头翁、北秦皮、炮姜炭、楂炭、官桂，治寒湿虚痢要药。

苍术白虎汤治汗多便泄，白腻苔，脉来数大，血痢用黄芩、赤芍。

赤小豆治血痢要药。真阴涸于内而虚阳浮于外。

葛根芩连汤治发热时邪变痢，舌黄要药。

白槿树花五朵，治痢有效。

秋天白羊眼豆花百朵泡汤，治血痢，亦能养胃。

荠菜花即野菜花一两，治久痢血积有效。

末子药、生锦纹大黄四两、羌独活各二两、制军四两、槟榔二两、香附二两、乌药二两、厚朴二两、杏仁百粒，去油，各磨为末，治初起红白痢最灵。大人者，用二钱；小人者，用一钱半。

收涩大肠，赤石脂、禹余粮、乌梅、白芍、牡蛎、诃子肉、罂粟壳、荷蒂、臭椿根皮，石榴皮。

大便不实，此属后天中土衰弱。

凡痢症脐跳脉细，腹不痛为肾虚。

余常见医家治久痢，用石榴皮、诃子肉、罂粟壳、赤石脂、禹余粮，未见能一效者。

伤寒变痢疾，亦是阳邪陷入阴经也。

赤白茯苓各三钱、楂炭三钱，治积痢要药，消黏粘鱼肉之积。煨木香五分，治里急后重。

凡驻车丸三钱，治血痢经久要药：真川连、真阿胶、干姜、当归。

久痢血积，乌梅一钱、白芍一钱半，要药。

切记！犯肠风泄泻，须用青防风一钱半、广木香一钱、生穹术一钱半、小川朴一钱、草果一钱半、神曲三钱、楂炭三钱、赤苓三钱、泽泻一钱半。

切记！《内经》云：昼伤于风，夜生飧泄，所以防风治肠风泄泻。

切记！凡寒热泄泻，须用柴胡、煨葛根一钱半、青防风一钱半、煨木香一钱、穹术一钱半、小川朴一钱、枳实二钱、神曲三钱、楂炭三钱、赤苓三钱、泽泻一钱半、青皮一钱半、半夏一钱半。

凡赤痢黄舌苔，时有噫恶，脉弦数，口干，用木香、黄连、槟榔、楂炭；若白痢从广肠来，用厚朴、穹术、枳实、槟榔、楂炭、赤苓、木香、生香附。但痢积，赤痢从赤肠来，白痢从广肠来，此积痢脉案。

初起红白痢，黄连、川朴并用，加木香、槟榔、炒楂、青皮。

赤肠为狭窄之所，非比广肠宽容之地。今宿滞盘踞小肠屈曲之处，胶固凝结，所以积滞逼迫，不化犹然。左少腹坚硬，左少腹按之坚硬，时时阵痛，且里急后重，至圊澼澼不爽，其痢下昼夜次数四五十行。虽昼夜无度，然积滞黑垢，当阻左少腹小肠屈曲之，最怕伤脾及胃而起噫恶，胃纳无岁，延成噤口重痢。赤肠即小肠，广肠即大肠，在右少腹，小肠在左少腹，自觉按之坚硬时痛。

凡产后，红白积痢，昼夜二三十次，腹痛，里急后重，澼澼不爽，舌苔垢腻，灰色或舌根黄垢，此积滞为阻，投制军三钱。痢仍不止，投制军五钱，其痢即止，其痛亦除。若产后瘀阻，舌黑，用失笑散三钱加槟榔三钱、楂炭三钱、投制军五钱，木渎人用过。

凡产后痢疾腹痛，舌垢，小便必短，湿热积滞尚阻，须用清灵丸三钱，以利小便，以通积滞。

凡痢疾初起，不可用敛补，追后七寸可用敛补，忌脉数灼热。

治痢七珍散，用苍术米泔水浸，土炒焦，一两五钱、生大黄五钱、杏仁去皮尖，去浸油，一两、熟军五钱、川乌去皮，面包煨透，七钱、羌活一两、生甘草七钱。

上药共研细，每服四分。赤痢灯心汤送，白痢姜汤送，泄清黄米汤送，小儿减半，孕妇忌之。

痢久，肉桂、附子要药。

◉ 便血

粪前血即近血，是肠胃来；粪后血即远血，是肝脾来。

肠红便血，用臭椿根一两五钱，炒焦，煎汤甚效。

凡肠红便血，用苦参子肉廿粒，研细。吞下即呕者，是胃气极薄，不易脱根，用黑归脾法、黑地黄丸法、补中益气法。

凡便血经久，脱力不复，面黄无血色，脉芤脉软，神疲力乏，肛门不收，诸药用东垣老人黑归脾汤加附桂姜、山药、白芍。

素有肠红者，其人面色常黄。

凡肠红便血，用苦参子七粒包在桂圆中，每日服七个桂圆肉，须服月余，方可有效。旁批：宜凉血。

◉ 癃闭

按：然有内伤外感，虚实气血之分，不可执一。《内经》云：膀胱不利为癃，不约为遗溺。又云：肺能通调水道，下输膀胱。

妇人小溲癃闭，少腹膨硬如石，急用麝香三分，纳于脐中，外用板色螺蛳，捣烂，贴于脐内，若不效，不治。两目上视者不治，或值冬天，用田螺捣烂亦可。

凡小溲癃闭，少腹膨满如石，急用活蝼蛄一只，捣烂如泥，入麝香三分，拌和纳于脐内，外贴葱饼。再用煨土结敲碎，熨于葱饼上，能得膀胱开利为幸。以救十中之一。

凡女人小溲癃闭，按少腹坚硬如石，此症极危。勉拟五苓散加牛膝三钱、车前子三钱、方通草五分、滑石末五钱、川萆薢一钱半、淡竹叶，再用当门子研细，少许纳入脐内，用太平膏药一张，贴于肚脐上，再用葱头、生姜、热土结泥，熨于脐上。若小溲不利，莫救，用大黄、牵牛。

凡用真血珀屑三分，研细如尘，用淡竹叶三钱，泡汤送下，治妇人尿哽病，小便频数不禁，亦治小溲癃闭不行，亦治男人白浊病，赤浊茎管痛。

凡小便癃闭与小便频数不禁，俗名谓"尿哽病"。《内经》云：中气不足，溲便为之变，究属膀胱气化无权。急用黄柏、知母、上肉桂五钱，饭丸以开通下焦，佐以五苓散加牛膝、车前、通草、滑石、萆薢，或加琥珀屑三分另服，淡竹叶汤送，或麝香纳于脐内，外贴葱饼再熨。又，麻黄附子细辛汤，麻黄开肺发汗，又开太阳膀胱，即所以利小尿；附子温肾经，细辛开肾窍。又肾与膀胱相为表里，肾窍开于二阴，前阴主小便，后阴主大便。

《内经》云：中气不足，溲便为之变。故淋浊之症用补中益气汤，虚者甚效。

◉ 疟

按：经云"邪在阳则日作，邪在阴则间日作，或三日作"。仲景以小柴胡汤为主方，随证加减。

少年三疟起癖，用三甲饮。鳖甲一两、龟甲一两、穿山甲三钱，消瘀有效。

三疟经久，常服鳖甲煎丸三十粒有效。有黄芪鳖甲煎亦有效，秦艽鳖甲散有效。

三疟属厥阴、少阳风木，故用首乌、白芍、鳖甲，治风之剂。

三疟左胁起癖，名曰"疟母"，用三甲饮有效：龟脊甲五钱、鳖脊甲五钱、炙山甲五分；又，朝服鳖甲煎丸廿粒，开水送下，亦有效。

又，喻嘉言梨汁、蔗浆各一杯吃，瘅疟但热不寒最妙。

按：以饮食消息主之。

吴又可达原饮达募原之邪，治类疟要方。募原即是三焦部位，厚朴、草果、槟榔、黄芩、知母，同柴胡汤用最妙，甘草汤、六一散代。

截疟丹治三疟，呕出顽痰一碗，而三疟即愈。其应如响，其效如神，所谓无痰不成疟，但乡间人吃过常山、乌梅，而面腔一世乌黑色，所以医家观其面色而知其伐过三疟，又知其吃过常山、乌梅。草果、槟榔加干姜一钱、小红枣三个，但甜叶七钱即是常山也，一名“北柳条”，又蜀漆即常山苗也。常山、草果、槟榔、乌梅肉七钱，加生姜五片、小红枣五枚煎汤，吃一碗而三疟即愈，而三疟血痢亦止。但乡间人实体，尚且面腔黑色，何况虚体乎？

按：昔贤云“无痰不成疟”。

凡疟邪经久不化，近乎疟劳，须用黄芪鳖甲散。

凡疟邪起癖，用鳖甲煎丸廿粒，姜枣汤送，或早午晚分三起服。

凡秋间疟痢并行，又身热下痢，名曰“协热下痢”。用喻嘉言逆流挽舟法，即人参败毒散去人参：柴前胡、苦桔梗、羌独活、炒枳实、赤白芍。

◉ 辨疹、瘖、斑

按：见其紫黑色不治。

凡时症瘖子，细尖触手，疹子圆头。时症疹子，夹瘖子甚多。痧子皮肤红，目红斑者成片。

凡发紫斑属阳明血分，热极往往失表失汗者多，犀角清宫汤，清心宫之热，即犀角地黄汤，加玄参心、连翘心、竹卷心。犀角举斑汤，即犀角地黄汤加绿升麻、粉葛根。犀角大青汤，即犀角地黄汤加大青叶(即靛青叶)，如无大青叶，用板蓝根三钱解斑毒，玳瑁片一钱化斑毒，大力子三钱开肺经，连翘心清三焦之热。

凡发青斑，此病人气血已死，其血凝结于皮肤之内，不能透出皮肤之外，所以望之色青，如手背上筋色之青。若青斑、蓝斑见二三点者，不治之症也。毋庸议方，毋庸议方。

凡汗出胸闷，皮肤不清，此必发疹，宜清透法。

凡伏邪秋发，若发疹点，须用牛蒡、蝉衣、桔梗，牛蒡(即大力子)须用五钱，蝉衣须用一钱，苦桔梗一钱、连翘二钱，再用粉葛根提阳明肌肉之邪。

凡时邪发白疹，愈粗愈妙，须用此方最为妥当。鲜石斛七钱自打、香青蒿二钱、水炒黄芩一钱半、经霜桑叶一钱半、湖牡丹皮一钱半、净连翘二钱、牛蒡子五钱、苦桔梗一钱、净蝉衣一钱。若大便溏泄，须加粉葛根。

若红斑，其色不昏暗，全赖神识清楚，不起；肝风扰动，邪未入足厥阴，不起；胡言乱语，邪未入手厥阴心包。若呓语风动，并至虽见红斑，活色鲜明，仍归不治，勉拟犀角举斑汤、犀角大青汤，磨冲犀尖七分、羚羊片一钱半、酒炒赤芍，以和血发斑，丹皮以凉血热，鲜生地以凉血热，须用升以提清阳之气，用粉葛根以提阳明肌肉之邪，柴胡提半表半里之邪。若元气亏，发淡红斑，须得鲜生地以换大原生地五钱以补阴生血，加人参扶元补托，用玳瑁片一钱以化斑毒，用大青叶以解斑毒。如无靛青叶，用板蓝根三钱代之，牛蒡子须用五钱，苦桔梗一钱、净蝉衣七分、净连翘三钱、金银花三钱，以解斑毒。切记！切记！

凡春初风温时疠之气袭于肺胃，而发风痧未透者，寒热胸间作闷，咽喉哽痛，两颧红色，两目赤色，略有咳呛，甚则喉痛，形寒发热，风痧未透。胸闷者，须用淡豆豉，须用紫背浮萍草二钱或三钱。医书云：紫背浮萍草之性胜如麻黄，但麻黄性发温，而紫背浮萍草性发凉。凡出痧子，初起无汗胸闷，须用紫背浮萍草三钱、淡豆豉三钱、前胡二钱、栗叶一钱半、丹皮一钱半、牛蒡三钱、连翘三钱、土贝母三钱、杏仁三钱、薄荷一钱半、桔梗一钱、制天虫三钱、荆芥一钱半、防风一钱半。咳病，加淡元参□□，甘草、人中黄□□。若喉痛，射干一钱、马勃二钱。若痰多，生莱菔汁一杯，未透须用西河柳一尺、芫荽草二钱。

若皮肤红色，一定痧子。

若发桃花色水红斑，此属阴亏血不足，不治之症也。若发紫斑，中见黑斑数点，此热极胃烂，不治之症也。若见蓝斑一点者，不治；青斑一点者，亦不治。

凡童体痧子细尖而密，而皮肤色红，疹子圆头不密，皮肤色白。又痧子咳呛、气闷，目带水红色，甚则咽红硬痛，此风温时疠之邪袭于肺胃二经。又红疹子属阳明血分热，白疹子属肺经气分热，痧子亦属肺。痧隐热不退甚多，仍用牛蒡、苦桔、蝉衣、桑叶、薄荷、前胡、连、土贝母三钱、苦杏仁。若大便泄泻，须用粉葛根。

◎ **痧疹**

凡发疹子、痧子未透者，牛蒡子须用五钱，须得研细。

◎ **疹**

凡疹透热不退，脉虚数，重按不实，即重按无力，皆因元气不能抵御，而脱者甚多。切不可用棉被过遏，须存胃津以清阳明余热，用西洋参一钱半、鲜石斛、羚羊角片、大力子、香青蒿、霜桑叶、牡丹皮、天花粉、肥知母、连翘心、云茯神、益元散、活水芦根、大竹叶、香粳苗叶、鲜莲子肉、西瓜翠衣五钱。

◎ **疹瘔**

凡红疹晶瘔满布，而热仍不退，脉数大，舌根焦黑厚垢，口渴引饮，但转矢气，而不更衣，用凉膈散一两另煎另服。吃西瓜亦可。

凡时邪发红疹白瘔，须用牛蒡子三钱与五钱，研极细、蝉衣五分、苦桔梗一钱、净连翘二钱、苦杏仁三钱。若大便溏，若大便泄泻加粉葛根一钱半，以提阳明经肌肉之邪，切记！牛蝉、桔梗、连翘、杏仁、粉葛根。

◎ **疹**

凡疹透热不退，脉数，用人参白虎汤。凡初病寒阻闭窍，用苏合香丸。若一候热阻闭窍，用牛黄清心丸。

◎ **红疹、白疹**

红疹子水红色，稍粗有圆头，如馒头式匀匀教一粒粒，但发热无咳呛，凭据眼弗红，咽喉弗疼，凭据红疹子从阳明肌肉而出，以阳明主肌肉也。所以前句为据。白疹子从肺经气分而出，俗语谓之“发瘖”，如水晶瘖子，当中有水。

◎ **斑**

发紫斑，有色而平者是也，以手敷之不高者也，从阳明血分热极而来也。

发黑斑，从阳明热极胃烂而来也，不治之症。犀角地黄汤、白虎汤、犀角大青汤、犀角举斑汤，又有食滞发斑，须得认真。

发青斑，乃其极胃烂，从肝脏而出不治也。

余每看此症，乃血不活而凝结于皮肉之内，未曾透出于肌肉也。古书云：从肝而出，言其青色属肝也，如冻疮之类。

疹子不发头，亦疹子不发手足心。

红疹白瘖，壮热便泄，若脉大舌黑，腹硬者，为热实，白虎汤、凉膈散治之，犀角地黄汤。

按：气分甚者，白虎汤；血不甚者，犀角地黄汤。

红疹白瘖，壮热便泄，若脉细舌光，腹软者，为虚寒，四君子汤、补中益气汤、归脾汤治之。

凡红疹，呓语风动，壮热便泄，而脉不鼓大，舌色薄白，腹软不痛者，投犀石大黄必死。

体发水红斑，不能润泽，其色不活。由于血分不足，为热邪强逼所致。

时症发水红斑，其色如桃花色，其形如黄豆大。平而不起为斑，高而圆顶为疹，尖而有晕者为痧。如河中之水蛆者为痧。每观水红斑都是夹阴，不治之症，毋庸议方，若用凉剂，徒遭一怪，切记！

每水红斑，每多阴亏；每多夹阴症，须要问房事犯否。

发斑淡红色者，此属血气不足，每多死症，如夹阴必死。

邪在阳明，斑发红活，白虎汤、犀角地黄汤；邪在心营，斑发紫色，犀角大青汤加玳瑁、金汁、银花。

阳明热极，胃烂，斑发黑色，不治症也。犀角、板蓝根加清热解毒。

邪在厥阴，发斑青色，此属不治。犀角、葛根、升麻、元参、金汁。

邪在少阴，斑发水红色，此属不治，人参白虎汤合玉女煎治之。

发水红斑疹，血不足也。

◎ **白疹**

白疹属肺家气分虚热，宜人参白虎汤加麦冬、鲜石斛、桑皮、杏仁。

红疹属阳明血分实热，用白虎汤加羚羊、连翘，如胸闷尚未全透，凉药不宜早用。牛蒡、蝉衣、连翘、桑叶、丹皮、杏仁、羚羊之类。如红疹透，玉女煎法治之。白走气分，属肺虚；红走血分，属阳明实热。

白疹透而热退神清者生，白疹透而壮热神昏者死。

富观桥裁缝时邪发疹，舌未黑，投雪水而死。

夏天时邪发疹子而用厚棉被遏死者甚多。夏天热症多吃西瓜雪水，停结中宫，气不能通，遂致发厥而死者亦多，须得脉数大有力可用。

伤寒时邪，发大疹子如黄豆大者，桃花色；神糊呓语不治者，甚多。余每见四五月湿温症同上。余想幼时未出天花，亦未可知矣。

凡消斑青黛散治时邪发热，体发紫斑，乃阳明血分伏热，须用此方加减。若神昏谵语，邪入心包不治。若肝风抽动，邪入厥阴不治。消斑青黛栀连犀，知母元参生地齐，石膏柴胡人参草，便实参去大黄跻，姜枣煎加一匙醋，阳邪里实此方稽。

凡产后十朝瘀露未尽，而伏邪化热，体发紫斑，须用犀角地黄汤、犀角大青加鲜石斛、靛青叶，如无靛青用板蓝根三钱、水飞青黛一钱以清营分之热；赤芍和血，切不可用桂枝、炮姜，而荆芥、楂炭可矣。犀角尖磨一钱、鲜生地一两、赤芍一钱半、丹皮一钱半、鲜石斛一两、大力子三钱，研、板蓝根三钱。

凡痧点疹瘖，已见之后，不必看痧，何也？看痧泄气，痧疹已发，气已外达，不必看痧；痧疹未发，气机未舒，可看痧泄气。

凡痧疹有“来三日，去四日”之说，故痧疹几日，透回亦是几日。

空壳疹不治，属于正不能胜邪，疹点上指，拙有潭是也。

白瘖灌浆，须用解毒药，如银花、连翘、赤芍、土贝、黄连、人中白黄类也。

凡痧、疹、瘖，或布于胸腹，或布于四肢，或布于头面。疹子不发头面者多，时邪身热咳呛，胸胁闷痛，呕恶烦躁，脉数大，必发痧、疹、瘖也，此三者大同小异。若发出后身热不退，胸仍闷，须防再发。有一发即好，有甚则连数次而发。发出之后，须得热退、脉静、神清为吉。若神昏谵语，喜笑烦躁，即为邪传心包，为凶，难治；若手指抽搦，口目斜引，即为邪入肝脏，为凶，难治。亦要出宜周匀，没宜徐缓，不外乎肺胃之病。

按：要言切记！初则宜辛凉表散，轻清达泄，继则用泄热□寒、咸寒和阴解毒。

◉ 痧、痘

隆冬痧子未透，可用麻黄、葛根、牛蒡、蝉衣。春天痧子未透，可用紫背浮萍一钱、牛蒡、蝉衣、芫荽草、西河柳。痧子自身后者顺，自足发者逆，两颧不起者大忌。须用透发，切不可用犀角、羚羊角，点亦能透，然其性凉。面如白粉者，大忌。一曰白面痧，二曰狐面痧。天花发于咽喉处，不治之症；发于心窝处，不治之症；发于两腰处，不治之症。

空壳痘、天花痘，上起潭为之塌陷。《痘全录》云：浆清顶不足，难免十五六，第十五朝必凶。天花满身细白瘖，无浆不治，勉拟参芪补托；天花满身，空壳痘，无浆及塌顶不治。

水痘但有脓头起浆，外边无红圈子。若天花一朝如蚤虱巴，二朝如红疹子，若手心面部发者，天花也，三朝顶上有细白瘖，四朝顶上起浆，七浆八足九焦头。

按：俗名“水赤痘”。

天花寒热，三日见点。第一朝色如蚊迹成挡，又如蚤虱巴，其色，鲜红色者为状元花也。

◎ 种苗

按：此言其常耳。

小儿种苗，七朝发寒热，发热三日见点，见点三日起浆，起浆三日结痂，结痂三日，然后谢花。若种苗三日发寒热，非痘也。种苗十余日发寒热，亦非痘也。

小儿痘满身如水晶瘖子，密稠无空隙，必死无疑。满身如水晶，细白瘖，一无红晕之色，必死无疑。

小儿时痧，风温时疠之邪也。袭于肺经，须得发热。凭据咽喉硬痛，胸闷心闷。凭据若咽喉色紫，是烂喉痧也。满身如红纸头者，是丹痧也。面上有白粉者，是狐面痧也，是白面痧也。狐面痧、丹痧、烂喉痧难治。

小儿风温时痧，先发面部为顺，然后胸前为第一要，前胡、牛蒡、象贝、杏仁、连翘、蝉衣四分、芫荽草三钱。无汗用紫背浮萍，若冬天无汗用麻黄。若喉痛，用射干、马勃、元参、甘草、黄芪。若泄泻，用葛根。若疠重痧密，用清凉解毒法，羚羊、制天虫、薄荷。若未透胸闷，浮萍、前胡、牛蒡、西河柳、萝卜汁、苦桔梗者所必用。

痘疹症浆不起，用犀角地黄汤，加升麻一钱、天虫、葛根。

小儿痧子细尖，水红色而密，水河沙散于台上。

时行天痘，初起一二朝，形如蚊迹而痧子亦相似，毋不有误耶？然痘症指甲及耳际带窨，痧证咳呛且两目水红，推此则可以知矣。

凡痘症寒热胸闷，三朝荆防葛根汤，三四朝清透解毒法，五六朝温补透托。有谓精不足则痘不托，有塌陷等类，用参茸芪桂。

寒热，眼睛水红色，是出痧子凭据。咽喉硬痛，咳呛凭据之至。胸闷心闷，时未透也。发水痘，边上无红晕；若痘外边上有红丝者，是状元天花也。

痧子先发头面。天花头面手足心俱有。痧子发于手足心亦有。

天花初起，一朝发于手心面部，必痧子之状，疹子不发手足心。

天花发于肚皮上，不治；又发于颈项咽喉处，不治；又发于心窝软当处，亦不治。

时痧通套灵效方：豆豉、前胡、荆芥防、桑叶、牛蒡，与桔梗、杏仁、连翘、土贝、藏蝉衣、薄梗、西河柳、菔汁、浮萍、荽草黄，不用麻黄，写浮萍用麻黄。旁批：不写浮萍用麻黄。喉烂，射干并马勃、元参、豆根、制蚕良。

凡痘表先见迎香穴，男左女右，其实痘毒必先破其两次。若痘见两眉中间，离宫部位，必凶，宜破。若痘男见左颧，属乳宫部位，必凶，宜破。若痘见当人中，属坎宫部位，当承浆穴。当地阁，属坤宫部位。俗语云：面无好疮，发于当中者必危。凡疔疮发于面部当中者，必凶。小儿痘后，须忌鲜鸡、鲜肉、鲜鳜鱼、鲫鱼、鲢鱼、芥菜、地栗、糟鱼、糟肉。恐忌痘疮，反巴有面浮腹膨等症。

凡小儿看先天足与不足，须要眼睛要小而眼黑要大，瞳神要黑而亮，耳朵要方长，有耳端肉如豆悬下，呼吸之气要长。小儿耳朵照于日中，其耳上紫筋纹颇多，其痘点必密。

凡小儿三个寒热，而手心中有紫点子者，天花无疑。其紫点子者，色如蚊迹，色如跳虱、蚤虱斑，一定天花。

凡种苗男左女右，须至七日发寒热。寒热三日见点，第一朝色如蚊迹，手中发紫红色细点小，但跳惊痘身体振动，手足时痉，胸间瞀闷，面上见花，身上齐。未齐之前，大便结硬，须用桑椹浆三分、藿梗汤代茶。待至六日起薄浆，须用鸡头一个、笋尖、㖞眼鱼吊汤吃。秘诀云：三日盘，四日胖，七浆八足九焦头。凡小儿看耳朵向亮光照，若紫筋纹多者，其痘必密，甚则痉厥；耳朵淡红，筋走脾经，紫筋走心经。第五日先用素提浆：蘑菇、香菌、笋尖汤。第六日起浆时，然后用荤提浆：雄鸡头一个、乌眼粘丝鱼汤、大雄虾汤。

凡小儿种痘，须向亮光照。耳朵上起水红筋纹者，属脾经；耳起紫筋纹者，属心经，须防痉厥，目直视；若耳朵见青筋纹者，走厥阴经，其痘必危。

凡男小儿左鼻孔迎香穴起痘，表若不破出血，其上嘴唇必肿；又出痘点于眼睛里，乃急症也，须用真犀黄、梅花冰片研极细，吊起上眼皮，涂于眼睛里，又吃犀角地黄汤加牛蒡子三钱，研。

凡痧证面红，目水红色，用紫背浮萍一钱、大力子三钱、连翘二钱、蝉衣五分、桔梗一钱、杏仁三钱。胸闷痧点未齐，用西河柳一尺、芫荽草三钱、桑叶、丹皮。如咳呛加前胡，如大便泄泻加煨葛根。

无论疹子、瘖子、痧子、痘子、天花等，须得其色鲜明润泽者为吉，色滞暗晦者为凶。见而早回者多凶，周匀而缓退者为吉。空壳瘖者多凶，发出后热退神清为吉。

◉ 霍乱（附：罗吊痧、大头瘟）

霍乱吐泻起呃忒，颇有宿滞结于小肠屈曲之处而不得下。譬如产妇沥胞生育，胞浆水已沥尽而小儿不能出阴户，其意相同。若脉弦紧，舌垢，须用五磨饮、旋覆代赭汤、橘皮竹茹汤、丁香柿蒂汤加刀豆子、沉香，以消食为主。若霍乱，脉细肢冷，此脾土已败。若冷汗、黏汗，此元阳欲脱之象也，多属不治，勉拟理中汤、四逆汤、真武汤。

按：转筋瘪罗，有谓胃不能滋润宗筋，宗筋先养，故至此也。又云：肝主筋，转筋者，风木主病。

凡霍乱目眶深陷者，不治；旁批：俗语“眼窠落潭”。大肉削脱，谓脾败，不治；肢冷脉细，脱阳，不治，勉拟附子理中汤。

凡霍乱声哑者，不治，为肺阴已绝，勉拟复脉汤去姜桂。

干霍乱欲呕不呕，欲泻不泻，名干霍乱，用探吐法。

水霍乱，呕泻俱出，最怕脱阳肢冷，脉伏。

凡霍乱，上吐下泻，四肢厥冷，脉息全无，此危症也。须用桂枝、淡附子、生白术。若霍乱吐泻，肢冷脉伏，气短声低，急用人参附子理中汤。若肢冷脉伏，目上视，手指罗纹已瘪，俗名谓之“瘪罗痧”。两足脚筋吊麻，俗名谓之“脚麻痧”，不治症也。急用肉桂末一分、麝香少许，纳入脐内，外葱饼贴满，再用火烧土结泥，熨于脐上，再用辣料豆草，用烧酒，将于两足委中穴处，拘至足指。

按：有热极则反，阳气为邪所遏而脉伏肢冷，当用白虎辈。足阴寒极甚，乘凉饮冷而阳气为阴邪所阻，当用大顺、冷香浆水，理中、四逆等分。

霍乱吐泻之时，六和汤、八宝红灵丹，且忌谷食。吐泻一止，不忌谷食。吐泻后起呃忒，人参旋覆代赭汤。吐泻后肢冷脉细汗多，人参附子干姜汤、附子理中汤。

霍乱篇云：恶寒发热，头疼身痛，上吐下泻，名曰“霍乱”。

霍乱必口渴，因其呕多、下多、汗多，耗其津液也。切不可吃西瓜。

霍乱脉细如无，手清冷如石，目上视，冷汗呃忒，轻用五苓散、六和汤，重用附子理中汤、真武汤。

霍乱，脉细肢冷，冷汗呃忒，用旋覆代赭汤。

霍乱四肢厥冷，胃阳绝；脉伏不起，脾阳绝；声哑不亮，肺阴绝；舌黑无津，肾阴绝。此等不治，此即是阴阳之辨。

霍乱忌谷食而白扁豆汤大可吃，杜磨藕粉亦可。

霍乱症轻用五苓散，六和汤加吴萸、干姜。

霍乱延过七日可许无疑。

霍乱四肢厥冷，脉来沉细，此阳气不复。声哑不亮，舌黑无津，此阴气已竭，后天脾土败，先天肾水涸，脾肾两绝不治。

黄云桥母，霍乱吐泻，继后呕绿水如菜汁，吐蛔虫五条，腹痛痞块上攻，用旋覆代赭、淡干姜、黄连、吴萸、沉香、郁金、陈皮、姜夏、蔻仁，三服而愈。此从肝胃治。

袁茂芳，烟体操劳，痢下，腹不痛，脉沉细如丝。手足清冷如冰，腹瘪如凹瓦，形瘦如柴。面色黑憔，声低舌干，脐跳，乃根本欲拨动。肢冷舌干，脉细，阴涸阳尽，不暇顾潮热，勉拟参芪术桂，其人心中减热要搧，脉并不数，二日死。

凡霍乱声哑者不治，勉拟复脉汤去姜桂。

按：霍乱必挟食，须用保和丸三钱。

霍乱有寒有暑热。若舌黄口渴，呕吐黄水者，须用真川连、竹二青或黄连温胆汤，或旋覆代赭汤、藿香正气散。

按：必挟秽，谓之邪。

切记！凡夏秋霍乱吐泻，一定食滞阻于中宫，阳气不能宣通，所以脉伏肢冷，冷汗外越。川桂枝、厚朴、藿香、六和汤、四磨饮。

切记！凡霍乱呕泻，食滞阻于中宫，胃气不得下降，所以上则为呃忒，下则为旁流。清水由于宿滞未下，为旁流粪水，须用四磨饮：槟榔磨一钱、沉香磨五分、江枳实五分、台乌药五分；又，六和汤、二陈汤、桂枝、厚朴、白术、附子。

凡霍乱，脉伏肢冷，投人参补中，遂致莫救。

按：挟虚者可以。

凡霍乱湿郁化热，脉数口渴，吃西瓜而愈者甚多，因暑热发于阳明也。

凡霍乱初起，阳邪被阴邪郁遏所致，是以脉伏肢冷，及其发热，脉数口渴乃暑热出于阳明也。

按：闭证可用开窍。

凡霍乱上吐下泻，用六和汤、藿香正气法，用八宝红灵丹一分是芳香疏散法。时邪初起神昏，用太乙玉枢丹一锭，磨服最妙。又，苏合香丸一粒是芳香宣窍法。及其温邪化热，内陷心包，神昏谵语，用万氏牛黄清心丸一粒，甚则至宝丹一粒，重则紫雪丹三分，亦是芳香宣窍法。

凡霍乱吐泻，脉细肢冷，急治者，先用安南肉桂五分，研细如尘，用生姜五片泡汤送下，然后用六和汤加桂枝。

凡秋令七八月，吃螃蟹与鳗、鲤、螺蛳得霍乱者甚多。但螃蟹之性甚寒，咸降滑肠，所以秋间时候，吃蟹而起霍乱者甚多。霍乱者，霍然间阴阳缭乱也，脾胃颠倒也。脾宜升而反泻，胃宜降而反吐。吐泻交作，脾胃两伤。甚则四肢厥冷，冷汗淋漓，脉形沉伏。又，脉沉细，目眶深陷，面色青皖，指罗瘪压，脚筋吊麻，音哑不亮，此虚脱在顷刻间也。俗名“子午痧”，又云“吊脚痧”，又云“瘪罗痧”，又云“云绞肠痧”。又初起腹痛，谓之“绞肠痧”。若吃蟹而起者，须用六和汤加紫苏叶一两，或另吃紫苏叶二两，煎汤代茶。紫苏叶专能解蟹毒。霍乱面色青暗，两颐色青而瘪。收者是暑湿邪直入厥阴也。目眶深陷，是邪入厥阴也。指罗瘪压，脚筋吊麻是邪入厥阴也。声音带哑是阴涸于内，邪入少阴，肾水已涸也。冷汗淋漓，粘手而窨，是脱阳于外、元阳散失欲脱之象也。所以汗多谓阳脱于外，声哑胃阴涸于内，脉伏全无。又脉形迟细如丝，又脉形细软无力，皆霍乱虚脱在顷刻也。脉诀云：霍乱之候，脉代勿讶，厥逆迟微，是则可嗟。逆者，四肢厥冷也；迟微者，脉形迟微细软也。此霍乱极危症也，药力难挽天机。勉拟回阳于万一之幸。仲景附子理中汤、桂枝汤、桂枝龙牡救逆汤。附子以回其阳，桂枝以温通四肢，白术以补其中、和其脾，甘草以甘能缓其急，甘以守其中，白芍以敛其汗、收其肝，宣木瓜以舒其筋，人参以补中和脾胃，炮姜，里以和营卫，加姜枣以和营卫，龙牡以止其汗。凡霍乱用人参龙牡不治，症多如轻霍乱，用六和汤加紫苏叶最妙。

凡七八月间起霍乱症，霍乱者，挥霍缭乱也。上吐下泻，脾宜升而反降，胃宜降而反升。呕泻均心脾胃颠倒，阴阳错乱，甚则阳亏，四肢厥冷，冷汗淋漓，脉形沉细。沉细不起，须用米炒野於术三钱、桂枝一钱。盖於术之性专健脾胃，桂枝之性专达四肢。霍乱吐泻，用六和汤主方。胸闷，藿香、厚朴；呕恶，陈皮、半夏；腹痛，枳实、槟榔、楂炭、范志曲。泻用煨木香、采芸曲、楂炭、赤苓、泽泻、通草，脚筋吊加宣木瓜。

凡遇霍乱吐泻，四肢厥冷，冷汗淋漓，脉息沉伏，急用三味药：安南肉桂末五分、淡附子二钱、淡干姜一钱，用水一几缸杯，煎至半几缸杯，先吃。待其四肢转温，然后用六和汤。川桂枝、广藿香、制川朴、江枳实、花槟榔、真建曲、南楂炭、陈皮、姜夏、赤苓、泽泻、煨木香。若手足麻吊，加宣木瓜，再用八宝红灵一分，引子加鲜佛手片。凡霍乱肢冷，脉伏，先吃肉桂汤活血最妙，附子干姜回阳亦妙。太乙玉枢丹一锭，磨，佛手汤送下。若两脚麻吊，用辣料草一握，同烧酒揩真檀香，辟邪气。治霍乱吐泻，阴阳错乱，檀香片用五钱。

凡霍乱呕泻，有属宿滞内阻，脾阳不动，所以脉息全无。

凡霍乱，脾主四肢，脾阳不动，所以四肢厥冷。

凡霍乱吐泻，脉伏肢冷。若手指手背皆带黑色者，其血已凝，不治之症，毋庸拟方。若目眶深陷，不治。若冷汗沾手者，此脱阳之兆也，不治。若手指瘪罗者，不治。

凡舌底下有廉泉穴、玉液穴，此生津液之道也。凡针刺玉液、廉泉穴，可以止呕。凡针刺脘中三分，可以止腹痛，针刺海底穴[①]，可以止泄泻。

凡霍乱有寒有暑。若平常霍乱，肢冷脉细，病人舌白腻，须得先用安南肉桂末五分，用老姜汤送下，以窥消息。然后用桂枝一钱、厚朴，用六和汤、藿香正气散。

凡时疫霍乱，肢冷脉伏，若病人舌苔干黑无津，口渴频频饮冷，狂渴饮冷。先吃西瓜汁，畅服以窥消息，然后用真川连一钱、竹二青一钱半。凡疫气流行，霍乱肢冷脉伏，舌色干黑，毫无津液，且想吃西瓜，须畅服。

按：因热□服生津，此即是霍乱。

凡霍乱者，挥霍缭乱也。暑湿混淆中宫，弥漫三焦，于是阴阳错乱，脾胃颠倒。东垣老人云：脾宜升则健，胃宜降则和。今脾土宜升而反降，胃土宜降而反升，所以呕泻均止。上则呕吐，下则泄泻。四肢厥冷者，阳气不能流行四末也。脉形沉伏者，元阳欲绝之象也。腹时疠痛者，尚有食滞阻于中宫也。

凡大头瘟，头面肿大，眼睛合缝，脑后起黄水疱，耳上亦起黄浆疱。乃风温时疠之毒袭于上焦，须用普济消毒饮，须用绿升麻、北柴胡以提上焦之邪。毋使内陷中宫，须用真川连、黄芩、制僵蚕、板蓝根三钱以解上焦之毒，须用鼠粘子、薄荷、连翘、苦桔梗以泄上焦之邪。若喉痛，须用淡元参三钱、生甘草三分、马屁勃五分、板蓝根，即鲜靛青根，出于太仓所染蓝色，时邪发紫斑、红斑，此药专于解毒。若青斑，其血色已凝结，不能外达。若见青斑，不治之症。

凡酷暑之令，吸受暑湿秽浊之邪，混淆中宫，弥漫三焦，舌苔垢腻，宜先芳香逐秽达泄。大豆卷三钱、益元散三钱、赤茯苓三钱、广藿香一钱半、枳实二钱、槟榔二钱、川朴一钱、神曲三钱、白蔻仁一钱、新会皮一钱半、姜半夏一钱半、鲜佛手一钱半。若加陈香薷一钱半，药宜冷服；若热饮则易呕吐，再加太乙玉枢丹一锭，磨冲另服，佛手汤送下。

凡秋令霍乱，上吐下泻，四肢厥冷至肩，冷汗淋漓，脉息全无，目眶深陷，两足麻吊，此暑湿直入太阴脾阳不得运动。所以肢冷如冰，且脱阳于外。所以冷汗淋漓，此足太阴脾土已败，莫能挽回于百中之一耳。用灸关元穴法，用当门子、硫黄、牙皂荚、吴萸、姜皮，共研一分，纳于肚脐内，外贴老姜一大片。再用热土结泥，熨熏于脐上，以回其元阳，能得肢温泻

① 海底穴：即任脉会阴穴。

止，为百中之一幸耳。

凡霍乱上呕下泻，脾胃颠倒，阴阳错乱，四末厥冷，脉息沉伏全无。甚则厥冷至肩，冷汗淋漓；甚则喑哑不亮，目眶深陷，即眼睛落潭；甚则肢冷如冰；甚则脉息全无。此夏秋时暑湿直中三阴，以致不治，其危最速。霍乱暑湿，直入肝脾肾三阴。中足太阴脾土，乃脾土不能健运则四肢不能温，甚则脱阳冷汗淋漓；中肾则音哑不亮；中肝则目眶深陷。脚筋麻吊，手指色紫，指尖罗纹已瘪，此霍乱难治之症，其危甚速。勉拟六和汤为治，随经加减。

凡罗吊痧，即瘪罗痧，每年七八月间最多。近有时痧，四末厥冷，甚则脚筋抽麻。脚吊、手指纹罗已瘪，谓之瘪罗痧，又名吊脚痧。急救可治，迟则难效。新得此方已救数人，计开药味：吴茱萸一分、当门子三厘、牙皂八分、倭硫黄一分、姜半夏五分。上药五味，其研极细末，用生姜汁调和，涂于脐中，上加老姜一大片，贴于药上。再用艾绒放于姜上，连炙数次。如若四肢厥冷抽麻，用辣料草、河水烧火煎滚熏洗，此方速治为要。又方取陈年粪坑中砖片或瓦片，略洗，放罐中。煎汤灌服，外用辣料草煎汤熏心，次及四肢可愈此。北库有一张姓妇人，气已将绝，如前法即效。以上两方，均已验过如神。

叶仲夫三太太请诊，霍乱暑湿混淆中宫，弥漫三焦，脾胃颠倒，阴阳错乱。胃宜降而反升，脾宜升而反降，是以上吐下泻，脉沉细，近乎脉伏，四肢厥冷。用川朴一钱半、广藿三钱、穹术一钱、枳实二钱、槟榔二钱、神曲三钱、楂炭一钱半、陈皮一钱半、半夏一钱半、赤苓三钱、桂枝七分或一钱，亦可或肉桂五分，服一剂脉起，肢温泻止。

凡霍乱吐泻，四肢厥冷，脉沉伏不见有无，用附子二钱、肉桂五分、干姜一钱。若不灵，用来复丹三四分，其中有硫黄，不宜多用。有人霍乱病，吃过遂愈，惟牙齿烂痛肿。

避疫方遇有霍乱等症，均可服之：柴胡五分、枳壳一钱半、焦谷芽三钱、苏叶三钱、赤苓三钱、煨木香五分、广藿香二钱、泽泻二钱、麦芽三钱、陈皮二钱、姜夏一钱，加姜皮少许、荷梗一尺。午日预服，另用明矾、降香、贯众、灶心土，放入水缸中可避时疫。

◉ 厥

按：经云“阴与阳不相承顺接便为厥”。

每逢厥症，须要扶起病人，而急按其脘腹，以顺其气，以消其食。

厥证每多食厥、热厥，而虚厥、寒厥绝少。小儿每多痰厥、实厥。厥者，尽也，逆也，死之机也。

厥阴之气上冲也，厥有阴阳二症。

厥症有六：童体每多痰厥，大人每多肝厥，伤寒症每多热厥、实厥，病后每多虚厥、寒厥。

四肢厥冷，此属阴亏阳弱者，时症更忌。

凡肝厥，须用白池菊、石决明、嫩钩钩五钱、明天麻一钱、归身、白芍、广郁金、杭甘菊、石决明、明天麻、稆豆衣、广陈皮、制半夏、茯神。若肝厥不苏，须加石菖蒲一两，打汁、生香附三钱、钩钩、石决、郁金、明天麻。

凡久患肝厥吐蛔，用乌梅丸，用苦辛酸三法。川连、川椒、乌梅、吴萸、干姜、白芍，并安胃乌梅丸吃三钱。

凡童体食滞阻于胃腑，气机不得流通，营卫循行失职，兼之风邪入厥阴，每有痉厥之变，须用牛黄抱龙丸加竹沥二两、菖蒲汁五小匙，再用枳实、槟榔、鸡内金、楂炭、钩钩、石决明。

凡童体五六岁或八九岁痉厥，须用牛黄抱龙丸一粒，去蜡壳研细，用鲜竹沥二两、细叶菖蒲汁五小匙，将抱龙丸研细，掏和竹沥内，另服。或加入濂珠粉二分、真犀黄一分，亦可再用钩钩、石决明煎汤代水。

按：然小儿亦有伤寒邪至太阳而痉厥，不可用开法。

◉ 闭

肺闭、溺闭，上焦水源不行，下焦水源不通。膀胱为水道下源，肺为水道上源。一用麻黄开肺，一用葶苈泻肺利小便。

肺家但有上窍，且有肺闭。膀胱但有下窍，故有癃闭。

按：另有闭窍，邪中而闭，惜未论及。

◉ 中风

按：方书有中脏、中腑、中血脉之分，用药有发表攻里之别。

凡卒然痰中，神昏不语，此中风中与心脏不治，急用细叶菖蒲汁五小匙、生姜汁五小匙和送水。富家有力者，加真犀黄五厘或一分、濂珠粉二分或三分，研细和于沥内，菖汁姜和服，或万氏牛黄清心丸一粒，或至宝丹一粒，去蜡壳研细和送，或寒用苏合香丸，或热用紫雪丹三分，用鲜竹沥和服。内有水安息、冰片、麝香，水安息香是大凉开窍，菖蒲汁送。如初起寒，用广东苏合香丸一粒，去蜡壳研用，菖蒲、竹沥、姜汁和服。

凡陡然痰中，与气中，与风中。若心中脏，口不能言，不治之症。中脾脏，口流清涎，不治之症。中肾脏，遗尿不禁，不治。若中心系，是舌强言謇，语声不清。若中脾络，是半身不遂。若中气分，则右半体手足不能举动。或中营分，则左半体左手足不能举动，宜息风和络化痰，用化州橘红、制半夏、陈胆星、天麻、石决、钩钩、天竺黄、白金丸（即明矾拌炒郁金）、丝瓜络、络石藤、忍冬藤、石菖蒲、鲜竹沥、嫩桑枝。

凡两足麻木，由于气不至则麻，血不至则木，甚至肿痛。乃营卫循环失职，以致气血不和，挟湿内阻。老年防中，须用五苓散。加牛膝、车前达下，加木香、蔻仁、香附、郁金利气，加陈皮、半夏和胃，加全当归、大丹参和血，加桂枝走四肢，白术健脾化湿。以脾主四肢也，又用健步虎潜丸。

凡痰中、食中，陡然不开口，遗尿酣睡，必须先推拿食滞，然用竹沥、制南星、菖蒲、郁金、陈皮、姜夏、枳实，与风化硝拌炒槟榔，又竹沥达痰丸、礞石滚痰丸、小抱龙丸加牛黄，谓牛黄抱龙丸，加琥珀谓为琥珀抱龙丸。

凡男人左偏中风者居多，女人右偏中者居多。厥阴主一身之筋络，初由气血不至，左手足麻木不仁，气不至则麻，血不至则木。继由内风直入厥阴之络，左半体手足不能举动，屈伸不利，口眼㖞歪。《内经》云：邪之所凑，其气必虚。所以偏中风，邪乘虚而入，左手足拘挛莫能伸缩。《内经》又云：大筋緛[①]短，小筋弛长，緛短为拘，弛长为痿。古贤云：左不遂曰瘫，右不遂曰痪。偏中风即瘫痪之萌芽。川桂枝一钱、全当归二钱□□、纹秦艽二钱、续断肉二钱□□、广陈皮一钱半、淡附子二钱、散红花、宣木瓜三钱□□、厚杜仲二钱□□、姜半夏一钱半、片姜黄一钱、虎骨、怀牛膝三钱，盐□、双钩四钱，后下、嫩桑枝一两□□，加络石藤四钱、油松节三个。

素有头眩，舌强言謇，手足麻木者，防中。

◉ 痴

凡痴病，昼夜不寐，痴病必发。若脉弦硬而劲，用羚羊、石决、川连、茯神、枣仁、郁金、陈皮、半夏、南星、竹沥、生铁落，或去生铁落，加灵磁石、朱砂。富家最用珠粉、西黄。

凡文痴脉细，乃七情忧郁而得，此属心营不足，神亏故也。用首乌、白芍、茯神、枣仁、远志、石决。又，天王补心丹之类，磁朱丸、琥珀丸。

凡痴病将发，一定病前彻夜无寐。心怄意乱，乃痴病必发无疑。须用羚羊、石决、川连、茯神、枣仁、陈皮、姜夏、龙齿、胆星、竹沥。

若痴病大便停者，须用竹沥达痰丸三钱。又，礞石滚痰丸三钱；又，鲜竹沥和送，能得大便。有痰滞泻下更妙。

痴病投竹沥达痰丸三钱、礞石滚痰丸三钱，加琥珀三分、水飞朱砂一钱、金箔一张；又，镇心丹一粒，用竹沥和送。

白金丸，痴病可服。用白金丸法，即是明矾拌郁金是也。

凡痴痫痉厥，此手厥阴心包有痰火，足厥阴肝经有风火，故用羚羊、黄连、钩钩、石决、胆星、半夏、菖蒲、远志、枣仁、竹沥、茯神、天麻、白金丸，重用珠粉、西黄。

妇人忧郁成痴痫心窍者，人之所得乎天，而虚灵原是不昧，以具众理而应万事者也。但为气卫所拘，人欲所蔽，则有时而昏昏者，心窍不灵也，癫痫遂成也，言语无论也。然其本体之明则有未尝息者，故医者当因其所发而遂治之，以复其初也。言既自明，其病则当去，其旧染之郁也。

金丹崖妻，年四十余岁。因夫死而悲郁过度，遂成痴症，三年呓语不休，用竹沥达痰丸、礞石滚痰丸，再用青礞石、陈胆星、陈皮、姜夏、沉香、制军、竹沥二两、姜汁五小匙、犀黄五厘、麝香三分。病人服后得呕痰碗许，大便下痰几升遂愈。

生铁落一两治痴病最灵。此方出于《内经》，治气火上升，其下气疾也。又，灵磁石；又，磁朱丸。

---

① 緛：同“软”。

凡肝不藏魂，言语舛错，须用苍龙齿、石决明、紫背齿、生铁落、真川连，同酸枣仁炒。又，金箔、银箔、胆星、半夏、化州橘红、明天麻、天竺黄、郁金、菖蒲、羚羊、竹沥。又，痴病用竹沥达痰丸、礞石滚痰丸。礞石性悍，大黄性下，治痴病实体有效。

橄榄汁治痫症，消痰有效。

卷五

◉ 汤头

炙甘草汤：即是复脉汤。玄姜桂治阴虚邪恋，脉细数，舌光无津。

黄连阿胶汤：治阴虚湿热留恋，脉细数无力，舌光无津。亦治血痢经久，脉细数，舌光无津。

鸡子黄汤：治阴虚邪热，身热经久不凉，脉细数无力，舌光无津。

驻车丸：治血痢，经久加地榆炭、槐米炭。

芩连温胆汤：发热六七日，脉弦数，舌厚黄，频作呕恶，效如仙丹。

温胆汤：发热，舌黄，呕恶。此邪在少阳、阳明两经也。

人参败毒散：即是喻嘉言用逆流挽舟法治发热下痢，表里兼感，效如仙丹。柴前胡各七分、羌独活各五分、赤白芍各五钱，枳实、桔梗一升一降。

藿香正气散、六和汤、清脾饮：夏令暑令发热要药。

三物香薷饮：大豆卷、厚朴、陈香薷。但香薷饮，热吃必呕，因其气懊易于难过致呕，须得药汤冷服。

来复丹：有硫黄。治霍乱，肢冷，脉伏，阳气暴脱。但硫黄制法不道地，将来有咽喉腐烂之虑。

小青龙汤：治风水相抟，遍体浮肿，面浮足肿，及囊亮小便曲，咳呛腹膨，甚效。

显仁丸：乃吴江城吴起泰老医定也。方内生军四两、芒硝四两、黑牵牛子四两。牵牛性直达下焦，伤寒舌黑，有食滞邪热可用。

金水六君丸：熟地、归身、陈皮、半夏、赤苓、甘草。

都气丸：六味丸加麦冬、五味子。

左金丸一钱：治肝胃气，呕吐黄水。

安胃乌梅丸：治呕吐蛔虫，治胃脘久痛。

四磨饮：治胃脘痛挟食滞。

吴又可达原饮：治秋天类疟时疟，本治时疫。

桂枝白虎汤：治历节痛风，手足不能动，脉数大，发热口渴，或舌黑舌黄，本治温疟。

人参白虎汤、洋参石膏汤：治气虚白痦。

桂苓甘露饮：即五苓散加寒水石、滑石、生石膏。乃寒凉并用，治暑温化热。

四逆散：治四肢厥冷，或初起肢冷，加桂枝五分，亦可治热厥。

犀角清宫汤：犀角末、元参心、连翘心、竹卷心、鲜地、丹皮，以清心包宫室之热。

喻嘉言梨汁蔗汁饮：为不服药，为中医第二良方也。治瘅疟，但热不寒大效。治久热不解，口渴有效，以及鼻血内热有效。

十味温胆汤：治少寐心火不降。

小抱龙丸：竹沥、南星、菖蒲、郁金；加牛黄，为牛黄抱龙丸；加琥珀为琥珀抱龙丸，治小儿惊风发热。

定喘汤、华盖散：治哮呛痰声如锯。

白头翁汤：治秋天血痢无度，白头翁、北秦皮、川连、黄柏。

鳖甲煎丸：治三疟后，左胁结瘕，腹膨疟母。

三甲饮：鳖脊甲五钱、龟脊甲五钱、穿山甲五分。治少年、壮年三疟，左胁疟母痞块，攻痛有效。

金匮肾气丸：治病久中虚，久膨腹软，按之软如破绵，此脾阳攸亏。又，中满分消丸。又，中满分消汤。

大承气汤：大黄、芒硝、川朴、枳实。小承气汤减去芒硝，若用大黄、芒硝加甘草一味，即称调胃承气汤。所以甘草善能和其胃，守其中，缓其急，以制硝黄之猛烈也。

孔圣枕中丹：治心悸，健忘，少寐。

天王补心丹：治心悸，少寐，耳鸣。

补中益气丸：治病久脱力，面黄心宕，腰酸脉芤，足浮。又，老年阳虚加鹿茸毛鹿角、附子、肉桂。

黑归脾丸：治病久脱力，面黄心宕，腰酸，脉芤。便血加何首乌补肝血，淮山药和脾血，东白芍收肝血。

清灵丸：治湿热下注，白浊，小便溺痛管痛，大便闭结。服后小便必赤色如血，大便必通而愈。

磁朱丸：灵磁石一两、朱砂一两，研细，同浆水和丸如梧子大。治气冲痴病有效。摄纳肾气，比沉香更降。

乌梅丸：治肝厥，呕吐蛔虫，黄连、吴萸、乌梅、白芍、干姜、川椒。

半硫丸、扁鹊玉壶丹、黑锡丹、来复丹：皆有硫黄在内，不可轻用。

麻黄汤：麻黄、桂枝、杏仁、甘草。

三拗汤：麻黄、杏仁、甘草。

凉膈散：治时邪，阳明腑中食滞。

紫雪丹：大凉极开窍，只用三分，同竹沥、菖蒲，服治壮热神昏。

苏合香丸：其性温，治病人初起神昏，或痧气肢冷，脉细不扬者，亦芳香宣窍。

清青散：治久热内热有效。

三才汤：人参、地黄、天冬。小三才，洋参、细生地、笕麦冬。

戒烟方：用罂粟壳一两、潞党参五钱、熟地一两、槐花五钱、银花二钱、炮姜一钱、桂木一钱三分、茯苓二钱半、菊花一钱二分、鹤虱二钱半、石决明五钱、甘草一钱、赤糖一两。

犀黄八宝丹：乃八宝加西黄也。西黄、青礞石、文冰片、脑黄、朱砂、硼砂、马牙硝、当门子、金箔。

疏肝清胃丸：治乳岩要药，方在《古方选注》[①]。

四神丸：五泄最妙。

八宝红灵丹：治霍乱吐泻，肢冷呃忒神效。

五花散：治热疖最灵，白菊花、白荷花、白金银花、白凤仙花、白槿树花，以上各钱并服。

至宝丹：每丸三分，大人昏闭症重用二丸，菖蒲汁送。

牛黄抱龙丸：小儿惊风，犀黄八分、雄黄一钱、胆星八钱、竹黄二钱、朱砂一钱、麝香一分。

琥珀抱龙丸：玄西黄加琥珀。

竹沥达痰丸：细丸粒，每用三钱，痫。大黄、黄芩、沉香、礞石、甘草、陈皮、姜半夏。

镇心丹：每丸三分，痫。犀黄七分半、远志七分半、甘草七分半、枣仁七分半、西黄三分八厘、茯神一钱三分、麦冬七分半、川连七分半、朱砂七分半、珠粉七分半、菖蒲一钱半、胆星七分半。

急救羊毛瘟疫方：近向忽有寒热，胸痞，或便闭，或便泄，立即先以烧酒，和面粉搓成团，在病人胸前揉擦，团上自拢有毛，其毛或白或黑，名为“羊毛瘟”。俟烧湿面团揉擦之后，即将此丸药，用开水化服立愈。炙僵蚕酒炒，三两、生军两半、蝉衣、胆星、银花各三两、佩兰叶根三两，共为细末，加原麝香五分，用竹沥白蜜和，每服一钱，朱砂为衣。

乌龙丸：治肝气入络腰痛。九香虫、杜仲。

豭鼠粪汤：治少腹痞块作痛，女科癥瘕。两头尖、薤白头。

疏肝清胃丸：治乳宕要药，以乳属肝胃两经。夏枯草、蒲公英、金银花、漏芦、橘叶、甘菊、豭鼠粪、紫花地丁、贝母、连翘、白芷、山慈菇、瓜蒌实、炙甘草、陈皮、茜草根、乳香、没药，等分为末。另用夏枯草，煎汤为丸，每服五钱，开水送。

烧裈散：专于利小便，本治女劳复，阴阳易。

复脉汤：又名“炙甘草汤”，地胶麻生血宁心，桂和营卫，姜枣健脾，参草麦冬补气生津。

打胎方：麝香每月一分、细辛每月五分、牙皂每月五分、冰片每月一分。若胎五月小儿动，打之必死。用苦瓜蒌根打烂为丸如椒子大，用铜管抻入阴户，纳其丸入于管中，落阴户内，三日内身痓见红。

---

① 《古方选注》：即《绛雪园古方选注》。

女科八珍：陈皮、香附、丹参、杜仲、川断、萸肉、山药、乌骨、牡蛎、黄芪、肉桂、二胶。

平望戚氏小儿秘方：用北药、制军、黑丑(即黑牵牛)、蓬莪术，治小儿疳膨食积有效。

凡暖脐膏，用麝香少许，肉桂一分，纳于脐孔内，再用葱打烂成饼，贴于脐上，又土结泥熨于脐处。治霍乱吐泻、腹痛、绞肠痧有效。

吴又可达原饮：川朴、草果、槟榔、黄芩、知母、甘草。治日疟、间疟、三疟，初起必用。又柴胡解半表半里之邪，寒热往来要药，黄芩退阳明独盛之热，柴胡提少阳经之邪。

仲景四逆散：柴胡、赤芍、枳实、甘草。治寒热手指厥冷。

小抱龙丸：天竺黄、南星、菖蒲、郁金、远志，用竹沥和送。大抱龙丸，有麝香、大黄、冰片。

犀角大枣汤：有玳瑁七分。

交界散：用生姜、生地。

黄龙汤：用人参、生地、生军。

秘制五汁保肺丸：以猪肺一个，不薄小，纳入甘蔗汁四两、梨汁四两、藕汁四两、人乳四两、童便四两，此五汁缓缓灌入肺管内，用瓦罐煮热，肺头不用。盐、酱油，以肺头捣烂，用白糯米炒黄樟粉和为丸药，每日空心服三钱，此方不服药，为中医第三良方也。治咳呛吐血，虚劳内热大效。

泻白散：治肺热。桑皮、地骨皮、甘草，粳米。

逍遥散：血虚伏邪。当归、白芍、柴胡、茯苓、白术、甘草、薄荷、煨姜。

黄芩汤：黄芩、白芍、甘草、枣。

黑膏汤：清化。淡豆豉、鲜生地。

脾约丸：去肠垢液，润燥屎。大黄、枳实、麻仁、杏仁、川朴、白芍。

舟车丸：通二便。牵牛、大黄、甘遂、芫花、大戟、木香、青皮、陈皮、轻粉。

附子汤：附子、茯苓、白芍、人参、白术。

五苓散，渗湿。白术、猪苓、赤苓、泽泻、肉桂。

交界散：阴不附阳，阳不附阴。生姜、生地。

归脾汤：气血两亏。人参、白术、茯苓、甘草、黄芪、当归、远志、枣仁、龙眼肉、木香、老姜、红枣。

抱龙丸：牛黄、琥珀、辰砂、全蝎、雄黄、胆星、僵蚕、麝香、天竺黄、赤苓。

涤痰汤：半夏、胆星、甘草、橘红、人参、茯苓、菖蒲、竹茹、枳实。

四神丸：五更泄。破故纸、吴茱萸、肉豆蔻、五味子。

驻车丸：久痢。阿胶、干姜。

滋肾丸：治癃闭腹膨。肉桂、黄柏、知母。

香连丸：治痛痢。木香、黄连。

四物汤：和血。生地、川芎、当归、白芍。

雪羹汤：消痰消坚。大荸荠、陈海蜇。

平胃散：化湿。厚朴、苍术、陈皮、甘草。

六和汤：暑湿。藿朴、香砂、人参、白术、茯苓、甘草、木瓜、半夏、扁豆、老姜、红枣。

保和汤：治小儿疳积。神曲、山楂、麦芽、茯神、陈皮、姜夏、连翘、莱菔子。

二陈汤：痰饮。陈皮、半夏、茯苓、甘草。

达原饮：时疟。草果、常山、厚朴、槟榔、黄芩、知母、石菖蒲、青皮、甘草。

凉膈散：清热消滞。连翘、薄荷、芒硝、甘草、黄芩、山栀、大黄。

理中圆及汤：理中焦之气。人参、甘草、白术、老姜。

白虎汤：清热。石膏、知母、甘草、粳米。

黄膏汤：清肺胃之热。鲜生地、鲜石斛、石膏、麻黄、桂枝、甘草、杏仁。

二至丸：女贞子、墨旱莲。

五仁丸：治肠燥。火麻仁、郁李仁、瓜蒌仁、杏仁、柏子仁。

甘露饮：利水除热。猪苓、泽泻、白术、甘草、石膏、滑石、凝水石。

五龙丸：治肝气入络。九香虫、杜仲。

显仁丸：通二便。黑丑四两、大黄二两、黄芩二两、滑石四两。

温六散：滑石六两、甘草一钱、干姜三钱。

润肠丸：治大肠风热血秘。麻仁、桃仁、大黄、皂角仁、当归、秦艽、羌活。

润燥丸：前方加郁李仁、防风。

琼玉膏：治虚劳，干咳，喉中血腥，肠中隐痛。人参、鲜地、沉香、茯苓、琥珀。

十灰散：治虚劳吐血咯血，先用此遏之。大蓟、小蓟、侧柏叶、薄荷、棕榈皮、大黄、山栀、丹皮、茜草根、茅根肉。

二至丸：治老人肾虚骨痛，不可屈伸，头旋眼黑，下体痿软。附子、桂心、杜仲、补骨脂、鹿茸、麋茸。

阳胆汤：治冬温喉痛或自利而咳。桂枝、白芍、黄芩、甘草、生姜、大枣。

阴胆汤：治冬温外寒内热，肢节疼痛，挟寒食。桂枝汤加黄芩、干姜。

失笑散，治妇人瘀结，少腹急痛。蒲黄、五灵脂。

白通汤：肢冷暴闭。葱白、干姜、附子。

通幽汤：老年精血少，便秘。

四逆汤：通阳泄浊。甘草、干姜、附子。

建中汤：桂枝汤加饴糖；加黄芪，名黄芪建中汤，治中虚阳馁。

都气丸：治肾水不固，咳嗽精滑。熟地、山药、茯苓、萸肉、丹皮、泽泻、五味子。此八味去桂附，加五味子，即六味地黄丸加味。

黄龙汤：吴又可。大承气汤加人参、甘草、当归。

猪肤汤：润肺肾之燥，解虚烦之热。猪肤、白蜜、白粉。

玉烛散：张子和。四物汤加大黄、芒硝。

复脉汤：又名“炙甘草汤”，肺痿虚劳，一切阴虚。

真武汤：茯苓、白术、白芍、附子、生姜。

桂枝汤：桂枝、白芍、炙草、姜枣。

三拗汤：麻黄、杏仁、甘草。

定喘汤：白果、麻黄、款冬、半夏、桑皮、苏子、杏仁、黄芩、甘草。

黄连汤：连桂草姜参夏枣，即柴胡汤变法。

华盖散：麻黄、苏子、杏仁、桑皮、橘红、茯苓、甘草。

猪苓汤：滑石、阿胶、猪苓、赤苓、泽泻。

资生丸：补中健脾，化湿消食。人参、白术、茯苓、甘草、扁豆、山药、芡实、莲心、橘红、米仁、川朴、黄连、神曲、楂炭、藿香、蔻仁、泽泻、麦芽、桔梗。

导滞丸：呃忒时痢无度。川朴、黄连、大黄、芒硝、当归、白芍、大黄。导滞汤。

调经方：有外感。荆芥、炮姜、鳖血炒柴胡、归身、白芍、香附、砂仁、青皮、郁金、丹参、泽兰、肉桂、附子、金铃、延胡、川断、杜仲、楂炭、茴香、吴萸、干姜、川朴、枳壳、陈皮、姜夏、茯苓、白术。

温脾汤：泄泻腹痛。姜桂附草实朴黄。

乌梅丸：人参、乌梅、当归、黄连、黄柏、桂枝、干姜、蜀椒、附子、细辛。

生脉散：人参、麦冬、五味子。

桃花汤：赤石脂、干姜、粳米。

白术散：牡蛎、术、防风。饮酒中风，则为漏风。

四逆散，此四逆由于热深而厥也。柴胡、赤芍、枳实、甘草。

虎潜丸：龟甲、胫骨、熟地、当归、白芍、牛膝、陈皮、黄柏、知母、锁阳。

定岩散：鼠粪、露蜂房、土楝实。

至宝丹：治心脏神昏，从表透里之方也。镑犀角、飞朱砂、飞雄黄、玳瑁、麝香、琥珀、牛黄、龙脑、金箔、安息。

旋覆花汤，通血行气。旋覆花、新绛屑、青葱管。

地黄饮子：熟地、附桂、菖远、苁蕺、麦冬、味萸、茯斛。

小柴胡汤，和解。柴胡、黄芩、人参、甘草、半夏。

麦门冬汤：冬夏参草米枣。

小青龙汤，治水气。麻黄、桂枝、芍药、甘草、半夏、细辛、干姜、五味子。

酸枣仁汤：枣草知茯芎。

大补阴丸，阴虚。熟地、龟板、黄柏、知母。

茵陈蒿汤：茵陈、栀子、大黄。

小温中丸：治中满。白术、黄连、陈皮、半夏、苦参、茯苓、神曲、针砂、香附、甘草。

金铃子散：行气血。川楝子、延胡索。

猳鼠粪汤：通阳泄浊。韭根、豚鼠粪。

苏合香丸：苏合香、安息香、犀角、冰片、麝香、木香、陆香、沉香、香附、白术、丁香。

大陷胸汤：因伤寒误下结胸。大黄、芒硝、甘遂。

小陷胸汤：治结胸。黄连、半夏、栝蒌实。

玉屏风散：加白术，名“防风白术汤”。黄芪、防风。

吴茱萸汤：萸参姜枣，厥阴阳明药也。

黑地黄丸：粪后远血。白术、熟地、干姜、五味。

安胎饮子：建莲子、白糯米、台州青苎。

四君子汤：人参、白术、茯苓、甘草、生姜、大枣。

大承气汤：大黄、芒硝、厚朴、枳实。

小承气汤，加羌活名“三化汤”。大黄、枳实、厚朴。

大青龙汤：麻黄、桂枝、杏仁、甘草、石膏、姜枣。

小建中汤：建中在建中气也。桂枝、芍药、甘草、生姜、大枣、饴糖。

白头翁汤：治厥阴热痢。白头翁、北秦皮、黄连、黄柏。

苏合香丸：苏合香、安息香、犀角、龙脑、冰片、麝香、香附、木香、薰陆香、沉香、丁香、白术。

景岳玉女煎：治阴亏火旺。生石膏、知母、牛膝、麦冬、熟地。

柴葛解肌汤：达邪化滞。柴胡、葛根、黄芩、甘草、桔梗、芍药、羌活、白芷。

犀角地黄汤：泻心营之热。犀角、地黄、丹皮、芍药。

千金苇茎汤：芦根、苡仁、桃仁、瓜瓣。

黄连温胆汤：治湿热。黄连、枳实、陈皮、姜夏、竹茹、茯苓、甘草。

三子养亲汤：治哮喘。苏子、莱菔子、白芥子。

六味地黄丸：治中虚湿困。熟地、萸肉、茯神、山药、丹皮、泽泻。

补中益气汤：气虚。人参、黄芪、白术、甘草、升麻、柴胡、归身。

外台茯苓饮：苓参术枳橘姜，治痰饮。

普济消毒饮：治大头瘟。黄连、黄芩、鼠粘子、元参、桔梗、甘草、升麻、柴胡、僵蚕、板蓝根、连翘、薄荷、人参、马勃、陈皮、大黄。

丁香柿蒂汤：中虚呃忒。丁香、柿蒂、人参、生姜、橘皮、竹茹。

金匮肾气丸：老年中满。熟地、萸肉、肉桂、附子、茯苓、泽泻、牛膝、车前子、山药、丹皮。

香砂枳术丸：行气消痞。木香、砂仁、枳实、白术。

藿香正气散：暑热。藿香、紫苏、白术、白芷、陈皮、大腹皮、川朴、茯苓、神曲、桔梗、甘草、半夏。

清暑益气汤：气虚中暑。人参，黄芪、麦冬、五味子、白术、当归、黄柏、苍术、青皮、陈皮、葛根、升麻、泽泻、神曲、甘草、姜枣。

清燥救肺汤：肺热。鲜桑叶、鲜枇杷叶、鲜竹叶、甘草、麻仁、杏仁、人参、麦冬、阿胶、石膏。

苓桂术甘汤：治湿热并痰饮。茯苓、桂枝、白术、甘草。

黄连阿胶汤：虚痢虚热，又名“鸡子黄汤”。黄连、阿胶、黄芩、芍药、鸡子黄。

脚气鸡鸣散：治湿脚气。紫苏、木瓜、陈皮、生姜、槟榔、桔梗、吴萸。

秫米半夏汤：和胃化湿安神。北秫米、姜半夏。

泽术麋衔散：治漏风化酒湿。泽泻、白术、麋衔草。

疏肝清胃丸：治乳岩。蒲公英、夏枯草、金银花、紫花地丁、瓜蒌子、豭鼠粪、山慈菇、白芷、炙草、陈皮、乳香、没药、连翘、川贝、漏芦、甘菊、橘叶、茜根。

进退黄连汤：胃有邪，胸有热，腹有寒。桂枝、黄连、人参、干姜、半夏、大枣。

十全大补汤：加附子、麦冬、半夏、苁蓉，即建中汤。人参、白术、茯苓、甘草、当归、川芎、生地、白芍、黄芪、肉桂。

桃仁承气汤，小腹大便黑，小便不利，中焦积血也。桃仁、大黄、芒硝、肉桂、甘草。

犀角大青汤：治斑块大盛大热，心烦狂言闷。犀角、大青、黑参、升麻、黄连、黄芩、黄柏、山栀、甘草。

指迷茯苓丸：治中脘留伏痰饮，臂痛难举，手足不能转侧，背上凛凛恶寒，共为细末，姜汁和丸。半夏二两、茯苓一两、风化硝二钱半、枳壳五钱。

健步虎潜丸：共为细末，用羯羊肉，煮烂和丸。熟地二两、黄柏四两、虎骨一两、知母二两、当归一两、龟板四两、白芍二两、陈皮七钱、锁阳二两、牛膝三钱。

八仙长寿丸：即都气丸。熟地、萸肉、山药、茯苓、泽泻、丹皮、麦冬、五味子。

犀角清宫汤。

龟鹿二仙膏：治督肾俱虚，精血不足。鹿角胶、龟板胶、人参、枸杞、桂圆。

桂枝白虎汤：治发热头痛，形寒肢冷，脉来数大。

苍术白虎汤：治汗多，便溏，舌白腻，脉来数大。

人参白虎汤：治壮热汗多，脉来细数。

柴胡白虎煎：温疟但热不寒，口渴，脉数大，舌黄。

附子理中汤：四肢厥冷，脉沉细，神志清而汗多便泄。人参、附子、白术、甘草、干姜。

黄芪建中汤：去芪小建中汤。黄芪、桂枝、白芍、甘草、姜枣、饴糖。

人参四逆汤：人参、附子、甘草、干姜。

荆防败毒散：治痢，祛风药可以胜湿。

参胡三白汤：人参、白术、柴胡、白芍、白茯苓。

安胃乌梅丸：治肝气腹痛。黄连、吴萸、乌梅、干姜、川椒、白芍。

天王补心丹：补三阴，治心肾虚耗，怔忡不宁。人参、当归、茯神、枣仁、天冬、麦冬、鲜生地、五味子、元参、桔梗、柏子仁、丹参、远志肉。

犀黄八宝丹：乃八宝加犀黄也。犀黄、硼砂、青礞石、马牙硝、当门子、文冰片、真犀黄、金箔、朱砂。

半夏泻心汤：半夏、黄连、黄芩、人参、甘草、干姜、大枣。

桂枝附子汤：桂附草姜枣，一治已阳，一治风湿。

射干麻黄汤：射麻、菀款、细辛、味夏、姜枣。

香砂六君子丸：补气健中。人参、白术、茯苓、甘草、陈皮、半夏。

除风湿羌活汤：羌活、防风、升麻、藁本、苍术、柴胡、姜。

旋覆代赭石汤：覆赭姜枣参夏草。

人参养荣汤：人参、术苓、广皮、草地、归芍芪、肉桂、远志、五味。

玉泉散：石膏、甘草。

竹沥曲：竹沥、半夏，面和为曲。

栝蒌薤白白酒汤：治胸痹，喘息咳唾胸背痛。栝蒌子、薤白、白酒。

万氏牛黄清心丸：热阻闭窍。西黄、镜面朱砂、生黄连、山栀、黑郁金、淡芩。

葛根黄芩黄连汤：加甘草治表寒里热。

林文忠公戒烟方：潞党参二钱、黄芪二钱、枸杞二钱、杜仲二钱、陈皮二钱、茯神二钱、明党参二钱、甘草一钱、玉竹二钱、罂粟壳二钱、半夏二钱、枣仁二钱、沉香片一钱、益智一两半、炮姜炭二分、覆花一钱半，加烟灰五钱、红枣两枚、赤糖三两。上药其煎好，灰、糖滤去渣，收膏。

◉ 药名用法

鹿为山兽，麋为泽兽，鹿补督脉之阳，麋补督脉之阴，麋即海中鲨鱼角也。

何首乌必生二只，白色长者属雄，红色圆者属雌，须用红白首乌各五钱，治三疟甚效。三疟属厥阴少阳风木，故用首乌、白芍、鳖甲治风之剂。

木鳖子[①]，大寒入肝经，去风治目赤甚效，但用熟木鳖五分，多吃令人发痉、发极、发冷，可知大寒入肝，以致鸟兽痉断肠胃死。番木鳖为妙，专治痧类，去湿去风。

黄鱼牙齿，即石骨鱼脑四个、橄榄核二个，共研细末，治脑漏如神。

茯神得松枝之气，琥珀得松枝之精，安神定心悸，胜于茯神。

服犀角、石膏之后神昏谵语，不治。

---

① 本节前原有“学老师云龙人岳父”八字，似与本节无关，今删。

服大黄后神昏谵语，不治。

金沸草即旋覆花梗。

石首鱼脑，即黄鱼牙齿，炙研用冰片和匀，吹鼻，治脑漏。

炒松黄鳝，善和脾胃，治脱力有效。

淡羊肝治雀盲有效。

蛤蟆胆汁，治急惊风，大者即蟾蜍。

丁香与郁金反而不能并用。

甜瓜蒂晒干研入，嗅入鼻孔内，治黄疸有效，但不能多嗅，恐咽喉痛。

推车虫一名“粪攻虫”，又名“蜣螂虫”，瓦上炙脆存性，研细，一只用滚水冲服，治小儿疳膨食积。

常山草，一名“北柳条”，一名“蜀漆苗”，治阳明经浊痰。所以三疟服截疟丹，得呕痰三疟即愈，所谓无痰不成疟。截疟丹：常山、草果、槟榔、乌梅肉一钱，加姜枣。

肉桂无上高，而附子开太阳，温肾经，为要药。凡遇伤寒夹阴症，医家言明先用附桂丸先服，然后化热用凉，待其邪热发于外再来，然后再用凉药。又，滋肾丸：肉桂、黄柏、知母。

厚朴与扁豆不可同用，用之腹胀，宜去扁豆、人参、甘草，加桂枝五分亦可。

百部，杀肺虫，治传尸劳，咳呛，又貌病犬病，必有虫积，所以治兽病要药，又用火法治头虱。

鸡内金，炙脆研细，五谷虫水漂，炙脆，同炒米粉，服治小儿疳膨食积有效。

三角胡麻，即巨胜子别名。

琥珀、茯神，安神要药。

牛黄五厘，专于定惊悸。

茯神抱木，朱拌，同夜交藤，治心悸少寐。

濂珠粉，专于消痰，治痰迷心窍，神狂呓语，以及痰厥，喉间痰声齁船，用珠粉、西黄、竹沥和送濂珠粉，专于生克，治瞳神散光要药，每日清晨空心服一分，甚效，栗芽地菊汤送下，谷精珠汤送下亦可。

人乳补血，童便降火，此二味人身之品也。

梨汁消痰止嗽，藕汁通气凉血，蔗汁清胃热，存胃津。

生锦纹大黄三钱，治时症发热，神昏呓语，舌根灰厚，脉息沉紧而数、弦紧有力。《伤寒论》云：阳明有燥屎，呓语。凡宿滞大凭据，舌根灰厚而干，若肢冷，脉细数，不可用大黄，切记。

犀角，清心包之热、心营之热，治神昏呓语，体发紫斑，舌尖紫绛，舌根黑。

石膏，辛甘而凉，质重而气轻，清阳明独胜之热，或红疹已透。

犀角，治神昏壮热呓语，舌尖紫绛。

生石膏，治有汗壮热，烦渴，脉数大。

桂枝，治冬天有汗发热。

麻黄，治冬天无汗发热。

甘草与白芍同用，是甘酸化津法，治病后口干舌光劫津，再用鲜石斛、天花粉、知母、丹皮、洋参、细生地。鲜生地最妙。

甘草之性能令人中满，故腹膨中满禁用，亦能助火，故时症发热禁用。

炙甘草，补中和脾，治病后脾胃要药。所以补中归脾汤、炙甘草汤、六君、四君，皆以炙草为佐使也。

生甘草三分，能泻虚火，与淡元参三钱并用，能治虚火咽喉哽痛。又，甘草黄能代甘草用。

黄芩退阳明独胜之热。

柴胡，用于小柴胡汤中，与黄芩同用，是柴胡和解之药也。况少阳经属半表半里，在表则为寒，在里则为热，所以寒热往来，是柴胡提半表半里之邪也。

柴胡用于逍遥散中，与归身、白芍同用，是柴胡疏肝之药也，和血之药也。

柴胡用于补中益气汤中，与人参、黄芪、升麻同用，是柴胡升清阳之药也。

桂枝用于桂枝汤中，与白芍、甘草同用，此桂枝之性，是和营卫之药也。

鳗鱼无子，从小泉所化，若鱼无子从渐水所化。

楂炭专消鱼肉黏腻之积，痢症初起要药。

花槟榔专消坚硬之积。

毛鹿角、鹿茸、鹿角霜可添补命门火，升提督脉。

补骨脂可添补命门之火。

小川芎治头痛，薄荷散其表，川朴利气。

省头草三十张，搓香后下，治口甜泛恶甚效。此方出于《内经》，有病口甜，胃瘅者治之以兰草汤。兰草即省头草也，又即本地佩兰叶也。

川桂枝、羌活、独活、秦艽、防风、木瓜、牛膝、金毛狗脊、补骨脂、红花、当归，治跌伤打伤，又治初起骨节疼痛、背痛。

百部杀虫，入肝肺经，专治咳呛、劳虫甚效。

柴胡治少阳寒热，鳖甲治厥阴寒热。

附子中者为附子，大者为乌头。

◉ 案句

无形暑湿熏于外，有形湿滞伤于内。内外交感，元虚不能敌邪，防脱。

邪热既伤其表，下痢又伤其里，表里交伤，恐难抵御。

冬温邪未从表达，正在方张之际，诊得脉象洪数且大，大则病邪日进，数为热势之盛，而关脉洪大尤甚，正在阳明部位。盖阳明为多气多血之腑，其留邪之广地不能速化。观舌色黑垢且干，渴欲引水自救，此阳明邪火之盛，少阴真水之亏，一水不能胜二火，而熏蒸之气势必焰于舌。所谓有诸内必形之外，无形之邪热与有形之宿滞胶固不化，混淆中宫，弥漫三焦，阻遏气机，闭塞经隧，但宿滞被邪火熏蒸，则垢浊不从里通。邪火被垢浊蒙蔽，则温邪不从表达，于是不惟无形邪热蕴蒸阳明之经，抑且有形食滞停阻阳明腑，二气交蒸，有混处不能外达，全无出路之机。第，邪无中立之势，不从表达，即从里陷。

脉象沉软兼细，沉为阴分之亏，细则元气不足之征也。《内经》云：营行脉中，卫行脉外，营卫两虚，合脉沉细，以致指下无力，不能鼓动，上泛元真之亏，不待言矣。观其舌色，光剥无苔，形如镜面，的系真水已涸，以致不存一毫阴液。况肾之脉循喉咙，挟舌本，肾水不能上承，反有虚火，重劫其津也。至于寝食渐废，《内经》谓“胃不和则卧不安”，凡人之寤则气行于阳，寐则气行于阴，阴不能上承于阳，阳不能下交于阴，心肾失交，故令人彻夜无寐，即易之火水未济。又及不食谷食一端，详论脾胃为仓廪之官，五味以生五液。今胃虚不能游溢津气，下输于脾，脾乏健运，不能散津，上归于肺，故饮食日渐减少，而形体日渐羸瘦，绿乏水气，胃虚中空，不能充养肌肉，灌溉六腑，润泽皮毛。岂非中流砥柱，坤阳失健乎？

冬有非时之暖，未至而至，为不正之气，名曰“冬温”。留伏于少阴血络，复冒风温相激，则发肌热先寒，每重于夜，未得畅汗，邪无出路，渐渐化热劫，况素体血虚伏热，自血分而至气分，由气分而入血分，两厥阴经同陷矣。身中之少火悉变为壮火，金受其铄，肺气不能传胃津液，蒸酿为浊痰，是以神昏语乱，喃喃不休，甚至气急，痰声漉漉，时有笑容，加以循衣撮空，先哲有“半虚半实”一条，此症近之视唇齿干燥，无非津液劫夺，而舌红苔焦，手足不温，所谓“热深厥亦深”也。诊脉左细数，按之少根，总之能感不能化，内闭且脱，危险急迫已经极矣，颇形棘手，勉拟复脉汤合导赤各半汤，洋参、生地、阿胶、麦冬、犀角、石决、鲜斛。导赤散，生地、麦冬、草梢、淡竹叶、木通，嫌苦通草代之。夺精肾阴不足，风动肝阴大亏，温邪乘肝肾，虚而陷矣。阴俱不足，四肢时转清冷，血不足，斑透水红不泽，脉象细数无力，频频厥逆，神蒙呓语，肝风动，目上视，其邪陷入厥阴，厥脱不可不虑。但口不见狂渴引饮，舌不见焦黄厚腻，脉不见洪数有力，观症无实火可据，即是假火假症，斑点由此而隐矣，勉拟复脉以养其阴，四逆以提其邪。

肾阴素亏，肝阳偏旺，原是木乏水涸，而有偏胜之弊。今厥阳充斥无制，与督脉上至巅顶。是以头为之苦倾，耳为之苦鸣，目为之眩。前投养肝阴、熄肝阳之品，似获小效，但安寐犹未如常，而寐中时有怵惕之象，又兼手指振动，乃属血虚生风。《内经》谓“诸风掉眩，皆属于肝”，故南阳朱丹溪先生有云：治风先治血，血行风自[①]灭。窃思肝主一身之经络，全赖肾水以荣之。今血液肾水已亏，心惕震动，势所必致，而壮水制木，在所必用，所谓欲流之远者，必濬其泉源，求木之长者，必用其根本。但阳明暑热邪尚未尽，彻传递少阳而为疟象，况夏令阳气泄越于外，暑邪乘袭于内。经云：邪之所凑，其气必虚，虚则阳火愈炽，真阴愈亏，而寒轻热重，午后为甚。盖阳明旺于申酉时也，况肝与胆为一表一里，脏腑相连，以厥阴肝阳为本病，而少阳伏邪为标病，然治病必求其本。阅礀山先生前方尽善尽美，不越范围，宗其前辙守之，如能弋获，亦当晋谒崇墀。

---

① 自：原作“治”，据文义改。

急急保养远戒酒色，犹可向安。目赤羞明，尚为识恙。青筋外突张甚，延及肾囊。理之不易，莫作泛视。久久劳怒，肝木内乘，胁中少腹，皆肝木游行之所，气凝聚为胀，断非轻候。肺家津液，因虚火煽烁化痰。既知气血过多，为阴虚阳实之头痛。体虚病实，殊难见效。今大痛有高突之状，似属客邪蒙闭清华气血，而以养心宁神而与药力同施，冀其不致反复为幸。寐则惊惕，前曾失血几次，延久虑入怯途。偏枯在左，血虚不荣筋骨，务以静养为主。脉细而数，细为脏阴之亏，数为营液之耗，难许无妨。岂堪泛泛视之痱中经，头眩晕，汗出畅，气有外无降，内风无时不动，此竟夜不成寐，属卫阳不肯交于营阴矣，根深难冀速效。

神伤思虑则肉脱，意伤忧愁则肢废，皆痿象也。近夏秋令，燥气加临先伤于上，是为肺燥之咳，然下焦久虚，厥阴达咽，少阴循喉，往常口燥舌糜，是下虚阴火泛越。肺家津液不能上承，神疲嗜卧，痰声齁船，吸受暑湿秽浊之邪，混蒙三焦。热难抵御，筋络掣痛，动辄得咎难矣哉，实难图治。喉声如锯，两足及环跳筋络酸痛不能任地，寒热循环解者六日矣。胎真奚堪燔灼。脾阳积湿已成肿胀。蕈消之不易，溃之难敛。四龄之质，毋泛视之。癟，窨，窜，不敢允吉也。如凉膈散有效者，稳如桴鼓，无效者，不旋踵。